Joachim Jungius

Lübeck 22. 8. 1587 – Hamburg 23. 9. 1657

Nach Studium in Rostock und Gießen sowie einigen Jahren als Gießener Mathematik-
professor wandte sich Jungius der Medizin zu, promovierte in Padua zum Dr. med. und
kehrte als Arzt nach Rostock zurück. Um 1622 rief er dort die kurzlebige „Societas
Ereunetica" ins Leben, die erste naturwissenschaftliche Gesellschaft nördlich der Alpen.
Nach Tätigkeit als Professor der Mathematik in Rostock und als Medizinprofessor
in Helmstedt wurde Jungius 1629 Rektor des Akademischen Gymnasiums in Hamburg.
In der von den Kriegswirren verschonten Stadt entfaltete er eine weitgespannte Lehrtätigkeit, deren Themen von Logik und Physica generalis bis hin zu Botanik und
Astronomie reichten. Mit der Abkehr vom neuscholastischen Primat der Metaphysik
zeichnet sich bei Jungius ein – im wesentlichen an der Mathematik orientiertes –
Methodenbewußtsein und damit eine neue Wissenschaftsidee ab. Seine Kritik an den
überkommenen Lehrmeinungen trug entscheidend zum Vordringen des Atomismus,
zur Begründung einer wissenschaftlichen Chemie und zur botanischen Systematik bei.

Der vorseitigen Vignette diente eine Medaille als Vorlage, die von Hans Ruwoldt stammt.

Verhandlungen der Gesellschaft Deutscher Naturforscher und Ärzte

111. Versammlung
Hamburg vom 21. bis 25. September 1980

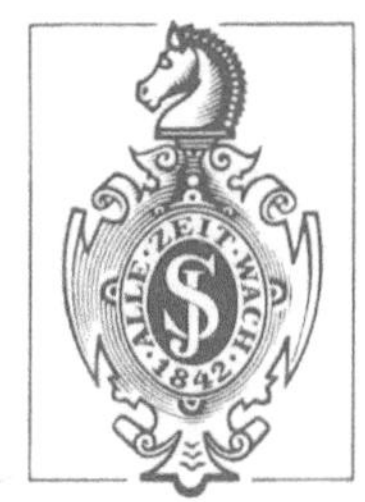

Springer-Verlag Berlin Heidelberg GmbH
1981

ISBN 978-3-662-37320-0   ISBN 978-3-662-38057-4 (eBook)
DOI 10.1007/978-3-662-38057-4

Inhalt

111. Versammlung
der Gesellschaft Deutscher Naturforscher und Ärzte
in Hamburg vom 21. bis 25. September 1980

I. Allgemeiner Bericht

Die 111. Versammlung der Gesellschaft Deutscher Naturforscher und Ärzte fand zum 6. Mal (nach 1830, 1876, 1901, 1928 und 1956) im Verlauf ihrer Geschichte in Hamburg statt. Sie stand unter dem Generalthema „Wachstum und Entwicklung", das auf vier Tage verteilt in 27 großen Vorträgen und einem Öffentlichen Abendvortrag behandelt wurde. Das Programmheft zierte die auch die vorliegenden Verhandlungen schmückende Vignette des Mathematikers und Mediziners Joachim Jungius, der in der ersten Hälfe des 17. Jahrhunderts eine erste naturwissenschaftliche Gesellschaft nördlich der Alpen gründete und als Rektor des akademischen Gymnasiums zu Hamburg eine weitgespannte Lehrtätigkeit entfaltete. [1]

Den Vorsitz der Versammlung hatte Prof. Dr. G.A. Martini, Marburg, inne, der zugleich Vorsitzender der Gesellschaft war. Ihm, einem gebürtigen Hamburger, standen bei der wissenschaftlichen Planung zur Seite als Vorsitzende der naturwissenschaftlichen und medizinischen Hauptgruppen Prof. Dr. Wilhelm Walcher, Marburg; Prof. Dr. Peter Karlson, Marburg; Prof. Dr. Widukind Lenz, Münster. An der Vorbereitung und Koordinierung des von der Gesellschaft Deutscher Chemiker gestalteten „Chemietages" hat Dr. Heinz Grünewald, Weinheim, wesentlich mitgewirkt.

Als örtliche Geschäftsführer waren gewonnen worden Dr. Hellmuth Buddenberg, Vorsitzender des Vorstandes der Deutschen BP Hamburg (engagiert unterstützt durch seinen Mitarbeiter Dr. Jochen Stachow) und Prof. Dr. Wolfgang Walter, Institut für Organische Chemie und Biochemie der Universität Hamburg. Ihnen ist für die vorzügliche Vorbereitung an Ort und Stelle der Tagung einschließlich des Rahmenprogramms zu danken; sie erleichterten damit ganz wesentlich die Arbeit von Herrn Fegers und Frau Friese von der Wuppertaler Geschäftsstelle, denen ein erheblicher Teil der technischen Organisation oblag.

Das Rahmenprogramm konnte bei meist herrlichem Altweibersommerwetter abgewickelt werden: Auf großen Stadt- und Hafenrundfahrten, auf Ausflügen in die Harburger Berge, nach Lübeck, Lüneburg, Bremen sowie Mölln und Ratzeburg, konnte man die herbe Schönheit der norddeutschen Landschaft und kulturelle Sehenswürdigkeiten kennenlernen; ein Besuch des Deutschen Elektronen-Synchrotrons DESY führte mitten in modernste Wissenschaftstechnologie. Kultureller Höhepunkt war ein Ballettabend von John Neumeier in der Hamburger Staatsoper: Der Sommernachtstraum nach Shakespeare mit Musik von Mendelssohn-Bartholdy.

Trotz dieser vielfältigen Ablenkungsmöglichkeiten, z.B. auch durch den herrlichen Blumengarten neben dem Congress Centrum, waren die Vorträge stets sehr gut besucht. Ein Teilnehmer drückte dies

___
[1] s.a. die Legende zur Vignette auf der Innenseite des Umschlags

so aus: Das Vortragsprogramm ist vorzüglich um das Rahmenprogramm herumgestaltet! Bei der Eröffnungs- und einigen anderen Veranstaltungen war der große Hörsaal mit 1400–1500 Besuchern nahezu voll besetzt, auch sonst waren es wohl kaum je weniger wie 600–700 Zuhörer! Es wurden ca. 2500 Karten (einschließlich Tageskarten und Schüler-Studenten-Freikarten) ausgegeben, das sind etwa doppelt so viel wie bei den Veranstaltungen der letzten Jahre! Viele Lehrer hatten, übrigens auch von weiter herkommend, ganze Gruppen ihrer Schüler mitgebracht, ein erfreuliches Zeichen für bestehendes oder wiedergewecktes Interesse an Veranstaltungen dieser Art und Thematik. (Übrigens waren auch die Vorträge, die etliche Herren des Wissenschaftlichen Ausschusses der GDNÄ an Hamburger Schulen angeboten hatten, zum Teil von mehreren hundert Schülern sehr gut besucht und mit großem Interesse aufgenommen worden.)

Die festliche Eröffnungssitzung, zu der zahlreiche Ehrengäste aus Wissenschaft, Wirtschaft und Politik geladen worden waren, — Bundespräsident Carstens konnte wegen einer akuten Erkrankung leider seine Zusage zu kommen und zur Versammlung zu sprechen, nicht einhalten —, wurden umrahmt von der Ouverture in fis-moll von Georg Philipp Telemann und dem Divertimento in D-Dur, KV 136, von Wolfgang Amadeus Mozart. Es spielte das Philharmonische Kammerorchester Hamburg unter der Leitung von Professor Friedrich Wührer.

Dr. Buddenberg eröffnete die 111. Versammlung mit folgender Rede:

Herr Bürgermeister,
meine Herren Präsidenten,
Magnifizenzen,
meine sehr verehrten Damen, meine Herren,

es ist für mich eine große Ehre und eine besondere Freude, Sie aus Anlaß der Eröffnung der 111. Versammlung Deutscher Naturforscher und Ärzte zu begrüßen. Ich spreche diesen Willkommensgruß auch im Namen des Vorstandes der Gesellschaft Deutscher Naturforscher und Ärzte sowie der örtlichen Geschäftsführung aus.

Das Leitthema dieser Veranstaltung lautet:

Wachstum und Entwicklung.

Wachstum und Entwicklung ist seit eh und je ein zentrales Thema der Naturwissenschaften. Es ist aber auch ein zentrales Thema eines jüngeren Wissenschaftszweiges, der Wirtschaftswissenschaft. Ich möchte die Gelegenheit nutzen und einige Überlegungen aus

politischer und ökonomischer Sicht zum Thema Wachstum und Entwicklung anstellen und dabei
● die Notwendigkeit wirtschaftlichen Wachstums darstellen — dieses unter besonderer Berücksichtigung des Aspektes des technischen Fortschrittes, denn die Aufrechterhaltung eines Wachstumsprozesses erfordert den technischen Fortschritt —
● einige Bemerkungen zu Grenzen des Wachstums und des Fortschritts anfügen und
● den Zusammenhang zwischen Veränderungen in den Wirtschaftsstrukturen und den Sozialstrukturen, die ich als positive Folgen eines Wachstums werte, herausstellen.

Wir brauchen wirtschaftliches Wachstum. Ohne Wachstum und technischen Fortschritt in den Industriestaaten sind die Probleme in den Entwicklungsländern nicht zu lösen. Wer, wie ich, in den letzten Monaten eine Reihe von Entwicklungsländern besucht und aus eigener Anschauung deren wirtschaftliche und soziale Probleme kennengelernt hat, der kann sich nur wundern, daß diese Probleme nicht zu stärkeren sozialen Spannungen, ja zu Explosionen geführt haben, die eine akute Gefährdung des Weltfriedens bedeuten würden — ganz abgesehen davon, daß diese sozialen Probleme in diesen Ländern geradezu ein Nährboden für ideologische Unterwanderungen durch uns wesensfremde Gesellschaftssysteme sind.

Ich halte die Unterentwicklung der bevölkerungsreichen Länder der südlichen Erdhälfte für das Hauptproblem unserer Zeit. Die daraus resultierenden Nord-Süd-Spannungen sind meines Erachtens genauso gravierend wie die Ost-West-Spannungen — in der langfristigen Betrachtung sogar gravierender.

Wenn ich in diesem Zusammenhang auf die Bevölkerungszunahme der Welt von heute vier Milliarden über sechs Milliarden im Jahre 2000 und bis zu acht Milliarden im Jahre 2030 verweise, so deswegen, weil ich befürchte, daß durch diese Bevölkerungsexplosion eine Verschärfung des Nord-Süd-Konfliktes entstehen wird.

Welche Chancen und Möglichkeiten bestehen, auf diesen Konflikt entschärfend Einfluß zu nehmen? Ich halte es für unerläßlich, daß sich die Industriestaaten der nördlichen Erdhälfte, die nur über 30% der Weltbevölkerung verfügen, aber 80% des Weltsozialproduktes erzeugen und 80% des Weltenergiebedarfs verbrauchen, dieser epochalen Herausforderung stellen. Es wäre ein verhängnisvoller Irrtum zu glauben, daß uns das Chaos in den Entwicklungsländern der südlichen Welt nicht treffen würde, wenn wir uns abseits halten. Wir würden gewiß in den Strudel dieser großen wirtschaftlichen und sozialen Auseinandersetzungen hineingezogen werden.

Wie jedoch ist dieser Herausforderung zu begegnen?

Wir brauchen eine realistische, verantwortungsbewußte, von Ideologien befreite Einstellung zum Wachstum und zum Fortschritt.

Ich frage mich, ob diejenigen, die Wachstum und Fortschritt verneinen, je darüber nachgedacht haben, welche Auswirkungen sich durch Wachstumsverzicht für die bevölkerungsreichen, aber armen Entwicklungsländer ergeben. Es ist eine ethische Verpflichtung der Industriestaaten, durch Wachstum und Entwicklung dazu beizutragen, die Probleme dieser Entwicklungsländer auf dem Wege der Kooperation zu lösen. Mit einem Wort: Wir brauchen eine neue Verantwortungsethik, zu der sich die Industriestaaten zu bekennen und daraus die Verpflichtung herzuleiten haben, durch Wachstum und Fortschritt zur Lösung der Probleme der Entwicklungsländer beizutragen.

Ich bin zutiefst davon überzeugt, daß wir nur über diese Verpflichtung einen dauerhaften Weltfrieden erhalten können. Wenn gelegentlich aus einer isolierten Betrachtung der eigenen Volkswirtschaft gesagt wird, wir könnten uns Wachstums- und Fortschrittsverzicht leisten, dann halte ich dies selbst für die Bundesrepublik Deutschland für nicht richtig. Dazu drei Feststellungen:
● Wir sind im Energie- und Rohstoffbereich ein importabhängiges Land und wir werden auf absehbare Zeit über keine nennenswerten eigenen Ressourcen verfügen.

● Unsere Volkswirtschaft ist auf den Export angewiesen, um Wohlstand und soziale Sicherheit zu erhalten — wir müssen außerdem auf dem Weltmarkt Devisen verdienen, um die teuren Energie- und Rohstoffkosten bezahlen zu können.

● Unser Export ist vorwiegend an Investitionsgütern und Konsumgütern orientiert. Wir müssen uns, um den ständig wachsenden Wettbewerbsdruck der Niedriglohn-Länder in der Investitions- und Konsumgüterindustrie entgegenzutreten, auf den Export von Spitzentechnologien verlagern. Spitzentechnologien aber können wir nicht ohne technischen Fortschritt entwickeln.

Ein OPEC-Finanzexperte hat einmal gesagt: Was haben die denn — und mit „die" meinte er uns in der Bundesrepublik Deutschland — außer Intelligenz. Er trifft mit dieser Feststellung den Nagel auf den Kopf. Nur müssen wir diese Intelligenz nutzen, um über technischen Fortschritt und technischen Vorsprung die Wettbewerbsfähigkeit auf dem Weltmarkt zu erhalten.

Die Schlußfolgerung liegt auf der Hand: Aus der eigenen Situation, aber auch aus der weltweiten Situation sind Wachstum und Fortschritt dringend erforderlich. Die Feststellung, daß Fortschritt Rationalisierung und daher Vernichtung von Arbeitsplätzen bedeutet, ist falsch. Es ist sicherlich richtig, daß technischer Fortschritt eine Rationalisierung bedeutet. Aber es ist genauso richtig, daß wir ohne technischen Fortschritt und ohne Rationalisierung nicht in der Lage wären, uns auf den hartumkämpften internationalen Exportmärkten zu behaupten. Damit dient technischer Fortschritt und Rationalisierung letztlich der Sicherung der Arbeitsplätze, denn in unserem Lande arbeitet bereits jetzt jeder Vierte für den Export.

Nun einige Bemerkungen zu Grenzen des Wachstums und des Fortschritts. Die These, weiteres Wachstum und weiterer Fortschritt seien wegen der damit verbundenen Risiken, der Umweltgefährdung und wegen der Begrenzung der Ressourcen nicht vertretbar, halte ich für falsch.

Es ist richtig, daß technischer Fortschritt mit Risiko verbunden ist. Es ist aber auch richtig, daß ein Verzicht auf technischen Fortschritt mit dem Risiko des Verzichts auf Verbesserungen der Lebensbedingungen verbunden ist. Ein Vergleich mit den Entwicklungsländern bestätigt, daß dieses Risiko weit höher zu bewerten ist.

Zur Umweltbelastung ist zu sagen, daß nur wachsende Volkswirtschaften in der Lage sind, die mit Recht steigenden Umweltansprüche zu erfüllen — und auch dies geht nicht ohne technischen Fortschritt.

Zur Erschöpfung der Ressourcen möchte ich anmerken, daß auch Ressourcen erneuerbar und substituierbar sind. Ich denke dabei an die gewaltigen Ölreserven in den Schiefern und Sänden, an die Spaltstoffreserven bei Einsatz von Brutreaktoren und an die Reserven bei einer kontrollierten Kernfusion. Wer heute Verzicht auf Kernenergie und morgen Verzicht auf Kohleveredelungsanlagen fordert, der muß wissen,

● daß hierdurch die Verteilungskämpfe um die vorhandene Energie künftig noch härter werden, möglicherweise nicht immer zivile Züge bedeuten,

● daß wir das Öl, das wir nicht durch diese Technologien ersetzen, letztlich den Entwicklungsländern nehmen, die nicht über diese Substitutionsmöglichkeiten verfügen,

der muß aber auch wissen,

● daß eine Unterversorgung mit Energie für unser Land immense wirtschaftliche und soziale Risiken birgt und

● daß es nicht realistisch ist, noch in diesem Jahrhundert mit einem wesentlichen Beitrag der Sonnenenergie zu rechnen, die zu nutzen ohne technischen Fortschritt ohnehin nicht möglich ist.

Engpässe liegen also weniger in den Ressourcen als vielmehr im Entscheidungsspielraum der Menschen.

Wir müssen endlich aus der Phase der Optionen in die des entschlossenen Handelns eintreten, denn wir haben nicht nur Energie, sondern leider auch viel Zeit verschwendet.

Lassen Sie mich zum Schluß einige Bemerkungen zu den Veränderungen der Wirtschaftsstrukturen und der Sozialstrukturen als Folge des Wachstums und des technischen Fortschrittes machen:

● Wachstum ist untrennbar verbunden mit Strukturwandel und Strukturwandel bringt unvermeidlich Unterschiede in den Wachstumsraten der einzelnen Sektoren unserer Volkswirtschaft mit sich. Strukturwandel ist also keine Krisenerscheinung, sondern typisches Merkmal unserer Wirtschaftsordnung. Sein Funktionieren setzt allerdings Flexibilität der Unternehmer und eine staatliche Politik voraus, die Strukturen nicht konserviert und notfalls für Härteausgleich zu sorgen hat.

● Strukturwandel und sozialer Wandel sind eng miteinander verbunden. Das eine funktioniert nicht ohne das andere. Das hat die Entwicklung im Iran wieder einmal dokumentiert. Sozialpolitische Weichenstellungen liegen in erster Linie in der Verantwortung des Staates — aber auch der Wirtschaft. Die Aufgaben der Unternehmen bestehen nicht nur in der Erfüllung sozialer Pflichten, sondern in der Wahrnehmung einer sozialen Verantwortung im Sinne einer Partnerschaft zwischen Kapital und Arbeit. Dabei geht es keineswegs darum, aus dem Unternehmen ein Wohlfahrtsunternehmen zu machen, sondern es geht im weitesten Sinne um
— die Achtung des arbeitenden Menschen
— die Entwicklungsmöglichkeiten und damit die Selbstverwirklichung der Mitarbeiter
— die gegenseitige Verbundenheit von Unternehmen und Mitarbeitern im Sinne einer echten und ehrlichen Partnerschaft, von deren Notwendigkeit ich zutiefst überzeugt bin.

Mein Unternehmen hat, wie ich glaube, auf diesem Feld einen richtungsweisenden Schritt getan — mit der Einführung einer Ergebnis-Partnerschaft; d.h. die Mitarbeiter werden am jeweiligen Unternehmensergebnis beteiligt. Da das Ergebnis gemeinsam von Kapital und Arbeit erwirtschaftet wird, ist Partnerschaft im Leistungsergebnis eine logische Folge.

Meine Damen und Herren, ich bitte um Nachsicht, wenn ich ihre Zeit für Gedankengänge eines Wirtschaftlers in Anspruch genommen habe, denn ich fühlte mich nicht berufen, zu Entwicklung und Wachstum auf naturwissenschaftlichem und medizinischem Gebiet etwas zu sagen.

Ich wünsche der 111. Versammlung Deutscher Naturforscher und Ärzte einen erfolgreichen Verlauf und hoffe, daß auch unser Rahmenprogramm Ihnen Freude machen wird. Herzlichen Dank.

Anschließend verlas Dr. Buddenberg zwei Grußtelegramme von Bundespräsident Carstens und der Bundesministerin für Familie, Jugend und Gesundheit Antje Huber:

Zu ihrer 111. Versammlung übermittle ich der Gesellschaft Deutscher Naturforscher und Ärzte meine herzlichen Glückwünsche. Ich bedaure sehr, daß ich wegen einer Erkrankung nicht selbst an Ihrer Veranstaltung teilnehmen kann.

Seit mehr als 150 Jahren sind die Versammlungen Ihrer Gesellschaft ein getreues Spiegelbild des wissenschaftlichen und kulturellen Geschehens in Deutschland. „Hier offenbart sich Deutschland in seiner geistigen Einheit!" — hat Alexander von Humboldt von der im Jahre 1828 in Berlin abgehaltenen Versammlung gesagt. Zu dieser Zielsetzung hat sich Ihre Gesellschaft stets bekannt.

Vornehmster Zweck der Versammlungen war es, das zur Sprache zu bringen, was die Naturwissenschaften und die Medizin jeweils an neuen Erkenntnissen und Einsichten zu bieten hatten.

Ein besonderes Verdienst der Gesellschaft in unseren Tagen sehe ich darin, daß sie frühzeitig die Gefahren erkannt hat, denen die

moderne Naturwissenschaft gegenübersteht. Immer mehr droht ihr der Verlust der geistigen Einheit, die Auflösung in einzelne Fachbereiche.

Dem will die Gesellschaft bewußt entgegenwirken. Sie gibt ihren Versammlungen den Charakter einer Überschau, bei der zusammenfassend mit dem Ziel der Verständlichkeit über die neuen Forschungsergebnisse der Naturwissenschaften und der Medizin berichtet wird. Darüber hinaus bejaht ihre Gesellschaft die Mitverantwortung der Naturwissenschaften für das Zusammenleben der Menschen. Sie ist bemüht, die Naturwissenschaften im Zusammenhang mit Technik, Wirtschaft und Politik zu sehen und drängt darauf, ihre weitere Entwicklung an ethischen Maßstäben zu messen.

Ich weiß mich Ihrer Arbeit eng verbunden.

Carstens, Bundespräsident

Zur Eröffnung der 111. Jahresversammlung der Gesellschaft Deutscher Naturforscher und Ärzte übersende ich Ihnen und allen Teilnehmern herzliche Grüße und meine besonderen Wünsche für einen erfolgreichen Verlauf dieser Versammlung.

Mit der Diskussion über das Thema „Wachstum und Entwicklung", an der sich Naturforscher und Mediziner aus dem In- und Ausland beteiligen, werden Sie einen wichtigen Beitrag auch zur Lösung gesundheitlicher Probleme leisten. Ich hoffe, daß diese Veranstaltung zum Nutzen aller kranken und hilfsbedürftigen Menschen und zur Weiterentwicklung der medizinischen Wissenschaft einen wichtigen Beitrag liefert.

Antje Huber
Bundesminister für Jugend, Familie und Gesundheit

Für die Stadt Hamburg richtete ihr erster Bürgermeister Hans-Ulrich Klose folgende Worte an die Versammlung:

Meine sehr geehrten Damen und Herren!

Im Namen des Senats und der Bürger der Freien und Hansestadt Hamburg begrüße ich Sie in unserer Stadt.

Ich freue mich, daß die Gesellschaft Deutscher Naturforscher und Ärzte ihre 111. Versammlung in Hamburg durchführt und damit nach langer Zeit wieder einmal in der Hansestadt zu Gast ist.

Wir empfinden es als Ehre und Auszeichnung, so viele namhafte Ärzte und Wissenschaftler in Hamburg begrüßen zu können. Ich hoffe, daß Sie alle sich bei uns wohlfühlen und hier gute Voraussetzungen für ihre wissenschaftlichen Diskussionen finden.

Meine Damen und Herren, als der Naturforscher und Philosoph Lorenz Oken die Gesellschaft Deutscher Naturforscher und Ärzte ins Leben rief, wollte er den Wissenschaftlern aus den verschiedenen Teilen Deutschlands eine Gelegenheit schaffen, sich persönlich kennenzulernen und einen engeren und unmittelbaren Gedankenaustausch zu pflegen. Zu jener Zeit, man schrieb das Jahr 1822, war das Reisen beschwerlich und zeitraubend. Man kannte sich daher meist nur durch Briefe, nicht persönlich. Es war eine gute und verdienstvolle Idee, diese Verbindungen durch ein wissenschaftliches Forum der persönlichen Begegnung zu erweitern und zu vertiefen.

Seither ist vieles anders geworden. Wissenschaft und Technologie haben einen vorher ungekannten Aufschwung genommen. Die industrielle Revolution hat die Gesellschaft grundlegend verändert. Wissenschaft selbst ist zu einer wichtigen Produktivkraft geworden.

Zugleich ist aber den Menschen zunehmend bewußt geworden, daß Wissenschaft nicht nur die produktiven Kräfte der Gesellschaft gewaltig vermehrt hat. Sie ist auch mißbrauchbar. Wissenschaft kann auch zur Zerstörung benutzt werden. Das weltweit vorhandene Potential von Vernichtungswaffen ist das bedrückenste Beispiel, daß die Ergebnisse von Forschung in einer Weise verwendet werden können, die der einzelne Forscher zumeist weder bedacht noch gewollt hat.

Wir alle haben der Wissenschaft viel zu verdanken, vor allem materiellen Reichtum. Es geht uns so gut wie nie zuvor. Wohlstand und soziale Sicherheit sind jedenfalls in unserem Land beinahe selbstverständlich geworden.

Dennoch: Wir sind auch skeptischer als früher. So viele und so große Erfolge Wissenschaft und Technik erzielen mögen: der Glaube, daß Wissenschaft alles erklären und alles vollbringen könne, ist unwiderruflich dahin. Wir fühlen uns heute — um ein Gleichnis aufzugreifen, das von Isaac Newton stammt — eher wie Kinder, die am Rande des Wissens hier und da einen Kiesel aufheben, während sich vor unseren Augen der weite Ozean des Unbekannten erstreckt.

Ich nenne nur einige Punkte, die unsere Skepsis verständlich machen: Gefahren der Atomenergie, Risiken gentechnischer Manipulationen, möglicher Mißbrauch von Informationen. Hätten wir nicht Grund zu resignieren? Oder mit Wissenschaft und Technik zu brechen und abzurechnen?

Es gibt auch in unserem Lande Menschen, die so denken, nicht weil sie Ideologie-befangen wären, sondern weil sie sich Sorgen machen oder ängstigen. Aber sie irren. Denn obwohl, oder besser: *weil* die Probleme so gewaltig und bedrohlich sind, lassen sie sich nicht *gegen*, sondern nur *mit* Wissenschaft und Technik lösen. Ohne umsichtiges und planvolles Ausschöpfen der vorhandenen und noch zu entwickelnden technischen Möglichkeiten werden wir den schwierigen Aufgaben, z.B. denen des Umweltschutzes oder der Energieversorgung, die sich schon heute für morgen stellen, nicht gewachsen sein.

Der Einsatz technischer Mittel ist unverzichtbar. Ich stimme Carl Friedrich von Weizsäcker zu, wenn er sagt, gegen technisch bedingte Gefahren gebe es technische Mittel, und die eigentlichen Gefahren seien die menschlich bedingten.

Der zweite Gedanke ist wohl entscheidend: Nicht die Technik ist von Übel; der Gebrauch, den Menschen — Politiker vor allem — von ihr machen, *kann* es sein. Dieser Gebrauch muß deshalb stets vernünftig, verantwortungsvoll und human sein.

An den Wissenschaftler stellt das hohe Anforderungen. Er darf nicht erst im nachhinein über die Folgen seines Tuns reflektieren, sondern muß rechtzeitig über mögliche — auch nachteilige — Konsequenzen und Fehlentwicklungen nachdenken. Das heißt auch, daß er über sein engbegrenztes Fachgebiet hinausblicken und aufmerksam und kritisch verfolgen muß, was in anderen Bereichen der Wissenschaft geschieht. Ich weiß, daß diese Forderung heute viel schwerer zu erfüllen ist als noch im 19. Jahrhundert. Aber sie ist heute noch viel wichtiger als damals.

Ich wünsche der 111. Versammlung der Gesellschaft Deutscher Naturforscher und Ärzte viel Erfolg und Ihnen allen darüber hinaus schöne Tage in Hamburg.

Nochmals herzlich willkommen!

Den Willkommensgruß der Universität Hamburg entbot ihr derzeitiger Präsident Dr. Fischer-Appelt der Versammlung:

Herr Bürgermeister,
sehr verehrter Herr Professor Martini,
sehr geehrte Damen und Herren!

Die Gesellschaft Deutscher Naturforscher und Ärzte hat sich ein hohes Ziel gesteckt. Sie will ein Gegengewicht zu der immer schneller fortschreitenden Spezialisierung in den Naturwissenschaften und in der Medizin bilden und die neuen Forschungsergebnisse der einzelnen Fächer in allgemeinverständlicher, aber zugleich wissenschaftlich anspruchsvoller Form einer breiteren Öffentlichkeit zugänglich machen. Dies ist in der Tat keine leichte Aufgabe, wie wir wissen, denn sie setzt voraus, daß dieser Art öffentlicher Wissenschaft eine in den Grundzügen gemeinsame Sprache und eine in den Voraussetzungen begründete geistige Einheit der Naturwissenschaften abgewonnen werden kann. Die Frage, wie dies nach dem heutigen Stand und unter den gegenwärtigen Bedingungen wissenschaftlicher Arbeit möglich ist, muß jeden beschäftigen, der in Wissenschaft, Wirtschaft, Verwaltung oder Politik zu seinem Teil Verantwortung für das Gelingen dieser Arbeit trägt. Niemanden von uns ist es gegeben, diesen Prozeß in seiner ganzen Ausdehnung zu übersehen, und gerade deswegen sind wir für das Verständnis des Zusammenhanges unserer eigenen wissenschaftlichen Arbeit auf jene Sinnorientierung angewiesen, deren Richtung offenbar daraus folgt, daß wir uns als Menschen von der belebten und unbelebten Natur unterscheiden wollen.

Im Bewußtsein dieser gemeinsamen Aufgabe ist es nicht schwer, die Widmung, die über dem Portal des Hauptgebäudes der Universität Hamburg steht, auch für die Versammlungen der Gesellschaft Deutscher Naturforscher und Ärzte gelten zu lassen: der Forschung, der Lehre, der Bildung. Denn die Universität, die diese aus dem Geiste Wilhelm und Alexander von Humboldts formulierte Widmung trägt, verdankt sich in gewisser Weise den Wirkungen, die von den jährlichen Naturforscher-Versammlungen seit der ersten Zusammenkunft im Jahre 1822 in Leipzig auf das wissenschaftliche Leben in Deutschland ausgegangen sind. Dreimal, in den Jahren 1830, 1876 und 1901, hat die Versammlung Deutscher Naturforscher und Ärzte in Hamburg getagt, ehe es in dieser traditionsreichen Stadtrepublik zur Gründung einer Universität kam. Den letzten Anstoß hierzu gaben die aus dem Ersten Weltkrieg heimkehrenden jungen Soldaten, die zu Beginn des Jahres 1919 in die Hörsäle des jenseits der Bahn liegenden alten Vorlesungsgebäudes strebten, weil die wirtschaftlichen und allgemeinen Umstände dieser Zeit ein Studium in den entfernter gelegenen alten Universitäten nicht zuließen. Aber der glänzende Start, den die hamburgische Universität aus dieser schwierigen Zeit heraus mit Gelehrten wie Max Nonne, Ludolph Brauer und Bernhard Nocht in der Medizin, Wilhelm Blaschke, Wilhelm Lenz und Otto Stern in der Mathematik und den Naturwissenschaften, William Stern, Ernst Cassirer und Erwin Panofsky in den Geisteswissenschaften nahm, war doch letztlich nur möglich, weil seit der Zeit des Mathematikers Joachim Jungius eine stete Pflege des wissenschaftlichen Lebens in Hamburg stattgefunden hatte. So bedurfte es nur der Zusammenfassung der großen naturwissenschaftlichen Anstalten des 19. Jahrhunderts, des damals schon berühmten Allgemeinen Krankenhauses Eppendorf, des zur Pflege außereuropäischer Sprachen und Kulturen gegründeten Kolonial-Instituts und des aus der Tradition des Akademischen Gymnasiums hervorgegangenen Allgemeinen Vorlesungswesens, um der Universitas literarum ihre Stätte zu bereiten. Die heutige Versammlung der Gesellschaft Deutscher Naturforscher und Ärzte bewegt sich daher auf ihrer nunmehr 6. Versammlung in Hamburg auf gesichertem Boden insbesondere naturwissenschaftlicher und medizinischer Forschung.

Wachstum und Entwicklung sind die Kategorien, unter denen Sie auf dieser Versammlung dem strukturellen Aufbau dessen, was wir die Natur nennen, nachgehen wollen. Dazu reizen die Einsichten, die in den letzten Jahren in vielen Wissensgebieten gewonnen wurden. Sie reichen von neuen Erkenntnissen zur Zellentwicklung über die Steuerungsmechanismen biologischer Wachstumsvorgänge bis hin zur Entwicklung der Erdatmosphäre und zum Wirkungsmechanismus krebserzeugender Chemikalien. Wachstum und Entwicklung kennzeichnen als soziale Kategorien aber auch den exponentiellen Zuwachs, den unser Wissen seit der Begründung der modernen Naturwissenschaft erfahren hat. Bei den außerordentlichen Fortschritten, die sich seit den Anfängen exakter Naturwissenschaft bei Galilei ergeben haben, liegt die Annahme sehr nahe, daß der naturwissenschaftlichen Erkenntnis keine Grenzen gesetzt sind. Diese Annahme ist seit der Erkenntniskritik Kants gesichert, soweit es das Fortschreiten der Erkenntnis im Sinne der prinzipiell

unabgeschlossenen Zahl naturwissenschaftlicher Ergebnisse und soweit es die Bedingungen der Möglichkeit, d.h. die Methodik naturwissenschaftlicher Erkenntnis überhaupt anbetrifft. Dagegen scheinen der naturwissenschaftlichen Erkenntnis qualitative Grenzen
gesetzt zu sein, die sich nicht so sehr aus dem noch unerklärten
Zustandekommen der letzten Bausteine der Materie als vielmehr
aus dem Umstand ergeben, daß alles Lebendige in den Grenzen
seiner Selbstmächtigkeit einen Akt der Selbstbehauptung vollzieht,
dessen Ursprünge, soweit es den Menschen betrifft, zu allererst
den Impetus seiner Forschungsarbeit abgeben. Die Frage zum Beispiel, ob das theoretische Welterkennen aus dem praktischen Welt-
verhalten abzuleiten oder mit diesem gleich ursprünglich sei, scheint
eine mit der Methodik naturwissenschaftlicher Erkenntnis nicht
mehr zu beantwortende Frage zu sein.
Diese Frage hat zum Beispiel Emil du Bois-Reymond bewegt, als
er ein halbes Jahrhundert nach der Leipziger Gründungssitzung seinen berühmten Vortrag „Über die Grenzen des Naturerkennens"
auf der 45. Versammlung Deutscher Naturforscher und Ärzte hielt.
Sein Ergebnis lautete, in den Worten Friedrich Albert Langes:
„Wir sind nicht imstande, die Atome zu begreifen, und wir vermögen nicht, aus den Atomen und ihrer Bewegung auch nur die
geringste Erscheinung des Bewußtseins zu erklären." Man wird
nicht sagen können, daß diese Grenzbestimmung das Streben nach
der Auflösung jener Welträtsel beseitigt hätte; im Gegenteil, gerade
die moderne Physik und die Erkenntnisfortschritte der Biochemie
haben dazu beigetragen, jene Rätsel Zug um Zug zu entschlüsseln.
Aber das, was die von uns behauptete Selbstständigkeit menschlichen Lebens ausmacht, ist auf jene Weise nicht erklärt worden.
Der Wille, der uns dazu bewegt, das von uns empfundene proble-
matische Weltverhältnis anders zu gestalten, als wir es im Zustande
der Passivität erfahren, scheint ein ebenso unerklärbares wie unaus-
rottbares Grundphänomen menschlicher Existenz zu sein. Freiheit
und Verantwortung, normative Behauptungen, zu denen sich jene
Einsicht vertiefen kann, sind daher Kategorien, die schon immer
die Voraussetzungen des forschenden Geistes waren, sofern er eben
menschlicher Natur ist.
In Hamburg gibt es den Begriff des „ehrbaren Kaufmanns", der
den Versuchungen seines Berufes nicht erliegt, sondern in jeder
Hinsicht vertrauenswürdig ist. Warum sollte man nicht auch vom
„ehrbaren Wissenschaftler" sprechen, wie es Herr Senator Sinn
jüngst einmal formuliert hat, der sich engagiert und kontrolliert,
der sich der Grenzen seiner Erkenntnis bewußt ist und der um
die hohe Verpflichtung gegenüber seinen Mitmenschen weiß. Wer
sein wissenschaftliches Tun so versteht, wird sich auch dafür verantwortlich wissen, daß die Öffentlichkeit gleichermaßen erfährt, wo
seine Erkenntnis weiterzuführen vermag und wo seiner Sachkompe-
tenz Grenzen gesetzt sind.
Hier sehe ich auch die wichtige Aufgabe der Gesellschaft Deutscher
Naturforscher und Ärzte. Sie wie andere wissenschaftliche Vereinigungen sind in besonderer Weise berufen, den Mangel an Information und Urteilsvermögen abzubauen, der zu vorwiegend emotionaler Betrachtung der Wirklichkeit verleiten kann. Der informierte
Bürger wird eher bereit sein, den Blick zu weiten, das Notwendige
gegen das Mögliche abzuwägen und Risikobereitschaft zu entwik-
keln, wenn er in der Lage ist, für sich selbst zu entscheiden, was
zumutbar ist und was nicht. Denn Erkenntnis stärkt zugleich das
Bewußtsein der Freiheit und der Verantwortung, ja Erkenntnis
enthält, wie der ältere Sinn des deutschen Wortes andeutet, die
Dimension der Liebe, ohne die jener Vorgang letztlich sein Gegenüber verliert.
Daß diese Dimension der Erkenntnis ihre Beratungen bestimmen
möge, daß Freundschaft ihre Frucht sei und so auch das Verständnis der Sachen selbst gesichert werde, ist der höchste Wunsch,
den ich dieser Versammlung zu entbieten habe.

Abgeschlossen wurden die Begrüßungsreden durch die Ansprache
des Präsidenten der Jungius-Gesellschaft Prof. Dr. Otto Kraus:

Herr Bürgermeister, meine Herren Präsidenten,
meine sehr verehrten Damen und Herren!

Namens der Joachim Jungius-Gesellschaft der Wissenschaften zu
Hamburg möchte ich Sie herzlich begrüßen. Zugleich darf ich Ihnen
die Grüße und die guten Wünsche auch der anderen Akademien
der Wissenschaften in der Bundesrepublik Deutschland für das
Gelingen dieser 111. Versammlung der Gesellschaft Deutscher Naturforscher und Ärzte übermitteln.
Mit Freude sehen wir, daß das Emblem der diesjährigen Tagung
Joachim Jungius darstellt. Die Gesellschaft Deutscher Naturforscher und Ärzte weist damit auf den in Lübeck geborenen,
herausragenden Gelehrten der ersten Hälfte des 17. Jahrhunderts
hin, der die letzten drei Jahrzehnte seines Lebens hier in Hamburg
wirkte. Joachim Jungius war mit den aufblühenden Akademien
der italienischen Renaissance wohlvertraut, in Padua hatte er zum
Doktor der Medizin promoviert. Im Jahre 1622 gründete er, nach
Deutschland zurückgekehrt, auf diesen Grundlagen fußend, mit
der „Societas Ereunetica" — in Rostock — die erste naturwissenschaftliche Gesellschaft nicht nur auf deutschem Boden, sondern
nördlich der Alpen überhaupt.
Als Lorenz Oken genau zwei Jahrhunderte später, 1822 in Leipzig,
die Gesellschaft Deutscher Naturforscher und Ärzte begründete,
hatte er damit — im Gegensatz zu des Jungius' Societas — eine
der erfolgreichsten, angesehensten und zugleich langlebigsten wissenschaftlichen Gesellschaften ins Leben gerufen. Diese kann auf
eine über 150jährige, glanzvolle Geschichte zurückblicken, zugleich
aber auch, wichtiger noch, den Blick hoffnungsvoll in die Zukunft
richten: das zeigen das Programm und das rege Interesse, welches
durch die große Zahl der Teilnehmer an der jetzigen Versammlung
belegt wird.
Die Gesellschaft Deutscher Naturforscher und Ärzte versammelt
sich keineswegs zum ersten Male in Hamburg. Nach der durch
Alexander von Humboldt und Heinrich Lichtenstein so glänzend
organisierten Berliner Versammlung von 1828 tagte man ein Jahr
später in Heidelberg und richtete von dort aus die offizielle Anfrage
an den Hamburger Senat, ob man bereit sei, dort die nächste
Versammlung aufzunehmen. Der Bitte wurde entsprochen, mit dem
Hinweis — ich zitiere — „daß, da Hamburg weder eine Residenz-
stadt noch eine Universität ist, mithin der Reichtum und die Vor-
züge der ersteren hier wegfallen und die Hilfsmittel der letzteren
hier nicht vorhanden sind, sich alles darauf beschränken wird,
das gesellige Beieinandersein möglichst zu erleichtern und mit bür-
gerlicher Herzlichkeit dazu beizutragen, daß die uns bekannt werdenden Wünsche der Herren möglichst erfüllt werden".
Nun, das gesellige Beisammensein gipfelte in einer katastrophal-
stürmischen, 3tägigen Helgolandfahrt auf welcher dem vom Senat
für 300 Mark gecharterten holländischen Dampfschiff das halbe
Deck weggerissen wurde und endete mit einem glänzenden Ball
„zu welchem an 80 fremde und einheimische Damen sich einfan-
den".
Der wissenschaftliche Erfolg dieser 9. Tagung des Jahres 1830 war
jedenfalls beachtlich. Insbesondere durch die Anwesenheit heraus-
ragender deutscher und ausländischer Gelehrter bedingt — ich
nenne hier nur die Namen Berzelius, von Chamisso, Liebig, Oersted
und Oken — konnte sie an der Handelsstadt Hamburg nicht spur-
los vorübergehen. Zu klar war sichtbar geworden, in welchem Umfange eine Vereinigung gleichgesinnter Naturforscher wechselseitige
Anregung zu bewirken vermag: Hamburger Bürger, die bei der
Tagung eine besondere Rolle gespielt hatten, gründeten danach
den „Naturwissenschaftlichen Verein in Hamburg". Dessen Geschichte umschließt die Geschichte der Naturwissenschaften des
19. Jahrhunderts in unserer Stadt, bis hin zu der späteren Gründung der Mathematisch-Naturwissenschaftlichen Fakultät im Rahmen der Universität.
Wir freuen uns, auf die Analogie verweisen zu können, daß der
hamburgische Verein, jenes eher indirekte, frühe Kind Ihrer Ge-

sellschaft, auch in unserer Zeit eine wichtige aktive Rolle im Spannungsfeld zwischen Wissenschaft und Öffentlichkeit zu spielen vermag, zum Teil im Zusammenwirken mit der Joachim-Jungius-Gesellschaft der Wissenschaften.

Eine weitere unter den Versammlungen der Gesellschaft Deutscher Naturforscher und Ärzte, die in Hamburg stattfanden — es war die 73. des Jahres 1901 — leitete in ihren zentralen Aussagen bereits zu den dringenden Problemen unserer heutigen Zeit über: Damals bezeichnete der große Zoologe Richard Hertwig das zu Ende gegangene 19. Jahrhundert als eine Periode zunehmender Spezialisierung, während dem anbrechenden 20. Jahrhundert eine Rückführung auf das Allgemeine vorbehalten bleibe. Er sah in der Versammlung der Naturforscher und Ärzte — ich zitiere — „ein Bollwerk gegen das öde Spezialistentum, eine Pflegestätte der Interessen, welche Medizin und Naturwissenschaften vereinen". Mit Blick auf die Gesellschaft, ihre Bedeutung, könnte die Aussage auch heute nicht treffender formuliert werden. Andererseits hat sich Hertwigs Vision von einer Rückführung auf das Allgemeine durch die weitere Entwicklung kaum bestätigt. Mehr noch als damals stellen wir heute eine derart weitgehende Differenzierung der Wissenschaften fest, daß es in weiten Bereichen immer schwieriger wird, das Verbindende nicht ganz aus den Augen zu verlieren und insbesondere bei dem einzelnen, vor Ort arbeitenden Wissenschaftler das Bewußtsein und den Anspruch an sich selbst lebendig zu erhalten, über die Grenzen des eigenen Tätigkeitsfeldes hinaus die Zusammenhänge im Gefüge des Ganzen zu sehen.

Wenn es immer schwieriger geworden ist dieses anzustreben, so spielt hierbei zweifellos die stürmische Entfaltung gerade im Bereiche der Naturwissenschaften und der Medizin die wesentliche Rolle. Hinzu kommt, gerade in unserer Zeit, der Umstand, daß das Herbeiführen von Entscheidungen, daß Angelegenheiten der Verwaltung und ähnliche Voraussetzungen wissenschaftlicher Arbeit nur zu oft einen wesentlichen Teil der Zeit und der Arbeitskraft des einzelnen Forschers beanspruchen.

Das Bemühen, notwendige Spezialisierung mit der Einsicht in übergreifende, allgemeine Zusammenhänge zu verbinden, wird aber auch durch eine sich als immer wichtiger erweisende, echte Notwendigkeit erschwert. Ich meine die Einsicht, daß es nicht länger genügen kann, etwa Wechselbeziehungen im Gefüge nur der Naturwissenschaften und der Medizin zu pflegen und auf dieser Grundlage neue Impulse für in die Zukunft gerichtete Wissenschaft zu gewinnen. Offenbar wird nämlich in einer Periode der Wissenschaftsentwicklung, in der sich ein immer engeres Spezialistentum als unausweichlich erweist, zugleich der Anspruch an das Allgemeine zunehmend komplexer, umfassender. Der Bogen muß in vielen Bereichen im Sinne einer höheren Stufe der Integration weiter gespannt werden, er muß — insbesondere von den Naturwissenschaften ausgehend — wesentliche Teile der Geistes- und Sozialwissenschaften mit umgreifen. Nur so erscheint heute eine neue Synthese denkbar.

Der amerikanische Biologe Wilson hat kürzlich ein entsprechendes Gefüge von Wechselbeziehungen gekennzeichnet, wobei er eine differenzierte Hierarchie von Disziplinen und — wie er es nennt — Antidisziplinen entwickelt. Danach muß von einem guten Wissenschaftler heute erwartet werden, daß er sich mit drei Gegenstandsbereichen befaßt: Mit seiner eigenen Disziplin, der tieferstehenden Antidisziplin und dem Bereich, für den wiederum sein Fach die Antidisziplin darstellt. Um es durch Beispiele zu verdeutlichen: Für die Molekularbiologie gibt es die Antidisziplin der Chemie: die Molekularbiologie ihrerseits ist wiederum Antidisziplin für weite Bereiche der Physiologie. Ein wesentlicher Teil der modernen Biologie, die Soziobiologie, muß ihrerseits als Antidisziplin der Sozialwissenschaften angesehen werden.

Die derzeitige Entwicklung im Bereiche unserer Hochschulen kann diesen Erfordernissen, so klar sie auch erkannt sein mögen, nur unzulänglich Rechnung tragen. So ist unter anderem auch die Ausbildung der Medizinstudenten, unserer künftigen Ärzte, heute von der Breite der naturwissenschaftlichen Fächer weitgehend abgekoppelt, inhaltlich starr an einen Themenkatalog gebunden. Es wäre Schönfärberei, wollten wir verschweigen, daß sich ein großer Teil unserer Studenten mit dieser Situation abfindet, sich also auf die sogenannten „studienplanintegrierten" Veranstaltungen konzentriert und damit Selbstbeschränkung übt auf den Pflichtkanon des verbindlich vorgeschriebenen Unterrichts. Dieser nach meiner Überzeugung langfristig gefährlichen Entwicklung gegensteuern zu helfen, dürfte zu den gegenwärtig wichtigsten Aufgaben der Akademien der Wissenschaften und nicht zuletzt auch Ihrer so traditionsreichen Gesellschaft Deutscher Naturforscher und Ärzte gehören.

Der von Richard Hertwig vor fast acht Jahrzehnten hier in Hamburg betonte Gesichtspunkt der Rückführung auf das Allgemeine und Verbindende hat in besonderer Weise an Bedeutung gewonnen. Gerade deshalb ist es eine Freude, ein Zeichen der Hoffnung, wenn ein Blick in das Auditorium der jetzigen 111. Versammlung so eindrucksvoll erkennen läßt, in welchem Ausmaß ein weit gefächertes Interesse an fachlicher Breite erhalten ist, zu sehen, daß es — diese verbindend — Generationen umgreift.

Lassen Sie mich Ihnen in diesem Sinne eine harmonische und erfolgreiche Tagung wünschen. Umgekehrt wünschen wir uns hier in Hamburg, daß diese Versammlung, wie schon einmal die 9. vor $1^1/_2$ Jahrhunderten, anhaltend wirkende Spuren hinterlassen möge.

Den herzlichen Dank der Gesellschaft Deutscher Naturforscher und Ärzte für die Begrüßungsworte, für die Einladung nach Hamburg und den Dank an alle, die an den Vorbereitungen der 111. Versammlung beteiligt waren, brachte der Vorsitzende Prof. Dr. G.A. Martini zum Ausdruck:

Verehrter Herr Bürgermeister,
Herr Präsident Fischer-Appelt,
Herr Kollege Kraus

nehmen Sie zuerst unseren sehr herzlichen Dank für Ihre Teilnahme an unserer Tagung und für Ihre Grußworte, die uns zeigen, mit welchem Interesse Sie unserer Gesellschaft und deren Bemühungen um die Aufrechterhaltung der Gemeinsamkeit von Medizin und Naturwissenschaften gegenüberstehen.

Eine besondere Freude war für uns die Einladung der Stadt Hamburg, unsere 111. Tagung wieder hier abzuhalten. Ich persönlich freue mich ganz besonders darüber. Neben den nahen verwandtschaftlichen Beziehungen durch mehrere Generationen bindet mich auch meine langjährige Tätigkeit am Universitätskrankenhaus Eppendorf eng an diese Stadt. Ihnen, Herr Bürgermeister, habe ich zu danken, daß Sie in Ihrer Ansprache hervorgehoben haben, wie sehr Ihnen die Aufgabe Wissenschaft und Forschung zu fördern am Herzen liegt. Dieser Dank gilt auch der vielfältigen Hilfe, die wir durch die Stadt erfahren haben.

Sie beide, Herr Präsident Fischer-Appelt und Herr Kollege Kraus, haben in Ihren Grußworten den historischen Hintergrund uns so lebendig ins Bewußtsein gebracht, daß ich hoffe, daß diese Versammlung in Hamburg in ebenso guter Erinnerung bleiben wird, wie die sechs vorangegangenen. Wir alle, die wir in den letzten Jahren die Wandlungen in der Universität erlebt haben, hoffen, daß in den neugefundenen Strukturen Forschung und Lehre wieder ihren ersten Platz bekommen.

Es ist mir eine große Freude, hier die Gäste aus dem Ausland willkommen zu heißen. Leider waren alle unsere Bemühungen, unsere Landsleute aus der DDR hier bei uns zu haben, vergeblich.

Der Präsident der Deutschen Akademie der Naturforscher Leopoldina, Herr Professor Bethge, Halle, schickte der Versammlung seine besten Wünsche für einen harmonischen und erfolgreichen Verlauf.

Der Generalsekretär der British Association for the Advancement of Science, hat es bedauert, der Einladung nicht folgen zu können, dabei aber den Wunsch seiner Gesellschaft betont, mit unserer Gesellschaft in engere Beziehungen zu kommen und uns bereits jetzt zur 150 Jahresversammlung im nächsten Jahr eingeladen.

Meinen persönlichen Dank und meine ganz besondere Anerkennung möchte ich all denen aussprechen, die mit großer Umsicht und Mühe geholfen haben, diese Tagung vorzubereiten und die Durchführung zu ermöglichen. Dies gilt einmal den Vorsitzenden der einzelnen Gruppen Professor Karlson, Professor Lenz und Professor Walcher, welche das wissenschaftliche Programm für die einzelnen Tage geplant haben. Wir freuen uns, daß die Gesellschaft Deutscher Chemiker wieder, wie es Tradition ist, einen der vier Tage mit unserer Gesellschaft gemeinsam veranstaltet. Herzlichen Dank schulden wir dem Präsidenten, Herrn Professor Wilke, und Herrn Dr. Grünewald, daß das Programm des zweiten Tages in so großartiger Weise dem Leitthema entspricht. Die örtliche Geschäftsführung und die Gestaltung des Rahmenprogrammes lag in den Händen von Herrn Dr. Buddenberg und seinem Mitarbeiter, Herrn Dr. Stachow, Herrn Professor Walter und dem Damenkomitee. Es war uns eine große Erleichterung, daß uns diese Arbeit abgenommen wurde und daß die Vorbereitungen so reibungslos und in ihrer Planung so großzügig durchgeführt wurden.

Vor allem möchte ich dem Generalsekretär, Herrn Professor Dr. Gibian, versichern, wie sehr mir die freundliche und unermüdliche Mitarbeit geholfen hat, wodurch die Bewältigung aller Aufgaben so wesentlich erleichtert wurde. Es war daneben beruhigend, auch die Hilfe der beiden „elder statesmen" der Gesellschaft, Professor Auhagen und, wenn guter Rat teuer war, des Schatzmeisters, Professor Hansen, im Hintergrund zu wissen.

Die Zusammenarbeit zwischen dem Generalsekretär mit Sitz in Berlin und dem Vorsitzenden in Marburg hätte gewisse Schwierigkeiten in der Koordinierung mit sich bringen können. Daß davon aber nie etwas zu spüren war, ist das große Verdienst der Wuppertaler Geschäftsstelle, die unter Leitung von Herrn Fegers und Frau Friese so unermüdlich und umsichtig gearbeitet hat. Dafür möchte ich unser aller und meinen persönlichen Dank aussprechen.

Es ist mir eine ehrenvolle Pflicht, der Mitglieder zu gedenken, die unsere Gesellschaft in den zwei Jahren seit der Innsbrucker Tagung durch den Tod verloren hat. Viele von ihnen gehörten zu denen, die unsere Versammlung über viele Jahre mit Rat und Tat begleitet haben.

Es ist leider nicht möglich, aller namentlich zu gedenken, und ich muß mich darauf beschränken, stellvertretend drei von ihnen hier zu würdigen: Feodor Lynen, Walter Gerlach und Wolfgang Gentner. Feodor Lynen, Mitglied des Ordens Pour le Mérite, ehemals Direktor am Max-Planck-Institut Martinsried, starb am 6. August 1979 im Alter von 68 Jahren. In ihm ist eine einmalige Forscherpersönlichkeit von uns gegangen, deren offener, direkter und herzlicher Art sich niemand entziehen konnte.

Mit seinem Namen ist für immer die Strukturaufklärung von Acetyl-Coenzym A verbunden. Aus dieser grundlegenden Entdeckung ist ein ganzer Zweig der Biochemie erwachsen. Für die Medizin sind vor allen Dingen seine Arbeiten zur Cholesterinsynthese von grundlegender Bedeutung. Für diese bahnbrechenden Arbeiten wurde ihm zusammen mit Bloch 1964 der Nobelpreis für Medizin verliehen.

Mit unserer Gesellschaft verband ihn eine mehrjährige Mitarbeit im wissenschaftlichen Ausschuß, 1956, auf der letzten Hamburger Tagung, war sein Vortrag einer der Höhepunkte. Wir verlieren mit ihm einen bedeutenden Freund und Förderer unserer Gesellschaft.

Am 10. August 1979 starb Walter Gerlach, Professor für Experimentalphysik an der Universität München, ebenfalls Mitglied des Ordens Pour le Mérite. Seine bedeutendste Leistung war — zusammen mit Otto Stein — der direkte experimentelle Nachweis der Richtungsquantelung durch die Ablenkung eines Silberatomstrahls im homogenen Magnetfeld. Neben seinen originellen physikalischen Leistungen war er immer bemüht, die Ergebnisse der Naturwissenschaften sowohl in Verständnis als auch in der Bedeutung einer über das Fachgebiet hinausgehenden Öffentlichkeit klarzumachen. Wenn jemand der heute vom Wissenschaftler mit Nachdruck geforderten „Bringschuld" genügt hat, dann war es Gerlach. Man kann sein Bemühen nicht besser kennzeichnen, als wenn man ihn selbst sprechen läßt: „Während die physikalische Forschung die Grenze des Transzendenten dauernd verschob, hat sie auch eine neue Stellung zu den alten philosophischen Problemen — wie Raum und Zeit, Ursache und Wirkung — und neuartige philosophische Fragen gebracht; und heute verlangen die von der Physik den Menschen in die Hand gegebenen technischen Möglichkeiten ethische Entscheidungen größter Tragweite: Es geht um Menschtum und Menschenwürde, Sein oder Nichtsein der Menschheit".

Professor Gerlach war langjähriges Mitglied des wissenschaftlichen Ausschusses unserer Gesellschaft und Vorsitzender der naturwissenschaftlichen Hauptgruppe 1953/54.

Wolfgang Gentner starb am 4. September 1980 im Alter von 74 Jahren; auch er war Mitglied und Vizekanzler des Ordens Pour le Mérite. Er war einer der bedeutendsten Kernphysiker seiner Zeit. Seit 1958 leitete er das Max-Planck-Institut für Kernforschung in Heidelberg. Seine wissenschaftlichen Leistungen auf dem Gebiet der Kernphysik und der Altersbestimmung von Steinen, die ein radioaktives Element enthalten, stehen gleichrangig neben seinen großen Leistungen auf dem Gebiet der Wissenschaftsplanung und Organisation wissenschaftlicher Projekte in internationaler Zusammenarbeit. Mit ihm ist einer der wirklich großen Forscher von uns gegangen, dessen starke und unabhängige Persönlichkeit hier und überall in der wissenschaftlichen Welt sehr vermißt werden wird. Sie haben sich im Gedenken an alle unsere verstorbenen Mitglieder von Ihren Plätzen erhoben. Ich danke Ihnen.

Eine Gesellschaft, die „lebt", muß auch zwischen den Versammlungen ihre tätige Anteilnahme unter Beweis stellen. Wir müssen uns überhaupt immer wieder klarmachen, für wen und mit welchen Zielen unsere so traditionsreiche Gesellschaft den Anschluß an die jeweilige Gegenwart finden kann. Hier sind zur Zeit Diskussionen und Überlegungen im Gange, die zum Ziel haben, vor allem die nächste und übernächste Generation in die Gesellschaft hereinzuführen. Unser nächster Vorsitzender, Professor Staab, hat darüber Überlegungen angestellt. Es ist mir eine große Freude, daß die Beteiligung bei dieser 111. Versammlung anzeigt, daß das Interesse an einer übergreifenden Thematik durchaus lebendig ist.

Unser Bemühen geht außerdem dahin, in näheren Kontakt mit den Wissenschaftsjournalisten der deutschen Presse, des Fernsehens und des Hörfunks zu kommen. Die Gesellschaft war der Meinung, daß es an der Zeit ist, zu überlegen, wie in fruchtbarer Zusammenarbeit Möglichkeiten der Öffentlichkeitsarbeit erörtert werden, die in anderen Ländern wie England und den USA bereits selbstverständlich geworden sind. Unter der Federführung von Professor Sitte hat deswegen eine Kommission beraten, die eine Erklärung formuliert hat, die bei der Pressekonferenz und bei der Mitgliederversammlung bekannt gemacht werden wird.

Wenn Sie, Herr Bürgermeister, heute auf die Notwendigkeit gemeinsamer Sprache und Verständigung hingewiesen haben, so zielt unser Bemühen ebenfalls genau in diese Richtung.

Anschließend hielt Professor Martini seinen Festvortrag

„Wachstum und Entwicklung aus ärztlicher Sicht"

(Text des Vortrages siehe unter VI. Vortragsteil, S. 20)

Ein Empfang des Senats der Stadt Hamburg in ihrem Rathaus für die Teilnehmer der 111. Versammlung beschloß den eindrucksvollen Eröffnungstag. Der Wissenschaftssenator Prof. Dr. Hansjörg Sinn – selbst Chemiker und langjähriges Mitglied der GDNAe! – begrüßte seine Gäste dort mit folgenden Worten:

Meine sehr geehrten Damen und Herren!

Im Namen des Senates und der Bürger der Freien und Hansestadt Hamburg begrüße ich Sie herzlich im Rathaus unserer Stadt. Wir freuen uns, daß die Gesellschaft Deutscher Naturforscher und Ärzte aus Anlaß der 111. Tagung Hamburg zum 6. Male als Tagungsort gewählt hat. Persönlich freue ich mich als Mitglied des Senates, den Empfang auch für mich als Mitglied unserer Gesellschaft zu geben.
Unsere Gesellschaft ist eine der ältesten deutschen wissenschaftlichen Vereinigungen, nur wenige Akademien können auf eine längere Geschichte zurückblicken. Aber die von Oken in seinem 2. Aufruf 1822 formulierten Ziele sind unverändert geblieben:
„Der Hauptzweck der Versammlung ist: sich zu sehen, sich kennen und schätzen zu lernen, damit einerseits ein freundliches Verhältnis unter den Gelehrten hergestellt und eine billigere wechselseitige Beurtheilung bewirkt werde und damit andererseits gemeinschaftliche Arbeiten verabredet werden."
Vier Jahre nach der ersten Versammlung prophezeite Goethe gegenüber Eckermann:
„Hier wird sich eine Tätigkeit entfalten, wie sie die Welt nur im Jahrhundert nach Erfindung des Buchdrucks erlebt hat."
Auf der 100. Tagung sagte K.H. Bauer, der Vorsitzende für 1957/58:
„Das Jubiläum der 100. Tagung laut zu feiern verbietet all das Schwere, was hinter und vor uns liegt, nicht zuletzt auch der schmähliche Mißbrauch, der noch in jüngster Zeit mit der Wissenschaft für ‚politische Zwecke' getrieben wurde."
Er schlug vor, das Fest auf stille Art und Weise zu feiern nach Worten Alexander von Humboldts, durch „den Wert des lebendigen Wortes, den begeisternden Einfluß, welchen … hohe Meisterschaft ausübt und die aufhellende Macht des Gesprächs", denn „Entschleierung der Wahrheit ist ohne Divergenz der Meinungen nicht denkbar, weil die Wahrheit nicht in ihrem ganzen Umfang, auf einmal und von allen zugleich erkannt wird".
Mahnende und wegweisende Worte auch für unsere Tage. „Die Forschung", so fährt K.H. Bauer fort, „kennt nur Angriff auf bislang unbekanntes und unerforschtes Land. Sie ist daher stets vorwärts auf die Zukunft gerichtet."
Das Bild der Phalanx der Forschenden, die als Fronttruppe dem Unerforschten gegenüber stehen, assoziiert bei mir den Gedanken, daß Fronten zusammenbrechen, wenn der Nachschub nicht funktioniert und Siege zunichte werden, wenn ein sogenanntes Hinterland nicht zu befrieden ist.
Fortschritte von Naturwissenschaft, Medizin und Technik werden nicht mehr fraglos akzeptiert. Anzeichen dafür hat es immer schon gegeben; die Entwicklung der letzten Jahre aber hat uns nachgerade überrollt.
Unüberhörbar sind inzwischen die Klagen über die seelenlose, entpersönlichte Medizin gerade dort, wo sie in unseren großen Kliniken und hochspezialisierten Instituten ihre größten wissenschaftlichen Triumphe feiert. Gegenüber der modernen Technik sind Teile der öffentlichen Meinung sogar bereits weitergegangen: hier

sind es nicht mehr nur Klagen und Warnungen, hier ist bereits strikte Ablehnung, wenn nicht gar Haß entstanden. Ich erinnere nur an die Auseinandersetzungen um Kernkraftwerke.
Wir müssen uns die Frage stellen: „Was haben wir falsch gemacht? Haben wir versagt?". Eine einfache Ja-Nein-Antwort kann es hier selbstverständlich nicht geben. Ich will aber an dieser Stelle einen Gedanken einbringen, der das Ergebnis einer Kommission des MIT ist, die sich mit der Universitätskrise befaßte. Danach liege der Universitätskrise letztlich zugrunde, daß eine Loslösung der Wissensvermittlung von Fragen menschlicher und gesellschaftlicher Wertung und Zielsetzung stattgefunden habe. Es werde zu wenig beachtet, daß bei vielen unserer gegenwärtigen Probleme jeder Versuch einer „wertfreien" Behandlung unausweichlich zur Vernachlässigung wesentlicher technischer und vor allem sozialer Gesichtspunkte führt, daß es in erster Linie die Überbetonung der heute vorherrschenden Methodik der Zergliederung und Teilbehandlung ist, die eine Synthese von technisch-naturwissenschaftlichen und soziologisch-geisteswissenschaftlichen Aspekten verhindert.
Ich glaube, hier ist ein wesentlicher Faktor der beschriebenen Irritation auf den Punkt gebracht. Sicherlich mögen die Ursachen noch vielfältigerer Natur sein. Eine Konsequenz dieser MIT-Studie muß aber sein, die sozialen Folgen der technisch-naturwissenschaftlichen und damit auch medizinischen Entwicklung in unserem täglichen Wissenschaftsbetrieb mit zu reflektieren. Interdisziplinarität also auch zwischen den Natur- und Geisteswissenschaften.
Es gilt aber noch ein Zweites: Wenn ich vorher von Sprachlosigkeit gesprochen habe, und wenn es gilt, soziale Folgen des eigenen Forschens deutlich zu machen, so heißt das hier, vorhandene Informationsdefizite in der Öffentlichkeit zu beseitigen. Lassen Sie mich in diesem Zusammenhang Winnacker, diesen um den Aufbau der Industrie so verdienten Mann, zitieren:
„Es bleibt die notwendige Verpflichtung, die Menschen ehrlich zu informieren, und über alles, was noch ungewiß ist, öffentlich zu diskutieren. Der Staat muß dafür sorgen, daß die Unterrichtung der Öffentlichkeit fair und ehrlich erfolgt. Dabei müssen Naturwissenschaftler und Techniker unterscheiden lernen, was sie selbst für aufklärungsbedürftig halten und was die Öffentlichkeit zu ihrer Information wissen will. Diese Fragestellungen sind nicht identisch, denn das Wissensbedürfnis der Naturwissenschaftler ist fast immer ein anderes als das der Öffentlichkeit, die nach Orientierung sucht."
Orientierung: Die diesjährige Versammlung steht unter dem Generalthema „Wachstum und Entwicklung". Lassen Sie mich hier der Hoffnung Ausdruck geben – und ich weiß mich hier mit Ihnen einig –, daß diese Tagung einen Beitrag zu dieser sehr notwendigen Orientierung leistet.
Ich möchte zum Schluß auf eine persönliche Seite eingehen: In altehrwürdigen Gesellschaften wie der unsrigen gibt es immer wieder ein Gedächtnisjahr. Es war einer dieser Jahrestage, nämlich der 175. Geburtstag Lorenz Okens, dem 1954 die 98. Versammlung in Freiburg gewidmet war. Freiburg, weil Lorenz Okens aus der benachbarten Ortenau kam, Freiburg auch, weil er dort in seiner alten Universitätsstadt 1838 letztmalig an der 16. Versammlung teilnahm. An die Umstände der 1954er Jubiläumsversammlung – wissenschaftliches Thema war: „50 Jahre Entwicklungsphysiologie" – erinnere ich mich deshalb so genau, weil ich damals, noch junger Doktorand, Mitglied der Gesellschaft wurde. Letztes Jahr wäre Gelegenheit gewesen, eine Versammlung Okens 200. Geburtstag zu widmen. Leider fiel diese Gelegenheit dem 2-Jahres-Rhythmus der Versammlungen zum Opfer und entging mir somit das persönliche „Jubiläum", nach 25jähriger Mitgliedschaft eine Versammlung im 200. Geburtsjahr Okens begrüßen zu dürfen.
Mit dieser Bemerkung wollte ich aber auch an den Mentor der Freiburger Tagung, Max Pfannenstiel, erinnern, der bei der Fahrt durch den Schwarzwald das Entstehen der Landschaft durch die Einwirkung der Vergletscherung mit einer Lebendigkeit zu schildern wußte, daß man die Gletscher zeitweilig zu sehen glaubte.

Erlauben Sie mir, aus seinem
„Kleinen Quellenbuch, Geschichte der Gesellschaft
Deutscher Naturforscher und Ärzte"
aus der Beschreibung einer früheren Tagung zu zitieren (s.S. 88).
Ludwig Dieterich, Münchener Arzt, schrieb am 25. Sept. 1842 in
sein Tagebuch:

Das Diner war vortrefflich. Man konte so recht anschaulich bemerken, daß hier eine Gesellschaft von Naturforschern und Ärzten eine Aufgabe löst, bei der man mit dem Messer gut umgehen muß und wo überhaupt Alles auf das Experiment ankömmt. Wir arbeiteten mit unermüdlichem Fleiße und gänzlicher Abstraktion von der lauten Außenwelt in unserem Berufe, mit Geist und Körper. Mein Gegenüber, dessen Name mir, da er etwas leicht, schon wieder entfallen ist, hielt mir, indem er große Bissen von einem Rheinsalmen verschlang, einen gelehrten Vortrag über den Unterschied der Faserbildung bei diesem Fische und bei Salmo Hucho und Fario (Bloch); mein Nachbar zur Rechten war emsig beschäftigt, die Abweichungen in der Sehnen-Struktur zwischen dem Haus- und Rebhuhne zu ermitteln, und ein Paar Stühle weiter oben prüfte ein Chemiker aus Berlin mit contemplativer Überlegung den Weingeist-Gehalt des feurigen Scharlachsberger. Doch zum stöchiometrischen Berechnen der Procente kam er nicht, denn ein Toast drängte jetzt den andern, unter rauschender, fanfarender Musik. Den ersten brachte ein Professor, der sich sonst nur mit Steinen und ihrer Gestaltung befaßt, auf die alte Dame Moguntia aus, denn den jungen, bemerkte er mit blinzelnden Augen, sei er ohnedieß gut.

Laute Fröhlichkeit hallte jetzt im Saale, die Musik spielte muntere Weisen, die Gläser erklangen auf freundliches Wiedersehen nächsten Jahres in Grätz. Inzwischen war die Zeit verstrichen, die vierte Nachmittagsstunde mahnte zum Aufbruche und zur Abfahrt. Hohe Herren dulden keine Vertraulichkeit; so rächte sich auch der rheinische Rebengott ob der an ihm begangenen Vermessenheit, indem er den Sinn eines Theiles der Gesellschaft verwirrte.
Die Kargheit hamburgischer Senatsempfänge wird hier und heute dem Rebengott keine Chance gegeben, aber — wie Oken 1822 in Leipzig — „Wir sind in den Stand gesetzt, anzeigen zu können, daß die Stadtbehörden der Versammlung alle Bereitwilligkeit werden angedeihen lassen."
Also fühlen Sie sich wohl in der Freien, in der fröhlichen Freien und Hansestadt Hamburg!

Der Vorsitzende der GDNAe, Prof. Martini, antwortete Professor Sinn mit folgenden Worten:

Im Namen der Gesellschaft und in meinem eigenen Namen möchte ich Ihnen, sehr geehrter Herr Senator, sehr herzlich für die Einladung zu diesem Empfang und für Ihre Worte der Begrüßung danken. Wir freuen uns sehr, daß die Gesellschaft nach längerer Zeit wieder hier in Hamburg ihre Versammlung abhalten kann.
Wer Hamburg unmittelbar nach dem Krieg in seiner ganzen Trostlosigkeit, wie ich, erlebt hat, und Hamburg jetzt erlebt, dem wird so recht deutlich, was Wachstum und Entwicklung auch im übertragenen, d.h. wirtschaftlichen Sinne bedeuten. Auf jedem Gebiet, sei es in der Wirtschaft, sei es in den Naturwissenschaften, sei es in der Medizin, stoßen wir heute nach jahrelangem Wachstum an die Grenzen eben dieses Wachstums: dieses Empfinden ist es wahrscheinlich, das auch das Unbehagen der Jugend und großer Bevölkerungsteile bewirkt hat. Die Schwierigkeiten der modernen Gesellschaft auf *jedem* Gebiet sind die, daß wir uns damit abzufinden haben und uns damit vertraut machen müssen, daß der Verzicht auf weiteres *intensives* Wachstum nicht gleichzusetzen ist mit Resignation und Verarmung, sondern mit Gewinn von Werten, die vernachlässigt zu haben die jüngere Generation der älteren vorwirft.

Diese Stadt war den anderen Ländern immer voraus in der Zuwendung zur jüngeren Generation; besonders auf dem Gebiet der Erziehung und Schulbildung, wobei die Generationsprobleme immer eine besondere Beachtung fanden.
Es wird Hamburg zwar nachgesagt, daß es erst verhältnismäßig spät sein Herz für Wissenschaft und Kunst entdeckt hat. So berichtet im Jahre 1796 Jonas Ludwig von Hess in seiner topographisch politisch-historischen Beschreibung der Stadt Hamburg: „Die Gelehrten standen in Achtung, nicht sowohl um ihrer Gelehrsamkeit willen, als weil sie die letzten Aushelfer in großen Verlegenheiten waren. Der Theolog war geehrt als steter Gewissensrath; er konnte die Sünden des Eigennutzes, der Hartherzigkeit, der Gottvergessenheit vergeben und das Kopfkissen des so gefürchteten Todbettes gelinder legen. Der Jurist kannte die Form, verwirrte Händel von den Kletten zu säubern, und konnte Ratsherr werden; der Arzt wußte Mittel wider Unverdaulichkeit und Rauschweh, Kunstgefühl hatte diese Generation wenig."
Die Geburtswehen der Universität waren lang und mühsam. Man hört aber, daß unsere Gelehrten heute in dieser Stadt trotz des „Muffs" von damals erst etwa 40 Jahren angesehener sind als zur Zeit des Herrn von Hess und nicht nur zur Beseitigung lästiger Störungen des Wohlbefindens und des Gewissens taugen!
Mein Wunsch ist es, daß die Gesellschaft Deutscher Naturforscher und Ärzte die Zeichen der Zeit versteht, den Fortschritt im Wandel sucht und auch in nicht allzu ferner Zeit sich in gleicher Lebendigkeit wieder in Hamburg versammeln kann.
Ich danke für die erfahrene Gastfreundschaft und erhebe mein Glas auf das Wohl der gastgebenden Stadt und auf Ihr persönliches Wohl, Herr Senator.

Von Montag früh bis Donnerstag zum frühen Nachmittag wurde das wissenschaftliche Programm abgewickelt. Jeweils zum Tagesschluß versammelten sich die Redner auf dem Podium und stellten sich meist unter Moderation des für den betreffenden Tag zuständigen Hauptgruppenvorsitzenden dem zahlreich ausharrenden Publikum zur Diskussion zur Verfügung.
In der Schlußsitzung am späteren Donnerstagnachmittag hielt Prof. Dr. Hans Mohr, Freiburg, seinen Vortrag „Licht und Entwicklung — das Phytochromsystem der Pflanzen".

Prof. Dr. Wolfgang Walter schloß dann die 111. Versammlung mit den folgenden Worten:

Meine Damen und Herren!

Die 111. Versammlung der Gesellschaft Deutscher Naturforscher und Ärzte geht dem Ende zu. In diesen Tagen sind wir mit vielen Problemen konfrontiert worden, die weit über die Medizin und die Naturwissenschaften hinausreichende Bedeutung besitzen. Wir: das sind etwa 2500 Teilnehmer. Unser Saal wäre demnach bis zum letzten Platz besetzt gewesen, wenn sie alle gleichzeitig anwesend gewesen wären.
An den Universitäten wird heute viel von Studium Generale und von seiner Wiederbelebung geredet. Ich glaube, daß diese Tagung eine der Möglichkeiten aufgezeigt hat, wie man so etwas tun kann. Dazu gehört auch, was Sie vielleicht nicht wissen, daß in 5 Hamburger Schulen und auf der Tagung des Landesverbandes Hamburg des Deutschen Vereins für Förderung des mathematischen und naturwissenschaftlichen Unterrichts Mitglieder des Wissenschaftlichen Ausschusses der Gesellschaft Deutscher Naturforscher und Ärzte Vorträge aus ihren Fachgebieten gehalten haben. Es ist erfreulich, daß dieses Angebot in den Schulen und hier von vielen Schülern und Studenten angenommen wurde und daß zahlreiche Kontakte zwischen den Vortragenden und der jungen Generation zustande kamen.

Doch nicht nur an der Basis, auch an der Spitze der Bevölkerungspyramide haben wir deutliche Erfolge zu verzeichnen. Dafür ein Beispiel: Heute habe ich der Geschäftsstelle der Gesellschaft die Beitrittserklärung eines bedeutenden evangelischen Theologen vorgelegt, der sich unter dem Eindruck der Tagung entschlossen hat, unser Mitglied zu werden.

Ohne Zweifel hat die Versammlung Resonanz gefunden, dafür möchte ich danken, zuallererst den Rednern, die in Vorträgen und Diskussionen fünf Tage lang eine kaum zu fassende Fülle von Gedanken und Anregungen ausgebreitet haben. Dazu gehört auch der Dank für die Vorbereitung des Programms, die zwei Jahre in Anspruch genommen hat und an der viele engagierte Helfer beteiligt waren, ebenso wie bei der reibungslosen Abwicklung der Versammlung. Ihnen allen sage ich Dank im Namen des Vorstandes und aller Teilnehmer der Versammlung. Besonders auch in Ihrem Namen, die Sie bis jetzt hier ausgeharrt haben.

Wachstum und Entwicklung gehören zu den Begriffen, mit deren Hilfe wir das zu verstehen versuchen, was wir die Wirklichkeit nennen. Sie sind auf dieser Tagung von den Naturwissenschaften und der Medizin her entfaltet worden, doch es ist eine Binsenwahrheit, daß beide Begriffe weit hinausgreifen über den Themenkreis, der hier behandelt wurde. Das wurde auch während der Tagung bei vielen Gelegenheiten erkennbar. Es ist zu erwägen, ob man nicht daran denken sollte, bei zukünftigen Tagungen auch einmal einen Geisteswissenschaftler zu Wort kommen zu lassen, der sich in den Bereichen, die wir mit unseren Methoden nicht mehr erreichen, auskennt.

Die Naturwissenschaften und die Medizin können für diese Bereiche nur begrenzt an Problemlösungen mitwirken, doch wird es kaum förderliche Problemlösungen geben, bei denen man die hier dargelegten Grundlagen vernachlässigt. Solches geschieht häufiger, als man es sich im allgemeinen klarmacht, und eine Weise, mit der sich große Wirkungen erzielen lassen, ist die des Mythos. Hans Blumenberg hat in seinem Buch „Arbeit am Mythos" das elementare Bedürfnis des Menschen in den Anfängen seiner Entwicklung nach Namen und Begriffen dargelegt, die ihn in den Stand setzten, vor der Situation zu bestehen, die mit dem Übergang vom tropischen Regenwald auf die Savanne verbunden waren. Die Rationalisierung der mit der neuen Situation auftretenden Angst zur Furcht geschieht zunächst nicht durch Erfahrung und Erkenntnis, sondern durch Kunstgriffe wie den der Supposition des Unvertrauten durch das Vertraute, der Erklärungen für das Unerklärliche, der Benennungen für das Unnennbare. Es wird eine Sache vorgeschoben, um das Ungegenwärtige zum Gegenstand der abwehrenden Handlung zu machen. Durch Namen wird die Identität solcher Faktoren belegt. Was durch den Namen identifizierbar geworden ist, wird aus seiner Unvertrautheit durch die Metapher herausgehoben und durch das Erzählen von Geschichten erschlossen. Was da erzählt wird, sind Mythen; sie haben sich als ungewöhnlich lebenskräftig erwiesen, wie das Beispiel des Herakles Mythos zeigt. Vielleicht erinnern Sie sich an das Bild der vielköpfigen Hydra, das uns Frau Schaller zeigte. Zeiten mit hohen Veränderungsgeschwindigkeiten ihrer Systemzustände sind begierig auf neue Mythen, wenn Erfahrung und Erkenntnis nicht schnell und wirksam genug die Rationalisierung der Angst zur Furcht zu leisten vermögen.

Die Gesellschaft Deutscher Naturforscher und Ärzte hat seit ihrer Gründung im Jahre 1822 in diesem Spannungsfeld gestanden. Ihr Gründer, Lorenz Oken, vertrat eine Naturphilosophie in der Tradition Schellings, deren Wirkung um die Mitte des Jahrhunderts geringer wurde, doch die Auseinandersetzungen in diesem Grenzbereich dauerten fort, was ich mit einem Zitat aus dem Vortrag von Oswald Bumke belegen möchte. Dieser sagte 1930 in Königsberg auf der 91. Tagung der Gesellschaft Deutscher Naturforscher und Ärzte zum Thema „Psychoanalyse":

„Was ich an der Psychoanalyse bekämpfe, ist die Methode, ist ihre Gepflogenheit, Dinge zu behaupten, die niemand widerlegen kann, nicht, weil sie wahr sind, sondern weil niemals ein Beweis auch nur versucht worden ist; ist ihr Anspruch, fernliegende und unwahrscheinliche Erklärungen als Tatsachen hinstellen zu dürfen, und ist ihre Verachtung selbst der einfachsten Regeln der Logik. Bitte, widerlegen Sie mich, wenn ich behaupten wollte, die Elektronen, die um einen Atomkern kreisen, flüsterten ihm inzwischen zotige Bemerkungen zu."

Doch auch die Atomhypothese, welche in diesem Zitat als solide Argumentationsbasis fungiert, ist auf den Versammlungen am Ende des vergangenen Jahrhunderts Gegenstand heftiger Auseinandersetzungen gewesen. Mit guten Gründen leugnete Wilhelm Ostwald auf dem Boden des Positivismus die Existenz der Atome, weil wir von der physischen Welt nur das erfahren können, was „uns unsere Sinneswerkzeuge davon zukommen lassen". Dieser Einwand wurde 1905 von Einstein durch seine Theorie der Brown'schen Bewegung entkräftet. Aus dieser Auseinandersetzung erwuchs dann die Auffassung des Modellcharakters der Naturwissenschaft, der man auf unserer Tagung auf Schritt und Tritt begegnete. In dem gleichen Spannungsfeld hatte schon auf der 45. Versammlung unserer Gesellschaft in Leipzig 1873 Emil Du Bois Reymond sein berühmtes „Ignorabimus" ausgesprochen und damit die prinzipielle Begrenztheit der Naturerkenntnis bezeichnet. Ich zitiere ihn selbst, und zwar den gleichen Satz, den Herr Fischer-Appelt auf der Eröffnungssitzung in der Übersetzung Friedrich Albert Langes zitiert hat. Das Original ist sprachlich etwas schwieriger. Ich muß Sie also bitten, genau zuzuhören.

„Unser Naturerkennen ist also eingeschlossen zwischen den beiden Grenzen, welche einerseits die Unfähigkeit, Materie und Kraft, andererseits das Unvermögen, geistige Vorgänge aus materiellen Bedingungen zu begreifen, ihm ewig stecken."

Die erste dieser Grenzen ist Gegenstand der Erörterungen am Montag gewesen, und es war aufregend zu sehen, wie weit wir trotz der Formel Einsteins über den Zusammenhang von Masse und Energie von dieser Grenze noch entfernt sind. Wie weit wir auch noch von der zweiten entfernt sind, wurde bei so vielen Gelegenheiten auf der Versammlung deutlich, daß keine Eingrenzung möglich ist.

Die Beispiele zeigen das faszinierende Ringen um Orientierung an der Grenze zwischen Erkenntnis und Mythos, welches die Tagungen der Gesellschaft Deutscher Naturforscher und Ärzte prägt und das jeder in diesem Saal erleben konnte. Die Öffentlichkeit, in der dies geschieht, darf gerade in unserer Zeit nicht auf die unmittelbaren Teilnehmer der Versammlungen beschränkt bleiben. Das, was hier von hervorragenden Wissenschaftlern für die Teilnehmer dargelegt wird, muß schneller und wirksamer als bisher in den Medien verbreitet werden.

Hierzu hat der Wissenschaftliche Ausschuß der Gesellschaft Deutscher Naturforscher und Ärzte eine Erklärung veröffentlicht, die sich an die Wissenschaftler, die Träger der politischen Verantwortung und an die Medien richtet.

Wir alle, die wir hier versammelt waren, sollten versuchen, im Sinne dieser Erklärung zu wirken. Es ist mir eine besondere Freude, den Medien für die aktuelle und ausführliche Berichterstattung über die Tagung zu danken. Das wäre, wenn ich die Atmosphäre auf der Pressekonferenz am Montag richtig deute, wohl auch ohne die Erklärung geschehen, doch wir hoffen, daß sie dazu beiträgt, sozusagen auch im Alltag der Wissenschaft die Darstellung in den Medien günstig zu beeinflussen.

Meine sehr verehrten Damen und Herren,

die 112. Versammlung Deutscher Naturforscher und Ärzte findet 1982 in Mannheim statt. Ich wünsche Ihnen allen eine gute Heimreise und sage „Auf Wiedersehen in Mannheim"!

II. Niederschrift

über die Geschäfts-(Mitglieder-)Versammlung der Gesellschaft Deutscher Naturforscher und Ärzte in Hamburg am 25. September 1980

Vorsitz: Martini
Protokoll: Gibian
Teilnehmerzahl: zu Beginn etwa 30, zu Ende 65
Beginn: 8.00 Uhr, Ende: 8.55 Uhr

Martini stellt fest, daß zur Mitgliederversammlung ordnungsgemäß eingeladen worden ist. Zur Tagesordnung werden keine Wünsche geäußert.

1. Bericht des Vorsitzenden

Die vergangenen zwei Jahre waren mit den Vorbereitungen der Hamburger Versammlung ausgefüllt. Es gab keine besonderen Vorkommnisse. Bemühungen über das Bundesforschungsministerium bzw. über das Bundesministerium für Familie, Jugend und Gesundheit auf offiziellem Wege Bürgern aus der DDR die Möglichkeit zur Teilnahme an der Hamburger Versammlung zu schaffen, haben diesmal noch nicht zum Erfolg geführt. Laut Bethge (Leopoldina-Halle) sollte allerdings für die Zukunft die Aussicht bestehen, wenigstens eine offizielle Delegation auf unserer nächsten Versammlung begrüßen zu können. Die Bemühungen unsererseits werden fortgesetzt werden.

Zur amerikanischen bzw. englischen AAAS bzw. BAAS[1], die in ihrer Zielsetzung in gewisser Parallele zur GDNÄ stehen, wurde eine Kontaktnahme eingeleitet. Von der britischen Gesellschaft ist daraufhin eine Einladung zur 150. Jubiläumsversammlung 1981 in York eingegangen; eine offizielle Teilnahme ist geplant. Nachtrag bei der Protokollerstellung: auch von der amerikanischen Gesellschaft liegt inzwischen ein positiv gehaltenes Antwortschreiben vor.

2. Mitteilung von Ort und Zeit der 112. Versammlung 1982

Die 112. Versammlung wird in Mannheim (Kongreßzentrum Rosengarten) von Sonntag, 19., bis Donnerstag, 23.9.1982, stattfinden. Ob überhaupt ein und gegebenenfalls welches Generalthema gewählt werden wird, ist noch unentschieden. Möglicherweise wird versucht werden, der Tagung eine etwas andere Struktur zu geben.

3. Bericht über die Wahl der Vorsitzenden der Hauptgruppen

Der Wissenschaftliche Ausschuß hat auf Vorschlag des Vorsitzenden der 112. Versammlung, Staab, als Hauptgruppenvorsitzende Prof. Dr. rer. nat. Werner Martienssen, Frankfurt (Physik); Prof. Dr. rer. nat. Hubert Markl, Konstanz (Biologie); Prof. Dr. med. Wolfgang Gerok, Freiburg (Medizin), gewählt.

4. Wahlen

Auf Vorschlag des Wissenschaftlichen Ausschusses werden gewählt:

a) zum 2. stellvertretenden Vorsitzenden und damit Vorsitzenden der 113. Versammlung 1984 einstimmig
Prof. Dr. rer. nat. Peter Karlson, Marburg.

---

[1] American Association for the Advancement of Science, British Association for the Advancement of Science

(Die 113. Versammlung wird voraussichtlich von Freitag, 21., bis Dienstag, 25.9.1984, in Nürnberg stattfinden.);

b) zu Mitgliedern des Erweiterten Vorstandes bei einer Enthaltung, ohne Gegenstimme
Prof. Dr. rer. nat. Reimar Lüst, Präsident der Max-Planck-Gesellschaft, München und
Prof. Dr. med. Ekkehard Grundmann, Pathologisches Institut der Universität Münster;

c) zu örtlichen Geschäftsführern der 112. Versammlung in Mannheim mit drei Enthaltungen, ohne Gegenstimme,
Prof. Dr. Matthias Seefelder, Vorsitzender des Vorstandes der BASF AG, Ludwigshafen, und
Prof. Dr. med. Ernst G. Jung, Medizinische Fakultät Mannheim der Universität Heidelberg;

d) zu neuen Mittgliedern des Wissenschaftlichen Ausschusses einstimmig
Prof. Dr.-Ing. Theodor Lehmann, Bochum (Mechanik);
Prof. Dr. Alfred Niggli, Zürich (Kristallografie u. Petrografie);
Prof. Dr. Heinz Georg Wagner, Göttingen (Physikalische Chemie);
Prof. Dr. Horst Franz Kern, Marburg (Cytobiologie);
Prof. Dr. med. Dr. med. dent. Dietrich Schettler, Essen (Kiefer- u. Gesichtschirurgie).

5. Kassenbericht des Schatzmeisters

Hansen berichtet als Schatzmeister über die Einnahmen DM 407.293,14 und Ausgaben DM 426.411,50 in den Jahren 1978 und 1979. Das Vermögen der Gesellschaft beträgt konstant etwa DM 1 Million. Die Kassenführung ist durch die Revisionsabteilung der Bayer AG geprüft und nicht beanstandet worden. Die beiden Rechnungsprüfer der GDNÄ haben die Einnahmen- und Ausgabenrechnung für die Jahre 1978/79 auch von der sachlichen Seite her geprüft und in Ordnung befunden.
Auf Antrag von Butenandt wird dem Vorstand ohne Gegenstimme Entlastung erteilt.
Hansen berichtet noch über die Mitgliederbewegung: Seit 1966 pendelt der Mitgliederbestand um etwa 6700 herum. Eine Bereinigung des Mitgliederbestandes (Beitragsrückstände usw.) verminderte 1979 diesen um etwa 300; erfreulicherweise konnte dieser Verlust infolge der inzwischen voll angelaufenen Werbeaktion jetzt wieder ersetzt werden, was einer Zunahme von etwa 5% entspricht.

6. Bericht über die Wahl des Rechnungsprüfer

Hansen teilt mit, daß der Wissenschaftliche Ausschuß Prof. Dr. Otto Riecker und Prof. Dr. Joseph Straub wiederum zu Rechnungsprüfern für die Jahre 1980 und 1981 gewählt hat.

7. Festsetzung des Beitrages für 1981 und 1982

Nach 6jähriger Konstanz des Beitragssatzes erweist es sich zur Sicherung des Haushaltes als unumgänglich, den Beitrag nunmehr im allgemeinen zu erhöhen, wobei allerdings ca. 280 Mitglieder einen gegenüber bisher geringeren Beitragssatz zahlen werden: Auf Vorschlag des Schatzmeisters wird der Beitrag für die nächsten zwei Jahre auf DM 25.– jährlich, für Mitgleider unter 30 Jahren auf DM 10.– jährlich festgesetzt.

8. Verschiedenes

Erklärung der Gesellschaft Deutscher Naturforscher und Ärzte mit dem Titel *„Wissenschaft, Öffentlichkeit und Medien"* (vgl. Anlage zu diesem Protokoll).
Sitte berichtet über die Erarbeitung der Erklärung in einer vom Wissenschaftlichen Ausschuß dafür eingesetzten Kommission, über ihre Verabschiedung im Wissenschaftlichen Ausschuß und über ihre Veröffentlichung in einer Pressekonferenz während der Hamburger Versammlung. Der Informationsfluß von der Wissenschaft zur Öffentlichkeit muß dringend verbessert werden. Der Wissenschaftler unterliegt einer Bringschuld möglichst allgemeinverständlicher Darstellung seiner Ergebnisse. Andererseits stehen alle in der Öffentlichkeit Wirkenden in einer Holschuld „im Sinne einer Annahme, aber auch eines vorurteilsfreien Abrufs von wissenschaftlichen Informationen" zur Bewältigung anstehender Probleme. Den Medien kommt hierbei eine bedeutende Übermittlerfunktion zu; es steht zu hoffen, daß den hier verantwortlichen Redakteuren durch vorliegende Erklärung eine Unterstützung in ihrer Position zuteil wird.

Marburg, Heidelberg und Wuppertal im Oktober 1980

G.A. Martini	H.A. Staab	H. Gibian
Vorsitzender	künftiger Vorsitzender	Protokoll

III. Wissenschaft, Öffentlichkeit und Medien

Erklärung der Gesellschaft Deutscher Naturforscher und Ärzte aus Anlaß ihrer 111. Versammlung in Hamburg, 21.–25.9.1980

Naturwissenschaftliche und medizinische Forschung hat für die wirtschaftliche und soziale Entwicklung und damit für das Leben eines jeden Bürgers und für die Zukunft der Menschheit entscheidende Bedeutung erlangt. Daher sind heute Ergebnisse der Forschung zunehmend Gegenstände öffentlicher Diskussionen und politischer Entscheidungen geworden. Die dafür notwendige Kommunikation zwischen Wissenschaft und Öffentlichkeit funktioniert jedoch bisher nur unvollkommen. Nur größere Anstrengungen aller Beteiligten — der Wissenschaftler, der Politiker und anderer Repräsentanten der Öffentlichkeit sowie der zwischen ihnen vermittelnden Medien —, können hier Wandel schaffen. Die Gesellschaft Deutscher Naturforscher und Ärzte, die Naturwissenschaftler und Mediziner aller Disziplinen vertritt, erhebt deshalb die folgenden Forderungen:

1. Wissenschaftler sollten den Dialog mit der Öffentlichkeit suchen. Dabei geht es nicht nur um eine allgemeinverständliche Darstellung wissenschaftlicher Ergebnisse, sondern auch um deren Einordnung in den derzeitigen Erkenntnisstand und um die Diskussion ihrer möglichen Auswirkungen. Nur auf solchen Grundlagen können auch die Wissenschaftsjournalisten ihren Aufgaben gerecht werden.

2. Es liegt nicht allein an den Wissenschaftlern, wenn die Verständigung zwischen Wissenschaft und Gesellschaft mangelhaft ist. Jeder in der Öffentlichkeit Wirkende hat die Verpflichtung, sich um ein angemessenes Verständnis wissenschaftlicher Ergebnisse und Probleme zu bemühen. Entwicklungen der Wissenschaft müssen als zukunftsbestimmende Realitäten und als Teil der Kultur unserer Zeit anerkannt werden. Man muß sie im Kern begreifen, wenn man in unserer Zeit verantwortlich handeln will. Insofern besteht neben der von politischer Seite mit Recht geltend gemachten Bringschuld der Wissenschaftler eine „Holschuld" der Politiker, der Medien und der Öffentlichkeit.

3. In dieser Situation haben Presse, Rundfunk und Fernsehen eine besonders wichtige Aufgabe, denn sie verfügen über ein weitgehendes Monopol für die Vermittlung von Information zwischen Wissenschaft und Öffentlichkeit. Wissenschaftsredakteure, die für Naturwisschenschaft und Medizin aufgeschlossen sind, sollten daher wesentlich bessere Wirkungsmöglichkeiten erhalten, damit sie ein zutreffendes Bild von der wissenschaftlichen Entwicklung vermitteln können. Entscheidend ist hierbei, daß über Wissenschaft sowohl im politischen Teil als auch im Kulturteil der Medien berichtet wird. Wissenschaft darf und will sich nicht abkapseln. Sie darf daher auch in den Medien nicht in Randpositionen abgedrängt werden.

Die Gesellschaft Deutscher Naturforscher und Ärzte appelliert an die Wissenschaftler, an die Politiker und an die verantwortlichen Mitarbeiter der Medien, sich gemeinsam um eine umfassendere, sachlich kompentere Information der Öffentlichkeit über wissenschaftliche Entwicklungen zu bemühen. Die Bedeutung, die solche Entwicklungen und ihre Konsequenzen für unser aller Zukunft haben können, rechtfertigt größte Anstrengungen.

IV. Zusammensetzung des Vorstandes, des Erweiterten Vorstandes

und des Wissenschaftlichen Ausschusses ab 1. Januar 1981

I. Vorstand

Vorsitzender:
Prof. Dr. Dr. H.A. Staab
Direktor der Abteilung Organische Chemie
Max-Planck-Institut für medizinische Forschung
Jahnstr. 29, 6900 Heidelberg 1

1. stellvertretender Vorsitzender
Prof. Dr. G.A. Martini
Direktor der Medizinischen Klinik der Universität Marburg
Emil-Mannkopff-Str. 1, 3550 Marburg

2. stellvertretender Vorsitzender
Prof. Dr. P. Karlson
Direktor des Physiologisch-Chemischen Instituts der Universität
Marburg, Lehrstuhl 1
Lahnberge, 3550 Marburg

Schatzmeister
Prof. Dr.-Ing. K. Hansen
Vorsitzender des Aufsichtsrates der Bayer AG
5090 Leverkusen-Bayerwerk

II. Erweiterter Vorstand

Gewählte Vorstandsmitglieder:

Ende 1982 ausscheidend:

Prof. Dr. F. Hirzebruch
Mitdirektor des Mathematischen Instituts der Universität Bonn
Sprecher des SFB Theoretische Mathematik
Weglerstr. 10, 5300 Bonn 1

Prof. Dr. P. Schölmerich
Direktor der II. Medizinischen Universitäts-Klinik
und Poliklinik Mainz
Langenbeckstr. 1, 6500 Mainz

Ende 1984 ausscheidend:

Prof. Dr. H. Flohn
Mauerseglerweg 19
5300 Bonn 1

Prof. Dr. Mag. W. Sachsenmaier
Vorstand des Instituts für Biochemie und Experimentelle
Krebsforschung der Universität Innsbruck
Fritz-Pregl-Str. 3, A-6020 Innsbruck

Ende 1986 ausscheidend:

Prof. Dr. E. Grundmann
Direktor des Pathologischen Instituts der Universität Münster
Westring 17, 4400 Münster

Prof. Dr. R. Lüst
Präsident der Max-Planck-Gesellschaft zur
Förderung der Wissenschaften
Postfach 647, 8000 München 1

*Vorsitzender der naturwissenschaftlichen Hauptgruppe
der 111. Versammlung:*

Prof. Dr.-Ing. W. Walcher
FB 13/Physik der Universität Marburg
vorm. Direktor des Physikalischen Instituts
Renthof 5, 3550 Marburg

*Vorsitzender der medizinischen Hauptgruppe
der 111. Versammlung:*

Prof. Dr. W. Lenz
Direktor des Instituts für Humangenetik der Universität Münster
Vesaliusweg 12–14, 4400 Münster

*Vorsitzende der naturwissenschaftlichen Hauptgruppe
der 112. Versammlung:*

Prof. Dr. W. Martienssen
Direktor des Physikalischen Instituts der Universität Frankfurt
Robert-Mayer-Str. 2–4, 6000 Frankfurt a.M.

Prof. Dr. H. Markl
FB Biologie der Universität Konstanz
Postfach 5560, 7750 Konstanz

*Vorsitzender der medizinischen Hauptgruppe
der 112. Versammlung:*

Prof. Dr. W. Gerok
Direktor der Medizinischen Klinik der Universität Freiburg
Hugstetter Str. 55, 7800 Freiburg i.Br.

Geschäftsführer der 112. Versammlung:

Prof. Dr. M. Seefelder
Vorsitzender des Vorstandes der BASF
Postfach, 6700 Ludwigshafen/Rh.

Prof. Dr. E.G. Jung
Direktor der Hautklinik am Klinikum der Stadt Mannheim
Theodor-Kutzer-Ufer, Postfach 23, 6800 Mannheim 1

Ferner:

Prof. Dr. Dr. H. Schipperges
Direktor des Instituts für Geschichte der Medizin
der Universität Heidelberg
Leiter des Archivs der GDNÄ
Im Neuenheimer Feld 305, 6900 Heidelberg 1

III. Wissenschaftlicher Ausschuß (zusätzlich zu den unter I. und II. Genannten:

Frühere Vorsitzende der Gesellschaft:

Prof. Dr. A. Butenandt
Ehrenmitglied der GDNÄ
Ehrenpräsident der MPG
Marsopstr. 5, 8000 München 60

Prof. Dr. F. Büchner
Holbeinstr. 32, 7800 Freiburg i.Br.

Prof. Dr. O. Heckmann
Wohnstift Göttingen, App. B 1403
Charlottenburger Str. 19, 3400 Göttingen-Geismar

Prof. Dr. K. Mothes
Altpräsident der Deutschen Akademie
der Naturforscher „Leopoldina"
August-Bebel-Str. 50a, DDR-4010 Halle/Saale

Prof. Dr. O. Kratky
Vorstand des Instituts für Röntgenfeinstrukturforschung
der Österreichischen Akademie der Wissenschaften
und des Forschungszentrums Graz
Steyrergasse 17, A-8010 Graz

Prof. Dr. A. Meyer zum Gottesberge
Heiligenstr. 38, 4000 Düsseldorf 13

Prof. Dr. H. Maier-Leibnitz
Pienzenauerstr. 100, 8000 München 81

Prof. Dr. H.E. Bock
Spemannstr. 18, 7400 Tübingen 1

Prof. Dr. P. Sitte
Institut für Biologie II der Universität Freiburg
Lehrstuhl für Zellbiologie
Schänzlestr. 1, 7800 Freiburg i.Br.

Gewählte Mitglieder des Wissenschaftlichen Ausschusses:
Ende 1982 ausscheidend:

Prof. Dr. F. Gross
Direktor des Pharmakologischen Instituts
der Universität Heidelberg
Im Neuenheimer Feld 366, 6900 Heidelberg 1

Prof. Dr. H. Haken
Direktor des Instituts für Theoretische Physik
der Universität Stuttgart
Pfaffenwaldring 57/IV, 7000 Stuttgart 80

Prof. Dr. K. Rajewsky
Direktor am Institut für Genetik der Universität Köln
Weyertal 121, 5000 Köln 41

Prof. Dr.-Ing. W. Reichardt
Direktor des Max-Planck-Instituts für Biologische Kybernetik
Spemannstr. 38, 7400 Tübingen 1

Prof. Dr. R. Rott
Direktor des Instituts für Virologie im FB 18,
Veterinärmedizin, der Universität Gießen
Frankfurter Str. 107, 6300 Gießen

Prof. Dr. H.G. Zachau
Vorstand am Institut für Physiologische Chemie,
Physikalische Biochemie und Zellbiologie der Universität München
Goethestr. 33, 8000 München 2

Prof. Dr. H. Ziegler
Direktor des Instituts für Botanik und Mikrobiologie
der TU-München
Arcisstr. 21, 8000 München 2

Ende 1984 ausscheidend:

Prof. Dr. H.K. Erben
Gf. Direktor des Instituts für Paläontologie der Universität Bonn
Nußallee 8, 5300 Bonn 1

Prof. Dr. L. Genzel
Max-Planck-Institut für Festkörperforschung
Heisenbergstr. 1, 7000 Stuttgart 80

Prof. Dr. H. Nöth
Vorstand des Instituts für Anorganische Chemie
der Universität München
Meiserstr. 1, 8000 München 2

Prof. Dr. A. Oksche
Gf. Direktor des Instituts für Anatomie und Zytobiologie
am Klinikum der Universität Gießen
Aulweg 123, 6300 Gießen

Prof. Dr. G. Osche
Institut für Biologie I der Universität Freiburg
Lehrstuhl für Zoologie
Albertstr. 21a, 7800 Freiburg i.Br.

Prof. Dr. R. Thauer
FB Biologie, Mikrobiologie der Universität Marburg
Lahnberge, 3550 Marburg

Ende 1986 ausscheidend:

Prof. Dr. H.F. Kern
Medizinische Betriebseinheit für Anatomie und Cytobiologie
der Universität Marburg
Robert-Koch-Str. 6, 3550 Marburg

Prof. Dr.-Ing. T. Lehmann
Lehrstuhl für Mechanik I d. Ruhr-Universität
Postfach 102148, 4630 Bochum

Prof. Dr. A. Niggli
Institut für Kristallographie u. Petrographie
der Eidgenössischen Technischen Hochschule Zürich
ETH-Zentrum,
CH-8092 Zürich

Prof. Dr. Dr. D. Schettler
Direktor der Klinik für Kiefer- und Gesichtschirurgie
am Universitätsklinikum
Hufelandstr. 55, 5300 Essen 1

Prof. Dr. H.G. Wagner
Direktor des Instituts für Physikalische Chemie
der Universität Göttingen
Tammannstr. 6, 3400 Göttingen

Ferner gehört dem wissenschaftlichen Ausschuß an:

IV. Der Generalsekretär

Prof. Dr.-Ing. H. Gibian
Friedrich-Ebert-Str. 217, 5600 Wuppertal 1

V. Pressereferent

Robert Gerwin, Wiss. Publizist u. Redakteur
Leiter des Referats für Presse- und Öffentlichkeitsarbeit
der Max-Planck-Gesellschaft zur Förderung der Wissenschaften
Heubergstr. 28, 8017 Ebersberg/b. München

V. Archiv der Gesellschaft Deutscher Naturforscher und Ärzte

Das Archiv der Gesellschaft Deutscher Naturforscher und Ärzte befindet sich im Institut für Geschichte der Medizin der Universität Heidelberg. Die Tagungsberichte seit der ersten Ankündigung der Versammlung für das Jahr 1822 zu Leipzig in der von Lorenz Oken herausgegebenen Zeitschrift „Isis" liegen nunmehr geschlossen vor; Lücken konnten durch Kopien ergänzt werden. Das Archiv besitzt einen eigenen Arbeitsraum und wird relativ häufig frequentiert.

Die Gesellschaft hat eine eigene „Schriftenreihe zur Geschichte der Versammlung deutscher Naturforscher und Ärzte" ins Leben gerufen, die sie in unregelmäßiger Folge „Dokumente und Analysen" vorlegt; sie wird von Prof. Dr. Hans Querner, Abt. Biologiegeschichte am Institut für Geschichte der Medizin in Heidelberg, herausgegeben, ab Band 4 von Prof. Dr. v. Engelhardt und Prof. Dr. Schipperges.

Bisher sind erschienen:

Band 1: Die Vorträge der allgemeinen Sitzungen auf der 1.–85. Versammlung 1822–1913. Zusammengestellt von Hermann Lampe und Hans Querner. Hildesheim 1972. DM 48,–

Band 2: Die Entwicklung und Differenzierung von Fachabteilungen auf den Versammlungen von 1828 bis 1913. Bibliographie zur Erfassung der Sektionsvorträge mit einer Darstellung der Entstehung der Sektionen und ihre Problematik. Von Hermann Lampe. Hildesheim 1975. DM 98,–

Band 3: Weltbild und Wissenschaft. Eröffnungsreden zu den Naturforscherversammlungen 1822 bis 1972. Von Heinrich Schipperges. Hildesheim 1976. DM 42,–

In der Planung befinden sich weitere Bände mit folgenden Arbeitstiteln:
– Die Festschriften zu den Naturforscherversammlungen.
– Naturphilosophie, Wissenschaftstheorie und Geschichte der Naturwissenschaften und der Medizin auf den Versammlungen deutscher Naturforscher und Ärzte 1822–1913.

– Geographie.
– Neurologie und Psychiatrie.
– Innere Medizin.
– Pathologie und Pathologische Anatomie.
– Geologie und Paläontologie.
– Zoologie und Vergleichende Anatomie.
– Dermatologie.
– Hygiene und Soziale Medizin.

Die Gesellschaft Deutscher Naturforscher und Ärzte arbeitet (wie die Max-Planck-Gesellschaft) mit den Zeitschriften:

Die Naturwissenschaften und
Klinische Wochenschrift

zusammen. In diesen Zeitschriften werden regelmäßig die auf der Hauptversammlung der Gesellschaft gehaltenen Vorträge veröffentlicht.

Mitglieder unserer Gesellschaft können die Zeitschriften mit einem Nachlaß von 20% auf den regulären Preis erhalten (Mitglieder-Bezugspreis der ‚Naturwissenschaften' DM 118,40 der ‚Klinischen Wochenschrift' DM 270,40). Nähere Informationen und Probehefte durch den Springer-Verlag GmbH & Co., KG, Postfach 105280, Neuenheimer Landstraße 28–30, 6900 Heidelberg 1

Die Zeitschrift

Naturwissenschaftliche Rundschau

kann von den Mitgliedern der Gesellschaft Deutscher Naturforscher und Ärzte mit einem Nachlaß von 20% über jede Buchhandlung oder vom Verlag direkt bezogen werden.
Anschrift: Wissenschaftliche Verlagsgesellschaft m.b.H., Postfach 40, 7000 Stuttgart 1

VI. Vortragsteil

Wachstum und Entwicklung aus ärztlicher Sicht

Prof. Dr. Gustav Adolf Martini
Medizinisches Zentrum für Innere Medizin der Universität Marburg

Bei dem Thema „Wachstum und Entwicklung" denkt der Arzt an die Entwicklung des einzelnen Menschen und der menschlichen Bevölkerung. Wachstum und Entwicklung sind vom befruchteten Ei bis zur Reife voneinander abhängige Vorgänge. Wachstum wird durch Zellvermehrung und Vergrößerung gemessen, hinzu kommt die Differenzierung; die zugehörigen biochemischen Steuervorgänge sind weitgehend unbekannt. Sie sind, wie die Thalidomid-Contergan-Tragödie zeigt, sehr anfällig gegen äußere Störungen. Es ist seither eine Entwicklung in Gang gekommen, die den Einfluß der Umwelt auf den wachsenden Organismus in großem Maßstab prüft. Der Weg vom Verdacht zum Nachweis der schädigenden Wirkungen, zum Beispiel von Alkohol, Nikotin und Infektionen ist mit großen Schwierigkeiten verbunden.

Wir werden nun folgende Probleme behandeln: Bevölkerungswachstum und ärztliches Handeln. — Wachstumsveränderungen bei Kindern und Jugendlichen. — Einfluß der Ernährung auf körperliche und geistige Entwicklung. — Lebensdauer. — Ungezügeltes Wachstum.

Bevölkerungswachstum und ärztliches Handeln. Das derzeitige rasche Bevölkerungswachstum ist eines der vordringlichsten Probleme unserer Zeit, wie McNamara, der Präsident der Weltbank es vor kurzem ausdrückte: neben dem Atomkrieg das schwerwiegendste überhaupt. Obwohl es seit mehr als einer Million Jahren Menschen gibt, findet die sehr starke Bevölkerungszunahme erst seit der ersten Hälfte des 19. Jahrhunderts statt. Während es um 1750 etwa 800 Mio. Menschen gab, waren es um 1900 schon eine Milliarde. Die Prognose der Bevölkerungsverdoppelung betrug 1970 70 Jahre und für das Jahr 2000 beträgt sie bereits 35 Jahre, bei einem Stand von 6,3 Milliarden im Jahr 2000.

Am Beispiel Europas können drei Stadien der Entwicklung beobachtet werden: In der vorindustriellen Zeit wuchsen die Völker nur langsam, weil die Geburts- und Sterberaten hoch und ziemlich ausgeglichen waren. Mit Beginn der Industrialisierung nahmen bei verbesserten Lebensbedingungen die Sterberaten ab und die Geburtsraten zu. Inzwischen ist es in allen entwickelten Industriestaaten so, daß die Geburtsraten abgenommen haben und meist gerade die Sterberaten ausgleichen. Diese Entwicklung zum Nullwachstum hat 150 Jahre gedauert.

In den Entwicklungsländern Südamerikas, Afrikas und Asiens zeigt sich ein völlig anderes Bild.

In Afrika liegt die Geburtenrate bei 30 bis 50 auf Tausend und die Sterberate bei 10 bis 25 auf Tausend, was eine Verdoppelung in 30 Jahren bedeutet. Wenn der Durchgang zum Nullwachstum auch hier 150 Jahre dauert, würde die Erdbevölkerung bis dahin auf 15 bis 16 Milliarden anwachsen.

Die Ursachen dieser Entwicklung werden hauptsächlich in der verbesserten Ernährung und der erfolgreichen Behandlung von Infektionskrankheiten gesehen. Eindrucksvoll ist der sich im 19. und 20. Jahrhundert vollziehende Panoramawandel der Krankheiten und, damit verbunden, die sich ändernde Todesartenstatistik. Dies führte zu einer Transformation des Gesundheitszustandes des Menschen. Es ist eine eminent ärztliche Frage, wie aus diesen Erfahrungen der letzten 150 Jahre für notwendige Maßnahmen in der Entwicklungswelt Konsequenzen gezogen werden können.

Wenn man von Kriegen absieht, waren seit je Hunger, Seuchen und Infektionen die hauptsächlichen Todesursachen. Um etwa 1840 setzt eine Abnahme der Todesrate durch Infektionskrankheiten ein, die auf ein gewandeltes Erreger-Wirt-Verhältnis, Veränderungen in der Umwelt, mögliche Immunisierung und spezifische Behandlung zurückgeführt werden kann. Daß dabei die Verbesserung der Umweltbedingungen entscheidend wichtig ist, vertritt bereits 1860 Virchow in Preußen.

Die Tagungsberichte dieser Gesellschaft aus dieser Zeit sind eindrucksvolle Dokumente zu diesem Themenkreis. Für den Fortschritt auf dem Gebiet der Hygiene und die Auseinandersetzungen darum stehen die Namen von Snow in England, Pettenkofer in Bayern und Virchow in Preußen. Auf Grund dieser Entwicklung nahmen Krankheiten, wie etwa die Tuberkulose, an Gefährlichkeit und Häufigkeit ab, noch ehe der Erreger gefunden und eine gezielte Therapie möglich war.

Am wichtigsten war aber die Verbesserung der Ernährung, insbesondere durch die Einführung der Kartoffel, zur Stärkung der Infektionsabwehr. Die Wende zum letzten Stadium der niedrigen Geburten- sowie Sterberaten setzte zuerst in Frankreich zu Beginn des 19. Jahrhunderts ein. Noch Ende des 18. Jahrhunderts starben ein Viertel aller Kinder vor ihrem ersten Geburtstag, und ihre Chance, 20 Jahre alt zu werden, lag bei 50%. 100 Jahre später starben nur noch 2% vor Ende des ersten Lebensjahres und 4% vor Ende des zwanzigsten. Die Geburtenrate sank aber trotz — oder wie man heute folgert — wegen der verbesserten Lebensbedingungen.

Die Infektionskrankheiten zeigten Wechsel und Wandel. Beispiele für Wandel sind Diphterie, Scharlach, Typhus und Poliomyelitis, die heute nicht mehr so gefährlich sind. Wechsel, d.h. Verschwinden oder Wiederauftreten, zeigen die Erreger der Pneumonien, und beispielsweise Pocken, Pest und Gelbfieber. Während Maßnahmen wie Immunisierung und antibiotische Behandlung die Häufigkeit der Krankheiten herabsetzt, gibt es für den echten spontanen Wandel bisher keine Erklärung. Diese von Hellpach mit dem Begriff Pathomorphose belegte Erscheinung ist besonders auffällig beim Kommen und Gehen der Diphterieepidemien. Als der berühmte Kliniker Kussmaul Europa bereiste, besuchte er den Pathologen Rokitansky in Wien. Dieser bezeichnete die Diphterie als „französischen Bluff", denn er selbst hatte nie einen Fall gesehen. Wenige Jahre später brach eine schreckliche Diptherieepidemie in Wien aus. Neben der wechselnden Häufigkeit trat auch ein Wandel im Erscheinungsbild der Diphterie ein: seit Beginn des 20. Jahrhunderts verläuft sie weniger toxisch. Der abnehmende Verlauf von Mortalität und Letalität kann kaum durch das 1895 eingeführte Serum bewirkt worden sein, da nach heutigen Vorstellungen eine viel zu geringe Menge davon gegeben wurde. Zur gleichen Zeit verhalten sich Scharlach und Tuberkulose ähnlich. Man spricht dabei von einer Selbsteradikation, die von den einsetzenden Behandlungsmaßnahmen nur beschleunigt wird.

Man kann sagen, daß jedes Jahrhundert „seine" Seuche hatte: das 14. die Lepra, das 15. die Pest, das 16. die Syphilis, das 17. und 18. die Pocken, das 19. Scharlach, Diphterie, Masern und Tuberkulose und das 20. die Influenza. Die Seuchen haben auch in der Geschichte der Völker gewirkt, zum Beispiel wenn ganze Landschaften, die von der Pest entvölkert waren, durch Kolonisten aus anderen Ländern neu besiedelt werden mußten.

Wachstumsveränderungen bei Kindern und Jugendlichen. Parallel mit dem säkularen Wechsel und Wandel der Krankheiten geht nicht zufällig der in der Entwicklung vom Kind zum Erwachsenen.

Während der letzten hundert Jahre sind die Kinder früher gereift und größer geworden; von Koch wurde dafür das Wort Akzeleration eingeführt. Schon früh hat man begonnen, sich für Veränderungen bei der Entwicklung des jungen Menschen zu interessieren. Berühmt ist die von Buffon überlieferte Wachstumskurve des Sohnes von de Monbeillard aus dem 18. Jahrhundert. Sie zeigt die Körperlängenmaße von der Geburt bis zum 18. Lebensjahr mit dem typischen Gipfel in der Wachstumsrate im 14. Lebensjahr mit 12 cm/Jahr und dem kleinen Gipfel bei 7 Jahren. Zu den frühesten und zuverlässigsten Dokumentationen gehören die der Karlsschule in Stuttgart. Die Wachstumsdaten sind so interessant und einmalig wie die Schule selbst.

Vom Landesfürsten Karl Eugen selbst, der auch ihr Leiter war, eingerichtet, bestand sie ab 1775 aus Grundschule, Gymnasium und Universität, in der die Söhne der Soldaten, Adel und gemeines Volk gemeinsam erzogen wurden (sie schliefen und aßen allerdings getrennt). Es wurden hier Handwerker, Künstler und Akademiker ausgebildet, so auch Schiller, der an der angeschlossenen Medizinschule im Alter von 21 Jahren promovierte mit einer Arbeit über den Zusammenhang der tierischen Natur des Menschen mit seiner geistigen.

Da dem Landesherren auch am leiblichen Wohlergehen seiner Zöglinge gelegen war, ließ er sie regelmäßig messen und wiegen. Es stellte sich heraus, daß man aus den Abständen der Meßwerte, also der Wachstumsrate, besser auf den Gesundheitszustand schließen konnte, als aus den Absolutwerten. Trotz gleicher Ernährung und Umgebung bestand ein Abstand zwischen den Adligen und den Bürgerlichen, denn die Adligen waren bei der Einschulung mit sieben Jahren bereits größer. Die Endgröße mit 24 Jahren weist nur noch eine geringe mittlere Differenz von 1,2 cm zugunsten der Adligen auf. Dies zeigt, daß sich wachstumshemmende Einflüsse bereits im Kleinkindalter auswirken und die Pubertät verzögern können.

Die Akzeleration wird in allen Industrieländern gefunden und beträgt zur Zeit etwa 1,3 cm/Dekade für Kinder zwischen dem 5. und 7. Lebensjahr. Besonders stark ist der Trend in Japan, wo zwischen 1910 und 1940 die Wachstumsrate um 1 cm/Dekade zunahm, und nun für einen zwölfjährigen Jungen auf 5 cm/Dekade gewachsen ist.

Die Zunahme der Körpergröße ist mit einer früheren Reife gekoppelt. Dies läßt sich am besten über den Zeitpunkt der Menarche ermitteln. Um 1860 lag das Durchschnittsalter für die 1. Regel bei 16,5 Jahren, dieser Zeitpunkt hat sich seither um 4 Monate/Dekade nach unten verschoben, der Trend scheint jetzt bei 12,5 Jahren zum Stillstand zu kommen, daß heißt es scheint eine Grenzschwelle zu geben. Bei Jungen erfolgt der Eintritt in die Pubertät mit dem selben säkularen Trend etwa zwei Jahre später.

Die Pubertät wird durch einen im Hypothalamus liegenden Mechanismus ausgelöst. Die Voraussetzungen zu seiner Aktivierung sind weitgehend unbekannt. Die wichtigste Rolle scheint die Ernährung zu spielen, auch genetische Faktoren tragen bei, wie der Vergleich verschiedener Populationen zeigt, dagegen scheinen psychische Einflüsse von geringer Bedeutung.

Problematisch ist die immer frühere Reife des Menschen in gesellschaftlicher Hinsicht. Die moderne industrielle Gesellschaft hat durch die immer längere Ausbildung die Zeit der Adoleszenz verlängert und damit die Diskrepanz zwischen natürlichen Fähigkeiten und Neigungen und den Ansprüchen der Ausbildung verstärkt. Die Aufnahme in die Erwachsenenwelt erfolgt um 8 bis 10 Jahre zu spät. Für das, was in dieser Zeit an körperlichem Einsatz von unseren Jugendlichen gefordert wird, wären sie besser klein und zahm geblieben. Da das gesellschaftliche Erwachsenwerden immer weiter hinter das biologische verschoben wird, können Schwierigkeiten nicht ausbleiben. Darauf hat Rolf Dahrendorf in der Zeitschrift „Merkur" in einem Beitrag über das „Entschwinden der Arbeitsgesellschaft" hingewiesen. Er setzt seine Kritik an bei der durch lange Schul- und Hochschulausbildung von den Wertvorstellungen der Arbeitswelt abgekoppelten Bildungsklasse, der insbesondere die Gruppe der Jugendlichen ohne Hochschulausbildung gegenübersteht. Diese jungen Leute zwischen 13 und 20 leiden unter der „Strukturlosigkeit einer um die Arbeit erleichterten Arbeitsgesellschaft" und der Lücke („Teenagerlücke") zwischen Berufstätigkeit und Ausbildung mit den bekannten Folgen wie Drogenkonsum, Alkoholismus, Gang-Kämpfen und Terrorisierung der Umwelt. Auf entsprechende Verhältnisse in England hat auch kürzlich Sir Hans Krebs hingewiesen.

Einfluß der Ernährung auf körperliche und geistige Entwicklung. Mangelernährung wie in Kriegszeiten und bei Hungersnot verzögern das Wachstum; in beiden Weltkriegen ging die Körperlänge deutlich zurück. Hält die Hungerperiode nur kurz an, so erholen sich die Kinder auf Grund der regulativen Kräfte mehr oder weniger vollständig. Anders ist es bei chronischer Unterernährung, dabei können ganze Völker zu kleinen Erwachsenen heranwachsen. Nach letzten Schätzungen leiden 600 Millionen Menschen an Mangelernährung. Wie viele aus eigener Nachkriegserfahrung wissen, wirkt Unterernährung nachteilig auf die Leistungs- und Konzentrationsfähigkeit sowie auf den Gemütszustand.

Über den Zusammenhang zwischen Mangelernährung und verzögerter geistiger Entwicklung bei Kleinkindern sind viele Untersuchungen gemacht worden. Anscheinend werden die Gehirnfunktionen derart beeinflußt, daß die Kinder von der Umwelt isoliert werden und der Mangel an geistiger Stimulierung zu einer geistigen Verkümmerung führt. Dies ist in den ersten beiden Lebensjahren fast vollständig reversibel, wenn zugleich mit der Ernährung die Umwelt bereichert und die Fürsorge intensiviert wird. Im Alter von drei Jahren ist der Nachholbedarf an intellektueller Reifung bereits erheblich größer. Winick in den USA und Dobing in England haben durch ihre Untersuchungen unsere Kenntnisse auf diesem Gebiet sehr vorangebracht, ebenso wie Craviato in Mexico, ein Pädiater, der an mehr als 300 Kindern Langzeituntersuchungen durchgeführt hat. In den Entwicklungsländern treten Mangelernährung und dürftige Umwelt fast immer zugleich auf und beeinflussen sich gegenseitig negativ. Mit Recht lenkt nun die Weltgesundheitsorganisation ihre Anstrengungen auf die frühkindliche Ernährung in den Entwicklungsländern.

Lebensdauer. Wachstum, Entwicklung, Differenzierung, Reife und Alter stellen ein Kontinuum dar. Unmerklich beginnt das Altern auf dem Höhepunkt der Reifezeit. Allerdings sind Ausmaß und Schnelligkeit von Mensch zu Mensch sehr verschieden. Die Lebensspanne des Menschen ist genetisch auf 100 bis 120 Jahre festgelegt. Durch die Bekämpfung beziehungsweise den Rückgang der Infektionskrankheiten ist die Lebenserwartung beträchtlich gestiegen. Die Lebenserwartung des Mannes betrug um 1900 45 Jahre und ist im Jahre 1975 auf 70 Jahre gekommen. Die Gestalt der Überlebenskurve wird, wie man sagt, immer rechtwinkliger, es tritt eine „Überalterung" ein, und es wird ein mittleres Todesalter von 85 Jahren angesteuert. 80% der Todesfälle werden durch Arteriosklerose, Arthritis, Zuckerkrankheit, bösartige Lungenerkrankungen, Krebs und Leberzirrhose verursacht. Diese Krankheiten nehmen ihren Anfang im frühen Erwachsenenalter und entwickeln sich langsam und unmerklich, bis sie zu Invalidität und Tod führen.

Es ist fraglich, ob die Medizin diese „Entwicklungskrankheiten" zurückdrängen kann, damit der „natürliche" Tod dem Leben ein Ende setzt. Die Beobachtung zeigt, daß die Krankheitsursachen auch in einer „unnatürlichen" Lebensweise liegen können. Vermutlich wird sich allein durch Änderung der Lebensgewohnheiten ein erheblicher Wandel einstellen. Dies ist in Ansätzen erkennbar. In den USA kam es zu einer deutlichen Abnahme der Todesfälle durch Herzinfarkt, seit der Bluthochdruck behandelt werden kann, das Rauchen als krankmachender Faktor Nr. 1 angeklagt und eine veränderte Ernährung rigoros empfohlen wurde.

Es ist zu hoffen, daß es durch entsprechende Motivierung schon im Jugendalter gelingen wird, die gewaltigen Ausgaben im kurativen Gesundheitswesen auf präventive Maßnahmen umzulenken. Vielleicht helfen dabei die Erfahrungen, die bei der Beseitigung etwa von Cholera und Pocken gewonnen wurden, späteren Generationen bei der Verhütung von Krebs und Gefäßkrankheiten.

Ungezügeltes Wachstum. Aus ärztlicher Sicht gehört auch das ungezügelte Wachstum, der Krebs, zu unserem Thema. Durch die Abnahme der Infektionskrankheiten werden viel mehr Leute älter und erreichen nunmehr die Jahrgänge, in denen seit eh und je der Krebs vermehrt auftritt. Die Epidemiologie zeigt, daß einerseits mit zunehmendem Alter die Krebsinzidenz steigt und andererseits 80% der Krebskrankheiten durch Umweltfaktoren bedingt sind. Die, wenn auch vage, Hoffnung der Krebstherapie liegt in der Impfung gegen Krebs-auslösende Viren. Diese Hoffnung stützt sich auf die Erkenntnis, daß bei Leberkrebskranken die Zahl der Virusträger der Hepatitis B außerordentlich hoch ist. Ebenso scheint ein Zusammenhang zwischen dem Burkitt-Tumor und dem Epstein-Barr-Virus zu bestehen. Gegen das Hepatitis B-Virus ist in den USA ein Impfstoff entwickelt worden, der in absehbarer Zeit in den Epidemiegebieten Afrikas und Ostasiens eingesetzt werden wird.

Die Medizin und ärztliches Handeln stehen seit einiger Zeit im Kreuzfeuer der Kritik. Die Vorwürfe lauten auf Selbstgefälligkeit und Überschätzung der eigenen Leistungen. Vermeintliche Erfolge, wie der Rückgang der Infektionskrankheiten und der Säuglingssterblichkeit, werden sozio-ökonomischen Kräften zugesprochen, die von den Ärzten nicht erkannt oder gar behindert worden sind. Es darf aber nicht verkannt werden, daß Ärzte an der Spitze der Bewegung standen, die man als die sanitäre Revolution des 19. Jahrhunderts bezeichnet.

Anscheinend gehen wir nun einer zweiten sanitären Revolution entgegen. Wir sind uns im klaren darüber, daß mehr Technologie mehr Kosten, aber nicht mehr Gesundheit bringen wird. Die alte Einsicht, daß Vorbeugen besser als Heilen ist, wächst wieder, insbesondere ist die Einsicht, daß Rauchen, Alkohol und Fehlernährung krankmachende Faktoren sind, weithin ins Bewußtsein der Bevölkerung eingedrungen. Es ist zu hoffen, daß in den kommenden Jahren auch die Verantwortlichen in den Regierungen davon überzeugt werden können, daß die Epidemiologie und die Präventivmedizin endlich Unterstützung erhalten müssen, um Bewußtseinsänderungen zu fördern.

Einführung in das Tagesthema

Wilhelm Walcher
Physikalisches Institut der Universität Marburg

Das Generalthema unserer diesjährigen Versammlung heißt „Wachstum und Entwicklung". Der erste Tag, den ich die Ehre und Freude habe, hiermit zu eröffnen, ist im Rahmen der Jahresversammlungen der Gesellschaft Deutscher Naturforscher und Ärzte traditionsgemäß auf die Physik ausgerichtet. Wenn man nun die Problematik von Wachstum und Entwicklung auf den ersten Blick schwerpunktmäßig in den biologischen Wissenschaften angesiedelt sieht, so ergibt sich von selbst die Frage: Was kann die Physik zu dem Thema beisteuern, wenn sie mit ihrem Beitrag auf das Gemeinsame von Naturwissenschaften und Medizin zielen will?

Die Physik ist wohl ohne Zweifel die allgemeinste der Naturwissenschaften, weil sich in allen Prozessen auf höherer Ebene physikalische Prozesse abspielen. Die Biologie auf der anderen Seite scheint mir die komplexeste, dafür aber für die Existenz des Lebens und damit für den Menschen bedeutendste der Naturwissenschaften zu sein.

Wenn dem so ist und wenn sich komplizierte Prozesse – etwa des Lebens – aus einer Summe einfacherer physikalischer Prozesse zusammensetzen – ohne daß wir in der Lage sind, sie alle im einzelnen zu erfassen und zu beschreiben –, so sollten sich wenigstens physikalische Prozesse finden lassen, deren gesetzmäßiges Verhalten, deren zeitlicher Ablauf den Grundzügen der komplizierten Prozesse gleicht, die also Modellcharakter auch für Wachstums- und Entwicklungsprozesse besitzen.

Ein Merkmal von Wachstums- und Entwicklungsprozessen ist die Selbstorganisation: Aus Chaos entsteht Ordnung, entwickeln sich immer höhere Ordnungsstufen, entstehen geordnete Strukturen; und das geschieht entgegen fundamentalen Prinzipien der Physik, wie sie etwa in der Thermodynamik zu finden sind. Auf welche Weise Systeme ihre Struktur und Funktion selbst organisieren, kann naturgemäß an relativ einfachen Systemen – und das sind physikalische Systeme – am besten studiert werden. Solche einfachen Systeme sind quantitativ beschreibbar, und ihre Beschreibung kann die Grundlage für die Beschreibung höherer Systeme sein.

Im letzten Jahrzehnt haben sich Forscher aller Disziplinen zusammengefunden, um nach gemeinsamen Verhaltensweisen in einfachen und komplizierten Systemen zu suchen. Dabei ist eine neue Disziplin, die Synergetik, entstanden. Sie untersucht, wie Systeme die Selbstorganisation ihrer Elemente – von den Atomen bis zu komplizierten Gruppen der menschlichen Gesellschaft – bewerkstelligen. Im ersten Vortrag werden wir an Hand konkreter Beispiele einen Überblick über eine Vielfalt von Phänomenen, bei denen in selbstorganisierter Weise neue Strukturen entstehen, und die allgemeinen zugrunde liegenden Prinzipien kennenlernen.

Viele Entwicklungsprozesse – in der Physik und ebenso in anderen Bereichen – werden, zumindest näherungsweise, durch lineare Gleichungen beschrieben und sie verlaufen stetig. Der zweite Vortrag wird uns insbesondere an Strömungsfeldern zeigen, daß es nichtlineare physikalische Systeme mit chaotisch erscheinendem Zeitentwicklungsmuster gibt, daß in Wachstums- und Entwicklungssystemen das Chaos ebenso eine dynamische Qualität ist wie das stetige Aufwärtsstreben und das Einmünden in einen stationären Zustand.

Der dritte Vortrag greift ein sehr komplexes biologisches Problem heraus: Wie entsteht im Laufe der Entwicklung eines Organismus aus einer strukturarmen Anfangsverteilung eine sehr komplexe Form, wo sind die morphogenetischen Felder zu finden, welche die Träger der Selbstregelung sind? Theoretische Überlegungen und Modelle zeigen, daß gewöhnliche physikalisch-chemische Prozesse komplexe Formen reproduzierbar bilden können.

Bei dem Begriffspaar Wachstum und Entwicklung denkt der Physiker auch – und gar nicht zuletzt – an die Entstehung des Kosmos, d.h. an die Entwicklung von Sternen und Sternsystemen, an die Entstehung von Gestalt aus diffuser Materie. Der erste Vortrag des Nachmittags soll uns an zwei kosmischen Phänomenen Einblick geben in das Kräftespiel der Formbildungsprozesse in kosmischen Dimensionen. Bei der Faszination dieses kosmischen Geschehens vergessen wir oft die Entwicklung unseres unmittelbaren Lebensraumes, unseres Planeten Erde. Zwei weitere Vorträge des Nachmittags sind daher diesem Thema gewidmet.

Eines der wichtigsten Medien, in denen sich biologisches Wachstum und Entwicklung vollziehen, ist ohne Zweifel – neben dem Wasser – die Atmosphäre unserer Erde. Welche Bedeutung ihr nicht nur für die Wachstums- und Entwicklungsprozesse, sondern für die Existenz eines reichhaltigen Lebens überhaupt zukommt, zeigen uns die anderen Planeten. Wie sie im Laufe der Erdentwicklung entstanden ist und wie eng sie mit der Bioentwicklung verknüpft ist, welche Bedeutung dabei der allmählichen Veränderungen ihrer Zusammensetzung zukommt, wird uns der zweite Nachmittagsvortrag zeigen. Der dritte Vortrag schließlich wird uns einen Einblick in die Entwicklung der Erdrinde geben. Er gibt uns *auch* Gelegenheit, des vor 100 Jahren geborenen Alfred Wegener zu gedenken und zu erfahren, daß er mit seinen „abstrusen Ideen" recht behalten hat.

Ich habe noch ein Wort zu sagen über den Vortrag, der unseren Vormittag abschließt und außerhalb unseres Generalthemas liegt. Es ist ohne Zweifel eine wichtige Aufgabe der GDNÄ, ihren Mitgliedern und Zuhörern die Fortschritte von Naturwissenschaft und Medizin so unmittelbar wie möglich zu vermitteln. Ich kenne kein Gebiet der Physik, auf dem in den letzten Jahren so große Fortschritte gemacht und so faszinierende Ergebnisse erzielt worden sind wie auf dem Gebiet der Physik der Elementarteilchen. Die experimentelle Forschung hat spekulative Ansätze soweit erhärten können, daß unser Bild von der Grundstruktur der Materie ein ganz neues Gesicht erhalten hat. Un da wesentliche Ergebnisse aus Hamburg kommen, betrachten Sie diesen Vortrag auch als eine Verneigung vor dem genius loci hamburgensis.

Synergetik: Nichtgleichgewichte, Phasenübergänge und Selbstorganisation

Hermann Haken*

Institut für theoretische Physik der Universität, D-7000 Stuttgart

The formation of ordered structures seems to contradict fundamental principles of physics according to which disorder should ever increase. Synergetics deals with the question how in spite of these laws structures can arise. We shall give a number of explicit examples. Large classes of ordered states in open systems are determined by a new principle based on the growth rates of collective configurations. In contrast, concepts such as entropy or entropy production are inadequate to treat such phenomena.

Das Anwachsen der Unordnung

Unsere Welt besteht aus Strukturen und Ordnungen. Richten wir unsere Teleskope in die unendlichen Weiten des Weltraums, so erblicken wir die Spiralnebel. In den Dimensionen unserer täglichen Umwelt erkennen wir z.B. die streng gegliederten Schneekristalle. Derartige Ordnungszustände gelten bis hinunter in die Welt der Atome und Moleküle. Die belebte Welt um uns herum überrascht uns immer wieder durch ihre Formenvielfalt. Ein Beispiel hierfür zeigt Fig. 1, die den Augenstiel von *Diopsis thoracica* wiedergibt. Beim Anblick derartiger Strukturen drängt sich die Frage auf, wie diese entstanden sind, oder es stellt sich die Frage nach Wachstum und Entwicklung derartiger Strukturen.

Besonders interessant sind natürlich diese Fragestellungen im biologischen Bereich. Hätte man vor wenigen Jahren einen Physiker gefragt, ob die Physik, wenn auch nur im Prinzip, in der Lage wäre, die Entstehung derartiger Strukturen zu verstehen, so hätte er wohl nein gesagt. Ja nicht nur das. Viele Physiker hätten geantwortet, daß die Entstehung von Ordnung aus dem Chaos fundamentalen Gesetzen der Physik, und zwar speziell der Thermodynamik, widerspricht.

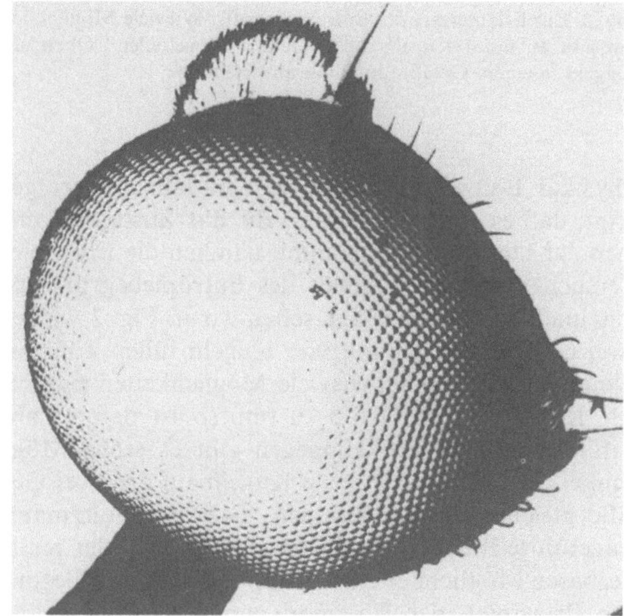

Fig. 1. Augenstiel einer Tropenfliege (*Diopsis thoracica*). Auffällig ist u.a. die hexagonale Struktur (aus Naturwiss. Rundschau, Heft 10/1979)

Dazu sei zunächst an einige allen geläufige Erfahrungen erinnert. Bringen wir einen kalten und einen heißen Körper zusammen, so fließt Wärme vom heißen Körper zum kalten. Es findet somit ein Temperaturausgleich statt, bis beide Körper die gleiche mittlere Temperatur angenommen haben.

Bringen wir zwei Gefäße zusammen, von denen das eine mit Gas gefüllt und das andere leer ist, so strömen die Gasatome auch in den zweiten Behälter, und es findet eine Gleichverteilung statt. Das Entscheidende an diesen Erscheinungen ist, daß die Naturvorgänge nur in einer Richtung laufen, und zwar im Sinne einer größer werdenden Unordnung. Die umgekehrten Vorgänge, nämlich daß die Gasatome sich alle wieder im gleichen Gefäß versammeln, wird in der Natur nie beobachtet. Der geniale österreichische

<hr>

* Vortrag anläßlich der 111. Versammlung der Gesellschaft Deutscher Naturforscher und Ärzte, Hamburg, 21.–25. September 1980

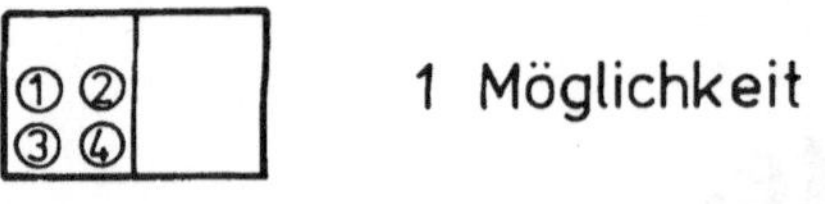

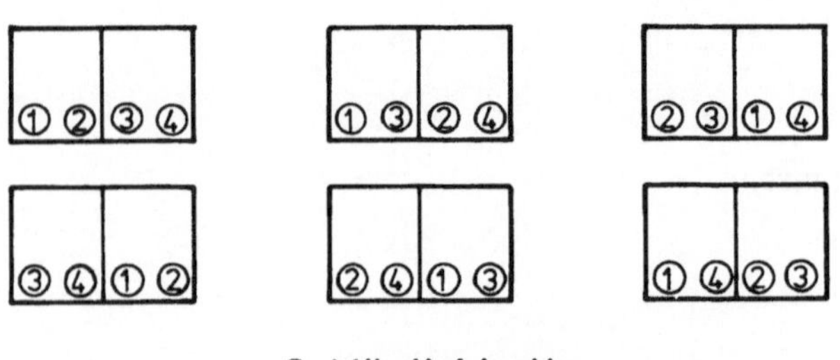

Fig. 2. Zur Erläuterung des Entropiebegriffs. Wieviele Möglichkeiten gibt es, um 4 Kugeln auf 2 Gefäße zu verteilen? Oben alle Kugeln in einem Gefäß, unten Gleichverteilung

Physiker Boltzmann hat im letzten Jahrhundert gezeigt, daß es eine Größe gibt, die das Zustandekommen der Unordnung bestimmt, nämlich die Entropie. Versuchen wir, den Gehalt des Entropiebegriffs anschaulich zu deuten. Dazu sehen wir in Fig. 2 wieder zwei Gefäße, die wir mit vier Kugeln füllen können. Wenn wir nun fragen, wieviele Möglichkeiten es gibt, alle Kugeln in ein Gefäß zu tun, so ist deren Zahl natürlich gleich eins. Hingegen gibt es sechs Möglichkeiten, die verschiedenen Kugeln auf die zwei Gefäße gleichmäßig zu verteilen. Die von Boltzmann eingeführte Entropie ist direkt mit der Zahl der realisierbaren Möglichkeiten verknüpft. Nach grundlegenden Prinzipien der Thermodynamik wird derjenige makroskopische Zustand in der Natur verwirklicht, dessen Zahl der (mikroskopischen) Realisierungen oder, mit anderen Worten, dessen Entropie am größten ist. Wie der Fachmann weiß, sind hierbei u.U. noch bestimmte Nebenbedingungen zu beachten, die aber hier nicht weiter interessieren.

Das Ziel der Synergetik

Wie können aber trotz dieser Gesetzmäßigkeit Ordnungen aus dem Chaos entstehen?
An dieser Stelle setzt die Synergetik ein.
Sie ist eine interdisziplinäre Wissenschaft, die sich mit Objekten befaßt, die aus sehr vielen Elementen bestehen [1]. Sie geht von der Erfahrungstatsache aus, daß die Elemente oft nicht wirr durcheinander agieren, sondern in einer geordneten selbstorganisierten Weise, ja manchmal in einer Weise, die als sinnvoll erscheint. Sie untersucht dabei, welche allgemeingültigen Prinzipien am Werke sind, wenn makroskopische Ordnungszustände entstehen.

Hierbei darf es sich um die Einzelelemente ganz verschiedener Objekte handeln, z.B. um Atome, Moleküle, Zellen, ja sogar Tiere oder Menschen.
Dieses neue Forschungsgebiet wird von der Stiftung Volkswagenwerk im Rahmen eines Schwerpunktprogramms gefördert, wobei der Nachdruck auf dem naturwissenschaftlich-technischen Aspekt liegt.
Wenn wir nach allgemeingültigen Prinzipien für das selbstorganisierte Zustandekommen makroskopischer Strukturen suchen, ist es zweckmäßig, von relativ einfachen Vorgängen auszugehen. Derartige Vorgänge können wir schon im alltäglichen Leben beobachten, etwa bei Wolkenstraßen. Wie Segelflugpiloten wissen, sind diese Wolkenfelder ständig in Bewegung und vermitteln abwechselnd Auf- und Abtrieb. Es handelt sich hier also um eine dynamische Struktur. Die Wolkenbildungen sind eng mit Erscheinungen verknüpft, die schon seit der Jahrhundertwende in der Flüssigkeitsdynamik bekannt sind. Erwärmt man eine Flüssigkeitsschicht von unten, so können sich bestimmte *Bewegungsmuster* ausbilden. In einer runden, mit Flüssigkeit gefüllten Schale bilden sich z.B. hexagonale Muster aus, wobei die Flüssigkeit im Innern der Zelle nach oben steigt, an den Rändern nach unten fällt. Ein weiteres großes Feld für das Zustandekommen räumlicher Strukturen bilden chemische Prozesse. Ein berühmtes Beispiel ist die Belousov-Chabotinski-Reaktion, wo es zur Ausbildung roter und blauer Streifen kommen kann. Daß es sich hierbei um dynamische Prozesse handelt, wird unter bestimmten Versuchsbedingungen besonders deutlich. Hier breiten sich nämlich chemische Wellen aus. Anhand Fig. 3 sei dargelegt, wie das Verständnis der Bildung dynamischer Muster auch von Bedeutung für die Biologie wird. Hierzu erinnern wir an ein Phänomen, das die Biologen schon lange fasziniert hat, nämlich die Entwicklung des Schleimpilzes. Dieser besteht normalerweise in Form einzelner Amöben-artiger Zellen, die sich auf einem Substrat ernähren. Wird die Nahrungszufuhr verringert, so versammeln sich die Zellen, wie auf ein geheimes Kommando hin, an einem Punkt, häufen sich immer mehr an, differenzieren sich dann und bilden schließlich den Schleimpilz. Für uns ist im gegenwärtigen Zusammenhang von besonderem Interesse, woher die Zellen überhaupt wissen, wie sie sich an einem bestimmten Ort zu versammeln haben. Dies haben die Biologen herausgefunden und festgestellt, daß die Zellen in der Lage sind, cAMP zu produzieren und auszuschütten. Wird eine Zelle getroffen, so wird sie zu verstärkter cAMP-Produktion angeregt. Durch das Zusammenwirken von cAMP-Produktion und Diffusion entstehen spiralförmige Wellen, die eng mit den rein chemischen Wellen verwandt sind. Die einzelnen Zellen können die Dichteunterschiede der Wellen messen und bewe-

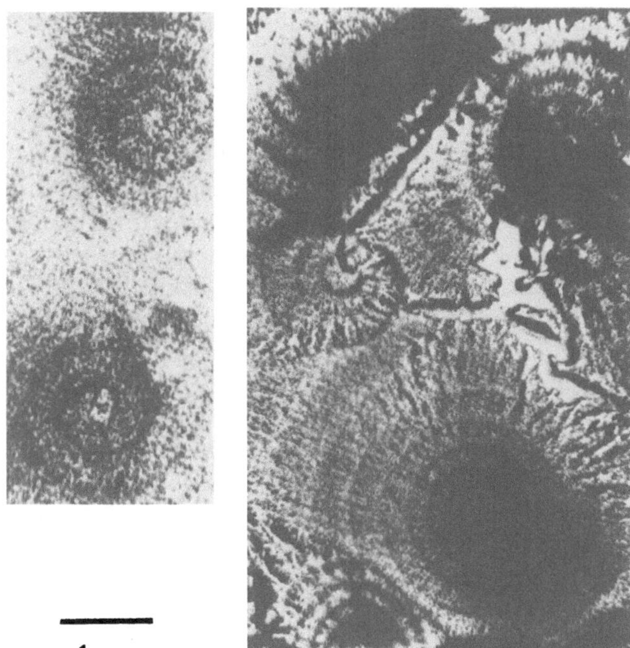

1 mm

Fig. 3. Spiralförmige Wellen von cAMP bei der Aggregation der Zellen des Schleimpilzes (nach G. Gerisch und B. Hess, Proc. Nat. Acad. Sci. (Wash.) *71*, 2118 (1974))

gen sich dann mit Hilfe von Pseudopoden, d.h. fußartigen Ausbildungen, zu einem Zentrum hin, das sich zufällig gebildet hat, indem mehrere Zellen näher beieinander waren.

Ein letztes Beispiel hat uns den Weg gewiesen, wie man alle diese Erscheinungen unter einem einheitlichen Gesichtspunkt erklären und mathematisch behandeln kann. Es handelt sich hier um den *Laser,* eine inzwischen wohlbekannte Lichtquelle. Diese besteht z.B. aus einem Edelstein (Rubin), der, von außen bestrahlt, selbst zu leuchten vermag und dann das typische Laserlicht ausstrahlt. Von besonderem Interesse sind die Eigenschaften dieses Lichts. Wenn nämlich ein Laser energetisch nur schwach angeregt wird, wirkt er wie eine Lampe. In dieser senden die einzelnen angeregten Atome unabhängig voneinander ihre Wellenzüge aus. Im Laser hingegen entsteht eine unendlich ausgedehnte kohärente Welle. Deren Zustandekommen können wir nur so verstehen, daß die einzelnen Elektronen der Atome in einer völlig korrelierten Weise von ihrer oberen in die untere Bahn übergehen. Warum dieser Prozeß unmittelbar etwas mit Selbstorganisation zu tun hat, d.h. mit selbstorganisiertem Zustandekommen von Strukturen, erkennen wir an folgender Analogie. Die Atome seien durch kleine Männchen symbolisiert, das Lichtfeld durch eine Wasserwelle. Im einen Falle stoßen die Männchen Stöcke völlig unabhängig voneinander ins

Wasser, so daß eine völlig regellose Bewegung entsteht, genau wie beim Lichtfeld einer Lampe. Im anderen Falle hingegen stoßen die Männchen ihre Pflöcke völlig gleichmäßig ins Wasser. Im menschlichen Bereich können wir für dieses gleichmäßige Hineinstoßen annehmen, daß ein Capo da ist, der den Männchen jeweils die Befehle erteilt. Bei den Laseratomen ist natürlich kein Capo da. Die Ausstrahlung der Atome erfolgt hier völlig selbstorganisiert.

Wie läßt sich Selbstorganisation mit den Gesetzen der Physik vereinbaren?

Wie können wir das selbstorganisierte Zustandekommen derartiger makroskopischer Ordnungszustände mit den Gesetzen der Physik verstehen? Verzichten wir einmal auf mathematische Formulierungen und behelfen wir uns mit einem anschaulichen Bild. Zunächst sei an den Begriff des Gleichgewichts erinnert, so wie wir ihn uns in der Mechanik anschaulich vorstellen können. Legen wir eine Kugel in eine Schale, die nach oben geöffnet ist, so wird die Kugel aufgrund der Schwerkraft den tiefsten Zustand einnehmen. Zu diesem Zustand kehrt sie zurück, wenn wir sie ein wenig aus ihrer Ruhelage entfernen. Wir haben es hier mit einem *stabilen Gleichgewicht* zu tun. Liegt die Kugel hingegen auf einer Ebene, so bleibt sie bei einer Verschiebung in ihrer neuen Lage liegen. Wir haben es mit dem *indifferenten Gleichgewicht* zu tun. Für das Folgende ist die dritte Situation von größtem Interesse. Legen wir nämlich die Kugel auf eine umgekehrte Schale, so kann sie — wenn wir sie genügend sorgfältig hinsetzen — zunächst auf der höchsten Spitze liegenbleiben. Lenken wir sie aber nur ein klein wenig von ihrer Ruhelage aus, so fällt die Kugel nach unten. Die alte Lage wird nicht mehr eingenommen. Wir haben es mit einem *instabilen Gleichgewicht* zu tun. Betrachten wir im Licht dieser Überlegungen nochmals die Flüssigkeitsinstabilitäten. Wir denken uns eine Flüssigkeitsschicht, die von unten her erhitzt wird. Aufgrund der Erwärmung dehnt sich die untere Schicht aus, ihr spezifisches Gewicht wird geringer, sie möchte nach oben steigen. Von oben drückt aber die schwere Flüssigkeitsschicht nach unten. Die Flüssigkeit wird also in Ruhe bleiben, obwohl die Lage offensichtlich nicht stabil ist. Die stabile Lage wäre ja dann gegeben, wenn die schwere Schicht unten, die leichtere oben läge. Um die Art des Gleichgewichts zu testen, müssen wir die Flüssigkeitsschicht ein wenig auslenken, so wie wir vorhin die Lage des einzelnen Teilchens ausgelenkt haben. Man kann sich derartige Störungen in verschiedener Weise vorstellen. Am einfachsten für die Behandlung ist eine periodische Störung. Wir stellen uns vor, daß wir die Flüssigkeit ein klein wenig stören, und zwar

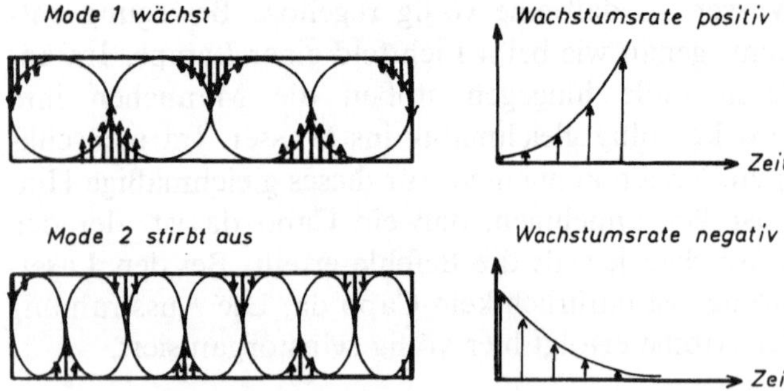

Fig. 4. Flüssigkeitsschicht. Links oben: Beispiel einer kollektiven Flüssigkeitsbewegung mit positiver Wachstumsrate (vgl. rechts oben), links unten: Beispiel einer Flüssigkeitsschicht mit negativer Wachstumsrate (vgl. rechts unten)

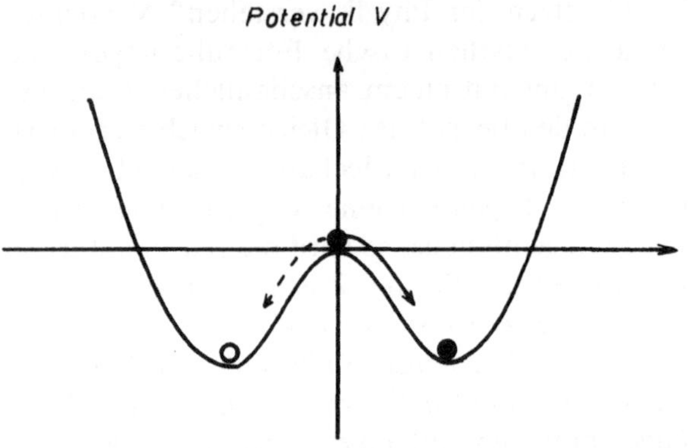

Fig. 5. Instabile und stabile Lagen für die Geschwindigkeitsamplitude q der Flüssigkeitsbewegung

periodisch, indem wir sie an bestimmten Stellen steigen und an anderen fallen lassen. Derartige Störungen treten in der Natur immer in Form kleiner Fluktuationen auf. Diese Fluktuationen sind im allgemeinen ganz unregelmäßig. Sie stellen aber jeweils neue Ausgangszustände für die weitere Flüssigkeitsbewegung dar.

Im Rahmen unseres Gedankenmodells untersuchen wir nun, wie sich verschiedene derartige Auslenkungen auf die weitere Bewegung der Flüssigkeit auswirken. Wie man mathematisch nachweisen kann, gibt es Konfigurationen, die von der Flüssigkeit immer mehr angenommen werden, d.h. wenn einmal eine solche Bewegungen angefangen hat, dann verstärkt sie sich immer mehr. Die Wachstumsrate, die zu einer bestimmten kollektiven Bewegung gehört, ist also positiv. Wir können auch eine andere Anfangskonfiguration vorgeben, z.B. wie in Fig. 4 unten. In einem solchen Fall klingt die einmal ausgeprägte Konfiguration wieder ab. Wie wir mathematisch zeigen konnten — und das ist ein Prinzip, das uns immer wieder in allen anderen Fällen begegnet ist —, treten folgende Verhältnisse ein. Wenn wir die Umweltbedingungen, im vorliegenden Fall die Temperatur oder die Wärme-

zufuhr, erhöhen, kann die Flüssigkeit plötzlich einen neuen Zustand einnehmen. Während eine Art von Bewegung immer stärker wird, werden die anderen unterdrückt. Sie werden, wie wir in der Fachsprache sagen, „versklavt". Dabei tragen aber die versklavten Moden in einer Art Rückwirkung zur Stabilisierung der ursprünglichen immer mehr wachsen wollenden Mode bei. Dieses Versklavungsprinzip kann ich hier nicht mathematisch wiedergeben, sondern nur in Worte fassen. Es besagt, daß schnell veränderliche Vorgänge oder Größen von langsamen Vorgängen versklavt werden. Um nur ein Beispiel aus einem ganz anderen Gebiet zu bringen. Die Sprache eines Volkes ist eine langsam veränderliche Größe. Wird ein Baby geboren, so wird es der Sprache ausgesetzt, lernt sie und wird in diesem Sinne von der Sprache versklavt.

Wie können wir uns nun anschaulich das Zustandekommen des neuen stabilen Zustands vorstellen? Greifen wir wieder auf das Bild einer Kugel in der Schale zurück. In Fig. 5 ist der Mittelteil identisch mit dem früher gezeigten Bild der Schale, die Kugel wird instabil. Die Lage der Kugel repräsentiert in einem genau definierten Sinn den Flüssigkeitszustand. Sie kann nämlich mit der Amplitude des Bewegungsfeldes der Flüssigkeit identifiziert werden. Bei der mathematischen Behandlung zeigt sich, daß die Kugel, die den Gesamtvorgang veranschaulicht, sich in einer Schale der hier gezeigten Form bewegt. Ersichtlich ist die Lage zunächst instabil, geht dabei aber in einen stabilen Zustand über. Die Amplitude der Flüssigkeitsbewegung wird durch eine Variable q dargestellt, die sich in einem sog. Potentialfeld V bewegt. Mit dem hier vorgestellten Beispiel haben wir einen Fall kennengelernt, wo durch Erhöhung der Energiezufuhr ein neuer Zustand anstelle des Ruhezustands erzeugt werden kann. Hierbei tritt in allen Fällen, die wir bisher untersucht haben, ein Phänomen auf, das den Physikern schon lange bekannt ist und das als Symmetriebrechung bezeichnet wird. Die Kugel kann nämlich eine Lage entweder links oder rechts einnehmen. Diese Symmetriebrechung bedeutet in der Natur, daß die Bewegungsrichtung der Flüssigkeitsbewegung nicht eindeutig ist. Etwa kann eine Rolle genau so gut links wie rechts herum laufen. Die Symmetriebrechung scheint ein fundamentales Prinzip beim Zustandekommen von geordneten Zuständen in komplexen Systemen zu sein. Dies tritt sogar im komplexesten System auf, das wir kennen, in unserem Gehirn. Betrachten wir etwa Fig. 6. Der Inhalt dieses Bildes ist zweideutig. Man kann ihn dagegen eindeutig machen, wenn man eine Zusatzinformation gibt, durch die die Symmetrie gebrochen wird. Diese lautet etwa: Betrachte das Innere des Bildes als Vordergrund. Man erkennt dann sofort eine Vase. Betrachtet man hinge-

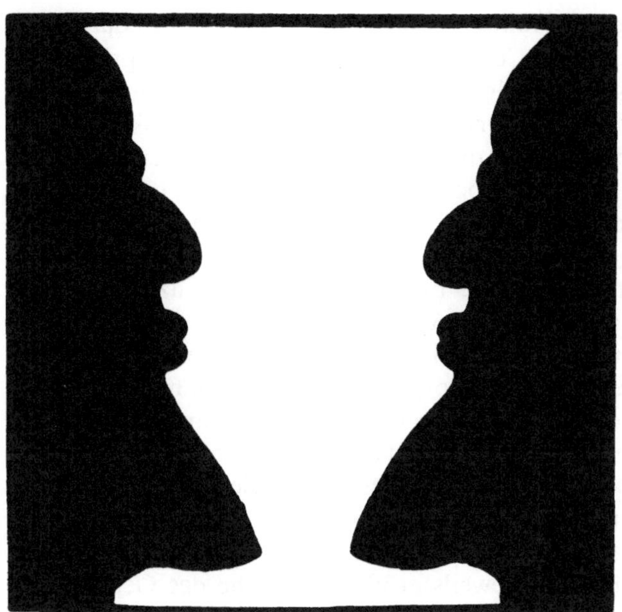

Fig. 6. Vase – Gesicht. Symmetriebrechung bei der optischen Wahrnehmung

gen das Äußere des Bildes als Vordergrund, so erkennt man zwei Gesichter. Der Erkennungsprozeß kann daher zu zwei völlig äquivalenten Ergebnissen führen, je nachdem, in welcher Weise die Symmetrie gebrochen wird. Die Symmetriebrechung scheint eine grundlegende Rolle bei allen evolutionären Prozessen, die zu neuen Ordnungszuständen führen, zu spielen. Es treten immer wieder neue Weggabelungen auf, wobei jedes Mal eine Fluktuation oder eine zusätzliche Information über den neuen einzuschlagenden Weg entscheidet.

Fassen wir die Prinzipien, die wir hier dargelegt haben und die sich mathematisch streng beweisen lassen, zusammen: Durch Änderung äußerer Bedingungen kann ein alter Zustand eines Systems instabil werden. Es kommt ein neuer Zustand mit höherem Ordnungszustand. Wir haben am Beispiel der Flüssigkeit untersucht, wie dieser neue makroskopische Ordnungszustand entsteht. Wir haben dabei festgestellt, daß das System im Prinzip zu verschiedenen Kollektivbewegungen in der Lage ist, aber das System kann auf die erhöhte Energiezufuhr mit Hilfe seiner Kollektivbewegung verschieden antworten. Einige dieser Kollektivbewegungen wachsen immer mehr an, andere werden unterdrückt, tragen aber indirekt zur Stabilisierung des neuen Ordnungszustands bei. Die neu entstehenden Zustände werden als Ordnungsparameter bezeichnet, da diese dem System die neue Ordnung aufprägen. Wir haben eine große Zahl von Systemen in Physik, Chemie und auch in biologischen Modellsystemen untersucht und immer wieder das gleiche zugrundeliegende Prinzip bestätigt gefunden. Insbe-

sondere gestattet es der von uns entwickelte mathematische Apparat, neue Strukturen zu berechnen. Es sei hier nur beiläufig erwähnt, daß unsere Methoden es gestatten, auch ganze Hierarchien verschiedener Instabilitäten und der damit verknüpften neuen Strukturen zu behandeln. Als Beispiel sei darauf verwiesen, daß wir viele der Gleichungen, die das Chaos beschreiben, herleiten können.

Beispiele aus der Biologie

Hier möge zur Illustration unserer Ergebnisse ein Beispiel aus der mathematischen Biologie dienen. Es betrifft die Theorie morphogenetischer Felder, wie sie besonders von Gierer und Meinhardt entwickelt wurden. Das hier zugrundeliegende, dem Biologen wohlbekannte Problem ist folgendes: Wie kommt es, daß zunächst völlig gleichartige Zellen in einem Zellverband sich umstrukturieren zu Organen? Z.B. wie entstehen Kopf und Fuß? Hierzu war vorgeschlagen worden, daß z.B. die Kopfbildung durch eine chemische Aktivatorsubstanz gefördert, durch eine andere Substanz jedoch verhindert wird. Das von Gierer und Meinhardt vorgeschlagene Modell besteht darin, zwei derartige Substanzen anzunehmen, die von den Zellen gebildet werden und durch den Zellverband diffundieren. Die entsprechenden Gleichungen haben wir mit Hilfe der Methoden, die hier geschildert wurden, gelöst. Es stellt sich heraus, daß ganz verschiedene chemische Muster entstehen können, je nach Anfangsbedingungen, der Form des Zellverbandes und eventuell auch Fluktuationen.

Ein relativ kompliziertes Beispiel zeigt Fig. 7. Hier ist über einen zweidimensionalen Zellverband mit den Koordinaten x und y die Aktivator-Konzentration aufgetragen. Wir haben diese mit Hilfe des Ordnungs-

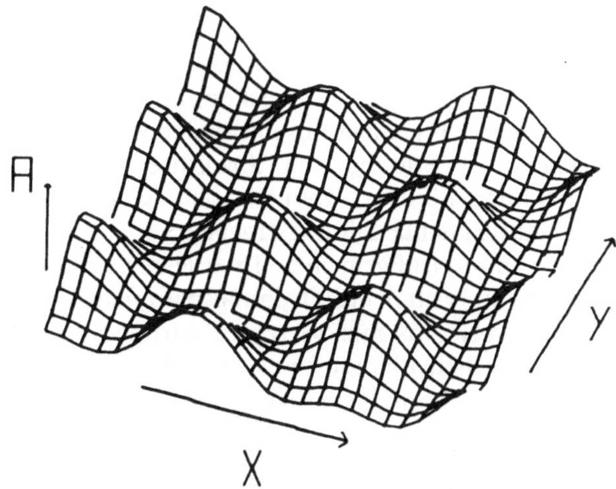

Fig. 7. Die Aktivatorkonzentration (Ordinate) in einem zweidimensionalen Zellverband (nach H. Haken und H. Olbrich, J. Math. Biol. 6, 317 (1978))

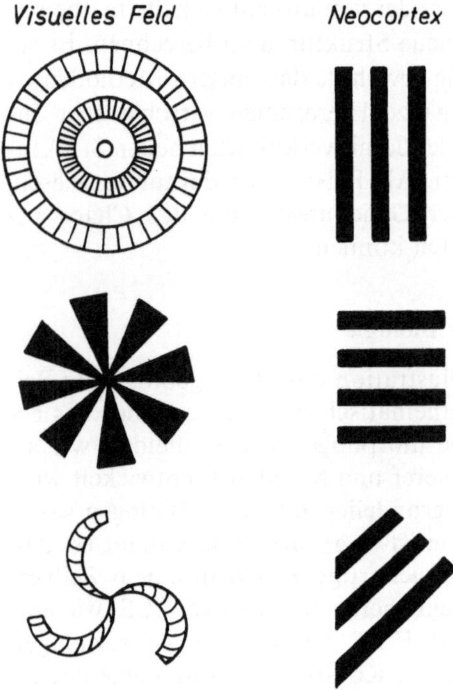

Fig. 8. Die linke Hälfte zeigt verschiedenartige Wahrnehmungsmuster bei Halluzinationen, die rechte Hälfte zugrundeliegende Streifenmuster, die im Neocortex aufgrund der Cowanschen Abbildungsfunktion zu erwarten sind (nach J.D. Cowan and G.B. Ermentrout in: Pattern Formation by Dynamic Systems und Pattern Recognition, Vol. 5 of Springer Series in Synergetics (ed. H. Haken). Berlin-Heidelberg-New York: Springer 1979)

parameterkonzepts berechnet. Bei näherer Betrachtung erkennt man eine hexagonale Struktur, so daß wir hier ein Modell für die Entstehung derartiger Strukturen in Zellverbänden haben. Ein Beispiel für eine hexagonale Struktur ist uns in Fig. 1 begegnet. Natürlich bedarf es noch umfangreicher Forschungsarbeit in verschiedensten Richtungen, um insbesondere die zugrundeliegenden molekularen und zellbiologischen Mechanismen aufzuklären. Aber wir erkennen doch bereits die zugrundeliegenden neuartigen Ordnungsprinzipien im makroskopischen Bereich. Übrigens habe ich gemeinsam mit meinem Mitarbeiter Berding die Bildung von Strukturen auf Kugeln berechnen können, wodurch sich Modelle für Morula- und Blastula-Bildung ergeben. Wie wir in unserer allgemeinen Theorie zeigen konnten, können aufgrund des Ordnungsparameters und Versklavungsprinzips ganz verschiedenartige Systeme genau die gleichen Phänomene zeigen. Dies hat den amerikanischen Biomathematiker J.D. Cowan veranlaßt, eine recht interessante Theorie von Halluzinationen zu entwickeln. Wenngleich diese Theorie auch noch etwas spekulativ ist, so weist sie doch Züge von allgemeinem Interesse auf. Nach der Einnahme von Drogen beobachten Menschen verschiedene Ar-

ten von Halluzinationen, die in Fig. 8 links dargestellt sind. Wie Cowan schon früher zeigte, entspricht dem visuellen Feld im Auge ein (verzerrtes) Feld im Neocortex. Aufgrund dieser Abbildungsfunktion zeigt sich nun, daß die den Halluzinationen entsprechenden Muster im Neocortex ganz einfach sind, nämlich streifenförmig, so wie wir sie bereits in Flüssigkeiten oder Wolkenstraßen angetroffen haben.

An dieser Stelle muß ich aber eine ganz ausgeprägte Warnung aussprechen. Man darf aus diesen Betrachtungen nicht schließen, daß hier die Funktion des Gehirns etwa in oberflächlicher Weise mit einer Flüssigkeitsbewegung verglichen wird. Ganz im Gegenteil steht eine tiefgreifende Theorie hier im Hintergrund, und erst aufgrund dieser Theorie wird es möglich, derartige formale Analogien zu formulieren. Nimmt man diese Betrachtungen ernst, so sollten unter Drogeneinfluß jeweils größere Bereiche des Gehirns makroskopisch destabilisiert werden und sich Erregungsmuster ausbilden, die formal die gleiche Struktur wie Flüssigkeitsrollen besitzen. Es würde sich hier um eine interessante räumliche Analogie zu den zeitlich periodischen Mustern, die im ECG bei epileptischen Anfällen beobachtet werden, handeln, und es scheint nicht ausgeschlossen, die Streifenmuster mit Sonden nachzuweisen.

Das neue Prinzip

Zum Abschluß seien nochmals die Mechanismen, die zur Selbstorganisation führen, zusammengefaßt: Einerseits kann es Selbstorganisationsprozesse geben, wenn sich die Umweltbedingungen ändern. D.h. also, wenn wir mehr Energie dem System zuführen, kann dessen Gesamtaktivität plötzlich von Null auf einen endlichen Wert steigen. Ein anderer Mechanismus ist dadurch gegeben, daß wir die Zahl der Komponenten erhöhen. Wie wir mathematisch nachweisen konnten, kann von einer bestimmten kritischen Zahl an ein System eine ganz neuartige Aktivität aufnehmen, die es bei geringerer Komponentenzahl nicht durchführen könnte. Dies kann von Interesse sein für Gehirnmodelle. Es ist ja bekannt, daß bestimmte Gehirnzellen an einem Ort gebildet werden, dann aber an einen anderen Ort im Gehirn diffundieren und dort das neuronale Netz bilden. Mit diesen Ausführungen konnte das Gebiet der Synergetik bei weitem nicht erschöpft werden, doch wurde gezeigt, wie die Physik in einen neuartigen Bereich vorgestoßen ist. Der Leser wird zum Abschluß fragen: Was ist nun mit dem alten Einwand des Entropiezuwachses? Bei den Systemen, bei denen es zu immer größerer Unordnung kommt, haben wir es mit *abgeschlossenen Systemen* zu tun, etwa einem Gas im

Gefäß. Die Systeme, die wir hier besprochen haben, sind aber sogenannte offene Systeme, offen gegenüber einem Energiefluß (und Materiefluß). Die Ordnungszustände werden durch den Energiefluß (und Materiefluß) aufrecht erhalten. Hier gilt nun das Entropieprinzip, das ja ein statisches war und nur die *Zahl der Möglichkeiten* betrachtet, nicht mehr. Wir haben gefunden, daß dieses statische Prinzip der Entropie in offenen Systemen durch ein ganz neues *dynamisches Prinzip* zu ersetzen ist. Der entscheidende neue Faktor ist die Wachstumsrate der einzelnen kollektiven Bewegungszustände. Diejenigen mit positiver Wachstumsrate beherrschen das System, bestimmen den neuen makroskopischen Ordnungszustand und versklaven gleichzeitig alle anderen. Unter diesen Systemen gibt es eine mathematisch wohl definierte Klasse, bei der sich derjenige kollektive Zustand durchsetzt, der die größte Netto-Wachstumsrate besitzt. Hier haben wir eine Mathematisierung des Darwinschen Prinzips des „survival of the fittest" vor uns. Ich bin sicher, daß unser Prinzip, das in gewissem Sinne als eine Verallgemeinerung dieses Darwinschen Prinzips angesehen werden kann, sich in vielen weiteren konkreten Fällen bewähren wird. Wir müssen andererseits darauf gefaßt sein, daß hochkomplizierte Selbstorganisationsprozesse auch noch von weiteren Prinzipien beherrscht werden, die uns heute noch verborgen sind.

1. Haken, H.: Synergetics. An Introduction. Nonequilibrium Phase Transitions and Self-Organization in Physics, Chemistry and Biology. Berlin-Heidelberg-New York: Springer 1978. Vgl auch Naturwissenschaften *67*, 121 (1980)

Eingegangen am 29. Oktober 1980

Deterministisches Chaos

S. Grossmann*

Fachbereich Physik der Universität, D-3550 Marburg/Lahn

Nonlinear dynamical systems may show irregular time development. Examples are fluids at the transition to turbulence, chemical reactions, the magnetic field of the earth, etc. The frequency spectrum is continuous and thus time correlations decay. Despite deterministic equations of motion the future development cannot be predicted due to instabilities against small disturbances. Some aspects of the motion are pseudo-random. Chaos turns out to be a dynamical quality besides the well-known exponential growth or the approach to a steady state.

Reguläre Entwicklungsmuster

Die Beobachtung physikalischer Systeme liefert Grundmuster für die zeitliche Entwicklung, die man auch auf andere Bereiche überträgt. Dort werden sie manchmal durch Wertvorstellungen oder Motivationen emotional ergänzt. Das dominierende Entwicklungsmuster wird beschrieben durch Wachstum, Entfaltung, Strukturierung, Fortschritt o.ä. Attribute. Verfeinerte Darstellungen erwähnen zeitweilige Hemmungen, Gegenbewegungen oder einen periodischen Ablauf von Wachstum und Entwicklung. Als irritierender marginaler Zustand wird Stillstand, stationäres Verharren betrachtet.

Diese dynamischen Grundmuster werden durch lineare mathematische Gleichungen modelliert. Der Zuwachs dN z.B. an Bruttosozialprodukt, zugelassenen PKWs, Lohn oder Einkommen ist proportional zur Wachstumszeit dt und dem schon erreichten Wert $N(t)$.

$$\frac{dN(t)}{dt} = \alpha \, N(t). \tag{1}$$

* Vortrag anläßlich der 111. Versammlung der Gesellschaft Deutscher Naturforscher und Ärzte, Hamburg, 21.-25. September 1980

$\alpha > 0$ heißt Wachstumsrate, $\alpha = 0$ kennzeichnet Stillstand, negatives α bedeutet Rückschritt. Die Lösung von Gl. (1) ist exponentielles Wachstum $N(t) \sim e^{\alpha t}$. Bei Wachstumsförderung durch eine äußere Quelle Q ist $dN(t) = Q \, dt$. Je mehr an der Quelle partizipieren, desto geringer ist ihr Wachstumswert für alle.

$$\frac{dN(t)}{dt} = Q - \lambda \, N(t). \tag{2}$$

Nach der Zeit $\simeq 1/\lambda$ wird ein stationärer Zustand $N_\infty = Q/\lambda$ erreicht.

Oft beeinflussen mehrere Variable N_i sich gegenseitig. Ihre Entwicklungen überlagern sich. Das bei vielen physikalischen Phänomenen zu beobachtende Überlagerungsprinzip führt i.allg. zu periodischer Überformung des globalen Wachstums bzw. des Einmündens in den Endzustand. Statt α (bzw. λ) stehen Wechselwirkungskoeffizienten α_{ij}. Die Matrix dieser Koeffizienten bestimmt durch ihre Eigenwerte Wachstumsraten und Perioden-Dauer.

Die beschriebenen Grundmuster sind in der unbelebten und belebten Natur oft realisiert, manchmal wenigstens näherungsweise. Sie kommen einem Grundbedürfnis des zu verstehen trachtenden Menschen entgegen, nämlich „linear zu denken". Je mehr, desto besser, je länger, desto mehr. Sie kommen auch seinem Wunsch nach überschaubarer Steuerung entgegen: Man verbessere α oder die äußere Unterstützung Q, und die Entwicklung verläuft schneller, höher, besser. Sie gewähren schließlich ein hohes Maß an emotionaler Geborgenheit, da sie Vorhersehbarkeit und Vorausberechnung ermöglichen. Dies auch dann, wenn die Parameter der zeitlichen Entwicklung oder die Anfangsbedingungen nur ungenau bekannt sind.

Irreguläres zeitliches Verhalten

Es gibt nun aber Beispiele für komplizierte zeitliche Abläufe, für eine andere Bewegungsqualität. Man beobachtet sie nicht in der Nähe des thermischen Gleichgewichts, sondern bei Systemen fernab vom Gleichgewicht, sogenannten offenen Systemen, offen z.B. gegen Energie-, Teilchen-, Informations-Zufluß und -Abfluß. Diese Ströme bilden einen „äußeren Antrieb". Die zeitliche Entwicklung und das Wachstum solcher Systeme bei zunehmendem äußeren Antrieb sind das Thema dieses Beitrags.

Systeme altern nach regulären Zeitentwicklungsmustern, selektieren, spezialisieren. Durch natürliche Veränderung der Umgebung oder durch vom Experimentator gewollte Neueinstellung der Bedingungen

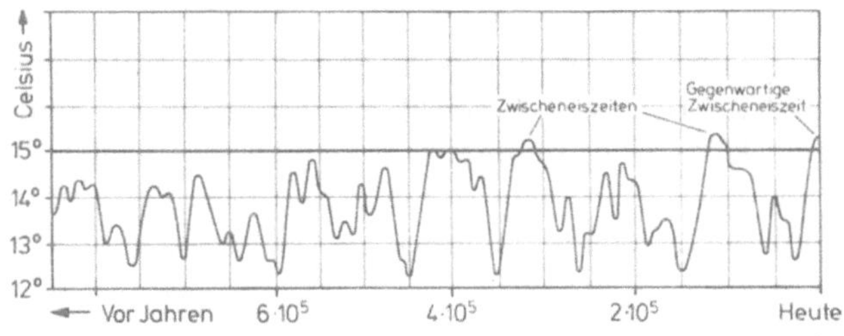

Fig. 1. Die mittlere Lufttemperatur als Funktion der Zeit, abgeleitet vom Eisvolumen (nach [1])

wechselt das System während einer relativ kurzen Zeitdauer vom alten Zustand in eine neue Phase. Diese ist durch eine neue Ordnung gekennzeichnet, zeigt neue räumliche oder hierarchische Strukturierung. Neue Ordnungsparameter N_j sind vorherrschend.

Manchmal folgen die neuen Variablen $N_j(t)$ in der neuen makroskopischen Phase wieder den linearen Entwicklungsgesetzen. Nicht selten allerdings ist ihr zeitliches Verhalten erheblich komplizierter. Trotz nunmehr gleichbleibender äußerer Bedingungen sind die $N_j(t)$ *dauernd* zeitlich veränderlich, wachsen und schrumpfen ohne erkennbare Regel mal schneller, mal langsamer, mal stärker, mal schwächer. Poetisch umschrieben: Die Systeme zeigen das rast- und ruhelose Vagabundieren des Fliegenden Holländers, sein ziel- und regelloses Umherirren, nicht vorhersehbar, nicht steuerbar. Nüchterner ausgedrückt sprechen wir von irregulärem, chaotischem, pseudostochastischem Verhalten des betreffenden Systems.

Einige Beispiele mögen solche irregulären Zeitentwicklungsmuster illustrieren. Figur 1 zeigt die globale Lufttemperatur der letzten 850000 Jahre, wie man

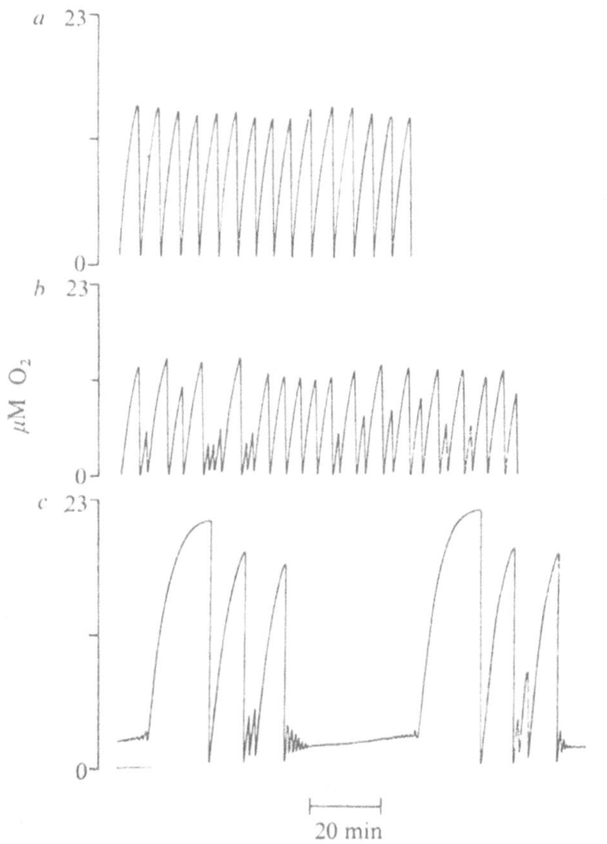

Fig. 2. Sauerstoff-Konzentration [O₂] in einem offenen Reaktionssystem: Meerrettich-Peroxidase-katalysierte Oxidation von NADH durch O₂. Peroxidase-Konzentration a) 0,90 μ*M*, b) 0,55 μ*M*, c) 0,45 μ*M* (nach [3])

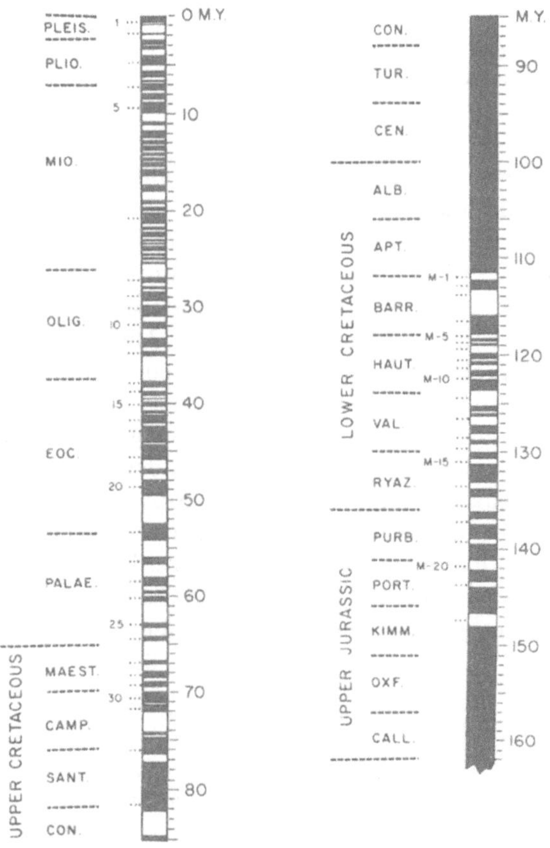

Fig. 3. Zeiten positiver bzw. negativer Inklination (dunkel oder hell) des magnetischen Erdfeldes, rekonstruiert aus Bohrproben zunehmender Tiefe (nach [4])

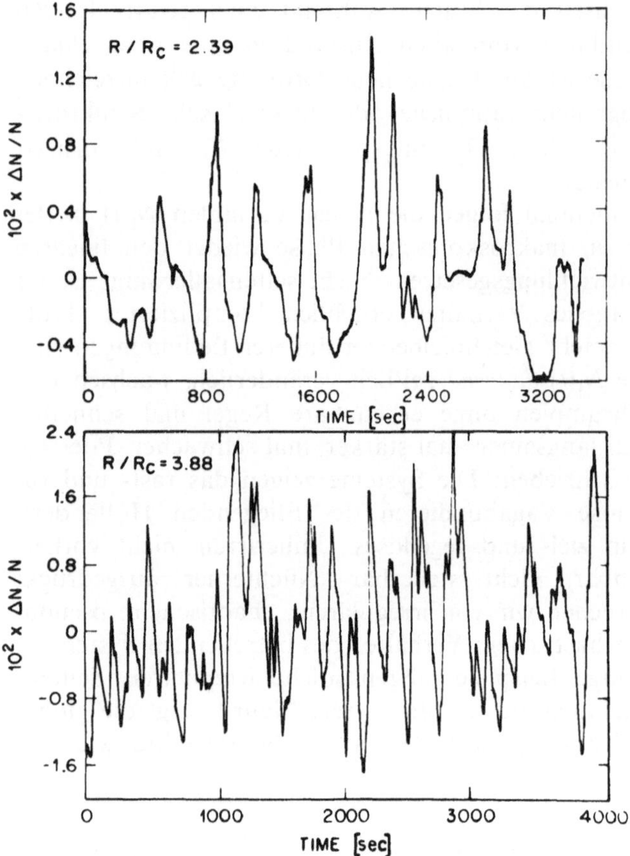

Fig. 4. Effektive Temperaturleitfähigkeit $N = \lambda_{\mathrm{eff}}(t)/\lambda_0$ in Vielfachen der molekularen Leitfähigkeit λ_0 (nach [5])

sie aus dem mittleren Eisvolumen meint rekonstruieren zu können. – Der zeitliche Verlauf der O_2-Konzentration in einer Enzym-katalysierten Reaktion ist in Fig. 2 dargestellt. Er ist im groben periodisch, jedoch sind sowohl Amplitude als auch Frequenz irregulär wechselnd. – In Fig. 3 wird die zeitlich unregelmäßige, aber immer wieder auftretende Richtungsumkehr des magnetischen Erdfeldes angegeben. Weder hier noch bei der unter gleichmäßigen experimentellen Bedingungen ablaufenden chemischen Reaktion mag man äußere Störungen verantwortlich machen. – Ein eigenartiges makroskopisches Phänomen ist auch der zeitlich irregulär schwankende Verlauf des Wärmeleitungsvermögens einer von unten konstant erwärmten Flüssigkeitsschicht (Fig. 4) bei absolut statischen äußeren Bedingungen.

Neuere Beobachtungen des Turbulenzeinsatzes

Irreguläre, chaotische zeitliche Entwicklungen auf makroskopischer Skala sind bei den jüngsten experimentellen Untersuchungen des Turbulenzeinsatzes in Flüssigkeiten studiert worden. Mustersysteme sind

die Taylorsche und die Bénardsche Versuchsanordnung.

Im Taylor-Experiment dreht sich ein metallischer Zylinder, umgeben von einer Flüssigkeitsschicht, konzentrisch in einem äußeren, durchsichtigen Zylinder (s. Fig. 5). Im Bénardschen Versuch wird eine Flüssigkeitsschicht zwischen zwei Kupferplatten von unten (im Schwerefeld) homogen erwärmt (Fig. 5). Beide Systeme sind „offen": Durch das Taylor-System fließt ein Impulsstrom, durch das Bénard-System ein Wärmestrom. Dieser ist quantitativ bestimmt durch die Frequenz f der Umdrehungen bzw. durch den Temperaturunterschied ΔT zwischen den Platten. Bei kleinem äußerem Antrieb f bzw. ΔT bildet sich ein laminares Profil aus. Die molekulare Impulsübertragung (beschrieben durch die kinematische Viskosität v_0, einige mm^2/s bzw. die molekulare Energieübertragung durch Stöße (Temperaturleitfähigkeit λ_0, ebenfalls einige mm^2/s) sorgen für den Transport.

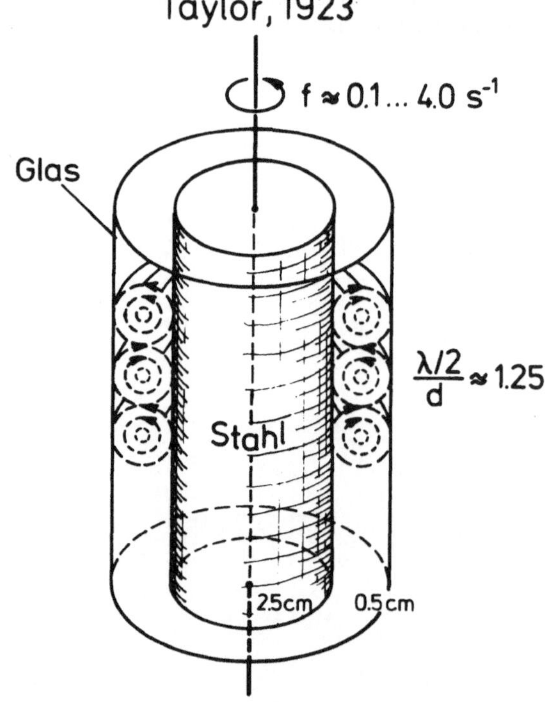

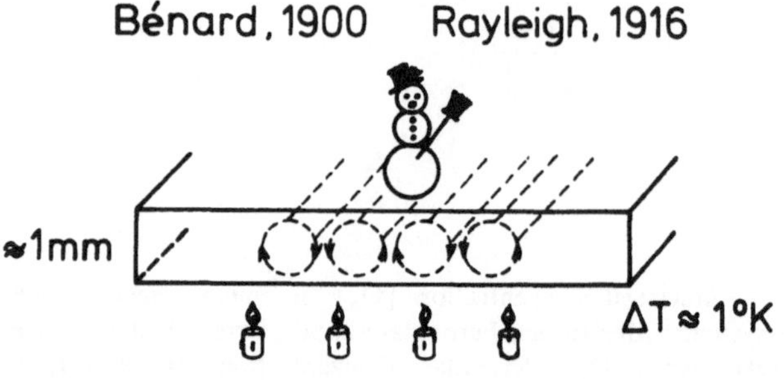

Fig. 5. Taylor- [6, 7] und Bénard-System [8, 7]

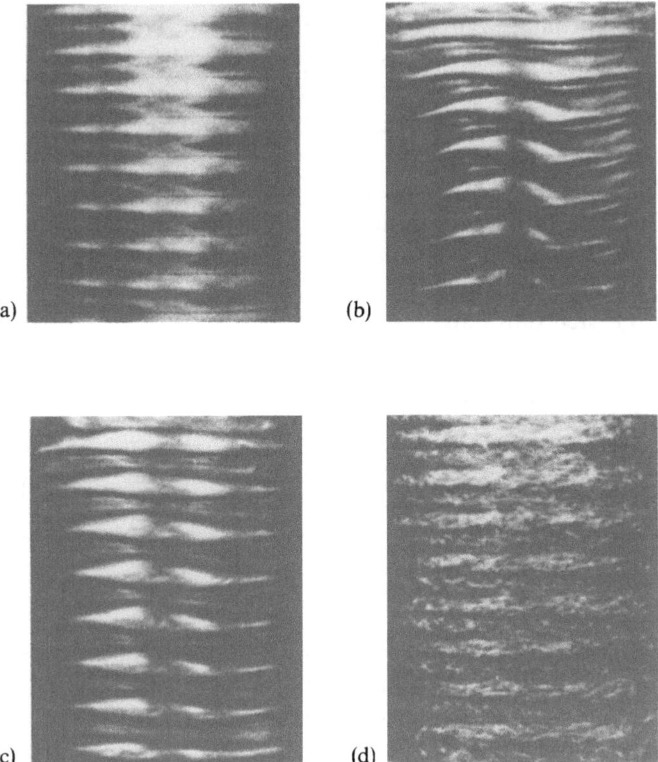

(a)

(b)

(c)

(d)

Fig. 6. Optische Beobachtung der Taylor-Schläuche bei verschiedenen Umdrehungsfrequenzen [11]. $f/f_c = 1,1$ (a), 5,5 (b), 14,5 (c), 43 (d)

Bei steigendem Antrieb bildet die Flüssigkeit Konvektion aus [9, 10], die den gewachsenen Transportbedarf erfüllen hilft. Grundmuster sind schlauchartige, regelmäßige Gebilde, der jeweiligen Geometrie angepaßte stationäre räumliche sog. dissipative Strukturen. Sie sind optisch gut sichtbar (Fig. 6). Eine neue Phase ist aufgetreten. In einem winzigen Bereich um den Übergangspunkt herum erwartet man kleine Phasenübergangsfluktuationen, bis heute unbeobachtbar. Der Übergang erfolgt im Taylor-System bei $f_c \cong 0,1\,\mathrm{s}^{-1}$, im Bénard-System bei $\Delta T_c \cong 1\,°\mathrm{K}$ (je nach Geometrie und Flüssigkeit unterschiedlich). Er ist lange bekannt. Beide Phasen sind phänotypisch gut untersucht. Störungen gleichen sich nach linearen Gesetzen aus, die Konvektion ist zeitlich konstant und glatt vom Antrieb abhängig. Durch die modernen experimentellen Möglichkeiten und motiviert durch die erneuten Bemühungen, das Phänomen der Turbulenz besser zu verstehen, wissen wir heute mehr über die Antwort der Flüssigkeit bei weiterer Steigerung der von außen aufgeprägten Transportströme [11–13]. Entweder direkt oder nach ganz wenigen Zwischenphasen erfolgt ein Übergang in eine Phase, die nicht mehr stationäre Beruhigung kennt, sondern dauernde irreguläre, chaotische Bewegung zeigt. Das äußert sich in globalen Eigenschaften (z.B. Fig. 4) ebenso wie in lokalen Geschwindigkeitsschwankungen $v(t)$.

Einen Überblick über verschiedene Flüssigkeitsantworten bei wachsendem äußeren Antrieb $r = f/f_c$ bzw. $\Delta T/\Delta T_c$ vermittelt Fig. 7. Auf die laminare Anfangsphase und die stationäre Konvektionsphase folgt evtl. eine rein periodische, dann evtl. eine fastperiodische mit zwei oder drei inkommensurablen Grundfrequenzen, schließlich die chaotische Phase. Sie setzt i.allg. scharf bei einem bestimmten r_T ein und kann durch Verringern von r wieder verlassen werden. Latent ist sie bereits für $r < r_T$ vorhanden; sie kann durch äußere Störungen mit *endlicher* Amplitude provoziert werden [14].

Zur Kennzeichnung und quantitativen Beschreibung der verschiedenen Strömungszustände bedient man sich der Frequenzanalyse. Das Fourier-Spektrum $C(\omega)$ der beobachteten Größen $N(t)$ bzw. ihrer zeitlichen Korrelationsfunktion

$$C(t) = \lim_{t_0 \to \infty} \frac{1}{t_0} \int_0^{t_0} \delta N(t+t')\, \delta N(t')\, \mathrm{d}t'$$

charakterisiert jede Phase. In den zeitlich konstanten Zuständen (laminar oder räumlich strukturiert) ist $\delta N(t) = N(t) - \langle N \rangle$ null, also $C(\omega) = 0$. In der periodischen Phase ist *eine* Frequenz prägend (Fig. 8a). Ihre höheren Harmonischen charakterisieren die Abweichung des zeitlichen Ablaufs von der reinen sin-Schwingung und wechseln ihre relative Stärke je nach Beobachtungsort. Ein apparate- oder systembedingter Rausch-Untergrund im Spektrum ist sehr klein.

In der chaotischen Phase hat $C(\omega)$ einen anderen Charakter: Praktisch alle Frequenzen eines bestimmten Bereiches treten auf, die diskreten Peaks sind nur noch schwach ausgeprägt oder ganz verschwunden. Aus dem diskreten Linienspektrum ist ein kontinuierliches Spektrum geworden, analog einem Rauschspektrum (Fig. 8c). Man könnte es makroskopisches Nichtlinearitätsrauschen nennen. Es deu-

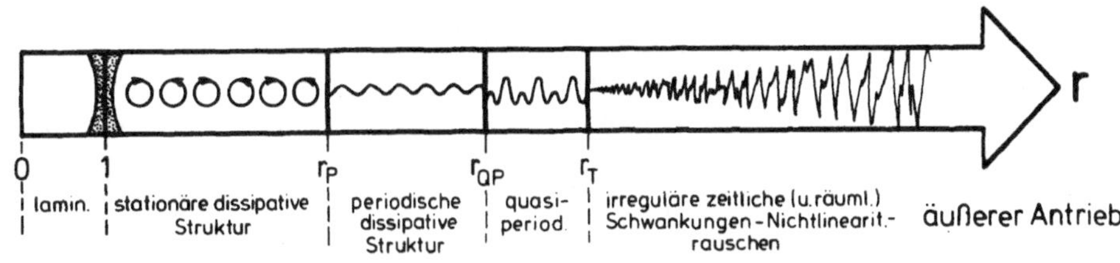

Fig. 7. Mögliche Phasen einer Flüssigkeit beim Übergang zur Turbulenz

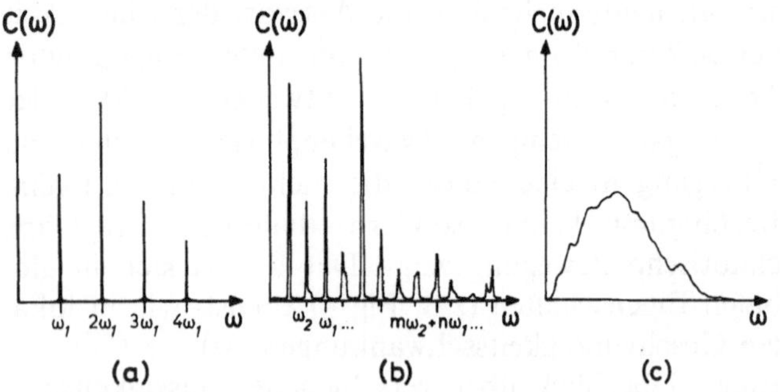

Fig. 8. Spektren der Geschwindigkeitskorrelationsfunktion bei Vergrößerung des Antriebs r. a) Periodischer Zustand, b) quasiperiodischer Zustand mit Frequenzmischung, c) kontinuierliches Spektrum im chaotischen Bereich

tet nichts darauf hin, daß es aus der atomaren Wärmebewegung zu verstehen wäre. Auch ist es nicht durch äußere stochastische Einflüsse erklärbar, denn diese werden vom Experimentator fernzuhalten versucht. Das kontinuierliche Spektrum muß vielmehr aus denselben nichtlinearen makroskopischen Gleichungen verstanden werden, die für kleinere r das Linienspektrum erzeugen.

Ein kontinuierliches Spektrum $C(\omega)$ bedeutet, daß die mittlere zeitliche Korrelation $C(t)$ mit $t \to \infty$ auf null abfällt. Das spiegelt die zeitlich begrenzte Vorhersagemöglichkeit wider, die das System im chaotischen Zustand kennzeichnet.

Modelle für deterministisches Chaos

Die beobachtete irreguläre zeitliche Geschehensfolge ist durch lineare mathematische Modellierung nicht zu verstehen, auch nicht bei linearer Überlagerung bzw. Kopplung mehrerer Variabler. Sie ist in den Flüssigkeitsexperimenten wesentlich bestimmt durch die Nichtlinearität in den Gleichungen für das (praktisch inkompressible) Flüssigkeitsfeld.

$$\frac{\partial \vec{v}}{\partial t} = -(\vec{v} \cdot \mathrm{grad})\,\vec{v} - \mathrm{grad}\,p/\rho_0 + v_0\,\Delta\vec{v}. \tag{3}$$

Nicht die unendlich vielen mikroskopischen Freiheitsgrade des Feldes $\vec{v}(\vec{r}, t)$ sind für das Phänomen des makroskopischen Chaos verantwortlich. (Sie äußern sich als thermisches, weißes Rauschen. Dessen Amplitude ist winzig auf einer makroskopischen Skala, die Frequenzen riesig verglichen mit den im Taylor- oder Bénard-System beobachteten.) Die Flüssigkeitselemente wirken vielmehr kooperativ und erzeugen das räumliche Muster. Dessen Stärke wird durch wenige Ordnungsparameter gekennzeichnet, z.B. durch die Geschwindigkeitsamplitude X der Schläuche, die Temperaturamplitude Y der Schläuche, die Amplitude Z der Abweichung vom mittle-

ren linearen Temperaturprofil in der Bénard-Zelle und ein paar weitere Modenamplituden. Das überraschende ist, daß bereits wenige ($\geqq 3$) solcher makroskopischer Ordnungsparameter wegen der nichtlinearen Kopplung aneinander zu irregulärer Zeitentwicklung neigen.

E.N. Lorenz [16] modellierte das Bénard-System durch nur drei Parameter, die o.g. Modenamplituden $X(t)$, $Y(t)$, $Z(t)$. Gleichung (3) und die ergänzende Gleichung für das Temperaturfeld $T(\vec{r}, t)$ vereinfachen sich dann zu

$$\frac{\mathrm{d}X}{\mathrm{d}t} = -\sigma X + \sigma Y, \tag{4a}$$

$$\frac{\mathrm{d}Y}{\mathrm{d}t} = r X - Y - X Z, \tag{4b}$$

$$\frac{\mathrm{d}Z}{\mathrm{d}t} = -\frac{8}{3} Z + X Y. \tag{4c}$$

Die Prandtlsche Zahl $\sigma = v_0/\lambda_0$ kennzeichnet die unterschiedliche Effektivität von Impuls- und Energietransport. r beschreibt den äußeren Antrieb.

Das Gleichungssystem (4) ist zum Muster eines mathematischen Modells der irregulären Phase geworden. Nahe dem Gleichgewicht, für $0 \leqq r \leqq 1$, ist $X_0 = Y_0 = Z_0 = 0$ stationäre Lösung, in die alle Entwicklung regulär einmündet. Wenn $1 < r < r_\mathrm{T}$, ist das Schlauchmuster stationärer Zielpunkt, stabil gegen kleine Störungen. $r_\mathrm{T} = 24{,}74$ für $\sigma = 10$. Falls r oberhalb r_T liegt, erhält man chaotische Lösungen wie in Fig. 9. (Auf weitere interessante Strukturen wie Grenzzyklen, Symmetriebrechung u.a. kann nur hingewiesen werden, s. [17].) Die Temperaturleitfähigkeit ist $\sim Z(t)$. Sie ist also zeitlich auf makroskopischer Skala veränderlich: Ein ewig fortdauerndes, im Detail immer wieder etwas anders verlaufendes zeitliches Geschehen ohne periodische Wiederkehr, im groben stets ähnlich, weil in einem endlichen Wertebereich ablaufend, im einzelnen in verschiedenen Zeitintervallen ganz unterschiedlich. Winzige Unterschiede in den Anfangsbedingungen erzeugen im groben ähnliche, aber quantitativ und im Detail exponentiell zunehmend verschiedene Zeitentwicklungen.

Ein solches Detail ist z.B. die Folge der Umklapp-Zeitpunkte von positiven zu negativen $Y(t)$ bzw. umgekehrt. Sie hat für eine konkrete Lösung ein bestimmtes, sehr irregulär aussehendes Muster $t_1, t_2, t_3, \ldots$ Eine andere Lösung $Y'(t)$ mit einer geringfügig anderen Anfangsbedingung erzeugt eine andere Folge $t'_1, t'_2, \ldots$ Beide Folgen entfernen sich zusehends voneinander, $t_\mathrm{n} - t'_\mathrm{n}$ wächst rasch. Die prinzipielle Möglichkeit der deterministischen Bahnberechnung verliert daher ihren Sinn. Geringe Un-

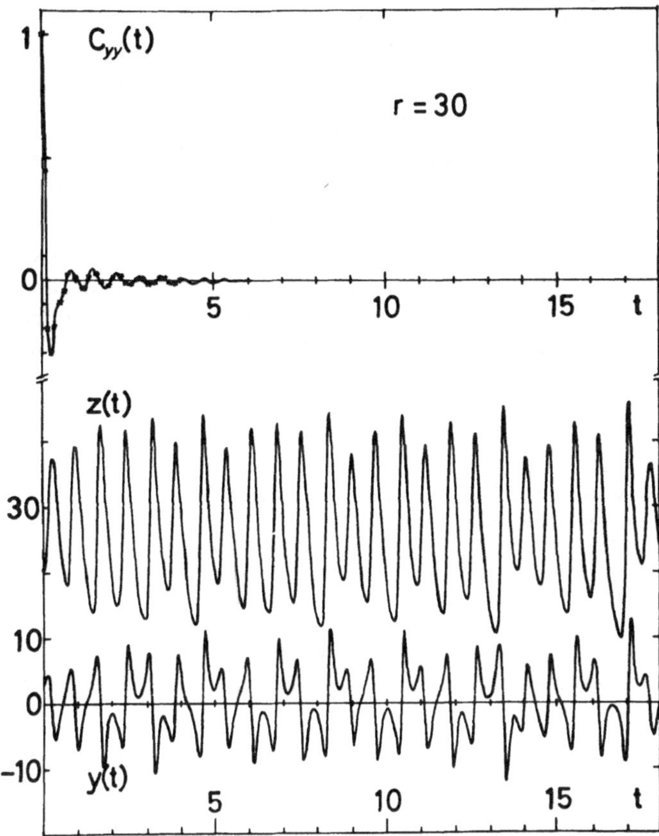

Fig. 9. Irregulärer zeitlicher Verlauf und Korrelationszerfall (numerische Lösung des Lorenz-Modells [17])

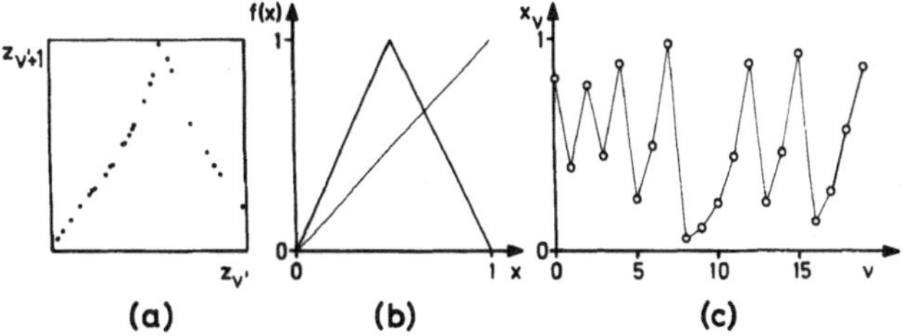

Fig. 10. Vorgänger-Nachfolger-Abbildung, reduzierte Variable $x_v = (z_v - z_{min})/(z_{max} - z_{min})$. a) Aus Fig. 9 abzulesende Abbildung, b) schematisch vereinfachte Abbildung, Gl. (5), c) erzeugte Punktfolge $\{x_v\}$

kenntnis in den Anfangsbedingungen wirkt sich dramatisch aus, ebenso geringe äußere Störungen. Trotz nur weniger Freiheitsgrade, trotz einfacher Modellierung sind Vorhersage oder Steuerung kaum möglich, wenn es auf alle Einzelheiten ankommt. Deshalb ist z.B. trotz der prinzipiellen Aufklärung des Erdmagnetismus [18] die nächste Umpolung nicht vorherzusagen. Ein quantitatives Maß über den noch möglichen, endlichen Vorhersagezeitraum bietet die Korrelationsfunktion $C(t)$ mit der Dauer ihres Zerfalls auf Null. Für das Modellsystem (4) zeigt Fig. 9 diesen Abfall.

Deterministische Zufallsfolgen

Irreguläres chaotisches Verhalten auf makroskopischer Skala ist auch in der klassischen Hamiltonschen Mechanik bekannt. Die alten Meister wußten davon, etwa H. Poincaré. Von ihm stammt bereits eine Methode, um den Zufallscharakter der zeitlichen Entwicklung nichtlinearer Systeme bequem und methodisch sauber zu beschreiben. Sie wurde von E.N. Lorenz (l.c.) etwas abgewandelt und dient dazu, eventuelles molekular-chaotisches Verhalten vom quasi-stochastischen deterministischen Chaos zu unterscheiden. Unter bewußtem Informationsverzicht

wird ein Teilaspekt der beobachteten Zeitentwicklung herausgegriffen, z.B. die Folge der Maxima $z_0, z_1, z_2, \ldots$ in $Z(t)$ (Fig. 9). Gibt es eine Vorhersagemöglichkeit für $z_{v'+1}$, wenn man $z_{v'}$ kennt?
Dazu zeichnet man sich die Punkte $z_{v'+1}$ vs. $z_{v'}$ für alle $v' < v$ in ein Diagramm (Fig. 10a). Offenbar ist $z_{v'+1} = f(z_{v'})$ näherungsweise eine „Spitzhut"-Funktion. In reduzierten Variablen lautet sie (Fig. 10b)

$$f(x) = \begin{cases} 2x & 0 \leq x \leq 1/2 \\ 2(1-x) & 1/2 \leq x \leq 1. \end{cases} \tag{5}$$

Beschriebe sie die empirisch gesuchte Abbildung exakt und wüßte man einen Anfangswert x_v genau, so könnte man die Nachfolger $x_{v+1}, x_{v+2}, \ldots$ aus (5) errechnen (Fig. 10c). Beides ist aber realiter *nicht* der Fall. Das erweist sich als katastrophal für die Vorhersagemöglichkeit. x_v und $x_v + \varepsilon$ entwickeln sich nach wenigen Abbildungen vollständig unterschiedlich, der Abstand wächst (zunächst) exponentiell, beide Folgen dekorrelieren.
Zwar bilden alle rationalen x_v Ausnahmen: Es bilden sich (instabile) periodische Folgen. Aber für alle irrationalen x_v (im Vergleich zu denen die rationalen Zahlen verschwindende Bedeutung haben, eine Menge vom Maß 0 sind) erhält man Folgen $x_v, x_{v+1}, x_{v+2}, \ldots$, die das Intervall $[0, 1]$ irregulär schwankend in immer neuen Mustern (Fig. 10c) allmählich dicht überdecken. Die mittlere Korrelation $\langle \delta x_{v+\tau} \delta x_v \rangle$ zerfällt schnell mit τ auf Null [20].
Interessiert man sich nur dafür, ob $x_{v+\tau}$ in der oberen oder unteren Hälfte des Intervalles liegt und kennzeichnet das durch $+$ oder $-$, so ergeben mögliche Maxima-Folgen $z_0, z_1, \ldots$ Bilder wie

$$- + - - + - + + + - + - - \ldots$$

Eben solche könnte man auch durch Werfen von Münzen erzeugen: Adler-Kopf-Adler-Adler- etc.
Dieses Beispiel verdeutlicht wohl besonders gut, wie der zeitliche Ablauf makroskopischen Geschehens selbst bei einfachen Strukturzusammenhängen so irregulär sein kann, daß Teilaspekte vom konventionellen „Zufall" nicht mehr zu unterscheiden sind.

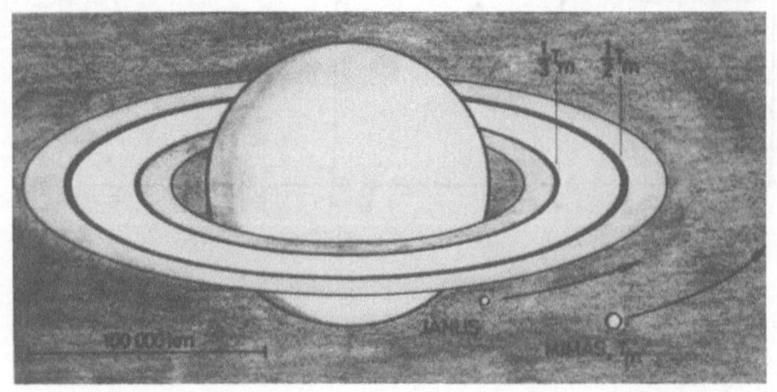

Fig. 11. Saturnringe

Auch andere nicht-lineare Abbildungsgesetze als (5) zeigen qualitativ ähnliche Phänomene [20]. Es zeichnet sich erst allmählich ab, welche Bedeutung die enge Nachbarschaft zwischen deterministischer Beschreibung und Zufallsgeschehen in den verschiedensten naturwissenschaftlichen Disziplinen hat [21].

Als eindrucksvolle makroskopische Manifestierung des irregulären dynamischen Verhaltensmusters in einem Bereich, der uns als Paradebeispiel majestätischer Regelmäßigkeit diente, sei auf die Ausbildung der Saturnringe hingewiesen (Fig. 11). Möglicherweise kann man die materiearmen Bereiche, die die „Ringe" definieren, gerade so verstehen [22], daß hier die Saturnmonde mit ihrem Störfeld die Materiebrocken nicht in zwar verformten, aber doch regelmäßigen, periodisch durchlaufenen Kepler-Bahnen belassen, sondern auf irreguläre, chaotische Kurven zwingen, die so weit in andere Bereiche tauchen, daß eine materiearme Lücke entsteht. Die moderne Mechanik versteht solche Lücken und vermag ihre Lage und Breite anzugeben (Kolmogoroff-Arnold-Moser-Theorem, [23]).

Zusammenfassung

Berichtet wurde über die jüngst deutlich gewordene Notwendigkeit, die konventionellen dynamischen Bewegungsqualitäten des stetigen Wachsens, des Einmündens in stationäre Zustände oder des periodischen Wechsels zu ergänzen durch die dynamische Qualität des Chaos: irreguläres, lokal instabiles, schwer vorhersagbares, ewiges zeitliches Torkeln auf makroskopischer Skala.

Indeterminismus trotz deterministischer Gleichungen, „deterministisches Chaos", ein Wesenszug nicht-linearer Gleichungen in bestimmten Parameterbereichen fernab vom Gleichgewicht, wurde von Max Born [24] schon 1959 trefflich charakterisiert: Wenn eine ε-unscharfe Anfangsverteilung nach endlicher Zeit eine von ε unabhängige Breite hat (mathematisch: *erst* $t \to \infty$, *dann* $\varepsilon \to 0$), ist die Zukunft trotz deterministischer Gleichungen unvorhersagbar.

Beobachtet an Flüssigkeiten, mögliche Erklärung für bestimmte andere Phänomene, typisch für nicht-lineare Systeme mit wenigen Freiheitsgraden, wird dieses in der unbelebten Natur auftretende Entwicklungsmuster auch zum Verständnis anderer Vorgänge zu beachten sein. Die Forschung ist um die Differenzierung des Phänotyps ebenso bemüht wie um die Entwicklung der begrifflichen wie mathematischen Beherrschung.

1. Matthews, S.W.: Readers Digest Mai 1977, S. 39 (National Geographic, Nov. 1976)
2. Flohn, H.: Naturwissenschaften 66, 325 (1979)
3. Olsen, L.F., Degn, H.: Nature 267, 177 (1977)
4. Bullard, E., in: AIP Conf. Proc., La Jolla Inst., Ed. Siebe Jorna, Topics in Nonlinear Dynamics, AIP, 1978, p. 373
5. Ahlers, G., in: Fluctuations, Instabilities, and Phase Transitions, p. 181. Proc. Geilo Conf. (ed. Riste, T.). New York: Plenum 1976
6. Taylor, G.I.: Phil. Trans. R. Soc. (Lond.) A 223, 289 (1923)
7. Chandrasekhar, S.: Hydrodynamic and Hydromagnetic Stability. Oxford: Clarendon 1961
8. Bénard, H.: Rev. Gen. Sci. Pures Appl. 11, 1261 (1900); Rayleigh, Lord: Phil. Mag. J. Sci. 32, 529 (1916)
9. Übersicht für das Taylor-System siehe: Koschmieder, E.L.: Adv. Chem. Phys. 32, 109 (1975); J. Fluid Mech. 93, 515 (1979)
10. Übersicht für das Rayleigh-Bénard-System siehe: Whitehead Jr., J.A., in: [5], p. 153
11. Swinney, H.L., Fenstermacher, P.R., Gollub, J.P., in: Synergetics, p. 60 (ed. Haken, H.). Berlin: Springer 1977
12. Swinney, H.L., Gollub, J.P.: Phys. Today, August 1978, p. 41
13. Ahlers, G.: Phys. Rev. Lett. 33, 1185 (1974); Ahlers, G., Walden, R.W.: ibid. 44, 445 (1980)
14. Gollub, J.P., Benson, S.V.: ibid. 41, 948 (1978)
15. Ahlers, G., Behringer, R.P.: Progr. Theor. Phys. Suppl. 64, 190 (1978)
16. Lorenz, E.N.: J. Atm. Sci. 20, 448 (1963)
17. Grossmann, S., Sonneborn-Schmick, B.: Dynamische Korrelationen im Lorenzmodell (in Vorbereitung)
18. Larochelle, A., in: Internationale Rundfunk-Universität, HR, 2.7.1980
19. Robbins, K.A.: Math. Proc. Camb. Phil. Soc. 82, 309 (1977)
20. Grossmann, S., Thomae, S.: Z. Naturforsch. 32a, 1353 (1977)
21. May, R.M.: Nature 261, 459 (1976)
22. Berry, M.V., in: AIP Conf. La Jolla, Ed. Siebe Jorna, Topics in Nonlinear Dynamics, AIP, New York 1978, p. 16
23. Moser, J.: Nachr. Akad. Wiss. Göttingen, II. Math. Physik. Kl. 1 (1962); Arnold, V.I.: Russian Math. Surv. 18, 85 (1963); Moser, J.: Stable and Random Motions in Dynamical Systems. Princeton Univ. Press 1973; Arnold, V.I., Avez, A.: Ergodic Problems in Classical Mechanics. New York-Amsterdam: Benjamin 1968
24. Born, M.: Usp. Fiz. Nauk 69, 2 (1959); Rabinovich, M.I.: Sov. Phys. Usp. 21, 443 (1978)

Eingegangen am 10. Oktober 1980

Physik der biologischen Gestaltbildung

Alfred Gierer*

Max-Planck-Institut für Virusforschung, D-7400 Tübingen

In each generation cycle of a higher organism, a complex structure is formed under the instruction of the genes. In this process morphogenetic fields (probably spatial concentration patterns of substances) are involved which elicit cell responses giving rise to visible pattern and form. Autocatalytic short-range activation in conjunction with long-range ("lateral") inhibition is capable of generating striking concentration patterns starting from near-uniform distributions. No features unusual in molecular biology are required, and self-regulatory properties observed experimentally in biological development can be accounted for. Cell responses to morphogenetic fields can include cell differentiation and the generation of bending moments, curvature and form in cell sheets giving rise to defined forms in organs and organisms. It appears that biological pattern formation is explicable on the basis of known physical laws and processes.

Physikalische Grundlagen der Biologie

Zu den Zielen der modernen Biologie gehört es, Eigenschaften der belebten Natur auf Grund physikalischer Gesetze und Vorgänge zu verstehen. Die Physik ist die allgemeinste Naturwissenschaft, die sich auf alle Ereignisse in Raum und Zeit bezieht. Die Frage, ob und in welchem Sinne auch Lebensvorgänge physikalisch erklärbar sind, ist für das menschliche Welt- und Selbstverständnis von besonderem Interesse. In dieser Hinsicht hat die molekulare Genetik in den letzten Jahrzehnten wesentliche Fortschritte erbracht. Struktur, Vermehrung und Mutation der Erbsubstanz DNS sowie die von ihr gesteuerte Eiweißsynthese wurde auf molekularer und damit physikalischer Grundlage in wesentlichen Zügen geklärt. Die Ergebnisse betreffen Grundeigenschaften aller Lebewesen, vom Bakterium bis zum Menschen. Höhere, vielzellige Organismen zeichnen sich jedoch darüber hinaus durch zwei Merkmale besonders aus, die Einzeller nur ansatzweise zeigen: komplexes Verhalten und komplexe Gestalten.

Das Verhalten der Tiere und Menschen ist eine Funktion ihres Nervensystems. Dessen Wirkungsweise ist noch weitgehend ungeklärt. Dennoch kann man die Vermutung begründen, daß ein physikalisches Verständnis möglich ist: Leistungen des Nervensystems lassen sich formal beschreiben. Alles was formalisierbar ist, ist aber auch mechanisierbar, z.B. durch digitale Computerelemente [1]; und da die Leistung einer Nervenzelle zwar anders, aber in jedem Falle reicher ist als die eines digitalen Schaltelements, kann im Prinzip jede formal beschriebene Leistung auch durch geeignet konstruierte Nervennetze erzielt werden. Diese Überlegung begründet allerdings nur, daß und nicht wie das Nervensystem auf physikalischer Basis zu erklären ist. Wie es funktioniert und wo die Grenzen seiner Leistungen liegen, kann nur die weitere Forschung ergeben. Auch ist es zumindest zweifelhaft, ob alle Eigenschaften von Nervensystemen, z.B. in bezug auf das Bewußtsein, auch formalisierbar sind [2].

Das zweite charakteristische Merkmal höherer Lebewesen ist ihre sehr spezifische räumliche Struktur. Sie entsteht in jeder Generation neu aus der relativ uniformen Eizelle und letztlich aus deren noch einförmigerer Vorstufe, dem Ooblasten. Die Neubildung von Strukturen kennen wir auch aus dem anorganischen Bereich, wie zum Beispiel die Bildung von Wolken am anfangs blauen Himmel. Das besondere Merkmal biologischer Strukturen ist aber, daß sie im Detail reproduzierbar, also vorhersagbar sind, daß sie artspezifisch sind, weil sie von Genen bestimmt werden, und daß sie in einer genau regulierten Folge von Ereignissen entstehen. Besonders eindrucksvoll sind Regeleigenschaften, die sich bei künstlichen Eingriffen in die Entwicklung zeigen. Manchmal kann

---

* Vortrag anläßlich der 111. Versammlung der Gesellschaft Deutscher Naturforscher und Ärzte, Hamburg, 21.–25. September 1980

 © by Springer-Verlag 1981   39

ein halber Embryo ein ganzes Tier bilden; alle Teile werden zunächst auf eine entsprechend kleinere Größe heruntergeregelt. Bestimmte Einflüsse führen zu verdoppelten Anlagen, z.B. zu einem doppelköpfigen Gebilde, andere zu drastischen Symmetrieänderungen. Solche Eigenschaften haben oft zu Zweifeln geführt, ob sie mit der gewöhnlichen Physik vereinbar sind.

Grundprozesse der biologischen Gestaltbildung

Welche Prozesse bestimmen nun Form und Gestalt eines Organismus? Aus der Eizelle entstehen im Laufe der Entwicklung viele verschieden differenzierte Zellen, wahrscheinlich als Folge der Aktivierung verschiedener Gene. Zelldifferenzierung erklärt aber für sich nicht die räumliche Ordnung; ein Klumpen verschieden differenzierter Zellen ist noch kein Tier. Bei der Bildung räumlicher Strukturen lassen sich drei Grundmechanismen unterscheiden: das Aussortieren von Zellbestandteilen oder Zellen zu bestimmten energetisch günstigen räumlichen Konfigurationen ("self-assembly"); Ordnung in der Zeit, die Ordnung im Raum erzeugen kann, etwa indem in einem auswachsenden Organ eine räumliche Folge von Strukturen zeitlich nacheinander angelegt wird; und schließlich die Bildung von definierten Strukturen innerhalb zunächst homogener Zellen oder Zellgewebe, sei es mit oder ohne Wachstum. Der letztere Prozeß — die innere räumliche Selbstorganisation — spielt bei der Entwicklung vielzelliger Organismen eine Hauptrolle und ist wesentlicher Bestandteil ihres Generationszyklus; ich möchte mich hauptsächlich auf diese Art der biologischen Strukturbildung konzentrieren.

Ein instruktives und typisches Beispiel hierfür ist die seit Jahrhunderten bekannte Regeneration des Polypen *Hydra* aus Teilen der Bauchregion (Fig. 1). Jedes Teilstück macht ein neues Tier mit Kopf und Fuß. Dabei wächst der neue Kopf nicht nach, sondern wird im wesentlichen aus dem vorhandenen Gewebe geformt. Der Ort des Kopfes im Regenerat ist vorhersagbar; er entsteht an der Stelle, die dem ursprünglichen Kopf am nächsten war. Daraus folgt, daß die gleiche Stelle des ursprünglichen Tieres Kopf oder Fuß bilden kann, je nach dem, wie das regenerierende Stück herausgeschnitten wurde. Die Entscheidung für Kopfbildung beruht also nicht auf einer lokalen Eigenschaft des Gewebes, sondern auf einer Kommunikation der Zellen über das ganze regenerierende Gewebestück hinweg. In einem herausgeschnittenen Teilstück ist schon nach wenigen Stunden die künftige Kopfregion aktiviert [3]. (Dies läßt sich nachweisen, indem man die aktivierte Region in Gewebe anderer Hydren verpflanzt und dort die Induktion von Köpfen untersucht.) Es hat sich ein „morphogenetisches

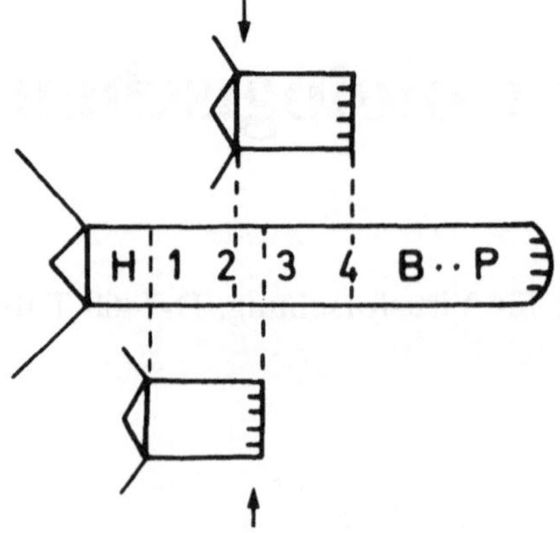

Fig. 1. Regeneration von *Hydra* (schematisch: Kopf H, Bauchregion 1–4, Knospungsregion B, Fuß P). Jede Sektion der Bauchregion kann ein neues Tier mit Kopf und Fuß regenerieren. Der Kopf wird an der Stelle gebildet, die dem ursprünglichen Kopf am nächsten war. Die gleiche Stelle des ursprünglichen Tiers (Pfeil) kann also Kopf oder Fuß bilden

Feld" gebildet, wahrscheinlich eine gradierte Verteilung eines Stoffes, der an einem Ende des regenerierenden Gewebestücks, am Ort hoher Konzentration, die Kopfbildung auslöst. Die Orientierung dieses morphogenetischen Feldes wird durch eine leicht asymmetrische Verteilung in der Kopf-Fuß-Richtung des ursprünglichen Tiers festgelegt [4]. Die Form des morphogenetischen Gradienten ist jedoch von Details der Anfangsbedingungen unabhängig und entsteht nach Beginn der Regeneration neu.

Die Regeneration von *Hydra* ist somit ein geeignetes Modell für den experimentellen Nachweis, daß morphogenetische Felder der Bildung sichtbarer Strukturen vorangehen und deren räumliche Ausbildung regeln.

Es liegt nahe, zunächst nach ihrer chemischen Natur zu fragen. Es gibt klare experimentelle Evidenz [5, 6], daß organische Substanzen, die in natürlichen Geweben vorkommen, bereits in sehr kleinen Konzentrationen in spezifischer Weise in die Regelung der Morphogenese eingreifen können. Da aber die Bildung morphogenetischer Felder nur eine unter mehreren denkbaren Regelfunktionen solcher Substanzen ist und da ein direkter Test für Morphogene aus technischen Gründen bisher nicht verfügbar ist, ist auch die chemische Basis morphogenetischer Felder noch nicht bekannt. Um deren Bildung auf physikalischer Grundlage zu analysieren, muß man zunächst eine sehr allgemeine Annahme über das hierfür relevante Teilgebiet der Physik machen. Nähme man etwa an, dies wäre Magnetismus, so wäre die Dynamik morphogenetischer Felder auf die Maxwellschen Gleichungen zurückzuführen. Die molekularbiologisch vernünftige Annahme ist jedoch, daß es sich um Konzentrationsverteilungen von Molekülen handelt, die durch Wechselwirkung und Bewegung von Molekülen in Zellen, auf Membranen und in interzellulären Strukturen entstehen. Dann gelten für einen sehr weiten Bereich verschiedener Mechanismen Gesetze eines einfachen Grundtyps: Konzentrationen der Substanzen ändern sich mit der Zeit als Funktion der Konzentration der verschiedenen Substanzen (dies beschreibt die physikalisch-chemische Wechselwirkung) sowie als Funktion der räumlichen Verteilung der betreffenden Substanzen (die z.B. Ausbreitungseffekte durch Diffusion bestimmt). Die Grundvoraussetzung — Konzentrationen ändern sich als Funktionen von Konzentrationen — „entmystifiziert" den zunächst abstrakten Begriff der morphogenetischen Felder, indem man sie als Produkte gewöhnlicher Molekularbiologie betrachtet; zugleich stellt die entsprechende Gesetzesform aber viel strengere Bedingungen an die Theoriebildung als alle Erklärungsversuche mit Worten. Man kann so weit gehen zu fragen, ob auf dieser Grundlage überhaupt räumliche Konzentrationsmuster entstehen können. Daß dies der Fall ist, hat Turing [7] 1952 nachgewiesen: Zwei Substanzen mit auto- und kreuzkatalytischer Wechselwirkung können unter bestimmten Umständen spontan Konzentrationsmuster bilden. Verschiedene Arbeitsgruppen haben seither mathematische Eigenschaften solcher Systeme weiter aufgeklärt [8].

Bildung räumlicher Strukturen durch Autokatalyse und „laterale Inhibition"

Kann derartige Reaktionskinetik helfen, die Entwicklungsbiologie zu verstehen? Um dies zu klären, haben wir nach Bedingungen zur Erzeugung morphogenetischer Felder gesucht, die nur bekannte molekularbiologische Eigenschaften erfordern und die zugleich die für die biologische Entwicklung charakteristischen Regeleigenschaften ergeben. Die folgenden Bedingungen ergaben sich aus dieser Analyse [9]: Für die Bildung räumlicher Konzentrationsverteilungen ist ein kurzreichweitiger autokatalytischer, also aktivierender Effekt nötig, gekoppelt an eine längerreichweitige „laterale" Inhibition von ausreichender Stärke und Geschwindigkeit. Reichweite ist hierbei als mittlerer Abstand zwischen Produktion und Zerfall der Moleküle definiert, die durch die Gesetze der physikalischen Chemie als Funktionen von Diffusion und Zerfallszeit berechenbar sind. Beginnen wir mit einer annähernd gleichmäßigen Verteilung im Raum, so kann ein kleiner Anfangsvorteil in einem Teilbereich durch Selbstverstärkung zu einer starken lokalen Aktivierung führen. Im aktivierten Bereich werden Hemmstoffe gebildet, die sich infolge ihrer größeren Reichweite über einen weiteren Bereich ausbreiten und dort Aktivierung verhindern. Auf diese Weise kann sich eine stabile räumliche Ungleichverteilung

von Stoffkonzentrationen bilden. Die Form des entstehenden Musters ist von den Reichweiten der Aktivierung und der Inhibition bestimmt; im einfachsten Fall ist es eine gradierte Verteilung, in größeren Feldern sind symmetrische und periodische Muster möglich.

Die reaktionskinetischen Bedingungen lassen sich in eine mathematische Form bringen, die es erlaubt, viele verschiedene molekulare Modelle zu konstruieren, die zur räumlichen Musterbildung führen. Ein Beispiel: Aktivatoren und Inhibitoren werden von Enzymen erzeugt, die ihrerseits durch die Anlagerung von je zwei Aktivatormolekülen in einen aktiven Zustand umschnappen. Die Inhibitormoleküle hemmen das Aktivator-bildende Enzym. Sie werden schnell gemacht und diffundieren weit.

Dieses Beispiel ist eines von vielen möglichen Modellen, die zu ungleichen räumlichen Verteilungen führen, und nur biochemische Methoden können letztlich eine Entscheidung über den Mechanismus erbringen. Es ist jedoch bemerkenswert, daß keine sehr komplizierten Systeme und keine Eigenschaften nötig sind, die nicht in der gewöhnlichen Molekularbiologie bekannt sind.

Derartige Modelle auf der Basis von Autokatalyse und lateraler Inhibition können in einfacher Weise die Regeleigenschaften biologischer Systeme wiedergeben, an denen jede Theorie experimentell zu prüfen ist. Dies läßt sich demonstrieren, indem man den Mechanismus der Aktivierung und Inhibition durch zwei relativ einfache Gleichungen formal beschreibt und die Musterbildung im Computer verfolgt (Fig. 2). Konzentrationsmuster entstehen aus annähernd gleichförmigen Anfangsbedingungen, die die Orientierung, aber nicht die Form bestimmen. Hierdurch wird die Bildung einer polaren Struktur richtig wiedergegeben, wie sie etwa bei der Regeneration eines Teilstükkes des Polypen *Hydra* (Fig. 1) erfolgt. Im Abstand zu einem Zentrum der Aktivierung kann ein zweites Zentrum induziert werden. Hierdurch läßt sich die Induktion sekundärer Zentren, etwa die Bildung doppelköpfiger Embryonen, erklären. Bestimmte Versionen der Theorie ergeben eine Regelung, bei der in einem kleineren Teilstück ein vollständiges Muster in verkleinertem Maßstab gebildet wird (so bilden z.B. kleine Teilstücke der *Hydra* Tiere mit entsprechend kleinen Köpfen). Während das einfachste Muster eine gradierte Verteilung ist, können sich in weiteren Feldern symmetrische und periodische Muster bilden. Die Berechnungen lassen sich auf zwei und drei Dimensionen ausdehnen. In der Entwicklungsbiologie sind zweidimensionale morphogenetische Felder innerhalb von Zellschichten besonders wichtig. Figur 3 zeigt Gradienten, symmetrische und periodische Verteilungen in zwei Dimensionen. Kombinationen

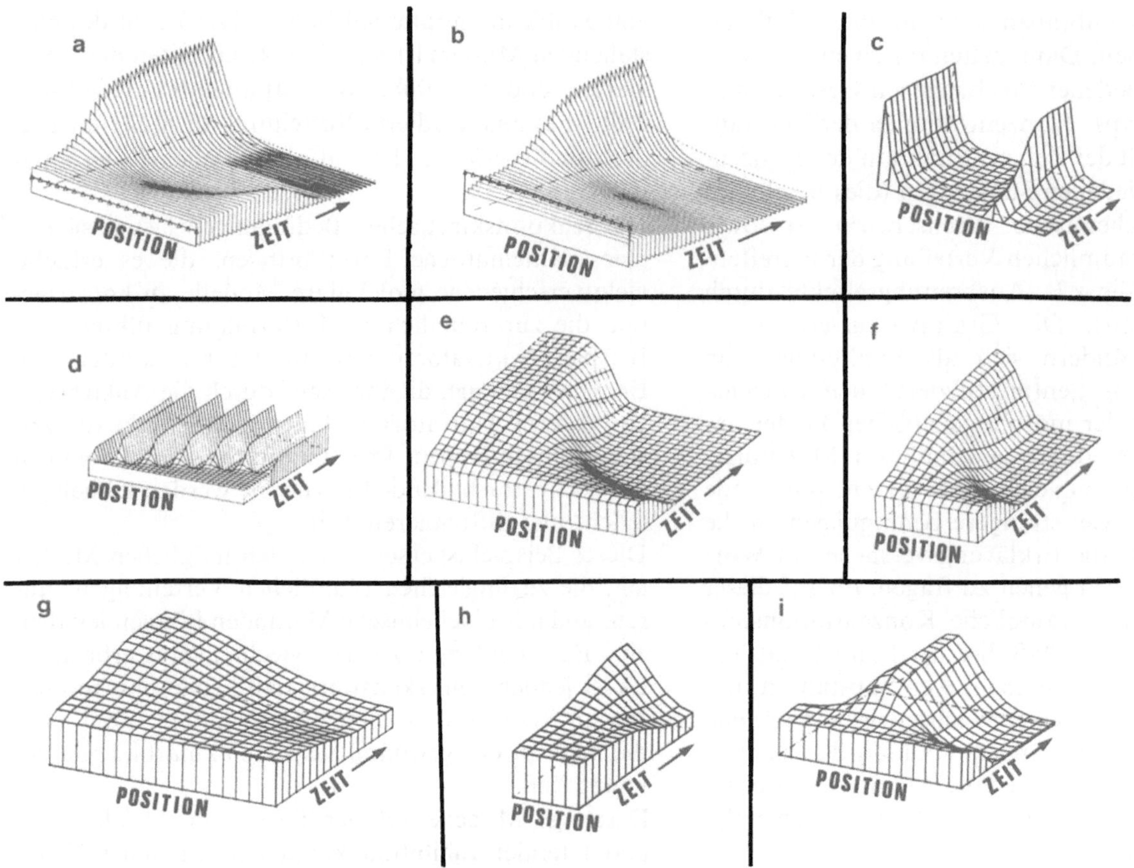

Fig. 2. Bildung räumlicher Konzentrationsverteilungen aus annähernd gleichförmigen Anfangsbedingungen auf der Basis von Autokatalyse und lateraler Inhibition. (a, b) Bildung einer gradierten Verteilung, initiiert (a) durch einen kleinen Zufallsvorteil (links) oder (b) durch eine sehr leicht gradierte Anfangsverteilung Morphogen-bildender Enzyme (▲-▲-▲-▲). (c) In gewisser Entfernung von einem etablierten Zentrum der Aktivierung (links) kann ein kleiner Stimulus (Mitte rechts) zur Bildung eines zweiten aktivierten Zentrums führen. (d) Bei kürzeren Reichweiten der Aktivatoren und Inhibitoren wird, ausgelöst an einem Rand, ein periodisches Muster gebildet. (e, f) Proportionsregelung ist möglich, wenn die Höhe der Aktivierung durch Saturierungseffekte begrenzt ist; der aktivierte Teilbereich ist der Größe des Gesamtstücks annähernd proportional, solange sie in der Reichweite der Inhibition liegt. (g, h) Eine genauere Proportionsregelung über eine ganze gradierte Verteilung hinweg ergibt sich, wenn im Ausgangszustand die Reichweite der Aktivierung so groß ist, daß sich gar kein Muster bilden kann und dann durch graduelle Verminderung der Zellkommunikation, z.B. durch Schließen von interzellulären Verbindungen, ein Gradient initiiert wird. Wenn sich von da an die Zellkommunikation nicht mehr ändert, erhält man stabile Gradienten mit guter Proportionsregulation. (i) Bestimmte Parameterbereiche ergeben symmetrische Muster

und Schachtelungen von einfachen Systemen können zu komplexeren Mustern führen. Auch kompliziertere Regelvorgänge nach experimentellen Eingriffen in die Entwicklung durch Schnitte und Verpflanzungen von Geweben lassen sich auf der Grundlage der Theorie erklären.

Eine genauere mathematische Analyse des Modells, das den gezeigten Rechnungen zugrunde liegt, hat die Notwendigkeit der Bedingungen kurzreichweitiger Autokatalyse und langreichweitiger lateraler Inhibition für die Musterbildung bestätigt [10]. Die Bedingungen gelten noch allgemeiner für alle musterbildenden Systeme mit zwei Stoffen im Rahmen der allgemeinen Reaktionskinetik. Dies läßt sich zeigen, indem man in die Gleichungen der allgemeinen Stabilitätstheorie [11] von vornherein die Begriffe der lateralen Inhibitionstheorie — Reichweiten und Lebensdauern von Molekülen und Ordnungen von Reaktionen —

einführt und die Bedingungen für die Entstehung räumlicher Ungleichheiten ermittelt [12].

Das Konzept läßt sich darüber hinaus in gewissem Umfang von zwei auf mehrere Komponenten ausdehnen, wenn man sie in zwei Gruppen von Substanzen mit kurzer bzw. langer Reichweite aufteilen kann [12]. Wenn die kurzreichweitige Gruppe, für sich betrachtet, aktivierende Eigenschaften hat und die langreichweitige Gruppe einer autokatalytischen Explosion des Gesamtsystems hemmend entgegenwirkt, ist die Bildung von Konzentrationsmustern aus annähernd uniformen Anfangsverteilungen möglich. Ein Beispiel ist ein System aus vier Substanzen, das ein Streifenmuster erzeugt, bei dem sich zwei verschiedene Aktivierungen im Raum abwechseln und sich wechselseitig durch zwei stärker diffusible Stoffe unterstützen. Eine weitere Verallgemeinerung solcher Modelle der „lateralen Hilfe" führt zu Induktionswellen, die eine fest-

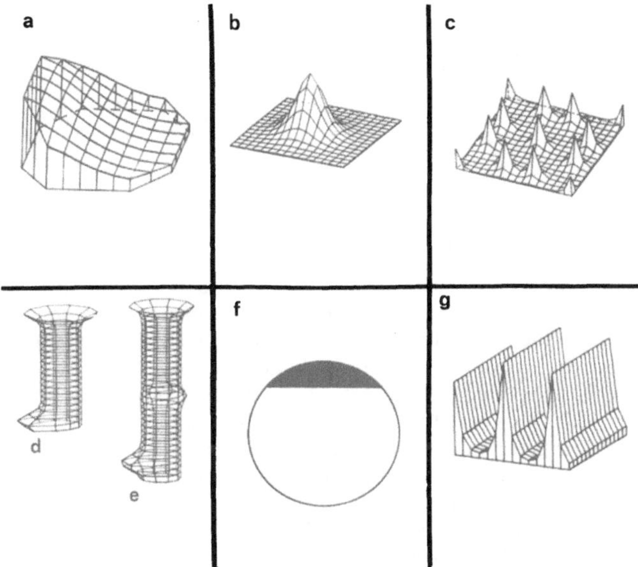

Fig. 3. Beispiele der Musterbildung in zweidimensionalen Feldern, z.B. in Zellschichten [18]. Das gebildete Muster hängt im wesentlichen von der Reichweite der Aktivatoren und Inhibitoren ab. (a) Gradierte Verteilung, die „Positionsinformation" [19] in einer Dimension festlegt (zusammen mit einem zweiten Gradienten in anderer Richtung kann man ein zweidimensionales Koordinatensystem für die Morphogenese erhalten). Bei kleineren Aktivator-Reichweiten kann sich ein Gipfel der Aktivierung innerhalb der Schicht (b) bzw. ein periodisches Muster (c) bilden. Auf einem wachsenden Zylinder ergeben sich Aktivierungen auf entgegengesetzten Seiten (d, e), wie es der Anordnung von Knospen der *Hydra*, aber auch den Blattständen vieler Pflanzen entspricht. (f) Aktivierung eines Pols auf einer Kugel. (g) Ist die Ausbreitung der Inhibitoren in einer Dimension gering, in der anderen aber groß, so kann sich ein periodisches Muster in einer Dimension bilden

gelegte Sequenz verschieden aktivierter Bereiche im Raum erzeugt [13]. In der Entwicklungsbiologie findet man die Eigenschaften, die auf solche Induktionswellen hinweisen, besonders bei bestimmten Regenerationsvorgängen; ein Beispiel ist die interkalare Regeneration von zuvor herausgeschnittenen Teilen von Insektenbeinen [14].

Zelldifferenzierung und Formbildung

Morphogenetische Felder sind zumeist unsichtbare räumliche Verteilungen. Wirkliche Muster und sichtbare Gestalten entstehen erst durch die Reaktion der Zellen auf lokale Werte der morphogenetischen Felder durch Differenzierung, Vermehrung, Bewegung sowie durch solche Änderungen der Zellformen, die sich auf die Gewebeform auswirken. Wenn das morphogenetische Feld die Bildung relativ stabiler Stoffe reguliert oder die Wahrscheinlichkeit der Differenzierung von Zellen im Gewebe beeinflußt, so kann ein morphogenetischer Gradient zu einer stabilen gradierten Verteilung von Zellbestandteilen oder Zellen führen. Wenn hingegen die Differenzierung von Zellen

zu einem bestimmten Typ immer und nur dort ausgelöst wird, wo die Morphogen-Konzentration einen Schwellenwert überschreitet, so bewirkt ein kontinuierlicher morphogenetischer Gradient eine Unterteilung des Gewebestücks in verschieden differenzierte Bereiche mit scharfer Grenze.

So interessant die Phänomene der morphogenetischen Felder und der Zelldifferenzierung für die Entwicklungsbiologie sind, ergeben sie für sich doch noch keine Erklärung der eigentlichen Morphogenese, nämlich der Entstehung wirklicher Formen im Raum. Formen sind eigentlich Krümmungsmuster der Oberflächen von Organen und Organismen. Biologische Formen und Gestalten, die unserer sinnlichen Erfahrung der Natur unmittelbar zugänglich sind, wurden merkwürdigerweise in der Biologie der letzten Jahrzehnte durch abstrakte Aspekte der Biochemie und Genetik weitgehend verdrängt. Tatsächlich sind die an der Gestaltbildung beteiligten Prozesse so vielfältig, daß man keine allgemeine Erklärung erwartet, die es etwa mit der molekularen Genetik an Geschlossenheit aufnehmen kann. Jedoch gibt es einen relativ einfachen Prototyp, der in der Entwicklungsbiologie eine beträchtliche Rolle spielt: die Bildung von Strukturen durch die Evagination oder Invagination von zunächst annähernd flachen Zellschichten, zum Beispiel bei der Gastrulation, Neurulation oder Bildung von Organanlagen. Man könnte vermuten, morphogenetische Felder wirkten dabei als Signale zu einer einmaligen und irreversiblen Kontraktion einer Oberfläche von Zellschichten. Dem widerspricht jedoch die Selbstregelung solcher Prozesse; sie können z.B. oft durch Hemmstoffe aufgeschoben oder aufgehoben und wiederholt werden [15]. Diese Selbstregelung läßt vermuten, daß die Formbildung die Annäherung an einen neuen Gleichgewichtszustand darstellt, der seinerseits durch das morphogenetische Feld bestimmt wird. Solche Vorgänge lassen sich als Annäherung an einen Zustand kleinsten Potentials [16] beschreiben. Hierbei kann man das Prinzip der kleinsten Energie auf Fließgleichgewichte verallgemeinern. Zum Potential können sowohl membrangebundene Moleküle als auch intrazelluläre Strukturen, z.B. Fasern, beitragen.

Voraussetzung für eine Gestaltbildung ist die Stabilität der formbildenden Zellschicht gegen Verklumpen oder Zerfall. Diese Stabilität ist an bestimmte Voraussetzungen gebunden. Die Analyse [17] zeigt, daß sie mit einer einfachen linearen (also proportionalen) Beziehung des Potentials zu den verschiedenen Kontaktflächen der Zelle mit anderen Zellen, Innen- und Außenmedium unvereinbar ist. Molekularbiologisch bedeutet dies, daß keine starre gleichmäßige Verteilung von Molekülen an der Zelloberfläche, wie kompliziert auch immer deren Zusammensetzung sein

mag, für sich zu einer stabilen Zellschicht führen
kann. Andererseits ergeben relativ einfache, „nicht-
lineare" Effekte, zum Beispiel ein Zusammenlaufen
von Molekülen der Zellmembran an einem Pol („cap-
ping") oder ein Einfluß intrazellulärer Fasern auf die
Zellform, die Stabilität einer Zellschicht gegenüber
einer ganzen Reihe von Störungen und Verformungen. Aktivierung eines Bereiches einer Zellschicht
durch ein morphogenetisches Feld führt dann zu Bie-
gemomenten, Krümmung und der Bildung einer definierten neuen Struktur, wenn eine weitere Voraussetzung erfüllt ist: Der innere Bereich der Zellschicht
muß anders sein als der äußere. Diese Asymmetrie
ist in der Biologie die Regel und oft direkt im Mikro-
skop zu sehen. Sie unterscheidet Zellschichten von
den meisten technischen Materialien und stellt die
logische Voraussetzung dafür dar, daß eine lokale
Aktivierung durch ein morphogenetisches Feld zu einem Biegemoment und zur Krümmung des Gewebes
in einer definierten Richtung führt (anderenfalls wären Invagination und Evagination gleichberechtigt,
ein Biegemoment könnte nur Null sein).
Für Modellrechnungen eignet sich die technische
Schalentheorie, die von Ingenieuren und Architekten
entwickelt wurde und etwa der Konstruktion dünner
Betondecken zugrundeliegt, die große Flächen über-
spannen. In der Technik spielen dabei tangentiale
Kräfte die Hauptrolle, während die Form der Schalen
so gewählt wird, daß Biegemomente möglichst vermieden werden, da sie z.B. eine Schalendecke zum
Einsturz bringen würden. Für die biologische Anwendung ist hingegen die entgegengesetzten Näherung der
Schalentheorie geeignet, die die Biegemomente betont
und tangentiale Kräfte als klein voraussetzt.
Ich möchte einige Modellrechnungen für einfache
dreidimensionale rotationssymmetrische Strukturen
erläutern. Aktivierung einer einzelnen Teilregion einer
Zellschicht kann zu einer relativ komplexen Struktur
führen, als Folge der Wechselwirkung von Krümmun-
gen in den beiden Dimensionen der Oberfläche der
Zellschicht (Fig. 4a). Aktivierung eines Teilbereiches
einer geschlossenen Kugel führt zu Evagination
(Fig. 4b, c). (Das entgegengesetzte Vorzeichen des Effektes der Aktivierung auf die Zellschicht würde Invagination ergeben.) Längliche Formen und noch kompliziertere Strukturen mit ungleichmäßiger Krümmung können auf verschiedene Weise entstehen, etwa
durch starke Aktivierung eines kleinen und schwächere Aktivierung eines umgebenden größeren Bereichs, wie es im Fall des Knospungsmodells (Fig. 4d)
dargestellt ist. Man wird nicht erwarten, daß die skizzierte Theorie [17] der Formbildung von Zellschichten
auf alle Fälle anwendbar ist; wenn die Formbildung
stark durch tangentiale Kräfte, Reibung oder sterische Behinderung mitbestimmt ist, ist sie im Rahmen

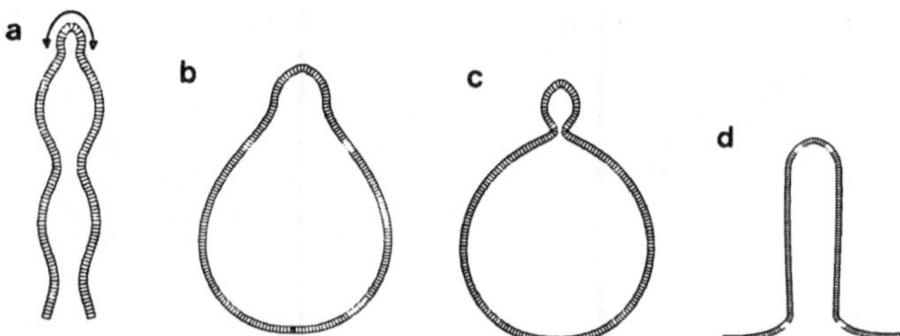

Fig. 4. Modelle der Formbildung von Zellschichten am Beispiel
rotationssymmetrischer Formen (die Computerbilder zeigen
Schnitte durch die dreidimensionale Struktur, die die vertikale
Achse der Rotationssymmetrie enthalten). Vorausgesetzt wird ein
morphogenetisches Feld, das eine (Pol-)Region aktiviert (s.
Fig. 3b, f) und dort Biegemomente, Krümmung und Form induziert. Der Berechnung liegt die technische Schalentheorie zugrunde.
(a) Beispiel einer offenen Struktur (↔aktivierte Polregion), (b, c)
Evagination aus einer geschlossenen Kugel. Längliche Strukturen
können z.B. dadurch entstehen, daß um eine stark aktivierte Region
herum ein größeres Gebiet schwächer aktiviert wird (d)

dieser Theorie nicht darstellbar. Sie ist aber vermutlich eine gute Näherung für die Fälle, in denen die
einem Potentialansatz entsprechenden Selbstregelei-
genschaften experimentell beobachtet werden.

Ähnlichkeiten und Unterschiede zwischen biologischen und nicht-biologischen Strukturbildungen

Die Überlegungen und Analysen über die Bildung
von morphogenetischen Feldern durch Autokatalyse
und laterale Inhibition sowie über die Reaktion der
Zellen auf solche Felder durch Differenzierung und
Formänderungen zeigen, daß Grundprozesse der biologischen Gestalt- und Musterbildung und ihre Selbst-
regulation auf Grund physikalischer Gesetze darstellbar sind. Wenn auch die chemischen Grundlagen dieser Prozesse weitgehend ungeklärt sind und Überra-
schungen und Komplikationen bergen können, so legt
doch die Tragweite einfacher physikalisch begründe-
ter Modelle sehr nahe, daß die biologische Gestalt-
und Musterbildung auf gewöhnlicher Molekularbiologie beruht und völlig im Gültigkeitsbereich der bekannten physikalischen Grundgesetze liegt. Physikalische Erklärungen heben aber den Unterschied zwischen belebter und unbelebter Natur nicht auf. Welche Eigenschaften biologischer Strukturbildung sind
gemeinsam und welche verschieden von Strukturbil-
dungen in anderen Bereichen?
Selbstverstärkung, wie sie der skizzierten biologischen
Theorie zugrunde liegt, gibt es ganz offensichtlich sowohl bei der Strukturbildung in der anorganischen
Physik, etwa bei der Entstehung von Kristallen und
Galaxien, Wolken und Wellen, als auch im sozialen
Bereich bei Ausbildung sozioökonomischer Ungleichheiten, der Bildung städtischer Zentren oder der Ausbildung von Verkehrsstaus. Andererseits ist es für den

biologischen Bereich charakteristisch, daß komplexe Strukturen im Generationszyklus genau reproduziert werden. Im Laufe der Entwicklung eines Organismus entstehen Strukturen, Teilstrukturen und deren Unterstrukturen in genetisch festgelegter räumlicher Anordnung und Orientierung. Alle interessanten Strukturen eines Elefanten finden sich an definierten Stellen in definierter Orientierung, wie Vorder- und Hinterbeine, Rüssel und Stoßzähne; so selbstverständlich uns dieser Sachverhalt erscheint, im Sinne der Strukturtheorie bedeutet er, daß im Gegensatz zum anorganischen Bereich bei der biologischen Gestaltbildung der echte, also der statistische Symmetriebruch keine große Rolle spielt. Die Orientierung einer Teilstruktur ist vielmehr durch die Anfangsbedingungen festgelegt. Dagegen kann die Form selbst grundsätzlich nicht in verborgener Weise räumlich vorgebildet sein. Dies läßt sich an einem einfachen Gedankenexperiment zur Regeneration von *Hydra* (s. Fig. 1) zeigen. Nehmen wir an, wir schneiden ein Zehntel der Länge einer *Hydra* heraus, lassen das Stück regenerieren und wachsen, schneiden wiederum ein Zehntel der Länge heraus und wiederholen den Prozeß achtmal. Wäre die Endstruktur in der Anfangsstruktur räumlich vorgebildet, so müßte sie in einer 10^{-8} cm dicken Schicht des ersten Tieres als Muster vorkommen. Dies entspricht dem Durchmesser eines Atoms und kann auf Grund der Quantenindetermination keine chemische Struktur enthalten. Es folgt also zwingend, daß in jeder Runde der Regeneration die räumliche Struktur jeweils neu gebildet wird. Die laterale Inhibitionstheorie gibt sowohl die Unabhängigkeit der Form als auch die Abhängigkeit der Orientierung von Details der Anfangsbedingungen richtig wieder, wie es der Logik des Generationszyklus entspricht.

Mathematik und Materie als Erklärungsgrundlagen biologischer Entwicklung

Ein umfassendes Verständnis der Grundprozesse der biologischen Gestalt- und Musterbildung erfordert schließlich eine Kombination physikalisch-mathematischer Analysen mit strukturellen biochemischen Erkenntnissen. Damit wird sowohl der reduktionistischen These widersprochen, der Nutzen der Mathematik beschränke sich auf die Aufstellung solcher Hypothesen, die die experimentelle Aufklärung molekularer Strukturen erleichtern, als auch der formalistischen Meinung, die Erklärung der Strukturbildung liege ausschließlich in formalen Prinzipien wie Katastrophen, dissipativen Strukturen, Bifurkationen usw., die von jedem chemischen Detail abstrahieren. Tatsächlich ist biologische Form eine System-Eigenschaft, die sich ebenso wenig direkt aus der Struktur von Molekülen ablesen läßt wie die Form von Wolken und Wellen aus der chemischen Formel für Wasser. Auch wenn wir alle an der biologischen Formbildung beteiligten Moleküle kennen würden, wären außerdem phänomenologische Theorien und mathematische Fakten erforderlich, um die Form selbst zu verstehen. Andererseits wird eine rein mathematische Theorie auch dann, wenn sie Phänomene gut wiedergibt, so lange nicht befriedigen, wie sie nicht durch biochemische Fakten bestätigt wird.

Es ist psychologisch verständlich, daß Biochemiker und Molekularbiologen mehr den strukturellen Aspekt des Problems schätzen, während Mathematiker und Physiker der formalen Seite mehr abgewinnen. Biologen sind der Mathematik gegenüber oft skeptisch, betonen aber den holistischen Aspekt, daß das Ganze mehr ist als seine Teile. Diesem wichtigen Sachverhalt wird die moderne Systemtheorie gerecht, aber doch nur mit Mathematik. Ein Verständnis der biologischen Gestaltbildung erfordert eine interdisziplinäre Kombination von Analysen und Fakten der Biologie, Physik, Chemie und Mathematik. Diese Notwendigkeit nimmt uns allerdings nicht die Freiheit, den einen oder anderen Aspekt interessanter zu finden. Schließlich ist der relative Erklärungswert des Materiellen und Mathematischen Gegenstand einer Jahrtausende alten philosophischen Auseinandersetzung, die sich auf Pythagoras und Plato für die Mathematik und auf Demokrit, Epikur und später Marx für die Materie zurückführen läßt und wohl kaum im wissenschaftlichen Sinne objektiv entscheidbar wäre.

1. McCulloch, W.S., Pitts, W.H.: Bull. Math. Biophys. *5*, 115 (1943)
2. Gierer, A.: Ratio *12*, 40 (1970)
3. Webster, G., Wolpert, L.: J. Embryol. Exp. Morph. *16*, 91 (1966)
4. Gierer, A., et al.: Nature *239*, 98 (1972)
5. Schaller, C.H.: J. Embryol. Exp. Morph. *29*, 27 (1973)
6. Berking, S.: W. Roux' Arch. *181*, 215 (1977)
7. Turing, A.: Phil. Trans. R. Soc. *237*, 32 (1952)
8. Prigogine, I., Nicolis, G.: Quart Rev. Biophys. *4*, 107 (1971)
9. Gierer, A., Meinhardt, H.: Kybernetik *12*, 30 (1972)
10. Granero, M.J., Porati, A., Zanacca, D.: J. Math. Biol. *4*, 21 (1977)
11. Glansdorff, P., Prigogine, J.: Thermodynamic Theory of Structure, Stability and Fluctuations. London: Wiley 1971
12. Gierer, A.: Progr. Biophys. (im Druck)
13. Meinhardt, H., Gierer, A.: J. Theor. Biol. *85*, 429 (1980)
14. Bohn, H.: W. Roux' Arch. *165*, 303 (1970)
15. Spooner, B.S., Wessels, N.K.: Proc. Nat. Acad. Sci. USA *66*, 360 (1970)
16. D'Arcy Thompson, W.: On Growth and Form. Cambridge Univ. Press 1952
17. Gierer, A.: Quart. Rev. Biophys. *10*, 529 (1977)
18. Meinhardt, H., Gierer, A.: J. Cell Sci. *15*, 321 (1974)
19. Wolpert, L.: Curr. Top. Dev. Biol. *6*, 183 (1971)

Eingegangen am 14. Oktober 1980

Die jüngste Entwicklung des Bildes von der Grundstruktur der Materie

Herwig Schopper*

Deutsches Elektronen-Synchrotron, DESY, D-2000 Hamburg**

Investigating quarks, leptons or even smaller particles reveals that the description of matter by ultimate constituents with interacting forces loses in significance in favor of the concept of fields. Essential progress concerning the understanding of the various forces and important steps towards their unification give hope for a unique, even if abstract description of nature, which might also bring the old question closer to a solution why laws of nature exist at all.

Zunächst sei an den erkenntnistheoretischen Hintergrund unserer Wissenschaft erinnert, vor dem man die konkreten Ergebnisse sehen muß. Unser Ziel ist es, Ursprung und Aufbau der Materie zu verstehen, die den Träger der unbelebten und belebten Natur auf der Erde, aber auch im ganzen Kosmos, bildet. Wir kommen allerdings sofort in Schwierigkeiten, wenn wir fragen: „Was ist eigentlich Materie" und was heißt „verstehen"? C.F. von Weizsäcker [1] meint dazu: „Die einzig sinnvolle Definition eines hinreichend generalisierten Materiebegriffs wäre wahrscheinlich, daß Materie das ist, was den Gesetzen der Physik gehorcht. Die Gesetze der Physik sind Gesetze für Vorhersagen entscheidbarer Alternativen. Wenn solche Vorhersagen über das Bewußtsein möglich sind, wird die Behauptung, daß das Bewußtsein Materie ist, fast auf eine Tautologie reduziert. Wenn wir in Übereinstimmung mit vielen modernen Elementarteilchenphysikern annehmen, daß es im Grunde nur eine Art von Materie gibt, würden wir weiter zu sagen versucht sein, daß jedwede Materie von derselben fundamentalen Natur wie das Bewußtsein ist." Dieses Zitat zeigt sehr deutlich die ganze Breite der Problematik.

* Vortrag anläßlich der 111. Versammlung der Gesellschaft Deutscher Naturforscher und Ärzte, Hamburg, 21.–25. September 1980

** jetzt CERN, CH-1211 Genf

Wie läßt sich die Natur in Gesetzen erfassen?

Wir können den Zusammenhang zwischen Materie und Bewußtsein hier nicht weiter verfolgen, doch sei eine Bemerkung darüber angeschlossen, was in der Physik mit „Verstehen" gemeint ist. Im Empirismus, der herrschenden Selbstinterpretation der Wissenschaft, wird Erfahrung gesammelt, diese in mathematischen Theorien zusammengefaßt, und die Theorien ermöglichen Vorhersagen, die wieder experimentell überprüft werden. „Verstehen" ist also eng verknüpft mit der Möglichkeit von Vorhersagen. Hier stoßen wir auf das alte Problem, das wohl zuerst von Hume formuliert wurde: Ein wissenschaftliches Gesetz kann bestenfalls Erfahrungen der Vergangenheit beschreiben, aber es läßt sich daraus nicht logisch ableiten, daß es auch für die Zukunft Gültigkeit hat. Dennoch ist es genau dieser Schluß, der ständig in der Wissenschaft gezogen wird und der letzten Endes auch die Voraussetzungen für ihre Anwendungen liefert. Mit diesem Problem, das darauf hinausläuft, wieso Naturgesetze und damit Wissenschaft als solche überhaupt möglich sind, haben sich Hume, Kant und neuerdings Popper, Kuhn, von Weizsäcker und andere befaßt, ohne meiner Meinung nach eine befriedigende Antwort geben zu können. Es bleibt für mich ein Wunder, daß sich die verwirrende Vielfalt der Erscheinungen in einfachen mathematischen Gesetzen fassen läßt. Uns erscheint dies heute so selbstverständlich, daß wir das Staunen darüber verlernt haben. Ich möchte aber daran erinnern, daß in anderen großen Kulturkreisen dies nicht als so selbstverständlich empfunden wurde. Als zum Beispiel die Jesuiten-Missionare zuerst nach China kamen und dort die Ansicht vertraten, daß die Verhaltensweise der Dinge Naturgesetzen unterliege, empfing man sie mit höflicher Skepsis. Wir wissen, sagten die Chinesen, daß ein menschlicher Gesetzgeber Gesetze machen und Strafen einführen kann, um ihre Befolgung durchzusetzen. Dies setze aber doch zweifellos das Verständnis der Regierten voraus, und es wäre schlecht einzusehen, daß Luft und Wasser, Holz und Steine ein solches Verständnis besäßen.

Es ist hier nicht der Ort, diese erkenntnistheoretischen Probleme weiter zu verfolgen. Ich möchte daher den pragmatischen Standpunkt einnehmen, bei dem man versucht, die Vielfalt der Naturerscheinungen auf einige wenige Bausteine und die zwischen ihnen wirkenden Kräfte zurückzuführen. Das Hauptziel besteht dann darin, diese Bausteine zu identifizieren, ihre Eigenschaften zu bestimmen und sie in ein möglichst einfaches System einzuordnen. Im Laufe der letzten Jahrhunderte wurden dabei mehrere Stufen durchlaufen: Von den Atomen, den Atomkernen und Elektronen, den Protonen und Neutronen sind wir heute bei den Quarks und Leptonen als letzten Bausteinen der Materie angelangt, wobei es bereits Spekulationen gibt, daß auch diese Teilchen aus noch kleineren Bausteinen zusammengesetzt sind. Wir stoßen hier auf folgende logische Schwierigkeit: Entweder die Teilbarkeit der Materie ist unendlich weiter fortsetzbar und es gibt keine letzten Bausteine. Oder wir finden letzte, unteilbare Teilchen, die keine innere Struktur besitzen, folglich keine räumliche Ausdehnung haben und mathematischen Punkten entsprechen. Wie soll aber verständlich werden, daß mathematische Punkte eine Masse, elektrische Ladung, Spin usw. besitzen? Für dieses scheinbare Paradoxon zeichnet sich eine Lösung ab, bei der es, wie bei allen großen Fortschritten in der Physik, darum geht, alte, liebgewordene Begriffe zugunsten neuer, meist abstrakterer, aufzugeben.

Die analytische Methode, die Naturbeschreibung auf wohldefinierte Bausteine, zwischen denen Kräfte wirken, zurückzuführen, funktionierte deshalb, weil diese Kräfte verhältnismäßig schwach sind, so daß durch ihre Wechselwirkung die Individualität der Bausteine nicht beeinträchtigt wird. Dies läßt sich quantitativ durch das Verhältnis R zwischen der Bindungsenergie und der Ruheenergie der Bausteine erfassen. Wie Tabelle 1 zeigt, ist dieses Verhältnis bei den Molekülen und auch noch bei den Atomkernen wesentlich kleiner als 1. Bei den Quarks, den Bestandteilen der Hadronen (z.B. Proton und Neutron) dagegen ist R von der Größenordnung 1, d.h. die Wechselwirkungsenergie wird vergleichbar mit der durch die Masse m der Teilchen bestimmten Ruheenergie mc^2 (c = Lichtgeschwindigkeit). Es gibt neuerdings einige Spekulationen, daß auch die Quarks aus noch kleineren Teilchen bestehen, und hierbei wird vermutet, daß R sehr viel größer als 1 ist. Die Wechselwirkung zwischen den Teilchen ist so stark geworden, daß sie gar nicht mehr als individuell getrennt feststellbare Bausteine angesehen werden können. Wenn man so will, ist eine prinzipielle Teilbarkeit zwar noch vorstellbar, praktisch

Tabelle 1

Verbindung	Bausteine	$R = \dfrac{\text{Bindungsenergie}/c^2}{\text{Ruhemasse der Bausteine}}$
Molekül	Atome	10^{-10}
Atomkerne	Hadronen (p,n,A)	10^{-2}
Hadronen	Quarks	≈ 1
Quarks	Rishonen?	$\gg 1$

aber kaum möglich. Es fragt sich, ob es dann noch Sinn hat, von den Teilchen und ihren Wechselwirkungen getrennt zu sprechen oder ob nicht dafür ein neuer übergeordneter Begriff eingeführt werden muß.

Dafür scheint sich der *Begriff des physikalischen Feldes* anzubieten, der neuerdings eine immer größere Bedeutung gewinnt. Der Feldbegriff wurde im vergangenen Jahrhundert zur Beschreibung der elektromagnetischen Erscheinungen benutzt und ist uns in Form von Radio- oder Fernsehwellen oder auch als Licht wohl vertraut. Merkwürdigerweise wird dabei verdrängt, daß es sich um ein sehr abstraktes Phänomen handelt. Seit wir wissen, daß es keinen Äther als Träger der elektromagnetischen Wellen gibt, müssen wir uns diese und die anderen noch zu beschreibenden Felder als besondere Eigenschaften des Raum-Zeit-Kontinuums vorstellen. Unser experimentelles und theoretisches Bemühen zielt also im wesentlichen darauf ab, die Struktur von Raum und Zeit zu erforschen.

Eines der wichtigsten theoretischen Hilfsmittel für eine Naturbeschreibung, das zunehmend an Bedeutung gewinnt, sind *Symmetriebetrachtungen*. Einige dieser Symmetrien sind sehr einfach. Es gibt positive und negative elektrische Ladungen. Welche der beiden unterschiedlichen Ladungen wir als positiv und welche als negativ bezeichnen, ist dabei gänzlich willkürlich und nur historisch bedingt. Wichtig ist nur, daß sie sich beim Zusammentreffen neutralisieren. Da die Natur sozusagen nicht weiß, welche Nomenklatur wir gewählt haben, sollten alle Naturgesetze gegen eine Vertauschung der Ladungsvorzeichen invariant sein, was auch in der Tat zutrifft. Man hat weiterhin festgestellt, daß es zu jedem Teilchen ein Antiteilchen gibt, Materie — Antimaterie. Beim Zusammentreffen eines Teilchens mit seinem Antiteilchen vernichten sich die beiden, ihre Massen verschwinden, und es bleibt nur Energie übrig. Auch hier ist es wieder uns überlassen, was wir als Teilchen (z.B. das Elektron) und was wir als Antiteilchen (das Positron) definieren, und es muß daher wieder erwartet werden, daß die Naturgesetze gegen eine Vertauschung aller Teilchen mit ihren Antiteilchen invariant sind. Es gibt aber sehr viel kompliziertere Symmetrie-Operationen, auf die aber hier nicht eingegangen werden kann. Sie spielen eine entscheidende Rolle bei der Entwicklung von Quantenfeldtheorien.

Die Werkzeuge der Experimentalphysiker

Mit welchen Werkzeugen dringen die Experimentalphysiker immer tiefer in die Materie vor? Wie erwähnt, werden die Bindungsenergien immer größer, je kleiner die Bestandteile sind. Um Strukturen aufzubrechen, um aber auch neue, schwerere Teilchen aus Energie nach der Formel $E = mc^2$ zu erzeugen, benötigt man immer höhere und stärker konzentrierte Energien. Dies läßt den unersättlichen Hunger der Elementarteilchenphysiker nach immer größeren Beschleunigern und Speicherringen verstehen, und deren Entwicklung ist mit den Fortschritten der Elementarteilchenphysik untrennbar verbunden. Am erfolgreichsten waren in den letzten Jahren die Elektron-Positron-Speicherringe, in denen entgegengesetzt umlaufende Elektronen- und Positronenströme aufeinandertreffen. In Hamburg besitzen wir bei DESY zwei solcher Maschinen, den Doppel-Speicherring DORIS (maximale Energie 2×5 GeV), der 1973 in Betrieb genommen wurde, und den in der Welt zur Zeit größten e^+e^--Speicherring PETRA [2] (maximale Energie 2×19 GeV, Umfang 2,3 km), der seit zwei Jahren Ergebnisse liefert. Ähnliche Anlagen gibt es in den USA und der Sowjetunion. Wegen der großen Erfolge, die mit diesen Anlagen erzielt wurden, und zur Beantwortung fundamentaler Fragestellungen wird am Europäischen Kernforschungszentrum CERN in Genf ein analoger Speicherring, LEP, mit 27 km Umfang geplant, der 1987 zunächst Energien von 2×50 GeV liefern soll. Durch einen späteren Ausbau können diese auf über 2×100 GeV gebracht werden.

Um die bei dem Zusammenstoß von Elektronen und Positronen auftretenden Prozesse im einzelnen untersuchen zu können, bedarf es sehr komplizierter Meßgeräte, die von den Physikern erst erfunden und konstruiert werden müssen. Sowohl beim Beschleuniger- als auch beim Detektorbau müssen meist neue technische Wege beschritten werden, die einen beträchtlichen Erfindungsreichtum, technisches Geschick und Vielseitigkeit erfordern. Es würde eine eigene Darstellung erfordern, diese reizvolle Entwicklung und ihre Bedeutung für den allgemeinen technischen Fortschritt zu schildern.

Gibt es letzte unteilbare Grundbausteine der Materie?

Fassen wir die Ergebnisse zusammen, soweit sie sich auf die *Grundbausteine der Materie* beziehen. Es wur-

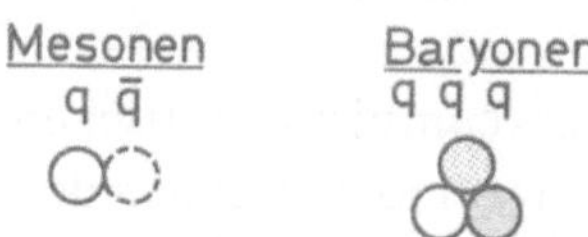

Fig. 1. Quark-„Chemie". Nur zwei Arten von Quark-Verbindungen wurden in der Natur gefunden. Mesonen (Quark-Antiquark) und Baryonen (3 Quarks). Teilchen, die aus mehr Quarks bestehen, wurden nicht entdeckt

elektr. Ladg.	QUARKS			LEPTONEN			elektr. Ladg.
	Kernkraft			keine Kernkraft			
$+\tfrac{2}{3}$	u	c	t ?	ν_e	ν_μ	ν_τ	0
	up	charm	truth	electron-neutrino	muon-neutrino	tau-neutrino	
$-\tfrac{1}{3}$	d	s	b	e^-	μ^-	τ^-	-1
	down	strange	beauty	electron	muon	tau	

Fig. 2. Die Strukturteilchen der Materie. Die Teilchen beider Familien sind Fermionen (Spin $^1/_2$), und es gelten Erhaltungssätze für ihre Anzahl. Teilchen der oberen und unteren Zeile unterscheiden sich um eine Einheit der elektrischen Ladung. Dieses Schema tritt an die Stelle des Periodensystems der Elemente

den eindeutige und unbezweifelbare Resultate gewonnen, die zeigen, daß die Hadronen (zu denen das Proton und das Neutron gehören) aus *Quarks* bestehen. Dabei gibt es zwei Gruppen von Hadronen, solche, die aus drei Quarks aufgebaut sind (Baryonen, z.B. Proton und Neutron), und solche, die aus einem Quark und einem Antiquark bestehen (Mesonen) (Fig. 1). Andere Verbindungen von Quarks wurden nicht gefunden. Insofern ist die Quark-„Chemie" sehr einfach.

Die Frage ist nun, wie viele verschiedene Quarks es gibt. Zunächst fand man Hinweise für die Existenz von drei Quarks u, d und s. Im Jahre 1974 wurde ein viertes, das c-Quark, und 1978 ein fünftes, das b-Quark, gefunden. Diese Quarks lassen sich in ein Schema einordnen, das sie jeweils zu Paaren zusammenfaßt (Fig. 2). Die oben stehenden Quarks besitzen die elektrische Ladung $+^2/_3$ (in Einheiten der Elementarladung), die unten liegenden $-^1/_3$. Die Drittelzahligkeit der Ladung ist eine der besonderen Eigenschaften der Quarks. Innerhalb dieses Schemas findet man viele Gesetzmäßigkeiten. In Analogie zum Periodensystem der Elemente bilden übereinanderstehende Quarks Familien. Auf Grund dieses Schemas muß die Existenz eines sechsten Quarks gefordert werden. Da einige theoretische Voraussagen für die Masse dieses Quarks im Energiebereich von PETRA lagen, hoffte man, mit dieser Anlage das sechste *Quark* zu finden. Bis zu den höchsten erreichten Energien konnte jedoch die Existenz dieses Quarks ausgeschlossen werden. Vermutlich ist dieses Teilchen schwerer als erwartet, und vielleicht kann es erst mit Hilfe von LEP gefunden werden.

Außer den Quarks, die der Kernkraft unterliegen, gibt es noch eine zweite Gruppe von Grundbausteinen der Materie, die *Leptonen*, die die Kernkraft nicht fühlen. Der bekannteste Vertreter ist das Elektron. Seit langer Zeit kennt man auch das Myon, das sich in allen Eigenschaften wie ein Elektron verhält, nur daß es etwa 200-mal schwerer ist. Beide Teilchen besitzen einen elektrisch neutralen Partner, die Neutrinos. Innerhalb der letzten Jahre wurde ein weiteres Lepton, ein superschweres Elektron sozusagen, das den Namen Tau bekam, gefunden und in seinen Eigenschaften untersucht. Auch dieses Teilchen benimmt sich wie ein Elektron, nur daß es etwa 3600-mal schwerer ist. Zu ihm gehört gleichfalls ein spezielles Neutrino. Die bisherigen Messungen sind damit verträglich, daß alle Neutrinos die Ruhemasse 0 besitzen. Es ist eine der gegenwärtig sehr interessanten Fragen, ob diese Teilchen eine kleine, aber doch endliche Masse besitzen. Abgesehen von den Neutrinos nimmt die Masse der Teilchen in dem gezeigten Schema von links nach rechts zu. Bisher ist es nicht gelungen, eine Gesetzmäßigkeit für die Massenfolgen zu finden. Daher ist eine einigermaßen verläßliche Vorhersage für die Masse der t-Quarks oder noch weiterer schwerer Teilchen nicht möglich.

Figur 2 zeigt die Teilchen, von denen wir vermuten, daß es sich um die Grundbausteine der Materie handelt. Dieses Schema tritt in gewissem Sinne an die Stelle des Periodensystems der Elemente und hat den Vorteil, daß es viel einfacher ist. Die Strukturteilchen der Materie (Quarks und Leptonen) zeichnen sich durch folgende gemeinsame Eigenschaften aus: Alle diese Teilchen sind Fermionen, d.h. sie besitzen den Spin $^1/_2$. Es gibt für ihre Anzahl Erhaltungssätze, d.h. bei Umwandlungsprozessen kann ihre Zahl nicht vermehrt (oder vermindert) werden, es sei denn durch Paar-Erzeugung (oder -Vernichtung) von jeweils einem Teilchen und seinem Antiteilchen. Die einzige Ausnahme sind Prozesse auf Grund der schwachen Wechselwirkung, bei denen aber nur übereinanderstehende Teilchenpaare ineinander umgewandelt werden können (Feinheiten, die darüber hinausgehen, können hier nicht betrachtet werden). Man findet viele weitere Gesetzmäßigkeiten und Symmetrien, z.B. daß die Summe der elektrischen Ladungen aller Strukturteilchen 0 ergibt.

Nun erhebt sich natürlich sofort eine Reihe von Fragen: Hat man alle Strukturteilchen erfaßt, oder gibt es noch weitere? Die bisherigen Untersuchungen bei PETRA haben keine Evidenz für noch schwerere Lep-

tonen ergeben. Wenn es aber keine weiteren Leptonen oder Quarks (außer dem noch nicht gefundenen t-Quark) gibt, stellt sich die Frage, warum gerade je sechs Quarks und sechs Leptonen die Grundlage der Materie bilden. Warum nicht mehr, warum nicht weniger, warum aber auch so viele? Unverstanden bleibt auch, warum es diese zwei Gruppen von Teilchen, nämlich die Quarks und Leptonen, gibt, die sich — soweit man bisher experimentell festgestellt hat — nicht ineinander umwandeln.

Hier soll die naheliegende Vermutung diskutiert werden, daß die Quarks und Leptonen vielleicht doch nicht die letzten Bausteine sind, sondern daß es weitere, tiefere Schichten der Materie gibt. Prinzipiell müßte es möglich sein festzustellen, ob diese Teilchen eine innere Struktur besitzen, d.h. ob sie eine räumliche Ausdehnung aufweisen. Experimente an PETRA haben gezeigt, daß sich die Leptonen bis hinab zu 10^{-16} cm wie mathematische Punkte verhalten, d.h. bis zu Abständen von einem Tausendstel des Protonenradius. Für die Quarks gibt es ähnliche Informationen noch nicht. Einer der wesentlichen Gründe für den Vorschlag eines neuen Projektes bei DESY mit Namen HERA besteht gerade darin, mit Hilfe dieses neuen Speicherrings die Quarkstruktur zu untersuchen. Obwohl es noch keine experimentellen Hinweise dafür gibt, haben doch einige Theoretiker [3] versucht, die Quarks und Leptonen auf wenige gemeinsame Bausteine zurückzuführen.

Der israelische Theoretiker Harari spekuliert z.B., daß es nur zwei Grundbausteine der Materie gibt, die er Rishonen (hebräisch: die Ersten, die Ursprünglichen, arabisch: die Chefs) nennt. Er geht davon aus, daß es nur zwei solcher Grundbausteine gibt, und bezeichnet sie mit den Buchstaben T und V für Tohu und Vabohu, wodurch nach der Genesis das Chaos vor der Schöpfung beschrieben wird. Das T-Rishon soll die Ladung $+^1/_3$ besitzen, während das V-Rishon elektrisch neutral ist. Beide Teilchen sind Fermionen, d.h. sie besitzen den Spin $^1/_2$ wie alle anderen Grundbausteine der Materie. Zu jedem Rishon gibt es wieder ein Antiteilchen $\bar{T}$ bzw. $\bar{V}$. Die Leptonen und die Quarks bestehen nun jeweils aus 3 Rishonen. Bildet man alle möglichen Kombinationen für 3 Rishonen, so erhält man 8 Möglichkeiten (Tabelle 2). Das Elektron und das Neutrino bestehen aus je 3 gleichen Rishonen, während die Quarks gemischt zusammengesetzt sind, wobei jedes Quark auf 3-fache Weise kombiniert werden kann. Auf Grund dieses Unterschiedes könnte man verstehen, warum z.B. die Quarks eine, wie später zu erläutern ist, 3-fache Farbladung tragen. Die Singulett-Leptonen-Zustände besitzen keinen Freiheitsgrad für eine solche Farbladung. Es ist zu vermuten, daß die „Reinheit" der Leptonen-Zustände auch die Ursache für ihre geringe

Tabelle 2. Bausteine der Quarks und Leptonen

Rishonen	$T(Q=^1/_3)$ $V(Q=0)$		
Leptonen	Quarks		
e^+ TTT	u TTV, TVT, VTT		
ν_e VVV	$\bar{d}$ TVV, VTV, VVT		
keine Farbladung kleine Masse	3 Farbladungen große Masse		

Masse ist. Die Frage, wie die Massen zustande kommen und welches ihre Gesetzmäßigkeiten sind, bleibt allerdings auch in diesem Modell vorerst ungelöst.
Wie Tabelle 2 zeigt, sind die einfachsten Zustände, die sich aus Rishonen zusammensetzen lassen, die Paare (e, ν_e) und (u, $\bar{d}$). Die übrigen Leptonen- und Quarkpaare der Tabelle 2 werden dann als angeregte Zustände dieser energetisch am tiefsten liegenden interpretiert. Bemerkenswert ist auch, daß die Kombination TTV (und Permutationen) die Ladung $+^2/_3$ ergibt, so daß dieser Zustand mit dem u-Quark identifiziert werden kann. Die Kombination TVV ergibt die Ladung $+^1/_3$ und muß daher mit dem Anti-d-Quark verbunden werden. Hieraus könnten sich neue Aspekte für unser Verständnis von Materie und Antimaterie ergeben und vielleicht auch eine Begründung des Überwiegens von Materie im Kosmos. Das Rishonen-Modell würde auch auf natürliche Weise das Rätsel lösen, warum Elektronen und Protonen genau entgegengesetzt gleiche Ladungen tragen. Sie sind ja aus den gleichen Rishonen bzw. Antirishonen aufgebaut.
So faszinierend die Idee auch erscheint, die gesamte Komplexität der Materie auf zwei Grundbausteine zurückzuführen und damit auch die beiden Familien der Quarks und Leptonen zu vereinigen, so muß doch auf die eingangs erwähnte Problematik hingewiesen werden. Wir dürfen uns die Rishonen oder ähnliche Teilchen nicht als kleine Materie-Klötzchen vorstellen. Vermutlich sind die Bindungsenergien zwischen den Rishonen sehr viel größer als ihre Ruhe-Energie (s. Tabelle 1), so daß sie keine Individualität besitzen, sondern als abstrakte Gebilde angesehen werden müssen.

„Am Anfang war die Kraft"

All dies deutet darauf hin, daß es nicht sinnvoll ist, die Bausteine der Materie unabhängig von den zwischen ihnen wirkenden *Kräften* zu betrachten. Mit Hilfe der von Newton eingeführten Schwerkraft gelang es, die Bewegung der Himmelskörper auf ein einheitliches Kraftgesetz zurückzuführen. Über das Zustandekommen dieser Kraft konnte Newton allerdings nichts aussagen. Er behandelte die Schwerkraft, wie wir heute sagen, als „Fernkraft", d.h. sie wirkt direkt zwischen den zwei sich anziehenden Massen, während über ihre Ausbreitung nichts gesagt wird. Eine wesentliche Änderung des Kraftbegriffs trat mit der Entdeckung der elektromagnetischen Phänomene im vergangenen Jahrhundert ein, als man feststellte, daß es elektromagnetische Felder gibt, die sich mit Lichtgeschwindigkeit ausbreiten und die für die Kraftwirkungen zwischen zwei Ladungen verantwortlich sind. Es dauerte allerdings einige Zeit, bis man sich von der Vorstellung löste, daß es sich bei diesen Feldern um Wellenbewegungen eines Lichtäthers handelt. Wir wissen heute, daß die elektromagnetischen Felder als besondere Zustände des Raum-Zeit-Kontinuums verstanden werden müssen. Außer der Schwerkraft und der elektromagnetischen Kraft kennen wir zwei weitere Kräfte: die Kernkraft, die die Atomkerne zusammenhält, und die schwache Kraft, die Anlaß zum radioaktiven Beta-Zerfall der Atomkerne gibt.
Es erhebt sich nun die Frage, warum es gerade diese vier Kräfte in der Natur gibt und wodurch sie sich unterscheiden bzw. welches ihre Gemeinsamkeiten sind. Man glaubt heute, daß alle diese Wechselwirkungen letzten Endes durch abstrakte Felder beschrieben werden müssen. Im Bereich des Mikrokosmos spielen dabei Quanteneffekte eine maßgebende Rolle, und daher müssen diese Kräfte durch Quantentheorien beschrieben werden. In einem quantisierten Feld gibt es Feldquanten, das sind Teilchen, die zwischen zwei wechselwirkenden Strukturteilchen ausgetauscht werden können. Dadurch kommt die Kraftwirkung zustande, und ich möchte diese Art von Teilchen daher „Bindeteilchen" nennen. Im Gegensatz zu den Strukturteilchen, bei denen es sich um Fermionen handelt, besitzen die Feldquanten ganzzahligen Spin, d.h. es sind Bosonen.
Am bekanntesten ist das Feldquant der elektromagnetischen Wechselwirkung, das Photon, das keine Masse besitzt und den Spin 1 trägt. Ein Unterschied der verschiedenen Wechselwirkungen besteht darin, daß sie verschiedene Feldquanten besitzen. Diejenigen für die starke Wechselwirkung tragen den Namen „Gluon". Der Nachweis für die Existenz dieser Gluonen ist das bisher wichtigste experimentelle Ergebnis, das bei PETRA erzielt wurde [2]. Der Spin der Gluonen konnte zu 1 bestimmt werden, und sie ähneln den Photonen auch darin, daß sie keine Ruhemasse besitzen.
Für die schwache Wechselwirkung gab es bis vor kurzem nur eine phänomenologische Theorie, die auf Fermi zurückgeht. Durch eine neue Theorie wird vorhergesagt, daß es drei Feldquanten mit dem Spin 1 und drei elektrische Ladungen gibt, W^+, W^-, Z^0.

	ELEKTROMAGN. KRAFT	STARKE KRAFT	
Ladung Antiladung	positiv negativ	blau grün rot antiblau antigrün antirot	
neutrale Zustände	ATOM ungeladen	MESON blau antiblau weiß	HADRON blau grün rot weiß
Feldquant	PHOTON ungeladen	GLUONEN Farbladung	

Fig. 3. Vergleich der Ladungen für die elektromagnetische und
die starke Kraft. Für erstere gibt es nur eine Ladung (mit der
dazugehörigen Antiladung), im letzteren Fall existieren 3 Ladungen
(mit ihren Antiladungen). Entsprechend gibt es zwei Möglichkeiten
neutrale, „weiße" Zustände herzustellen

Sie unterscheiden sich von den anderen Feldquanten
dadurch, daß sie sehr schwer sind. Die Vorhersagen
für ihre Massen liegen bei etwa 80−90 Protonenmassen. Die bisher verfügbaren Beschleunigerenergien
reichen nicht aus, um solche Teilchen zu erzeugen,
und ihre Erzeugung und die Untersuchung ihrer Eigenschaften ist eines der Hauptziele, die mit dem
neuen europäischen Beschleuniger LEP gelöst werden
sollen. Bei der Gravitation ist es bisher nicht gelungen, Quanteneffekte nachzuweisen, da diese Wechselwirkung so schwach ist, daß sie sich im Labor
nicht geeignet untersuchen läßt. Wenn es ein Feldquant, das Graviton, gibt, dann sollte es den Spin 2
haben.
Die zweite Größe, die neben den Feldquanten eine
bestimmte Wechselwirkung charakterisiert, ist die
Stärke der Kopplung zwischen einem Strukturteilchen
und dem Feld. Das Maß für die Stärke der elektromagnetischen Kraft ist die elektrische Elementarladung
e bzw. die daraus abgeleitete dimensionslose Größe,
die Feinstrukturkonstante $\alpha = e^2/hc$.
In den letzten Jahren haben viele Experimente Hinweise dafür erbracht, daß die starke Wechselwirkung
durch eine Theorie beschrieben wird, die in Analogie
zur Quantenelektrodynamik (QED) entwickelt wurde
und als Quantenchromodynamik (QCD) bezeichnet
wird. Der Name hat folgenden Ursprung: Im Gegensatz zur elektrischen Ladung soll es bei der starken
Kraft drei verschiedene Ladungsarten und zu jeder
davon eine „negative", d.h. eine Antiladung geben.
Eine Neutralisierung kann nun, wie im elektrischen
Falle, durch Ladung und zugehörige Antiladung erfolgen. Neu kommt hier jedoch die Möglichkeit
hinzu, daß die drei Ladungen zusammen (ohne Beteiligung einer Antiladung) auch einen neutralen Zustand ergeben können (Fig. 3). Dies entspricht dem
bekannten Ergebnis bei der Mischung der Farben,
wo je drei Grundfarben zusammen weiß ergeben kön

nen. Man unterscheidet daher die drei Ladungen der
starken Kraft durch Farbbezeichnungen, z.B. rot,
grün und blau, mit Antiladungen antirot usw. Träger
dieser Farbladungen und damit Quellen der starken
Kraft sind die Quarks, während die Leptonen keine
Farbladung besitzen. Eine Erklärung dafür konnte
im Rahmen des oben erwähnten Rishon-Modells angedeutet werden.
Nun hat man etwas sehr Merkwürdiges festgestellt:
Es ist bisher nicht gelungen, einzelne Farbladungen
zu isolieren. Alle Teilchen, die bisher als freie Teilchen
erzeugt werden konnten, entsprechen im Rahmen der
QCD „weißen", d.h. neutralen Farbladungszuständen. Einzelne Quarks und Gluonen, die Farbladungen
tragen, konnten nicht isoliert werden. Man bezeichnet
dieses Phänomen als „Einschließung" (confinement).
Wir wissen bis heute nicht, ob es sich dabei um ein
strenges Naturgesetz handelt oder ob die verfügbaren
Energien noch nicht ausreichen, um freie Farbladungen zu erzeugen.
Zum Schluß bleibt die Frage, warum es gerade vier
Wechselwirkungen in der Natur gibt und ob die Hoffnung besteht, sie zu einer einzigen Urkraft zu vereinigen. Die Zusammenfassung der elektrischen und magnetischen Erscheinungen, die zunächst nichts miteinander zu tun hatten, in der Maxwell'schen Theorie
war einer der großen Erfolge der Physik des 19. Jahrhunderts. Sind weitere solche Schritte der Zusammenfügung von Kräften möglich? Glashow, Salam und
Weinberg konnten eine Theorie entwickeln, für die
sie 1979 den Nobelpreis erhielten, in der eine weitgehende Vereinigung der elektromagnetischen und der
schwachen Wechselwirkung erzielt wurde. In dieser
Theorie wurde die Existenz eines neutralen schweren
Feldquants Z^0 (sozusagen ein schweres Photon,
„schweres Licht") vorausgesagt, dessen Existenz 1973
bei CERN erstmalig, wenn auch nur indirekt, nachgewiesen werden konnte. Die Erzeugung dieses Teilchens und der beiden geladenen Feldquanten W^+,
W^- (s. Tabelle 3) und die Bestimmung ihrer Massen
wird vermutlich erstmalig mit LEP möglich sein. Bis
dahin muß eine endgültige Bestätigung dieser Theorie
und die Klärung ihrer detaillierten Struktur wohl
warten.
Trotzdem kann man jetzt schon fragen, ob es nicht
möglich ist, auch die starke Kraft und später vielleicht
sogar die Gravitation in eine einheitliche Feldtheorie
mit einzubeziehen. Um dies näher zu erläutern, ist
in Fig. 4 die bisherige und eine mögliche künftige
Entwicklung schematisch dargestellt. Elektrizität,
Magnetismus und Optik wurden in der Maxwell'schen Theorie zusammengefaßt auf Grund von
Experimenten, die sich bei klassischen Abständen
(Größenordnung cm oder m) abspielten. Die zweite
klassische Feldtheorie, die am Beginn dieses Jahrhun

Kraft	Feldquanten				Kopplung	
	Name	Ladung	Masse	Spin	Stärke	Bemerkung
starke	Gluon	„Farbe"	0	1	$\alpha_s \approx 1$	abhängig von Energie, „confinement"
elektr.-magn.	Photon	–	0	1	$\alpha = 1/137$	vergleichbar bei ≈ 300 GeV
schwache	W^+, W^-, Z^0?	Leptonladung	$\approx 80\ m_p$?	1?	$\approx 10^{-5}$	
Gravitation	Graviton?	Masse	0	2?	$\approx 10^{-38}$	nur klass. Effekte

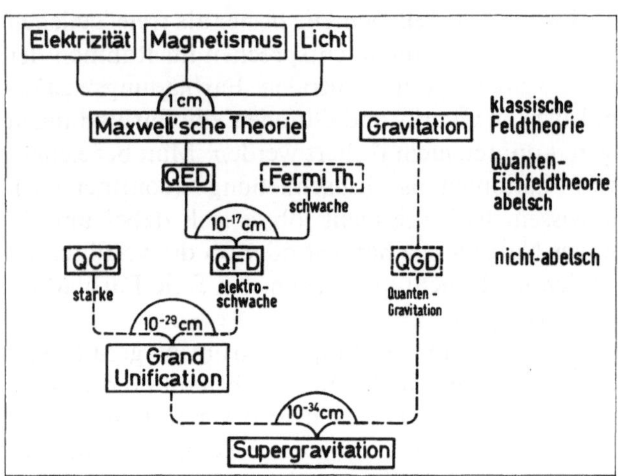

Fig. 4. Die Vereinigung der Kräfte zu einer Urkraft. Das Zusammenfügen von je zwei Kräften scheint bei Abständen möglich (in den Halbkreisen angegeben), bei denen die Kopplungsstärken vergleichbar werden

derts bekannt war, wurde von Einstein für die Gravitation entwickelt. Er versuchte vergebens, die zwei bekannten Kräfte zu vereinigen. Beim Vordringen in atomare Dimensionen ($\approx 10^{-8}$ cm) mußte die Maxwell-Theorie in Form der QED quantisiert werden, und man muß erwarten, daß auch die anderen beiden inzwischen entdeckten Kräfte (die starke und die schwache, s. Tabelle 3) durch Quantenfeldtheorien beschrieben werden müssen. Für die starke Kraft könnte dies die oben skizzierten QCD sein.

Die ursprünglich von Fermi entwickelte Theorie für die schwache Wechselwirkung konnte durch Glashow-Salam-Weinberg zur Quanten-Flavour-Dynamik (QFD) vereinigt werden. Eine wesentliche Voraussetzung für diese Vereinigung ist die durch Experimente gestützte Vermutung, daß sich die Kopplungsstärken dieser beiden Kräfte bei Abständen von etwa 10^{-17} cm angleichen. Solche Abstände werden durch LEP der Beobachtung zugänglich werden. Man vermutet weiterhin, daß sich die Kopplungsstärke der starken Kraft bei Abständen von der Größenordnung 10^{-29} cm an die Kopplungsstärke der QFD angleicht, so daß man in der sogenannten „grand unification" drei der Kräfte zusammenfassen könnte.

Als letzter Schritt bleibt die Einbeziehung der *Gravitation*. Ihre Stärke ist so gering, daß eine Angleichung der Kopplungsstärken erst bei etwa 10^{-34} cm erfolgen dürfte. Gegenwärtig ist nicht abzusehen, wie man experimentell zu solchen Dimensionen vordringen könnte. Formal ist es jedoch bemerkenswert, daß es sich bei der QCD, der QFD und der Quantengeodynamik, der quantisierten Gravitation, um sogenannte nicht-abelsche Eichfeldtheorien handelt, d.h. in ihren Symmetrie-Eigenschaften weisen diese Theorien starke Verwandtschaften auf. Vielleicht ist es daher doch eines Tages möglich, alle vier Kräfte in einer Urkraft zu vereinigen, ein Versuch, den Heisenberg in seiner Weltformel vor 25 Jahren zu früh gewagt hatte.

Die Frage, ob alle Kraftwirkungen auf eine gemeinsame Urkraft zurückgeführt werden können, ist mehr als ein romantischer Traum. Jedes abstrakte Feld ist verknüpft mit einer speziellen Struktur des Raum-Zeit-Kontinuums. Es scheint nur schwer verständlich, daß mehrere solcher Strukturen gleichzeitig nebeneinander bestehen. Es ist begrifflich sicher einfacher, wenn alle Wechselwirkungen aus einer einzigen solchen Struktur abgeleitet werden können. Wenn man sich die Natur ansieht, so stellt man ferner fest, daß die Existenz der Materie, so wie wir sie kennen, sehr empfindlich von den Eigenschaften aller Wechselwirkungen abhängt. Änderungen in der Stärke einer Kraft oder das vollständige Abschalten einer Wechselwirkung würde die Materie zum Kollaps bringen. Es ist schwer einzusehen, daß dieses exakte Zusammenspiel der Kräfte ein Zufall sein und nicht auf einem tieferen Zusammenhang beruhen sollte. Schließlich könnte eine einheitliche Feldtheorie vielleicht dazu führen, das eingangs erwähnte Hume'sche Grundproblem, warum Naturgesetze überhaupt möglich sind, einer Lösung näher zu bringen.

1. Weizsäcker, C.F. v.: Nova Acta Leopoldina *37/2*, No. 207 (1972)
2. Schopper, H.: Naturwissenschaften *67*, 161 (1980)
3. Harari, H.: Phys. Lett. *86 B*, 83 (1979); SLAD-PUB-2310 (1979); Lipkin, H.: Phys. Rep. *8 C*, 173 (1973); Pati, J.C., Salam, A.: Phys. Rev. *D 10*, 275 (1974); Glashow, S.L.: Harvard Preprint HUTP-77/A005; Ne'eman, Y.: Phys. Lett. *82 B*, 69 (1979); Shupe, M.A.: ibid. *86 B*, 87 (1979); Veltmann, M.: Int. Symp. Lepton and Photon Interactions, FNAL, August 1979; Jørgensen, C.K.: Naturwissenschaften *67*, 35 (1980)

Eingegangen am 10. Oktober 1980

Gestaltbildung durch Instabilität

Gerhard Haerendel[*]

Max-Planck-Institut für Physik und Astrophysik, Institut für extraterrestrische Physik,
D-8046 Garching b. München

The terms growth and evolution can as well be applied to unstable physical systems. The ability of instabilities to create visible shape is being investigated. There are innumerable examples of that in the universe. One class occurring in cosmical plasmas results from the localized dissipation of energy stored in strongly sheared magnetic fields. It leads to the appearance of dynamic luminous structures, as for instance in solar flares and in the northern lights.

Ein physikalisches System kann im Gleichgewicht und dennoch nicht stabil sein. Wir nennen es instabil, wenn kleine Störungen anwachsen und das System von seiner anfänglichen Gleichgewichtssituation entfernen können. Dabei wird ein Zustand niedrigerer potentieller Energie eingenommen.

Wir begegnen Instabilitäten in allen Bereichen der Physik. Die Kräfte, die auf ein natürliches System wirken, oder die Zufuhr von Masse und Energie sind häufig von der Art, daß sie das bestehende Gleichgewicht instabil machen. Durch spontane Umverteilung der Materie wird dann ein neuer, stabilerer Zustand herbeigeführt. Die Umverteilung darf nicht allein im dreidimensionalen Ortsraum gedacht werden. Häufig besteht sie primär in einer Veränderung der Geschwindigkeitsverteilung.

Uns allen sind Instabilitäten aus dem täglichen Leben geläufig. Wir bauen zum Beispiel unter geschickter Verteilung der Gewichte und unter Ausnutzung von Reibungskräften ein Kartenhaus. Vielleicht bringen wir auch noch die letzte gewünschte Karte drauf. Der Turm steht, alle Kräfte sind im Gleichgewicht. Aber eine kleine Störung — ein Wackeln des Tisches, ein Windhauch — genügt, und das ganze System kollabiert. Auch die Natur baut ständig solche Kartenhäuser, die, ausgelöst durch geringfügige Störungen, plötzlich zusammenfallen. Das wesentliche ist dabei folgendes: Die anfänglich kleine Störung zieht eine Veränderung des Systems nach sich, die die Störung vergrößert. Nach kurzer Zeit des Wachstums kann sie nicht mehr als „klein" bezeichnet werden.

Auch auf Instabilitäten lassen sich die Begriffe *Wachstum* und *Entwicklung* anwenden. Es gibt eine frühe Wachstumsphase, in der die gemittelten physikalischen Eigenschaften des Systems wie Dichte, Temperatur, Form der Oberfläche etc. sich noch nicht merklich verändert haben. Dies nennen wir die lineare Phase. In ihr entscheidet sich, ob das System überhaupt instabil ist und mit welcher Zeitskala Störungen anwachsen. Irgendwann beginnen die durch die Instabilität hervorgerufenen Veränderungen aber so gewichtig zu werden, daß sie die gemittelten physikalischen Größen und damit auch das weitere Wachstum der Störungen verändern. Dieses ist die nichtlineare Phase.

Nicht selten ist der neue Zustand wiederum instabil gegenüber einem neuen Typ von Instabilität, der dann wirksam wird und zu einer weiteren Entwicklung des Systems führt. Wenn — was häufig der Fall ist — die zugehörigen Anwachszeiten kürzer als die ursprünglichen sind, kann es zum fast gleichzeitigen Einschalten einer ganzen *Hierarchie* von Instabilitäten kommen.

Wie kompliziert auch immer die Entwicklung eines instabilen Systems verläuft, letzten Endes führt sie zu einem Abschalten der Instabilität, denn die freie Energie, aus der sie sich nährt, wird dissipiert. Wenn dem System aber laufend neue freie Energie zugeführt und dissipierte Energie in gleichem Maße wieder abgeführt wird, läßt sich ein instabiler Zustand über lange Zeit aufrecht erhalten, wie z.B. turbulente Konvektionszonen in von unten erwärmten Atmosphären.

Die Gestaltung des Kosmos ist beherrscht von Instabilitäten. Ohne Übertreibung können wir den Vor-

---

[*] Vortrag anläßlich der 111. Versammlung der Gesellschaft Deutscher Naturforscher und Ärzte, Hamburg, 21.–25. September 1980

gang der Instabilität ein schöpferisches Prinzip nennen. Das Wort „Instabilität" enthält zwar eine Negation, sie zerstört vormals stabile Gebilde, sie kann aber auch den Übergang vom Diffusen zum Strukturierten, von einer stabilen Konfiguration zu einer neuen darstellen. Wie diese Instabilität abläuft, kann oft für das ganze weitere „Leben" des neu entstehenden Systems von Bedeutung sein. Instabilitäten führen also häufig zu höherer Ordnung in einem begrenzten Raumbereich, sie schaffen sichtbare *Gestalt*. Dies kann auf verschiedenen Wegen geschehen:

durch Konzentration von diffus verteilter Materie und die Schaffung einer Oberfläche, die das System sichtbar gegen seine Umgebung abgrenzt;

durch Verformung oder Zerbrechen einer konzentrierten Masseverteilung;

durch „Bearbeitung" der Oberfläche, d.h. die Schaffung von Feinstruktur;

durch Dissipation der in einer Instabilität frei werdenden Energie in begrenzten Raumgebieten und deren sichtbare Folgeerscheinungen.

Beispiele von Instabilitäten

Das einfachste Beispiel für eine instabile Situation ist eine Kugel auf einer Kuppe. Sie kann dort lange ruhig liegen. Wird sie aber auch nur ein wenig aus dem Gleichgewicht gebracht — eine winzige Störung genügt —, so wird sie von der Kuppe herabrollen, bis sie eine neue Gleichgewichtslage findet.

Die für unsere Welt so bestimmende Schwerkraft gibt Anlaß zu mancherlei Instabilität. Eine der bekanntesten Formen nennen wir die *Rayleigh-Taylor-Instabilität*. Sie wird ausgelöst, wenn eine schwere Flüssigkeit auf einer leichten geschichtet ist. Wenn die Grenze zwischen den beiden Flüssigkeiten auch nur ein bißchen verformt wird, gibt das System insgesamt potentielle Energie ab. An einer inkompressiblen Flüssigkeit ist das leicht demonstriert. Der schwere Teil einer gestörten Region sinkt um genausoviel, wie der leichte Teil gehoben wird. Wegen seiner geringeren Masse ist für das Heben des leichten Teils aber weniger Energie aufgewendet worden, als durch das Sinken des schweren frei wurde. Dieses Ungleichgewicht wird um so größer, je größer die Störung wird. Sie wird also immer schneller wachsen und zur Bildung von Inhomogenitäten wie z.B. Blasen führen.

An diesem Beispiel können wir gut die weitere *Entwicklung* studieren. Zunächst werden leichtere und schwerere Materieballen durchmischt. Dies kann lokal auch zur Ausbildung noch stärkerer Dichtegradienten führen. Größere homogene Ballen zerfallen dabei in immer feinere. Möglicherweise wurden neue Kräfte und neue Typen von Instabilitäten wirksam. Eine Hierarchie von Instabilitäten wird angeregt. Die zu-

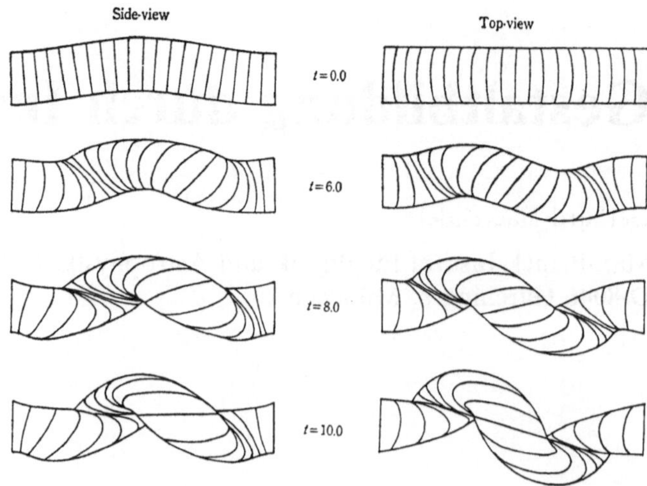

Fig. 1. Entwicklung der Knickinstabilität magnetischer Flußröhren [1]

nächst turbulente und grobe Verteilung wird immer feiner. Dabei sammelt sich die schwerere Materie am Boden. Schließlich wird eine stabile Schichtung hergestellt. Die Instabilität hat sich durch ihre Folgen selbst getötet.

Eine andere Instabilität, die uns ständig begegnet, ist die *Kelvin-Helmholtz-Instabilität*. Sie entsteht bei Scherströmungen von zwei durch eine Oberfläche separierten Medien. Eine kleine anfängliche Rauhigkeit der Oberfläche verändert die Druckverhältnisse so, daß die Wellenberge und -täler wachsen. Es entstehen Oberflächenwellen. Vom Meer, von den Dünen, von der Clear-Air-Turbulence an der Tropopause sind sie uns wohl vertraut.

Eine Instabilität, in der elastische Kräfte eine Rolle spielen, ist die sog. *Knickinstabilität* (Fig. 1). Wir nehmen einen Schlauch und verdrillen ihn langsam. Zunächst behält er seine Form im wesentlichen bei, entwickelt nur eine kleine Welligkeit. Plötzlich aber beginnt eine solche Welle zu wachsen, ein Teil des Schlauchs verformt sich stärker, dreht sich immer schneller und bildet plötzlich eine große Schlaufe. Während dieser Drehung wird elastische Energie der Verdrillung in kinetische der Drehbewegung übergeführt. Der neue Zustand liegt energetisch tiefer, ist stabiler.

Wir haben hier das Modell einer typischen Plasma-Instabilität vor uns. Unter *Plasma* verstehen die Physiker ein Gas aus elektrisch geladenen Teilchen, z.B. positiven Ionen und Elektronen. Sie unterliegen neben den bekannten mechanischen Kräften auch noch den elektromagnetischen. Das Plasma tritt also in Wechselwirkung mit dem Magnetfeld. Wenn man einen Materieschlauch nimmt, der durch Magnetfeldlinien definiert ist, und diesen Schlauch verdrillt, dann machen sich die elastischen Eigenschaften des Magnetfelds ganz analog zu dem Polyäthylenschlauch im obi-

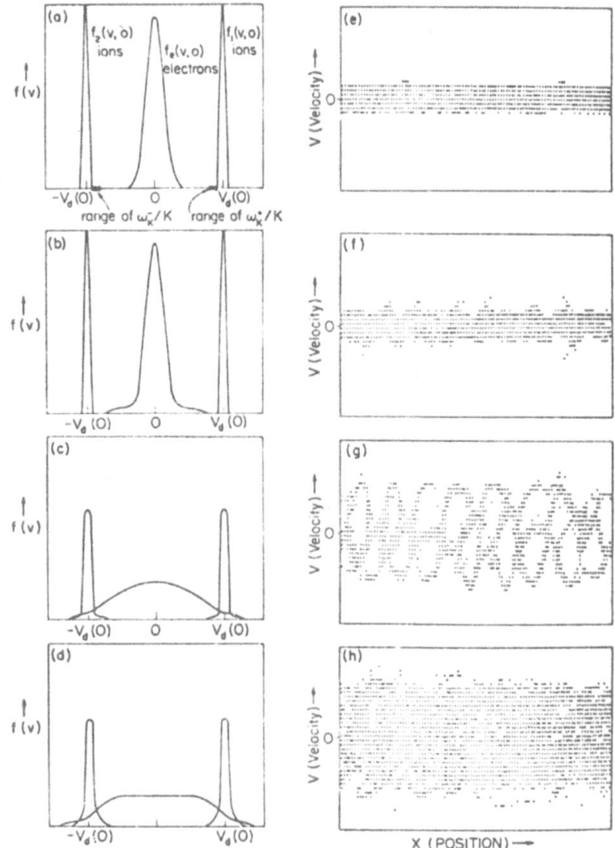

Fig. 2. Entwicklung der Zweistrominstabilität in zwei verschiedenen Darstellungen. Links: Verbreiterung der Elektronen- und Ionenstrahlen im Geschwindigkeitsraum; rechts: Elektronenverteilung im zweidimensionalen Phasenraum. Die Thermalisierung erfolgt auf dem Wege über eine turbulente Lamellenstruktur der Dichteverteilung [2]

gen Experiment bemerkbar. Er kann knickinstabil werden. In kosmischen Magnetfeldern können dabei ungeheure Energien umgesetzt werden.

Als letztes Beispiel für Instabilitäten wollen wir eines aus der weniger anschaulichen Klasse derjenigen wählen, die sich im Geschwindigkeitsraum abspielen, bei denen also die räumliche Verteilung durchaus homogen sein kann. Wir betrachten eine Mischung von zwei Gasen, die durcheinander strömen. Die verschiedenen Gasteilchen können irgendwie miteinander wechselwirken, z.B., wenn sie ionisiert sind, durch das elektrische Feld. Wenn wir nun kleine Störungen anbringen, z.B. die Geschwindigkeit periodisch verlangsamen und erhöhen, zieht das Modulationen der Dichteverteilung und damit der Wechselwirkung der beiden Komponenten nach sich. Unter gewissen Umständen können die Störungen anwachsen. Die zwei Strömungen tauschen dabei Impuls aus, die Geschwindigkeitsverteilung wird *turbulent*. Energie aus der anfangs glatten und gerichteten Bewegung geht in

ungeordnete, *thermische* Bewegung über. Das Medium wird geheizt. Diese Instabilität nennen wir *Zweistrominstabilität* (Fig. 2).

Wir können hier noch etwas anderes sehen. Die genauere Theorie sagt, daß die Geschwindigkeitsdifferenz zwischen zwei solchen Strömen einen gewissen *Schwellenwert* überschreiten muß, bevor Instabilität eintritt. Dieser Schwellenwert wächst mit der Temperatur. Da das Resultat der Instabilität eine Heizung des Gases ist, wächst der Schwellenwert an, bis die tatsächlich vorhandene Relativgeschwindigkeit darunter fällt und die Instabilität abgeschaltet wird. Wird das System durch Wärmeleitung oder auf anderem Wege gekühlt, so kann nach gewisser Zeit wiederum eine instabile Situation hergestellt werden. Es kommt zu pulsierendem Ein- und Abschalten.

Instabilitäten wie die zuletzt diskutierte schaffen offensichtlich aus Ordnung einen *höheren Grad der Unordnung*. Wie sie dennoch zur *Schaffung von Gestalt* beitragen können, sei an einigen Beispielen gezeigt. Da Gestalt immer auch Ordnung beinhaltet, Instabilitäten aber spontan ablaufen, ist dieses mit dem zweiten Hauptsatz der Thermodynamik nur vereinbar, wenn die höhere Ordnung nur einen begrenzten Ausschnitt eines Raumbereichs betrifft, das System in seiner Gesamtheit hingegen in einen Zustand höherer Unordnung übergeht.

Vom Urknall zum Sonnenfleck

Wo immer wir in den unbelebten Kosmos schauen und uns von der Vielfalt der darin anzutreffenden Körper und Strukturen faszinieren lassen, finden wir, daß in vielen Fällen eine Instabilität an der Wiege der Erscheinung stand. Sie ist nicht das einzige Ingredienz, das zur Schaffung der speziellen Erscheinung notwendig war, aber sie stellt häufig recht eigentlich den Übergang vom Diffusen zum Konzentrierten, vom Amorphen zum Strukturierten, zur sichtbaren Gestalt dar. Man könnte einen Weg zeigen vom Ursprung des Universums, dem *Urknall*, bis hin zu den Planeten mit ihren ständig im Wandel begriffenen Landschaftsformen, zu den heißen Sternen mit von Magnetfeldern beherrschten äußeren Atmosphären und zu den sterbenden Sternen, den Weißen Zwergen, Neutronensternen und Schwarzen Löchern, und bei nahezu jedem entscheidenden Entwicklungsschritt eine Instabilität wirken sehen.

In vielen dieser Instabilitäten spielt die Gravitationskraft die entscheidende Rolle. Eine zufällige kleine Störung führt irgendwo zu einer Dichteschwankung. Gebiete erhöhter Dichte üben auf ihre Umgebung eine etwas höhere Anziehungskraft aus als das Mittel der verteilten Materie. Die Konzentration der Masse kann also lokal wachsen. Dabei erhöhen sich Temperatur und Druck und damit die Kräfte, die der weiteren Konzentration Widerstand leisten. Hierzu gehören auch die Fliehkraft bei rotierenden Massen oder die magnetischen Kräfte. Aber Energie und Drehimpuls können durch Ohmschen Widerstand dissipiert werden. Die Entwicklung der Systeme in der nichtlinearen Phase der Instabilität ist bestimmt von Transportvorgängen.

Eine Unmenge von Details müssen in Betracht gezogen werden, wenn man z.B. die Geburt der Galaxien aus der diffus verteilten Materie der ersten Millionen Jahre des expandierenden Universums verstehen will oder die Geburt der Sterne aus interstellaren Gas- und Staubwolken. Dies können wir hier nicht einmal oberflächlich tun.

Instabilität ist nichts weiter als ein Prinzip. Das wahre Interesse liegt in den Details eines instabilen Systems und seiner Entwicklung. Aus der großen Fülle kosmischer Instabilitäten wollen wir im folgenden solche herausgreifen – gewiß nicht die spektakulärsten –, bei denen die Materie in Wechselwirkung mit Magnetfeldern steht. Schon deren *Erzeugung* ist ein Kapitel, in dem Instabilitäten, z.B. aus der Klasse der Auftriebs- oder Rayleigh-Taylor-Instabilität, eine Rolle spielen.

Vor allem da, wo die magnetischen und mechanischen Kräfte sich das Gleichgewicht halten, also im verdünnten Plasma der äußeren Sternatmosphären, der Magnetosphären, des interstellaren Raumes, dominieren Instabilitäten aller Arten die Dynamik der Materie. Wenn die Gasdichte sehr gering ist, wird die interne Wechselwirkung der Gaspartikel nicht mehr durch direkte Zusammenstöße, sondern über elektromagnetische Felder, d.h. über Plasmawellen bewerkstelligt. Die Erzeugung, der Transport und Zerfall dieser Wellenfelder wird durch Instabilitäten geleistet.

Da das Auftreten einer Instabilität an besondere Bedingungen geknüpft ist, die i.a. nicht gleichmäßig im Raum gegeben sind, sondern nur in ausgezeichneten Bereichen, werden Transportkoeffizienten wie Viskosität, Diffusivität, elektrischer Widerstand stark ortsabhängig. Hieraus erwächst die gestaltbildende Kraft solcher Vorgänge.

Bevor wir uns den flüchtigen Gestalten zuwenden, die bei bestimmten Dissipationsvorgängen in kosmischen Plasmen, z.B. in der Sonnenkorona, auftreten, wollen wir ein Beispiel aus der großen kosmischen Hierarchie von Instabilitäten etwas näher betrachten, das Auftreten hoher magnetischer Felder oberhalb der Sonnenoberfläche, der Photosphäre.

Primär wird das Magnetfeld durch das Zusammenwirken von differentieller Rotation und Konvektion in dem elektrisch hochleitfähigen Gas unterhalb der Photosphäre erzeugt. Die Strömungen im Gas wirken als Stromgenerator. Das Magnetfeld wird wegen der

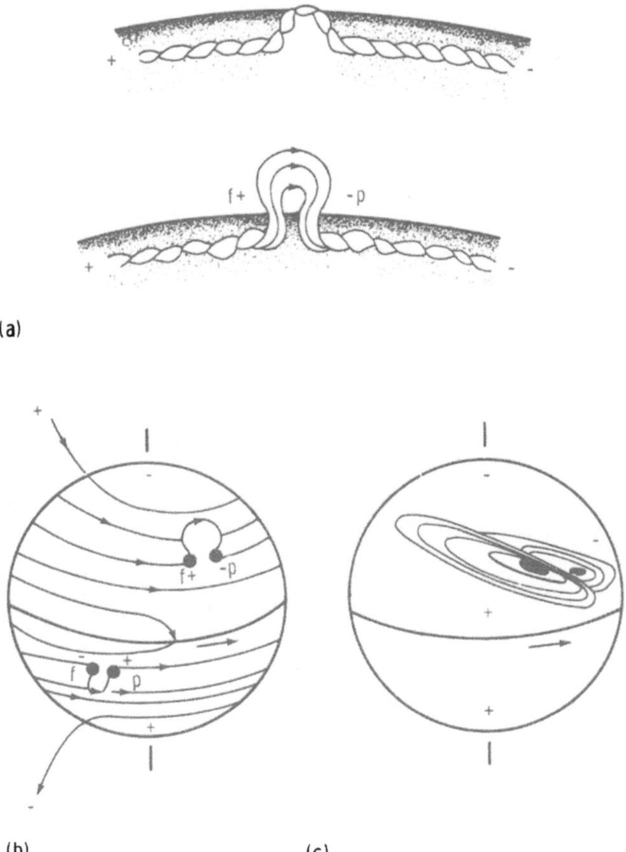

Fig. 3. Bildung einer bipolaren Sonnenfleckengruppe: Verstärkung des toroidalen Magnetfelds unterhalb der Photosphäre durch differentielle Rotation (b) und Durchbruch einer verdrillten magnetischen Flußröhre durch die Photosphäre (a). Dieses Modell nach Babcock erklärt die Systematik der Polarität des vorangehenden (*p*) und nachfolgenden (*f*) Flecks (c) [3]

Breitenabhängigkeit der Rotation aufgewickelt und verstärkt. Je stärker es ist, um so größer ist die Kraft, die es auf das Plasma ausübt. Man kann dem Feld einen Druck zuordnen, der dem Quadrat der Feldstärke proportional ist. Im Gleichgewicht muß der Gesamtdruck (=Gasdruck+magnetischer Druck) konstant sein. Das heißt aber, daß der Gasdruck sinkt, wo die Feldstärke wächst. Eine magnetische Flußröhre mit hoher Feldstärke ist also mit weniger Masse beladen als ihre Umgebung.

Sie erfährt einen Auftrieb. Dieser Auftrieb kann plötzlich so stark werden, daß er Reibungskräfte und magnetische Zugspannungen überwindet, das Magnetfeld sich ausbeult und eine magnetische „Schlaufe" durch die Oberfläche bricht (Fig. 3). Wo das geschieht, sehen wir Sonnenflecken, weil an der Oberfläche die Temperatur im starken Magnetfeld absinkt und damit weniger Energie abgestrahlt wird, diese Gebiete also dunkler sind. Sonnenflecken sind also die Folge einer Rayleigh-Taylor-Instabilität von Gebieten hoher Magnetfeldstärke unterhalb der Sonnenoberfläche.

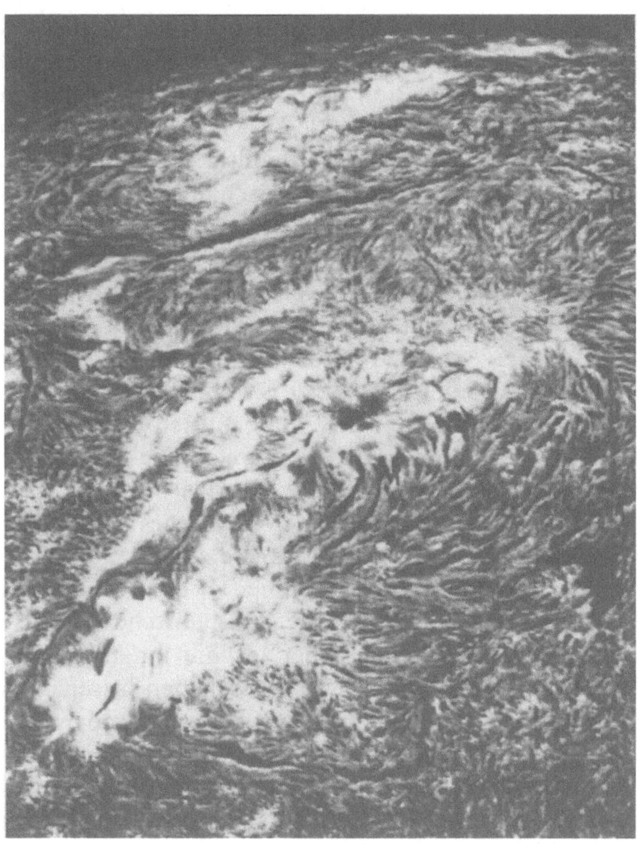

Fig. 4. Blick in die Chromosphäre der Sonne im Lichte von Hα. Die Feinstruktur (Fibrillen) zeigt die Richtung des Magnetfelds. Sonnenflecken, Filamente und Plages (Gebiete erhöhter Emission) sind erkennbar. Ein Flare entwickelt sich aus den Plages, häufig beiderseits von Filamenten (Photo des Lockheed Solar Observatory)

Die Magnetfelder bleiben aber nicht in großen „Röhren" konzentriert. Sie neigen dazu, immer kleinere Strukturen zu entwickeln. Das hängt einerseits mit der Turbulenz der äußeren Sonnenschichten, andererseits aber auch mit Instabilitäten zusammen. Eine besondere Form der Betrachtung der Sonnenoberfläche, nämlich im Licht einer starken Spektrallinie des Wasserstoffs, zeigt uns die enorme Feinstruktur (Fig. 4). Die Fasern sind zweifellos in Richtung des Magnetfeldes orientiert. Wir sehen dabei dunkle und sehr helle Gebiete. Gelegentlich steigt die Helligkeit zu kräftigen Strahlungsausbrüchen, den solaren Flares, an. Auch ihnen liegen Instabilitäten zugrunde. Welcher Natur sie sind, soll uns im folgenden beschäftigen.

Flüchtige Gestalt in kosmischen Leuchterscheinungen

Was den Fusionsforschern Probleme macht, die Abbruchinstabilität oder „disruptions" in Tokamaks, bei denen der im Plasmaring fließende Strom plötzlich zusammenbricht, das kann in kosmischen Dimensionen durchaus zu langlebigen und relativ stabilen Er-

scheinungen führen. Strahlungsausbrüche der Sonne und aktiver Sterne, aber auch das Nordlicht zählen zu diesen Vorgängen. Der Grund für die relative Langlebigkeit liegt in den großen kosmischen Dimensionen. Im Fusionsexperiment wie in den kosmischen Strahlungsausbrüchen geschieht das gleiche: plötzlich wird Energie frei, Materie beschleunigt und elektromagnetische Strahlung ausgesandt. Da es vor allem diese Strahlung ist, die uns Kenntnisse von den Vorgängen im Weltall liefert, müssen wir dankbar für solche Instabilitäten sein. Je mehr Energie umgesetzt wird, je größer die Strahlungsausbrüche sind, um so leichter wahrnehmbar sind die Effekte, um so weiter reicht ihre Kunde. Gelegentlich können sie aber auch eine schädigende Wirkung haben. Die Eruptionen auf der Sonne, die Flares, können die Ionosphäre zeitweilig völlig durcheinander bringen und den Kurzwellenfunkverkehr zusammenbrechen lassen, sie können durch ihre hochenergetische Partikelstrahlung auch eine ernsthafte Gefahr für das Leben von Astronauten darstellen. Im allgemeinen aber freuen wir uns der Schönheit der Erscheinungen.

Den Flares auf der Sonne, dem Nordlicht, dem Zerreißen des Plasmarings im Tokamak und ähnlichen Phänomenen ist wesentliches gemeinsam; in den Dimensionen und in vielen Einzelheiten gibt es Unterschiede. Da ist eine Plasmakonfiguration, die von einem starken Magnetfeld durchsetzt ist, und auf dieses Feld werden mechanische Kräfte ausgeübt. Das Magnetfeld wird verformt, geschert, verdrillt. Damit erhöht sich der Energieinhalt des Feldes. Irgendwo wird aber einmal die Grenze der Verformbarkeit erreicht. Das Magnetfeld „reißt" oder „bricht", vergleichbar mit einem überbelasteten elastischen Festkörper, etwa einem zu sehr gebogenen Stab. Dabei wird die langsam gespeicherte elastische Energie in kurzem Zeitraum freigesetzt. Ein Teil der Energie geht — wie beim gebrochenen Stab — in Bewegungsenergie über, ein anderer Teil in Wärme. Unter anderem entstehen sehr schnelle, d.h. energiereiche Teilchen, und zwar durch hohe elektrische Felder, die in der Bruchzone induziert werden. Die Teilchen laufen aus ihren Beschleunigungsgebieten fort, und wo sie auf ein Hindernis, d.h. dichtere Materie stoßen, geben sie diese Energie wieder ab, einen geringen Teil in Form elektromagnetischer Strahlung. Im Tokamak und auf der Sonne sind die erreichten Energien so hoch, daß außer der sichtbaren auch Röntgenstrahlung, ja die noch energiereichere Gammastrahlung erzeugt wird. Nicht ganz so hoch sind die im Nordlicht erreichten Energien.

Im einzelnen ist das natürlich sehr kompliziert. Um die Vorgänge würdigen zu können, muß man sich erst einmal den Normalzustand klar machen. Was Plasmaphysik so komplex macht, ist die Anisotropie

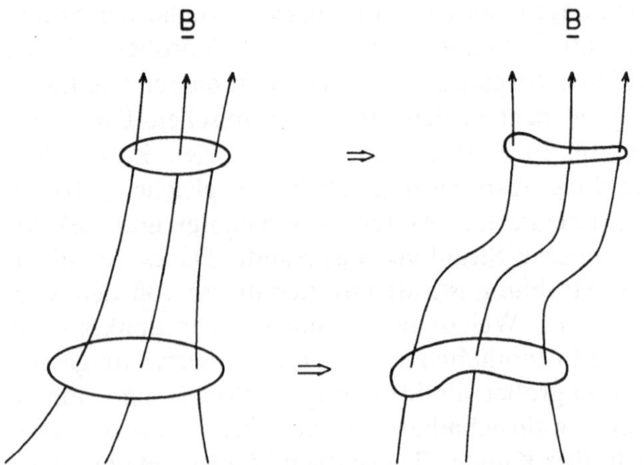

Fig. 5. Zwei durch die gleichen Magnetfeldlinien verbundene Materieballen (Flächen) bleiben bei allen Verformungen in diesem Zustand, wenn die elektrische Leitfähigkeit genügend hoch ist (eingefrorenes Magnetfeld)

des Raumes, die durch das Magnetfeld bedingt ist. Elektrisch geladene Teilchen können sich relativ frei längs der Feldlinien bewegen, während sie senkrecht zu ihnen eine Kreisbewegung ausführen, so daß die zusammengesetzte Bewegung eine Spirale längs der Feldlinien darstellt. Die hohe Beweglichkeit der Ladungsträger in dieser Richtung führt zu hoher elektrischer Leitfähigkeit.

Natürlich sind auch Bewegungen in der Richtung quer zum Magnetfeld möglich. Aber sie unterliegen einer interessanten Einschränkung. Das Produkt aus Magnetfeldstärke, B, und der Größe irgendeines zum Feld senkrechten Flächenelements, F, der magnetische Fluß, $\phi = B \cdot F$, durch diese Fläche, bleibt bei der Bewegung konstant. Die Fläche mag verformt werden, indem die Materie komprimiert wird oder expandiert, das Magnetfeld wird entsprechend verstärkt oder geschwächt. Nimmt man zwei Flächenelemente, die von den gleichen Magnetfeldlinien durchsetzt werden, so wird man bei allen Veränderungen finden, daß das nach einiger Zeit immer noch der Fall ist (Fig. 5). Alfvén hat dafür die kurze und anschauliche Beschreibungsform gefunden, daß das Plasma „eingefroren" ist. In dem besonderen Fall, daß das Magnetfeld sehr steif, d.h. der Gasdruck klein gegen den magnetischen Druck ist, gibt es im Normalfall längs der Magnetfeldlinien keine stationären elektrischen Spannungen. Die Magnetfeldlinien sind Äquipotentiallinien. Das ist anschaulich klar; die Plasmaelektronen sind so leicht in dieser Richtung beweglich, daß sie etwaige Potentialdifferenzen sofort ausgleichen würden. Dies alles gilt aber nur bei hinreichend hoher elektrischer Leitfähigkeit und großen Dimensionen. In kosmischen Plasmen sind diese Voraussetzungen fast immer erfüllt.

Wenn das Konzept vom „eingefrorenen" Magnetfeld überall gültig wäre, wäre Plasmaphysik ein sehr viel einfacheres Gebiet und die kontrollierte Kernfusion vielleicht schon gelungen. Bevor wir aber von Dingen reden, die dieses Konzept ungültig machen, sollten wir für einen Moment die anschauliche Kraft des Bildes genießen. Man stelle sich vor, daß sich die beiden in Fig. 5 gezeigten Flächenelemente gegen einander drehen. Da das Magnetfeld an der Materie haftet, wird es sich verdrillen müssen. Die Materie leistet dabei Arbeit am Feld, der Energieinhalt des Feldes wird erhöht. Das ganze geschieht durch elektrische Ströme, die entlang des ungestörten Feldes fließen und ihm eine Querkomponente geben. Solche Verformungen sind also gute Energiespeicher; aber, wie schon eingangs am Analogon eines verdrillten Schlauches diskutiert, tendieren sie zur Instabilität.

Auf der Sonne sind die Feldlinien in der turbulenten Photosphäre verankert. Die mechanischen Kräfte sind dort in allem viel höher als die magnetischen. Das Magnetfeld muß mit sich geschehen lassen, was die Turbulenzelemente befehlen. Die einen mögen die in ihnen verankerten Feldlinien links herum, die anderen rechts herum verdrillen, ganz ungeordnet, wie es zu einer Turbulenz gehört. Als Resultat bildet sich ein Bündel von elektrischen Stromfasern, die abwechselnd in dem einen oder anderen Sinne durchflossen werden. Da die Fasern dicht beieinander liegen, können sie sich gegenseitig abstützen, wenn infolge zu hoher Verdrillung die Knickinstabilität anfangen möchte zu wirken. Vereint ist so ein Bündel verdrillter Fasern sehr viel stabiler als die einzelne Faser.

Ein in Figur 6 gezeigtes mechanisches Modell soll dies veranschaulichen. Die Zahnräder symbolisieren die Konvektion in und unterhalb der Photosphäre. Sie sind so geschaltet, daß sich zwei Nachbarn im Gegensinn drehen. Man muß sich natürlich die Grenzen dieses Modells klar machen. Auf der Sonne gibt es keine Lücken wie zwischen den magnetischen „Schläuchen". Der ganze Raum ist vom Feld erfüllt. Aber das Modell zeigt uns die Tendenz zur gegenseitigen Stabilisierung der verdrillten Schläuche. Auf diese Weise kann die Sonne eine große Menge Energie in den Bögen speichern, die bei einer Sonnenfinsternis oder im Röntgenbild so schön sichtbar werden.

Nachdem wir nun gewissermaßen den Normalzustand kennengelernt haben, kehren wir zum Thema „Instabilität" zurück. Wir wollen sehen, was passiert, wenn die Sonne das Verdrillen oder Verbiegen des Feldes übertreibt, und was eine solche „Übertreibung" in nüchterner physikalischer Sprache bedeutet. Verdrillung oder allgemeiner Scherung des Feldes wird durch elektrische Ströme erreicht. Ein elektrischer Strom entsteht, wenn sich die positiven und negativen Ladungsträger gegeneinander bewegen. Je stärker bei

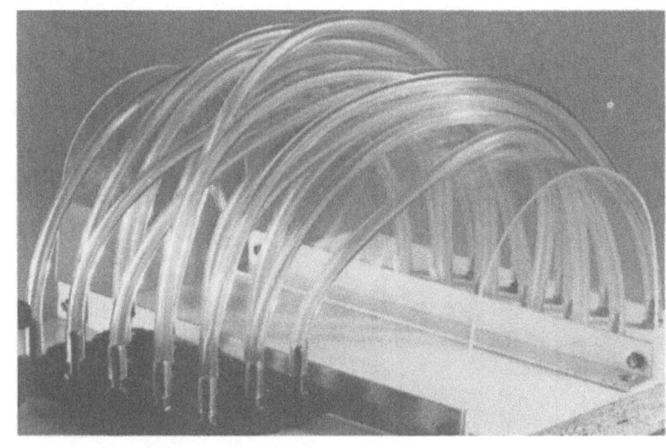

a

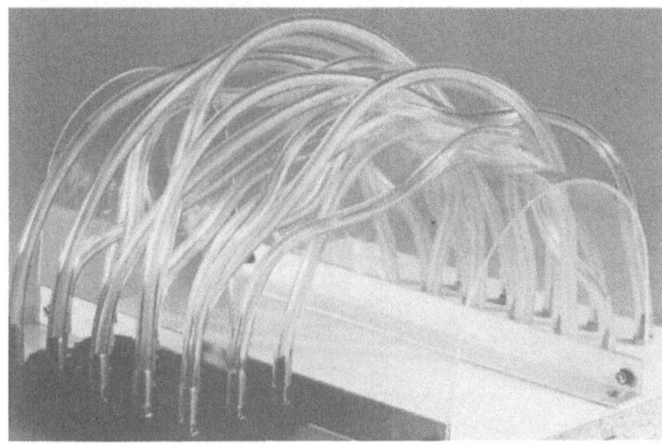

b

Fig. 6. Modell von magnetischen Bögen in der Sonnenkorona und ihrer Fähigkeit, elastische Energie zu speichern. (a) Entspannter oder stromloser Zustand, (b) Zustand starker Verdrillung. Benachbarte Schläuche sind gegensinnig verdrillt, entsprechend entgegengesetzten Strömen längs der Magnetfeldlinien. Aus der gegenseitigen Stabilisierung der Knickinstabilität erwächst die hohe Speicherfähigkeit potentieller magnetischer Energie

gleicher Dichte der Ladungsträger der Strom ist, desto schneller muß diese Relativbewegung sein. Irgendwann kann die Stromdichte so hoch werden, daß die Differenzgeschwindigkeit den Schwellenwert der *Zweistrominstabilität* erreicht. Wie wir eingangs sahen, führt diese Instabilität zu Mikroturbulenz und Plasmaheizung. Eine Folge der turbulenten elektrischen Mikrofelder ist aber auch eine Art erhöhter Stoßfrequenz zwischen positiven und negativen Ladungsträgern. Sie ruft eine schlagartige *Erhöhung des elektrischen Widerstandes* hervor, und zwar um viele Zehnerpotenzen. Der Strom muß sich jetzt durch ein Gebiet hohen Widerstandes „quälen". Das geht nur mit Hilfe eines elektrischen Feldes. So entsteht eine Spannung längs der Magnetfeldlinien, die nun keine Äquipotentiallinien mehr sind. Das schöne Konzept vom „eingefrorenen" Magnetfeld bricht zusammen. Die Plasmaelemente oberhalb und unterhalb der „Bruchzone" können sich gegeneinander bewegen und werden das auch tun, und zwar in dem Sinne,

daß die hohen magnetischen Spannungen, die zu dem Bruch geführt haben, abgebaut werden. Dabei wird elastische Energie in Bewegungsenergie und Wärme umgesetzt.

Und nun kommen wir zu unserem Ausgangspunkt, der *Gestaltbildung* zurück. Weil nämlich die Ströme die kritische Schwelle zur Instabilität nur in dünnen, ausgezeichneten Gebieten überschreiten, wird die beschriebene Freisetzung der gespeicherten magnetischen Energie zu jedem Zeitpunkt in Filament-artigen Strukturen ablaufen. Wir hatten als mechanisches Analogon das Bild vom „Brechen" oder „Reißen" eines verdrillten elastischen Gebildes (Fig. 7) gebraucht. Im verdrillten Plasmaschlauch wird es ein ganz ähnliches Fortschreiten der „Bruchzone" in das noch nicht entspannte Medium geben. In dieser sehr dünnen Zone wird jeweils die Energie freigesetzt werden, die Elektronen beschleunigt, die längs der Magnetfeldlinien entkommen und dort, wo sie auf ein Hindernis stoßen, etwa die dichte Atmosphäre, die von uns wahrnehmbaren Strahlungsemissionen hervorrufen. Das erklärt einmal die filamentäre Struktur, aber auch die Beweglichkeit und relative Langlebigkeit, d.h. die flüchtige Gestalt solcher Leuchterscheinungen.

Die Strukturen sind allerdings so dünn, daß wir sie auch mit unseren größten Teleskopen nicht auflösen können. Wir sehen in einem Flare-Gebiet nur die Überlagerung unzähliger solcher strahlender Filamente. Aus diesem Grunde haben ähnliche Erscheinungen in Erdnähe, nämlich das Nordlicht, eine be-

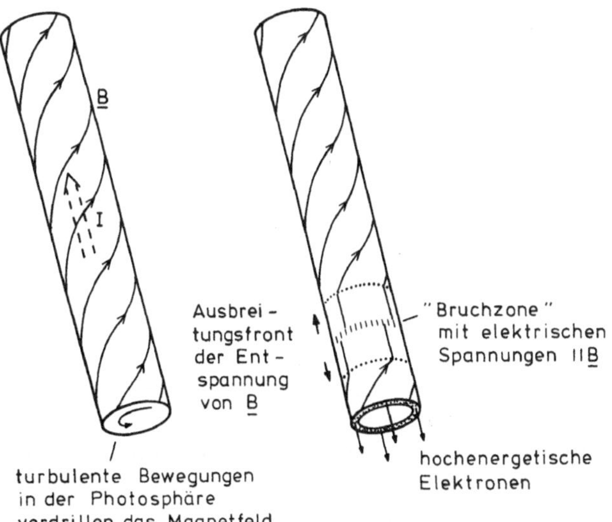

Fig. 7. Möglicher Weg der plötzlichen Entspannung eines stark verdrillten Magnetfeldes durch „Brechen" der Feldlinien. In der „Bruchzone" können benachbarte Plasmaelemente gegeneinander und senkrecht zu *B* gleiten; das Magnetfeld ist lokal nicht mehr eingefroren. Hohe elektrische Spannungen parallel zu *B* in der „Bruchzone" erzeugen eine hochenergetische Partikelstrahlung, die zu sichtbaren Phänomenen (z.B. Flares) Anlaß gibt. Der Vorgang läuft in dünnen Filamenten ab

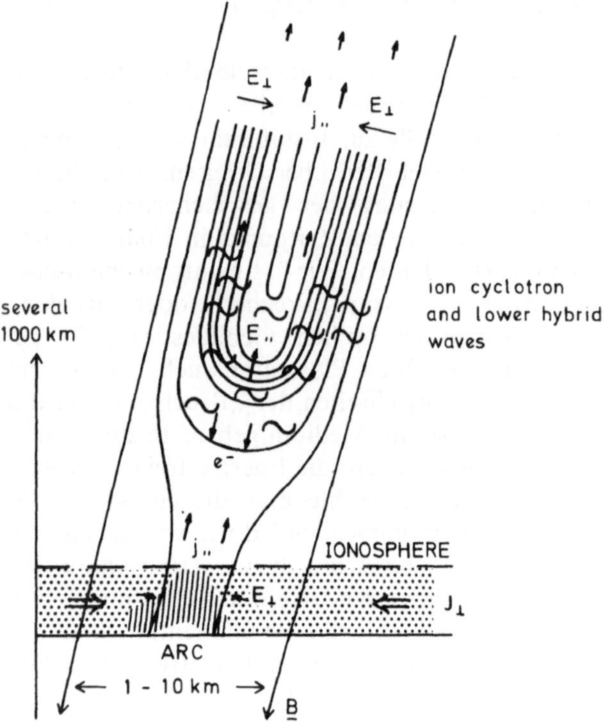

Fig. 8. Phänomenologisches Modell des Beschleunigungsgebietes der primären Nordlichtteilchen (Elektronen und positive Ionen) in einigen 1000 km Höhe („Bruchzone"). Die Magnetfeldlinien sind keine elektrischen Potentiallinien, d.h. das Magnetosphärenplasma oberhalb und unterhalb der „Bruchzone" ist stark entkoppelt. Die Vorgänge sind von hoher Plasmawellenaktivität begleitet

nungsgefälle hochenergetische Teilchen erzeugt werden können.

Der Vorgang des „Reißens" des Magnetfeldes geschieht auch in der Magnetosphäre wieder in dünnen Schichten, Filamenten, und zwar, wie erst vor wenigen Jahren entdeckt, in einigen 1000 km Höhe (Fig. 8). Die elektrischen Spannungen längs der Ma

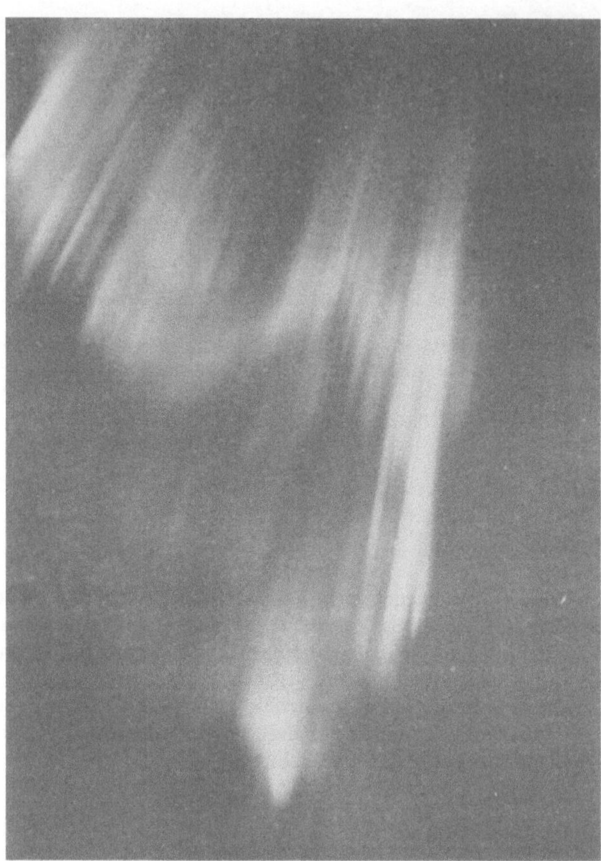

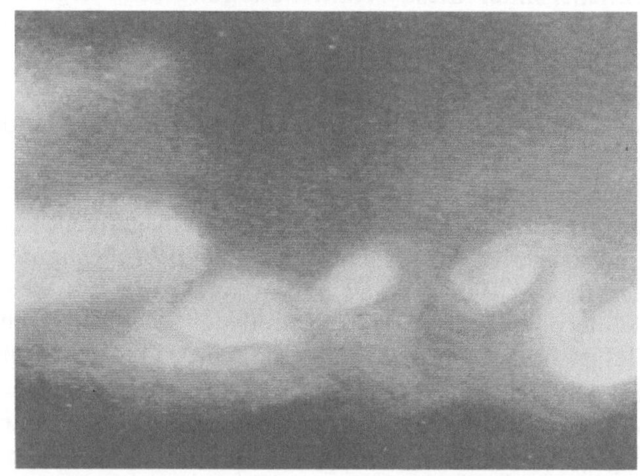

Fig. 9. (a) Nordlichtbögen mit typischer Strahlenstruktur [4]; (b) Blick längs der Feldlinien in die Nordlichtstrahlen. Sie sind Wirbel einer Zone starker Scherströmung des Magnetosphärenplasmas senkrecht zu B (Fernsehaufnahmen der University of Alaska)

sondere Bedeutung für diese Forschungsdisziplin. Wir können sie mit Raumsonden direkt erreichen und ausmessen und die Leuchterscheinungen in der oberen Atmosphäre bequem mit unseren Teleskopen auflösen. Die Verformung des Magnetfeldes, also der Aufbau magnetischer Spannungen, geschieht dabei im magnetischen Schweif der Erde. Der Schweif ist gewissermaßen ein großer Stromgenerator, der Ströme längs der Feldlinien bis in die Ionosphäre treibt. Sie stellt den Ohmschen Widerstand in diesem Stromkreis dar. Zwischen dem Generator (Schweif) und dem Ohmschen Widerstand (Ionosphäre) herrscht im ungestörten Fall kein nenneswertes Spannungsgefälle. Die Magnetfeldlinien, längs denen die Ströme fließen, lassen sich mit hochleitfähigen Drähten vergleichen. In diesem Bild entspricht das plötzliche Auftreten der Zweistrominstabilität und die damit einhergehende drastische Erhöhung des elektrischen Widerstandes dem „Durchbrennen" eines Drahtes bei zu hoher Strombelastung. Im Gegensatz zum irdischen Experiment ist im verdünnten kosmischen Plasma die Stoßfrequenz so gering, daß in dem auftretenden Span

gnetfeldlinien reichen bis zu 10 Kilovolt. Die in ihnen
beschleunigten Elektronen erzeugen, wenn sie in der
oberen Atmosphäre bei etwa 100 km Höhe angekom-
men sind, durch Stöße mit den Sauerstoff- und Stick-
stoffatomen und -molekülen das charakteristische
grüne und rote Leuchten, das zu so faszinierenden
Schauspielen am arktischen Himmel Anlaß gibt. Die
strahlenartige Struktur des Nordlichts ist wiederum
die Folge einer Instabilität, und zwar der Plasmaströ-
mung senkrecht zum Magnetfeld. Wenn man genau
längs des Feldes mit einer schnellen TV-Kamera beobachtet, sieht man, daß es sich um einzelne Wirbel
handelt (Fig. 9).

Die Ströme der energiereichen Teilchen haben außer
der Fähigkeit, „flüchtige Gestalten" am polaren
Nachthimmel zu erzeugen, noch eine andere. Sie ist
im ganzen gesehen noch wichtiger für uns. Durch
sie können auch Radiowellen angeregt werden, die
sich mit Lichtgeschwindigkeit ausbreiten und die
Kunde vom erzeugenden Elektronenstrom in alle
Welt tragen. Die polare Magnetosphäre ist aus diesem
Grunde ein großer Radiosender mit einer Leistung
von 1 000 Megawatt, durchaus vergleichbar mit Jupiter oder der Sonne. Glücklicherweise liegen die Wel-
lenlängen im Kilometerbereich, und die Ionosphäre
schirmt uns gegen die Strahlung ab. Mit Raumfahr-
zeugen können wir aber detailliert die Beziehung zwischen Teilchenstrom und Radiostrahlung studieren
und so die Radiostrahlung gewissermaßen „eichen".
Bei fortgeschrittenem Verständnis können wir solche
Strahlung von der Sonne und fernen Sternen und
Galaxien daraufhin analysieren, welche Energie und
Dichte die auslösenden Elektronenstrahlen haben und
Modelle „bauen", die ihre Erzeugung erklären.
Schade, daß uns wegen seiner Ferne und der ungenü-
genden Auflösungsfähigkeit unserer Teleskope so
manches farbenprächtige Schauspiel im Kosmos ent-
geht.

Schlußbemerkung

Instabilitäten zerstören physikalische Systeme, können aber auch ebenso der Ursprung neuer Systeme
sein. Außer dem Vorgang der Instabilität müssen aber
noch eine Menge physikalischer Prozesse zusammenwirken, um ein neues System zu schaffen und aufrecht

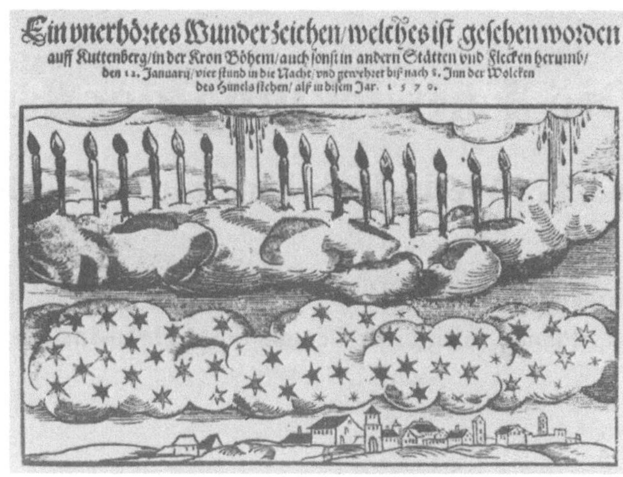

Fig. 10. Darstellung eines Nordlichts im Jahre 1570 in Böhmen
[5]

zu erhalten. Instabilität ist nur ein generelles Prinzip,
gleichzeitig zerstörend und schöpferisch, und auch im
Zerstören noch häufig zu neuen, leuchtenden Erscheinungen Anlaß gebend, zum Leuchten der Supernova,
den Flares auf der Sonne und dem Nordlicht am arktischen Nachthimmel. Die Eskimos und Lappen ver-
muteten Geister, meistens freundliche, hinter den
Nordlichtern, vermutlich weil sie sich in völliger Ge-
räuschlosigkeit als flüchtiger, farbiger Schleier vor dem
unberührten Hintergrund des Sternhimmels abspielen. Wenn Nordlichter in Mitteleuropa erschienen
(Fig. 10), hat man ihnen dagegen gern eine kriegeri-
sche Deutung gegeben, gelegentlich sah man in ihnen
eine Manifestation der Hand Gottes, wie es ja die
Menschen seit jeher gewohnt sind, in die nichtverstan-
denen Naturerscheinungen einen Ausdruck ihrer
Ängste und Wünsche hineinzudeuten. Gestaltbildung
durch Gottes Hand — Gestaltbildung durch Instabilität. Welch Gegensatz!

1. Sakurai, T.: Publ. Astron. Soc. Japan *28*, 177 (1976)
2. Davidson, R.C., et al.: Phys. Rev. Lett. *24*, 519 (1970)
3. Livingston, W.C.: Sci. Amer. *215* (5), 107 (1966)
4. Brekke, A., Egeland, A.: Nordlyset. Grøndahl 1979
5. Akasofu, S.-I.: Aurora Borealis. Alaska Geographic 1979

Eingegangen am 27. Februar 1981

Die Entwicklung der Erdatmosphäre

und ihre Wechselbeziehung zur Entwicklung der Sedimente und des Lebens

Christian Junge*

Max-Planck-Institut für Chemie (Otto-Hahn-Institut), D-6500 Mainz

The formation of the atmosphere – together with that of the oceans and sediments – was determined by three important processes: the loss of noble gases and volatiles in the solar nebula, the enrichment of these substances at the Earth's surface by exhalation from the Earth's mantle, and finally the formation of the hydrosphere, enabled by – in contrast to our neighboring planets – a suitable distance from the sun. In this way the development of the atmospheric gases N_2, H_2O and CO_2 was largely fixed. Oxygen, on the other hand, appeared late in the atmosphere. It originated from biological photosynthesis which apparently developed rather early in the Earth's history but lead at first only to oxidation of iron and sulfur. The subsequently occurring accumulation of free oxygen in the atmosphere resulted in interesting interrelations with the development of life.

Die Frage nach der Entwicklung der Erdatmosphäre hat aus zwei Gründen über das Fachgebiet hinaus allgemeines Interesse erregt: einmal weil die Atmosphäre zusammen mit den eng gekoppelten Ozeanen einen so wesentlichen und global so einheitlichen Umweltfaktor im Rahmen der allgemeinen erdgeschichtlichen Entwicklung darstellt; und zweitens hat sich gezeigt, daß die erst spät erfolgte Anreicherung des Sauerstoffs in unserer Atmosphäre mit Sicherheit biologisch bedingt ist und nun ihrerseits Rückwirkungen auf die biologische Evolution und auf die Umwelt hatte, die von profunder Bedeutung waren. Dadurch wird aber die Frage nach der Entwicklung der Erdatmosphäre aufs innigste verknüpft mit der Frage nach der Entstehung und Evolution des Lebens und gewinnt so weitreichende Bedeutung.

Schon diese kurzen Bemerkungen machen deutlich, daß unser Thema ein ausgesprochen interdisziplinäres Forschungsgebiet darstellt, an dem Kosmochemie, Geochemie, Biologie, Geologie, Ozeanographie und atmosphärische Wissenschaften beteiligt sind. Hier sei ein Überblick über den heutigen Stand unseres Wissens gegeben, indessen ist vieles noch spekulativ, und die Meinungen der Forscher divergieren noch.

Man kann die in der heutigen Atmosphäre vorhandenen Gase in folgende Gruppen einteilen:

1. die *Hauptgase* mit Mischungsverhältnissen größer als etwa 10^{-4} Volumenanteile: N_2, O_2, H_2O und CO_2;

2. die *Edelgase*, Ar, Ne, He, Kr und Xenon zusammen mit ihren Isotopen;

3. die *Spurengase* wie CH_4, H_2, N_2O, CO und viele andere mit Mischungsverhältnissen kleiner als etwa 10^{-6}.

Die letzte, sehr umfangreiche Gruppe bleibt weitgehend unberücksichtigt, da ihre Konzentrationen in der Atmosphäre durch relativ rasche Kreisläufe dynamisch bestimmt, also mit der erdgeschichtlichen Entwicklung der Erdatmosphäre nicht direkt verknüpft sind. Die Bedeutung der Edelgase für unser Thema erhellt sich aus der Tatsache, daß sie wegen ihrer chemischen Inertheit ideale Tracer-Elemente für kosmo- und geochemische Vorgänge abgeben und daher wichtige Rückschlüsse zulassen.

Die Entwicklung der Erdatmosphäre kann man nur im Zusammenhang mit der Entstehung der Erde und der Ausbildung ihrer Kruste verstehen. Die Sedimente, die Ozeane und die Atmosphäre zusammen bilden eine geochemische Einheit, die sich erst sekundär auf der Erdoberfläche ausbildete und deren Entwicklung eng verzahnt ist. Figur 1 gibt einen Überblick über vier Perioden, die für die Evolution der Atmosphäre von besonderer Bedeutung sind. Die erste Periode ist die Bildung der Erde aus dem solaren Urnebel, die nach heutigen Vorstellungen nicht länger als einige hundert Millionen Jahre gedauert haben

---

* Vortrag anläßlich der 111. Versammlung der Gesellschaft Deutscher Naturforscher und Ärzte, Hamburg, 21.–25. September 1980

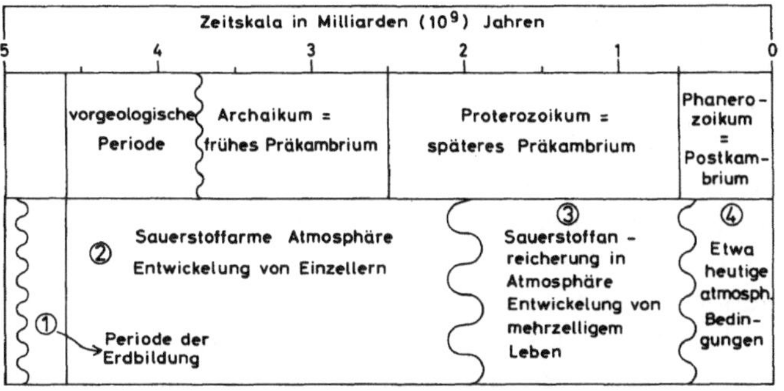

Fig. 1. Im oberen Teil die geologischen Zeitabschnitte. Die vorgeologische Periode ist durch die Abwesenheit datierbarer Sedimente gekennzeichnet. Das Phanerozoikum beginnt mit dem Zeitalter des Kambriums und ist durch das Auftreten makroskopischer Fossilien gekennzeichnet. Dieser gut bekannte geologische Zeitabschnitt mit seinen $0,6 \cdot 10^9$ Jahren umfaßt nur 13% des Gesamtalters der Erde. Im unteren Teil Zeitabschnitte, die für die Evolution der Atmosphäre und des Lebens von Bedeutung sind

kann und vor ca. $4,6 \cdot 10^9$ Jahren zum Abschluß kam. Sehr bald danach bildete sich durch Entgasung des Erdmantels die Uratmosphäre, die nachweislich Sauerstoff-frei war. Diese Uratmosphäre bestand während etwa der ersten Hälfte der Erdgeschichte. Um die Zeit vor etwa $2 \cdot 10^9$ Jahren begann der Sauerstoff-Pegel merklich anzusteigen und erreichte den heutigen Stand während des frühen Phanerozoikums, auf dem er dann — von möglichen Schwankungen abgesehen — bis heute blieb.

Die Bildung der Erde aus dem solaren Nebel

Den Bildungsvorgang der Erde stellt man sich etwa folgendermaßen vor (s. z.B. [19]): Als der solare Gasnebel, der wahrscheinlich eine ziemlich homogene Zusammensetzung hatte, die der der heutigen Sonne entsprach, sich abzukühlen begann, bildeten sich durch Kondensation kleine Materieteilchen aus den Elementen oder Stoffkomponenten mit den höchsten Verdampfungstemperaturen, also den am wenigsten flüchtigen. Mit fortschreitender Abkühlung kamen dann nach und nach auch flüchtigere Stoffe zur Ausscheidung, aber nur in geringen Anteilen. Die Edelgase und die sehr flüchtigen Bestandteile wie H, N und C (z.B. als CH_4) blieben dagegen weitgehend im solaren Nebel. Diese Urkondensate aus dem solaren Nebel finden wir heute noch erhalten in bestimmten Klassen der *Steinmeteorite,* in den *Chondriten,* benannt nach dem verbreiteten Auftreten von kleinen Kügelchen, den Chondren, in diesen Meteoriten. Die Chondrite zeigen in großen Zügen die gleiche Elementzusammensetzung wie die Gesamterde und sehr wahrscheinlich auch die anderen terrestrischen Planeten wie Mars und Venus, deren Bildung sich daher ohne Schwierigkeit durch Agglomeration solcher Me-

Tabelle 1. Typische Werte von Abreicherungen flüssiger Stoffe in Chondriten und auf der Erde gegenüber der Sonne, bezogen auf Silicium (meist nach [1])

Neon	10^{-10}
^{36}Argon[a]	10^{-9}
Krypton	10^{-8}
Xenon	10^{-8}
H	10^{-7}
N	10^{-5}
C	10^{-4}
Elemente wie Hg, Cd, Pb, Halogene[b]	10^{-1}–10^{-2}
Elemente wie Na, Mn, Cu, Sb[c]	$1,0$–10^{-1}

[a] ^{40}Argon in der Erdatmosphäre ist nicht primordial, sondern später durch Zerfall von ^{40}K im Erdmantel entstanden.
[b] Diese Elemente kondensieren bei ≤ 600 K.
[c] Diese Elemente kondensieren bei 600–1300 K.

teoritenkörper erklären läßt. Insbesondere zeigen alle diese Körper die erwähnte starke Abreicherung der flüchtigeren Elemente, vor allem der Edelgase, wie schon früh erkannt wurde [16]. Tabelle 1 gibt eine Übersicht: Die Abreicherung bei den Edelgasen, aber auch bei H, N, C ist sehr groß. Wären solche Abreicherungen bei der Bildung der Erde nicht eingetreten, so würde sie heute eine Atmosphäre besitzen, die aus Neon, den schweren Edelgasen und Stickstoff bestehen würde mit Drücken um 10^6 Atmosphären. Die leichteren Elemente wie H und He konnten von dem Schwerefeld der Erde nicht zurückgehalten werden und gehen auch heute noch laufend verloren, sonst wäre diese hypothetische Erdatmosphäre wohl der des Jupiter sehr ähnlich, bei dem diese Gase eine wichtige Rolle spielen. Diese enorme kosmochemische Abreicherung der flüchtigen Elemente im Bereich der terrestrischen Planeten war also eine frühe wichtige Weichenstellung für deren anschließende Entwicklung.
Die bei der Bildung der terrestrischen Planeten im Solarnebel zurückbleibenden flüchtigen Stoffe sind vermutlich in die weiter auswärts gelegenen Bereiche des Sonnensystems oder in den interstellaren Raum abgedriftet, möglicherweise als Folge von vorübergehend stark entwickelten Sonnenwinden, wie sie z.B. bei den T-Tauri-Sternen vermutet werden. Es sei vermerkt, daß die für die Planetenbildung verantwortlichen Vorgänge im Einzelnen noch durchaus umstritten sind, aber in den wesentlichen Zügen sind die skizzierten Vorgänge heute als zutreffend akzeptiert.

Die Ur-Atmosphäre

Im Jahre 1951 kam der Geochemiker Rubey [11] zu einer wichtigen Schlußfolgerung: Die im System Atmosphäre-Ozean-Sedimenthülle gespeicherten Mengen an flüchtigen Stoffen wie H_2O, CO_2 u.a.

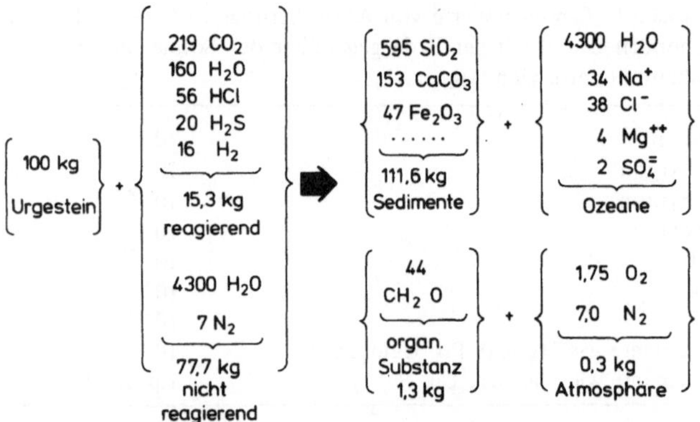

Fig. 2. Globales Budget (in Mol) der chemischen Verwitterung von Urgestein mittels der im Laufe der Erdgeschichte exhalierten Stoffe (zweite Säule), die zu den heute vorhandenen Sedimenten, Ozeanen, organischer Substanz und Atmosphäre führt (nach [7])

können nicht durch Verwitterung von Urgesteinen erklärt werden (die ja anfangs die Erdoberfläche bedeckt haben müssen), sondern können sich nur durch Entgasung aus dem Erdinnern an der Erdoberfläche angereichert haben. Er fand etwa folgende Anreicherungsfaktoren gegenüber der Gesamtzusammensetzung der Erde:

H_2O: 100; CO_2: 100; Cl: 60; N_2: 50;
Schwefel und andere Stoffe: 5.

Das System Ozean-Atmosphäre-Sedimenthülle verdankt seine Entstehung also weitgehend Sekundärvorgängen, die während oder nach der Bildung der Erde einsetzten. Der Wasserdampf kondensierte sich dabei zu Ozeanen, das CO_2 liegt fast vollständig in den Sedimenten begraben, der Schwefel und die Halogene finden sich im Meerwasser gelöst oder in den Salzlagerstätten, und nur der Stickstoff und die Edelgase konnten sich überwiegend in der Atmosphäre anreichern (^{3}He und ^{4}He entweichen aber laufend aus dem Schwerefeld der Erde).

Da viele der flüchtigen Stoffe Säuren bilden (z.B. H_2CO_3, HCl, H_2SO_4), kann man die Bildung des Systems Atmosphäre-Ozean-Sedimenthülle chemisch als einen gigantischen Titrationsprozeß auffassen, bei dem die Urgesteine durch die im Wasser gelösten Säuren zersetzt und umgewandelt wurden. Figur 2 gibt nach Li [7] eine quantitative Budgetrechnung wieder, allerdings gültig für heutige Bedingungen, die sich in 44 Mol organischer Substanz (CH_2O) und im freien Sauerstoff der Atmosphäre widerspiegeln. Da die Urgesteine — damals wie heute meist Basalte — an Sauerstoff stark untersättigt sind, kann die Uratmosphäre keinen freien Sauerstoff enthalten haben; erst die Auswirkungen der Photosynthese führten neben der Oxydation von FeO zu Fe_2O_3 und von S zu SO_4 zur Anreicherung von freiem Sauerstoff in der Atmosphäre, wie in Figur 4 angenommen und wie weiter unten noch näher diskutiert wird.

Die wesentlichen chemischen Vorgänge, die zur Bildung des Systems Atmosphäre-Ozean-Sedimenthülle führten, scheinen danach im wesentlichen geklärt. Weitgehend offen ist jedoch die Frage nach dem Wie und dem Wann der notwendigen Exhalation. Folgende Möglichkeiten bieten sich an:

1. Während des Agglomerationsprozesses bei der Erdbildung werden erhebliche Impaktenergien frei, die zur Aufschmelzung und Verdampfung der flüchtigen Stoffe führen. Solche Vorgänge sind für den Mond erwiesen. Der Grad der Erhitzung und Aufschmelzung muß dabei um so größer gewesen sein, je rascher der Agglomerationsprozeß verlief.

2. Erhitzung des Erdinnern infolge des Zerfalls kurzlebiger radioaktiver Elemente (wie ^{26}Al [19]) und der langlebigen Elemente ^{40}K, ^{232}Th, ^{235}U und ^{238}U.

Beide Prozesse werden bei den Exhalationen des Mantelmaterials eine Rolle gespielt haben, nur ist ihre relative Bedeutung noch ungewiß. Einerseits sprechen geochemische Modelle [1] und das heute noch anhaltende vulkanische Entweichen von primordialem ^{3}He [17] dafür, daß beide Vorgänge bis heute nicht zu einer vollständigen Entgasung geführt haben können. Andererseits zeigen die ältesten erhaltenen Sedimente von Isua, Grönland ($3,8 \cdot 10^9$ Jahre), eindeutig, daß schon zu sehr früher Zeit ein Ozean existierte und die Bildung der Sedimente, auch der Carbonate, begonnen hatte. Vielleicht kann man in erster grober Annäherung annehmen, daß beide Prozesse zu ungefähr gleichen Teilen wirksam waren (Fig. 3). Die Kurve in Fig. 3 B würde dann den zeitlichen Verlauf der Anreicherung des Stickstoffs und der Edelgase in der Atmosphäre wiedergeben sowie die Akkumulation von Wasser und Carbonaten im Ozean und in den Sedimenten.

Wäre die Kurve in Fig. 3 B wirklich bekannt, so wäre die Frage der Evolution der Atmosphäre für die meisten Hauptbestandteile gelöst. Bei den auf der Erde herrschenden Temperaturverhältnissen kondensierte das Wasser aus und findet sich heute überwiegend in den Ozeanen, das CO_2 löste sich in den Ozeanen und wurde weitgehend als Carbonat in den Sedimenten „begraben". Wir wissen, daß die jetzige Konzentration von CO_2 in der Atmosphäre im wesentlichen durch die chemische Zusammensetzung des Meerwassers — vor allem durch die Konzentration der Ca^{2+}-Ionen und durch den pH-Wert — bestimmt wird, aber wohl außerdem noch moduliert wird durch die geochemischen Kreisläufe des CO_2 [6]. Neuere Spurenstoffuntersuchungen an Sedimenten scheinen den Schluß zu erlauben, daß die chemische Zusammensetzung des Meerwassers schon sehr früh der heutigen in etwa glich (allerdings ohne Sauerstoff!), so daß

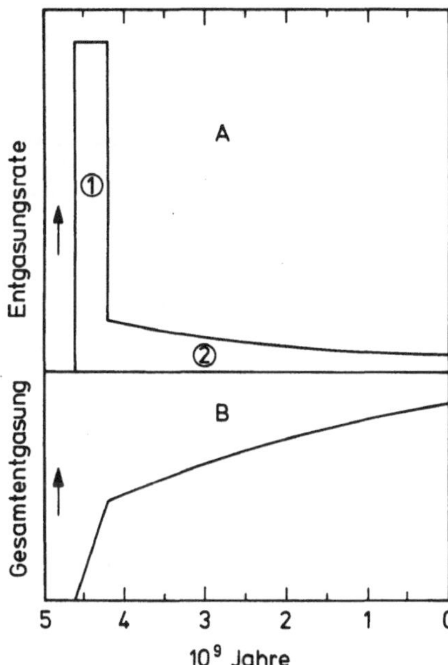

Fig. 3. A) Schematisch angenommene Entgasungsraten; (1) rasche Entgasung während des Agglomerationsprozesses der Erde infolge Aufschmelzung; (2) langsame Entgasung infolge langlebiger Radioaktivität. B) Akkumulative Gesamtentgasung mit etwa gleichen Beiträgen von (1) und (2)

man wohl gleichermaßen schließen darf, daß der CO_2-Spiegel in der Atmosphäre — vielleicht innerhalb eines Faktors von ± 3 — dem heutigen entsprach [5].

Nach diesen Vorstellungen hätten sich also Stickstoff und die Edelgase entsprechend der Entgasungsgeschichte — z.B. entsprechend Fig. 3 B — in der Atmosphäre angereichert. Der Kohlendioxid-Pegel der Atmosphäre ist vermutlich seit sehr früher Zeit im wesentlichen konstant geblieben, gesteuert durch die Chemie des Ozeanwassers und möglicherweise in gewissen Grenzen variabel als Folge der dynamischen Einwirkungen des recht komplexen Systems des Kohlenstoffkreislaufs auf dieses chemische Gleichgewicht. Auch der Pegel des Wasserdampfes in der Atmosphäre wird seit sehr früher Zeit in etwa dem heutigen Wert entsprochen haben, da er von den mittleren Temperaturverhältnissen, vor allem der tropischen Ozeane, bestimmt ist und nur im Rahmen von globalen Klimaschwankungen variiert haben kann. Damit hätten wir für die Entwicklung der Hauptgase der Atmosphäre — mit Ausnahme des Sauerstoffs — in großen Zügen ein brauchbares und recht wahrscheinliches Modell zur Verfügung.

Da auch die heutigen Vulkane und heißen Quellen Spuren von H_2 und schwefelhaltige Gase, z.B. H_2S, Cl_2 u.a., enthalten, aber in Anbetracht der stark reduzierenden Bedingungen zur Zeit der Uratmosphäre auch mit Anteilen von CH_4, NH_3 u.a. Spurengasen zu rechnen ist, kann man vermuten, daß die Sauer-

stoff-freie Uratmosphäre neben den Hauptgasen auch noch geringe Anteile verschiedener Spurengase enthielt, deren Konzentration aber wahrscheinlich die Prozentgrenze nicht überschritt. Andererseits ist die Anwesenheit solcher Gase wie CH_4, NH_3, H_2 etc. im Zusammenhang mit der Entstehung des Lebens auf der Erde zu fordern.

Ganz abwesend war der Sauerstoff auch in dieser Uratmosphäre nicht. Eine obere Grenze ist durch den O_2-Anteil des Gasgehaltes basaltischer Magmen von der Größenordnung 10^{-8}–10^{-7} gegeben [8]. Die durch Photodissoziation von H_2O und CO_2 und Entweichen von H_2 aus dem Schwerefeld der Erde zu erwartenden Sauerstoffpartialdrücke waren vermutlich infolge vulkanischer Nachlieferung von H_2 noch erheblich geringer als diese Werte [18]. Auch muß ein Verbrauch von O_2 infolge Oxidation der stark reduzierten Erdoberfläche jeden Sauerstoffpegel weiter herabgedrückt haben. Zum Vergleich: Der Sauerstoffgehalt in den heutigen Atmosphären von Mars und Venus beträgt 0,1–0,4% und <0,1%.

Warum besitzt die Erde Ozeane?

Die mittleren Oberflächen-Temperaturen von Mars, Erde und Venus sind etwa −60, +15 und 470 °C. Selbst wenn die Entgasungen auf Mars und Venus genügend H_2O-Dampf enthalten hätten, könnte es im Gegensatz zur Erde nicht zur Bildung flüssigen Wassers an der Oberfläche kommen. Strukturen der Mars-Oberfläche legen allerdings den Schluß nahe, daß dort früher einmal Wasser floß — vielleicht nur lokal oder temporär. Der entscheidende Parameter ist hier offenbar der Abstand von der Sonne. Dazu kommt noch der Aufheizeffekt der atmosphärischen Gase H_2O und CO_2 („Gewächshauseffekt"), der auch auf der Erde die Oberflächentemperatur merklich gegenüber einer Erde ohne Atmosphäre erhöht. Stände die Erde der Sonne näher, würden sowohl die Ausgangstemperatur als auch der durch H_2O und CO_2 bedingte Gewächshauseffekt ansteigen, und Modellrechnungen zeigen, daß es dann sehr bald nicht mehr zur Kondensation des Wassers kommen kann. Dann wäre aber auch das gesamte CO_2 in der Atmosphäre verblieben. Dieser Fall ist offenbar bei der Venus eingetreten. Inzwischen scheint dort allerdings das Wasser verschwunden zu sein, vermutlich durch Photodissoziation, wobei H_2 aus dem Schwerefeld entwich und O_2 zur Oxidation der Planetenoberfläche verbraucht wurde [19].

Es ergibt sich also, daß der richtige Abstand der Erde von der Sonne für die Bildung der Ozeane und damit für die gesamte Entwicklung auf der Erde von fundamentaler Bedeutung war. Auf Mars und Venus konnten sich keine Ozeane und damit Carbonate bilden,

Tabelle 2. Vergleich der Atmosphären von Venus, Erde und Mars (nach [19])

		Venus	Erde	Mars
Mittlere Oberflächen-temperatur [°C]		470	15	−60
Oberflächendruck der Atmosphäre [atm]		99	1	0,005
CO_2	[Vol.-%]	95	0,03	95
N_2		<2	78	2–3
O_2		<0,1	21	0,1–0,4
C	Gesamtmenge an der	≈30	20	≈ 0,004
H	Planetenoberfläche	<0,06	50	≈ 0,06
N	[kg/cm²]	<1,5	0,8	≈4·10⁻⁴

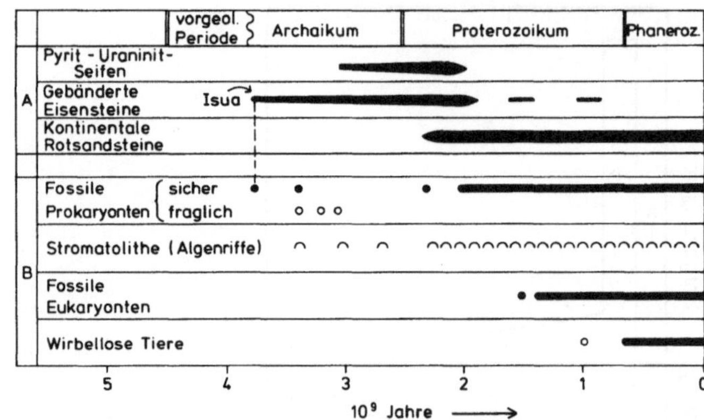

Fig. 4. Überblick über das zeitliche Auftreten einiger wichtiger geologischer Formationen (A) und über die Fossilgeschichte (B) (u.a. nach [13])

so daß das entgaste CO_2 sich weitgehend in den Atmosphären anreichern konnte, zusammen mit Stickstoff und den Edelgasen, und dort mit ca. 95% heute den beherrschenden Atmosphärenanteil bildet. Tabelle 2 gibt einen Vergleich wichtiger Daten bzgl. der Atmosphären der drei terrestrischen Planeten.

Der Sauerstoff in der Erdatmosphäre

Das bei weitem wichtigste und interessanteste Problem der Evolution der Atmosphäre ist der Anstieg des Sauerstoffs auf den heutigen Wert von 21%. Was wissen wir konkret über diesen Anstieg?

Eine Reihe von geochemischen Gründen zwingt zu dem Schluß, daß in der Uratmosphäre der Sauerstoffgehalt geringer als 10^{-8} Volumenanteile war: Zusammensetzung der Gaskomponente von Magmen, vermutliche O_2-Partialdrücke bei Dissoziation von H_2O und CO_2 in Verbindung mit der Exhalation von H_2 sowie Verbrauch von O_2 bei Oxidation der Uroberfläche der Erde. Zu dem gleichen Schluß kamen die Biologen. Die Vorstellung von der Entstehung des Lebens aus anorganisch gebildeten organischen Verbindungen erfordert Sauerstoff-freie Bedingungen, da jede Anwesenheit von freiem Sauerstoff in der Atmosphäre (und damit auch in den Oberflächenwassern der Ozeane) diese Stoffe sofort oxidativ zerstört und damit die Entstehung des Lebens unmöglich gemacht hätte.

Aber alle diese Hinweise sind indirekt, und es stellt sich die Frage nach *direkten* Beweisen in den alten geologischen Formationen. Diese gibt es in der Tat, und sie bestätigen vollauf die indirekten Hinweise (s. Fig. 4A). Das Vorkommen mächtiger Lagerstätten von Uraninit- und Pyritseifen in Afrika und anderen Kontinenten aus der Zeit vor etwa $2 \cdot 10^9$ Jahren ist nur verständlich, wenn damals der Sauerstoffgehalt der Atmosphäre sehr gering war, denn unter heutigen Umweltbedingungen werden diese Mineralien rasch oxidativ zerstört, auch in den Gewässern [13]. Des weiteren treten — ebenfalls vor dieser Zeit — mächtige, kommerziell wichtige Eisenerzlagerstätten in verschiedenen Kontinenten auf, die reine Sedimente darstellen und deren Vorkommen in späterer Zeit praktisch nicht mehr beobachtet wird. Es sind dies die Itaberite oder gebänderten Eisensteine. Eine heute weitgehend akzeptierte Erklärung [3] lautet folgendermaßen: Das auf den Kontinenten bei der Verwitterung von Urgestein frei werdende zweiwertige Eisen konnte bei *Abwesenheit* von O_2 in der Atmosphäre in Form löslicher Salze in die Ozeane gelangen und sich dort anreichern. Jeder durch frühes photosynthetisches Leben in den Ozeanen freigesetzte Sauerstoff würde dieses Fe(II) in Form unlöslicher Fe(III)-Oxide ausfällen. Dadurch wurden gleichzeitig die anaerob lebenden Ur-Einzeller vor ihrem selbst produzierten Stoffwechselgift, dem Sauerstoff, geschützt und am Leben erhalten. Es sind Anzeichen dafür vorhanden, daß die bedeutendsten Lagerstätten in der Zeit zwischen etwa 2,5 und $2 \cdot 10^9$ Jahren gebildet wurden (Fig. 3A). Man kann sich vorstellen, daß bei zunehmender biologischer Tätigkeit und steigendem Sauerstoffgehalt der Atmosphäre die Meere schließlich von zweiwertigem Eisen „leerfegt" wurden und die Oxydation des Fe(II) von den Meeren auf die Landoberflächen verlegt wurde. Damit hörten Itaberitbildungen auf, und die Bildung roter Sandsteine und Tone begann (Fig. 4A).

So geschlossen dieses qualitative Bild erscheint, es erlaubt leider keine quantitativen Aussagen über die jeweils vorhandenen O_2-Partialdrücke oder Mischungsverhältnisse in der Atmosphäre, jedenfalls bisher nicht. Offenbar kann sich durch Eisenoxide rot gefärbtes Lockermaterial schon bei sehr geringen Sauerstoffpartialdrücken bilden, wie die rote Mars-Oberfläche zeigt. Der Sauerstoffgehalt der Mars-Atmosphäre (≈0,1%) würde, auf den Gesamtdruck der Erdatmosphäre bezogen, nur ca. $6 \cdot 10^{-4}\%$ betragen. Neben anderen Unterschieden zwischen Mars und Erde ist dabei allerdings zu bedenken, daß infolge des Fehlens von Meeren auf dem Mars die vorhandene und beeinflußbare Sedimenthülle wesentlich dünner ist und auch langsamer umgewälzt wird, so daß sicherlich auf der Erde erst bei erheblich höheren O_2-Partialdrücken vergleichbare rot gefärbte Sedimente zu erwarten wären.

Es gibt außer den geologischen Daten noch einige paläontologische Beobachtungen, die quantitative Angaben liefern könnten. Wie an Hand von Fig. 4B diskutiert wird, traten die ersten eukaryontischen Einzeller vor etwa $1,5 \cdot 10^9$ Jahren auf, was einen Sauerstoffgehalt von etwa 1% bedeuten könnte, aber nicht notwendigerweise beweisen würde (Übergang von Gärung auf Sauerstoffatmung beim sog. Pasteur-Punkt). Und weiter ist es auf Grund der Entwicklung von Flora und Fauna seit dem Kambrium sehr wahrscheinlich, daß spätestens im mittleren Phanerozoikum heutige Sauerstoffgehalte der Atmosphäre erreicht wurden.

Verläßliche Kenntnisse über den Anstieg des Luftsauerstoffs während der Erdgeschichte sind also leider noch sehr spärlich. Gesichert ist nur, daß der Sauerstoffgehalt anfangs sehr gering gewesen sein muß, daß der Anstieg erst relativ spät, vor etwa $2 \cdot 10^9$ Jahren, merklich wurde und erst in geologisch jüngster Zeit den heutigen Wert erreichte. Dieser Sauerstoffanstieg war eine Folge der Entstehung und Entwicklung des Lebens auf unserem Planeten.

Nachweis und Entwicklung des frühen Lebens

Es ist akzeptierte Lehrmeinung, daß sich das Leben auf der Erde aus abiotisch gebildeten organischen Verbindungen im Flachwasser, der berühmten „Ursuppe", bildete. Zunächst entstanden in der Sauerstoff-freien Umwelt primitive Einzeller ohne Zellstruktur (Prokaryonten), aus denen allmählich höher entwickelte Einzeller mit Zellstruktur und oxidativem Stoffwechsel (Eukaryonten) und schließlich das vielzellige Leben des späteren Proterozoikums hervorgingen.

Direkter Nachweis solch frühen Lebens sind Funde von Mikrofossilien, d.h. meist Einzellern, in sehr feinkörnigen Sedimenten, z.B. Feuerstein. In Fig. 4B ist der heutige Stand solcher Funde dargestellt. Bis vor kurzem lagen die ältesten angeblich sicheren Funde von Prokaryonten bei $2,3 \cdot 10^9$ Jahren, und erst kürzlich wurde diese Grenze bis auf $3,5 \cdot 10^9$ Jahre [2] und wahrscheinlich sogar bis auf $3,7 \cdot 10^9$ Jahre vorgeschoben, als Pflug [10] mikrofossile Formen aus den Isua-Formationen beschrieb. Differenzierte Zellstrukturen,

die auf Eukaryonten und damit auf oxidativen Stoffwechsel und einen gewissen Gehalt an freiem Sauerstoff ($\approx 1\%$?) in der Atmosphäre schließen lassen, scheinen erst seit $1,5 \cdot 10^9$ Jahren eindeutig nachweisbar. Alle diese Zeitangaben stellen natürlich nur derzeit gültige untere Altersgrenzen dar und könnten durch weitere Funde vorverlegt werden.

Neben diesen *direkten* fossilen Nachweisen gibt es wichtige *indirekte* Hinweise auf frühe biologische Aktivitäten. Bestimmte Blaualgen scheiden fein strukturierte charakteristische Kalksedimente aus, die algenriffartigen Stromatolithe, die man von der Jetztzeit bis zu $3,4 \cdot 10^9$ Jahren eindeutig nachweisen kann (Fig. 4B). Auch typische, biologisch produzierte Kohlenstoffverbindungen, z.B. stabile Kohlenwasserstoffe, sind neuerdings bis zu der Zeit der Isua-Formationen zurück nachgewiesen worden [4].

Alle diese Hinweise stützen sich gegenseitig und machen es sehr wahrscheinlich, daß schon zur Zeit der Isua-Formationen primitives Leben auf der Erde vorhanden war. Quantitativ gestützt werden diese Befunde vor allem aber durch den Nachweis biologisch bedingter Änderung des Isotopenverhältnisses $^{13}C/$ ^{12}C. Bei allen photosynthetischen Prozessen, bei denen sich letztlich stets aus CO_2 durch Sonnenenergie organische Substanz bildet, wird das leichtere Isotop ^{12}C bevorzugt in die organische Substanz eingebaut, so daß diese um etwa $25^{0}/_{00}$ weniger ^{13}C enthält als das Umwelt-CO_2. Die isotopische Zusammensetzung des Umwelt-CO_2 wird aber in den Kalksedimenten bewahrt. Wenn man also in alten Sedimenten Reste organischer Substanz findet, so sollten diese ca. $25^{0}/_{00}$ weniger ^{13}C enthalten als gleichzeitig gebildete Carbonate. Nun findet man von der Gegenwart bis zu den ältesten Isua-Sedimenten zurück neben Carbonaten ungefähr den gleichen Gehalt an organischem Kohlenstoff in den Sedimenten (überwiegend sehr fein verteilt, da nur ca. 1% davon in Form kommerziell verwertbarer Lagerstätten von Kohle, Öl oder Gas vorliegt!) und kann diese Frage nachprüfen. Figur 5 zeigt den heutigen Stand der Isotopenforschung in alten Sedimenten nach Schidlowski [15], und man erkennt, daß die biologisch bedingte Kohlenstoff-Fraktionierung mit Sicherheit bis $3,3 \cdot 10^9$, sehr wahrscheinlich aber bis $3,7 \cdot 10^9$ Jahren praktisch unverändert zurückverfolgt werden kann. Leider waren die ältesten Isua-Sedimente einer Metamorphose unterworfen (Erhitzung auf ca. 400 °C), die isotopische Veränderungen bewirkte (alle anderen Proben beziehen sich auf nicht metamorph beeinflußtes Material), aber wenn man eine Korrektur dieses Effektes vornimmt, kommt man auf die gleichen Werte wie bei den jüngeren Proben.

Da der aus dem Mantel stammende primordiale Kohlenstoff ^{13}C-Werte von $-5^{0}/_{00}$ besitzt, bedeutet der

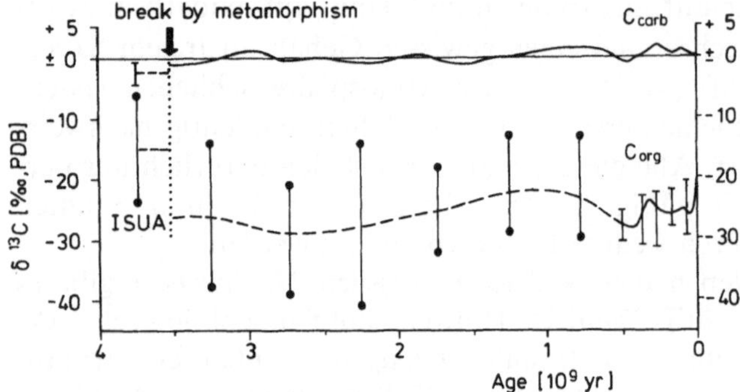

Fig. 5. Übersicht über die Häufigkeit der ^{13}C-Isotope in Carbonaten (C_{carb}) und im organischen Kohlenstoff der Sedimente (C_{org}) [15]. Der Gehalt an ^{13}C wird als [0]/[00]-Abweichung (δ^{13}C) von einem internationalen Standard (PDB) angegeben

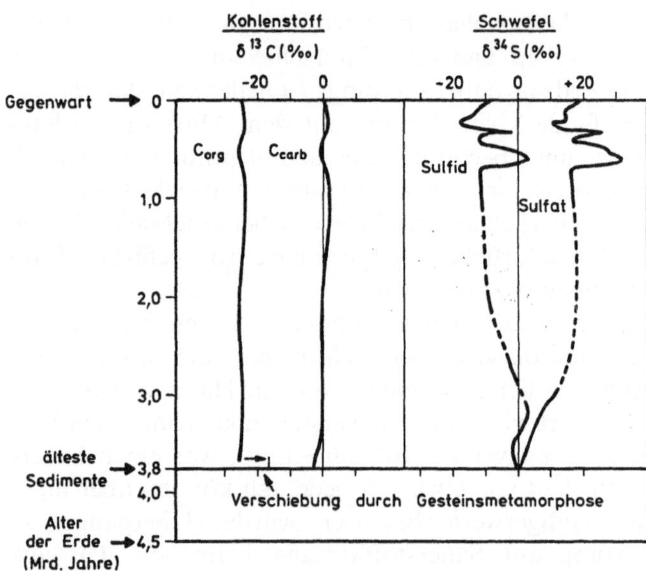

Fig. 6. Vergleich der δ^{13}C-Werte (vereinfachte Darstellung von Fig. 5) mit denen von δ^{34}S. Beim Schwefel wird die Entwicklung der die biologische Fraktionierung verursachenden Organismen zwischen 3 und 2·10[9] Jahren deutlich im Gegensatz zum Kohlenstoff, wo diese Entwicklung vor 3,7·10[9] Jahren zu vermuten ist [14]

Befund in Fig. 5, daß zu allen Zeiten der Erdgeschichte bis zu 3,7·10[9] Jahren zurück das Verhältnis von organischem Kohlenstoff zu carbonatischem Kohlenstoff in den Sedimenten etwa 1:4 betrug, ein Verhältnis, das für das Phanerozoikum, wo ein genügend repräsentativer Anteil der Sedimente erhalten ist, auch durch die direkte Analysen bestätigt wurde. Da bisher kein *nicht*-biologischer Prozeß bekannt ist, der eine entsprechende Fraktionierung bewirken könnte, müssen wir aus Fig. 5 zwei wichtige Schlüsse ziehen:

1. Es gab schon vor 3,7·10[9] Jahren photosynthetische Prozesse, die entweder mit den heutigen identisch sind oder zumindest zur gleichen ^{13}C-Fraktionierung führten.

2. Auch in diesen frühen Zeiten bestand schon eine quantitativ erhebliche biologische Aktivität, die — wie in den rezenten Formationen — zu einem mittleren Gehalt an organischem Kohlenstoff von ca. 25% des Carbonatkohlenstoffs oder zu 20% des Gesamtkohlenstoffs in den Sedimenten führte.

Dies ist ein erstaunlicher Befund, denn er würde — in Erweiterung der oben diskutierten biologischen Hinweise — besagen, daß schon ca. 800 Millionen Jahre nach Abschluß der Erdbildung sich nicht nur Ozeane und Sedimente gebildet hatten, sondern das Leben bereits in einer fortgeschrittenen Form mit Photosynthese vorlag und schon zu erheblichen quantitativen geochemischen Auswirkungen führte. Gäbe es gut erhaltene Sedimente aus der Zeit *vor* der Entwicklung der Photosynthese, so sollte man erwarten, daß die darin auftretenden Carbonate mit ihren ^{13}C-Werten auf -5[0]/[00] absinken und gleichzeitig — wenn überhaupt organische Substanz vorläge — deren ^{13}C auf den gleichen Wert konvergieren würde. Vielleicht werden solche Sedimente eines Tages entdeckt, so daß man dann den interessanten und wichtigen Startpunkt der photosynthetischen Evolution fixieren könnte.

Daß isotopische Daten in der Tat solche biologischen Entwicklungen sehr schön belegen können, wurde kürzlich an den Schwefelisotopen gezeigt [14]. Der Schwefel ist, wie der Kohlenstoff, in den biologischen Kreislauf einbezogen, und zwar vorzugsweise durch bakterielle Sulfatreduktion (Sulfat-Atmung). Bei dieser reichert sich das schwerere Isotop [34]S gegenüber [32]S um etwa 30 und mehr [0]/[00] ab, zeigt also Fraktionierungen ganz ähnlich wie bei [13]C. Wie Figur 6 zeigt, entwickelte sich die Sulfat-Atmung erst zwischen 3 und 2·10[9] Jahren, ist also entwicklungsgeschichtlich wesentlich jünger als die Photosynthese. Dies wird sowohl von den Biologen vermutet als auch geochemisch gefordert, da erst durch Photosynthese die Existenz von Sulfat möglich wurde. Figur 6 läßt also vermuten, daß der konvergente Teil der Kohlenstoffisotopen-Kurven *vor* 3,7·10[9] Jahren liegt und nur wegen fehlender älterer Sediment-Proben noch nicht nachgewiesen werden konnte.

Die Entwicklung des biologischen Sauerstoffbudgets und des freien Sauerstoffs in der Atmosphäre

Bei der Photosynthese wird grundsätzlich das CO_2 der Atmosphäre zu organischer Substanz reduziert. Es gibt verschiedene Formen der Photosynthese, die sich u.a. dadurch unterscheiden, daß bei dieser Reduktion

1. entweder H_2S zu S oder zu SO_4 oxidiert wird, oder

2. entsprechend der Gleichung

$$2\ H_2O^* + CO_2 \xrightarrow{h\nu} CH_2O + H_2O + O_2^*$$

der Sauerstoff (angedeutet durch die Sterne*) des Wassers direkt freigesetzt wird. Die gebildete organische Substanz ist hier CH_2O.

Die zweite Form der Photosynthese ist energetisch die günstigste und spielt heute als pflanzlicher Vorgang quantitativ gesehen die hervorragende Rolle. Die Stöchiometrie erfordert, daß jedem C-Atom in der organischen Substanz ein freigesetztes O_2-Molekül entspricht. Die Geochemie der Sedimente zeigt, daß dem freien Sauerstoff in der Atmosphäre nur ca. 5% des gesamten organischen Kohlenstoffs der Sedimente entsprechen und daß die restlichen 95% dazu verwandt wurden, zu ungefähr gleichen Teilen FeO zu Fe_2O_3 und Schwefel zu SO_4 zu oxidieren, wie auch in Fig. 2 angenommen. Nur ein sehr geringer Teil des gesamten biogen erzeugten Sauerstoffs findet sich also frei in der heutigen Atmosphäre.

Wir können heute mit ziemlicher Sicherheit sagen, daß eine andere Möglichkeit, freien Sauerstoff in der Atmosphäre zu erzeugen, für den Sauerstoffhaushalt nur von geringer Bedeutung war: die Photodissoziation von H_2O in der hohen Atmosphäre unter Entweichen des Wasserstoffs aus dem Schwerefeld der Erde und entsprechende Anreicherung des Sauerstoffs in der Atmosphäre. Recht zuverlässige Schätzungen dieses auch heute noch stattfindenden Vorganges ergaben, daß nur etwa 3% des Gesamtsauerstoffs aus dieser Quelle stammen können [13].

Die ^{13}C-Werte zeigen, daß schon vor $3{,}7 \cdot 10^9$ Jahren ca. 25% des gesamten exhalierten CO_2 als organischer Kohlenstoff in den Sedimenten „begraben" lag und daß nach den Entgasungsmodellen (Fig. 3) schon sehr früh erhebliche Sedimentanteile gebildet sein mußten, daß also die damals vorhandene Gesamtmenge des organischen Kohlenstoffs wahrscheinlich schon 50 bis 80% der heutigen entsprach und damit auch ein entsprechendes Oxidationsequivalent vorliegen müßte.

Da sich die ^{13}C-Fraktionierung der verschiedenen Photosynthese-Arten jedoch nicht wesentlich voneinander unterscheidet, können wir keine Aussage darüber machen, welcher Photosynthese-Art die damalige organische Substanz ihre Entstehung verdankte, der unter 1. oder der unter 2. genannten. Es gibt Hinweise, daß Blaualgen mit wasserspaltender Photosynthese schon vor $2 \cdot 10^9$ Jahren vorhanden waren, so z.B. die seit den ältesten Isua-Sedimenten auftretenden gebänderten Eisensteine (Fig. 4). Aber wir können keine Aussage darüber machen, ob diese Form der Photosynthese — wie heute — stark überwog oder nicht, so daß es z.Zt. nicht möglich ist, die Art des Oxidationsequivalents des damaligen organischen Kohlenstoffs anzugeben, z.B. welchen Anteil daran oxidierter Schwefel hatte.

Die für uns wichtige Frage ist: Wenn schon lange vor $2 \cdot 10^9$ Jahren die Photosynthese auch quantitativ so bedeutend war, warum begann sich der freie Sauerstoff der Atmosphäre erst in der Zeit danach anzureichern? Wir können darauf heute nur mit der Vermutung antworten, daß in dem Maße, wie mit der Zeit die Gesamtproduktion von freiem Sauerstoff anstieg, von einem gewissen Sättigungsgrad der Fe- und S-Oxidation ab sich beschleunigt und nichtlinear das Oxidationsgleichgewicht an der Erdoberfläche zu freiem Sauerstoff hin verschob. Bestimmende Parameter dabei waren sicherlich die Gesamtmengen reduzierten Eisens und Schwefels, die in der Sedimenthülle zur Verfügung standen, sowie die Intensität der biologischen Sauerstoffproduktion. Übrigens liegen auch heute noch in den Sedimenten erhebliche Anteile reduzierten Eisens und Schwefels — meist als Pyrit (FeS_2) — vor, trotz freien Sauerstoffs in der Atmosphäre. Dieses geochemische Ungleichgewicht gewaltigen Ausmaßes wird ohne Frage laufend durch die Biosphäre aufrechterhalten. Würde die Biosphäre plötzlich aufhören zu existieren, so würde sich im Laufe der erdgeschichtlich kurzen Umwälzzeit der Sedimente von ca. $3 \cdot 10^8$ Jahren das chemische Gleichgewicht wieder herstellen und damit auch der freie Sauerstoff aus der Atmosphäre verschwinden, wie es vor Beginn des Lebens der Fall war.

Übrigens verdanken die 21% Sauerstoff in der heutigen Atmosphäre noch anderen biologischen Vorgängen ihre Existenz, nämlich denen, die Stickstoffoxide reduzieren. Wären diese Vorgänge (z.B. die bakterielle Denitrifikation von Nitrat im Boden) nicht vorhanden, würde unter Verbrauch von 7% Luftstickstoff der gesamte Luftsauerstoff entsprechend dem chemischen Gleichgewicht im Ozean als Nitrat vorliegen. Es scheint also, als ob es neben der wasserspaltenden Photosynthese mindestens auch noch der biologischen Reduktionsprozesse bedarf, um die Existenz des freien Luftsauerstoffs sicherzustellen, abgesehen von den genannten geochemischen Randbedingungen auf der Erdoberfläche, z.B. das Vorkommen reduzierender Stoffe in Form von Eisen oder Schwefel.

Ursache der erdgeschichtlich späten Entwicklung des höheren Lebens

Man erkennt aus diesen Überlegungen den ungeheuren Einfluß des Lebens auf unsere heutige irdische Umwelt. Es taucht dabei die Frage auf, ob im Zuge der Evolution die veränderte Umwelt ihrerseits Rückwirkungen auf das Leben hatte. Diese Frage ist sicher zu bejahen. Wir erwähnten schon, daß bei dem ansteigenden Luftsauerstoff das Leben zunächst Schutzmaßnahmen ergreifen mußte gegen das eigene Stoffwechselgift, und wie dann die Sauerstoffatmung „erfunden" wurde als energetisch bedeutender Fortschritt im Stoffwechsel. In Fig. 4 fällt auf, daß sich das höhere, mehrzellige Leben erdgeschichtlich gesehen erst sehr spät, etwa zwischen 1,5 und $0,6 \cdot 10^9$ Jahren, aber dann fast explosiv, entwickelte, während vorher das einzellige primitive Leben über den langen Zeitraum von nachweislich mehr als $2 \cdot 10^9$ Jahren nur geringe Fortschritte machte. Die Versuchung liegt nahe, zwischen der raschen Entwicklung des höheren Lebens und dem Anstieg des Sauerstoffs auf heutige Werte einen kausalen Zusammenhang zu vermuten [9, 12]. Danach könnte der Übergang von der primitiven Milchsäuregärung auf die um den Faktor 14 effizientere Sauerstoffatmung der Auslöser für die oft diskutierte rasche Herausbildung der Vielfalt unseres Lebens gegen Ende des Proterozoikums sein und damit letztlich eine Konsequenz der ersten globalen, durch die Biosphäre verursachten „Luftverschmutzung" — ein interessanter Gedanke, der die großen Zufälligkeiten demonstrieren würde, die der Entwicklung des höheren Lebens auf der Erde den Weg bahnten.

Es ist natürlich schwer, solche Vermutungen durch Fakten zu stützen oder zu widerlegen — jedenfalls bei dem heutigen Stand unseres Wissens. So nimmt es nicht wunder, wenn auch andere Faktoren benannt wurden, z.B. die Erfindung der geschlechtlichen Vermehrung oder die Entwicklung von „Raub-Einzellern". Im ersten Fall läßt sich zeigen, daß die Zahl der Mutationen enorm ansteigen würde, und im zweiten Fall würde natürlich ein starker zusätzlicher Evolutionsdruck auftreten. Diese beiden Faktoren — und vielleicht noch andere — werden sicherlich ihre Beiträge geleistet haben, aber es ist heute nicht möglich, die Bedeutung im einzelnen zu erfassen. Hier ist noch ein weites und faszinierendes Feld für die Forschung offen.

1. Anders, E., Owen, T.: Science *198*, 453 (1977)
2. Awramik, S.M., et al.: ibid. (im Druck)
3. Cloud, P.E.: Econ. Geol. *68*, 1135 (1973)
4. Hahn, J.: Private Mitteilung (1980)
5. Holland, H.D.: Models of the early atmosphere and oceans, Interdiscipl. Symp. No. 1, Gen. Ass. IUGG Canberra, December 1979
6. Junge, C.: Promet *2/3*, 21 (1978)
7. Li, Y.H.: Am. J. Sci. *272*, 4542 (1972)
8. Matsuo, S., in: Origin of Life (Noda, H., ed.). Tokyo: Center Acad. Publ. Japan 1978
9. Nursall, J.R.: Nature *183*, 1170 (1959)
10. Pflug, H.D.: Naturwissenschaften *65*, 611 (1978)
11. Rubey, W.W.: Bull. Geol. Soc. Am. *62*, 1111 (1951)
12. Schidlowski, M.: Geol. Rdsch. *60*, 1351 (1971)
13. Schidlowski, M.: Sitzungsber. Braunschweig. Wiss. Ges., Sonderh. 4, Beiträge zur Geowissenschaft (1979)
14. Schidlowski, M., in: Proc. 4th Sym. Environm. Biogeochem. (Ralph, B., Trudinger, P.A., Walter, M.R., eds). Canberra 1979
15. Schidlowski, M.: Dahlem-Workshop Early Biospheric Evolution and Precambrium Metallogeny (im Druck)
16. Suess, H.E.: J Geol. *57*, 600 (1949)
17. Tolstikhin, I.N.: Earth Planet. Sci. Lett. *26*, 88 (1975)
18. Walker, J.C.G., in: Influence of the Biosphere on the Atmosphere, p. 222 (Dütsch, H.V., ed.). Basel-Stuttgart: Birkhäuser 1978
19. Wood, J.A.: The Solar System. New Jersey: Prentice-Hall 1979

Eingegangen am 23. Oktober 1980

Die Entwicklung der Erdrinde

H. Berckhemer*

Institut für Meteorologie und Geophysik der Universität, D-6000 Frankfurt/M.

The key and the well established basis for our present understanding of the evolution of the earth's lithosphere is the continous creation of new oceanic lithosphere in the mid oceanic ridge system. Paleomagnetic evidence and the concept of global plate tectonics permit a quantitative reconstruction of the kinematic history of the lithosphere for the past 200 m.y. This leads to continent configurations very similar to those proposed by A. Wegener. Plate tectonic processes can be traced back until Precambrian times. Before that, due to the generally higher temperature of the earth, the evolution was apparently governed by different processes. Thermal convection and gravitational instabilities are considered as driving forces for the lithosphere.

Die feste Oberfläche unserer Erde gilt gemeinhin als der Inbegriff des Beständigen, Unveränderlichen. Und doch ist es für den aufgeschlossenen Naturbetrachter offensichtlich, daß die Erde kein „toter Körper" sein kann. Wie wäre es sonst zu verstehen, daß auf den Gipfeln der Alpenkämme die versteinerten Hüllen vergangener Meeresfaunen zu finden sind. Wie wäre es sonst denkbar, daß die alten Gebirgsgürtel SW-Afrikas ihre unmittelbare Fortsetzung fünftausend Kilometer westlich in Brasilien finden. Damit stellt sich aber sofort die Frage: Wie fest ist überhaupt die „feste" Erde, wenn sie zu solchen Veränderungen fähig ist? Es sind die ungeheuren Zeitspannen, die der Erde für ihre Entwicklung zur Verfügung standen und die auch den Begriff „fest" relativieren. Dies läßt sich anschaulich z.B. mit einem Stück Silikonkautschuk demonstrieren. Während das Material bei kurzzeitiger Beanspruchung wie ein ideal elastischer, fester Körper reagiert, verhält es sich bei längerer Belastungsdauer wie eine zähe Flüssigkeit. Die Zähigkeit nimmt dabei mit abnehmender Temperatur stark zu. Qualitativ vergleichbar, jedoch bei ganz anderer Zeitdimension, ist auch das Verhalten der Materie des Erdkörpers.

Wollen wir über die Erdrinde sprechen, so ist zunächst dieser Begriff zu definieren. Wie der Name veranschaulicht, ist die relativ feste und kalte Außenhaut der Erde gemeint, auch Lithosphäre genannt, die nach unten in die weichere, fließfähigere Asthenosphäre übergeht. Es ist also eine rein physikalische Definition, die sinnvollerweise durch die Größe der Zähigkeit oder Viskosität ausgedrückt wird. Je nach Alter und Abkühlungsverhältnissen reicht die Lithosphäre unter den Kontinenten bis in Tiefen von 150–250 km, in ozeanischen Gebieten aber nur 20–100 km tief (Fig. 1). Da die Dichte der unteren Lithosphäre höher ist als die der Asthenosphäre, ist dieses System prinzipiell in einem Zustand instabilen Gleichgewichtes. Stofflich umfaßt die Lithosphäre die Erdkruste und den obersten Bereich des Erdmantels. Während sich die Erdkruste der Kontinente und der Ozeane

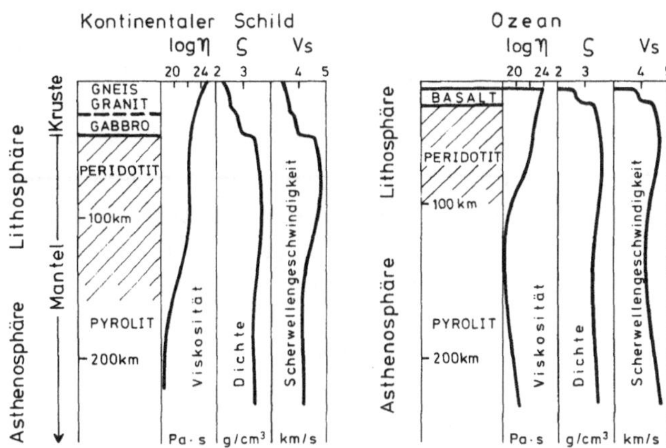

Fig. 1. Erdrinde oder „Lithosphäre"

---

* Vortrag anläßlich der 111. Versammlung der Gesellschaft Deutscher Naturforscher und Ärzte, Hamburg, 21.–25. September 1980

nicht nur in ihrer Mächtigkeit, sondern auch in der mineralogischen Zusammensetzung stark unterscheidet, ist der Erdmantel stofflich offenbar recht einheitlich. Die Silicium- und Aluminium-reiche kontinentale Kruste (Sial) baut sich aus Gneisen und Graniten auf und geht nach unten in dichtere Granatgranulite, Amphibolite und Gabbro über. Letzterer entspricht mineralogisch dem Basalt. Weniger mächtig und stofflich einheitlicher ist die basaltische oezanische Kruste. Im Erdmantel dominiert das Magnesium-Eisensilicat Olivin, als Schmuckstein auch Peridot genannt. Daher der Gesteinsname Peridotit.

Wachstum der ozeanischen Erdrinde

Wir wollen versuchen, uns von der Gegenwart in die Vergangenheit zurücktastend, die Entwicklung dieser Lithosphäre zu untersuchen. Wir nehmen dabei einen bewußt positivistischen Standpunkt ein und wollen uns so lange wie möglich an das halten, was man sehen oder messen kann. Ist es überhaupt möglich, in der kurzen Spanne eines Menschenlebens etwas von den sich über Jahrmillionen erstreckenden geologischen Entwicklungsprozessen wahrnehmen zu können? Island ist eigentlich nichts anderes als ein Stück des sog. Mittelatlantischen Gebirgsrückens, der sich an dieser Stelle über den Meeresspiegel heraushebt. Wir finden dort ausschließlich basaltische Vulkangesteine, deren Erstarrungsalter von der jungvulkanischen Zentralzone nach beiden Seiten systematisch zunimmt. Aufgrund der ausgeprägten Spaltentektonik wurde schon seit längerer Zeit vermutet, daß es sich hier um eine Ausweitungszone, eine Wachstumszone der Erdrinde handeln könnte. Anknüpfend an Messungen aus den 30er Jahren haben Geodäten aus Braunschweig und Hannover durch wiederholte Laser-Distanz-Messungen höchster Präzision die Bewegungen der letzten 15 Jahre in der nördlichen Vulkanzone verfolgt. Die Ergebnisse für verschiedene Zeitintervalle zeigen, daß die Bewegungen durchaus nicht einheitlich sind, sondern sogar örtlich und zeitlich zwischen Expansion und Kontraktion wechseln. Jedoch ergaben die besonders zuverlässigen Messungen im letzten Jahrzehnt für das Gesamtgebiet eine Ausdehnung von etwa 8 cm/J. [1]. Hier in Island ist es offenbar erstmalig gelungen, das gegenwärtige Wachstum der Erdrinde messend zu verfolgen. Zugleich erhebt sich wegen des episodischen Charakters der Bewegungen die Forderung nach der Bestimmung von Langzeitmittelwerten.

Hier kommt uns eine der überraschendsten geophysikalischen Entdeckungen der Nachkriegszeit zu Hilfe, nämlich die Erkenntnis der erdmagnetischen Feldumkehrungen. Kühlt ein magnetisierbares magmatisches Gestein, z.B. Basalt, unter seine Curie-Temperatur

ab, so nimmt es eine remanente Magnetisierung an, deren Richtung mit derjenigen des Erdfeldes zum Zeitpunkt der Erstarrung des Gesteins übereinstimmt. Diese Information bleibt auch erhalten, wenn das Erdfeld später seine Richtung ändert. Es hat sich gezeigt, daß nicht nur die Richtung dieser eingefrorenen Magnetisierung oftmals systematisch von der Nordrichtung abweicht, was zur Rekonstruktion von Drehungen und Breitenverlagerungen der Kontinente benutzt werden kann, sondern daß im Laufe der Erdgeschichte in unregelmäßigen Zeitabständen Umpolungen des magnetischen Erdfeldes erfolgt sein müssen. In Verbindung mit radioaktiver Altersbestimmung der Gesteine gelang es, eine absolute Zeitskala der magnetischen Polumkehrungen bis zurück ins Erdmittelalter aufzustellen.

In Übereinstimmung mit dem, was wir in der jungvulkanischen Zone von Island sehen, findet offenbar entlang des weltumspannenden Netzes der mittelozeanischen Schwellen permanent Magma-Intrusion in das zentrale Spaltensystem statt und damit laterales Wachstum der ozeanischen Kruste. Beim Erstarren des Basalts wird die jeweilige Polarität des Erdfeldes im Meeresboden wie auf einem Magnetband konserviert und kann von der Meeresoberfläche aus gemessen werden. Mit Hilfe dieser systematischen Magnetisierungsmuster und der Zeitskala der Polumkehrungen gelingt es, die gesamte kinematische Entwicklungsgeschichte der großen Ozeane quantitativ zu rekonstruieren. So ergibt sich als langzeitiger Mittelwert der Wachstumsgeschwindigkeit z.B. für den Pazifik 8–10 cm/J., aber nur 2–3 cm/J. für den Atlantik. Mit zunehmendem Alter wächst die Mächtigkeit der abkühlenden Erdrinde. Das Phänomen des sog. „sea floor spreading" ist der Schlüssel und der gesicherte Kern unseres modernen Bildes von der Entwicklung der Erdrinde.

**Expansion der Erde oder
Lithosphärenverschluckung?**

Betrachten wir das paläomagnetisch ermittelte Alter der ozeanischen Kruste, sei es im Pazifik, Atlantik oder Indik, so stellen wir fest, daß keiner der großen Ozeane älter als 200 M.J. (Millionen Jahre), d.h. 5% des Erdalters, ist. Wenn nun aber in dieser Zeit 2/3 der Außenhaut der Erde neu gebildet wurden, so stehen wir vor einem Dilemma. Entweder müßte die Erde ihre Oberfläche seit dieser Zeit durch Expansion um das Doppelte vergrößert haben, oder es muß Zonen geben, wo in entsprechendem Umfang ältere Lithosphäre im Erdmantel verschluckt wird. Beide Alternativen wurden Mitte der 60er Jahre heftig diskutiert.

Ich möchte hier nur ein Argument *gegen* die Expansionshypothese anführen, das ebenso originell wie einleuchtend ist. Einer Vergrößerung der Erdoberfläche seit der Jurazeit (ca. 200 M.J.) auf das 3fache entspricht eine gleiche Erhöhung des Rotations-Trägheitsmoments der Erde und, bei konstantem Drehimpuls, eine Vergrößerung der Tageslänge auf das 3-fache. Wie groß aber war die Tageslänge damals? Die Antwort kommt überraschenderweise von Seiten der Paläontologie. Der Skelettbau bestimmter rezenter und fossiler Korallen zeigt eine ausgesprochene tages- und jahresperiodische Bänderung. Danach zählte im Devon (360 M.J.), also noch wesentlich früher als zur Jurazeit, das Jahr 400 Tage, gegenüber gegenwärtig 365. Dies ist keine Änderung in der für die Expansion zu fordernden Größenordnung.

Lassen wir die Hypothese der Expansion fallen, so muß es auf der Erde Zonen geben, wo in großem Umfang Lithosphäre wieder im Erdmantel verschwindet. Die grundsätzliche Schwierigkeit, etwas nachzuweisen, was definitionsgemäß verschwunden sein muß, liegt auf der Hand. Dennoch gibt es gewichtige Hinweise für die Realität solcher Verschluckungs- oder Subduktionszonen. Im Bereich der zirkumpazifischen Inselketten markieren Erdbebenherde bis in große Tiefen die Bahn der absinkenden Lithosphärenplatten, und aktiver Inselbogenvulkanismus steht in ursächlichem Zusammenhang damit und produziert am Kontinentrand neue Kruste. Kommt es schließlich zur Kollision zweier Kontinente, so überschiebt und staut sich die leichte, nicht subduktionsfähige, sialische Kruste, und es kommt zur Gebirgsbildung (Alpen, Himalaya, Anden).

Das Konzept der globalen Plattentektonik

Aus den bisher besprochenen Elementen hat sich Mitte der 60er Jahre das gedankliche Konzept der globalen Plattentektonik entwickelt, das jetzt schon einen gesicherten Platz in unserem naturwissenschaftlichen Weltbild einzunehmen beginnt. Es geht davon aus, daß die Erdrinde aus etwa einem Dutzend großer, in sich ziemlich starrer Platten besteht, die gegeneinander beweglich sind und deren Ränder durch die Welterdbebengürtel markiert werden. Divergente Plattenränder sind die ozeanischen Wachstumszonen. Konvergente Plattenränder sind die Verschluckungs- und Kollisionszonen. Gleitende Plattenränder finden wir etwa in der bekannten San-Andreas-Verwerfung in Kalifornien oder der Nordanatolischen Verwerfungszone (Fig. 2). Die Kontinente sind Teil der Lithosphärenplatten und bewegen sich mit diesen. Dieses Konzept hat zu einer in sich widerspruchsfreien

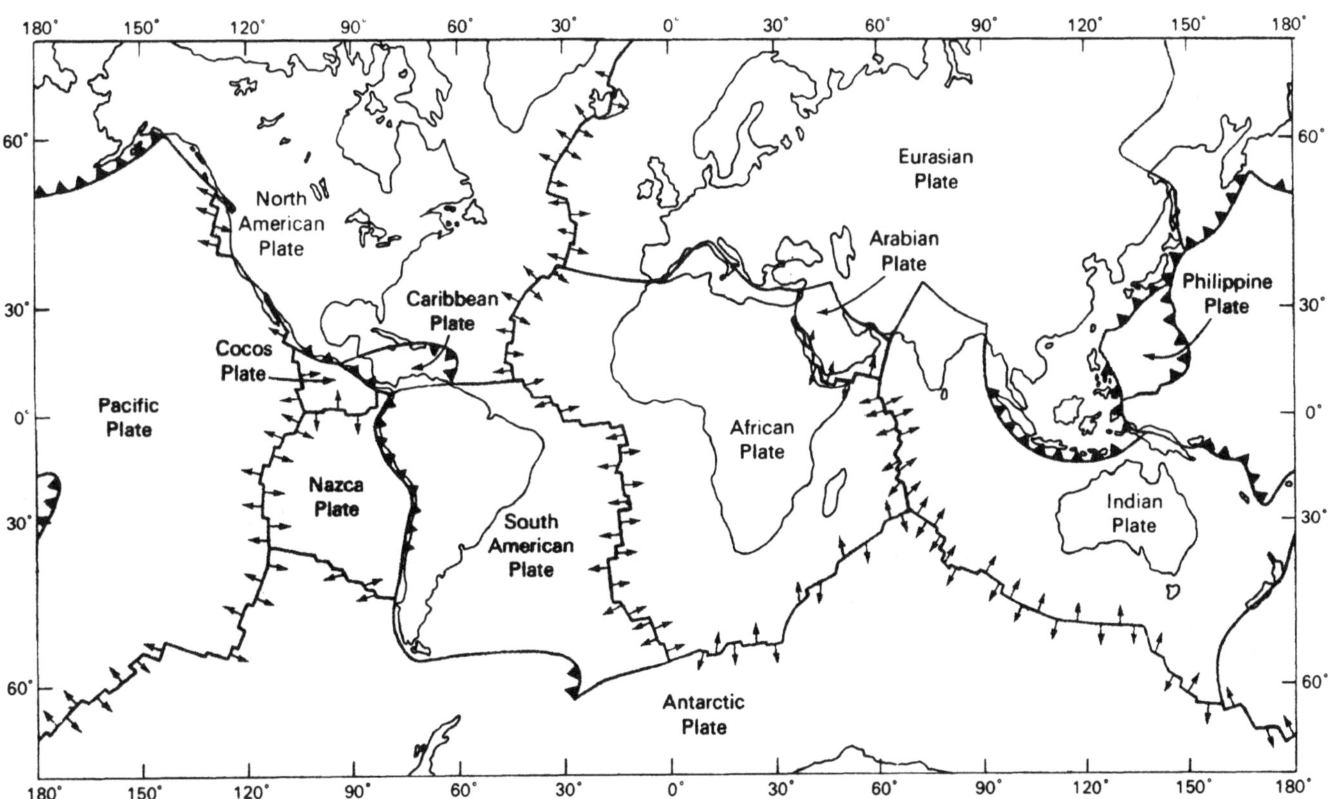

Fig. 2. Gliederung der Erdrinde in „starre"Lithosphärenplatten. Die Bewegungsrichtungen an den Plattenrändern sind durch Pfeile gekennzeichnet [2]

Rekonstruktion der kinematischen Bewegungsabläufe
der Lithosphäre geführt, welche sich, wegen ihrer Stetigkeit, noch in die Zukunft extrapolieren lassen. (Als
besonders empfehlenswerte Darstellung der globalen
Plattentektonik s. [2].)

Wissenschaftlich höchst befriedigend ist, daß die so
rekonstruierten Kontinentbewegungen bis in viele Details mit dem Bild übereinstimmen, das Alfred Wegener 40 Jahre zuvor entwickelt und in seinem Buch
„Die Entstehung der Kontinente und Ozeane" dargestellt hat [3]. Er ging dabei von ganz anderen Überlegungen und Beobachtungen aus. Es war die auffallende Kongruenz der Küstenlinien zu beiden Seiten
des Atlantik, die ihn auf den Gedanken der Kontinenttrennung brachte. Durch systematische Einordnung einer Vielzahl geologischer, paläontologischer
und paläoklimatologischer Fakten gelangte er zu dem
kühnen Schluß, daß die derzeitige Verteilung der
Kontinente das Resultat des Auseinanderdriftens
eines einzigen Urkontinents war, der noch im Karbon
bestand und den er Pangäa nannte.

Während Wegeners Indizien allein auf den Kontinenten lagen, ging die moderne Plattentheorie von der
Entstehung der Ozeane aus. Beides ergänzt und vereint sich in einem geschlossenen, harmonischen Bild,
eine der großen Leistungen systematischer Forschung
und menschlicher Intuition.

Nachdem die ersten Wogen der Begeisterung über
das Konzept der Plattentektonik sich zu legen beginnen, stehen wir vor neuen Fragen und Aufgaben.

Frühgeschichte der Erdrinde

Wo liegen die Grenzen des plattentektonischen Modells? Sind z.B. die Lithosphärenplatten wirklich so
starr, wie dies die Plattentektonik postuliert? Wie
kommt es, daß große Teile der Kontinente zeitweise
von Flachsee überflutet waren? Auch hier gibt die
Plattentektonik keine befriedigende Antwort. Diese
und andere Fragen werden Gegenstand eines internationalen und interdisziplinären Lithosphärenforschungsprogramms sein, das 1981 beginnt. Vor allem
wendet sich aber der Blick zurück auf frühere geologische Epochen. Was geschah in den 4 Milliarden Jahren vor der Jurazeit? Die Antwort können wir offenbar nicht im Bereich der jungen Ozeane erwarten.
Wir müssen in den Kontinentblöcken nach Spuren
fossiler Ozeanränder und Kollisionszonen suchen.
Dabei findet die Rekonstruktion früherer Kontinentkonfigurationen wieder eine starke Stütze in der im
kontinentalen Gestein konservierten Richtung des
erdmagnetischen Feldes. Offenbar war auch Pangäa
nur ein Zwischenstadium in der Entwicklungsgeschichte der Erde. Es hatte sich im Zeitraum von
500–200 M.J. vor der Gegenwart durch Akkumulation

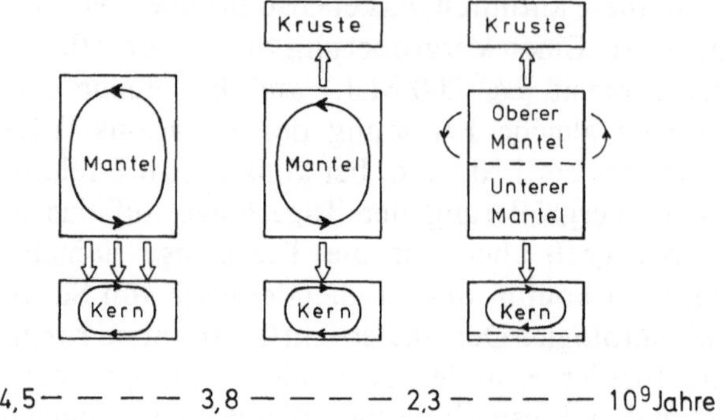

Fig. 3. Differentiation der kontinentalen Erdkruste

zahlreicher Kontinentschollen gebildet [4]. Hinweise
auf fossile Plattengrenzen reichen noch weit in das
Präkambrium bis etwa 1,5 Milliarden Jahre zurück.
Davor allerdings scheinen die Entwicklungsprozesse
der Erdrinde anders abgelaufen zu sein. In den archaischen Kontinentkernen von Afrika, Australien
und Grönland finden sich Strukturen und Gesteinsassoziationen, die nicht in das Bild der Plattentektonik
passen. Die charakteristischen sog. Greenstone Belts
deuten darauf hin, daß aus einem chemisch primitiveren Erdmantel wenig differenzierte basaltische Magmen die sialische Urkruste durchsetzt und diese in
kleine mobile Schollen gegliedert haben. Obwohl die
Dicke der archaischen Kruste mit der gegenwärtigen
vergleichbar war, war die Lithosphäre wegen der generell höheren Manteltemperatur dünner und weniger
widerstandsfähig und deshalb nicht zur Bildung
großer Lithosphärenplatten in der Lage [5]. Der
größte Teil der kontinentalen Urkruste besteht aus
sialischen Gesteinen, die den geologisch jüngeren
Graniten, Dioriten und Gneisen nicht unähnlich sind
und sich in einem frühen Entwicklungsstadium durch
Differentiation aus dem oberen Erdmantel abgeschieden haben (Fig. 3). Sie sind häufig durchmischt mit
dem basaltischen „Greenstone". 3,8 Milliarden Jahre
wurde bisher als Erstarrungsalter der ältesten Krustengesteine ermittelt. Der Zuwachs an kontinentaler
Kruste in den letzten 500 M.J. war relativ gering und
wird auf weniger als 10% geschätzt. Jedoch hat die
ältere Kruste an den Rändern der alten Kontinente
durch Wiederaufschmelzung bei Subduktionsprozessen eine zunehmende stoffliche Differenzierung erfahren.

Antriebskräfte für die Entwicklung der Erdrinde

Zum Schluß seien noch einige allgemeine Gedanken
zu den Antriebskräften skizziert, welche die Entwicklung der Erde steuern. Nach gegenwärtigen Vorstellungen hat sich die Protoerde vor etwa 4,5 Milliarden
Jahren durch Aggregation kalter kosmischer Materie

gebildet. Obwohl bei diesem Einfangprozeß in beträchtlichem Umfang potentielle Energie in Wärme umgesetzt wurde, war die Erde wohl niemals vollkommen flüssig, eher im Zustand der Teilschmelze. Wenn auch die generelle Entwicklung auf einen Zustand minimaler freier Energie zustrebt, so bedeutet dies keine stoffliche Gleichverteilung, sondern, unter dem Einfluß des Schwerefeldes, im Gegenteil die Einstellung eines Entmischungsgleichgewichts, wobei schwere Materie absinkt und leichte aufsteigt. Treibende Kraft allen Geschehens in der Erde ist die Schwerkraft.

Die erste große Entwicklungsphase war die Absetzung des eisenreichen Erdkerns. Später folgte die Differentiation der leichteren Kruste aus dem oberen Teil des Erdmantels (Fig. 3). Noch nicht ausgeglichene Dichteunterschiede könnten auch heute noch Lithosphäre und oberen Mantel in Bewegung halten. Diese Vorstellung vertreten insbesondere sowjetische Geophysiker.

Die Erde ist aber auch eine Wärmekraftmaschine, wenn auch mit schlechtem Wirkungsgrad. Die Temperatur im Erdmittelpunkt wird auf 4000–5000 °C geschätzt. Der Erdkörper gibt derzeit durch seine Oberfläche laufend eine Wärmeleistung von 30–40 Millionen Megawatt in den Weltraum ab, wovon etwa die Hälfte aus radioaktiver Zerfallswärme, die andere Hälfte aus dem Wärmevorrat der Erde stammt. Da die Wärmeleitung ein sehr langsamer Prozeß ist, versucht die Erde, wenn immer möglich, durch konvektive Massenbewegungen den Transport von Wärme von innen nach außen zu unterstützen. Es wurden mehrere Konvektionsmodelle vorgeschlagen, die unterschiedlich tief in den Mantel eingreifen. Die Abkühlung der Erdrinde und die dadurch bedingte Dichte-Instabilität ist sicher ein wesentliches antreibendes Moment für die absinkenden Lithosphärenplatten.

Hemmend und regulierend wirkt die geringe Atomdiffusionsgeschwindigkeit im Gitterverband. Dies manifestiert sich in der hohen Verformungsviskosität der Lithosphäre, aber auch in der verzögerten Einstellung des chemischen Gleichgewichts in Mineralien. Unsere anorganische Welt würde arm aussehen ohne die vielen Mineralien, die selbst nach Jahrmillionen noch nicht ihre thermodynamische Gleichgewichtsstruktur erreicht haben.

Die Entwicklung der Erde wird dereinst nicht aus Energiemangel ihr Ende finden, sondern weil bei abnehmender Temperatur die diffusionsgesteuerten Prozesse einfach einfrieren. Doch hat die Erde bis dahin noch geraume Zeit, denn es läßt sich abschätzen, daß die Temperatur in der Erdrinde in der nächsten Milliarde Jahre um nicht mehr als 50° C abnehmen wird.

1. Möller D., Ritter, B.: J. Geophys. *47*, 110 (1980)
2. Uyeda, S.: The New View of the Earth. San Francisco: Freeman 1978
3. Wegener, A.: Die Entstehung der Kontinente und Ozeane. Nachdruck der 1. und 4. Auflage 1915, 1929 (Hrsg. A. Vogel). Braunschweig: Vieweg 1980
4. Scotese, C.R.: Continental Drift "Flip Book". Univ. of Chicago 1979
5. Kröner, A. (ed.): Precambrian Plate Tectonics. Amsterdam: Elsevier 1980

Eingegangen am 13. Oktober 1980

Von der Amöbe zum schlagenden Herzen:
Evolution und Feinstruktur des intrazellulären Bewegungsapparates *

W. Hort und I. Hort

Pathologisches Institut der Universität Düsseldorf (Direktor: Prof. Dr. W. Hort)

**From the Aneba to the Pulsating Heart:
Evolution and Fine Structure
of the Intracellular Movement
Apparatus**

Summary. Different kinds of cell motility are reviewed in this paper with special regard to development and ultrastructure. The variety of animal cell motility types can be reduced to three principles: ciliary and ameboid movements and muscle contraction.

The ultrastructure of all kinds of cilia is very similar from single cell organisms to highly specialized cells of the human body, e.g., ciliary respiratory epithelium. As a rule, ciliary movement is caused by minimal sliding of the nine double tubules consisting of tubulin, a protein differing from myosin and actin.

Ameboid movement and muscle cell contraction are based on the sliding filament mechanism of actin and myosin. Although the principles of this mechanism have not changed during evolution some differences in the structure and arrangement of actin and myosin filaments occurred.

Obviously, the high degree of order of the myofibrils of vertebrate heart and skeletal muscle cells has developed from the loose and rapid changing arrangement of contractile filaments in ameboid cells. There are some changes of residues in the actin and myosin molecules during the development of the intracellular contractile system.

Finally, some peculiarities of the myocardium, its special arrangement of muscle cells and some disturbances of the contractile filaments under pathologic conditions are discussed.

Key words: Cell motility – Movements, ciliary, ameboid – Muscle contraction – Actin – Myosin

Zusammenfassung. Die verschiedenen Arten der Zellbewegung werden in dieser Arbeit unter dem speziellen Blickpunkt der Entwicklung und der Ultrastruktur besprochen. Die Vielzahl der Bewegungsmechanismen tierischer Zellen läßt sich auf 3 Grundformen reduzieren: ciliare und amöboide Bewegungen und Muskelkontraktionen.

Die Ultrastruktur aller Cilien, vom Einzeller bis zu hochspezialisierten Zellen im menschlichen Organismus z.B. dem respiratorischen Epithel, ist sehr ähnlich. In der Regel wird die Bewegung der Cilien verursacht durch minimale gleitende Verschiebungen der neun Doppeltubuli, die aus Tubulin bestehen, einem Protein, das sich vom Myosin und Aktin unterscheidet.

Amöboide Bewegungen und Muskelkontraktion beruhen auf dem Gleit-Filamentmechanismus von Aktin und Myosin. Obwohl sich die Prinzipien dieses Mechanismus während der Evolution nicht geändert haben, stellten sich einige Unterschiede in der Struktur und in der Anordnung von Aktin- und Myosinfilamenten ein. Offenbar hat sich der hohe Ordnungsgrad der Myofibrillen in Herz und Skelettmuskulatur von Vertebraten aus der lockeren und zu rascher Wandlung fähigen Anordnung der kontraktilen Filamente in amöboiden Zellen entwickelt. Während der Evolution haben sich nur relativ geringe Änderungen in der Aminosäuresequenz im Aktin und Myosinmolekül des intrazellulären kontraktilen Systems ergeben.

Abschließend werden einige Besonderheiten des Myocards mit seiner speziellen Anordnung der Muskelzellen und einigen Störungen im Verband der kontraktilen Filamente unter pathologischen Bedingungen diskutiert.

Schlüsselwörter: Zellmotilität – Cilien- und amöboide Bewegung – Muskelkontraktion – Aktin – Myosin

Struktur und Funktion des kontraktilen Apparates von Herz- und Skelettmuskel sind uns heute von allen intrazellulären Bewegungsapparaten am besten be-

* Vortrag auf der 111. Versammlung der Gesellschaft Deutscher Naturforscher und Ärzte, Hamburg, 21.–25. September 1980

kannt. Diese beiden quergestreiften Muskeln verfügen über nahezu identische kleinste kontraktile Einheiten, die Sarkomeren. Sie werden durch zwei Z-Streifen begrenzt und enthalten in streng paralleler Anordnung zentral gelegene, 1,6 µ lange, dicke Myosinfilamente (Durchmesser rund 10 nm) und peripher gelegene, mit den Z-Streifen verwobene, 1,0 µ lange, dünne Aktinfilamente (Durchmesser rund 6 nm). Bei der Kontraktion ändern diese Filamente ihre Länge nicht, sie gleiten aneinander entlang. Die Verbindung der Filamente untereinander beim Kontraktionsvorgang geschieht durch Querbrücken. Sie bestehen aus den Köpfen von Myosinmolekülen, die mit bestimmten Stellen der Aktinfilamente Verbindungen eingehen und dabei die dünnen Filamente in Bewegung setzen.

Es fragt sich, ob derselbe Kontraktionsmechanismus auch den anderen Bewegungsvorgängen bei Einzellern und im vielzelligen Organismus zugrunde liegt und ob sich dabei morphologisch und chemisch gleichartige Grundbausteine wie in der quergestreiften Muskulatur finden, oder ob hier modifizierte oder ganz andere Mechanismen vorliegen.

Die Vielzahl der Bewegungsmechanismen im Tierbereich läßt sich auf drei Grundformen reduzieren: amöboide Bewegungen mit Hilfe von Protoplasmafortsätzen, Bewegungen mit Hilfe von Cilien und Bewegungen durch Muskelkontraktion. Bewegungen mit Hilfe amöboider Zellfortsätze oder Cilien finden sich nicht nur bei Einzellern, sie haben sich auch im vielzelligen Organismus erhalten. Spezialisierte Muskelzellen, d.h. glatte oder quergestreifte Muskeln, sind dagegen den vielzelligen Organismen vorbehalten. Die drei verschiedenen Bewegungsformen wollen wir im Überblick behandeln und abschließend auf einige spezielle Fragen des kontraktilen Apparates im Herzen eingehen.

1. Cilien

Viele Einzeller und viele an der inneren Oberfläche von Hohlorganen im vielzelligen Organismus gelegene Zellen tragen an ihrer Oberfläche als permanente Strukturen bewegliche Fortsätze. Sie besitzen alle annähernd dieselbe Dicke (etwa 0,2 µ), schwanken aber in ihrer Länge sehr stark, von 1 µ bis zu 2 mm [33]. Wenn sie einzeln (z.B. bei Spermien), oder nur zu wenigen vorkommen, werden sie auch als Geißeln (Flagellen) bezeichnet. Diese sind in der Regel lang. Treten sie in der Vielzahl auf, sind sie meist kurz und werden auch Wimpern genannt. Heute bezeichnet man diese Fortsätze in ihrer Gesamtheit gerne als Cilien, denn sie haben ähnliche Funktionen und nahezu identische Strukturen.

Die Funktion dieser Zellfortsätze besteht im Erzeugen von Flüssigkeitsbewegungen an der Zelloberfläche. Bei beweglichen Einzelzellen, z.B. beim Pantoffeltierchen oder bei den Spermien, führt der Cilienschlag zur Fortbewegung dieser Zellen, während bei den sessilen Zellen an der inneren Oberfläche von Hohlorganen der darüberliegende Flüssigkeitsfilm fortbewegt wird. So wird z.B. von den Flimmerepithelien der Bronchien und der Trachea ständig ein schleimdurchsetzter Flüssigkeitsfilm durch gerichtete Cilienschläge von der Peripherie der Lunge zur Trachea hin befördert. Dieser rollende Schleimteppich kann dann ausgehustet oder verschluckt werden. Er befördert einen großen Teil der eingeatmeten Stäube und Erreger wieder aus der Lunge heraus.

Der Bauplan der Cilien hat im Laufe der Entwicklungsgeschichte eine erstaunliche Einförmigkeit bewahrt. Vom Pantoffeltierchen bis zu den Flimmerepithelien in den Atmungsorganen oder im Eileiter des Menschen hat sich am Grundbauplan nichts geändert: Jeder Cilie liegt ein System von Mikrotubuli zugrunde, die eine lichte Weite von etwa 14 nm und einen äußeren Durchmesser von rund 24 nm haben [nach Röntgen-Diffraktionsstudien von 30 nm, s. 2]. In der Regel sind 9 Doppeltubuli in einem äußeren Kreis angeordnet, und 2 einzelne, von einer Scheide umgebene Tubuli liegen im Zentrum [s. 7]. Über paarig angeordnete Dynein-Ärmchen können die äußeren Tubuli Verbindungen untereinander aufnehmen, und über speichenartige Fortsätze sind sie mit dem Zentrum verbunden. Die beiden zentral gelegenen Tubuli sind kürzer als die äußeren und liegen in einer Ebene senkrecht zur Schlagrichtung. Sie werden mit der Richtung des Cilienschlages in Zusammenhang gebracht, während die neun peripheren Doppeltubuli wohl die aktiven Bewegungselemente darstellen.

Die Bewegung der Cilien unterscheidet sich von der Muskelbewegung dadurch, daß beim Cilienschlag keine Verkürzung, sondern eine Krümmung erfolgt, und doch gibt es dabei Ähnlichkeiten mit der Muskelkontraktion: Die einzelnen Tubuli ändern bei der Bewegung der Cilien ihre Länge nicht, aber sie werden ein wenig gegeneinander verschoben: In einer gekrümmten Cilie nähern sich die Tubuli an der konkaven Seite etwas mehr der Cilienspitze als an der konvexen Seite. Die Fähigkeit zu gleitenden Verschiebungen der Tubuli gegeneinander läßt sich durch ein einfaches Experiment aufzeigen. Summers [37] und Gibbons [10] haben Spermienschwänze von Seeigeln mit Detergentien behandelt und dadurch die Hüllmembran entfernt. Anschließend wurden mit Trypsin die Verbindungen der Doppeltubuli untereinander und mit dem zentralen tubulären Apparat gelöst. Nun konnten die Dynein-Ärmchen sozusagen ungehindert auf den benachbarten Tubuli entlangwandern und durch diese gleitende Verschiebung wurde bei Zugabe von ATP und Mg maximal die achtfache Ausgangslänge erreicht. Im intakten Verband der Cilien werden deut-

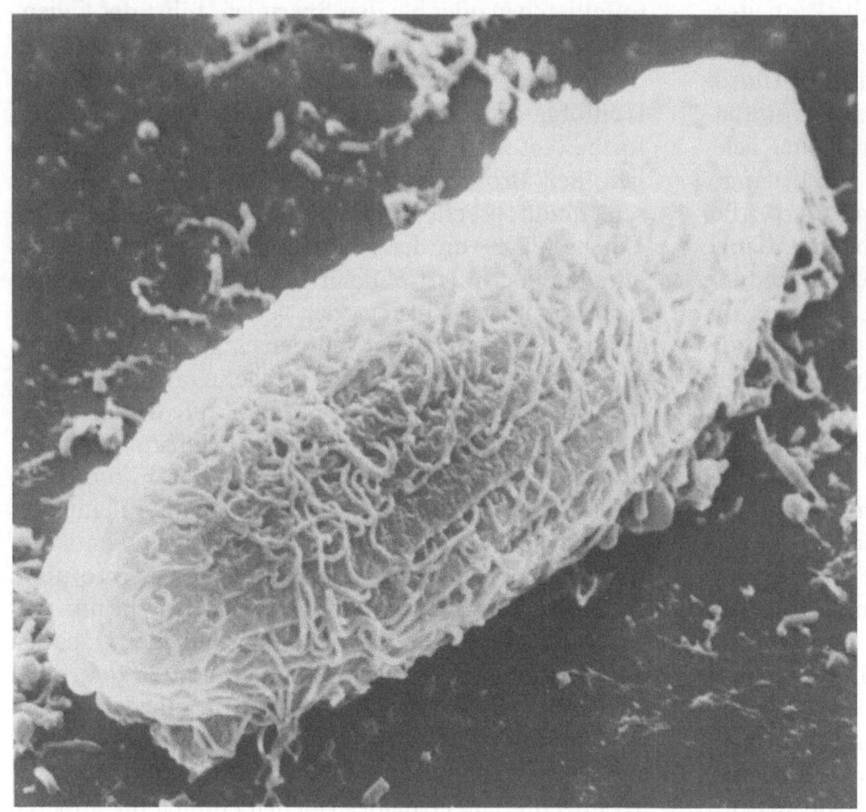

Abb. 1. Pantoffeltierchen mit zahlreichen Cilien an der Oberfläche. Rasterelektronenmikroskopisches Bild, 5800 × vergrößert

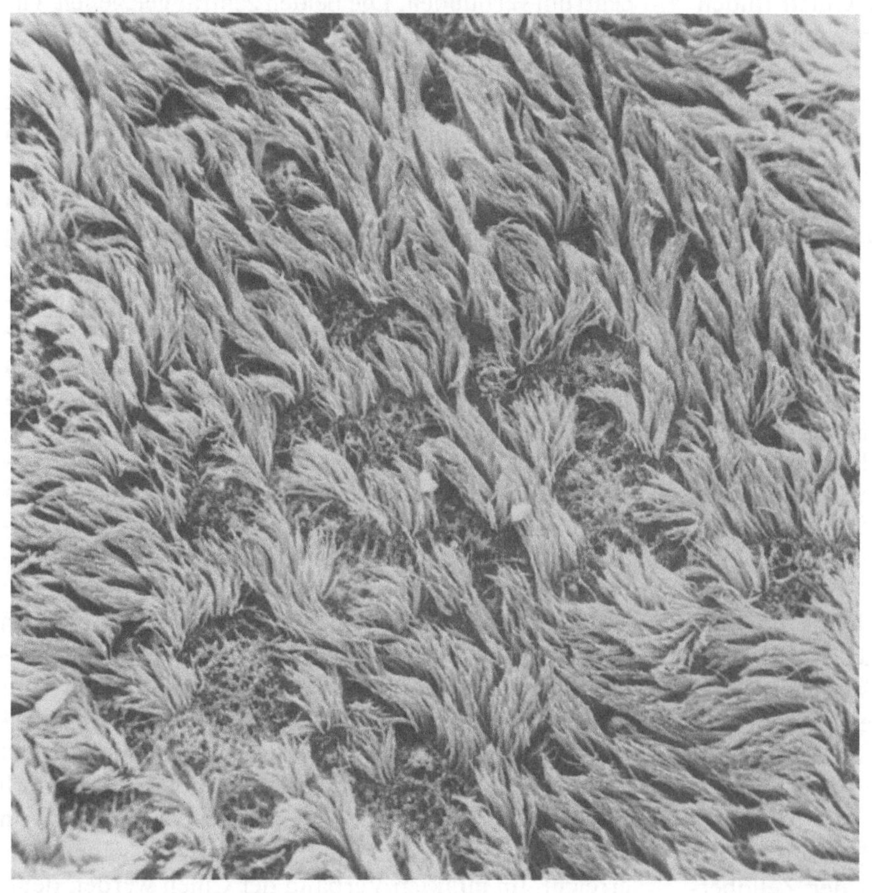

Abb. 2. Blick auf die Oberfläche der Trachea mit den an der Oberfläche vorspringenden büschelförmig angeordneten Cilien der Flimmerepithelien und den dazwischen liegenden cilienfreien schleimbildenden Zylinderepithelien. Rasterelektronenmikroskopisches Bild, 1500 × vergrößert (Aufnahme Dr. Lenz, Pathologisches Institut der Universität Düsseldorf)

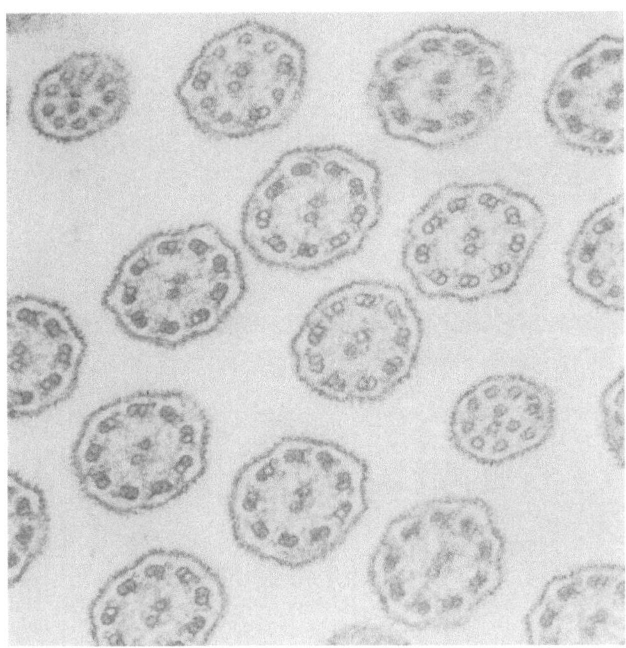

Abb. 3. Querschnitte durch die Cilien der Flimmerepithelien des Eileiters mit den 9 äußeren Doppeltubuli und den beiden zentralen Tubuli. 68 000 × vergrößert

liche Längsverschiebungen der Tubuli gegeneinander jedoch durch die intertubulären Haftstrukturen verhindert. Es sind nur minimale Gleitbewegungen möglich, die wegen der Verankerungen der Tubuli mit der Nachbarschaft in eine Beugungsbewegung umgemünzt werden.

Wenn auch in den Cilien und in den Sarkomeren ein ähnliches Prinzip der gleitenden Verschiebung ohne Verkürzung der Strukturelemente vorliegt und wenn auch die Dynein-Ärmchen an die Querbrücken im Muskel erinnern, so liegen doch in diesen beiden Bewegungsmechanismen ganz grundlegende strukturelle Unterschiede vor: Den fadenförmigen kontraktilen Proteinen in den Sarkomeren stehen die Tubuli mit ihren zentralen Hohlräumen gegenüber. Sie bauen sich aus hochkomplexen Tubulin-Heterodimeren mit einem Molekulargewicht von je 55000 Untereinheit auf, die meist in 13 longitudinalen Protofilamenten angeordnet sind. Die Aminosäuresequenz einiger Tubuline ist heute weitgehend bekannt und weist in verschiedenen Geweben nur geringe Unterschiede auf. Weitaus variabler in ihrer Struktur sind die an der Oberfläche der Mikrotubuli gelegenen Proteine. Eine Verwandtschaft des Tubulin zum Aktin, die früher vermutet wurde, besteht nicht [28], und das Dynein hat nichts mit dem Myosin zu tun.

In den Cilien haben wir spezialisierte Zellorganellen vor uns, die ihre Bewegung ohne das Aktomyosinsystem ausführen. Es liegt hier ein eigenständiger Bewegungsapparat vor. Seine Funktion in Hohlorganen ist an eine Koordination der Cilienbewegung gebunden, die die Voraussetzung für eine gerichtete Bewegung an der Zelloberfläche darstellt. Die einzelne Cilie ist bei ihren Bewegungen nicht auf die Integrität der Zellstruktur angewiesen. Sie bewegt sich auch weiter, wenn sie z.B. durch einen Mikrolaserstrahl aus dem Zellverband isoliert worden ist. Der genaue Mechanismus der Koordination des Cilienschlages ist bisher unbekannt.

Ein intaktes Ciliensystem ist für die Gesundheit des Menschen von Bedeutung. Wenn die Beweglichkeit der Cilien vorübergehend reduziert (oder sogar gelähmt) wird, wie z.B. durch manche Lokal- oder Inhalationsanaesthetika oder bei massiver Luftverschmutzung z.B. durch SO_2 oder Formalin, so könnte dadurch das Angehen von Infektionen in den Atemwegen begünstigt werden. Ein örtliches Fehlen von Zylinderepithelien in der Bronchialschleimhautoberfläche und ein Ersatz durch Plattenepithel, wie dies z.B. bei Rauchern und nach Grippeepidemien bekannt ist, führt zur Unterbrechung des rollenden Schleimteppichs und erschwert das Aushusten des Bronchialsekretes.

Über krankhafte strukturelle Veränderungen im Cilienapparat wissen wir bisher nur wenig. Bei einer einzelligen Grünalge (Chlamydomonas) wurde eine bewegungsunfähige Mutante gefunden mit mangelhafter Ausbildung der beiden zentralen Mikrotubuli und der zentralen Scheide [30].

Beim Menschen hat der Züricher Internist Kartagener [24] ein erbliches Syndrom beschrieben, das mit einer chronischen Sinusitis, Bronchiektasen und einem Situs inversus einhergeht. Männer, die an dieser Erkrankung leiden, sind meist unfruchtbar. Ihre Spermien haben zwar eine normale Form, sind aber, ebenso wie die Cilien des Respirationstraktes, unbeweglich. Diese Unbeweglichkeit ist in erster Linie durch ein Fehlen der Dynein-Ärmchen bedingt [29]. Daneben können offenbar aber auch die Verbindungen der äußeren Doppeltubuli mit den zentralen Tubuli unterbrochen sein [11] oder auch Defekte in der inneren Scheide [1] für die Unbeweglichkeit der Cilien verantwortlich sein. Herson et al. [16] haben dagegen kürzlich bei einem jungen Patienten mit Kartagener-Syndrom ultrastrukturelle Veränderungen an den Cilien vermißt, sie konnten allerdings die Cilienbeweglichkeit bei diesem Patienten nicht prüfen.

Gelegentlich sind auch bei Rauchern oder Patienten mit Bronchialcarcinom strukturelle Veränderungen an den Cilien beobachtet worden, und manchmal haben sich auch sehr dicke Cilien gefunden, die wie Verschmelzungsformen aussehen [9]. Über die funktionelle Bedeutung dieser Veränderungen wissen wir jedoch bis heute praktisch nichts. Die „Cilien-Pathologie" steht erst ganz am Anfang.

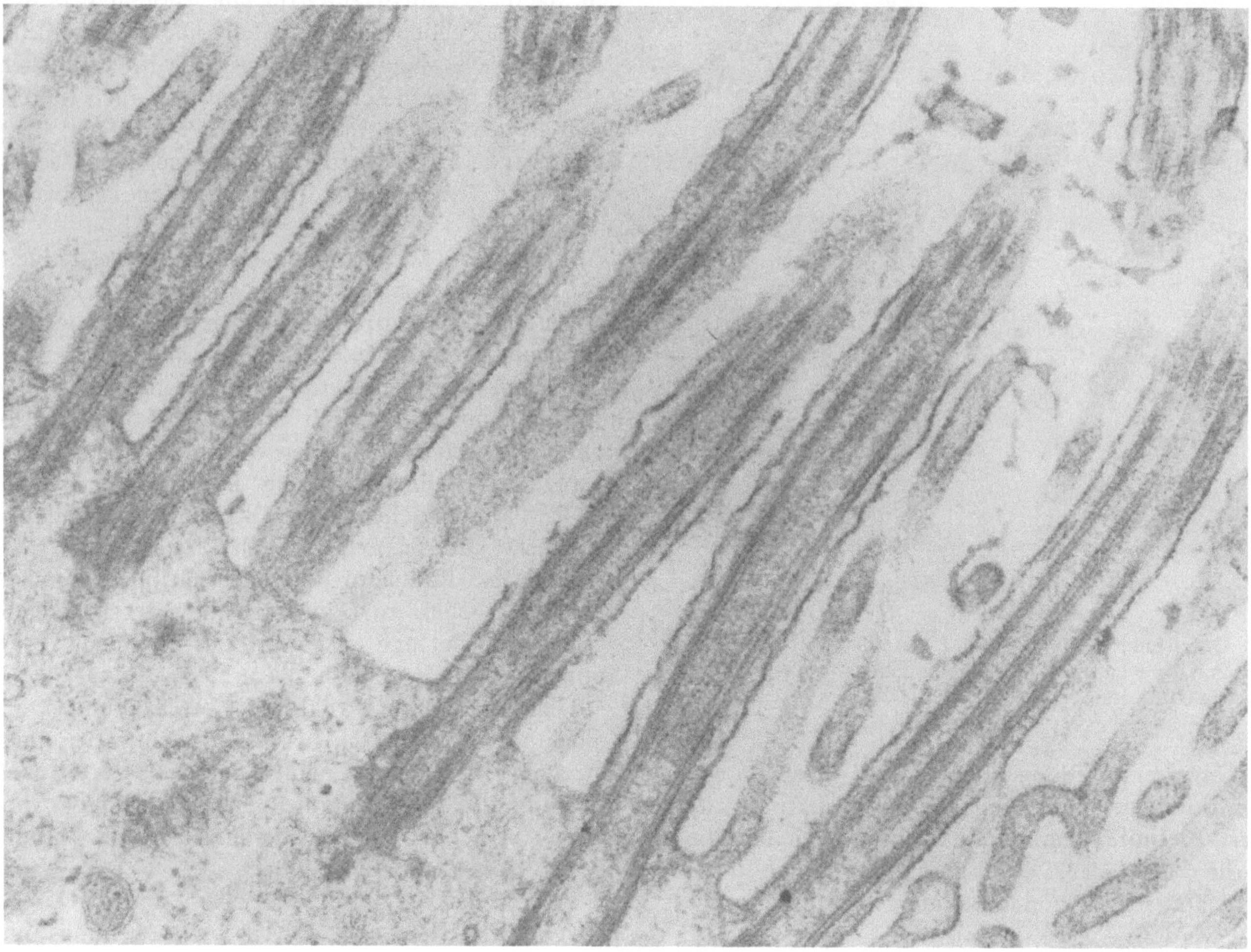

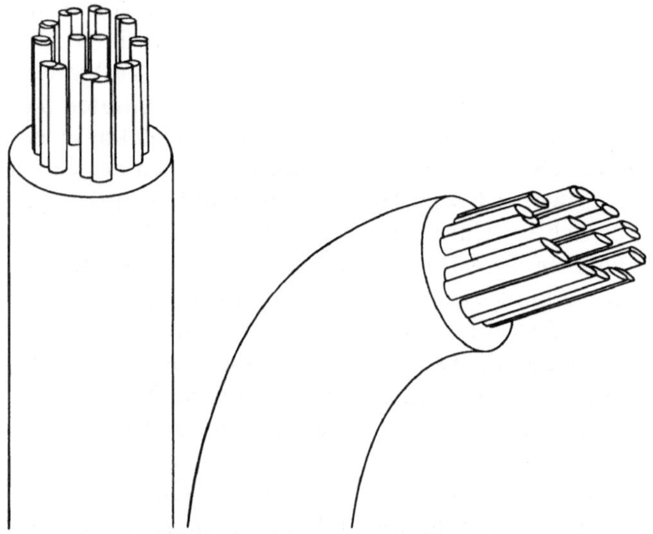

Abb. 4. Längsgeschnittene Cilien an der Oberfläche von Flimmerepithelien des Eileiters mit längsgeschnittenen Tubuli. 64 000 × vergrößert

Abb. 5. Schematische Darstellung der Beugung einer Cilie mit Verschiebungen der Mikrotubuli gegeneinander

2. Amöboide Bewegungen

Sie gelten als die primitivsten Bewegungsformen. Ihnen liegen vorübergehende Zellfortsätze (Pseudopodien) zugrunde. Sie dienen nicht nur Einzellern (z.B. Amöben) zur Fortbewegung, sondern auch vielen Zellen des höheren Organismus, z.B. Granulocyten, die aus der Blutbahn im Bereich der Mikrozirkulation auswandern und zum Ort der Entzündung gelangen, Lymphocyten, die durch das Gewebe patrouillieren, Zellen, die während der Embryonalentwicklung vom Bildungsort zu ihrem Bestimmungsort wandern, oder Tumorzellen, die sich aus ihrem Verbande lösen und Anlaß zur Entstehung von Metastasen geben.

Für den amöboiden Bewegungsmechanismus sind eine Reihe von Hypothesen entwickelt worden. So wurden z.B. Änderungen in der Viskosität des Cytoplasmas mit Übergängen vom Sol- zum Gelzustand eine wesentliche Bedeutung beigemessen. Heute sind

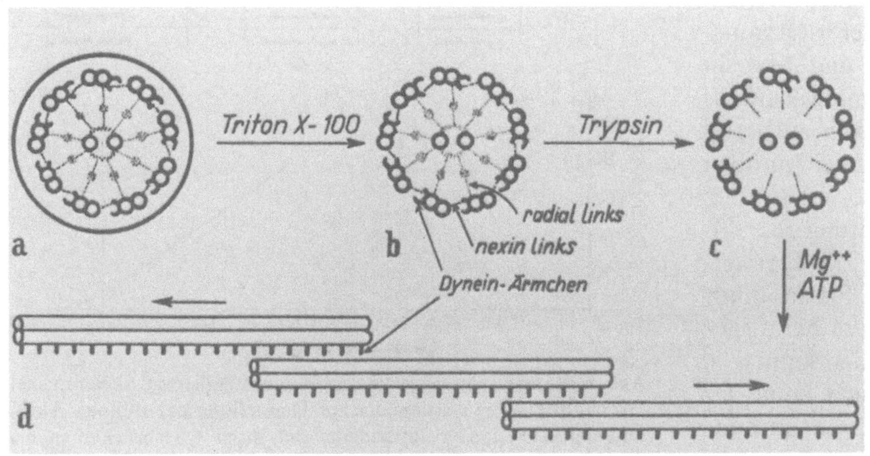

Abb. 6. Verschiebung desintegrierter Mikrotubuli (aus Geißeln) gegeneinander unter der Einwirkung von Mg^{++} und ATP. Schematische Darstellung aus Bardele CF (1978) Verh Anat Ges 72:179–191. (Mit freundlicher Genehmigung des Fischer-Verlages, Jena)

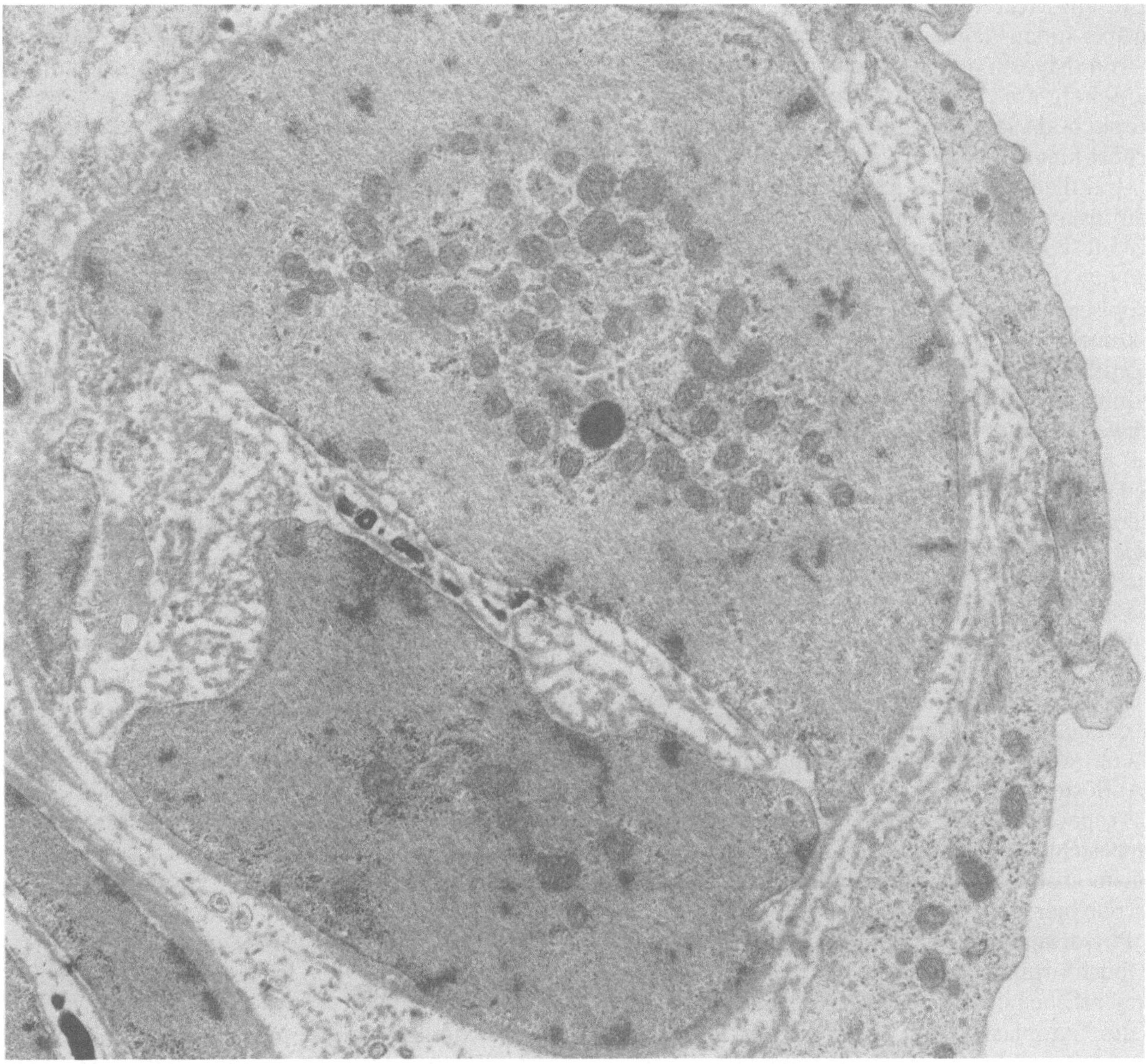

Abb. 7. Querschnitte von 2 glatten Muskelfasern in der Wand einer Coronararterie der Ratte mit zahlreichen feinen Filamenten, zentral gelegenen Mitochondrien und zahlreichen Verdichtungen an der Zellmembran (Anheftungsplaques). An der Oberfläche (=rechter Bildrand) liegen Endothelzellen. 24000 × vergrößert

nicht nur in Amöben, sondern auch in außerordentlich zahlreichen Nicht-Muskelzellen höherer Organismen mit chemischen Methoden Aktin und Myosin nachgewiesen worden. 5–10% ihres gesamten Proteins scheint aus Aktin und 0,3–4% aus Myosin zu bestehen [14, 15]. Für die Bewegungsvorgänge bei Amöben und Physarum polycephalum sind ebenso wie bei der Muskulatur Ca^{2+} and ATP von Bedeutung [5, 39]. Als ein besonders günstiges Modell für die Darstellung kontraktiler Proteine hat sich das Plasmodium des Schleimpilzes Physarum polycephalum herausgestellt, das mehrere Zentimeter groß werden kann.

Die kontraktilen Filamente lassen sich heute jedoch auch lichtmikroskopisch mit Hilfe von Immunfluoreszenzmethoden sichtbar machen [14]. Für elektronenmikroskopische Untersuchungen können Antikörper z.B. mit Meerettich-Peroxydase markiert werden. Darüber hinaus läßt sich Aktin elegant mit den Köpfen von Myosin (=H-Meromyosin) „dekorieren", die schräg am Aktin ansetzen und elektronenmikroskopisch als sog. Pfeilspitzstrukturen imponieren. Darüber hinaus sind die Filamente des intrazellulären kontraktilen Apparates natürlich mit dem Elektronenmikroskop auch ohne Markierung erkennbar, aber es ist oft schwer oder unmöglich, für das einzelne Filament nur aus seiner Dimension im elektronenmikroskopischen Bild zu entscheiden, ob es sich dabei um ein kontraktiles Protein oder um einen Teil des Cytoskeletts handelt.

Mit immunologischen Methoden ist inzwischen der Nachweis gelungen, daß in amöboiden Zellen Aktin- und Myosinfilamente dicht benachbart liegen [38]. Die Dicke dieser Filamente entspricht nicht ganz derjenigen in den Muskelzellen und über ihre Länge wissen wir bisher nur wenig. Es sind sehr lange Aktinfilamente beobachtet worden, während die Myosinfilamente kürzer zu sein scheinen [27]. Es zeichnet sich ab, daß die Abmessungen dieser kontraktilen Proteine sich nicht mit denen der Skelettmuskulatur decken, und es spricht vieles dafür, daß sie keine starren Größen darstellen. Polymerisation mit Verlängerungen der kontraktilen Proteine und Depolymerisation bis zur Auflösung der fädigen Proteine können offenbar sehr schnell vor sich gehen [44], und bei den Amöben besteht offensichtlich ein Gleichgewicht zwischen einem großen Pool von globulärem Aktin- sowie dem polymerisierten F-Aktin.

Für Physarum polycephalum ist heute bekannt, daß der fadenförmige kontraktile Aktomyosin-Apparat im wesentlichen in oberflächlichen membrannahen Partien des Cytoplasmas lokalisiert ist, der Pool an gelösten Aktinmolekülen aber im Zellinneren [22]. Diese Befunde erklären die Viskositätsunterschiede im Cytoplasma, das sich aus einem festeren Ektoplasma und dem gering viskösen, zentral gelegenen

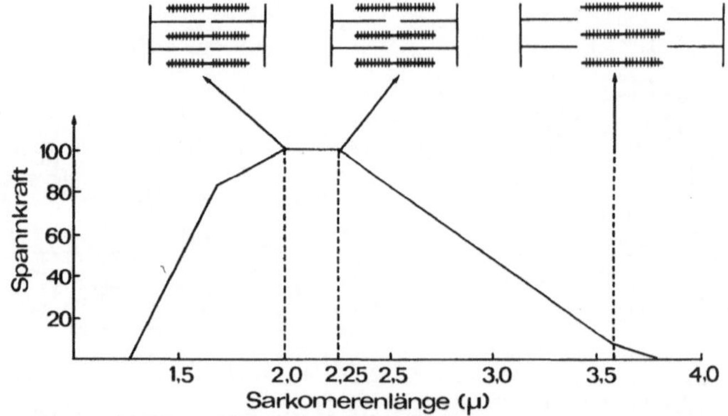

Abb. 8. Längenspannungsdiagramm einer isolierten Skeletmuskelfaser (aus [12]) mit schematischer Darstellung der dünnen Aktin- und der dicken Myosinfilamente mit ihren Querbrücken in den Sarkomeren (oben)

Endoplasma aufbaut, und sie lassen die Vorstellungen über den Sol- und Gelzustand des Amöbencytoplasmas in einem neuen Licht erscheinen.

Über die räumliche Anordnung der kontraktilen Proteine in den amöboiden Zellen wissen wir bisher nur unvollständig Bescheid. Sarkomeren fehlen, und es finden sich auch keine Myofibrillen. Die Anordnung ist viel lockerer. Ob dabei ein strenger rhythmischer Wechsel von Aktin- und Myosinfilamenten vorliegt, ist noch ungeklärt. Kontraktile Filamente können direkt an der Zellmembran ansetzen [44], und in diesen Haftpunkten wurde Alpha-Aktinin nachgewiesen, das sich auch in den Z-Streifen der quergestreiften Muskulatur findet.

Die Lokalisation des kontraktilen Apparates in amöboiden Zellen kann sich rasch ändern. Bei Granulocyten, die sich bewegen, konzentriert er sich in den amöboiden Fortsätzen [15]. Die monopedale Bewegung der Granulocyten läuft in Cyclen mit einer Dauer von etwa 1 min ab. Dabei wandert eine Art Kontraktionswelle von dem Pseudopodium über die Zelle hin [34]. Ein locker angeordneter intrazellulärer kontraktiler Apparat ist bisher, außer bei Amöben, in einer Fülle verschiedener Zellen des höheren Organismus nachgewiesen worden, von Endothelien über Fibrocyten, Makrophagen, Leberepithel und Tubulusepithelien der Niere bis hin zu Astrocyten, Neuriten von Ganglienzellen und dem Pigmentepithel der Retina. Es scheint sich hier um eine fast ubiquitäre Einrichtung in Nicht-Muskelzellen zu handeln.

3. Glatte Muskulatur

Eine Fortentwicklung des intrazellulären amöboiden kontraktilen Apparates liegt in der glatten Muskulatur vor. Die glatten Muskelzellen enthalten Aktin und Myosin reichlicher als die Nichtmuskelzellen. Die kontraktilen Filamente sind jedoch noch nicht straff

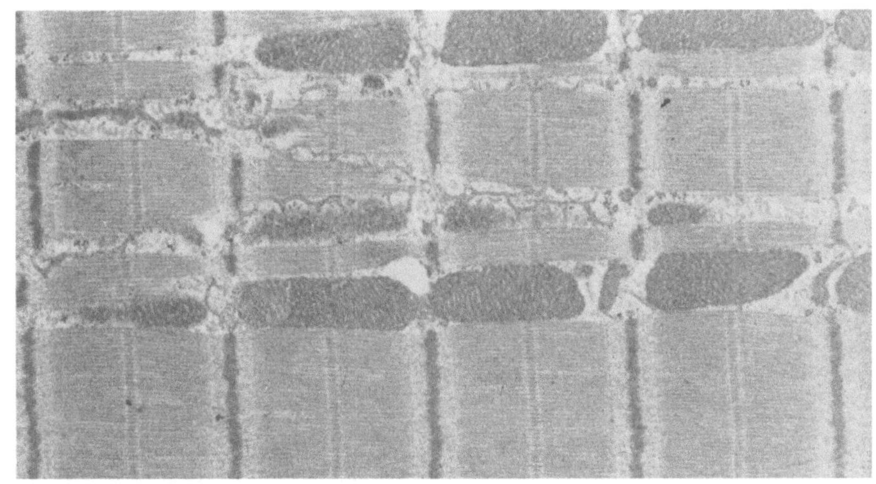

Abb. 9. Ausschnitt aus einer normalen Herzmuskelfaser (vom Hund) mit einigen Myofibrillen. In den hellen Randpartien der Sarkomeren erkennt man neben den Z-Streifen Anteile der dünnen Aktinfilamente, im Zentrum liegen die dicken Myosinfilamente. 12000 × vergrößert

in Myofibrillen (wie in der quergestreiften Muskulatur) angeordnet, und wir haben bis heute noch keine lückenlose Vorstellung von der räumlichen Verteilung des kontraktilen Apparates in den glatten Muskelzellen. In gestreckten glatten Muskelzellen liegen die kontraktilen Filamente annähernd parallel zur Längsachse. Während der Verkürzung werden sie jedoch zunehmend schräger angeordnet [35].

Elektronenmikroskopisch wurden Aktinfilamente in glatten Muskelzellen schon relativ früh nachgewiesen, aber der Nachweis von Myosinfilamenten gelang erst vor wenigen Jahren. Es wurde früher diskutiert, ob Myosin in glatten Muskelzellen überhaupt vorhanden sei. Den ersten Beweis dafür brachten chemische Untersuchungen, und immunologische Argumente folgten nach. Die Myosinfilamente sind in den glatten Muskelfasern im allgemeinen kürzer als die Aktinfilamente, die Streubreite ist aber sehr groß [35]. Es liegen hier also entgegengesetzte Verhältnisse wie in den quergestreiften Muskeln vor. Die Kürze der Myosinfilamente in der glatten Muskulatur ließ daran denken, daß eine zunehmende Polymerisation erst während des Kontraktionsvorganges selbst erfolgt. Dafür haben sich aber keine stichhaltigen Argumente ergeben, und man weiß heute, daß die Schwierigkeiten in der elektronenmikroskopischen Darstellung der dicken Filamente methodische Gründe hatte. Mit verbesserten Präparationsmethoden lassen sie sich einwandfrei erkennen.

In den glatten Muskelzellen finden sich kleine verdichtete Areale, die teils inmitten des Zelleibes als dense bodies, teils an der Zellmembran als Anheftungsplaques gelegen sind. Die letzteren sind oft symmetrisch an den aneinanderstoßenden Membranen benachbarter glatter Muskelzellen ausgebildet. Sie enthalten Alpha-Aktinin (wie die Z-Streifen), und es läßt sich elektronenmikroskopisch zeigen, daß hier die Aktinfilamente inserieren. Dense bodies wurden bis vor kurzem als Äquivalente der Z-Streifen betrachtet, an denen ebenfalls Aktinfilamente inserieren sollen. Dies hat sich jedoch in subtileren elektronenmikroskopischen Untersuchungen nicht bestätigt, und heute faßt man die dense bodies als Verdichtungsstrukturen und Haftpunkte des Cytoskeletts auf. Es ist in der glatten Muskulatur besonders reichlich entfaltet und besteht aus feinen Filamenten mit Durchmessern von 10 nm, die als intermediäre Filamente bezeichnet werden. Sie haben in ihrer Zusammensetzung nichts mit den kontraktilen Proteinen gemeinsam.

Am Cytoskelett wirken auch Mikrotubuli mit, die sich praktisch in allen Zellen finden [7, 32]. Sie entsprechen in ihrem Durchmesser den in den Cilien gelegenen Mikrotubuli. Sie kommen aber solitär und nicht als Doppeltubuli vor. Auch fehlt ihnen das 9 + 2-Muster.

Unsere Kenntnisse über das Cytoskelett befinden sich derzeit noch in den Anfängen. Zu seiner Erforschung haben Elektronenmikroskopie sowie immunhistochemische Methoden wesentlich beigetragen. Seine Existenz wurde schon vor über 50 Jahren von dem russischen Biologen Koltzoff [26] vermutet (1928), der postulierte, daß jede Zelle aus einem flüssigen Anteil und einem Cytoskelett aufgebaut sei.

Heute wissen wir, daß das Cytoskelett wohl in allen Zellen vorkommen und daß seine wesentlichste Aufgabe in der Erhaltung der Zellform und einer geordneten Lage der Zellorganellen bestehen dürfte. Ob es sich unter krankhaften Bedingungen verändert, ist bisher vollständig unbekannt.

4. Quergestreifte Muskulatur

In der quergestreiften Muskulatur erreicht der intrazelluläre kontraktile Apparat seinen höchsten Entwicklungsgrad. Diese Zellen stehen so sehr im Dienst

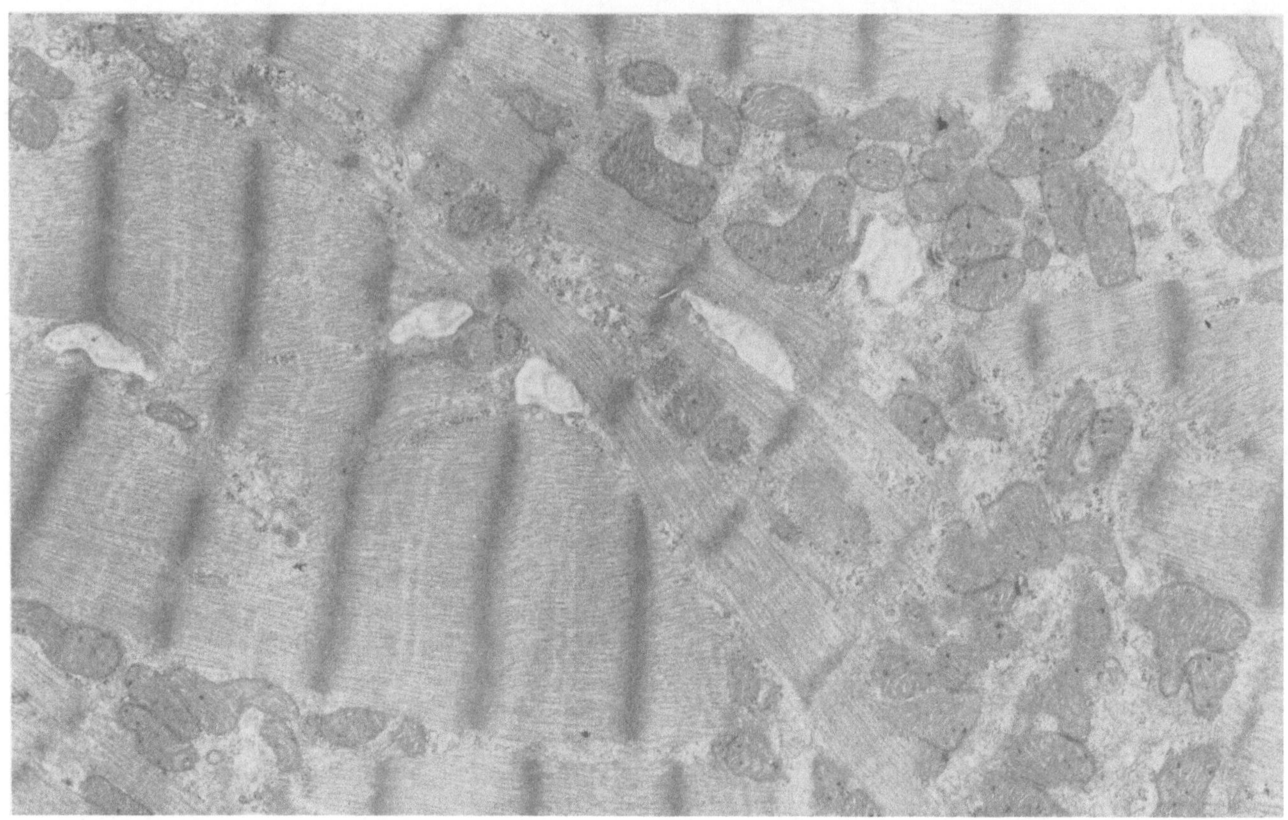

Abb. 10. Ausschnitt aus einer menschlichen Herzmuskelzelle bei kongestiver Kardiomyopathie mit divergierendem Verlauf von Myofibrillen. 14000 × vergrößert

der Kontraktion, daß sie z.B. ihre hohe Differenzierung mit einem praktisch vollständigen Verlust ihrer Regenerationsfähigkeit bezahlen und keinerlei Möglichkeiten für andere Funktionen mehr besitzen, die bei glatten Muskelzellen noch in recht ausgeprägtem Maße vorhanden sind. Diese können sich z.B. in arteriosklerotischen Polstern zu lipidspeichernden Schaumzellen umwandeln [43], ähnlich auch in den Lipidinseln der Magenschleimhaut [4], und sie vermögen auch kollagene und elastische Fasern zu bilden, nicht nur in frühen Entwicklungsstadien [19].

Die streng gebündelte Anordnung der kontraktilen Proteine in den Sarkomeren der quergestreiften Muskulatur erlaubt ihnen eine maximale Kraftentfaltung. Ihr Ausmaß ist abhängig vom Grad der Überlappung der Aktin- und Myosinfilamente. Dabei kommt den von den Myosinfilamenten ausgehenden Querbrücken die wesentliche Rolle zu. Die bei der Kontraktion entwickelte Spannkraft ist um so größer, je mehr Querbrücken des Myosins sich mit dem Aktin verbinden können. Das Maximum ist, wie Huxley et al. [12] an der isolierten Skelettmuskelfaser zeigen konnten, bei einer Sarkomerenlänge von 2,0 µ erreicht. Hier stoßen die 1,0 µ langen Aktinfilamente gerade aneinander, und jede Querbrücke des Myosins kann mit dem Aktin in Verbindung treten. Die Längenspannungskurve der isolierten Skelettmuskelfasern fällt im Maximalbereich nicht sofort ab, sondern sie läßt erst ein etwa 0,2 µ langes Plateau erkennen [12]. Es entspricht in seiner Ausdehnung etwa dem zentralen Anteil der Myosinfilamente, der frei von Querbrücken ist. Mit zunehmender Dehnung der Sarkomeren nimmt die Spannungsentwicklung bei der Kontraktion linear ab und jenseits von 3,6 µ hört sie auf: Nun findet keine Überlappung von Aktin- und Myosinfilamenten mehr statt.

An dem Gleitmechanismus der kontraktilen Proteine besteht heute kaum ein Zweifel, und dieser Mechanismus scheint auch für die Nicht-Muskelzellen zu gelten. Auch das Vorhandensein der Querbrücken ist gut belegt. Man kann sie elektronenmikroskopisch bei stärkster Vergrößerung sichtbar machen [20]. Offenbar geschieht die Querbrückenaktivierung synchron und führt zu einer schrittweisen Verkürzung der Sarkomeren [6]. Die Querbrückenbewegung hat sich jedoch mit den bisherigen Hilfsmitteln noch nicht sichtbar machen lassen, und es ist noch ungeklärt, wie dabei die Kraft für die gleitende Verschiebung der Aktin- und Myosinfilamente gegeneinander entwickelt wird [21].

Gesichert ist heute, daß den Querbrücken die Kopffortsätze des Myosins zugrunde liegen. Diese heften sich offenbar unter dem Einfluß von Ca^{2+} an bestimmte Stellen des Aktinfilamentes an, die dem Tropomyosin benachbart sind. Dem Tropomyosin aufgelagert ist Troponin, das aus drei Komponenten besteht, deren eine mit Calcium reagiert, deren andere sich mit dem Tropomyosin verbindet und deren dritte die Interaktion hemmt. Das Tropomyosin liegt zwischen den beiden Fadenmolekülen des Aktins, die wie zwei Perlenketten umeinander gewunden sind. Bei Ca^{2+}-Einwirkung rutschen die Tropomyosin-Moleküle offenbar tiefer in die Rinnen zwischen den Aktinketten hinein und geben dabei die Anheftungsstellen für die Querbrücken des Myosins frei.

5. Sind die kontraktilen Proteine in Nicht-Muskelzellen und glatten Muskelzellen sowie in Herz- und Skelettmuskelfasern verschieden?

Morphologisch läßt sich eine Evolution vom locker angeordneten intrazellulären kontraktilen Apparat in amöboiden Zellen über den dichter gelagerten der glatten Muskulatur bis hin zur höchstdifferenzierten quergestreiften Muskulatur mit ihren dicht beisammenliegenden Myofibrillen erkennen. Er erfährt eine zunehmende Verdichtung. So beträgt z.B. der Myosingehalt der Nicht-Muskelzellen 1–4% der Gesamtproteine, in glatten Muskelzellen 4–8% und in der quergestreiften Muskulatur 35% [15].

Es fragt sich, ob der strukturelle Ausbau des kontraktilen Apparates mit einer Änderung der molekularen Struktur einhergeht. Die zunehmende Höherdifferenzierung läßt sich auch an den veränderten Funktionen des intrazellulären kontraktilen Apparates ablesen, z.B. in der Änderung der Kontraktionsgeschwindigkeit und der Kraftentfaltung. Bei einer amöboiden Bewegung dauert ein Fortbewegungszyklus eines Granulozyten mit Ausbildung eines Pseudopodiums, Ablauf einer Kontraktionswelle über die Zelle und Erreichen der ursprünglichen Zellform etwa 1 min [34], ein Herzzyklus beim Menschen beansprucht dagegen knapp 1 s.

Hinweise auf Unterschiede in der chemischen Zusammensetzung kontraktiler Proteine in verschiedenen Geweben hatten sich schon früher ergeben. Den genauesten Einblick gewähren jedoch Analysen der Aminosäuresequenz der kontraktilen Proteine. In jüngster Zeit ist es gelungen, für einige Aktine ganz verschiedener Herkunft die komplette Aminosäuresequenz aufzuschlüsseln. Dabei zeigte es sich, daß sie ihre Primärstruktur recht konservativ bewahrt haben. Von den insgesamt 375 Aminosäuren des G-Aktins stimmen die meisten bei den bisher untersuchten Aktinarten verschiedener Herkunft in ihrer Lokalisation

überein und nur ein relativ kleiner Teil wurde ausgetauscht.

Das Nicht-Muskelaktin wird mit gutem Grund als der Archetyp des Aktins angesehen. Es kommt in fast allen Nicht-Muskelzellen einschließlich der niederen einzelligen Eukaryonten vor. Die Aminosäuresequenz des Nichtmuskelaktins der Säuger weicht z.B. von der bei Physarum polycephalum weniger ab als vom Skelettmuskelaktin der Säuger. Das Aktin der glatten Muskulatur steht dem Nicht-Muskelaktin am nächsten. Am weitesten davon entfernt ist – gemessen an der Anzahl der ausgetauschten Aminosäure – das Aktin der Skelettmuskulatur, während das Herzmuskelaktin eine Mittelstellung unter den Muskelaktinen einnimmt.

So konnten Vandekerckhove und Weber [40] zeigen, daß die Primärstruktur verschiedener cytoplasmatischer Aktine von Säugern sehr ähnlich, wenn nicht sogar identisch ist, daß sie sich aber in mindestens 25 Aminosäurelokalisationen von dem korrespondierenden Skelettmuskelaktin unterscheidet. Für das Aktin aus glatter Muskulatur verschiedener Herkunft (Rinderaorta und Kaumagen vom Huhn) fanden sie nur minimale Differenzen (drei ausgetauschte Aminosäuren), größere dagegen beim Vergleich des Aktins aus der Rinder-Aorta und der Skelettmuskulatur vom Kaninchen (acht ausgetauschte Aminosäuren; [41]). Bei den bisher untersuchten Aktin-Aminosäuresequenzen höherer Vertebraten waren die Differenzen zwischen verschiedenen Geweben einer Spezies größer als bei gleichartigen Geweben verschiedener Spezies [42].

Die insgesamt nur geringen Differenzen in der Primärstruktur verschiedener Aktine gehen auch daraus hervor, daß hybride Kontraktionsmodelle (z.B. aus Skelettmuskelaktin und Physarum-polycephalum-Myosin) einen ganz ähnlichen zeitlichen Ablauf der Längskontraktion ergeben wie genuine Strukturen (z.B. Aktin und Myosin vom Skelettmuskel [44]. Auch beim Myosin ist im Verlauf der Evolution die Struktur nicht ganz konstant geblieben. Darauf weisen z.B. fehlende Kreuzreaktionen von Antikörpern gegen Myosin verschiedener Herkunft hin. Antimyosine gegen glatte Muskelzellen vom Kaumagen des Huhnes reagieren z.B. nicht mit Myosin aus Nicht-Muskelzellen [15] oder von Herz- und Skelettmuskulatur [35]. Auch für das Tropomyosin sind einige Unterschiede in der chemischen Zusammensetzung in verschiedenen Geweben beschrieben worden.

Unsere bisherigen Kenntnisse der Struktur und des molekularen Aufbaues der kontraktilen Proteine zeigen, daß den meisten Bewegungen im Tierreich von den amöboiden Fortbewegungen bis hin zum Skelettmuskel das gleiche Prinzip mit gleitenden Verschiebungen der Aktin- und Myosinfilamente gegeneinander zugrunde liegt, daß aber offenbar ein etwas verschiedener molekularer Aufbau und abweichende Anordnungen und Strukturen die Mannigfaltigkeit der Bewegungsformen und die Vielfalt der unterschiedlichen Funktionen ermöglicht.

Die Entwicklung vom eukaryoten Einzeller bis zum Menschen dürfte etwa 1 Milliarde Jahre in Anspruch genommen haben. Vor dem Hintergrund dieser immensen Zeitspanne erscheinen die Variationen im molekularen Aufbau des intrazellulären kontraktilen Apparates nur sehr gering.

6. Einige Bemerkungen zum kontraktilen Apparat des Herzens

Abschließend wollen wir uns zunächst einigen Fragen des kontraktilen Apparates der Herzmuskulatur zuwenden. Der Aufbau der kontraktilen Elemente in den Sarkomeren stimmt weitgehend mit dem der Skelettmuskulatur überein. Aktin- und Myosinfilamente haben fast immer dieselben Dimensionen und die Längenspannungsentwicklung am isolierten Papillarmuskel ist derjenigen der isolierten Skelettmuskelfaser zumindest sehr ähnlich [36]. Während in der Skelettmuskulatur die einzelnen Fasern jedoch in weitgehend paralleler Anordnung den ganzen Muskel durchlaufen, besteht der Herzmuskel aus sehr viel kleineren Einzelzellen, die miteinander vernetzt sind und die Hohlräume der Kammern umgeben. Diese im wesentlichen tangentiale Anordnung im Bezug auf die Herzhöhlen wirft einige Fragen auf.

Wir wollen uns zunächst einen Hohlmuskel vorstellen, dessen Muskelfasern alle zirkulär angeordnet sind. Bei der Kontraktion wird der Muskel dicker und seine innen gelegenen Fasern müssen sich dabei stärker verkürzen als die nahe der äußeren Oberfläche gelegenen. Es müssen während der Kontraktion (auch bei schräger Faseranordnung) die inneren Muskelfasern einen größeren Verkürzungsweg zurücklegen als die äußeren, und deshalb sind bei verschiedenen Füllungszuständen des Herzens in den verschiedenen Wandschichten auch die Kontraktionszustände der Sarkomeren, d.h. die Abstände ihrer Z-Streifen, unterschiedlich [17]. Bei unseren Untersuchungen haben wir nur einen Füllungszustand der Kammern gefunden, bei dem alle Muskelfasern in guter Annäherung dieselbe Sarkomerenlänge hatten [17]. Er entspricht etwa der diastolischen Füllung und die Sarkomerenlänge beträgt dabei in guter Annäherung 2,0 μ. Sie erlaubt damit zu Beginn der systolischen Kontraktion des Herzens allen Herzmuskelzellen eine offenbar optimale Spannungsentwicklung.

Ein weiteres Problem liegt in einer möglichen Überdehnung der Sarkomeren. Die isolierte Skelettmuskelfaser wird kontraktionsunfähig, wenn keine

Überlappung von Aktin- und Myosinfilamenten stattfindet, d.h. bei Sarkomerenlängen über 3,6 μ [12, 20]. Wenn die Herzkammern sich schrankenlos füllen könnten, würde bei zunehmender Dilatation die Gefahr einer zunehmenden Kontraktionsschwäche und schließlich einer Kontraktionsunfähigkeit drohen. Diese Gefahr wird gebannt durch ein System zugfester kollagener Fasern, die das Herz umgeben und durchsetzen. Die engste Barriere stellt dabei der Herzbeutel dar. Wird er entfernt, so kann das Herz sich etwas stärker erweitern, aber die kollagene Faserplatte im Epicard und das lockere Maschenwerk kollagener Fasern im Myocard lassen auch jetzt eine lebensgefährliche Überdehnung nicht zu [18].

Die Sarkomeren von Herz- und Skelettmuskelfasern haben praktisch dieselbe Länge. Es liegt hier fast eine Naturkonstante vor. Beim Neugeborenen sind sie schon so lang wie beim Erwachsenen. Es müssen also beim Wachstum ständig neue Sarkomeren gebildet werden. Diesen Mechanismus kennen wir bisher noch nicht ganz genau. Es sieht jedoch so aus, als ob der wesentliche Anbau im Bereich der Zellgrenzen, d.h. am Herzen im Gebiet der Glanzstreifen vor sich geht. Eine Einschiebung neuer Sarkomeren an anderen Stellen wird diskutiert, ist jedoch nicht eindeutig bewiesen [8].

Das Gefüge des Herzmuskels stellt kein starres System dar. Es vermag sich erhöhten Anforderungen durch eine Vermehrung seiner Muskelmasse anzupassen. Sie kann bei einer abrupten Mehrbelastung sehr rasch erfolgen und schon in drei Wochen weitgehend beendet sein. Eine ideale Anpassung ist dann erreicht, wenn die Volumeneinheit Muskulatur nicht mehr Spannkraft zu entwickeln hat als unter normalen Bedingungen. Auch bei Gewichtsanstiegen des Herzens, die über das physiologische Maß hinausgehen, bleibt die Sarkomerenlänge konstant. Von dieser Regel gibt es bei der Skelettmuskulatur eine Ausnahme, sozusagen einen unscheinbaren Seitenweg der Natur: Bei kleinen Skelettmuskeln einer Milbenart (Tarsonemus randsi) werden die Sarkomeren während des Wachstums immer länger und erreichen schließlich mit 10 μ etwa das 4fache ihrer Ausgangslänge und das 4–5fache der üblichen Sarkomerenlänge [3]. Bei bestimmten Skelettmuskeln einer Blaukrabbe (Callinectus sepidus) haben elektronenmikroskopische Untersuchungen Hinweise für die Möglichkeit ergeben, daß es als extreme Rarität beim Längenwachstum zu einer Querspaltung von Sarkomeren in Höhe der zentralen H-Zone mit nachfolgendem Auswachsen der Sarkomeren auf die ursprüngliche Länge kommen könnte [23].

Abschließend wollen wir fragen, ob es strukturelle Veränderungen im kontraktilen Apparat des Herzmuskels unter pathologischen Bedingungen gibt.

Dafür existieren bisher nur wenige Beispiele. In stark
überlasteten Herzen in Endstadien der Hypertrophie
sind in einer Anzahl von Herzmuskelzellen Sarkomeren mit einem Schwund von Myosinfilamenten beschrieben worden [8]. Hier kann keine Kontraktion
mehr erfolgen. Es ist aber bisher fraglich, ob diesem
Befund eine wesentliche Bedeutung für das Verständnis der Entstehungsgeschichte des Herzversagens zukommt, oder ob es sich hier nur um eine Folgeverän-
derung handelt.

Schließlich kommt es gelegentlich vor, daß in den
Herzmuskelzellen die Myofibrillen nicht, wie in der
Norm, parallel zueinander verlaufen, sondern Fehl-
anordnungen, z.B. mit spitzwinkligem Verlauf oder
stärkeren Abweichungen in der räumlichen Anordnung, erkennen lassen. Dies ist besonders bei der ob-
struktiven und der kongestiven Cardiomyopathie der
Fall [25, 31]. In diesen Muskelzellen dürfte die Effektivität der Kontraktion deutlich reduziert sein. Ob
unter pathologischen Bedingungen auch Störungen
im Querbrückenmechanismus auftreten können, ist
bisher ungeklärt.

Literatur

1. Afzelius B (1979) Abnormal cilia. Br Med J 40:674
2. Amos LA (1979) Structure of microtubules. In: Roberts K, Hyams JS (eds) Microtubules. Academic Press, London New York, pp 1–64
3. Aronson J (1961) Sarcomere size in developing muscle of a tarsonemid mite. J Cell Biol 11:147–156
4. Böger A, Hort W (1977) The importance of smooth muscle cells in the development of foam cells in the gastric mucosa. An electron microscopic study. Virchows Arch [Pathol Anat] 372:287–297
5. Braatz-Schade K (1978) Effects of various substances on cell shape, motile activity and membrane potential in amoeba proteus. Acta Protozool 17:163–176
6. Dewey MM, Levine RJC, Colflesh D, Walcott B, Brann L, Baldwin A, Brink P (1979) Structural changes in thick filaments during sarcomere shortening in limulus striated muscle. In: Sugi H, Pollack GH (eds) Cross-bridge mechanism in muscle contraction. University Park Press, Baltimore, pp 3–19
7. Dustin P (1978) Microtubules. Springer, Berlin Heidelberg New York
8. Ferrans VJ, Maron BJ, Jones M, Thiedemann K-U (1978) Ultrastructural aspects of contractile proteins in cardiac hypertrophy and failure. In: Kobayashi T, Ito Y, Rona G (eds) Recent advances in studies on cardiac structure and metabolism. University Park Press, Baltimore (vol 12, pp 129–140)
9. Ghadially FN (1978) Ultrastructural pathology of the cell. Butterworths, London Boston
10. Gibbons IR (1975) Molecular basis of flagellar motility in sea urchin spermatozoa. In: Inoué S, Stephens RE (eds) Molecules and cell movement. Raven Press, New York; North-Holland, Amsterdam, pp 207–232
11. Goldman AS, Schochet GG, Howell JT (1980) The discovery of defects in respiratory cilia in the immotile cilia syndrome. J Pediatr 96:244–247
12. Gordon AM, Huxley AF, Julian FJ (1966) Variation in isometric tension with sarcomere length in vertebrate muscle fibers. J Physiol 184:170–192
13. Gröschel-Stewart U (1978) Filamente. Verh Anat Ges 72:171–177
14. Gröschel-Stewart U (1980) Immunochemistry of cytoplasmic contractile Proteins. Int Rev Cytol 65:194–254
15. Gröschel-Stewart U (1980) Biochemistry and immunochemistry of cytoplasmic filamentous structures. Eur J Cancer 16:2–4
16. Herson FS, Murphy S (1980) Normal ciliary ultrastructure in children with Kartagener's syndrome. Ann Otol Rhinol Laryngol 89:81–83
17. Hort W (1960) Untersuchungen zur funktionellen Morphologie des Myokards. Klin Wochenschr 38:785–790
18. Hort W (1970) Der Herzbeutel und seine Bedeutung für das Herz. In: Heilmeyer L, Müller AF, Prader A, Schoen R (eds) Ergebnisse der inneren Medizin. Springer, Berlin Heidelberg New York (Bd 29, pp 1–50)
19. Huddart H, Hunt St (1975) Visceral muscle. Its structure and function. Blackie, Glasgow London
20. Huxley HE (1973) Muscular contraction and cell motility. Nature 243:445–449
21. Huxley HE (1979) Time resolved X-ray diffraction studies on muscle. In: Sugi H, Pollack GH (ed) Cross-bridge mechanism in muscle contraction. University Park Press, Baltimore, pp 391–401
22. Isenberg G, Wohlfarth-Bottermann KE (1976) Transformation of cytoplasmic actin. Cell Tiss Res 173:495–528
23. Jahromi SS, Charlton MP (1979) Transverse sarcomere splitting. A possible means of longitudial growth in crab muscles. J Cell Biol 80:736–742
24. Kartagener M (1933) Zur Pathogenese der Bronchiektasien. I. Mitteilung: Bronchiektasen bei Situs viscerum inversus. Beitr Klinik Tuberk 83:489–501
25. Knieriem H-J (1978) Electron-microscopic findings in congestive cardiomyopathy. In: Kaltenbach M, Looqen F, Olsen EGJ (eds) Cardiomyopathy and myocardial biopsy. Springer, Berlin Heidelberg New York, pp 71–86
26. Koltzoff NK (1928) Physikalisch-chemische Grundlage der Morphologie. Biol Zentralbl 48:345–369
27. Komnick H, Stockem W, Wohlfahrt-Bottermann KE (1972) Ursachen, Begleitphänomene und Steuerung zellulärer Bewegungserscheinungen. Fortschr Zool 21:1–74
28. Luduena RF (1979) Biochemistry of tubulin. In: Roberts K, Hyams JS (eds) Microtubules. Academic Press, London New York, pp 66–116
29. Pedersen M, Mygind N (1976) Absence of axonemal arms in nasal mucosa cilia in Kartargener's syndrome. Nature 262:494–495
30. Randall (zit. nach Satir)
31. Roberts WC, Ferrans VJ (1975) Pathologic anatomy of the cardiomyopathies. Hum Pathol 6:287–342
32. Roberts K, Hyams JS (1979) Microtubules. Academic Press, London New York
33. Satir P (1974) How cilia move. Sci Am 231:44–52
34. Sendai N, Tamura H, Shibata N, Yoshitake J, Konda K, Tanaka K (1975) The mechanism of the movement of leucocytes. Exp Cell Res 91:393–407
35. Small JV, Sobieszek A (1980) The contractile apparatus of smooth muscle. Int Rev Cytol 64:241–306
36. Sonnenblick EH, Spotnitz HM, Spiro D (1964) Role of the sarcomere in ventricular function and the mechanism of heart failure. Circ Res [Suppl 2] 15:70–81
37. Summers K (1974) ATP-induced sliding of microtubules in bull sperm flagella. J Cell Biol 60:321–324
38. Toh BH, Yildiz A, Sotelo J, Osung O, Holborow EJ, Fairfax A (1979) Distribution of actin and myosin in muscle and non-muscle cells. Cell Tiss Res 199:117–126

39. Ueda T, Götz von Olenhusen K, Wohlfarth-Bottermann KE
    (1978) Reaction of the contractile apparatus in Physarum to
    injected Ca^{++}, ATP, ADP and 5'AMP. Cytobiologie 18:76–94
40. Vandekerckhove J, Weber K (1978) Actin amino acid sequen-
    ces. Comparison of actins from calf thymus, bovine brain and
    SV 40-transformed mouse 3T3 cells with rabbit skeletal muscle
    actin. Eur J Biochem 90:451–462
41. Vandekerckhove J, Weber K (1979) The complete amino acid
    sequence of actins from bovine aorta, bovine heart, bovine
    fast skeletal muscle, and rabbit slow skeletal muscle. A protein-
    chemical analysis of muscle actin differentiation. Differentia-
    tion 14:123–133
42. Vandekerckhove J, Weber K (1978) At least six different actins
    are expressed in a higher mammal: an analysis based on the
    amino acid sequence of the amino-terminal tryptic peptide.
    J Mol Biol 126:783–802
43. Wissler RW (1978) Progression and regression of atherosclero-
    sis. In: Chandler AB, Eurenius K, McMillan GC, Nelson CB,
    Schwartz CJ, Wessler S (eds) The thrombotic process in athero-
    genesis. Advances of experimental medicine and biology.
    Plenum Press, New York, (vol 104, pp 77–110)
44. Wohlfarth-Bottermann KE (1977) Zellmotilität im Transmis-
    sions-Elektronenmikroskop: Cytoplasmatische Actomyosine
    als Ursache von Zellbewegungen. Beitr. elektronenmikroskop.
    Direktabb Oberfl 10:97–138

Eingegangen am 20. Januar 1981
Angenommen am 23. Februar 1981

Prof. Dr. Waldemar Hort
Pathologisches Institut
der Universität Düsseldorf
Moorenstraße 5
D-4000 Düsseldorf
Bundesrepublik Deutschland

An Stelle des Hamburger Vortrages „Lebende Polymere" von Prof. Dr. Hans-Jörg Sinn, zu dessen Drucklegung es leider nicht gekommen ist, folgt nachstehend noch einmal das Kurzreferat aus dem Programmheft der 111. Versammlung:

„Lebende" Polymere

Hans-Jörg Sinn

Institut für Anorganische und Angewandte Chemie der Universität Hamburg

Die Bezeichnung „lebende" Polymere hat sich eingebürgert für Systeme mit einer konstanten Zahl funktioneller Gruppen oder Bindungen, die die Fähigkeit haben, mit Monomeren unter Verknüpfung zu reagieren und sich dabei reaktionsfähig zu erhalten. Die Moleküle leben also nicht, sondern wachsen nur beliebig lange. Erst der Verbrauch des Monomeren beendet das Wachstum, das wieder einsetzt, wenn man neues Monomer zufügt. Vieles spricht dafür, daß das Wachstum mindestens aus einem aktivierenden und einem einfügenden Schritt besteht. Substratspezifität, gelegentlich Stereoselektivität, enge Molekulargewichtsverteilung, Produktivitäten bis zu 200 Tonnen Polymer pro Gramm Katalysator und Wechselzeiten bis herab zu 0,2 Millisekunden wurden gefunden. Vorstufen einiger Katalysatoren haben extrem verzerrte Bindungswinkel (76°) am Kohlenstoff.

Protein-Differenzierung:
Entwicklung neuartiger Proteine im Laufe der Evolution

Von Georg E. Schulz[*]

Die fast unübersehbare Fülle der Proteine läßt sich auf etwa 200 Grundstrukturen, d. h. Geometrien der Polypeptidkette, zurückführen; das ist die Basis der verfolgbaren Protein-Differenzierung. Diese Differenzierung beginnt mit einer Gen-Duplikation. Das eine Gen-Produkt muß die ursprüngliche Funktion weiterhin erfüllen und wird deshalb konserviert. Das andere Gen-Produkt wird konserviert, sobald es eine neuartige Funktion übernommen hat. Der Vergleich von Aminosäuresequenzen äquivalenter Proteine zweier Spezies ergibt den Entwicklungsabstand zwischen diesen Spezies. Daraus kann der Zeitpunkt abgeleitet werden, zu dem die Verzweigung stattgefunden hat („molekulare Paläontologie"). Diese Vergleiche werden auf Molekülgeometrien nicht äquivalenter Proteine ausgedehnt, wodurch die Entwicklungswege der Protein-Differenzierung aufgeklärt werden können.

1. Einleitung

Auf der Erde werden zur Zeit etwa 10^{11} verschiedene Proteine produziert. Sieht man von allen Unterschieden ab, welche sich zwischen Proteinen mit gleicher Funktion aufgrund der separaten Evolution der jeweiligen Arten gebildet haben, dann sinkt diese Zahl auf etwa 10^5. Das sind immer noch unübersehbar viele. Vernachlässigt man darüber hinaus die Funktionen der Proteine und konzentriert sich auf ihre Grundstrukturen, das sind die Geometrien der Polypeptidketten, so endet man bei nur etwa 10^2 verschiedenen Proteinen. Das korrespondiert ungefähr mit der Anzahl von Bildern, die man beim Besuch einer Ausstellung betrachtet. Durch die hier vorgeschlagenen Vereinfachungen wird die Proteinwelt mithin so überschaubar wie eine Gemäldegalerie.

Die beiden Reduktionen von 10^{11} zu 10^5 und von 10^5 zu 10^2 entsprechen historischen biologischen Prozessen, die umgekehrt verlaufen sind: von geringerer zu größerer Vielfalt. Der erste Reduktionsschritt entspricht der wohlbekannten Evolution der Arten, während der zweite Schritt die Evolution der Proteine – die Protein-Differenzierung – widerspiegelt. Die Bezeichnung Protein-Differenzierung wurde gewählt[1], weil dieser Prozeß dem Differenzierungsprozeß von Gewebezellen ähnelt: Zwar im Zeitmaß der Evolution, aber ansonsten wie Zellen, werden einzelne Proteine dupliziert. Die Duplikate entwickeln sich dann separat, um neuartige Aufgaben zu erfüllen.

Will man Proteine voneinander unterscheiden, so müssen sie zunächst charakterisiert werden. Hierzu reichen globale Merkmale wie Molekulargewicht, Sedimentationsgeschwindigkeit, Aminosäurenzusammensetzung usw. nicht aus. Für die folgende Diskussion wird eine exakte strukturelle Beschreibung benötigt: die Kenntnis der genauen Reihenfolge aller Aminosäurereste in der Polypeptidkette – die „Sequenz des Proteins" – oder die Kenntnis des Kettenverlaufs im Raum – die „Geometrie des Proteins". Am besten hat man natürlich beide Informationen; damit kennt man die räumliche Anordnung aller Atome – die „Struktur des Proteins"[2]. Heute sind etwa 10^3 Sequenzen und 10^2 Geometrien und Strukturen bekannt[3, 4]. Auf dieser Datenbasis konnten nicht nur die Wege, auf denen sich Proteine artspezifisch verändern, sondern darüber hinaus auch die Entwicklungswege der Protein-Differenzierung enthüllt werden.

2. Artspezifische Veränderungen

Sehr bald nach den ersten gelungenen Analysen wurde klar, daß die Sequenzen homologer Proteine in unterschiedlichen Arten nicht in allen Positionen übereinstimmen. So weist das antibakterielle Protein Lysozym in Mensch und Pavian Unterschiede in 14 von 131 Positionen auf. Im Lauf der separaten Evolution von Mensch und Pavian haben also ungefähr je sieben Aminosäureaustausche stattgefunden. Je weiter der gemeinsame Vorfahre zurückliegt, desto mehr Austausche sind zu erwarten; die Lysozyme von Mensch und Ente unterscheiden sich beispielsweise in 53 Aminosäureresten.

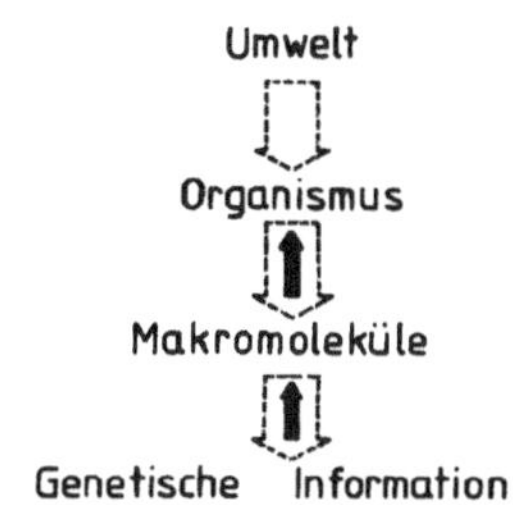

Abb. 1. Einbettung der Makromoleküle im biologischen System. Die genetische Information in den Desoxyribonucleinsäure-Molekülen (DNA) definiert exakt die Struktur der Makromoleküle; das sind zumeist Proteine sowie einige Ribonucleinsäure-Moleküle (RNA). Die Makromoleküle ihrerseits definieren exakt den entsprechenden Organismus. Im Zeitmaß der Evolution kehrt sich die Determination allerdings durch Mutation und Selektion um. Letztlich bestimmen die ökologischen Bedingungen die in einem Organismus vorhandene genetische Information.

Um diese artspezifischen Veränderungen zu verstehen, schaut man sich am besten die Einbettung der Makromoleküle im biologischen System an (Abb. 1). Die in der DNA als Nucleotidsequenz niedergelegte genetische Information bestimmt die Aminosäuresequenz und über den spontanen Faltungsprozeß der Polypeptidkette auch die Struktur der Proteine. Entsprechendes gilt für RNA-Moleküle, wie etwa ribosomale RNA. Ein Organismus wird schließlich durch die Gesamtheit seiner Makromoleküle definiert. Jede Verände-

---

[*] Prof. Dr. G. E. Schulz
Max-Planck-Institut für Medizinische Forschung
Jahnstraße 29, D-6900 Heidelberg 1

rung beginnt mit einer Mutation der genetischen Information, die sich dann in den Makromolekülen und damit im Organismus ausdrückt.

Die Häufigkeit spontaner Mutationen im Menschen ist aus Reihenuntersuchungen am Hämoglobin zu etwa 10^{-3} pro Protein und Individuum bestimmt worden[5]. Würden alle diese Mutationen akzeptiert und tradiert, dann sollten die etwa 10^5 Generationen, die den Menschen vom Gorilla trennen, zu völlig verschiedenen Makromolekülen geführt haben. Dennoch sind die α- und β-Ketten der Hämoglobine von Gorilla und Mensch nur in je einer Position verschieden. So geringe Akzeptierung bei so zahlreich angebotenen spontanen Mutationen zeigt, daß auf den Niveaus der Makromoleküle, der Organismen und der Umwelt aus praktisch beliebigen Veränderungen in der DNA selektioniert werden kann. Im Zeitmaß der Evolution geht der Informationsfluß demnach in umgekehrter Richtung (in Abb. 1 von oben nach unten).

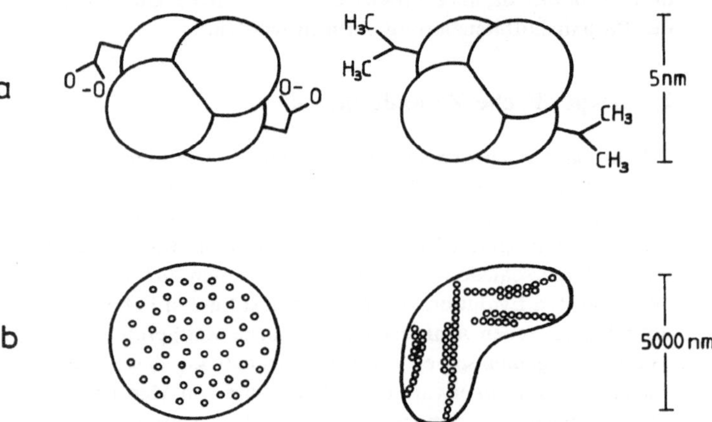

Abb. 2. Sichelzellgen des Hämoglobins. a) Normales Hämoglobin und Sichelzellhämoglobin unterscheiden sich durch den Austausch von Glutaminsäure gegen Valin in Position 6 der β-Kette. b) Im Erythrocyten liegt normales Hämoglobin trotz der sehr hohen Konzentration von 300 mg/cm³ monodispers vor, während Sichelzellhämoglobin zu Fasern aggregiert.

Ein im Detail geklärtes Beispiel für die Akzeptierung einer Mutation ist das Sichelzellgen der β-Kette des Hämoglobins, das in Malariagebieten mit Häufigkeiten bis zu 40% auftritt[6]. Wie in Abbildung 2 dargestellt, unterscheiden sich Sichelzellgen und normales Gen durch den Austausch einer Glutaminsäure gegen ein Valin an der Proteinoberfläche. Dadurch wird eine lineare Aggregation der Hämoglobinmoleküle energetisch begünstigt. Die entstehenden Fasern strecken die Erythrocyten zur Sichelform, und der Bruch dieser Sicheln in den Kapillaren führt schließlich zu anämischen Zuständen. Trotz der ungünstigen Folgen wurde die Mutation akzeptiert, weil die Faserbildung das Eindringen von Plasmodien in Erythrocyten erschwert und damit den Trägern des Sichelzellgens einen gewissen Schutz gegen Malaria verleiht. Die Evolution folgt in diesem Falle einer Route zwischen Scylla und Charybdis – einerseits Tod durch Malaria und andererseits Tod durch Anämie.

Hier hat also die Umwelt in Gestalt einer Bedrohung durch Parasiten die Annahme einer Mutation erzwungen, die den Organismus selbst schädigt (Abb. 1). Auf dem Niveau der Makromoleküle ist der Austausch neutral, er beeinträchtigt keineswegs das Einzelmolekül in der Erfüllung seiner Aufgabe, dem O_2-Transport. Das zeigt, wie sehr die heute vorhandenen Proteinveränderungen von Details in der Umwelt vergangener Zeiten abhängig sind. Deshalb ist unsere Chance außerordentlich gering, diese Änderungen jemals genau zu verstehen. Möglich ist aber der Versuch, durch statistische Analysen generelle Aspekte und Regeln herauszuarbeiten.

Werden beispielsweise alle Aminosäureaustausche als gleichwertig angesehen, so ergibt sich ein sehr einfaches Maß für den Unterschied zwischen zwei Sequenzen: die Anzahl der Austausche oder – in normierter Form – die Anzahl der Austausche pro Position. Nimmt man darüber hinaus an, daß die Austauschhäufigkeit während der Evolution konstant ist, dann ist die Anzahl der Austausche ein Maß für den Entwicklungsabstand und somit auch ein Maß für den Zeitpunkt, an dem die Verzweigung bei einem gemeinsamen Vorfahren stattfand. Damit wird eine „molekulare Paläontologie" möglich. Kennt man für ein Protein mit gegebener Funktion – wie etwa Lysozym – die in N Spezies auftretenden Sequenzen, so ergeben sich N (N−1)/2 Entwicklungsabstände zwischen diesen Spezies. Dieses Datenmaterial genügt zur Aufstellung eines Stammbaumes[3]. Die molekulare Paläontologie reicht in wesentlich frühere Zeiten zurück als ihr konventioneller Gegenpart. Anhand der Sequenzen Cytochrom-c-ähnlicher Proteine lassen sich z. B. Bakterien phylogenetisch miteinander verknüpfen, bei denen die Verzweigungen vor mehr als $3 \cdot 10^9$ Jahren stattfanden[7]. Da 10^5 Proteine gegebener Funktion existieren, können letztlich 10^5 Stammbäume aufgestellt und zusammengefaßt werden. Der molekularen Paläontologie kommt also hohe Genauigkeit zu.

In vergleichenden Sequenzanalysen zeigte sich, daß die Veränderungsgeschwindigkeit stark von der Einbettung des jeweiligen Proteins in seine Umgebung abhängt. Beispielsweise bilden die tief im Chromatin verborgenen Histone eine Unzahl von Kontakten mit Nachbarmolekülen. Als Bestandteil des Chromatins sind Histone weiterhin wesentlich für so zentrale Aufgaben wie Mitosis und Meiosis. Entsprechend verändern sie sich nur mit 0.1 Austauschen pro Position und 10^{10} Jahren. Demgegenüber tauschen die „leichtlebigen" Fibrinopeptide, deren Aufgabe im wesentlichen die Bedeckung der Fibrinvernetzungsfläche zur Verhinderung spontaner Blutgerinnung ist, ihre Aminosäuren tausendmal schneller aus. Fibrinopeptide von Spezies, die sich vor nur zehn Millionen Jahren getrennt haben, zeigen heute schon etwa 20% Sequenzunterschiede.

Diese Regel gilt keineswegs nur für Strukturproteine wie Histone und Fibrin, sondern auch für Enzyme. Hier sind weniger die Kontakte zu anderen Makromolekülen als vielmehr die enzymatisch katalysierten Reaktionen wichtig. Um diese aufrechtzuerhalten, sollten sich die Aminosäurereste im katalytischen Zentrum nur zögernd ändern. Genau dieser Effekt wird in allen bekannten Enzymstrukturen beobachtet: Das katalytische Zentrum wird streng konserviert. In einigen Fällen wurde umgekehrt an der Konservierung erst das katalytische Zentrum erkannt. In beiden Regeln – Erhaltung von Kontakten und Aufrechterhaltung von Reaktionen – spiegelt sich der selektionierende Einfluß des Organismus (Abb. 1) auf die Veränderung der Makromoleküle wider.

Stabilitätsvermindernde Aminosäureaustausche zerstören die Proteine. Solche Austausche werden bereits auf dem Niveau der Makromoleküle selbst diskriminiert (Abb. 1). Auch das schlägt sich in Regeln nieder: Vergleicht man Mutationshäufigkeiten in Kettenpositionen an der Proteinoberfläche mit denen im Inneren, so zeigt sich deutlich, daß die Oberfläche wesentlich schneller verändert wird. Eine Erklärung dafür liegt auf der Hand. Proteine sind so dicht gepackt wie Kristalle kleiner Moleküle, d. h. die Kontakte zwischen den Kettenteilen sind optimiert[4]. Austausche im Proteininneren stören diese Packung, verringern damit die Stabilität und werden deshalb kaum akzeptiert.

Bisher haben wir lediglich Austausche von Aminosäureresten diskutiert, d. h. Veränderungen der Seitenketten unter Beibehaltung des Hauptstranges der Polypeptidkette. Die Evolution macht jedoch nicht vor der Hauptkette halt. Nur kommen Hauptkettenänderungen, das sind Einfügungen und Auslassungen von Aminosäureresten, wesentlich seltener vor. Sie tauchen erst auf, wenn schon etwa die Hälfte der Seitenketten verändert worden ist. Bei 30% und 15% Sequenzidentität steigt der Anteil von Einfügungen und Auslassungen auf 10% bzw. 30%. Damit sind Hauptkettenänderungen mehr als zehnmal seltener als Seitenkettenänderungen.

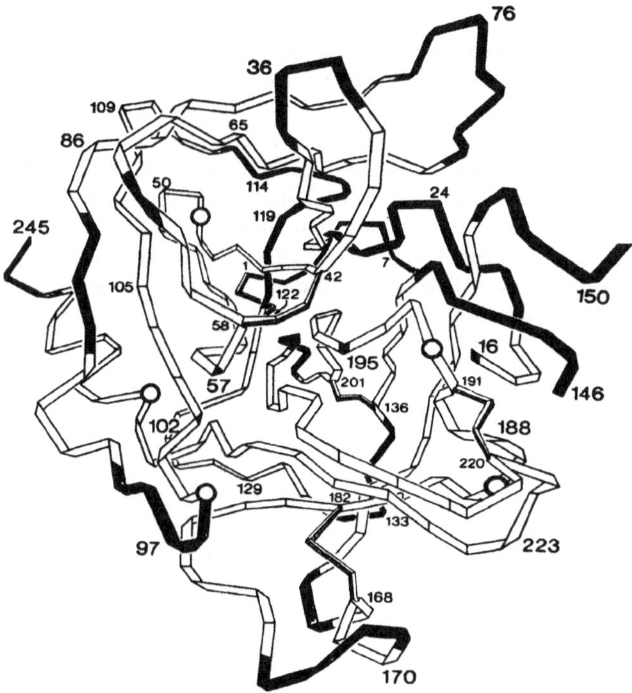

Abb. 3. Überlagerung der Polypeptidketten von Chymotrypsin und Protease-B von *Streptomyces griseus*. Dargestellt ist die Kettenfaltung und Numerierung von Chymotrypsin [8]. Schwarze Partien fehlen in Protease-B; Kreise markieren Einfügungen in Protease-B. Die Sequenzen sind in lediglich 12% ihrer Positionen gleich und konnten nur anhand der Geometrien überlagert werden [9]. Die Topologie der Kettenteile 25 bis 115 und 135 bis 225 stimmen überein.

Die beiden in Abbildung 3 dargestellten Proteine weisen 38% Hauptkettenveränderungen auf. Bei so zahlreichen Einfügungen und Auslassungen können die Sequenzen nicht mehr miteinander in Beziehung gesetzt werden. Nur die Aufklärung der Strukturen ermöglicht die Lokalisierung der Hauptkettenunterschiede und damit die zum Abzählen der Aminosäureaustausche notwendige Kenntnis der relativen Anordnung der Sequenzen. Ein Blick auf Abbildung 3 zeigt uns darüber hinaus, daß die Hauptkettenveränderungen nur

an der Oberfläche stattfinden. Im Proteininneren würden sie die Stabilität noch stärker untergraben als Aminosäureaustausche, hätten also noch geringere Chancen, akzeptiert zu werden.

Da Hauptkettenveränderungen gewöhnlich Aufweitungen und Verkürzungen von Kettenschleifen an der Oberfläche sind, lassen sie den generellen Verlauf der Polypeptidkette – auch „Kettentopologie" genannt – unverändert. Die Kettentopologie ist die am besten konservierte Eigenschaft eines Proteins. Selbst nachdem alle Sequenzidentitäten verschwunden sind, ist sie noch vorhanden. Bisher ist kein Beispiel bekannt, in welchem artspezifische Veränderungen zur Modifikation einer Kettentopologie geführt haben.

3. Funktionelle Veränderungen

Bei den Proteinstrukturanalysen wurden nicht nur Ähnlichkeiten zwischen Proteinen gleicher Funktion in verschiedenen Spezies, sondern auch Ähnlichkeiten zwischen Proteinen unterschiedlicher Funktion im gleichen Organismus entdeckt. Als Beispiel vergleichen wir in Abbildung 4 die Sequenz des Verdauungsenzyms Elastase mit der Sequenz des Plasmaenzyms Thrombin. Die Polypeptidketten stimmen in 30% der Aminosäurereste überein. Damit erhebt sich natürlich die Frage, ob diese beiden im gleichen Organismus parallel produzierten Enzyme eventuell einen gemeinsamen Vorfahren haben, d. h. ob es eine eigenständige Evolution der Proteine gibt, die über die Proteinveränderungen während der Evolution der Arten hinausgeht.

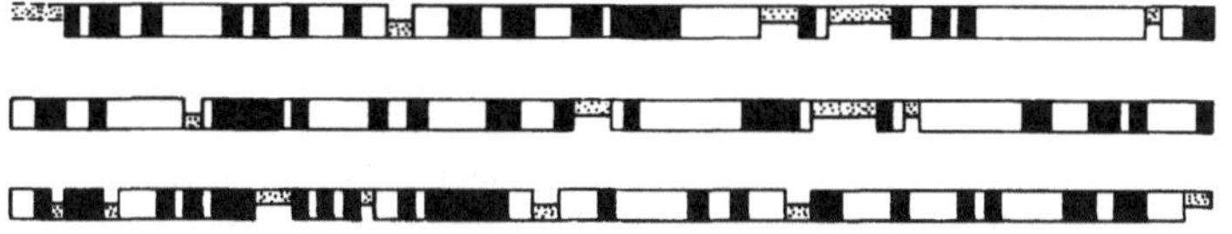

Abb. 4. Vergleich der Aminosäuresequenzen von Elastase [10] und Thrombin [11]. In den schwarzen bzw. weißen Bereichen sind die Aminosäurereste gleich bzw. verschieden. Oben bzw. unten angeschlagene gepunktete Bereiche sind Einfügungen in Thrombin bzw. Elastase. Die skizzierte Kette besteht aus 266 Resten, von denen 79 gleich und 187 verschieden sind. Unter den 187 verschiedenen Resten sind 33 Einfügungen oder Auslassungen. Daraus ergeben sich 79/266 = 30% Sequenzidentität und 33/266 = 12% Hauptkettenveränderungen

Zur Beantwortung dieser Frage schätzen wir die Wahrscheinlichkeit ab, mit der eine solche Sequenzübereinstimmung ein Zufall sein kann. Unter der Annahme, daß alle Aminosäureaustausche gleich häufig auftreten und daß die Einfügungen und Auslassungen sicher lokalisiert sind (Abb. 4), ergibt sich eine Zufallswahrscheinlichkeit von

$$\left(\frac{1}{20}\right)^{79} \cdot \left(\frac{19}{20}\right)^{187} \cdot \frac{266!}{79! \cdot 187!} \approx 10^{-38}$$

(Zahlen siehe Legende zu Abb. 4; 20 steht für die 20 Standard-Aminosäuren.)

Ohne die vereinfachenden Annahmen erhöht sich dieser Wert zwar um einige Größenordnungen; jedoch bleibt die Wahrscheinlichkeit immer noch klein genug, um einen Zufall praktisch auszuschließen. Folglich gibt es einen tieferliegenden Grund für die entdeckte Übereinstimmung: Entweder ist die zu stabilen Proteinen führende Anzahl von Aminosäuresequenzen eng beschränkt und die obige Rechnung völlig falsch, oder die beiden Proteine sind durch eine historische Entwicklung miteinander verknüpft.

Da zahlreiche völlig verschiedene Sequenzen bekannt sind, wird die Rechnung bestätigt. Somit kann auf eine historische Verbindung geschlossen werden. Beide Proteine haben einen gemeinsamen Vorfahren, oder umgekehrt ausgedrückt: Nach der Verzweigung haben sich die beiden Proteine separat weiterentwickelt und unterschiedliche Funktionen im Organismus übernommen. Auf dem Niveau der Zellen wird solche Entwicklung „Differenzierung" genannt. Diesen Begriff auf das Niveau der Makromoleküle übertragend[1] sprechen wir von „Protein-Differenzierung".

Für einen so grundlegenden Prozeß wünscht man sich natürlich Beweise, die etwas unmittelbarer sind als approximativ berechnete Wahrscheinlichkeiten. In der Tat kann die Veränderung von Proteinfunktionen direkt verfolgt werden. Den Medizinern ist geläufig, daß Parasiten allmählich gegen ein ursprünglich wirksames Medikament resistent werden und daß diese Resistenz vererbbar ist. Höchstwahrscheinlich haben hier eines oder mehrere Proteine ihre Funktionen durch Mutationen so abgewandelt, daß der Parasit nun das Medikament abwehren kann.

Noch deutlicher fielen Evolutionsversuche an *Klebsiella aerogenes* aus[12]. Dieses Bakterium akzeptiert Ribitol als Energie- und Kohlenstoffspender, wogegen das epimere Xylitol kaum verwendet werden kann. Durch ausschließliches

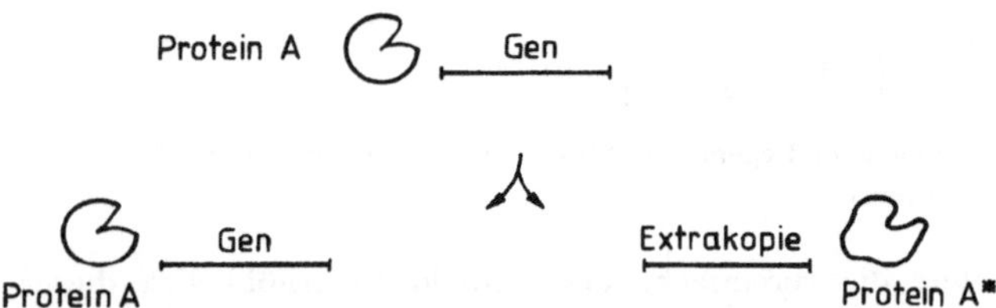

Angebot von Xylitol wurde nun versucht, die Spezifität des Enzyms Ribitol-Dehydrogenase zu verändern, das dem Bakterium sowohl Ribitol als auch Xylitol zur Weiterverarbeitung vorbereitet, letzteres allerdings hundertmal langsamer. Unter diesem Druck traten nach einiger Zeit Gen-Multiplikationen der Ribitol-Dehydrogenase auf, wodurch das Enzym in größeren Mengen produziert wurde – eine kostspielige Methode, um eine geringere Enzymaktivität auszugleichen. Später erschienen jedoch auch Mutationen im Gen und damit Aminosäureaustausche im Enzym, die dessen Aktivität gegenüber Xylitol erhöhten. Diese Experimente zeigen erstens, daß Gen-Multiplikationen stattfinden können, und zweitens, daß eine Änderung der enzymatischen Spezifität und damit der Funktion des Enzyms möglich ist.

Abb. 5. Schema einer Gen-Duplikation. Nach der Verdoppelung des Gens muß eines der Produkte die ursprüngliche Funktion weiterhin erfüllen und wird deshalb konserviert. Das andere Produkt ist relativ frei in seinen Veränderungen. Es wird jedoch fixiert, sobald es eine neuartige Funktion übernommen hat. In einigen Fällen dient die Gen-Duplikation nur zur Produktionserhöhung; dann werden alle Exemplare konserviert. Bei den Tandem-Gen-Duplikationen (siehe Tabelle 1) bilden beide Produkte eine gemeinsame Kette.

Die wesentlichen Schritte der Protein-Differenzierung konnten also direkt beobachtet werden. Wie Abbildung 5 zeigt, muß für diesen Prozeß zunächst ein Gen dupliziert oder multipliziert werden. In der weiteren Entwicklung bleibt zumindest ein Gen-Exemplar für die ursprüngliche Aufgabe reserviert. Die zusätzlichen Gen-Exemplare befinden sich zunächst auf einer „Spielwiese". Weil ihr Gen-Produkt nicht benötigt wird, erfahren sie kaum Druck von „oben" (Abb. 1). Sie können sich solange frei verändern, bis ihr Produkt fähig ist, neuartige Aufgaben zu erfüllen. Mit Übernahme der neuen Funktion durch das Gen-Produkt ist die Freizügigkeit für dieses Gen allerdings beendet.

Auf diese Weise entstehen Isoenzyme; das sind Enzyme, die in einem Organismus parallel vorkommen und deren funktionelle und strukturelle Unterschiede noch relativ gering sind. Sie befinden sich in frühen Stadien der Protein-Differenzierung. Bekannt sind die Skelett- und Herzmuskelvarianten der Lactat-Dehydrogenase, bei denen noch drei Viertel aller Aminosäuren übereinstimmen[13, 14]. Dagegen sind die Unterschiede zwischen den drei Isoenzymen der Adenylat-Kinase wesentlich größer[15]. Diese Isoenzyme haben sich jeweils für das Cytosol, den Außen- und den Innenraum der Mitochondrien spezialisiert. Ein klarer Fall von Protein-Differenzierung liegt auch beim Paar Lysozym und Lactalbumin vor. Während der Entstehung der Säugetiere wurde das Lysozym-Gen dupliziert. Das eine Gen-Produkt bewahrte seine antibakteriellen Fähigkeiten, während sich das zweite zu einem wesentlichen Bestandteil der Milch entwickelte und neuartige Funktionen erfüllte. An der Verwandtschaft beider Enzyme besteht kein Zweifel, denn sie sind in 38% aller Aminosäuren gleich. Beide Enzyme bearbeiten übrigens Saccharide; dieser Aspekt ihrer Funktion blieb also erhalten.

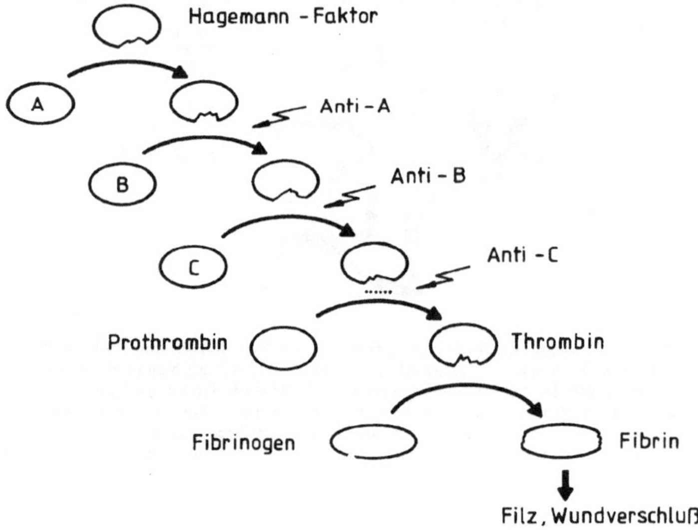

Abb. 6. Vereinfachtes Schema der Enzymkaskade in der Blutgerinnung [16]. Der Hagemann-Faktor aktiviert Enzym-A, dieses aktiviert Enzym-B usw., bis schließlich der Fibrinfilz die Wunde verschließt. Auf jeder Stufe wird das entsprechende Enzym spezifisch gehemmt. Da mehrere, sehr selektive Erkennungsprozesse beteiligt sind, ist die Regulation außerordentlich exakt.

Ein charakteristisches Beispiel für die Protein-Differenzierung ist die in Abbildung 6 skizzierte Blutgerinnungskette.

Mit der „Erfindung" des Blutkreislaufs wurde auch ein Reparatursystem benötigt; andernfalls liefe alle Flüssigkeit bei der kleinsten Verletzung aus. Zur Reparatur bot sich Verstopfung durch Gerinnung an. Zwar ist Gerinnung leicht zu bewerkstelligen, doch dürfen nur äußerliche Verletzungen verstopft werden und nicht der Kreislauf selbst. Dazu ist genaue Kontrolle notwendig. Für dieses Problem wurde eine ganze Mannschaft von Enzymen entwickelt, die streng hierarchisch geordnet ist. Diese Kaskade wird auf jedem Niveau durch Effektoren reguliert. Alle Enzyme sind außerordentlich spezifisch für ihr jeweiliges Substrat.

Sequenzanalysen zeigten nun, daß die Enzyme dieser Kaskade miteinander verwandt sind. Da Thrombin dazugehört, besteht auch eine Verwandtschaft mit Elastase und weiterhin auch mit den Verdauungsenzymen Trypsin und Chymotrypsin sowie mit bakteriellen Proteasen (Abb. 3 und 4). Wir entdecken hier also hochspezialisierte Abkömmlinge relativ primitiver Verdauungsenzyme. Während die neu entwickelten Proteine jeweils nur ein einziges Substrat in definierter Weise bearbeiten, spalten die „ursprünglicheren" Verdauungsenzyme alle Proteine, deren sie habhaft werden können, in kleine Stücke. Wahrscheinlich sind die Enzyme der Kaskade nicht gemeinsam, sondern von unten beginnend (Abb. 6) – aus einem einzigen Vorläufer – sukzessiv entstanden. Zunächst gab es nur eine schlecht regulierte Gerinnung. Im Laufe der Evolution wurde die Kontrolle immer präziser; die Protein-Differenzierung ermöglichte immer gezieltere Eingriffe. Eine ähnliche Kaskade ist das Komplementsystem der Immunabwehr[17], das ebenfalls auf Trypsin-ähnlichen Proteinen basiert.

Die Entwicklung höherer Tierformen spiegelt sich auch in den durch Protein-Differenzierung entstandenen Globinen wider. Mit der „Erfindung" des Kreislaufs trennten sich Hämoglobin und Myoglobin; Hämoglobin wurde der weitreisende O_2-Träger im Plasma, während Myoglobin als lokaler O_2-Träger und -Speicher in der Zelle blieb. Mit der Entwicklung der Placenta wurde schließlich die O_2-Übertragung von der Mutter zum Embryo notwendig. Dafür entstanden die γ-, ε- und ζ-Ketten des Hämoglobins, die sich von den α- und β-Ketten unterscheiden. Die γ-, ε- und ζ-Ketten werden in frühen Stadien der ontologischen Entwicklung gebildet. Nach der Geburt werden sie durch die adulten α- und β-Formen ersetzt.

Eine weitere Verwandtschaft findet sich zwischen Immunoglobulinen und HL-A-Proteinen[18], welche die Gewebe individuell markieren und damit Transplantationen von einem Individuum zum anderen erheblich erschweren. Die Muskelproteine Parvalbumin, Troponin-C und die leichten Ketten des Myosins sowie das Calcium-abhängige Regulatorprotein[19] stammen ebenfalls von einem gemeinsamen Vorfahren ab. Bekannt ist auch die historische Verknüpfung mehrerer Protease-Inhibitoren und eines Nervenwachstumsfaktors[3] sowie die Verwandtschaft der Hormone Insulin, Relaxin und zweier Gewebewachstumsfaktoren[20].

Bis auf wenige Ausnahmen sind in all diesen Fällen funktionelle Ähnlichkeiten der differenzierten Proteine erhalten geblieben. Allerdings basieren alle bisherigen Beispiele auf Sequenzvergleichen, die ja nur die Anfangsstadien getrennter Entwicklungen enthüllen. Anhand von Strukturvergleichen wie in Abbildung 3 oder reinen Geometrievergleichen sollten sich noch wesentlich entferntere Verwandte erkennen lassen.

4. Nachweis entfernter Verwandtschaften

Durch Röntgen-Strukturanalysen wurden nun Proteine entdeckt, die keinerlei Sequenzidentität und keine funktionelle Ähnlichkeit, jedoch eine ähnliche Geometrie der Hauptkette haben. Ein solches Paar bilden Azurin[21] und Superoxid-Dismutase[22]. In beiden Proteinen hat sich die Kette zu einem β-Faltblatt-Faß gefaltet, wie es in Abbildung 7 skizziert ist. Die Kettentopologien der Faltblätter sind

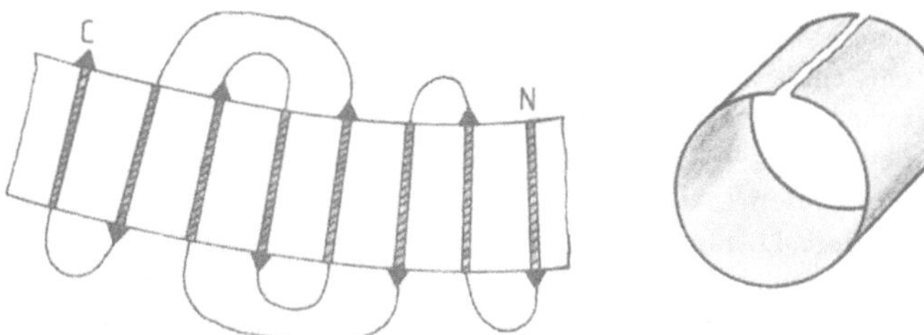

Abb. 7. Übereinstimmende Topologie der Polypeptidketten von Azurin [21] und Superoxid-Dismutase [22]. Die Stränge des antiparallelen Faltblatts sind durch Pfeile symbolisiert. Wie skizziert liegt dieses Faltblatt zusammengerollt in Form eines Fasses vor.

gleich. Würde jedes dieser Proteine nur aus einer einzigen α-Helix oder einem einfachen β-Faltblatt bestehen, so wäre eine Erklärung schnell zur Hand: Solche Strukturen werden bevorzugt angenommen, weil sie energetisch günstig sind. Die vorhandene Komplexität der Kettengeometrie oder „Kettenfaltung" spricht jedoch gegen einen physikalischen Effekt und ebenso klar gegen eine zufällige Ähnlichkeit. Folglich muß eine Verwandtschaft zwischen diesen Proteinen vermutet werden, die so entfernt ist, daß zwar die streng konservierte Kettenfaltung, aber keinerlei Aminosäurerest erhalten blieb.

Tabelle 1. Strukturwiederholungen innerhalb einer Kette.

Protein	Anzahl der Wiederholungen
Ferredoxin [27]	2
Parvalbumin [28]	3
Weizenkeim-Agglutinin [29]	4
Saure Proteasen [30, 31]	4
Hexokinase [32]	2
Dehydrogenasen [33]	2
Serin-Proteasen [8]	2
Immunoglobuline [34]	4
Arabinose-bindendes Protein [35]	2
Glutathion-Reduktase [36]	2
Rhodanese [37]	2

Bei einigen weiteren Proteinen treten einander ähnelnde Kettenfaltungen zwei- oder mehrmals nacheinander in der Polypeptidkette auf, ohne daß irgendeine Sequenzidentität festgestellt werden kann. Die bekannten Beispiele sind in Tabelle 1 aufgeführt. Am deutlichsten zeigt sich diese Ähnlichkeit beim Enzym Rhodanese, bei dem eine komplizierte Kettenfaltung aus 140 Aminosäureresten recht präzise wiederholt wird. Hier beobachten wir offenbar das Resultat einer Gen-Duplikation mit darauffolgendem Zusammenschluß der beiden entstehenden Gen-Exemplare, auch „Tandem-Gen-Duplikation" genannt. Da solche Duplikationen in Proteinen wie Serumalbumin[23, 24], Haptoglobin[25] und Protein-A von *Staphylococcus aureus*[26] durch Sequenzvergleiche sicher nachgewiesen wurden, gelten sie als etabliert und werden hier nicht weiter diskutiert. Neben den Ähnlichkeiten innerhalb einer Kette werden auch ähnliche Kettenfaltungen von Teilbereichen verschiedener Proteine beobachtet (siehe Abschnitt 5).

Die Beispiele ähnlicher Kettenfaltungen geben zwar deutliche Hinweise auf Verwandtschaften, aber diese Hinweise sind intuitiv und nicht quantitativ wie etwa die oben berechneten Wahrscheinlichkeiten aus Sequenzidentitäten. Um solche entfernten Verwandtschaften nachzuweisen, muß man erstens ein Maß für die Ähnlichkeit von Kettenfaltungen finden und zweitens dieses Maß in eine Wahrscheinlichkeit umwandeln. Als Ähnlichkeitsmaß bietet sich die minimale mittlere Distanz zweier Ketten an. Das ist die Distanz, welche verbleibt, nachdem die beiden Kettenfaltungen mit einem Computer optimal ineinander gedreht und aufeinander geschoben worden sind. Abbildung 8a skizziert das Prinzip.

Für sich allein sagt dieses Ähnlichkeitsmaß wenig aus. Um es sinnvoll anzuwenden, muß bekannt sein, wie wahrscheinlich diese Ähnlichkeit ist. Wahrscheinlichkeiten wiederum liest man aus der Verteilung dieses Maßes beim Vergleich beliebiger Strukturen ab. Eine solche Verteilung muß also berechnet werden. Da kurze Ketten im Mittel kleinere Distanzen voneinander haben als lange, müssen sogar mehrere Verteilungen bei jeweils konstanter Kettenlänge berechnet werden.

Im Prinzip sollte man diese Verteilungen durch Vergleiche zwischen Geometrien bekannter Proteine ermitteln. Jedoch sind zu wenig Proteingeometrien aufgeklärt, und die Proteine enthalten überdies Ketten unterschiedlicher Länge. Damit genügt die Anzahl der möglichen Vergleiche nicht zur Aufstellung einer verwendbaren Verteilungskurve. Noch schwerwiegender ist allerdings die Störung durch unerkannte Verwandtschaften, die eine solche natürliche Verteilung gerade im interessierenden Bereich kleiner Distanzen wertlos macht: Anhand von Verteilungen, die aus verwandten Proteinen abgeleitet wurden, können keine Verwandtschaften nachgewiesen werden.

Es bleibt nur der Ausweg, Kettenfaltungen unter möglichst natürlichen Bedingungen statistisch zu erzeugen (Abb. 8b) und die simulierten gefalteten Ketten miteinander zu vergleichen. Die resultierenden Gebilde sind globulär, ihre Dichte entspricht derjenigen von Proteinen; die Peptidkettenglieder bilden nur stereochemisch mögliche Winkel miteinander und halten die natürliche Winkelhäufigkeit ein. Es kommen α-Helices mit natürlicher Längenverteilung und Häufigkeit vor. Tausende solcher Kettengeometrien wurden erzeugt, und Millionen von Paaren wurden verglichen. Die resultierenden Verteilungen sind in Abbildung 8c dargestellt. Mit diesen Verteilungen kann nun die Distanz zwischen zwei Kettenfaltungen (Abb. 8a) in eine Wahrscheinlichkeit umgewandelt werden. Dazu integriert man die Verteilung links vom beobachteten Distanzwert und dividiert durch das Integral über die gesamte Verteilung[38].

Wendet man diese Methode auf die beiden ähnlichen Kettenfaltungen im Enzym Glutathion-Reduktase an (Tabelle 1), so erhält man bei einer mittleren Kettenlänge von 120 eine mittlere Distanz von etwa 6 Å und damit eine Zufallswahrscheinlichkeit von $2 \cdot 10^{-7}$. Ein Vergleich der beiden ähnlichen Kettenfaltungen in Serin-Proteasen (Tabelle 1) ergibt eine Distanz von etwa 5 Å bei einer mittleren Kettenlänge von 90 und damit eine Zufallswahrscheinlichkeit von $5 \cdot 10^{-7}$. Diese Werte sind so niedrig, daß man getrost auf Verwandtschaften schließen kann. Die Eichkurven von Abbildung 8c ermöglichen also eine Quantifizierung aller Geometrievergleiche zwischen globulären Proteinen und damit eine Quantifizierung von Verwandtschaften, die so entfernt sind, daß alle Spuren in der Sequenz bereits verwischt sind.

5. Anzahl ursprünglicher Proteinstrukturen

Sobald Verwandtschaften quantifizierbar sind, kann man die kühne Frage aufwerfen, ob letztlich alle Proteine miteinander verwandt sind, d. h. ob es eine allen gemeinsame Urstruktur gibt. In dieser Schärfe ist die Frage anhand von Abbildung 9 schnell beantwortet. Die hier dargestellten Proteingeometrien haben absolut nichts miteinander gemeinsam; Präalbumin besteht aus einem durchgehend antiparallelen β-Faltblatt[39], während Adenylat-Kinase[40] zahlreiche α-Helices und ein paralleles β-Faltblatt enthält. Sollten diese Proteine jemals einen gemeinsamen Vorfahren gehabt ha-

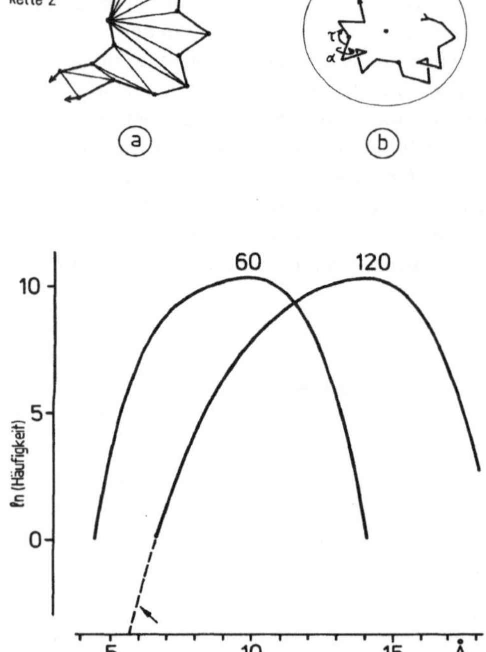

Abb. 8. Verteilung der mittleren Distanzen zwischen je zwei Polypeptidketten [38]. a) Nach optimaler relativer Verschiebung und Drehung verbleibt eine restliche Abweichung der Kettengeometrien. Die mittlere Distanz zwischen den Polypeptidketten wird durch Mittelung der Abstände zwischen den entsprechenden C$_α$-Atomen bestimmt. b) Die Erzeugung statistischer Kettengeometrien geschieht unter Einhaltung möglichst natürlicher Verhältnisse. Die virtuellen Bindungswinkel τ und Diederwinkel α zwischen den C$_α$-Atomen werden mit ihren beobachteten Häufigkeiten verwendet. Weiterhin wird der beobachtete Anteil von α-Helices und Globularität sowie die bekannte Proteindichte eingestellt. c) Logarithmische Darstellung der Verteilungen für Ketten mit 60 und 120 Gliedern. Zur Ablesung der Wahrscheinlichkeit für die beiden Domänen der Glutathion-Reduktase (Pfeil) mußte die entsprechende Verteilung noch extrapoliert werden.

Angew. Chem. 93, 143–151 (1981)

ben, so besteht keinerlei Hoffnung, diesen Vorfahren aus den heute vorhandenen Proteinstrukturen zu ermitteln. Durch Ähnlichkeitsanalysen können wir die rezenten Proteine bestenfalls auf eine größere Gruppe von Urstrukturen zurückführen.

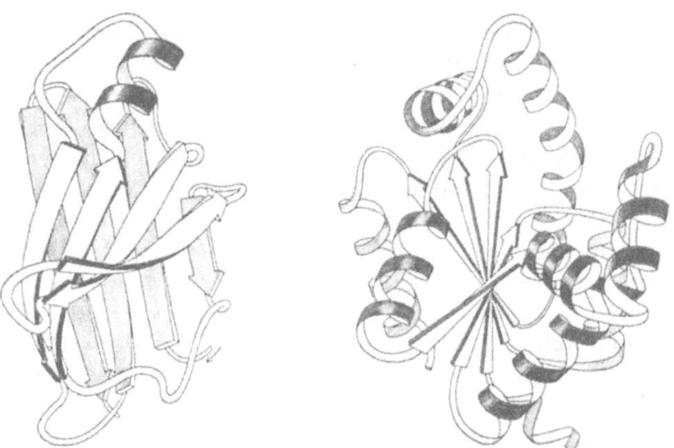

Abb. 9. Topologien der Polypeptidketten von Präalbumin (links) und Adenylat-Kinase (rechts) (mit freundlicher Genehmigung von Dr. *Jane S. Richardson*, Little River Institute, Rt. 1, Box 92 B, Bahama, N. C. 27503 (USA)).

Wie groß ist diese Gruppe? Wir haben in Abschnitt 1 erwähnt, daß es etwa 10^5 Proteine verschiedener Funktion gibt. Während der bisher etwa $G = 150$ Sequenzanalysen solcher Proteine wurden etwa $Z = 50$ unerwartete Verwandtschaften entdeckt. Nach der hierbei anzuwendenden Poisson-Statistik ist die Koinzidenzhäufigkeit Z/G gleich der mittleren Belegung G/M, wobei M die gesuchte Anzahl von Gruppen nichtverwandter Proteine ist[41]. Demnach kann die Anzahl von Urstrukturen M, in welche die 10^5 Proteine anhand ihrer Sequenzen gruppiert werden können, auf etwa 500 geschätzt werden[3]. Eine analoge Rechnung können wir für die etwa 70 bekannten Kettenfaltungen von Proteinen verschiedener Funktion und die zwischen diesen entdeckten Verwandtschaften aufstellen. Unter der Annahme, daß eine Verwandtschaft besteht, sobald die Zufallswahrscheinlichkeit (Abb. 8) unter 1% sinkt, wird die Koinzidenzhäufigkeit (zwischen Domänen, siehe Abschnitt 6) auf etwa 0.3 geschätzt. Damit ergeben sich etwa 200 ursprüngliche Kettenfaltungen von Proteinen.

Die Kettenfaltung ist die am strengsten konservierte Eigenschaft eines Proteins und daher das beste bekannte Merkmal zur Unterscheidung ursprünglicher Proteine. Somit erscheint es sinnvoll, die Kettenfaltung oder Kettengeometrie als Basis zur Einordnung aller Proteine zu verwenden.

6. Domänen als Bausteine

In Abschnitt 5 wurden die Proteine zu Gruppen geordnet, die wahrscheinlich jeweils einen gemeinsamen Vorfahren besitzen. Damit stellt sich implizit die Frage nach der Größe dieser Vorfahren; waren sie kleiner oder größer als die heutigen Proteine, oder waren sie ebenso groß? In den Fällen, in denen die Evolution extrem weit zurückverfolgt werden kann wie etwa bei den Cytochromen[7], findet sich keinerlei Anzeichen dafür, daß frühe Proteine andere Größen haben als späte. Proteine wachsen und schrumpfen nicht generell, sondern es kommt lediglich zu ungerichteten Schwankungen – den oben erwähnten Einfügungen und Auslassungen in der

Polypeptidkette. Wahrscheinlich sind die Cytochrome direkt in ihrer heutigen Größe entstanden.

Für diese Hypothese sprechen besonders die allenthalben beobachteten Domänen. Das sind Kettenbereiche, die zahlreiche Kontakte intern, aber nur sehr wenige Kontakte mit anderen Kettenabschnitten bilden[4]. Solche Domänen kommen in allen Proteinen mit einem Molekulargewicht über 20 000 vor. Sehr deutliche Beispiele sind die Domänen der Trypsin-ähnlichen Proteine[8] und der Glutathion-Reduktase[36], deren Geometrien in Abschnitt 4 jeweils miteinander verglichen wurden. Höchstwahrscheinlich falten sich die Domänen nach der Synthese der Polypeptidkette am Ribosom unabhängig voneinander zur endgültigen Geometrie.

Die Größe der Domänen liegt zwischen 50 und 150 Aminosäureresten. Die untere Grenze dürfte sich aus der Forderung ergeben, daß Proteine – und so auch Domänen – stabil und fest sein müssen, wenn sie spezifische Funktionen ausüben sollen. Peptidketten mit weniger als 50 Gliedern haben auch als globuläre Gebilde noch eine relativ große Oberfläche und damit intensiven Kontakt mit Wasser, welches die Ketten aufgrund ihrer polaren Molekülgruppen (Peptidbindungen) zu spreiten versucht. Ein Grund für die obere Grenze ist nicht bekannt. Es wird vermutet, daß die spontane Faltung einer größeren Domäne zu schwierig wird.

Proteine bestehen also aus (einem oder) mehreren strukturell relativ autarken Teilen definierter Größe, die man als Bausteine ansehen kann. Größenveränderungen der Proteine während der Evolution sind in erster Linie auf Änderungen der Bausteinzahl und nur in geringem Maße auf Änderungen der Bausteingrößen zurückzuführen. Die Gruppeneinteilungen in Abschnitt 5 gelten für die Domänen und nicht für Proteine aus mehreren Domänen.

Eine Reihe von Strukturanalysen hat ergeben, daß gleiche (d. h. gemäß Abschnitt 4 geometrisch ähnliche) Domänen in unterschiedlichen Proteinen auftreten. Das spricht dafür, daß größere Proteine wie mit einem Baukastensystem zusammengesetzt worden sind (Abb. 10). Der Domänenbaustein A der Abbildung 10 ist aus Abbildung 7 bekannt. Er kommt einzeln in der Superoxid-Dismutase und im Azurin vor, doppelt in den leichten und vierfach in den schweren Ketten der Immunoglobuline. Alle Beispiele in Tabelle 1 gehören zu dieser Art von Proteinen, denn in allen Fällen handelt es sich um die Wiederholung eines Strukturbereichs, den man als Domäne bezeichnen kann.

Domäne B eröffnet einen weiteren Aspekt. Diese Domäne taucht nicht nur einzeln als Triosephosphat-Isomerase auf, sondern auch eingerahmt von zwei anderen Domänen in der Pyruvat-Kinase und schließlich als Teil der Glycolat-Oxidase. Hier wird der gleiche Baustein also nicht wiederholt; vielmehr wird er mit unterschiedlichen anderen Bausteinen kombiniert. Entsprechendes gilt für die Domänen F und N. Daß es sich wirklich um eine Kombination von Domänen handelt und nicht um eine separate Evolution, bei welcher die Domänen B, F und N lediglich besonders gut konserviert wurden, schließt man erstens aus den total verschiedenen Strukturen der restlichen Domänen und zweitens aus den völlig unterschiedlichen Positionen der wiederholten Domänen in den einzelnen Ketten: Domäne F kommt beispielsweise am Anfang, in der Mitte und am Ende der jeweiligen Polypeptidkette vor.

An den Domänen F und N ist noch eine weitere Eigenschaft des Baukastensystems abzulesen. Domäne F bindet das Substrat NAD in allen aufgeführten Proteinen an gleicher Stelle der Kettenfaltung. Domäne N bindet die prosthetische Gruppe FAD in der ersten Position der Glutathion-Reduktase und in der *p*-Hydroxybenzoat-Hydroxylase und außerdem das Substrat NADPH in der zweiten Position der Glutathion-Reduktase ebenfalls jeweils an gleicher Stelle der Kettenfaltung. Diese Domänen können somit als Träger enzymatischer Teilfunktionen angesehen werden.

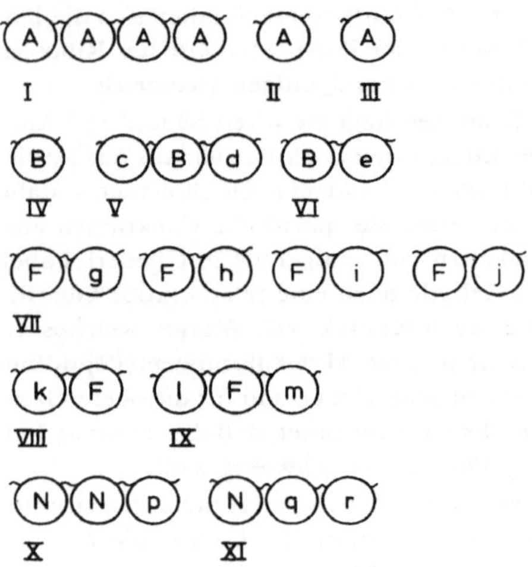

Abb. 10. Domänenaufbau einiger Proteine. Mit gleicher Topologie wiederkehrende Domänen sind mit Großbuchstaben gekennzeichnet. Domäne F bindet das Dinucleotid NAD, während Domäne N in zwei Fällen das Dinucleotid FAD und in einem Fall NADPH bindet. I: Schwere Ketten der Immunoglobuline [34], II: Azurin [21], III: Superoxid-Dismutase [22], IV: Triosephosphat-Isomerase [42], V: Pyruvat-Kinase [43], VI: Glycolat-Oxidase [44], VII: Lactat-, Malat-, Glyceraldehyd-3-phosphat-Dehydrogenase [45] und Phosphoglycerat-Kinase [46, 47], VIII: Alkohol-Dehydrogenase [45], IX: Phosphorylase [48], X: Glutathion-Reduktase [36], XI: *p*-Hydroxybenzoat-Hydroxylase [49].

Besonders deutlich wird dieser Aspekt in der Glutathion-Reduktase. Dieses Enzym verwendet FAD als Brücke bei der Übertragung von Reduktionsäquivalenten von NADPH auf oxidiertes Glutathion. Hier nehmen drei Partner an der katalytischen Reaktion teil, und jeder Partner bindet an seine Domäne: FAD an die erste, NADPH an die zweite und Glutathion an die dritte[36]. Man kann daher die Hypothese aufstellen, daß die zur Bewältigung komplizierter chemischer Reaktionen im Laufe der Evolution benötigten Teilfunktionen durch Kombination der entsprechenden Domänen zusammengestellt werden. Die Bausteinauswahl wird durch die erwünschte Reaktion dirigiert. Diese Hypothese setzt voraus, daß die zu den Domänen gehörenden Gene im langsamen Zeitmaß der Evolution beliebig auf dem Genom transferiert und dann fusioniert werden können. Da solche Prozesse von der Differenzierung der Antikörper-produzierenden Zellen während der Entwicklung eines Individuums bekannt sind[50], wirft diese Annahme keine prinzipiellen Probleme auf.

7. Zusammenfassung

Während der Evolution verändern sich Proteine so kontinuierlich wie die Arten. Die beobachteten Veränderungen enthüllen wesentliche Aspekte der Proteinstrukturen und ermöglichen vor allem die Unterscheidung zwischen wichtigen und unwichtigen Merkmalen. Wenn neuartige Aufgaben gestellt werden, dann werden sie durch neue Proteine erfüllt, die durch Gen-Duplikation vorhandener Proteine und anschließende Veränderungen entstehen. Die ursprünglichen Proteine behalten dabei ihre alten Funktionen. Dieser Prozeß wird Protein-Differenzierung genannt. Nicht nur aus Sequenzvergleichen, sondern auch aus geometrischen Vergleichen können quantitative Angaben über Entwicklungsdistanzen abgeleitet werden. Da die Geometrien außerordentlich streng konserviert werden, ermöglichen solche Vergleiche das Aufspüren auch sehr entfernter Verwandter. Es ist recht unwahrscheinlich, daß sich alle Proteine aus einem einzigen Vorfahren entwickelt haben. Vielmehr kann man abschätzen, daß es etwa 10^2 Urstrukturen gegeben hat. Diese Urstrukturen beziehen sich auf Domänen. Proteine wachsen oder schrumpfen nicht kontinuierlich während der Evolution. Die beobachteten Größenänderungen ergeben sich durch Kombination von Domänen. Große Proteine scheinen nach einem Baukastenprinzip zusammengestellt zu werden, wobei Bausteine mit den benötigten Teilfunktionen ausgewählt werden. – Im Lichte der sich allmählich enthüllenden Ordnung erscheint ein zukünftiges Gesamtverständnis aller Proteinstrukturen nicht mehr utopisch.

Eingegangen am 3. Oktober 1980 [A 350]

[1] *R. E. Dickerson* in *M. Kimura:* Molecular Evolution and Polymorphism. National Institute of Genetics, Mishima, Japan 1977.
[2] *T. L. Blundell, L. N. Johnson:* Protein Crystallography. Academic Press, London 1976.
[3] *M. O. Dayhoff:* Atlas of Protein Sequence and Structure. Vol. 5, Suppl. 3 und frühere. National Biomedical Research Foundation, Washington, D.C. 1978.
[4] *G. E. Schulz, R. H. Schirmer:* Principles of Protein Structure. Springer, New York 1979.
[5] *K. Sick, D. Beale, D. Irvine, H. Lehmann, P. T. Goodall, S. MacDougall,* Biochim. Biophys. Acta *140*, 231 (1967).
[6] *A. C. Allison,* Sci. Am. *195* (2), 87 (1956).
[7] *R. E. Dickerson, R. Timkovich, R. J. Almassy,* J. Mol. Biol. *100*, 473 (1976).
[8] *J. J. Birktoft, D. M. Blow,* J. Mol. Biol. *68*, 187 (1972).
[9] *L. T. J. Delbaere, W. L. B. Hutcheon, M. N. G. James, W. E. Thiessen,* Nature *257*, 758 (1975).
[10] *D. M. Shotton, B. S. Hartley,* Biochem. J. *131*, 643 (1973).
[11] *S. Magnusson,* Enzymes *3*, 277 (1971).
[12] *B. S. Hartley,* Proc. R. Soc. London *B 205*, 443 (1979).
[13] *S. S. Taylor,* J. Biol. Chem. *252*, 1799 (1977).
[14] *H. H. Kiltz, W. Keil, M. Griesbach, K. Petry, H. Meyer,* Hoppe-Seylers Z. Physiol. Chem. *358*, 123 (1977).
[15] *A. G. Tomasselli, R. H. Schirmer, L. H. Noda,* Eur. J. Biochem. *93*, 257 (1979).
[16] *E. W. Davie, K. Fujikawa,* Annu. Rev. Biochem. *44*, 799 (1975).
[17] *H. J. Müller-Eberhard,* Annu. Rev. Biochem. *44*, 697 (1975).
[18] *P. A. Peterson, L. Rask, K. Sege, L. Klareskog, H. Anundi, L. Ostberg,* Proc. Natl. Acad. Sci. USA *72*, 1612 (1975).
[19] *R. H. Kretsinger,* CRC Crit. Rev. Biochem. *8*, 119 (1980).
[20] *E. Rinderknecht, R. E. Humbel,* FEBS Lett. *89*, 283 (1978).
[21] *E. T. Adman, R. E. Stenkamp, L. C. Sieker, L. H. Jensen,* J. Mol. Biol. *123*, 35 (1978).
[22] *J. S. Richardson, K. A. Thomas, B. H. Rubin, D. C. Richardson,* Proc. Natl. Acad. Sci. USA *72*, 1349 (1975).
[23] *J. R. Brown,* Fed. Proc. Fed. Am. Soc. Exp. Biol. *35*, 2141 (1976).
[24] *A. D. McLachlan, J. E. Walker,* J. Mol. Biol. *112*, 543 (1977).
[25] *J. A. Black, G. H. Dixon,* Nature *218*, 736 (1968).
[26] *J. Sjödahl,* Eur. J. Biochem. *78*, 471 (1977).
[27] *E. T. Adman, L. C. Sieker, L. H. Jensen,* J. Biol. Chem. *248*, 3987 (1973).
[28] *R. H. Kretsinger,* Nature New Biol. *240*, 85 (1972).
[29] *C. S. Wright,* J. Mol. Biol. *141*, 267 (1980).
[30] *J. Tang, M. N. G. James, I. N. Hsu, J. A. Jenkins, T. L. Blundell,* Nature *271*, 618 (1978).
[31] *N. S. Andreeva, A. E. Gustchina,* Biochem. Biophys. Res. Commun. *87*, 32 (1979).

[32] *A. D. McLachlan*, Eur. J. Biochem. *100*, 181 (1979).

[33] *M. G. Rossmann, D. Moras, K. W. Olsen*, Nature *250*, 194 (1974).

[34] *R. Huber*, Trends Biochem. Sci. *1*, 174 (1976).

[35] *F. A. Quiocho, G. L. Gilliland, G. N. Phillips, Jr.*, J. Biol. Chem. *252*, 5142 (1977).

[36] *G. E. Schulz, R. H. Schirmer, W. Sachsenheimer, E. F. Pai, Nature 273*, 120 (1978).

[37] *J. H. Ploegman, G. Drenth, K. H. Kalk, W. G. J. Hol, R. L. Heinrikson, P. Keim, L. Weng, J. Russell, Nature 273*, 124 (1978).

[38] *G. E. Schulz*, J. Mol. Biol. *138*, 335 (1980).

[39] *C. C. F. Blake, M. J. Geisow, I. D. Swan, C. Rerat, B. Rerat*, J. Mol. Biol. *88*, 1 (1974).

[40] *G. E. Schulz, M. Elzinga, F. Marx, R. H. Schirmer*, Nature *250*, 120 (1974).

[41] *G. E. Schulz*, J. Mol. Evol. *9*, 339 (1977).

[42] *D. W. Banner, A. C. Bloomer, G. A. Petsko, D. C. Phillips, C. I. Pogson, I. A. Wilson, P. H. Corran, A. J. Furth, J. D. Milman, R. E. Offord, J. D. Priddle, S. G. Waley, Nature 255*, 609 (1975).

[43] *M. Levine, H. Muirhead, D. K. Stammers, D. I. Stuart*, Nature *271*, 626 (1978).

[44] *Y. Lindquist, C.-I. Brändén*, J. Mol. Biol. *143*, 201 (1980).

[45] *M. G. Rossmann, A. Liljas, C.-I. Brändén, L. J. Banaszak*, Enzymes *11*, 61 (1975).

[46] *C. C. F. Blake, P. R. Evans*, J. Mol. Biol. *84*, 585 (1974).

[47] *T. N. Bryant, H. C. Watson, P. L. Wendell*, Nature *247*, 14 (1974).

[48] *S. Sprang, R. J. Fletterick*, J. Mol. Biol. *131*, 523 (1979).

[49] *R. K. Wierenga, R. J. DeJong, K. H. Kalk, W. G. J. Hol, J. Drenth*, J. Mol. Biol. *131*, 55 (1979).

[50] *N. Hilschmann, H. U. Barnikol, H. Kratzin, P. Altevogt, M. Engelhard, S. Barnikol-Watanabe*, Naturwissenschaften *65*, 616 (1978).

Leider ist es zur Drucklegung des Hamburger Vortrages von Prof. E. Kellenberger „Mechanismen, die den Aufbau komplexer Strukturen aus Proteinen leiten" nicht gekommen. Nachstehend wird deshalb nocheinmal das Kurzreferat aus dem Programmheft der 111. Versammlung wiedergegeben:

Mechanismen, die den Aufbau komplexer Strukturen aus Proteinen leiten

Eduard Kellenberger

Universität Basel

Anknüpfend an den vorangegangenen Vortrag über die Protein-Differenzierung wird gezeigt, daß einige Proteine die Fähigkeit entwickelt haben, zu größeren Strukturen polymerisieren zu können. Komplexe „supramolekulare" Strukturen bestehen aus verschiedenen Proteinsorten, deren Aufbau gleichfalls mit einfachen Polymerisationen beginnt. Um aber beispielsweise stabile, infektiöse Viren zu erhalten, sind zusätzliche Reifungsschritte nötig, die meist einer streng vorgeschriebenen zeitlichen Sequenz folgen („Morphogenese"). Darin spielen einige Proteine nur eine vorübergehende Rolle, andere werden in situ proteolytisch verändert. Die zeitliche Sequenz wird durch strukturelle Veränderungen der reifenden Partikel selbst erzeugt. Am Beispiel eines Bakteriophagen wird gezeigt, wie eine Konformationsänderung an der Oberfläche einer Vorläuferpartikel neue Wechselwirkungen mit zusätzlichen Proteinen ermöglicht.

Replikation und Evolution in anorganischen Systemen[**]

Von Armin Weiss[*]

Am Beispiel von Schichtsilicaten läßt sich nachweisen, daß das Prinzip der Replikation, d. h. die spontane Selbstvervielfachung eines Informationsträgers, eine allgemeine Eigenschaft bestimmter makromolekularer Systeme ist. Replikationsfehler und Rückkopplung solcher Fehler können zusammen mit dem Milieu zu Varianten mit höherer oder niedrigerer Replikationsgeschwindigkeit führen, also eine Evolution ermöglichen. Aufgrund dieser Erkenntnisse muß man im Zusammenhang mit Fragen nach der Entstehung des Lebens diskutieren, ob die chemische Evolution auf der Erde direkt zum Nucleinsäure-Protein-System geführt hat, also zu dem genetischen Prinzip, das heute von allen bekannten lebenden Systemen verwendet wird. Es wäre auch plausibel, daß sich zunächst einfachere replikationsfähige Systeme gebildet und eine Evolution durchlaufen haben, an deren Ende das Nucleinsäure-Protein-System steht.

1. Einleitung

Im Verlauf der galaktischen Evolution ist unsere Erde vor etwa 4.5 Milliarden Jahren entstanden. Zu diesem Zeitpunkt hat auch ihre chemische Evolution eingesetzt. Die ältesten Mikrofossilien konnten in Gesteinen mit einem Alter zwischen 3.3 und 3.5 Milliarden Jahren nachgewiesen werden. Zu diesem Zeitpunkt hatte also die biologische Evolution bereits begonnen, die ihrerseits in einer Rückkopplung die chemische Evolution auf der Erde massiv beeinflußt hat.

Im Verlauf der chemischen Evolution hat sich aus den kleinen Molekülen der Uratmosphäre – vor allem H_2, H_2O, NH_3, HCN, $(CN)_2$, CO, CO_2, $HCHO$ und H_2S – eine Vielzahl von Molekülarten gebildet, unter ihnen Aminosäuren, Purine, Pyrimidine, Fettsäuren und Zucker. Die meisten dieser Synthesen könnten durch elektrische Entladungen und die UV-Strahlung der Sonne ausgelöst worden sein. Diese Strahlung war auf der präbiotischen Erde um ein Vielfaches intensiver als heute, weil der schützende Ozongürtel fehlte. Freier Sauerstoff ist wahrscheinlich erst durch die Photosynthese lebender Systeme entstanden.

Aus den Ausbeuten von Simulationsversuchen kann man folgern, daß die Urozeane einen hohen Gehalt an solchen Verbindungen enthalten haben. Durch adsorptive Anreicherungs- und Selektierungsprozesse konnten sie lokal besonders stark konzentriert werden. Meteore können auch extraterrestrisch gebildete Moleküle auf die Erde gebracht haben. Mit zunehmender Konzentration können nach *Fox*[1] aus Peptiden auch Protoproteine entstanden sein. Unter dem Einfluß hydrophober Wechselwirkungen mußten sich amphiphile Moleküle zu strukturierten Aggregaten ordnen oder membranartige Systeme bilden.

Die Kenntnisse über die nächsten Schritte sind noch sehr lückenhaft. Bei der chemischen Evolution von Makromolekülen und organisierten Molekülaggregaten müßten Proteine und Nucleinsäuren entstanden sein, d. h. das genetische Material. Das Auftreten des genetischen Prinzips ist der Meilenstein in der chemischen Evolution. Dieses Prinzip ist chemisch das gleiche für alle bisher bekannten lebenden Systeme. Es besteht in der Replikation der Informationen, die in der DNA fixiert sind, und bedeutet den Beginn der biologischen Evolution.

[*] Prof. Dr. A. Weiss
Institut für Anorganische Chemie der Universität
Meiserstraße 1, D-8000 München 2

[**] Nach einem Vortrag bei der 111. Versammlung der Gesellschaft Deutscher Naturforscher und Ärzte, am 23. September 1980 in Hamburg.

Ausgangspunkt für unsere Untersuchungen war die Frage: Sind die Nucleinsäuren das einzige zur Replikation befähigte System, d. h., ist das Prinzip der Replikation zwangsläufig mit der Entstehung des Lebens verknüpft, oder gibt es andere, zur Replikation befähigte Systeme, die eventuell aus anderen, vielleicht auch einfacheren Verbindungen bestehen? Wenn die Replikation eine allgemeinere Eigenschaft bestimmter makromolekularer Systeme ist, könnte das DNA-Protein-System eine besonders perfekte Realisation dieses Prinzips sein, allen anderen weit überlegen hinsichtlich der maximalen Replikationsgeschwindigkeit, der Entropieproduktion und der Anpassung an die sich durch die chemische Evolution verändernde Umwelt und deshalb von allem Leben, das wir kennen, ausschließlich verwendet.

In einer solchen Gedankenkette muß man neben dem Evolutionsschema, das bisher allgemein diskutiert wird (Abb. 1a), ein weiteres in die Überlegungen einbeziehen (Abb. 1b). Bei der chemischen Evolution könnte auf der

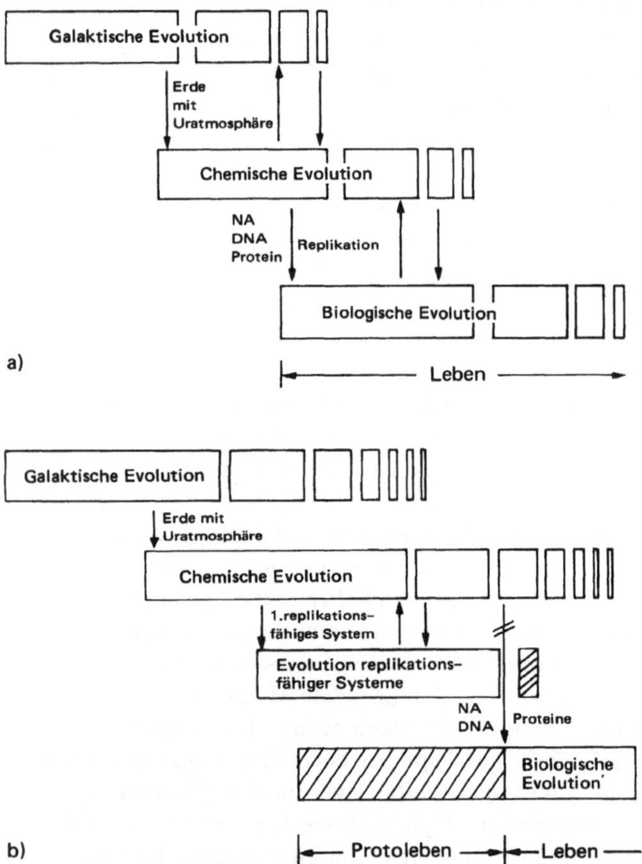

Abb. 1. Schema der Evolution. a) Unmittelbare Bildung des genetischen Nucleinsäure-(NA-)Protein-Systems bei der chemischen Evolution; b) zwischen chemische und biologische Evolution ist eine Evolution replikationsfähiger Systeme eingeschoben (Protoleben).

Erde schon sehr früh ein primitives replikationsfähiges System entstanden sein[2]. Das Replikationsprinzip könnte eine eigenständige Evolution durchlaufen und schließlich zum DNA-Protein-System geführt haben. In diesem Falle müßte man auch die Existenz andersartigen Lebens diskutieren oder von Protoleben sprechen.

2. Bedingungen für ein einfaches replikationsfähiges System

Als replikationsfähig kann man ein System nur dann bezeichnen, wenn es sich spontan vervielfachen kann und wenn dabei Informationen von der Muttereinheit auf die Tochtereinheiten übertragen werden. Die Informationen können codiert sein – wie in der DNA – oder in voller Länge ausgeschrieben. Sie müssen jedoch entweder den Bauplan für die Synthese mehrerer Katalysatoren mit unterschiedlichen Funktionen enthalten oder selbst Träger mehrerer katalytischer Eigenschaften sein. Dies setzt in der Regel Makromoleküle voraus. Es ist nicht möglich, in einzelnen kleinen Molekülen mehrere Informationen langfristig zu speichern.

Die Chemie des Systems sollte einfach sein. Die Synthese sollte keine oder allenfalls ubiquitäre Katalysatoren wie H^+ oder OH^- erfordern. Damit scheiden z. B. Stoffe mit einem Kohlenstoffgerüst aus. Die Bindungen und Konformationen müssen in dem Milieu, das zum Vervielfachungsprozeß notwendig ist, hinreichend stabil sein. Dies bedeutet, daß auch reine Ionenverbindungen ungeeignet sind.

Die Replikation, d. h. die Übertragung der Informationen von der Matrix auf die Replica, sollte möglichst genau sein. Erwünscht ist ferner, daß eventuell auftretende Replikationsfehler die weitere Replikation entweder fördern oder hemmen, denn die Hemmung führt zur Eliminierung der fehlerhaften Replica, die Förderung zur Durchsetzung des geänderten Informationsgehaltes.

Es sollte auch möglich sein, Matrix und Replica so weit voneinander zu trennen, daß auch die Replica als selbständige Matrix wirken kann.

Dieses Postulat schließt alle einfachen Kristallwachstumsphänomene aus. Viele Kristalle können bekanntlich durch den Einbau von Fehlern eine Fülle unterschiedlicher Informationen enthalten. Eine Schraubenversetzung, die an der Oberfläche eines Kristalls austritt, kann z. B. ein Ort verminderter Aktivierungsenergie, also eine katalytisch aktive Position sein[2]. Die katalytische Aktivität kann durch den Abstand zwischen den Versetzungen, die Versetzungsdichte, quantitativ oder sogar qualitativ verändert werden. Ein derartiger Kristall ist zweifellos ein Informationsträger. Wenn er in eine geeignete Lösung kommt, wächst er weiter, und die Schraubenversetzungen wachsen in der Regel mit. Die katalytischen Positionen werden also reproduziert. Alter und neuer Teil lassen sich jedoch nicht ohne weiteres voneinander trennen. Nur durch Fremdeinwirkung kann der Kristall in kleinere Stücke zerbrechen, von denen jedes zu einem neuen Kristall auswächst. Aus all den Bruchstücken, die Versetzungen enthielten, werden selbständige größere Kristalle mit Versetzungen entstehen, deren Verteilung auf die einzelnen Kristalle aber rein zufällig sein wird.

Damit Matrix und Replica sich durch einen spontanen Prozeß voneinander trennen, also eine Vervielfachung möglich wird, müssen besondere Mechanismen wirksam werden. Um eine größere Anzahl von Informationen chemisch in einer Einheit zu speichern, sind Makromoleküle oder komplexere Systeme aus mehreren kleinen Einheiten notwendig. Wenn diese replizieren, haften sie aufgrund der vielen Kontaktstellen relativ fest aneinander. Dies ist

Angew. Chem. 93, 843–854 (1981)

aus Adsorptions- und Desorptionsversuchen mit Makromolekülen seit langem bekannt. Eine sichere Trennung gelingt in der Regel nur durch Milieuänderungen, die entweder eine Veränderung der Oberflächenladung oder eine reversible Konformationsänderung zur Folge haben.

3. Schichtsilicate als Modelle

Ein einfacher Mechanismus zur reversiblen Aufteilung eines hochmolekularen Systems in gleiche Einheiten unter Erhaltung struktureller Feinheiten des hochmolekularen Systems ist von dem Tonmineral Montmorillonit und seinen Homologen bekannt. *U. Hofmann* et al. haben diesen Vorgang als innerkristalline Quellung bezeichnet[3]. Montmorillonit ist ein Schichtsilicat. Im Kristall liegen gleichartige Schichten parallel übereinander (Abb. 2a). Bei Zutritt von wäßrigen Lösungen erhöht sich der Abstand zwischen den Schichten. Solange der Elektrolytgehalt relativ hoch ist, verläuft diese Abstandsänderung in Stufen (Abb. 2b). Wird der Elektrolytgehalt bei einem 1,1-Elektrolyten jedoch auf weniger als 10^{-3} M verringert, so sinkt die anziehende Wechselwirkung zwischen den parallelen Schichten auf die Größenordnung der thermischen Energie; der Kristallverband desintegriert, und die einzelnen Schichten werden zu selbständigen kinetischen Einheiten (Abb. 2c).

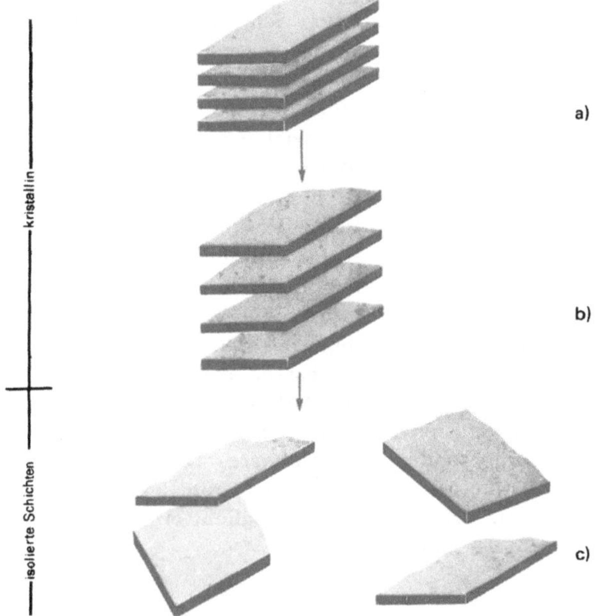

Abb. 2. Schema der reversiblen Aufteilung eines Montmorillonit-Kristalls. a) Im Kristall parallel übereinander gelagerte Schichten; b) Erhöhung des Schichtabstandes durch Aufnahme von Wasser zwischen die Schichten (Abnahme der Elektrolyt-Konzentration); c) Aufteilung des Kristalls in einzelne, voneinander unabhängige Schichten bei geringem Elektrolytgehalt ($c \leq 1 \cdot 10^{-3}$ M eines 1,1-Elektrolyten).

Wird die desintegrierte Montmorillonit-Dispersion stark verdünnt und in eine geeignete „Nährlösung" gebracht, wirkt jede isolierte Schicht als Wachstumskeim für die Bildung neuer Schichten. Die Anlage neuer Schichten wird durch den Keimbildungsschritt stark beeinflußt. Die Aktivierungsenergie für diesen Schritt ist in Gegenwart von „Matrixschichten" etwa um den Faktor 0.25–0.35 niedriger

als die Keimbildung aus homogener Lösung[*]. Dadurch hat die Nucleation aus freier Lösung kaum eine Chance gegenüber der Nucleation auf einer Matrixschicht.

In der Natur liefert jeder Wechsel von Schneeschmelze oder Regenzeit und Dürre einen „Vermehrungscyclus". Der Elektrolytgehalt von Schmelzwasser ist so niedrig, daß die Desintegration in Einzelschichten möglich wird. Zugleich wird stark verdünnt, so daß die Teilchenkonzentration sehr klein wird. Mit der Zunahme des Elektrolytgehaltes als Folge von Verdunstung und Auflösungsvorgängen des Gesteins werden die Bedingungen für die Neusynthese auf den Matrixschichten geschaffen. Dieser Cyclus funktioniert allerdings nur, wenn das Verhältnis der zweiwertigen Ionen Mg^{2+} und Ca^{2+} zu den einwertigen Ionen Na^+ und K^+ einen kritischen Wert nicht überschreitet. Mg^{2+} und Ca^{2+} begrenzen die Wasseraufnahme zwischen den Schichten; in Gegenwart dieser Ionen werden die Schichten maximal ca. 12 Å voneinander getrennt. Eine Desintegration in Einzelschichten ist nicht möglich.

Wie in Abschnitt 5 gezeigt wird, sind die einzelnen Montmorillonitschichten Informationsträger. Wenn die Informationen beim Matrix-induzierten Wachstum neuer Schichten auf diese übertragen würden, könnte der Montmorillonit als replikationsfähiges System bezeichnet werden. Experimente, durch die eine Übertragung der Informationen bei den Reaktionscyclen

Aufteilung in einzelne Schichten und starke Verdünnung →

Synthese neuer Schichten auf den Matrixschichten →

erneute Aufteilung in einzelne Schichten und starke Verdünnung →

erneute Synthese neuer Schichten auf isolierten Einzelschichten usw.

erkannt werden sollte, waren allerdings wenig erfolgreich. Die Informationsübertragung war bereits in der ersten Tochtergeneration nicht mehr mit Sicherheit nachzuweisen. Dies ist allerdings nicht verwunderlich, wenn man den detaillierten Bau einer einzelnen Silicatschicht betrachtet. Sie ist ca. 9.2 Å dick und besteht aus sechs Atomlagen (Abb. 3).

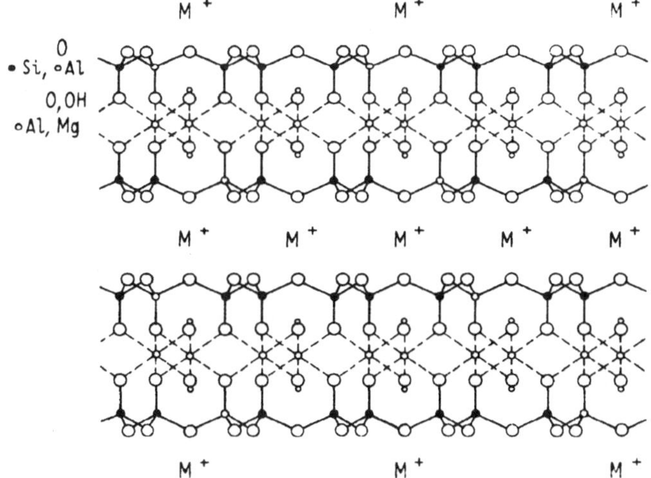

Abb. 3. Schematische Darstellung des Aufbaus einer einzelnen Montmorillonitschicht. M^+ = einwertiges Kation.

[*] Die Abschätzung der Aktivierungsenergie für die Keimbildung ist experimentell sehr aufwendig. Die Absolutwerte sind mit einem großen Fehler behaftet.

Si-Atome sind tetraedrisch von vier O-Atomen umgeben. Drei davon gehören jeweils einem benachbarten Tetraeder an, vernetzen diese also über gemeinsame Ecken zu einem zweidimensionalen Schichtverband. Das vierte O-Atom der SiO_4-Tetraeder steht senkrecht aus der Schicht heraus, ist aber einheitlich nach einer Seite der Schicht orientiert. Zwei solcher Tetraederschichten sind über eine oktaedrisch gebaute Al(O,OH)-Schicht miteinander kondensiert. Informationen, welche bei der Synthese auf die Replicaschichten übertragen werden sollten, bestehen auf atomarer Ebene in Substitutionsfehlern, z. B. dem Ersatz von Si^{4+} durch $Al^{3+} + M^+$ oder von Al^{3+} durch $Mg^{2+} + M^+$. Eine getreue Abbildung dieser Fehler in der Replicaschicht würde stark ordnende Kräfte mit einer Reichweite von ca. 23 Å erfordern. Solche Kräfte werden hier nicht wirksam.

4. Die intercalierende Synthese von Silicatschichten

Formal kann man für eine replikative Synthese solcher Silicatschichten auch ein anderes Reaktionsprinzip postulieren. Durch geeignete Zusammensetzung und Konzentration der Elektrolyte im Synthesemedium könnte man den Abstand zwischen den Matrixschichten gerade so einstellen, daß eine neu zu synthetisierende Schicht in den Schichtzwischenraum hineinwächst. Aus Untersuchungen über den Mechanismus von Intercalationsreaktionen ist bekannt, daß die einzelnen Schichten während einer Intercalationsreaktion elastisch deformiert werden. An die Stelle der Reaktionsfront aus intercalierenden, kleinen Molekülen würde dabei die Wachstumszone der neuen Silicatschicht treten, welche die Zone der elastischen Deformation vorantreibt (Abb. 4a). Auf diese Weise könnten Informationen über strukturelle Besonderheiten von der Unterseite der darüberliegenden Matrixschicht auf die Oberseite der neuen Schicht und von der Oberseite der darunterliegenden Matrixschicht auf die Unterseite der neuen Schicht übertragen werden, ohne daß besonders weitreichende Kräfte wirksam werden. Im Prinzip kann dieser Mechanismus als primitives zweidimensionales Modell der Replikation der DNA-Doppelhelix betrachtet werden, was in Abbildung 4b in einem grob vereinfachten Schema dargestellt ist.

Eine intercalierende Synthese in Schichtsilicaten ist im Prinzip schon lange bekannt. Unter leicht hydrothermalen Bedingungen lassen sich zwischen benachbarte Montmorillonitschichten z. B. $Mg(OH)_2$- oder $Al(OH)_3$-Schichten einschieben, wodurch Chlorite entstehen. Diese Synthese spielt neben der Neusynthese bei der Chloritisierung eine wichtige Rolle[4].

Der eindeutige experimentelle Nachweis einer intercalierenden Synthese ganzer Silicatschichten stößt auf erhebliche Schwierigkeiten. Wenn die eingeschobene Tochterschicht mit den Matrixschichten identisch ist, lassen sich beide Arten nicht mehr unterscheiden. Daher kann auch nicht festgestellt werden, ob die neuen Schichten intercalierend entstanden oder auf der äußeren Oberfläche der Matrix aufgewachsen sind. Eine Entscheidung war hier unter Verwendung des relativ seltenen Schichtsilicates Allevardit[5] möglich. In ihm liegen im Prinzip Silicatschichten mit gleichem Bau wie im Montmorillonit vor. Im Gegensatz dazu sind aber die einzelnen Schichten stark asymmetrisch. Der diadoche Ersatz von Si^{4+} durch Al^{3+} innerhalb der beiden Si-O-Tetraederverbände einer Schicht ist etwa um den Faktor drei verschieden. Im Kristallverband sind die asymmetrischen Schichten so übereinander angeordnet, daß sich regelmäßig die Tetraederschichten mit hohem diadochen Ersatz oder mit geringer Substitution gegenüberstehen. Jeder diadoche Ersatz von Si^{4+} durch Al^{3+} bedingt eine negative Überschußladung. Zum Ladungsausgleich müssen Kationen mit äquivalenter Ladung in den Schichtzwischenraum eingebaut werden. Die beschriebene Stapelung der asymmetrischen Schichten führt daher zu Schichtzwischenräumen mit abwechselnd sehr hoher und sehr niedriger Packungsdichte der Zwischenschicht-Kationen. Die hohe Kationendichte entspricht der in Glimmern. Hier ist die elektrostatische Anziehung zwischen den Zwischenschicht-Kationen und den angrenzenden negativen Schichten so groß, daß unter normalen Bedingungen keine Hydratation möglich und daher der Abstand zwischen den Schichten starr ist. Die niedrige Kationendichte entspricht den Verhältnissen im Schichtzwischenraum von Montmorilloniten. Es kann Hydratwasser unter Vergrößerung des Schichtabstands aufgenommen werden; unter geeigneten Bedingungen kann sich der Abstand auch hier bis zur völligen Desintegration des Kristalls vergrößern. Die kleinsten kinetischen Einheiten sind aber hier nicht einzelne Silicatschichten, sondern Schichtpaare. Dementsprechend kann eine intercalierende Synthese nur zwischen jede zweite Schicht erfolgen. Dies ermöglicht einen einfachen experimentellen Nachweis.

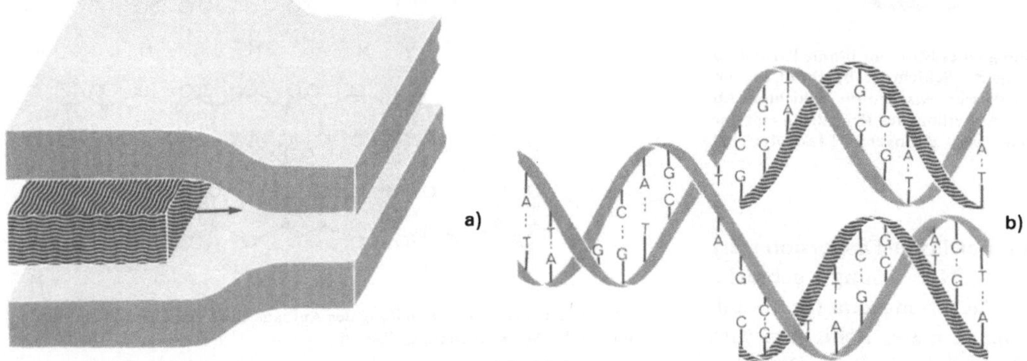

Abb. 4. Vergleich der intercalierenden Synthese einer Montmorillonitschicht mit der Replikation der DNA. a) Intercalierende Synthese einer Silicatschicht; b) grob vereinfachtes Schema der DNA-Replikation. (Matrix: dunkel; Replica: schraffiert).

Angew. Chem. 93, 843–854 (1981)

Die röntgenographisch meßbare Identitätsperiode von Allevardit in Richtung der Schichtnormalen beträgt unter Standardbedingungen 24.6 Å, umfaßt also zwei Silicatschichten, von denen eine 10.2 Å (=glimmerartiger Bereich), die andere 14.4 Å (=Silicatschicht+2 Wasserschichten) beansprucht (Abb. 5a). Nach der intercalierenden Synthese je einer Schicht beträgt der gemessene Abstand d ca. 39 Å (=10.2 Å+14.4 Å+14.4 Å=39.0 Å). Bereits kurz nach Beginn der Synthese erscheinen neue Reflexe in 1. und 2. Ordnung, allerdings noch stark verbreitert. Nach ca. 48 h ist die ursprüngliche Reflexserie vollständig verschwunden und die neue Serie scharf ausgebildet (Abb. 5b). Führt man die Synthese über einige Wochen fort, wird eine andere neue Serie beobachtet, die einer Identitätsperiode von ca. 68 Å entspricht (Abb. 5c). Dies bedeutet, daß nunmehr zwischen die Matrixschichten und die erste intercalierte Schicht jeweils noch eine Schicht synthetisiert wurde ($d=10.2$ Å+14.4 Å+14.4 Å+14.4 Å+14.4 Å=67.8 Å).

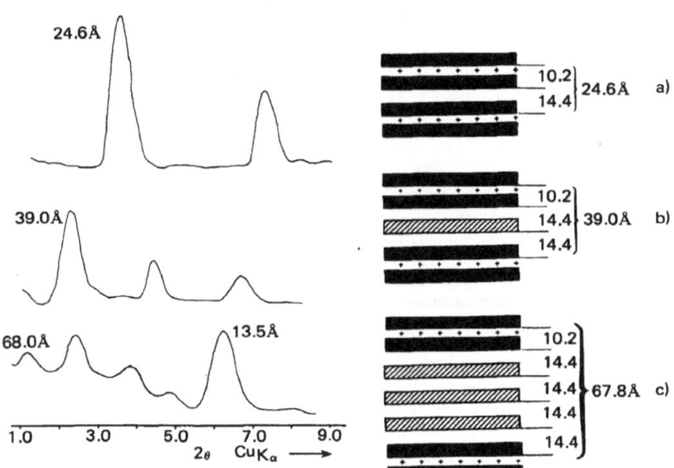

Abb. 5. Nachweis der intercalierenden Synthese von Silicatschichten an Allevardit. Links: Intensitäten der (001)-Interferenzen im Bereich 2Θ=1.0 bis 9.0 bei einem Wasserdampfpartialdruck von 6 Torr (CuK_α-Strahlung); rechts: Anordnung der Schichten übereinander. Die Identitätsperiode in Richtung der Schichtnormalen ist durch eine geschweifte Klammer gekennzeichnet. a) Ausgangs-Allevardit; b) Probe gegen Ende der intercalierenden Synthese der ersten Schicht; c) weit fortgeschrittene Intercalation von drei neu synthetisierten Schichten (Matrix: dunkel; Replica: schraffiert).

Für diese intercalierende Synthese müssen die experimentellen Bedingungen sehr sorgfältig kontrolliert werden. Wir verwendeten selektierten Allevardit von Sarospatak (Ungarn). Die Gesamtelektrolytkonzentration darf 0.02 N nicht überschreiten. Das Verhältnis Na$^+$:K$^+$:Mg^{2+} muß innerhalb enger Grenzen konstant gehalten werden. Al^{3+} wird zweckmäßig als niedrig geladener Komplex verwendet, SiO$_2$ als Si(OH)$_4$.

Aus Reihenversuchen ergibt sich, daß die Aktivierungsenergie für die Keimbildung einer neuen Schicht bei der intercalierenden Synthese gegenüber der Keimbildung auf einer einzelnen Matrixschicht noch einmal auf die Hälfte bis ein Drittel vermindert wird. Man kann daher experimentelle Bedingungen auswählen, unter denen sich aus homogener Lösung mit Sicherheit noch keine Keime bilden.

5. Der Informationsgehalt einer Silicatschicht

Die einzelnen Silicatschichten sind nur strukturell, aber nicht chemisch eindeutig charakterisiert, denn das Ausmaß des diadochen Ersatzes schwankt sehr stark. Jede Substitution Si^{4+} gegen Al^{3+} oder Al^{3+} gegen Mg^{2+} oder Mg^{2+} gegen Li$^+$ schafft mit der negativen Überschußladung eine Lewis-Base-Position. Die Verteilung dieser Positionen innerhalb einer Schicht ist nicht regelmäßig. Es treten Bereiche mit größerer und kleinerer Dichte dieser Positionen auf. Im Schichtzwischenraum liegt jeweils die entsprechende Konzentration an Lewis-Säuren vor.

Es ist allgemein bekannt, daß Lewis-Säure- und Lewis-Base-Positionen häufig auch Orte hoher katalytischer Aktivität sind. Die unterschiedliche Dichte dieser Positionen innerhalb einer Schicht kann deshalb auch unterschiedliche katalytische Eigenschaften in einzelnen Bereichen einer Schicht bedingen. Die Schicht könnte daher einem Multienzymkomplex entsprechen. Die Übertragung der katalytischen Eigenschaften von der Matrix auf die Replicaeinheiten würde die einschiebende Synthese zur echten Replikation machen.

Der Zusammenhang zwischen Ladungsdichte und katalytischen Eigenschaften von Schichtsilicaten wurde sehr ausführlich untersucht. Im folgenden werden nur einige wenige charakteristische Beispiele beschrieben, welche zeigen, daß diese Schichten über eine Vielzahl katalytischer Eigenschaften verfügen.

5.1. Dimerisierung und Oligomerisierung ungesättigter Fettsäuren

In der Technik werden Montmorillonite als Katalysatoren zur Dimerisierung ungesättigter Fettsäuren zu Dicarbonsäuren verwendet[6]. Der Weltbedarf an diesen Katalysatoren beträgt einige Tausend Tonnen pro Jahr. Von den vielen Montmorillonit-Vorkommen auf der Erde liefern aber nur wenige Lagerstätten hochaktive Präparate. Die Aktivität wird durch die Art der Zwischenschicht-Kationen, vor allem aber durch die Dichte und Dichteverteilung der negativen Überschußladungen auf den Schichten bestimmt.

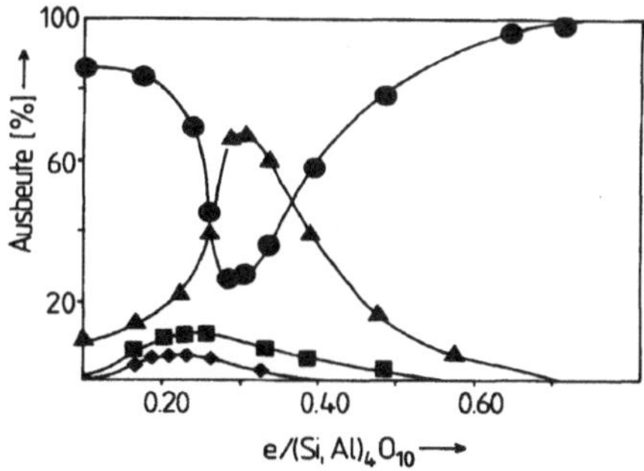

Abb. 6. Oligomerisierung von Ölsäure zu Di-, Tri- und Oligocarbonsäuren mit (CH$_3$)$_4$N-Montmorillonit als Katalysator in Abhängigkeit von der Ladungsdichte. Ausgangskomponente: Ölsäure 98%, 0.5 g Katalysator pro 100 mL Ölsäure. ●: Öl- und Stearinsäure (C$_{18}$); ▲: Dicarbonsäure (C$_{36}$); ■: Tricarbonsäure (C$_{54}$); ◆: Oligosäuren (C$_{>72}$).

Abbildung 6 zeigt die Ausbeute an unveränderter Ölsäure plus gebildeter Stearinsäure, C$_{36}$-Dicarbonsäure,

C_{54}-Tricarbonsäure und $C_{<72}$-Oligosäuren in Abhängigkeit von der isomorphen Substitution. Bei hoher Ladungsdichte (>0.60 e/(Si,Al)$_4$O$_{10}$) wird die verwendete Ölsäure, abgesehen von einer beachtlichen *cis/trans*-Isomerisierung, fast quantitativ zurückgewonnen, d. h., die Dimerisierung wird nicht katalysiert. Bei einer Ladungsdichte von 0.28 e/(Si,Al)$_4$O$_{10}$ erreicht die Ausbeute an Dicarbonsäure ein ausgeprägtes Maximum (ca. 66%). Das Maximum für die Ausbeute an Tricarbonsäure liegt bei etwas niedrigerer Ladungsdichte. Bei noch kleineren Dichten entstehen Oligomere, welche die Oberfläche blockieren.

Neben dem Einfluß der Ladungsdichte erscheint diese Reaktion bemerkenswert im Hinblick auf den Einfluß der polaren Endgruppe des organischen Monomers. Katalysiert wird nur die Dimerisierung der Carbonsäure, nicht die des entsprechenden Alkohols oder Nitrils. Man würde erwarten, daß die polare Endgruppe keinen nennenswerten Einfluß auf die Reaktivität der Doppelbindung zwischen C-9 und C-10 hat. Alle drei Verbindungen – Carbonsäure, Alkohol und Nitril – bilden mit dem Montmorillonit-Katalysator Intercalationskomplexe. Den wesentlichen Unterschied bildet die Struktur dieser Komplexe. Die Alkylketten des Alkohols und des Nitrils stehen mit ihrer Längsachse senkrecht oder sehr steil auf den Silicatschichten; deshalb ist die Doppelbindung weit entfernt von der Silicatschicht und kann durch sie nicht aktiviert werden. Im Ölsäurekomplex liegen die Alkylketten flach auf der Schicht. Die Doppelbindung ist mit ihr in direktem Kontakt und kann aktiviert werden, wahrscheinlich über eine Wechselwirkung mit einem 3d-Orbital des Siliciums. Die Ladungsdichte bringt zusätzliche sterische Effekte, denn der primäre Intercalationskomplex wird auch durch die Zwischenschicht-Kationen M$^+$ beeinflußt. Bei hoher Kationendichte sind benachbarte Säuremoleküle durch die Kationen voneinander getrennt. Daher ist die Dimerisierung sterisch gehemmt, obwohl die Doppelbindung aktiviert ist (Abb. 7a). Mit abnehmender Kationendichte können sich zwischen den Zwischenschicht-Kationen in steigendem Maße Molekülpaare der Carbonsäure bilden. Durch Aktivierung werden diese Paare in Dicarbonsäuren umgewandelt (Abb. 7b). Bei noch niedrigerer Dichte können sich Molekültripel bilden, die zu Trimeren reagieren. Abbildung 7c zeigt zwischen den Kationen vier Carbonsäuremoleküle, aus denen eine Tetracarbonsäure entstehen kann.

5.2. Isomerisierungsreaktionen

Aus der Literatur ist eine große Zahl von Isomerisierungsreaktionen bekannt, die an und zwischen Montmorillonitschichten ablaufen. Ein besonders einfaches Beispiel ist die Isomerisierung kationischer Komplexe, z. B.

$$[Cr(H_2O)_5Cl]^{2+} + H_2O \rightleftharpoons [Cr(H_2O)_6]^{3+} + Cl^-$$

Sie läßt sich spektralphotometrisch sehr einfach verfolgen. Bei hoher Ladungsdichte ist $[Cr(H_2O)_6]^{3+}$ stabil, bei niedriger Ladungsdichte überwiegt $[Cr(H_2O)_5Cl]^{2+}$. Das Verhalten dieses Systems wird durch elektrostatische Wechselwirkungen bedingt. Bei hoher Ladungsdichte ist das höhergeladene Kation bevorzugt, bei niedriger Ladungsdichte das niedriger geladene Kation.

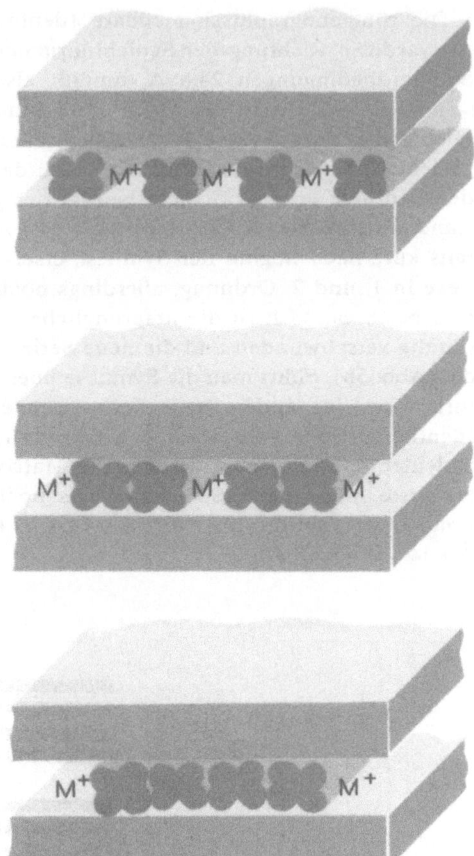

Abb. 7. Einfluß der Packungsdichte von einwertigen Zwischenschicht-Kationen auf die Oligomerisierung von Ölsäure (schematisch, stark vereinfacht). a) Benachbarte Säuremoleküle im Ölsäure-Montmorillonit-Intercalationskomplex durch Zwischenschicht-Kationen voneinander getrennt – keine Bildung von Dicarbonsäuren. b) Paare von Säuremolekülen durch Zwischenschicht-Kationen voneinander getrennt – optimale Ausbeute an Dicarbonsäuren. c) Gruppen von jeweils vier Säuremolekülen durch Zwischenschicht-Kationen voneinander getrennt – Bildung von Tetracarbonsäuren.

5.3. Redoxreaktionen

Montmorillonit kann je nach Ladungsdichte Oxidationen oder Reduktionen katalysieren. Auch dafür gibt es technische Anwendungen. So ist z. B. die Nehmerseite moderner Durchschreibepapiere mit einem geeigneten Montmorillonit beschichtet, um die Oxidation von Leukobasen zu den Farbbasen zu katalysieren, die von der Geberseite des Originalpapiers durch den Druck beim Schreiben freigesetzt werden[7]. Oxidationsmittel ist häufig der Luftsauerstoff. Als Reduktionsmittel kann auch Wasser wirken.

Bei der Katalyse von Redoxreaktionen spielt die Ladungsdichte keine Rolle, wenn die reduzierten oder oxidierten Verbindungen neutrale Moleküle sind. Sie wird jedoch entscheidend, wenn Kationen von der Redoxreaktion betroffen sind, z. B. bei der Reaktion

$$2CoL_n^{3+} + 2H_2O \rightleftharpoons 2nL + 2Co^{2+} + 2H^+ + H_2O_2$$

In hochgeladenen Montmorilloniten ist das komplexe Ion mit Cobalt in der Oxidationsstufe $+3$ stabil, in niedrig geladenen dagegen wird der Komplex zerstört und das Cobalt zur Oxidationsstufe $+2$ reduziert. Das entstehende H$_2$O$_2$ zerfällt sofort zu O$_2$ und H$_2$O.

Auch hier werden die Reduktion von Co^{3+} und die Zersetzung des Komplexes entscheidend durch die elektrostatische Wechselwirkung zwischen den Zwischenschicht-Kationen und den in den Schichten fixierten negativen Überschußladungen beeinflußt. Noch ausgeprägter ist der Einfluß der Ladungsdichte auf die Oxidation aromatischer Amine durch Luftsauerstoff. Anilin wird z. B. in hochgeladenen Schichtsilicaten leicht zum schwarzen „Polymer" oxidiert, bei mittlerer bis niedriger Ladungsdichte zu einem roten oder blauen „Oligomer"; bei sehr niedriger Ladungsdichte bleibt es unverändert. Umgekehrt wird das schwarze „Polymer" in Gegenwart von niedrig geladenem Schichtsilicat langsam hydrolysiert und reduziert[8].

5.4. Kondensation und Hydrolyse

Eine katalytische Wirkung der Schichtsilicate auf Kondensationsreaktionen ist nicht auf Montmorillonite beschränkt. In Kaolinit z. B. wird intercaliertes Ammoniumacetat bereits zwischen 60 und 70 °C zu Acetamid dehydratisiert. Ammoniumsalze von Aminosäuren ergeben unter gleichen Bedingungen Peptide. Die gleiche Reaktion tritt auch in Montmorilloniten auf. Die für eine Kondensation erforderliche Temperatur ist um so höher, je höher die Ladungsdichte ist. Bei dieser Kondensation entstehen bevorzugt Di-, Tri- und Hexapeptide (oder andere Peptide aus 3n Aminosäuren). Ähnliche Ergebnisse haben *Paecht-Horowitz*, *Katchalsky* et al. mit Montmorillonit als Katalysator bei Verwendung aktivierter Aminosäuren erhalten[9]. Die Bevorzugung von 3n-Peptiden hängt wahrscheinlich mit der pseudohexagonalen Symmetrie der Matrixschichten zusammen.

Während in niedrig geladenen Montmorilloniten die Kondensation begünstigt ist, werden in hoch geladenen Proben Peptide und Proteine hydrolysiert, wenn H_3O^+-Ionen im Schichtzwischenraum zugegen sind. Die Größe der Hydrolyseprodukte hängt von der Ladungsdichte und vom Gehalt an ε-Amino- und Guanidinogruppen im Protein ab. Bei vorgegebener Ladungsdichte werden um so mehr Bindungen hydrolysiert, je geringer der Gehalt an Lysin und Arginin ist. Bei vorgegebenem Protein und konstantem pH-Wert werden um so mehr Bindungen gespalten, je höher die Ladungsdichte im Silicat ist[8].

Die Deutung ist einfach. Es handelt sich um eine Säurehydrolyse, denn die H_3O^+-Konzentration kann im Schichtzwischenraum Werte erreichen, die ca. 10 N Säuren entsprechen. Die Selektivität wird durch die Ladungsverteilung in der Silicatmatrix bewirkt. H_3O^+-Ionen reagieren mit den ε-Amino- und Guanidinogruppen der Proteine zu Ammonium-Ionen. Dadurch werden die Proteine als Kationen im Schichtzwischenraum fixiert und gespreitet. Bei hoher Ladungsdichte und niedrigem Gehalt an Lysin und Arginin wird nur ein Teil der H_3O^+-Ionen zur Bildung der Ammonium-Ionen verbraucht; der größere Teil steht zur Hydrolyse von Peptidbindungen zur Verfügung. Diese wird erleichtert, weil einzelne Peptidbindungen infolge der starken elektrostatischen Wechselwirkung zwischen den Ammonium-Ionen des Proteins und den örtlich fixierten negativen Ladungen des Silicats in unmittelbare Nähe der H_3O^+-Ionen gezwungen werden.

5.5. Selektive Adsorption

In manchen Fällen werden selektive katalytische Wirkungen von Schichtsilicaten, die von der Ladungsdichte abhängen, durch selektive Adsorptionsvorgänge bedingt. Als Beispiel für selektive Adsorption soll hier die Wechselwirkung mit Aminosäuren und mit Purinen und Pyrimidinen betrachtet werden.

Aus wäßrigen Lösungen von Cystein und einer anderen Aminosäure X im Molverhältnis 1:1 wird in der Regel eine davon bevorzugt adsorbiert. In Abbildung 8 ist das Mischungsverhältnis des am Silicat adsorbierten Aminosäuregemisches nach Erreichen des Gleichgewichts als Funktion der Ladungsdichte aufgetragen.

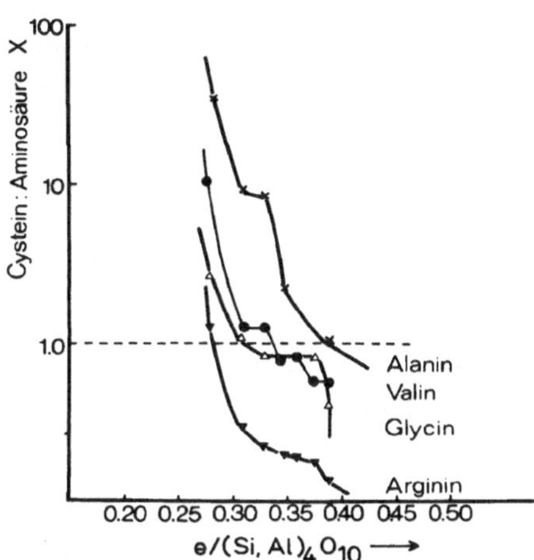

Abb. 8. Einfluß der Ladungsdichte auf die selektive Adsorption von Aminosäuren an Montmorillonit. Ausgangsmischung: Cystein : Aminosäure X = 1:1 (Molverhältnis). Angegebener Quotient: Molverhältnis Cystein : Aminosäure X im Adsorbat nach Gleichgewichtseinstellung. Die Gleichgewichtskonzentration wurde so gewählt, daß gerade das Plateau der Adsorptionsisotherme erreicht wird. Sie ist in allen Fällen vom Langmuir-Typ.

Bei niedriger Ladungsdichte wird Cystein stark angereichert, bei hoher Ladungsdichte vor allem das stärker basische Arginin. Ähnliche Selektivitäten, die einen starken Einfluß der isomorphen Substitution anzeigen, wurden auch bei anderen Aminosäurepaaren beobachtet.

Eine hohe, von der Ladungsdichte abhängige Selektivität zeigte sich auch bei Adsorptionsversuchen von Thymin und Adenin aus 10^{-5} M Lösungen bei pH = 4.0[10]. Die Menge des gebundenen Thymins ist vernachlässigbar klein, Adenin dagegen wird stark adsorbiert mit einem breiten Maximum bei mittlerer Ladungsdichte (Abb. 9a).

Anders sind die Verhältnisse, wenn die Adsorption aus Lösungen erfolgt, die Thymin und Adenin im Molverhältnis 1:1 enthalten (Abb. 9b). In einem engen Bereich der Ladungsdichte wird neben Adenin eine erhebliche Menge Thymin gebunden. Eine ähnliche spezifische Adsorption in einem engen Ladungsdichtebereich wird auch mit anderen korrespondierenden Purin- und Pyrimidinbasen-Paaren gefunden, nicht jedoch mit nicht korrespondierenden Paaren.

Der sehr spezifische Wert der Ladungsdichte, bei welchem die Basenpaar-Adsorption erfolgt, ist im wesentli-

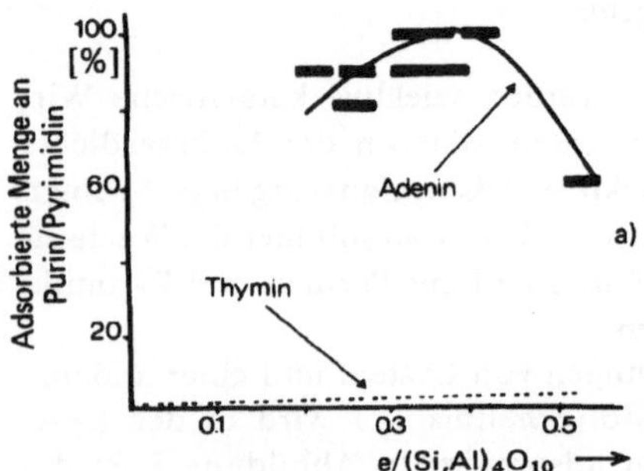

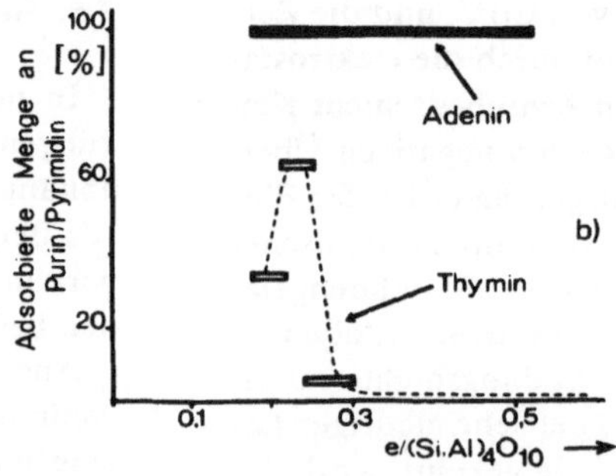

Abb. 9. Adsorption von Adenin und Thymin an Schichtsilicaten mit unterschiedlicher Ladungsdichte (10^{-5} M Lösungen, pH = 4.0). a) Adsorption von reinem Thymin oder von reinem Adenin; b) Adsorption aus Mischungen von Thymin und Adenin (1:1) oder sukzessive Adsorption von Adenin mit nachfolgender Adsorption von Thymin an der Adenin-beladenen Probe.

chen durch den Platzbedarf des Paares vorgegeben. Die stärkere Base wird als Zwischenschicht-Kation gebunden, die schwächere nur über Wasserstoffbrücken und Dispersionskräfte. Da die Ringebenen der Basen parallel zu den Silicatschichten angeordnet sind, können sich H-Brücken nur zwischen korrespondierenden Paaren günstig bilden. Der Einfluß von Ladungsdichte und Ladungsverteilung im Silicat ist in Abbildung 10 erläutert. Die stärkere Base besetzt als Kation die Orte auf der Silicatschicht, in denen die negativen Ladungen lokalisiert sind (Abb. 10a). Bei definierten Verhältnissen bleibt dazwischen gerade noch ausreichend Platz zur Paarbildung für die korrespondierende Verbindung (Abb. 10b). Bei höherer Ladungsdichte ist dies sterisch nicht mehr möglich (Abb. 10c). Bei niedrigerer Ladungsdichte stünde ausreichend Platz zur Verfügung (Abb. 10d). Die kinetischen Verhältnisse sind aber sehr ungünstig, da sich der Schichtabstand in diesem Falle besonders stark erniedrigt. Man erreicht deshalb die Gleichgewichtseinstellung nicht.

Die in jeder Silicatschicht vorhandenen Bereiche mit unterschiedlicher Ladungsdichte haben also qualitativ und quantitativ unterschiedliche katalytische Funktionen und Selektivitäten. Der in einer Schicht verankerte Informationsgehalt ist groß. Jede Silicatschicht entspricht mehreren Multienzymkomplexen; die einzelnen katalytischen Funktionen sind voneinander weitgehend unabhängig.

6. Experimenteller Nachweis der Replikation

Die Experimente zum Nachweis dafür, daß bei der intercalierenden Synthese neuer Silicatschichten der volle Informationsgehalt der Matrix auf die Tochterschichten übertragen wird, wurden mit sorgfältig ausgelesenem und gereinigtem Matrixmaterial (Montmorillonit von Schwaiba, Niederbayern, und von Cypern) als „Elterngeneration" (F_0) ausgeführt. Jedem Ansatz wurden etwa 10^{-8}–10^{-9} g des Elternsilicats zugesetzt. Die „Nährlösung" enthielt Na^+, K^+, Mg^{2+}, Al^{3+} und $Si(OH)_4$ in Konzentrationen, welche in den Modellversuchen mit Allevardit nur die intercalierende Synthese ermöglichten, aber keine Nucleation aus freier Lösung. Um innerhalb von drei Monaten homogene Nucleation aus Matrix-freier Lösung zu erhalten, hätten die Konzentrationen verdoppelt werden müssen. Die Wachstumsgeschwindigkeit wurde über die Variation der Gesamtionenstärke variiert. Ein Teil von Al^{3+} und Orthokieselsäure wurde als Brenzcatechinkomplex ange-

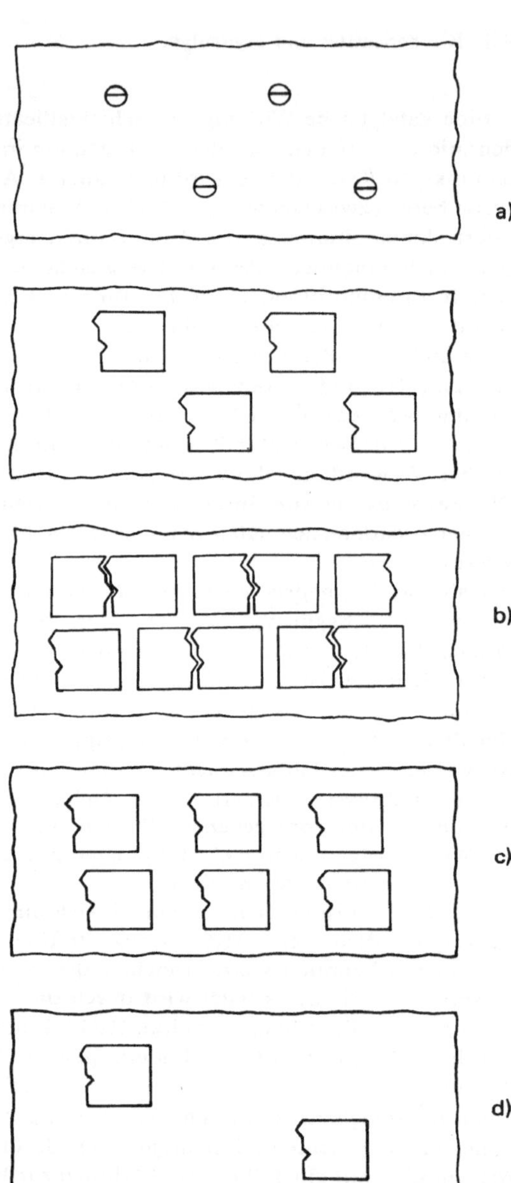

Abb. 10. Schematische Deutung der Abhängigkeit der selektiven Basenpaar-Adsorption von der Ladungsdichte. a) Aufsicht auf eine Silicatschicht mit fixierten negativen Ladungen, darunter eine mit Adenin als Zwischenschicht-Kation; b) räumliche Verhältnisse bei der Bildung des Basenpaars mit Thymin; c) keine freie Fläche für die Paarbildung bei zu hoher Ladungsdichte; d) überschüssige Fläche bei sehr niedriger Ladungsdichte. Die Paarbildung ist hier wegen einer besonders starken Erniedrigung des Schichtabstandes kinetisch gehemmt.

wendet. Die intercalierende Synthese wurde abgebrochen, nachdem sich etwa 10^{-5}–10^{-6} g Montmorillonit gebildet hatten. Das Reaktionsprodukt („F_1-Generation") wurde röntgenographisch und chemisch über die katalytischen Aktivitäten charakterisiert. Die mittlere Ladungsdichte und deren unterer und oberer Grenzwert wurden mit der Alkylammonium-Methode bestimmt.

Für die analoge Synthese der F_2-Generation dienten etwa 10^{-8}–10^{-9} g der F_1-Generation als Matrix. Um das Matrixmaterial zu homogenisieren, wurde es über eine Kationenaustauschreaktion in die reine Na^+-Form umgewandelt und bis zu einer Elektrolytkonzentration von weniger als 10^{-5} N im Waschwasser ausgewaschen. Die F_n-Generation wurde entsprechend mit 10^{-8}–10^{-9} g der F_{n-1}-Generation als Matrix gezüchtet.

In Abbildung 11 sind die Ergebnisse einer solchen Versuchsserie aufgetragen. Die Zusammensetzung der „Zuchtlösung" war derart gewählt, daß homogene Keimbildung in Abwesenheit der Matrixschichten und bei einer um den Faktor 2 erhöhten Konzentration Montmorillonit mit der Ladungsdichte 0.42 e/$(Si,Al)_4O_{10}$ ergeben hätte. Die Matrixschichten (F_0-Generation) hatten eine Überschußladung von 0.28 e/$(Si,Al)_4O_{10}$. Abbildung 11 zeigt die Verteilung der Ladungsdichten und deren Mittelwerte in den Folgegenerationen F_1 bis F_{22}. Bis zur 10. Generation sind die Abweichungen gering. Ab der 16. bis 18. Generation nimmt die Zahl der Übertragungsfehler rapide zu. In der 20. Generation hat ein beachtlicher Anteil der Schichten Ladungsdichten über 0.33 e/$(Si,Al)_4O_{10}$; Schichten mit dem ursprünglichen Mittelwert von 0.28 e/$(Si,Al)_4O_{10}$ sind kaum noch vorhanden.

Ergebnisse einer komplementären Versuchsreihe sind in Abbildung 12 dargestellt. Hier hatte das Elternmaterial eine Ladungsdichte von 0.42 e/$(Si,Al)_4O_{10}$, während die

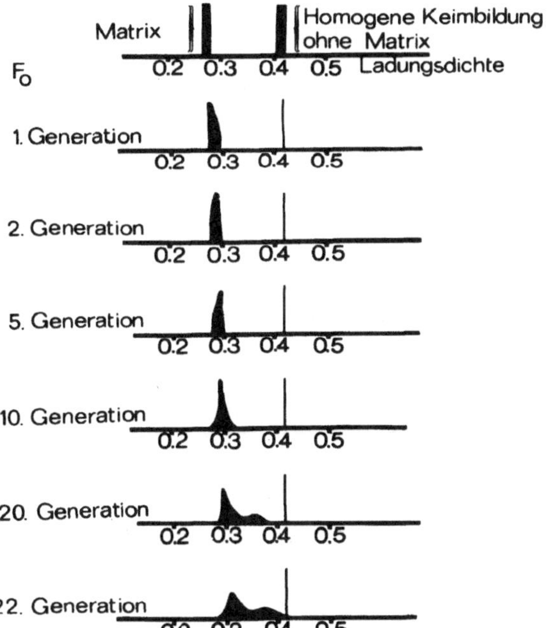

Abb. 11. Ladungsdichteverteilung in den Generationen F_0 bis F_{22}. F_0-Generation: 0.28 e/$(Si,Al)_4O_{10}$; die Zusammensetzung der Nährlösung führt bei Konzentrationserhöhung in Abwesenheit einer Matrix zu 0.43 e/$(Si,Al)_4O_{10}$.

Nährlösung in Abwesenheit von Keimen zu Ladungsdichten von 0.26–0.29 e/$(Si,Al)_4O_{10}$ geführt hätte.

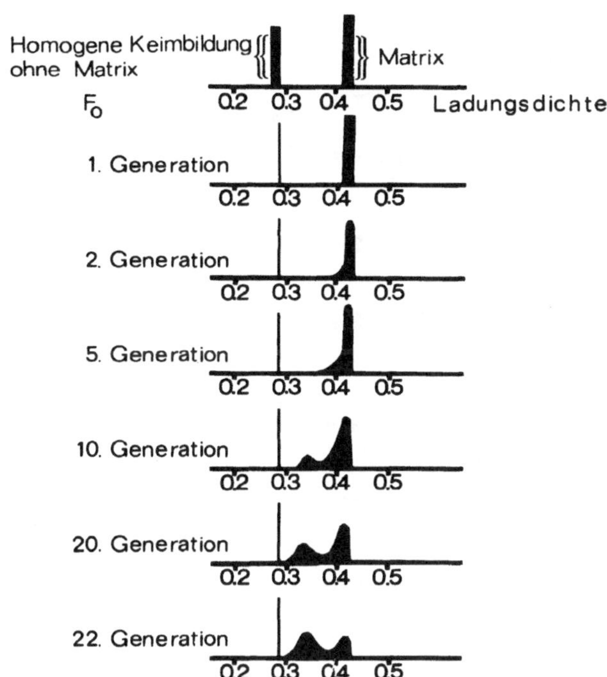

Abb. 12. Ladungsdichteverteilung in den Generationen F_0 bis F_{22}. F_0-Generation: 0.43 e/$(Si,Al)_4O_{10}$; die Zusammensetzung der Nährlösung führt bei Konzentrationserhöhung in Abwesenheit einer Matrix zu 0.26–0.29 e/$(Si,Al)_4O_{10}$.

In dieser Reihe ist die Fehlerhäufigkeit wesentlich größer als in der vorhergehenden. Bereits in der 10. Generation tritt ein zweites Maximum in der Ladungsdichteverteilung bei ca. 0,34 e/$(Si,Al)_4O_{10}$ auf.

Die katalytischen Aktivitäten sind von Replikationsfehlern in unterschiedlichem Ausmaß betroffen. Dies zeigt sich deutlich bei der Messung von katalytischen Aktivitäten in den einzelnen Generationen (Abb. 13). Die Generationen wurden unter den gleichen experimentellen Bedingungen gezüchtet wie in den Abbildungen 11 und 12. Die katalytischen Aktivitäten sind auf Präparate mit den maximalen Aktivitäten ($=100\%$) normiert. Bei Verwendung niedrig geladener F_0-Proben verliert bereits die 6. Generation an Aktivität für die Reduktion $Co^{3+} + e \rightarrow Co^{2+}$. In der 31. Generation ist der Einfluß der ursprünglichen Matrix (F_0) völlig verschwunden. Bei Verwendung einer höher geladenen F_0-Matrix macht sich eine Zunahme der Reduktionsaktivität erst nach der 20. Generation bemerkbar. Die Aktivität als Oxidationskatalysator, gemessen an der Oxidation von Anilin durch Luftsauerstoff und auf das aktivste Schichtsilicat ($=100\%$) normiert, beginnt in der Serie mit der höher geladenen F_0-Generation von der 20. Generation an zu verfallen (Abb. 13b). In der Versuchsreihe mit der niedriger geladenen F_0-Matrix nimmt sie etwa von der 12. Generation an merklich zu.

Die Kapazität für die selektive Adsorption des Basenpaares Adenin/Thymin bleibt in den Proben, die sich von der niedrig geladenen Matrix ableiten, bis zur 26. Generation erhalten. Sie verbessert sich in den Proben der Gegenreihe von der 20. Generation an. Aus einer Analyse der

Einzelwerte ergeben sich Hinweise über Verteilung und Clusterbildung von Replikationsfehlern.

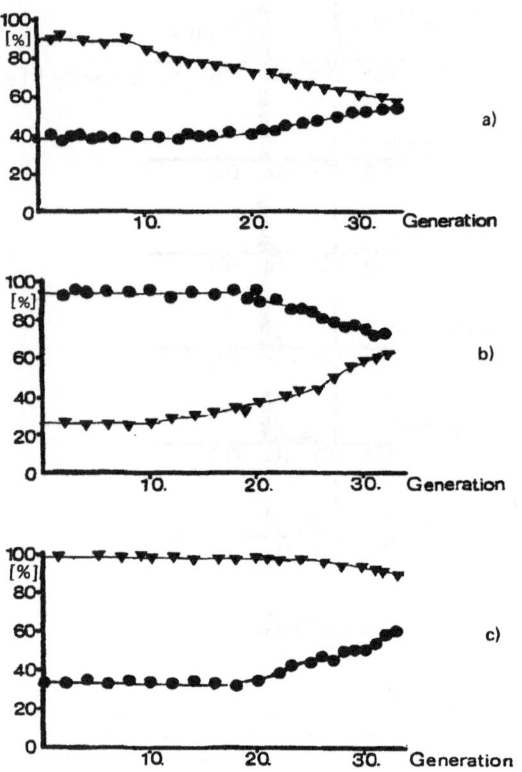

Abb. 13. Änderungen von katalytischen Aktivitäten in den Generationen F_0 bis F_{33}. a) Aktivität bei der Reduktion von Co^{3+} zu Co^{2+}; b) Aktivität bei der Oxidation von Anilin; c) Aktivität bei der selektiven Adsorption des Paars Adenin/Thymin. ▼ bzw. ●: Ergebnisse mit Präparaten, die nach den Versuchsbedingungen in Abb. 11 bzw. 12 hergestellt wurden; Ladungsdichte (F_0): 0.28 bzw. 0.43 $e/(Si,Al)_4O_{10}$.

Die hier beschriebenen Versuchsreihen beweisen, daß mit der einschiebenden Synthese die in den Matrixschichten enthaltenen Informationen auf die Tochterschichten übertragen werden, also eine echte Replikation vorliegt. Die hohe Fehlerhäufigkeit bei der Replikation hängt wahrscheinlich mit der zweidimensionalen Natur des Informationsträgers zusammen, der gegenüber eindimensionalen Informationsträgern, z. B. der DNA, erhebliche Nachteile hat. Man muß aber auch berücksichtigen, daß unsere Experimentiertechnik[11] möglicherweise noch nicht ausgereift ist.

7. Replikation und Evolution

Aus den bisher dargestellten Ergebnissen geht hervor, daß die stark quellungsfähigen Tonminerale vom Typ des Montmorillonits zur replikativen Selbstvervielfachung befähigt sind. Man kann solche Systeme als Modelle für Protoleben betrachten. Replikationsfehler können zu einer Evolution dieses Protolebens führen, da sie die in einer Einheit vorhandenen katalytischen Eigenschaften und Selektivitäten verändern. Dadurch kann die Vervielfachungsgeschwindigkeit erhöht oder vermindert werden.

Ein typischer Verzögerungsmechanismus tritt in Kraft, wenn durch die Fehler zusätzliche Bereiche mit hoher La-

dungsdichte entstehen. In solchen Bereichen werden aus der „Nährlösung" z. B. K^+-Ionen selektiv gebunden. Beim Überschreiten einer kritischen Konzentration an K^+-Ionen im Schichtzwischenraum wird die Schichtabstandsänderung bei variablem Elektrolytgehalt und damit die Aufteilung in einzelne Schichten oder Schichtpaare blockiert. Eine solche Blockierung oder Verzögerung der Vervielfachung tritt auch dann auf, wenn eine „Mutante" bei einer der möglichen katalytischen Reaktionen Produkte mit wesentlich höheren Molekulargewichten liefert. Mit steigendem Molekulargewicht werden die Reaktionsprodukte zunehmend fester gebunden. Sie lassen sich nicht mehr aus dem Schichtzwischenraum verdrängen und schließen damit diese „Mutanten" von der weiteren Replikation aus.

8. Differenzierung

Eines der Probleme bei der Replikation eines zweidimensionalen Informationsträgers liegt in der Fixierung des Ortes, an dem die replizierende Synthese beginnt. Im analogen eindimensionalen Fall gibt es dafür im einfachsten Falle nur zwei Möglichkeiten. Im zweidimensionalen Fall kann die Replikation entweder statistisch um den ganzen Kristallumfang, sogar an mehreren Stellen gleichzeitig, einsetzen oder selektiv an Orten bestimmter Ladungsdichte starten. Versuchsreihen, bei denen die replikative Synthese abgebrochen wurde, bevor maximal 40% des Matrixmaterials neu synthetisiert waren, weisen auf einen sehr selektiven Start hin. Der Keimbildungsort hängt sehr empfindlich vom Verhältnis $Na^+:K^+:Mg^{2+}$ in der Lösung und von der Ladungsdichte der Matrix ab. Bei relativ hohen Ladungsdichten und großem $K^+:Na^+$-Verhältnis startet die Synthese an den niedriger geladenen Bereichen der Grenzschicht. Bei niedrigem $K^+:Na^+$-Verhältnis setzt sie in Bereichen mit hoher Ladungsdichte ein. Durch vorzeitigen Abbruch der replizierenden Synthese können auf diese Weise bestimmte Informationen selektiv abgegriffen werden. Der Durchmesser der neuen Schichten ist bei einem solchen vorzeitigen Syntheseabbruch natürlich viel kleiner als der der Matrixschichten. Die verwendeten Matrixschichten hatten einen Durchmesser von 600–800 Å; in den selektierten Bereichen betrug er dagegen nur 80–160 Å. Solche kleinen Schichten sind chemisch weniger stabil als die Matrixeinheiten. Daher sind die Möglichkeiten zur Differenzierung in diesem Modellsystem beschränkt. Die Nutzung für die Synthese sehr spezifischer Silicatkatalysatoren erscheint aber grundsätzlich lösbar. Beim Vervielfachungsschritt lassen sich die kleineren Teilchen nämlich wegen der geringeren Kolloidstabilität selektiv flocken.

In unserem Modellsystem fehlen Informationen für den Abbruch der Synthese, wenn die intercalierende neue Schicht die Größe der Matrixschichten erreicht. In der Natur scheint dieses Problem gelöst zu sein: Beim diadochen Ersatz werden anscheinend Spannungen in das Gitter eingebaut. Ist eine Grenzgröße erreicht, wird die Bildung einer neuen Schicht energetisch günstiger als das Weiterwachsen einer verspannten Schicht. In den Modellversuchen war es notwendig, eine entsprechende Information künstlich einzubauen. Zu diesem Zwecke wurden die Si-gebundenen Hydroxygruppen am Rande der Schichten mit $(CH_3)_3SiCl$ zu $(CH_3)_3SiO$-Gruppen umgesetzt. Diese verhindern einerseits das Weiterwachsen der Matrixschichten und behindern andererseits das Wachstum der neuen Schichten über die Größe der Matrixschichten hinaus.

Ohne künstliche Stopper wachsen im Modellversuch Matrixschichten und Replicaschicht über die ursprüngliche Größe hinaus. Die Replicaschichten erhalten daher alle „genetischen" Informationen der Matrix; sie übernehmen aber auch zusätzliche Informationen in ihr genetisches Material, welche allein durch die Umwelt bedingt sind. Diese neu aufgenommenen Informationen können an die nächste Generation genetisch weitergegeben werden. Das System ist somit ein einfaches Modell für die Lamarcksche Hypothese.

Bei unseren Versuchen hätte ein Wachstum der Tochterschichten über die Größe der Matrixschichten hinaus die Ergebnisse über die Replikation verfälscht. Deshalb wurden alle Syntheseversuche zum frühestmöglichen Zeitpunkt abgebrochen und die Matrixschichten für jede Generation erneut mit Trimethylsilylgruppen „gestoppt".

9. Die Möglichkeit der Evolution replikationsfähiger Systeme

Mit dem Nachweis, daß das Replikationsvermögen nicht auf das Nucleinsäure-Protein-System beschränkt ist, muß man die in Abbildung 1b angedeutete Möglichkeit überprüfen, nach der zwischen die chemische und die biologische Evolution eine Evolution von Protoleben, d. h. eine Evolution replikationsfähiger Systeme, eingeschoben sein könnte.

Bei einer Diskussion über die Evolution des Replikationsprinzips muß nachgewiesen werden, daß die replizierende Synthese von einem gegebenen System auf ein chemisch völlig verschiedenes System übertragbar ist. Die replizierte Einheit sollte trotz veränderter Zusammensetzung den Informationsgehalt der Matrix mehr oder weniger vollständig übernehmen.

Die Informationsspeicherung setzt ein relativ beständiges System voraus, d. h. feste Bindungen und Konformationsstabilität. Abgesehen von den im Matrixsystem verankerten katalytischen Eigenschaften muß seine Synthese ohne zusätzliche spezifische Katalysatoren auskommen. Damit wird die Auswahl stark eingeschränkt.

Wir haben für unsere Versuche Graphitsäure (Graphitoxid) gewählt, die sich bei der Oxidation von Graphit mit ClO_2, NO_2 oder Mn_2O_7 bildet[12]. Sie besteht aus zweidimensionalen Schichten aus überwiegend sp^3-hybridisiertem Kohlenstoff. Die vierte Valenz der meisten C-Atome ist mit funktionellen Gruppen, häufig OH-Gruppen unterschiedlicher Acidität, abgesättigt. Im geeigneten pH-Bereich sind die Schichten zweidimensionale Makroanionen, die über die zum Ladungsausgleich erforderlichen Zwischenschicht-Kationen zusammengehalten werden. Mit sinkendem Elektrolytgehalt bilden die Zwischenschicht-Kationen diffuse Doppelschichten. Die Doppelschichtabstoßung führt bei gleichzeitiger Wasseraufnahme zu einer Erhöhung des Schichtabstands, die wie bei Montmorillonit (Abb. 2) zur Aufteilung in isolierte, kinetisch unabhängige Schichten fortschreiten kann. Die Ladungsdichte auf den Schichten kann über den pH-Wert einfach gesteuert werden. Trotz dieser formalen Ähnlichkeit mit Montmorillonit kann Graphitsäure selbst nicht als replikationsfähiges System bezeichnet werden. Es stehen keine Katalysatoren zur Verfügung, welche eine direkte Synthese zweidimensionaler Makromoleküle mit C—C-Bindungen aus niedermolekularen Ausgangsstoffen unter Bedingungen ermöglichen, unter denen eine intercalierende Synthese ablaufen kann.

Wir konnten jedoch Graphitsäure als Matrix für die intercalierende Synthese von Montmorillonitschichten verwenden. Zunächst entsteht eine reguläre Interstratifikation Montmorillonit : Graphitsäure = 1 : 1. Bei längerer Synthesedauer geht dieses Verhältnis in 3 : 1 über. Schließlich bildet sich ein Montmorillonit mit statistisch eingelagerten Graphitsäureschichten. Nach Abbruch der Synthese können die aus zweierlei Schichten aufgebauten Kristalle durch Erniedrigung der Elektrolytkonzentration auf $< 10^{-4}$ M in einzelne Graphitsäure- und Montmorillonitschichten desintegriert werden. Durch pH-Änderung wird die wirksame Ladung der Graphitsäureschichten verändert, was eine Flockung zu reinen Montmorillonitkristallen und Graphitsäurekristallen ermöglicht. Die auf diese Weise abgetrennten Montmorillonitkristalle können dann als Matrix für die weitere replikative Synthese von Montmorillonit verwendet werden.

Bei dieser Reaktionsfolge wird die Ladungsdichteverteilung der Graphitsäure weitgehend auf den Montmorillonit übertragen. Aus einer Nährlösung, die bei homogener Nucleation und höherer Konzentration Montmorillonit mit einer mittleren Ladungsdichte von 0.25 $e/(Si,Al)_4O_{10}$ ergeben hatte, wurden zwischen den Graphitsäureschichten unter dem Einfluß der höher geladenen Matrix in zwei Versuchsreihen Silicatschichten mit 0.54 bzw. 0.43 $e/(Si,Al)_4O_{10}$ erhalten.

Die Ladungsdichte an der Graphitsäure kann außer durch den pH-Wert auch durch Methylierung oder Acetylierung saurer Gruppen verändert werden. Auch solche Veränderungen spiegeln sich in der Ladungsdichte und Ladungsdichteverteilung, d. h. in den katalytischen Eigenschaften der Silicatschichten, wider. Es kann also Informationsgehalt von der Graphitsäure auf replikationsfähige Silicatschichten übertragen werden.

10. Schlußbetrachtung

Das Prinzip der Replikation und Selbstvervielfachung ist eine allgemeine Eigenschaft bestimmter makromolekularer Systeme; es ist nicht auf das Nucleinsäure-Protein-System beschränkt. Im Zusammenhang mit der Entstehung des Lebens muß man daher primitivere Lebensformen oder Formen von Protoleben diskutieren. Es ist nicht auszuschließen, daß die Frage nach der Bildung von Nucleinsäuren und Proteinen im Laufe der chemischen Evolution falsch gestellt ist. Beide könnten bei einer Evolution replikationsfähiger Systeme entstanden sein.

Die hochquellfähigen Tonminerale sind ausgezeichnete Modelle für replikationsfähige Systeme; bei ihnen könnte es im Verlaufe vieler Replikationen zu einer Evolution und einer Selektion unter dem Einfluß der Umwelt kommen, wie wir dies auch von primitivsten Formen eines Protolebens erwarten.

Die Frage, ob diese Schichtsilicate ein Glied in der Kette replikationsfähiger Systeme waren, kann noch nicht beantwortet werden. Zweifellos waren sie auf der präbiologischen Erde sehr häufig anzutreffen; von der Zahl kinetisch selbständiger Individuen her waren sie wahrscheinlich sogar das mit Abstand häufigste makromolekulare System. Sicher ist ein großer Teil davon durch Adsorption basischer und neutraler C-H-N-Verbindungen, die photochemisch, durch Glimmentladungen oder anders entstanden waren, von einer Selbstvervielfachung ausgeschlossen worden. Dieser Teil hat empfindliche Moleküle selektiv angereichert und gespeichert. Der Rest könnte sich replikativ vermehrt haben. Jeder Cyclus von Schneeschmelze oder Regenzeit und Dürre hat die äußeren Voraussetzungen für einen Replikationscyclus geschaffen.

Ein positiver Hinweis auf eine mögliche Bedeutung ergibt sich, wenn man *Haeckel*s Postulat von der „Ontogenie als Abriß der Phylogenie" auf Systeme von Protoleben oder evolutionierende replikationsfähige Systeme überträgt. Drei charakteristische Eigenschaften dieser Schichtsilicate könnten hier eine tiefere Bedeutung erlangen:

1. Die bemerkenswerte K^+/Na^+-Selektivität,
2. die ausgeprägte Selektivität für alle korrespondierenden Purin/Pyrimidin-Basenpaare und
3. die Möglichkeit zur Bildung von Ferredoxin-ähnlichen Redoxkatalysatoren.

Aus Lösungen, welche $K^+ : Na^+ = 1:1$ enthalten, wird Kalium je nach Ladungsdichte auf 3:1 bis ca. 30:1 angereichert. Alle heute bekannten lebenden Systeme reichern Kalium ebenfalls innerhalb dieser Grenzen an.

Die korrespondierenden Basenpaare Purin/Pyrimidin bilden die Grundlage für den genetischen Code, der von den einfachsten blau-grünen Algen bis herauf zum Menschen der Gleiche ist.

Ferredoxine sind das entwicklungsgeschichtlich älteste der Enzymsysteme mit übereinstimmendem Grundprinzip: mindestens zwei SH-Gruppen in einem Abstand, der noch eine Thiolatbildung —S—M—S— mit Metallionen ermög-licht. Die S—M-Bindungslänge beeinflußt die Redoxeigenschaften. Sie wird erzwungen durch den starren Einbau der Cysteingruppen in zwei verschiedene Peptidstränge und deren Tertiärstruktur. In den Montmorillonitmodellen wird die S—M-Bindungslänge durch den Abstand der in den Silicatschichten fixierten negativen Ladungen sowie die elektrostatischen Wechselwirkungen zwischen diesen Ladungen und den NH_3^+-Gruppen von Cystein erzwungen. Dadurch ist die Selektivität gering, denn die Paarbildung —S—M—S— kann mit allen benachbarten Cysteineinheiten erfolgen. Die Selektivität wird groß, wenn Cysteingruppen zweier Peptidketten mit dem Metallion in Wechselwirkung treten müssen. Die Selektivität nimmt weiter zu, wenn vier Cysteingruppen mit dem Metallion koordiniert sind, wie dies in den entwicklungsgeschichtlich jüngeren Ferredoxinen der Fall ist.

Eingegangen am 15. Juli 1981   [A 384]

[1] *S. W. Fox*, Nature *205*, 328 (1965); The Sciences *1*, 18 (1980).
[2] *A. G. Cairns-Smith*, J. Theor. Biol. *10*, 53 (1966); The Life Puzzle, Oliver & Boyd, Edinburgh 1971.
[3] *U. Hofmann, K. Endell, D. Wilm*, Z. Kristallogr. A *86*, 340 (1933).
[4] *S. Caillère, S. Hénin*, Mineral. Mag. *28*, 612 (1949); *S. Caillère, S. Hénin, J. Esquevin*, Bull. Soc. Fr. Minéral. *76*, 300 (1953); *S. Hénin, O. Robichet*, Clay Miner. Bull. *2*, 110 (1954).
[5] *Armin Weiss, H. O. Becker, G. Lagaly*, Proc. Int. Clay Conf. 1969, Vol. 2, Israel University Press, Jerusalem, S. 67; *F. Veniale, H. W. van der Marel*, ibid. S. 78.
[6] *W. B. Johnston*, US-Pat. 2347562 (1944); *F. O. Barrett, C. G. Goebel, K. M. Peters*, US-Pat. 2793219 (1957); DBP 1134666 (1962); US-Pat. 3076003 (1963); US-Pat. 3157681 (1964); *M. J. A. M. den Otter*, Fette, Seifen, Anstrichm. *72*, 667, 875, 1056 (1970).
[7] *K. Barrett, R. Green, R. W. Sandberg*, US-Pat. 2550469 (1951).
[8] *Armin Weiss:* Clay Clay Miner. *10*, 191 (1963).
[9] *M. Paecht-Horowitz, J. Berger, A. Katchalsky*, Nature *228*, 636 (1970).
[10] *G. E. Lailach, T. D. Thompson, G. W. Brindley*, Clay Clay Miner. *16*, 285, 295 (1968); *17*, 95 (1969).
[11] Unveröffentlicht; Teilergebnisse in *G. Mai*, Dissertation, Universität München 1969; *P. Brunner*, ibid. 1979; *S. Fritz*, ibid. 1978.
[12] *U. Hofmann, A. Frenzel*, Ber. Dtsch. Chem. Ges. *63*, 1248 (1930); *U. Hofmann, E. König*, Z. Anorg. Allg. Chem. *234*, 311 (1937); *W. Scholz, H. P. Boehm*, ibid. *369*, 327 (1969); *R. Krüger*, Dissertation, Universität München 1980.

Molekulare Selbstorganisation und Ursprung des Lebens[**]

Von Hans Kuhn und Jürg Waser[*]

Es wird eine Folge aus vielen physikalisch und chemisch plausiblen Modellschritten betrachtet, die zur Selbstorganisation der Materie führt. Sie wird durch eine periodische Temperaturänderung und durch eine vielgestaltige räumliche Umgebung angetrieben, also durch eine Umgebungsstruktur, wie sie auf einem präbiotischen Planeten an manchen Stellen vorliegt. Ein solches spezielles Denkmodell zeigt den Rahmen im Prozeß der Selbstorganisation der Materie, zeigt, wo grundsätzliche Schwierigkeiten vorhanden und wie sie zu überwinden sind. Man findet, daß in dem Prozeß mehrere Barrieren überwunden werden müssen, die zum Teil durch Anhäufung von Kopierfehlern bedingt sind. Eine frühe Barriere wird dadurch überwunden, daß durch Aggregatbildung Kopierfehler ausgefiltert werden, eine andere dadurch, daß ein Apparat zur Synthese einer zellularen Hülle evolviert, die die Bauteile beisammenhält. Es entwickelt sich ein System, das eine primitive Replikase produziert, durch die ein rudimentärer Code stabilisiert wird. Eine spätere Barriere wird durch Unterteilung des Funktionssystems in getrennte Apparate für Replikation und Übersetzung der genetischen Information überwunden. – Mit dieser Betrachtung möchte man Experimente stimulieren und dazu anregen, diesen speziellen Denkansatz zu verwenden, um zu verbesserten und erweiterten Modellvorstellungen zu gelangen. Der Ansatz führt zu Aussagen über Vorbedingung, logisches Gerüst und Organisationsstruktur evolutiver Prozesse.

1. Der genetische Bauplan und seine Übersetzung

Lebende Systeme haben das Gemeinsame, daß sie Kopien von sich selber herstellen. Sie sind Gesamtheiten, bestehend aus Makromolekülen, die wie Teile einer Maschine räumlich und funktionell ineinandergreifen. Die Individuen tragen den Bauplan zu ihrer eigenen Herstellung mit sich, in Form einer spezifischen Folge von vier Sorten von Nucleotiden, die entlang eines Nucleinsäurestranges aufgereiht sind. Während der Vervielfältigung eines Individuums wird diese Information durch die Replikation des Nucleinsäurestranges kopiert. Der Bauplan dient zur Herstellung von Proteinen, also von linearen Folgen von zwanzig Sorten von Aminosäuren. Die Übersetzung des Nucleinsäure-Bauplans in Proteine wird mit *Adapter*molekülen oder *Transfer-Ribonucleinsäure*-molekülen bewerkstelligt. Für jede Aminosäure $a_1, a_2, a_3, \ldots$ gibt es wenigstens ein spezifisches solches Molekül, an das sie gebunden werden kann, und das seinerseits ein spezifisches *Anticodon*-Nucleotid-Triplett trägt, mit dem es sich an einen Nucleinsäurestrang heften kann, der den Bauplan für das betrachtete Protein trägt *(Messenger-Ribonucleinsäure)*. Diese Verknüpfung geschieht nach dem Prinzip der *komplementären* Basenpaarung. Das Triplett der Anticodonnucleotide des Adaptermoleküls kann sich nur an ein *Codon*-Triplett von Nucleotiden am Messengerstrang anheften, wenn gegenüberstehende Basen komplementär sind; das bedeutet hier, daß sie Wasserstoffbrücken miteinander bilden können. Die vier Basen Cytosin (C), Guanin (G), Adenin (A) und Uracil (U) sind paarweise komplementär: Zwischen C und G

[*] Prof. Dr. H. Kuhn
Max-Planck-Institut für Biophysikalische Chemie
Am Faßberg, D-3400 Göttingen-Nikolausberg

Prof. Dr. J. Waser
La Jolla, California (USA)
früher California Institute of Technology, Pasadena, California (USA)

[**] Nach einem Vortrag bei der 111. Versammlung der Gesellschaft Deutscher Naturforscher und Ärzte, am 23. Sept. 1980 in Hamburg.

können sich drei Wasserstoffbrücken bilden, zwischen A und U deren zwei. Befindet sich also ein C am Messengerstrang, so muß (etwas vereinfacht) am entsprechenden Platz des Adaptermoleküls ein G sein, usw.; z. B. entspricht dem ersten Codon ACU am Messengerstrang (in 5′3′-Richtung gelesen) ein Transfer-Ribonucleinsäuremolekül mit dem Anticodon UGA (in 3′5′-Richtung gelesen), das z. B. die Aminosäure a_1 trägt (Abb. 1). Die Aminosäuren werden in der so vorgegebenen Reihenfolge zur Proteinkette verknüpft. Die Proteine finden sich dann zum Funktionsgefüge des Organismus zusammen.

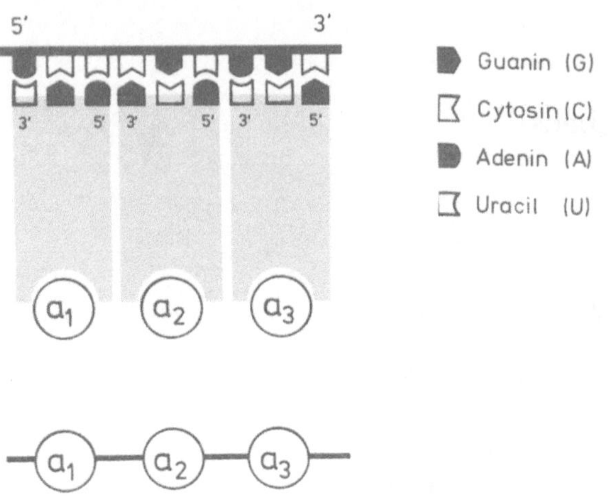

Abb. 1. Proteinsynthese der Biosysteme, gesteuert durch einen Nucleinsäurestrang, der den Bauplan enthält (oben). An diesen Strang können sich Adaptermoleküle anheften, die ihrerseits die Aminosäuren $a_1, a_2, a_3, \ldots$ tragen. Die Aminosäuren verbinden sich zum Polypeptid (unten).

Fehler beim Kopieren des Bauplans führen zu Veränderungen der Proteine. Solche Fehler wirken sich meist nachteilig aus, verbessern aber in seltenen Fällen die Überlebenschancen des (veränderten) Individuums. Die am besten an die Umwelt angepaßten Individuen überleben, und der auf diese Weise eingeleitete biologische Evolutionsprozeß ist somit ein *„Lernprozeß"*, eine immer weitergehende Adaptation an die Umwelt. Auf dieser Ebene lernt das evolvierende System, und dieser Lernprozeß benötigt viele Generationen.

2. Die Methode des Durchdenkens von Modellwegen

Wie konnten erste einfachste Systeme dieser Art, erste lernende Maschinen, entstehen? Wie kam es zu einem Übersetzungsapparat, zu dessen Aufbau als wesentliche Komponenten Übersetzungsprodukte – Proteinketten – verwendet werden? Wie kann also das Henne-Ei-Problem, so formuliert, gelöst werden? Ist das nach den Gesetzen der Physik zu begreifen?

Vorerst sei betont, daß man es hier beim Auftreten eines ersten lernfähigen Systems mit einem Qualitätssprung zu tun hat, in welchem sich plötzlich eine grundsätzliche Eigenschaft der Materie manifestiert. Die Systeme beginnen, Information, also eine sinnvolle Botschaft, zu tragen, deren Inhalt in dem Maß wächst, wie der Lernprozeß voranschreitet. Vorher trat diese Eigenschaft auch nicht andeutungsweise auf. Nach diesem Durchbruch setzt sich der Lernprozeß, die ständige Konfrontation mit der Umgebung und zunehmende Bezugnahme auf die Umwelt, durch Vervielfältigung, Mutation und Selektion, ununterbrochen fort.

Es gibt keine Experimente, die auf direktem Weg zeigen, wie der Prozeß – das plötzliche Entstehen eines einfachsten lernenden Apparates und dessen allmähliche Evolution zum genetischen Apparat biologischer Systeme – zustande kommen konnte, und man muß sich darauf beschränken, Modellwege möglichst detailliert zu durchdenken, die physikalisch plausibel erscheinen.

Das Suchen nach solchen Modellwegen ist wichtig, um dieses erstaunliche Phänomen möglichst klar als Folge denkbarer physikalischer Vorgänge zu sehen und vor allem auch um Experimente zu den besonders wichtig erscheinenden Schritten anzuregen, d. h. lohnende Ziele für den Experimentator aufzuzeigen. Der Ansporn zu Experimenten ist ein Hauptziel der hier zu diskutierenden Überlegungen, und es ist dazu von großem Wert, die Denkmodelle konkret und spezifisch zu beschreiben. Bei allgemeineren Überlegungen zur Selbstorganisation sind entscheidende Schwierigkeiten leicht zu übersehen; die detaillierte Betrachtung eines denkbaren Weges ist eine Methode, um das zu vermeiden, und man darf nicht erwarten, daß die Modellschritte die Vorgänge, wie sie tatsächlich abgelaufen sind, genau beschreiben.

Bei der notwendigerweise detaillierten Beschreibung der einzelnen Schritte dürfen wir die Logik in deren Verknüpfung nicht aus den Augen verlieren. Da jeder Schritt nur zum nächsten führt, ist der Gesamtzusammenhang, die Theoriestruktur, erst am Schluß zu erkennen (siehe Abb. 24). Diese übergeordnete Organisationsstruktur ist das Wesentliche des Modells. Während die Modellschritte im einzelnen durchaus verändert werden könnten, muß die übergeordnete Organisationsstruktur erhalten bleiben.

Das methodologische Programm, mit dem wir die großen Linien im Selbstorganisationsprozeß zu fassen suchen, ist also das Durchdenken von speziellen Wegen, die aus vielen einfachen Schritten bestehen[1, 2]. Man möchte zum Beispiel so konkret und anschaulich wie möglich sehen, wie es zur Bildung eines Übersetzungsapparates auf einem physikalisch plausiblen, speziellen Weg kommen kann. Um die entscheidenden Zusammenhänge deutlich herauszuschälen, muß die Darstellung so einfach wie möglich sein.

Wenn man eine Maschine bauen will, muß man die Einzelteile durch gezieltes Einwirken von außen ineinanderpassen. Entsprechend kann man vorgehen, wenn man versucht, künstliche Funktionseinheiten aus verschiedenartigen, miteinander zusammenarbeitenden Einzelmolekülen herzustellen – die Zielsetzung der Abteilung für Molekularen Systemaufbau am Max-Planck-Institut für Biophysikalische Chemie. Man bringt die Moleküle durch gezieltes Eingreifen von außen dazu, sich in der geplanten Weise zusammenzufinden, damit das erstrebte Aggregat von Molekülen, die Funktionseinheit, entsteht. Man kann zum Beispiel geeignete Moleküle auf Flüssigkeitsoberflächen zum geordneten Schichtsystem zusammenschieben[3]. Auf der Urerde hat man anstelle des Experimentators eine enorme Vielfalt von Umgebungseinflüssen.

3. Einige Ergebnisse der präbiotischen Chemie

Die wichtigsten Bausteine in unserem Modell für den Anfang und die ersten Schritte des Lebens sind Aminosäuren, Ribose und die Nucleobasen G, C, A und U. Es ist anzunehmen, daß diese auf der Urerde vorhanden waren, und daß sie in gewissen Gegenden durch natürliche Konzentrationspro-

Angew. Chem. 93, 495–515 (1981)

zesse angereichert wurden, wie durch Verdampfung einer
wäßrigen Lösung und Wiederauflösung der Rückstände,
oder durch Adsorption und Desorption. Durch Simulation
von Bedingungen, die vermutlich auf dem präbiotischen Planeten vorherrschten, gelang es mehreren Forschern[4–28],
Nucleobasen, Zucker und Aminosäuren aus den Gasen CH_4,
CO_2, H_2O, N_2 und NH_3 herzustellen – Gasen, von denen
man annimmt, daß sie die reduzierende Atmosphäre des Planeten bildeten[*]. Man konnte aus diesen Verbindungen einerseits Nucleotide und Oligonucleotide und andererseits
aktivierte Formen von Aminosäuren erhalten, und zwar unter Bedingungen, die als realistisch angesehen werden. Weiter gelang es *Orgel* kürzlich[21], an Nucleinsäuresträngen als
Matrize Nucleotide enzymfrei so zu polymerisieren, daß die
Kettenglieder zu über 90% komplementär zu den entsprechenden Kettengliedern der Matrizenstränge waren. Einige
wichtige Resultate dieser Forschungen sind in Schema 1 zusammengefaßt. Im folgenden werden die Schritte a–m näher
erläutert.

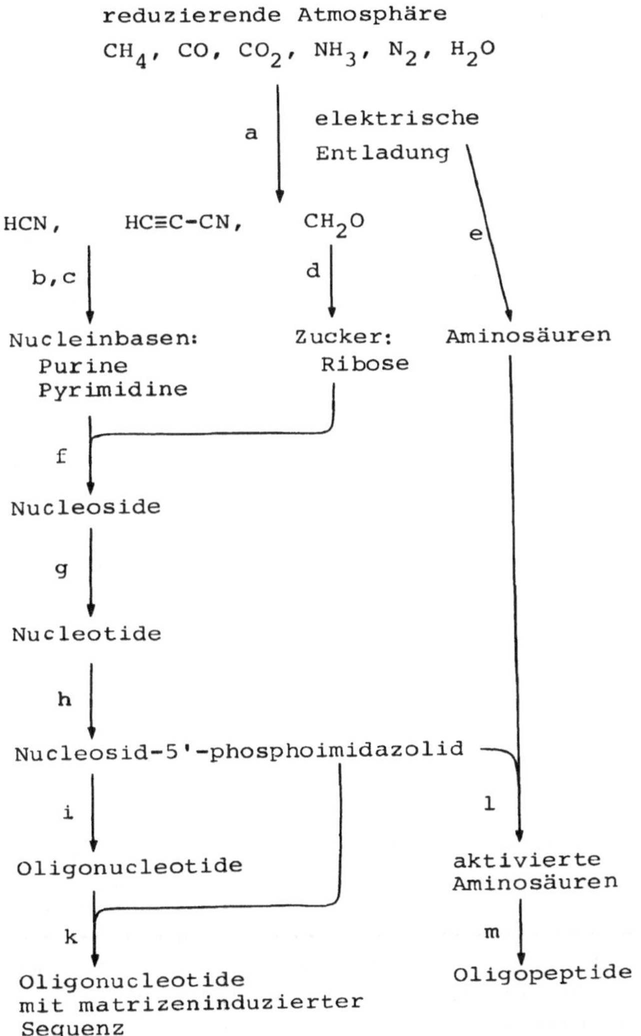

Schema 1. Mögliche Vorgänge auf der präbiotischen Erde. a) bis m) siehe
Text.

---

[*] Es ist auch gut möglich, daß Meteorite, von denen man weiß, daß sie Nucleobasen und Aminosäuren enthalten können, die ursprünglichen Quellen dieser
Bausteine waren [26–31]. Sie konnten sich durch Adsorption und Desorption an
bestimmten Stellen angereichert haben [32].

a) Elektrische Entladungen in Mischungen dieser Gase haben zur Bildung von HCN, H_2, CH_2O, Propinnitril und
Kohlenwasserstoffen geführt[4–6].

b) Adenin und Guanin werden durch cyclisierende Oligomerisierung von HCN und Hydrolyse erhalten[7–9].

$$4\ HCN \longrightarrow \quad \text{Adenin} \quad \text{Guanin}$$

c) Cytosin ließ sich aus Propinnitril und Harnstoff herstellen[10].

$$HC≡C–CN + (H_2N)_2CO \longrightarrow \quad \text{Cytosin}$$

d) Ribose konnte aus Formaldehyd in Gegenwart von Alu-
miniumoxid und Kaolinit erhalten werden[11].

e) 14 der 20 als Eiweißbestandteile bekannten Aminosäuren
bildeten sich durch elektrische Entladung und Fischer-
Tropsch-Synthese in Gegenwart von festen Katalysatoren
(Nickel-Eisen, Magnetit, Tonerde) und Strecker-Synthe-
se[12,13].

$$RCHO \xrightarrow{HCN/NH_3} \underset{NH_2}{RCH–CN} \xrightarrow{H_2O} \underset{NH_3^{\oplus}}{RCH–COO^{\ominus}}$$

f) Nucleoside entstanden durch Verdampfen von Magnesi-
umchlorid-haltigen wäßrigen Lösungen von Purinen und
Ribose (oder 2-Desoxyribose)[14].

g) Erwärmen von Nucleosiden mit anorganischen Phosphat-
en und Harnstoff in Gegenwart von Magnesiumsalzen re-
sultierte in Mononucleotiden (5'-Triphosphaten). In Abwesenheit von Mg^{2+} war das Resultat eine Mischung von
5'-, 3'- und 2'-Phosphaten[15].

h) Adenosin-(Ado-)oligophosphate wie ATP konnten in Gegenwart von Imidazol durch Verdampfen von $MgCl_2$-hal-
tigen wäßrigen Lösungen in das Nucleosid-5'-phospho-
imidazolid umgewandelt werden[16].

$$ATP + \quad \xrightarrow{MgCl_2} \quad$$

i) Adenosin- und Uridin-5'-phosphoimidazolid ließen sich
in einer durch Pb^{2+}-Ionen katalysierten Reaktion zu Oli-
gonucleotiden mit fünf und mehr Kettengliedern polymerisieren[17].

k) Es wurden mehrere Fälle von matrizeninduzierten Polymerisationen von Nucleotid-Derivaten beobachtet. Von
besonderem Interesse sind solche von Nucleosid-5'-phos-

phoimidazoliden, von denen man annimmt, daß sie unter
präbiotischen Bedingungen vorhanden waren (siehe h)).
Guanosin-5'-phosphoimidazolid (ImpG) wurde auf einer
Polycytidylsäure-Matrix in Gegenwart von Zn^{2+} polyme-
risiert, wobei Ketten mit 30–40 Gliedern entstanden, die
mehrheitlich in den 3'- und 5'-Positionen aneinander gebunden waren, d. h. analog zur Bindung in natürlichen
Nucleinsäuren.

Wenn eine Mischung von ImpC und ImpG und eine Polycytidylsäure-Matrix verwendet werden, wird mit großer
Selektivität ImpG (also die Verbindung mit der Base, die
komplementär zur Base in der Matrix ist) in die wachsende Kette eingebaut[18–21].

l) Adenosin-(Ado-)5'-phosphoimidazolid kann Aminoacyl-
adenylat bilden[16].

$$N\overset{\overset{\displaystyle O}{\|}}{\underset{\underset{\displaystyle O^{\ominus}}{|}}{N-P}}-O-Ado \xrightarrow{H_3N^{\oplus}CHRCOO^{\ominus}} H_3\overset{\oplus}{N}-\underset{\underset{\displaystyle R}{|}}{CH}-\overset{\overset{\displaystyle O}{\|}}{C}-\overset{\overset{\displaystyle O}{\|}}{\underset{\underset{\displaystyle O_{\ominus}}{|}}{O-P}}-O-Ado + N\diagdown N^{\ominus}$$

m) Aminoacyladenylate ließen sich in wäßriger Lösung in
Gegenwart spezifischer Tonerden polymerisieren[23–25].

Durch die Resultate in Schema 1 wird die Annahme gestützt, daß kurze Stränge unter speziellen Bedingungen replizieren können, und es erscheint vielversprechend, nach solchen Bedingungen zu suchen. Experimente zur matrizenge-
steuerten Polymerisation von Nucleotiden mit Desoxyribose
anstatt Ribose waren erfolglos[21], was die zu diskutierende
Modellannahme stützt, daß die ersten Träger von genetischer Information RNA-Stränge waren, und daß DNA in einem späteren Stadium auftrat, als ein genetischer Apparat
für die Herstellung von Enzymen bereits vorhanden war.

Die Resultate zeigen auch, daß die präbiotischen Synthesen von energiereichen Nucleotid-Derivaten, Oligonucleoti-
den und aktivierten Aminosäure-Derivaten sowohl Festkör-
perreaktionen als auch Reaktionen in wäßriger Lösung und
in der Gasphase erforderten. Es ist plausibel, daß solche
Substanzen nur an speziellen Stellen der Urerde angereichert
werden konnten, in denen eine Vielfalt besonderer Bedingungen erfüllt war. Diese Bedingungen ermöglichten eine
Folge von sehr verschiedenen Reaktionen, die eine hoch-
strukturierte Umgebung erforderten.

4. Erste Schritte in der Entstehung des Ur-Lebens

Als einfachste Systeme, die die Eigenschaft haben, Kopien
von sich selber herzustellen, betrachten wir Kettenmoleküle,
die aus zwei komplementären Sorten von Kettenbausteinen
bestehen, die in beliebiger, zufälliger Folge aneinanderge-
gliedert sind. Sie sollen durch zufällige Kondensation der
Bausteine einmal entstanden sein. Solche Stränge können als
Matrizen zur Replikation dienen (Abb. 2). Unter geeigneten
Umgebungseinflüssen lagert sich an jedem Kettenglied das
dazu komplementäre Monomer an, die Monomere verknüpfen sich, und es entsteht ein zweiter Strang, das Replika oder
der (−)Strang. Die Stränge trennen sich, und am (−)Strang
bildet sich ein Strang der ursprünglichen Form, d. h. ein
(+)Strang. Wiederholte Strangreplikation kann natürlich
nur stattfinden, wenn geeignete Monomere und geeignete
Umweltbedingungen vorhanden sind, wie eine periodische
Temperaturänderung nach einem höchst spezifischen Pro-

gramm. Solche Bedingungen waren auf der Urerde, wo es
eine immense Vielfalt von Umweltbedingungen gab, in gewissen kleinen Bereichen mit an Sicherheit grenzender
Wahrscheinlichkeit vorhanden.

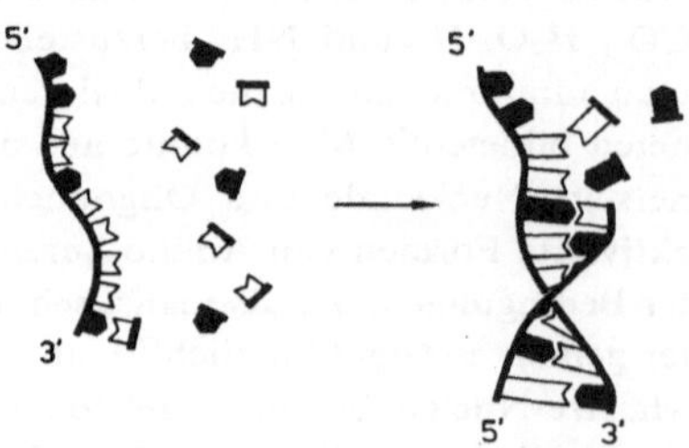

Abb. 2. Replikation eines Matrizenstranges. Der Matrizenstrang und sein
Replika bilden eine Doppelhelix.

Denken wir uns also auf der Urerde einen kurzen Nucleinsäurestrang, der die komplementären Basen Guanin und Cytosin enthält, die miteinander drei Wasserstoffbrücken bilden können und im Strang durch Ribosemoleküle und Phos-
phatgruppen verknüpft sind. Dieser Strang soll in den betrachteten besonderen Bereich eindiffundiert sein; er soll sich
vorher, anderswo, beim Eintrocknen einer Lösung durch zufällige Kondensation der Monomere gebildet haben. In diesem Strang sollen zufälligerweise alle Kettenglieder so verknüpft sein, daß der Strang als genaue Matrize für die Replikation dienen kann, also mit 3'5'-Verknüpfung. Während
der Replikation soll eine Doppelhelix entstehen, alles wie bei
den Nucleinsäuren der Biosysteme. Das Besondere an einem
solchen Matrizenstrang liegt darin, daß sich die Bausteine
für die Verknüpfung zum komplementären Tochterstrang
räumlich richtig einpassen können. Die helicale Anordnung
begünstigt das schnelle und genaue Kettenwachstum, da für
jeden neuen anzukondensierenden Baustein die gleichen
Umgebungsverhältnisse herrschen, ähnlich wie bei aufeinan-
derfolgenden Stufen einer Wendeltreppe. Benachbarte Nucleobasen sind entlang des Matrizenstrangs und entlang des
wachsenden Tochterstrangs aufeinandergestapelt, und die
wachsende Doppelhelix wird mit jedem neuen ankonden-
sierten Nucleotid zunehmend stabilisiert, und zwar durch die
energetische Wechselwirkung zwischen gestapelten Basen
und zwischen Lösungsmittelmolekülen. Die matrizengesteuerte Polymerisation muß in der 3'5'-Richtung des Matrizenstranges voranschreiten; der Tochterstrang hat die umgekehrte Laufrichtung: Sein 5'-Ende liegt am 3'-Ende des Matrizenstranges.

Alle diese Vorgänge benötigen Monomere derselben Chiralität. Es ist Zufall, welche Chiralität der ursprüngliche
Strang hat. Die Vorgänge würden genau so gut unter Verwendung spiegelbildlicher Bauelemente verlaufen. Mit dem
Erscheinen einer geeigneten Matrize ist aber die Entscheidung für alles Weitere gefallen, und es überrascht nicht, daß
alle Bauelemente einer gegebenen Sorte in allen lebenden
Organismen die gleiche Chiralität haben.

Für eine Lösung von verschiedenen Monomeren, wie sie
an der betrachteten Stelle auf der Urerde vorliegen könnte,
läßt sich die Wahrscheinlichkeit abschätzen, mit der die benötigte besondere Matrize durch zufälligen korrekten Zusammenbau gebildet wird (siehe [2], dort Abschnitt 18.1.4.1).
Man kann so die Plausibilität des Schrittes für Stränge von

498

beispielsweise zehn Kettenbausteinen gut begründen. In etwa 0.1 mmol Strängen mit zufällig aneinanderkondensierten Monomeren, also 10^{20} Strängen, müßte danach etwa eines der Exemplare richtig sein (siehe Abschnitt 6). Bei längeren Strängen wäre es viel unwahrscheinlicher, daß alle Kettenglieder richtig aneinanderpassen, und man muß daher in der Modellüberlegung von kurzen Strängen ausgehen.

Die Wahrscheinlichkeit, daß ein korrekter Strang mit zehn Monomeren spontan entsteht, ist mit der Wahrscheinlichkeit zu vergleichen, 26mal nacheinander eine Sechs zu würfeln. Diese Wahrscheinlichkeit ist $(1/6)^{26}$, also etwa 10^{-20}. An diesem Beispiel kann man sich klarmachen, daß dieses unwahrscheinliche Ereignis praktisch mit Notwendigkeit eintritt, wenn man mit einer genügenden Anzahl Würfel gleichzeitig sein Glück versucht. Spielt man gleichzeitig mit $10 \cdot 6^{26} = 10^{21}$ Würfeln, so tritt das Ereignis bei etwa $10^{-20} \cdot 10^{21} = 10$ Würfeln auf, und es ist also mit an 1 grenzender Wahrscheinlichkeit (genauer mit der Wahrscheinlichkeit $1 - [1 - (1/6)^{26}]^{10 \cdot 6^{26}} \simeq 1 - (1/e)^{10} = 0.99995$) zu erwarten, daß mindestens ein Würfel bei 26 Würfen jedes Mal die Sechs oben hat.

Nachdem die Matrize einmal vorhanden ist und zufälligerweise in den betrachteten Bereich eindiffundiert, in dem die besonderen Umgebungsverhältnisse herrschen sollen, die den Replikationsprozeß antreiben, müssen sich durch fortgesetzte Replikation viele weitere solche Stränge bilden. (Bei Vernachlässigung von Verlustprozessen müßten nach einer Generation 2, nach zwei Generationen $4 = 2^2$, nach n Generationen 2^n Stränge vorliegen.) Man gelangt dann allmählich zu einem stationären Zustand. Es entstehen etwa ebenso viel neue Stränge durch Replikation wie durch Verlustprozesse verschwinden, also z. B. durch Wegdiffundieren aus dem vorteilhaften Bereich.

5. Eine wichtige Schranke – zu viele Fehler

Ab und zu verlängern sich die Stränge, etwa durch zufällige Kondensation zweier kurzer Stränge. Dies ist leicht möglich, im Gegensatz zur spontanen Bildung eines längeren Stranges durch Verknüpfung von Monomeren. Längere Stränge diffundieren langsamer und haben deshalb bessere Chancen, im vorteilhaften Bereich zu verbleiben. Mit der Zeit sind also immer längere Stränge vorhanden, und die kürzeren verschwinden. Nun steigt aber mit wachsender Kettenlänge die Wahrscheinlichkeit, daß im Verlauf des Replikationsprozesses da oder dort im entstehenden Tochterstrang ein „letaler" Fehler eingebaut wird – etwa ein Monomer mit dem falschen Zucker – der dazu führt, daß der Tochterstrang nicht mehr als Matrize für weitere Replikationen dienen kann. Es muß sich also eine obere Grenze für die Kettenlänge einstellen. Die quantitative Untersuchung (siehe [2], dort Abschnitt 18.1.4.1) zeigt, daß sie bei Ketten mit etwa 50 Gliedern liegt.

Nun kann bei der Replikation auch ab und zu ein Baustein mit der falschen Base, z. B. G statt C, eingebaut werden. Der Strang kann dann noch immer als Matrize für die Replikation dienen, hat aber eine andere Sequenz der Kettenglieder. Es werden also mit der Zeit Ketten mit allen möglichen Sequenzen gebildet.

Bei geeigneten Sequenzen der Kettenbausteine können durch interne Paarung komplementärer Basen Faltungsfor-

men der Ketten entstehen[*]. Solche Faltungsformen können Vorteile haben; sie können beispielsweise durch den besseren Zusammenhalt der Gruppen beständiger gegen chemischen Abbau sein. Nach jedem Fehler, der zum Einbau einer anderen Base führt, ist jedoch der Zusammenbau zur Faltungsform gestört, da jede spezifische Faltungsform, z. B. die einer Haarnadel (Abb. 3), an eine spezifische Basenfolge ge-

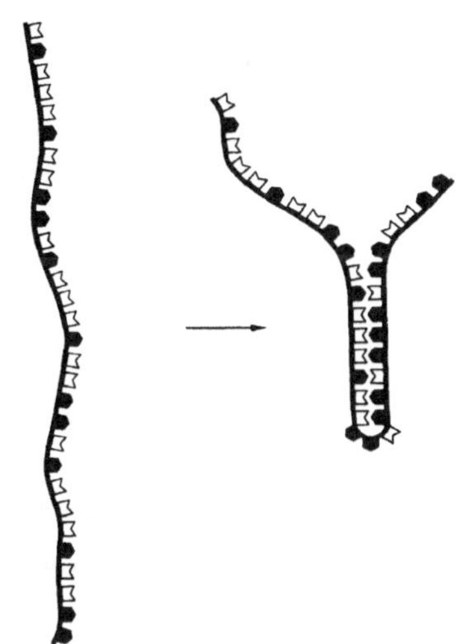

Abb. 3. Nucleotidfolge mit Teilstück in Haarnadelkonformation.

bunden ist. Eine zufälligerweise entstandene vorteilhafte Faltungsform verschwindet also wieder im Verlauf weiterer Replikationen, da die Basenfolge nicht oft genug nacheinander fehlerfrei kopiert werden kann. Im Denkmodell treten hier also Schwierigkeiten auf. Es scheint eine unabwendbare Grenze in der durch Replikation übertragbaren Information erreicht zu sein. Es ist nicht zu sehen, wie in solchen ersten sich reproduzierenden Systemen verhindert wird, daß sich Fehler im Replikationsprozeß ansammeln, die *Form* (darunter verstehen wir das jedem Exemplar der gleichen Sorte Gemeinsame) also wieder „vergißt", was sie gelernt hat.

6. Fehlerexemplare werden durch Nichteinbau im Aggregat ausgemerzt

Man kann sich nun einen Mechanismus ausdenken, der diese Schranke überwindet. Der Mechanismus ist zwar sehr einfach, aber im Modell von großer Tragweite. Wir denken uns Stränge mit einer Nucleotidfolge, die gerade eine Haarnadelkonformation entlang des ganzen Stranges erlaubt, mit dem Kopf der Haarnadel in der Strangmitte (Abb. 4). Das Replika der Haarnadel, das bei der Strangverdoppelung entsteht, ist eine entsprechende Haarnadel (vgl. Abb. 13). In einem geeigneten Milieu können solche Haarnadeln nun mit

---

[*] Für tRNA sind solche Konformationen durch Röntgen-Strukturanalysen bekannt [33]. Durch hochaufgelöste ^{1}H-NMR-Spektren konnte das Aufschmelzen von verschiedenen Bereichen von Einzelsträngen während einer Temperaturerhöhung, der allmähliche Übergang von gefalteten zu ungefalteten Konformationen, nachgewiesen werden [34]. Bei Abkühlung bildet sich die ursprüngliche Faltungskonformation fehlerfrei zurück. Der Wechsel zwischen ungefalteten Einzelsträngen und der doppelsträngigen Form findet zwischen etwa 30 und 100 °C statt, d. h. bei Temperaturen, wie sie auf der Urerde geherrscht haben müssen.

erstaunlicher Präzision ein Aggregat bilden, wie man an detaillierten Kalottenmodellen sehen kann (Abb. 5). Bei dieser Präzision im Einpassen müssen fehlerhafte Haarnadelstränge während des Aggregatzusammenbaus verworfen werden,

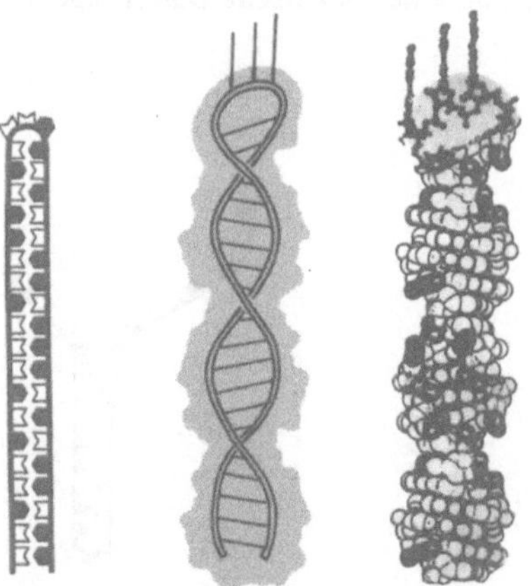

Abb. 4. Links: Mögliche Anordnung von Basen G und C, die eine Haarnadelkonformation erlaubt, welche sich über den ganzen Strang erstreckt. Die Annahme, daß frühzeitige Stränge zur Hauptsache oder ausschließlich G und C enthielten, ist nach vergleichenden Studien der Nucleotidfolgen von mehreren Transfer-Nucleinsäuren durch *Eigen* und *Winkler* plausibel [41]. Mitte: Skizze eines Haarnadelstranges, dessen „Beine" zu einer Doppelhelix verdreht sind. Die Umrisse sind die eines Kalottenmodells. Rechts: Molekülmodell eines Haarnadelstranges. Zur besseren Veranschaulichung ist das Kopfstück als Bindungsmodell, das restliche Molekül als Kalottenmodell dargestellt. Der Drehsinn der Doppelhelix ist linkshändig, wie dies *Rich* et al. [35] sowie *Dickerson* et al. [36] kürzlich durch Röntgen-Strukturanalysen an Kristallen von Guanin-Cytosin-Oligonucleotiden und *Arnott* et al. [37] an GC-DNA-Fasern fanden. Nach *Pohl* und *Jovin* [38] führt die Phasenumwandlung von DNA bei hohen Salzkonzentrationen zu einer linkshändigen Doppelhelix.

so daß in dieser Weise ein äußerst wichtiger Filtermechanismus entstanden ist, der Fehler ausmerzt. Die Aggregate kann man sich durch zweiwertige Kationen wie Ca^{2+} stabilisiert denken, die die negativ geladenen Phosphatidylgruppen an

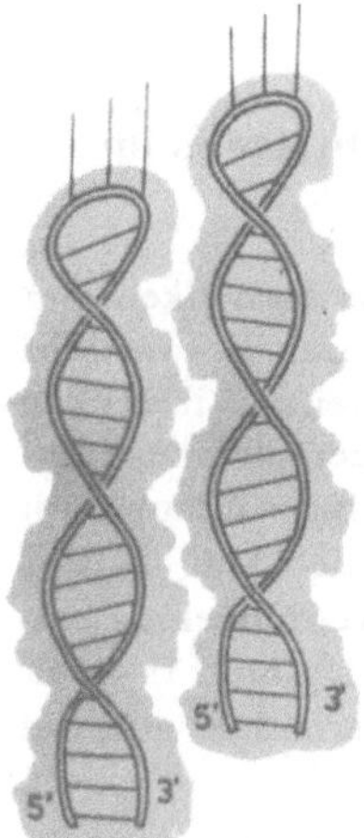

Abb. 5. Aggregation von zwei Haarnadelsträngen.

der Außenseite benachbarter Haarnadelmolekülstränge zusammenhalten. Die betrachteten Haarnadeln bestehen, wie oben gezeigt, aus etwa 50 Monomeren, was fast der Größe

der heutigen Transfer-Ribonucleinsäuren (70–80 Monomere) entspricht. Dies scheint von Bedeutung zu sein, und wir werden darauf zurückkommen.

Im Aggregatverband ist die Überlebenswahrscheinlichkeit erhöht, da die Stränge beispielsweise durch gegenseitige Abschirmung chemisch resistenter sind oder wegen der Aggregation weniger leicht den vorteilhaften Bereich verlassen. Aggregate können sich reproduzieren. Bei geeigneten Veränderungen der Umweltbedingungen, z. B. der Temperatur, zerfällt das Aggregat wieder in Einzelstränge, die Einzelstränge replizieren, die ursprünglichen wie die neuen, wieder gefalteten Molekülstränge diffundieren umher und bilden bei günstigem Zusammentreffen wieder Aggregate, deren Zahl sich somit vermehrt. Die periodische Wiederholung dieser Prozesse benötigt ein spezifisches und detailliertes Programm von Temperaturwechseln und eventuell anderen Umweltveränderungen. Faltung der Stränge und Aggregatbildung erfordern tiefere, Zerfall der Aggregate und Öffnung der Faltungsformen höhere Temperaturen. Man kann sich den erforderlichen komplizierten Wechsel der Temperatur und anderer Parameter an speziellen Stellen auf einer Urerde mühelos realisiert denken, ausgelöst durch den Tag-Nacht-Rhythmus und durch lokale Wechsel von Licht und Schatten (Abb. 6). Der erforderliche Bereich, in dem diese Prozesse stattfinden, braucht ja nur sehr klein zu sein, etwa mit dem Durchmesser 1 mm (siehe [2], dort Abschnitt 18.1.4.2).

Von großer Wichtigkeit ist zu verhindern, daß die in der Vervielfältigungsphase als Einzelmoleküle vorhandenen Komponenten des Aggregats auseinanderdiffundieren. Sie fänden sich sonst nie mehr zum Aggregat zusammen. Man muß sich also die betrachteten Vorgänge in einem engporigen Bereich ablaufend vorstellen. Die Porenwände halten die Molekülstränge zusammen und sorgen dafür, daß sie sich beim Herumdiffundieren in der Pore zur Aggregatbildung treffen. Man kann an ein feinporiges Gestein denken, das von einer Lösung geeigneter Monomere umgeben ist (Abb. 7). Die energiereichen Monomere können leicht in die Poren diffundieren, während die aus ihnen entstandenen Stränge im Porenhohlraum zum großen Teil festgehalten werden. Einige Stränge eines in einer Pore gebildeten Aggregates dringen in benachbarte Poren vor, vervielfältigen sich dort, und finden sich zu neuen Aggregaten zusammen. In dieser Weise wird der ganze poröse Bereich langsam von Aggregaten kolonisiert. Die nähere Betrachtung führt auf einen Porenhohlraum von etwa 500 nm Durchmesser (siehe [2], dort Abschnitt 18.1.4.2 d). Bakterien haben ungefähr die gleiche Größenordnung.

Aggregate wie die beschriebenen bieten entscheidende Vorteile, da sie größere Poren erobern können als Einzelstränge. Jeder Mechanismus, der den Zusammenbau von gefalteten Strängen zu Aggregaten erleichtert, würde weitere große Vorteile bringen. Ein schnelles Zerfallen der Aggregate und ein schneller Wiederzusammenbau wären dabei äußerst nützlich. Diese Erfordernisse werden von linearen Aggregaten erfüllt, die aus Anbauelementen bestehen, die in allen wesentlichen Zügen übereinstimmen. Solche Aggregate können in einem Schritt auseinanderfallen (was bei dreidimensionalen Aggregaten nicht der Fall wäre), und jeder Baustein paßt mit jedem anderen zusammen. Diese Bedingungen werden durch die eben beschriebenen Aggregate von Haarnadelsträngen erfüllt.

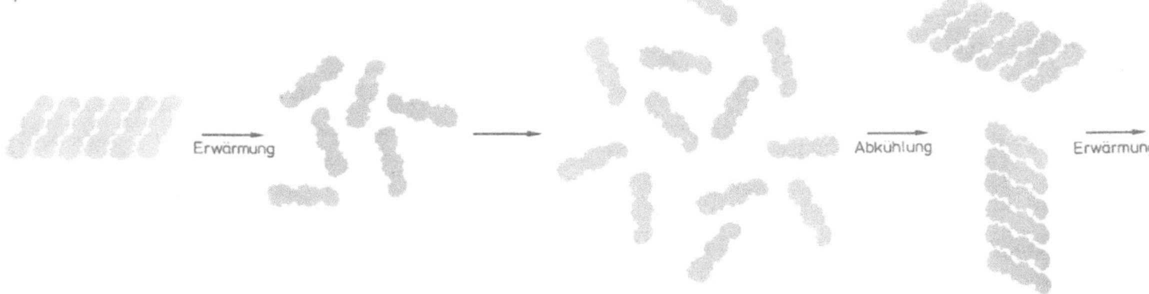

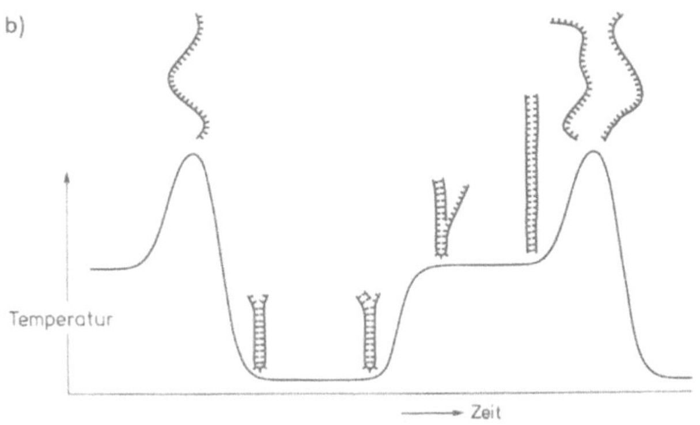

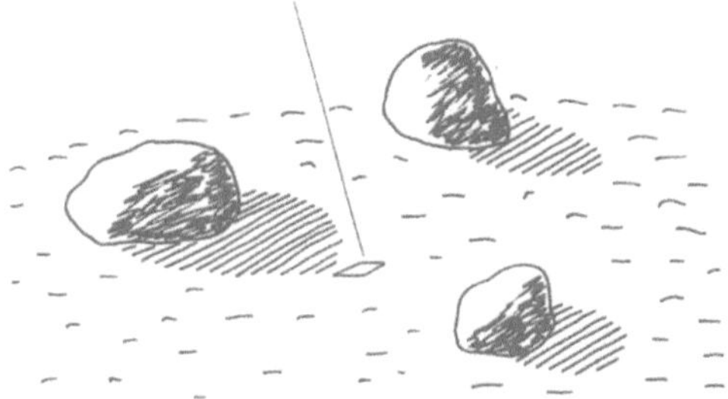

Abb. 6. a) Vervielfältigung von Aggregaten durch Zerfall in Stränge, deren Replikation und Wiederzusammenbau. b) Temperaturprogramm zur Strangreplikation, schematisch. Bei den höchsten Temperaturen sind die Stränge entfaltet. Bei Abkühlung nimmt der Grad der internen Basenpaarung zu, und die Stränge falten sich z. B. zu einer Haarnadelkonformation. In dieser Konformation könnte Replikation nur am freien Strangende anfangen und würde von dort fortschreiten, wenn die Temperatur erhöht und dadurch die Basenpaarbindung gelockert würde. Der Zusammenbau von gefalteten Strängen zu Aggregaten und deren späterer Zerfall benötigen ein zusätzlich überlagertes cyclisches Temperaturprogramm. c) Realisation von periodischen Temperaturwechseln durch schattenwerfendes Gestein in einem Gebiet von kleinen linearen Dimensionen (z. B. 1 mm). Das Gestein wird von einer Lösung energiereicher Monomere umspült.

7. Der Sammelapparat

Einen großen Selektionsvorteil würde die Evolution einer Vorrichtung mit sich bringen, die die Aggregation zusammenpassender Anbauelemente beschleunigt. Ein einfaches Modell, das diesem Zweck dienen würde, besteht aus einem ungefalteten Strang, der durch Zufall an ein Ende eines gefalteten Haarnadelstranges ankondensiert wurde (Abb. 8, links), wobei angenommen wird, daß der freie Strang neue Anbauelemente zur Wachstumszone des Aggregats führen kann. Die Anbauelemente sollen an diesen *Sammelstrang* nur schwach gebunden sein und z. B. von einer Haftstelle zur

anderen wandern, so daß die ursprünglich dreidimensionale Diffusion der Anbauelemente in eine lineare Diffusion entlang des Sammelstrangs umgewandelt wird. Der Träger des Sammelstranges ist ein umgekehrtes Haarnadelmolekül, das als *Nucleationszentrum* wirkt, an dem also die Aggregation einsetzen kann, und an dem sich die Anbauelemente in palisadenartiger Anordnung verankern können (Abb. 8, rechts).

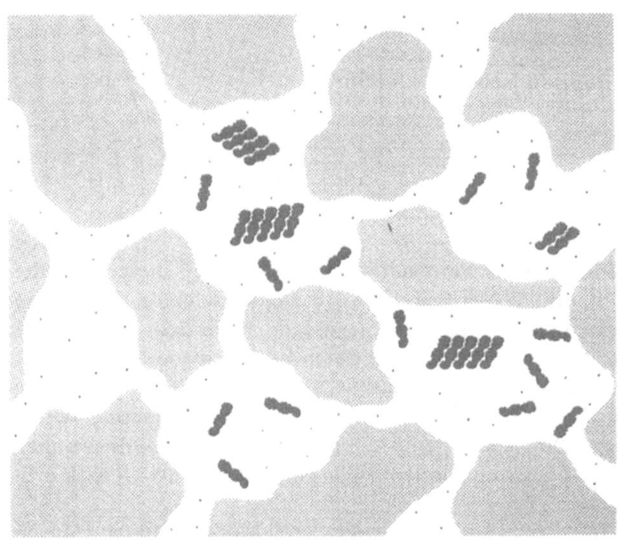

Abb. 7. Poren mit Kanälen, die eine freie Diffusion von Monomeren in die Poren erlauben, während Stränge, die Aggregate bilden und als Matrizen zur Replikation dienen, weitgehend zurückgehalten werden.

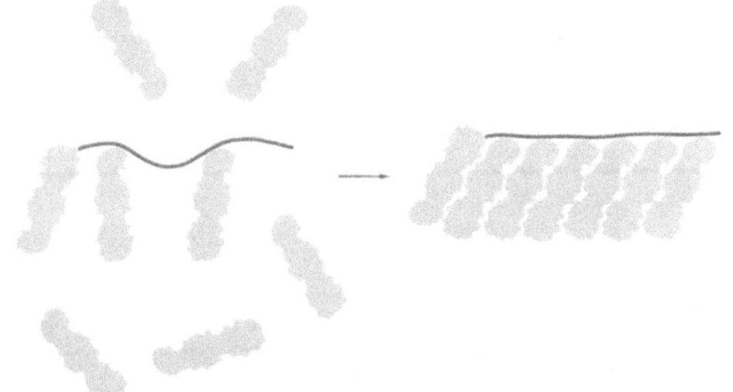

Abb. 8. Der Sammelapparat, ein Mechanismus, der den Zusammenbau von Aggregaten von Haarnadelsträngen erleichtert. Links: Der Haarnadelstrang ganz links ist umgedreht und mit einem ungefalteten Strangende verbunden, das als Sammelstrang dienen kann. Rechts: Palisadenartiges Aggregat, das auf diese Weise zusammengebaut wurde.

Abbildung 9 zeigt im Detail, wie der Aggregatzusammen-
bau durch den eben beschriebenen *Sammelapparat* die äußerst wichtige Funktion erfüllt, fehlerhafte Replikas zu ver-
werfen und wie auf diese Weise eine Anhäufung von Repli-

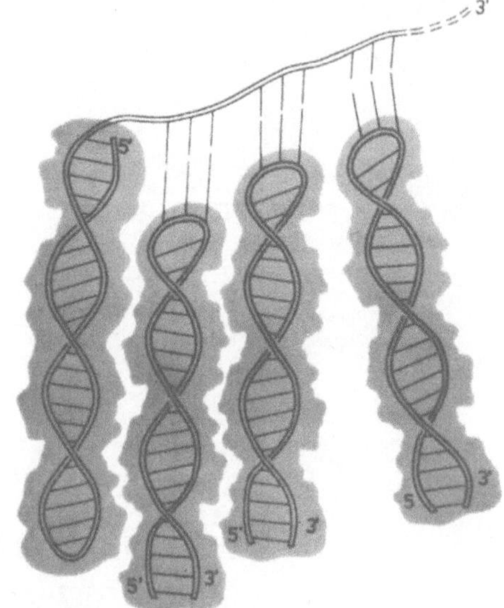

Abb. 11. Räumliche Anordnung der in Abb. 10 gezeigten Stränge. Die „Beine"
der Haarnadeln sind zu Doppelhelices zusammengedreht. Die Umrisse sind die
eines Kalottenmodells.

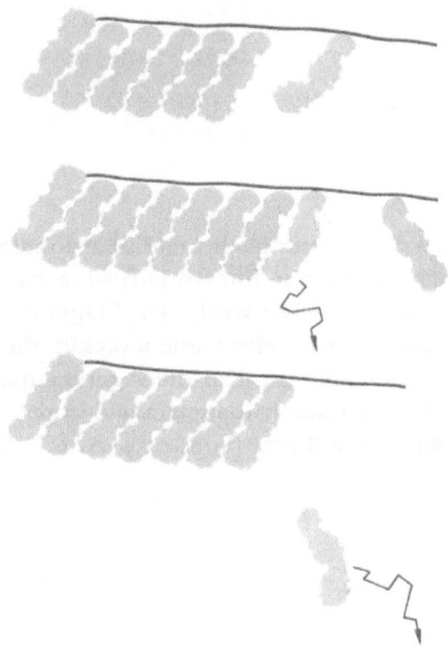

Abb. 9. Der in Abb. 8 gezeigte Mechanismus kann als Fehlerfilter dienen. Oben:
Die fehlerhafte Strangkopie mit unvollkommener Haarnadelkonformation diffundiert längs des Sammelstranges. Mitte: Die fehlerhafte Kopie paßt nicht ins
Aggregat und wird verworfen. Unten: Ihr Platz wird durch eine korrekte Kopie
eingenommen.

kationsfehlern vermieden wird. Als Folge dieser Ausfilte-
rung von Fehlern sind die Haarnadelmoleküle als Komponenten eines Aggregats sozusagen fehlerfrei. Ohne diesen
Mechanismus würde eine durch Zufall entstandene Haarnadel die Information „Haarnadel" nach einigen Generationen
durch Replikationsfehler verlieren. Die Komponenten im
Aggregat „kooperieren". Sie bilden eine Funktionseinheit,
die als Ganzes überlebt oder abstirbt und als Ganzes evolviert.

Im vorgeschlagenen *molekularen* Modell sind die Haarnadelstränge durch Basentripletts an ein Triplett von komplementären Basen am Sammelstrang angeheftet (Abb. 10). Am

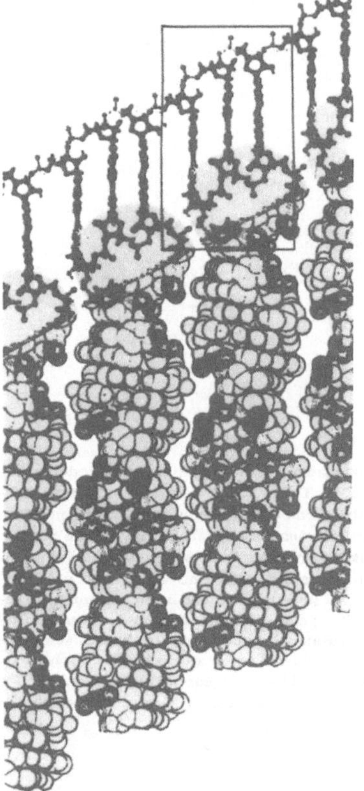

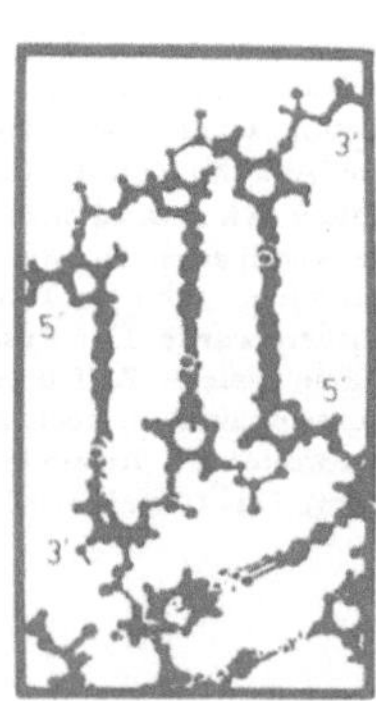

Abb. 12. Einzelheiten des ausgezeichneten Zusammenpassens zwischen den
Haarnadelsträngen eines palisadenartigen Aggregats sowie zwischen den Basentripletts an den Haarnadelköpfen und den komplementären Tripletts am Sammelstrang (siehe vergrößerten Ausschnitt). Mit Strängen in der üblichen rechts-
händigen Doppelhelixkonformation ist ein entsprechendes Zusammenpassen
nicht zu erreichen.

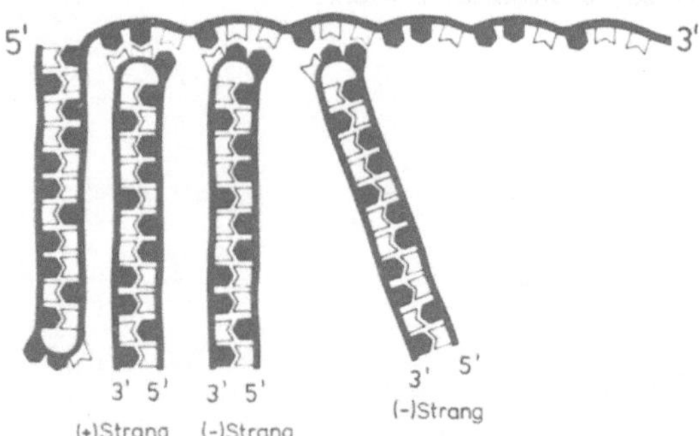

Abb. 10. Einzelheiten der Basenpaarung in einem Aggregat, das zusammengebaut wird. Man beachte die Verknüpfung zwischen Haarnadel- und Sammelstrang durch ein Triplett von komplementären Basen.

Molekülmodell sieht man, daß benachbarte Haarnadelmoleküle erstaunlich gut ineinanderpassen, und daß zugleich
auch die drei gestapelten Basenpaare in den eben erwähnten

Tripletts genau zusammenpassen (Abb. 11 und 12). Das gute
Zusammenpassen ist in Modellen, in denen mehr als drei Ba-
senpaare zur Anheftung der Haarnadelmoleküle an den
Sammelstrang verwendet werden, nicht mehr zu erreichen.
Andererseits sind mindestens drei Nucleotide erforderlich,
um die Krümmung der Haarnadel von 180° zu vermitteln.

502

Auch das Zusammenpassen der umgekehrten Haarnadel mit dem ersten Anbaumolekül ist ausgezeichnet. Wenn allerdings die Laufrichtungen in den Strängen anders sind als in Abbildung 10, ist ein so genaues Einpassen nicht zu erreichen.

Eine wichtige Eigenschaft des Modells liegt darin, daß sowohl (+)- als auch (−)Stränge als Anbauelemente dienen können. Das führt zu großer Wirtschaftlichkeit in der Verwendung der Stränge und zum schnelleren Zusammenbau von Aggregaten. (+)- und (−)Stränge sind bis auf die komplementären Basen in der Kettenmitte gleich (Abb. 13). Im Triplett kann im (+)- und (−)Strang an der ersten Stelle C stehen. Die dritte Stelle in beiden Strangtypen muß dann G einnehmen. Entsprechend muß sich im Sammelstrang an der ersten Stelle jedesmal G, an der dritten C befinden. In der Mittelposition können C und G statistisch verteilt sein. Wenn dort G steht, heftet sich ein (+)Strang an, im anderen Fall ein (−)Strang (Abb. 10). Man hat also einen einfachen Ableserahmen: Jedes „Wort" auf dem Sammelstrang beginnt mit G und endet mit C.

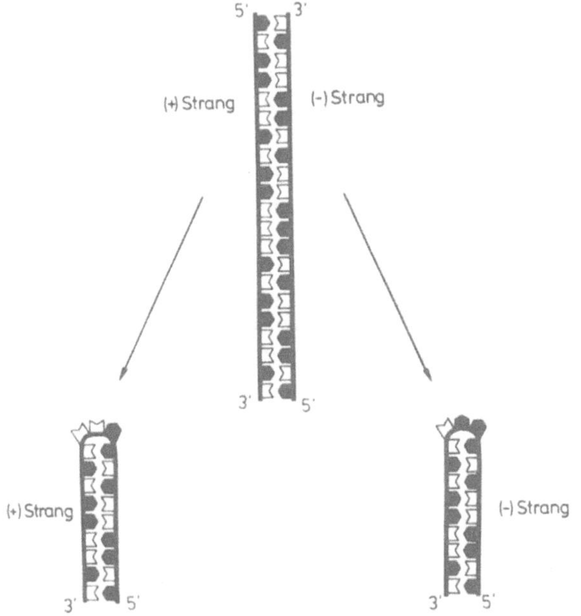

Abb. 13. (+)- und (−)Strang von Haarnadelmolekülen. Mitte: nach der Replikation mit gepaarten Basen; links: (+)Strang in Haarnadelkonformation; rechts: (−)Strang in Haarnadelkonformation.

Die Bindungsenergie von drei Basenpaaren reicht für eine feste Verknüpfung bei Raumtemperatur nicht aus. Es ist also gerechtfertigt, sich vorzustellen, daß die Anbauelemente am Sammelstrang zunächst nur lose gebunden werden und jedes neue Anbauelement solange am Sammelstrang entlang diffundiert, bis es an die Wachstumsstelle gelangt, wo es sich durch das Einpassen an das vorangehende Element stabilisiert. Das Modell ermöglicht damit die vorteilhafte eindimensionale Diffusion der Haarnadelstränge entlang des Sammelstrangs. Jedes neue Anbauelement wird fest eingebaut, falls sein Triplett aus den richtigen Basen besteht, die komplementär zu den entsprechenden Basen am Sammelstrang sind; im anderen Fall wird es verworfen. Mit jedem weiteren Anbauelement, das sich einpaßt, werden die vorangehenden Elemente im Verband zusätzlich stabilisiert. Damit der Prozeß in der beschriebenen Weise abläuft, muß die Bindungsenergie des seitlichen Einpassens jedes neu hinzu-

tretenden Anbauelements an das vorangehende etwa gleich groß sein wie die Bindungsenergie seines Basentripletts an ein passendes Triplett am Sammelstrang. Wäre sie kleiner, so würde bei Raumtemperatur keine feste Verknüpfung stattfinden. Wäre sie größer, so würde sich auch ein Anbauelement fest einfügen, dessen Triplett nicht komplementär zum Triplett am Sammelstrang ist.

Die Richtung, in welcher die Basentripletts am Sammelstrang abgelesen werden, ist dieselbe 5′3′-Richtung, in welcher der genetische Bauplan, die Codons, am heutigen Messenger-Ribonucleinsäurestrang abgelesen werden. Weiterhin sind die Basentripletts der Haarnadelstränge des Aggregates in der umgekehrten Richtung angeheftet, der 3′5′-Richtung, genau so wie die Anticodontripletts in den heutigen Transfer-Ribonucleinsäuresträngen. Es ist frappierend, daß das gute Einpassen der Anbauelemente gerade die Wünsche an das Modell erfüllt, und man kann sich gut denken, daß der Sammelstrang die Urform für den Träger der genetischen Information ist, die Anbauelemente die Urform für die Adaptermoleküle, der Sammelapparat also die Urform für den Übersetzungsapparat.

Experimente zur Verwirklichung solcher Aggregate wären von größter Bedeutung. Es wäre von Interesse, nach Bedingungen zu suchen, unter denen GC-Ribonucleinsäurestränge mit Haarnadelkonformation gemäß unserem Modell in der Links-Helix-Konformation von *Arnott-Rich-Dickerson* vorliegen (hohe Ionenstärke oder geeignetes Lösungsmittel)[*]. Die Bedingungen (Kettenlänge und Milieu) müßten so gewählt werden, daß die Stabilisierung durch das Aneinanderpassen benachbarter Haarnadeln genau die erforderliche Größe hat. Es müßte dann die erwartete Aggregation eintreten[**]. Es ist denkbar, daß bereits durch Zusammenlagern zweier Anbauelemente und Anheften an den Sammelstrang ein genügend stabiles Aggregat entsteht, um die weitere Aggregation zu ermöglichen. Das Nucleationselement am Sammelstrang wäre dann nicht nötig und könnte weggelassen werden. Auch solche Systeme könnten lohnende experimentelle Ziele sein.

Die Vorstellung, daß der Sammelstrang die Urform für den Träger der genetischen Information ist, wird durch Sequenzanalysen der DNA aus Viren, Prokaryonten und Eukaryonten durch *Shepherd*[40] gestützt. Die deutlich periodische Korrelation weist darauf hin, daß ursprünglich der Ableserahmen PuNPy (Pu = Purin wie G, Py = Pyrimidin wie C, N = Purin oder Pyrimidin) vorlag und teilweise erhalten blieb.

Die Vorstellung, daß die Anbauelemente die Urform der Transfer-Ribonucleinsäuren sind, wird durch die neuesten

[*] Anm. bei der Korrektur: *J. H. van De Sande* und *T. M. Jovin*, Max-Plank-Institut für Biophysikalische Chemie, Göttingen, haben vor kurzem festgestellt, daß in GC-Ribonucleinsäuren eine Konformationsänderung auftritt, die auf den postulierten Übergang in eine Linkshelix hindeutet. In Lösungen von GC-RNA und NaClO$_4$ in Wasser mit 20% Ethanol tritt bei Erhöhung der Salzkonzentration von 4.8 mol/l auf 6 mol/l eine Umkehr im Vorzeichen des CD-Maximums bei 284 nm (von + nach −) auf, und das Maximum verschiebt sich nach 294 nm. Das CD-Spektrum bei der höheren Salzkonzentration ist sehr ähnlich wie das Spektrum der linkshändigen Arnott-Rich-Dickerson-Form von GC-DNA. Mit der Konformationsänderung nimmt die Aggregationstendenz deutlich zu, wie man nach unserem Modell erwartet (persönliche Mitteilung). Vgl. auch [60].
[**] Die Vorstellungen über mögliche Konformationen von DNA- und RNA-Doppelhelices und über ihre Abhängigkeit von der Nucleotidsequenz befinden sich noch sehr im Fluß; weitere stabile Konformationen könnten noch gefunden werden (vgl. z. B. die kürzlich von *Hopkins* [39] vorgeschlagene DNA-Konformation). Für unser Modell ist das Aneinanderpassen benachbarter Haarnadelformen wichtig, und es spielt keine Rolle, ob das durch eine linkshändige oder rechtshändige Doppelhelix oder durch eine andere Konformation erreicht wird.

Befunde von *Eigen* und *Winkler*[41] gestützt. Aus der großen Ähnlichkeit der Nucleotidsequenzen von mehreren Transfer-Ribonucleinsäuren folgerten diese Autoren, daß die Transfer-Ribonucleinsäuren für alle Aminosäuren bei allen Organismen aus derselben ursprünglichen Form stammen. Die so aus den empirischen Daten extrapolierte *Stammform* ist interessanterweise symmetrisch in dem Sinn, daß sie Haarnadelstruktur (oder die von *Eigen* betrachtete Kleeblattstruktur) haben konnte. Die Vorstellung, daß sich die betrachteten haarnadelförmigen Anbauelemente in die Transfer-Ribonucleinsäuren umgewandelt haben, erscheint also nach diesem wichtigen Befund von *Eigen* noch attraktiver als zuvor. Es fragt sich nun, wie es von da aus zu diesem erstaunlichen Umschwung – der Entstehung eines Übersetzungsapparates von Nucleinsäuresequenzen in Aminosäuresequenzen – kommen konnte.

8. Katalytische Wirkung der Aggregate

Wir wollen nach der bisherigen Methode in kleinen Schritten weitergehen und zusehen, wohin das physikalisch-chemische Denkmodell führt. Wie konnte der Sammelapparat katalytische Eigenschaften bezüglich der Proteinsynthese entwickeln?

Defekte in Haarnadelsträngen verhindern den Einbau in das Aggregat (vgl. Abb. 9); dies gilt jedoch nur für den Bereich, der für den seitlichen Kontakt mit den Nachbarn wichtig ist, nicht aber für die Enden der Haarnadeln. Sind dort (Abb. 14 unten) die Basen als Folge von Replikationsfehlern nicht gepaart, so stört das den Einbau nicht. In der Tat könnte schon das erste Haarnadelmolekül solche offenen Enden besessen haben. Sie könnten als Starthilfe für die Replikation der Stränge dienen, also schon immer Selektionsvorteile gebracht haben, weil die Replikation nur an Strangenden und nicht an anderen Stellen beginnen kann (vgl. Abb. 6b).

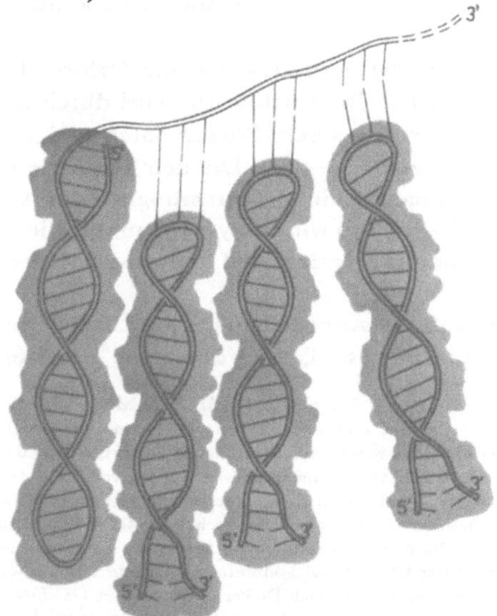

Abb. 14. Haarnadelstränge, in denen die letzten Basen an den Strangenden nicht komplementär zueinander und deshalb nicht aneinander gebunden sind. Die offenen Enden der Haarnadeln beeinträchtigen das Zusammenpassen im Aggregat nicht.

Wir postulieren nun, daß sich an den offenen Enden der Haarnadelmoleküle Aminosäuren, mit geeigneten aktivierenden Gruppen verknüpft, anlagern können. Mit Amino-

säuren kann man auf der Urerde rechnen. Wie in Abschnitt 3 erwähnt, werden sie bei Simulation der präbiotischen Verhältnisse leicht gewonnen. Die angelagerten Aminosäuren sind nun befähigt, sich zu einer Polypeptidkette zu verknüpfen, bedingt durch den geringen Abstand im Aggregat und durch weitere günstige sterische Verhältnisse. Die fertige Polypeptidkette löst sich dann ab, und der ganze Prozeß kann sich wiederholen (Abb. 15).

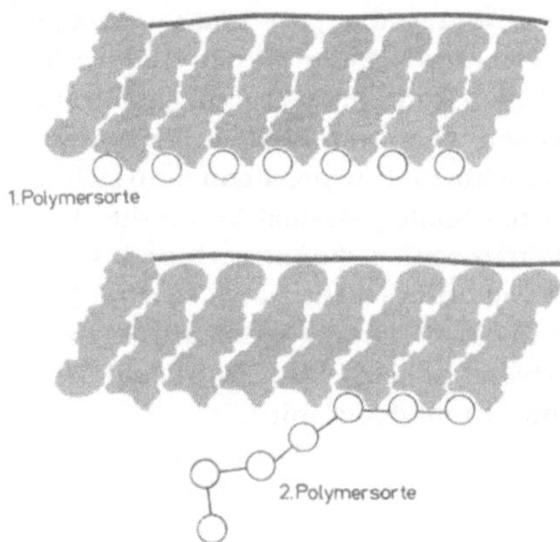

Abb. 15. Katalyse der Polypeptidsynthese. Oben: Die Enden der Haarnadelstränge binden aktivierte Aminosäuren, die sich dann zum Polypeptid verknüpfen. Unten: Das Polypeptid löst sich ab.

Polypeptide aus den präbiotisch häufigsten Aminosäuren Glycin und Alanin, die man zu den hydrophoben Aminosäuren zählt, bringen in unserem Modell einen großen Selektionsvorteil, da sie Agglomerate bilden und dadurch die Porenöffnungen verkleinern können (Abb. 16). Die Systeme sind dann nicht mehr an engporige Bereiche gebunden. Auf

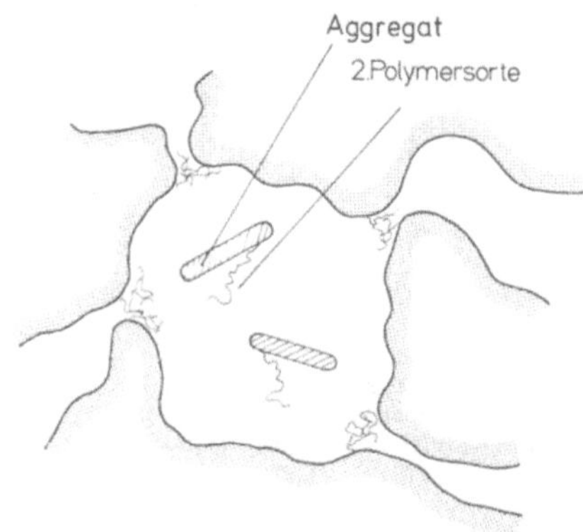

Abb. 16. Polypeptide können als Agglomerat die Diffusion in Porenkanälen hemmen.

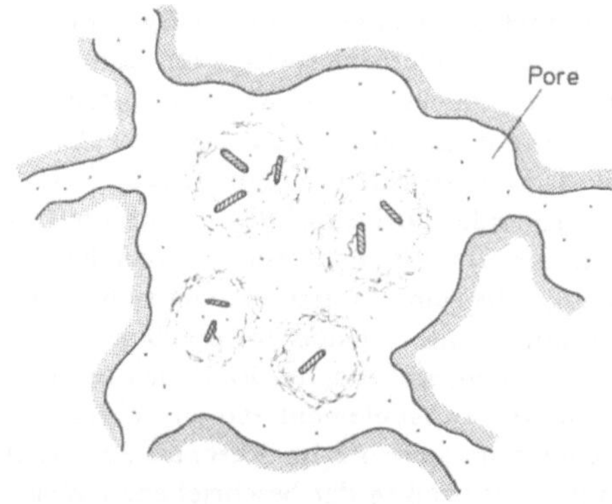

Abb. 17. Polypeptide können zellwandartige Hüllen bilden.

einer späteren Stufe bilden die Polypeptide eine Art Hülle, was eine weitere Ausbreitung der Systeme ermöglicht (Abb. 17). Die Hülle sollte als Filter wirken, das Mononucleotide durchläßt und Nucleinsäurestränge zurückhält[*]. Diese Bedingung kann durch agglomerierte Polypeptide erfüllt werden, aber nicht durch Lipide, die daher erst in einem späteren Zeitpunkt als Bestandteil der Zellmembran nützlich sein dürften, wenn nämlich eine spezifische Semipermeabilität nötig wird.[**]

Ein wichtiger Punkt bei der Bildung von stabilen Strukturen wie Agglomeraten oder Hüllen besteht darin, daß dafür Monomere benötigt werden, die andere Eigenschaften haben als die Monomere, aus denen die Stränge aufgebaut sind. Diese Strukturen müssen nämlich während des ständigen Wechsels der Umweltbedingungen intakt bleiben, der wiederum nötig ist, um die Replikation der Stränge und den Zusammenbau und das Auseinanderfallen der Aggregate anzutreiben.

Jede Änderung, die eine Loslösung vom engporigen Bereich ermöglicht, erhöht die Vermehrungschancen, denn im neuen Bereich hat die veränderte Form keine Konkurrenten mehr. Dieser Effekt – der Selektionsvorteil der komplexeren Form im Erschließen eines neuen Bereichs – führt zur steten Evolution in Richtung zunehmender Komplexität. Die Evolution zunehmend komplexerer Formen ist eine notwendige Folge der Vielgestaltigkeit der Umgebungsstruktur. Ein solcher Abwechslungsreichtum ist nötig, um den Selektionsgradienten zu erzeugen, ohne den keine Evolution stattfinden kann.

9. Der Übersetzungsapparat

Die Evolution von Polypeptiden, die erst als Diffusionsbarrieren und später als Hüllen von steigender Komplexität dienen, führt zu einer weiteren wichtigen Entwicklung. Wir gehen davon aus, daß sowohl (+)- als auch (−)Stränge der Haarnadelmoleküle, die ja stets nebeneinander vorhanden sind, im Aggregat eingebaut werden. (+)- und (−)Stränge haben an den Enden und in der Mittelposition komplementäre Basen und sind sonst gleich (Abb. 13 und 18). Befinden sich z. B. zwei Basen G an den Enden eines (+)Stranges, dann müssen sich an den entsprechenden Enden des (−)Stranges zwei Basen C befinden. Die beiden Strangsorten dürften somit verschiedene Affinitäten für zwei Sorten von aktivierten Aminosäuren haben. Damit ist automatisch auch eine Korrelation von Aminosäure und Base in der Mitte des Anticodontripletts vorhanden und als Folge davon eine Korrelation zwischen der Sequenz der Nucleotide auf

dem Sammelstrang und der Sequenz der Aminosäuren im Polypeptid. Das Haarnadelmolekül übt damit die Funktion eines Adaptermoleküls aus.

Eine Möglichkeit, wie es zu der spezifischen Bindung der Aminosäure an das Nucleotid kommen kann, ist in Abbildung 18 (unten) für den (+)Strang illustriert. Die Aminosäure a_1 ist durch ein Purin-Nucleotid (G) aktiviert (vgl. Schema 1, Schritt l). Durch Intercalation und komplementäre Basenpaarung könnte es zur spezifischen Bindung und anschließenden Reaktion mit der 2′-OH-Gruppe der Ribose am Kettenende kommen, also zu derselben Verknüpfung wie in den tRNAs. Am Molekülmodell zeigt sich, daß eine solche Verknüpfung sterisch geeignet sein müßte, um die Reaktion mit der 2′- oder 3′-OH-Gruppe der betrachteten Ribose zu ermöglichen. Entsprechend könnte a_2 durch Aktivierung mit einem Pyrimidin-Nucleotid (C) an den (−)Strang gebunden werden. Eine spezifische Anreicherung dieser aktivierten Aminosäuren an ausgezeichneten Stellen des präbiotischen Planeten wäre gut denkbar[*].

Die Sequenz auf dem Sammelstrang ändert sich im Lauf der Zeit allmählich, und ab und zu kann eine Sequenz auftreten, die einem Polypeptid mit zunächst äußerst schwachen enzymatischen Eigenschaften entspricht, das als primitive „Replikase" wirkt, d. h. als Enzym, das die Replikation beschleunigt und die Häufigkeit von Fehlern herabsetzt. Diese primitive Replikase müßte die Häufigkeit von Replikationsfehlern mindestens soweit herabsetzen, daß die Information zu ihrer eigenen Herstellung erhalten bleibt. Im anderen Fall würde das System jede vorteilhafte Sequenz immer wieder vergessen.

Die quantitative Abschätzung zeigt (vgl. [2], dort Abschnitt 18.1.4.3), daß eine sehr schwache enzymatische Wirkung genügt, um diese Bedingung zu erfüllen – Herabsetzung der Häufigkeit von Replikationsfehlern auf etwa 1/3 des Werts ohne Replikase –, und man kann sich gut vorstellen, daß sie schon von einem kurzen Polypeptid ausgeübt wird, das etwa die Doppelhelix in dem Bereich, wo die Replikation stattfindet, stabilisiert und den Kontakt der beiden Stränge verbessert. Das Polypeptid kann z. B. in eine Furche der Doppelhelix passen, die sich während der Replikation bildet[**].

Es wäre von großem Interesse, nach Gly-Ala-Polypeptiden mit beispielsweise zehn Aminosäuren zu suchen, die die matrizengesteuerte Polymerisation von Nucleinsäuresträngen erleichtern, also als primitive Replikasen wirken. Wären die Bedingungen zur Herstellung des betrachteten Aggregates bekannt, könnte versucht werden, die postulierte Bildung von Polypeptiden aus aktiviertem Glycin und Alanin oder

---

[*] Die Bedeutung einer Polymerhülle als Diffusionsbarriere ist schon von *Oparin* [42] erkannt worden, der Koazervate untersucht hat. Das Koazervat bildet eine vorgegebene Struktur wie in hier vorliegenden Modell das poröse Gestein. Die Polymerhülle hat in unserem Modell die Funktion, dem evolvierenden System zu ermöglichen, sich von der vorgegebenen Porenstruktur zu befreien. Sie steht also in einem ganz anderen logischen Zusammenhang als das Koazervat im Bild von *Oparin*. Nimmt man (mit *Oparin*) an, daß eine Polymerhülle schon am Anfang vorhanden ist, so haben zufälligerweise entstandene Aggregate mit katalytischen Eigenschaften zur Herstellung von Hüllenmolekülen keine Selektionsvorteile. Es fehlt in diesem Fall der Selektionsdruck in Richtung hüllenproduzierender Systeme.

[**] Die Polypeptidhülle könnte auch gewisse katalytische Eigenschaften zur hydrolytischen Spaltung der Nucleinsäuren haben. Fehlerexemplare, die nicht im Aggregat eingebaut sind, würden schneller abgebaut. Die freigesetzten Mononucleotide ständen für den Aufbau neuer Ketten zur Verfügung, und das hätte Selektionsvorteile.

[*] Neben chemischen Unterschieden, die zu einer Aktivierung von a_1 mit G und a_2 mit C führen könnten, kann man an Unterschiede im physikalischen Verhalten denken. Man kann sich etwa vorstellen, daß die beiden Aminosäuren a_1 und a_2 zwar etwa gleich gut mit Purin- oder Pyrimidin-Nucleotiden aktiviert werden, daß aber dann die verschiedenen Molekülsorten a_1-C, a_1-G, a_2-C, a_2-G getrennt werden, etwa durch unterschiedliche chromatographische Eigenschaften. Die Mischung kann an einem Substrat wie Montmorillonit adsorbiert und mit einer wäßrigen Lösung von anorganischen Salzen als Fließmittel in verschiedene Zonen aufgetrennt werden, die dann räumlich isolierte Reservoire von aktivierten Verbindungen sind. Es können also z. B. a_1-C und a_2-G in eine geeignete poröse Region sickern, in der dann die interessierenden Vorgänge stattfinden. Die Trennung von Nucleotiden in kationischen und anionischen Austauschkolonnen mit wäßrigen Lösungen anorganischer Salze als Fließmittel ist leicht zu erreichen [32].

[**] Diese Vorstellung wird durch Untersuchungen zur spezifischen Bindung von Proteinen an Nucleinsäuren gestützt, nach der sich Oligopeptide aus beispielsweise zehn Aminosäuren als Faltblatt in die Furche einer Doppelhelix einpassen müßten [43].

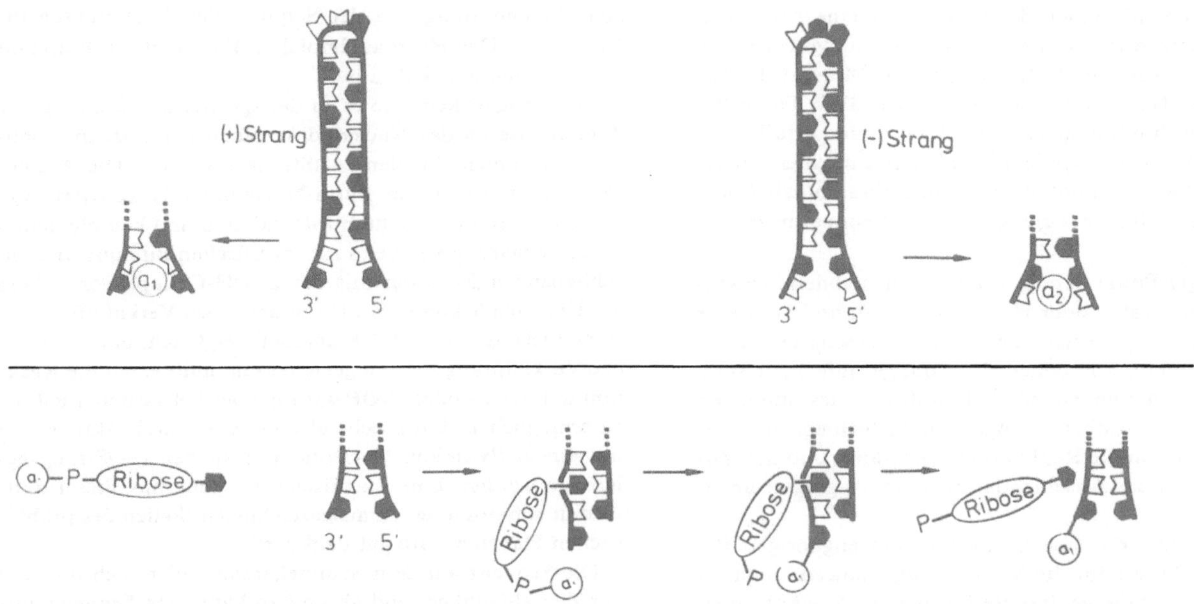

Abb. 18. (+)- und (−)Strang als Adapter für die Aminosäuren a_1 und a_2. Man beachte, daß die beiden Stränge mit Ausnahme des Nucleotids in der Strangmitte und den Nucleotiden an den Strangenden gleich sind. Oben (rechts und links): Anheftung von Aminosäuren, schematisiert. Unten: Möglichkeit des Anheftens der durch ein Purin-Nucleotid aktivierten Aminosäure a_1 an das Ende des (+)Strangs.

eventuell aus zwei anderen Aminosäuren zu erreichen. Wenn man einmal die Aggregation und matrizengesteuerte Strangsynthese verstehen würde, könnte man prüfen, ob mit einem geeigneten periodischen Temperaturprogramm die Reproduktion von Aggregaten und allmähliche Entstehung einer Replikase gelingt.

Das Auftreten einer Replikase ist ein Durchbruch: Ein Apparat zum Lesen und Übersetzen eines Codes ist entstanden. Die Evolution von Systemen mit weiteren Enzymen ist jetzt möglich, und das führt zu einem rapiden Fortschritt. Andere Basen werden als Codebuchstaben eingeführt, andere Stellen im Codetriplett erschlossen. Der Prozeß kann am Computer simuliert werden. Es konnte so gezeigt werden, wie sich Codes für zuerst zwei und später bis zu sechs Aminosäuren ohne Schwierigkeiten entwickeln[44]. Der Übersetzungsapparat wird verfeinert; die Komponenten innerhalb der Hülle kooperieren schließlich, so daß das Ganze immer mehr zur Funktionseinheit wird. Durch die Entwicklung immer besserer Replikasen können die Systeme zunehmend mehr genetische Information übertragen.

Hier hat man also prinzipiell eine Antwort auf die alte Frage, wie es möglich ist, daß ein Übersetzungsapparat entsteht, der aus Übersetzungsprodukten aufgebaut ist. Für den Umschwung ist nach diesem Modell ein einfacher Prozeß entscheidend: das erstaunlich genaue Ineinanderpassen von Anbauelementen, Nucleationsmolekül (Träger des Sammelstranges) und Sammelstrang.

10. Weitere Einzelheiten des Ur-Übersetzungsapparates

Schon im ersten Konzept[1] zum hier betrachteten Modell eines Übersetzungsapparates war die Mittelposition des Nucleotidtripletts, das zur Anheftung an den Sammelstrang dient, als die einzige Stelle gedacht, die für Codierungszwecke gebraucht wird. Wenn wir dazu noch annehmen, daß am

Anfang nur Nucleotide mit den Basen G und C verwendet wurden, dann muß die erste bzw. dritte Base im Anticodontriplett jedes Anbauelementes G bzw. C oder umgekehrt C bzw. G sein (wegen der oben diskutierten Symmetrieeigenschaften von (+)- und (−)Haarnadelsträngen). Mit diesen beiden Positionen ist der „Ableserahmen" von Codetripletts festgelegt, und die eigentlichen Codewörter für Aminosäuren sind somit CCG und CGG, oder GGC und GCC. *Eigen* und *Schuster*[45] haben angenommen, daß die zweite Möglichkeit realisiert sei, da in allen biologischen Organismen GGC für Glycin und GCC für Alanin codieren, für die beiden wichtigsten Aminosäuren der präbiotischen Chemie. Für den Ableserahmen PuNPy sprechen auch die in Abschnitt 7 erwähnten Ergebnisse von *Shepherd*[40]. Die Verwendung von A und U zur Besetzung der Mittelstellen der Codetripletts führte zu den weiteren Tripletts GAC und GUC. Sie codieren für Asparaginsäure bzw. Valin, die ebenfalls zu den häufigsten Aminosäuren von präbiotischen Simulationen zählen. Asparaginsäure ist hydrophil, und man kann sich gut vorstellen, daß die Verfügbarkeit dieser Aminosäure eine Entwicklung von Polypeptiden mit enzymatischen Eigenschaften ermöglichte.

Crick, Brenner, Klug und *Pieczenik*[46] haben ein Modell eines frühen Übersetzungsapparates entwickelt, das auch aus einem Messenger-Ribonucleinsäurestrang und Adaptermolekülen besteht. Es wurden jedoch keine Angaben gemacht, wie ein solcher Apparat sich hätte entwickeln können. Um der Schwierigkeit Rechnung zu tragen, daß drei Basenpaare für eine stabile Anheftung von Adaptermolekülen an den Messengerstrang nicht ausreichen, nehmen die Autoren an, daß fünf Basenpaare dazu beitragen. Sie postulieren einen Umklappmechanismus, durch den eine Konformationsänderung im Adapter mit der Bindung zum Peptid korreliert ist. (Dieses Modell haben *Eigen* und *Schuster*[45] diskutiert und modifiziert.) Es gibt jedoch keinen Anhaltspunkt dafür, daß ein solcher Mechanismus im heutigen Ribosom eine Rolle spielt[47]. In unserem Modell wird die Schwierigkeit, daß drei

Angew. Chem. 93, 495–515 (1981)

Basenpaare für eine stabile Anheftung an den Sammelstrang nicht genügen, umgangen. Die seitliche Bindung benachbarter Adaptermoleküle trägt entscheidend zur Stabilisierung des kooperativen Systems aneinanderpassender Komponenten bei (vgl. Abschnitt 7).

11. Stammsequenz und Ursequenz

In Abschnitt 7 benutzten wir die Sequenzanalyse von bekannten tRNA-Molekülen durch *Eigen* und *Winkler*[41] als Stütze für unsere Modellbetrachtungen. Diese Autoren gelangten zu einer wahrscheinlichen *Stammsequenz* aller Transfer-Ribonucleinsäuren (Abb. 19). Zwei Nucleotide U

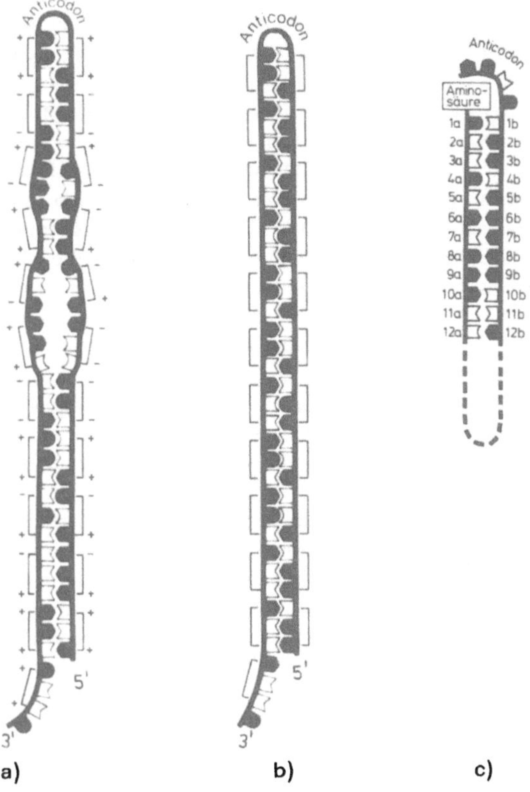

Abb. 19. Stamm- und Ursequenz von Transfer-Ribonucleinsäuren. a) Stammsequenz, von *Eigen* und *Winkler* durch Vergleich bekannter Nucleotidfolgen von Transfer-Ribonucleinsäuren abgeleitet, in Haarnadelkonformation gezeichnet. Drei Nucleotide, in Positionen 60, 61 und 65, wurden ausgelassen. b) Ursequenz nach *Eigen* und *Winkler* (nach [22]). c) Frühform von tRNA nach *Hopfield* [48]. Angegeben ist die Nucleotidfolge für Val-tRNA von *E. coli*. Die Frühform des Nucleotidstrangs enthält nur etwa die Hälfte der heutigen tRNA-Nucleotidsequenz. Sie ist so gefaltet, daß sich das Ende (hier mit einer Aminosäure beladen) in der Nachbarschaft des Anticodontripletts befindet.

an den Stellen 60 und 65 und eines der drei Nucleotide C an den Stellen 61–63 wurden von uns ausgelassen, um die komplementäre Basenpaarung in der Haarnadelkonformation zu verbessern (*Eigen* und *Winkler* zogen es vor, das soeben erwähnte Triplett von C-Nucleotiden als später zugefügt wegzulassen). *Eigen* und *Winkler* versuchten, von dieser Stammsequenz eine noch frühere *Ursequenz* abzuleiten[41], und zwar durch die Annahme, daß die Matrix, die für das allererste Polypeptid codierte, identisch mit dem ursprünglichen Adaptermolekül, der Ur-Transfer-Ribonucleinsäure, war. Um die Ursequenz zu erhalten, änderten sie die Stammse-

quenz so ab, daß die Sequenz entlang des ganzen Strangs, in 5′3′-Richtung gelesen, Guanin-N-Cytosin ist (wobei N irgendeine der vier Basen bedeutet). In Abbildung 19 sind diese Tripletts durch Klammern angedeutet; Purine (G oder A) sind schwarz gekennzeichnet, Pyrimidine (C oder U) weiß (vgl. Abb. 1). Stellen, an denen die Stammsequenz mit der Ursequenz übereinstimmt (falls nur zwischen Purin und Pyrimidin unterschieden wird), sind mit einem (+)-Zeichen versehen, während ein (−)-Zeichen Nichtübereinstimmung bedeutet.

Es ist dann (bei alleiniger Unterscheidung zwischen Purin und Pyrimidin) die Zahl der Übereinstimmungen 27 (15 „erste" und 12 „dritte" Positionen), die der Nichtübereinstimmungen 19, ein Unterschied, der als relevant für das Eigensche Modell betrachtet wird. Für unser Modell würden wir eine stärker zufällige Folge der komplementären Nucleotide entlang der „Beine" der Haarnadel erwarten, und die Abweichung vom Mittelwert müßte dann als statistische Schwankung betrachtet werden. Für eine zufällige Folge wird Übereinstimmung in 23 Fällen mit einer mittleren Schwankung von $\pm \sqrt{23/2} = 3.4$ erwartet. Die Abweichung des beobachteten Wertes 27 vom Mittelwert 23 ist also nicht signifikant. Für eine Zufallsverteilung beträgt die Wahrscheinlichkeit, die beobachtete oder eine größere Abweichung vom Mittelwert zu finden, 30% $\left(2 \sum_{i=27}^{46} \binom{46}{i} \Big/ 2^{46} \right)$.

Trotzdem könnte die Sequenz PuNPy bevorzugt sein (Pu = Purinbase, Py = Pyrimidinbase). Um diese Möglichkeit zu untersuchen, berechnen wir die Häufigkeiten, mit denen die Folgen PuNPy, PuNPu, PyNPy und PyNPu in einer Zufallsfolge auftreten sollten, in der 15 der 23 „ersten" Positionen durch ein Pu und 12 der „dritten" Positionen durch ein Py besetzt sind. Die Wahrscheinlichkeit der Sequenz PuNPy beträgt dann $15 \times 12/23^2$; für die anderen Sequenzen gilt $15 \times 11/23^2$ bzw. $8 \times 12/23^2$ bzw. $8 \times 11/23^2$.

Für alle 23 Tripletts ergibt sich folgendes:

PuNPy	nach Abb. 19a, b:	9	statistisch:	8 ± 2
PuNPu		6		7 ± 2
PyNPy		3		4 ± 2
PyNPu		5		4 ± 2

Wiederum zeigt sich kein statistisch signifikanter Unterschied zwischen den experimentellen und den für eine Zufallsfolge erwarteten Zahlen.

Ein anderes Modell für die ursprünglichen tRNAs leitete *Hopfield*[48] durch Sequenzvergleich aller bekannten tRNAs von *E. coli*[49] ab. Es beruht auf der Annahme, daß Anticodon und Aminosäure in der ursprünglichen Faltung direkten Kontakt hatten (Abb. 19c). Der Nucleotidstrang des vorgeschlagenen Modells enthält nur den Teil der heutigen tRNAs vom Acceptorende (an dem die Aminosäure gebunden sein kann) bis zum Anticodontriplett. Die Konformation der vorgeschlagenen Frühform der tRNAs ist also verschieden von der heutigen Konformation, und die Nucleotide, die in Abbildung 19c einander gegenüberstehen, befinden sich heute an entfernt voneinander liegenden Stellen. *Hopfield* begründet sein Modell durch statistische Analyse der Basenpaare an den Stellen 1a, 1b bis 6a, 6b. Sollte die Zahl der Komplementärpaare größer sein als a priori zu erwarten ist, wäre das ein Indiz für das Modell von *Hopfield*. Nimmt man an, daß jede der vier Nucleotidsorten an den betrachteten sechs Stellen a priori gleich wahrscheinlich auftritt, erwartet man durchschnittlich $1/4 \times 6 = 1.5$ komplementäre Basenpaare, während man im Beispiel der Abbildung 19c fünf solche Paare beobachtet; im Durchschnitt (für alle 20 tRNAs) sind von den in Betracht gezogenen sechs Basenpaaren 2.5 komplementär. *Hopfield* gibt mehrere Argumente, nach denen der Unterschied zwischen 2.5 und 1.5 statistisch signifikant sein soll. Nun sind aber die 20 beobachteten Folgen keineswegs zufällig, wie ein Blick auf Tabelle 1 zeigt, die auf der

Tabelle 1. Analyse von 20 tRNAs aus *E. coli* [a].

| Stelle | Zahl der tRNAs mit | | | | Zahl der Basenpaare | |
	A	C	U	G	beob.	statist.
1a	20				6	
1b	12	2	6	0		
2a		20			10	
2b	3	3	4	10		
3a		20			8	
3b	0	11	1	8		
4a	10	1	2	7	8	6.3 ± 2.1
4b	3	8	6	3		
5a	3	14	3	0	7	8.1 ± 2.2
5b	5	3	2	10		
6a	2	11	0	7	10	9.6 ± 2.2
6b	1	2	1	16		
7a	2	10	3	5	5	5.7 ± 2.0
7b	3	5	5	7		
8a	4	10	3	3	4	7.4 ± 2.2
8b	4	0	4	12		
9a	0	11	3	6	5	6.8 ± 2.1
9b	3	1	5	11		
10a	4	7	2	7	8	5.1 ± 2.0
10b	0	6	12	1		
11a	2	13	5	0	1	1.3 ± 1.1
11b	2	16	1	1		
12a	0	6	9	5	11	5.7 ± 2.0
12b	3	4	2	11		

[a] Da in Met-tRNA die Base in 10b nicht bekannt ist, wurden die Rechnungen für 10a, 10b auf 19 statt 20 Fälle bezogen. – Die seltenen Basen Pseudouridin und 3-(3-Amino-3-carboxypropyl)uridin wurden als U, N^7-Methylguanin wurde als G gezählt.

Zusammenstellung der tRNA-Sequenzen von *Barrell* und *Clark*[49] basiert. So befinden sich am 3′-Ende immer die drei Nucleotide ACC; fast alle anderen Zahlen in den Spalten 2–5 weichen stark vom Mittelwert 20/4 = 5 ab. Das hängt offenbar mit den unterschiedlichen Funktionen der Nucleotide an den verschiedenen Stellen zusammen. Wir geben daher die beobachteten Besetzungshäufigkeiten der Stellen 1a bis 6b mit den vier Sorten Nucleobasen vor und rechnen die a-priori-Wahrscheinlichkeit aus, an einer bestimmten Stelle eine bestimmte Base anzutreffen. Wir fragen dann nach den Wahrscheinlichkeiten, daß für die betrachteten Stellenpaare Komplementarität zwischen den Nucleotiden vorhanden ist. Aus Tabelle 1 sieht man, beispielsweise für die Stelle 6a, daß die Wahrscheinlichkeit, das Nucleotid A, C, U bzw. G zu finden, 2/20, 11/20, 0 bzw. 7/20 ist, während für 6b die entsprechenden Wahrscheinlichkeiten 1/20, 2/20, 1/20 und 16/20 sind. Die Wahrscheinlichkeit, ein komplementäres Basen-

paar anzutreffen, ist dann die Summe der Wahrscheinlichkeiten für die Basenpaare AU, UA, GC und CG:

$$\left(\tfrac{2}{20} \times \tfrac{1}{20}\right) + \left(0 \times \tfrac{1}{20}\right) + \left(\tfrac{7}{20} \times \tfrac{2}{20}\right) + \left(\tfrac{11}{20} \times \tfrac{16}{20}\right) = 0.48$$

Erfolgt ein Ereignis mit der a-priori-Wahrscheinlichkeit $p = 0.48$, so erwartet man, daß das Ereignis bei $N = 20$ Versuchen etwa $pN = 0.48 \cdot 20 = 9.6$mal auftritt, mit einer Standard-Abweichung von $\sqrt{Np(1-p)} = 2.2$.

Der Erwartungswert für die Zahl der Basenpaare ist also 9.6 ± 2.2. Der Wert stimmt mit der beobachteten Zahl von zehn Komplementärbasenpaaren überein. Entsprechende Übereinstimmung mit der statistischen Erwartung ergibt sich für die Stellen 5a, 5b und 4a, 4b (Spalte 6 und 7 von Tabelle 1). Eine Bevorzugung der Komplementarität müßte sich in einer signifikanten Erhöhung der gefundenen gegenüber den erwarteten Zahlenwerten bemerkbar machen. Dies ist nicht der Fall[*].

Hopfield hat die statistische Analyse auf die Stellen 1a, 1b bis 6a, 6b beschränkt. Betrachtet man entsprechend die Stellen 7a, 7b bis 12a, 12b, so findet man wiederum ungefähre Übereinstimmung zwischen der Zahl der beobachteten und der Zahl der statistisch erwarteten Komplementärbasenpaare (Tabelle 1, Spalte 6 und 7), doch ergibt sich bei Stelle 12a, 12b eine Ausnahme. Hier werden elf Komplementärbasenpaare beobachtet, also doppelt so viele wie statistisch zu erwarten sind. Die Diskrepanz ist darauf zurückzuführen, daß in acht der elf Fälle die Stellen 12a und 12b in der heutigen tRNA gepaart sind (das Basenpaar bildet den Anfang von Schlaufe I). Für die Auswertung beschränken wir uns daher auf die Stellen 7a, 7b bis 11a, 11b. Nach den Überlegungen von *Hopfield* müßte man auch hier, wie bei den Stellen 1a bis 6b, im Durchschnitt deutlich mehr komplementäre Basenpaare finden, als man bei a priori gleich häufigem Auftreten der vier Nucleotidsorten erwartet, also viel mehr als $1/4 \times 5 = 1.25$ Basenpaare. Man beobachtet aber nach Tabelle 1 insgesamt 23, also im Durchschnitt 23/20 = 1.15 Komplementärbasenpaare, im Gegensatz zur Vorstellung von *Hopfield*. Zusammenfassend ergibt sich, daß das Modell von *Hopfield* durch die beobachtete Häufigkeit komplementärer Basenpaarung nicht zu begründen ist.

12. DNA wird zum Träger der genetischen Information

Das Beispiel der Entstehung des Übersetzungsapparates veranschaulicht die Methodik unserer Modellbetrachtung. Weitere wichtige Schritte sollen im folgenden nur summarisch besprochen werden. Es erscheint zunächst außerordentlich rätselhaft, wie und wann der Übersetzungsapparat zum genetischen Apparat biologischer Systeme umgebaut wurde, der eine fundamental andere Organisationsstruktur hat. Die Anwendung des bisherigen methodologischen Programms führt zur Vorstellung, daß gerade ein Umbau dieser Art fast zwangsläufig stattfinden mußte.

Systeme mit Übersetzungsapparat erobern immer weitere Gebiete und werden, damit verknüpft, immer komplizierter.

[*] Auf die Stellen 1a bis 3b kann der statistische Test nicht angewendet werden, da die Stellen 1a, 2a bzw. 3a immer von den gleichen Nucleotiden A, C bzw. C besetzt sind. Wäre das Modell von *Hopfield* korrekt, so sollte an den Stellen 1b, 2b bzw. 3b bevorzugt U, G bzw. G stehen. Man findet aber z. B. an Stelle 1b doppelt so häufig A wie U.

Es existiert jedoch eine Grenze im Komplexitätsgrad, die auf dieser Stufe nicht überschritten werden kann. Sie beruht auf demselben Effekt wie Verstopfungen im Straßenverkehr, die ohne Umorganisation nicht vermieden werden können. Die weitere Evolution führt zunehmend zu einer Schwierigkeit, die darauf beruht, daß bei der Replikation nicht nur (+)-, sondern auch (−)Stränge entstehen. Nun werden zwar sowohl (−)- als auch (+)Haarnadelmoleküle als Adapter verwendet, aber nur die (+)Kopien von Sammelsträngen sind zur Synthese von nützlichen Polypeptiden verwendbar. Die (−)Kopien sind nutzlos oder, noch schlimmer, sie verursachen die Synthese von sinnlosen Polypeptiden, die zum „Verkehrsproblem" im Inneren der Hülle beitragen und Aminosäuren aufbrauchen. Die Zahl der Enzyme, die ein Individuum auf dieser Stufe produzieren kann, ist deshalb begrenzt. Die Komplexität kann zunächst nicht weiter zunehmen.

Der folgende Ausweg bietet sich an: Die „Replikase" kann sich durch Fehler in der Basenübertragung allmählich abändern. Mit der Zeit können sich also „Replikasen" mit etwas unterschiedlichem Verhalten in derselben Hülle entwickeln. Nehmen wir an, daß ein solches Enzym E_1 Mononucleotide, die Desoxyribose statt Ribose enthalten, in der Strangsynthese geringfügig begünstigt, während ein anderes Enzym E_2 desoxyribosereiche Stränge als Matrizen in der Synthese von ribosereichen Strängen bevorzugt. Durch Zufall soll E_2 auch etwas wirksamer als E_1 sein (Abb. 20). Die E_1-katalysierte

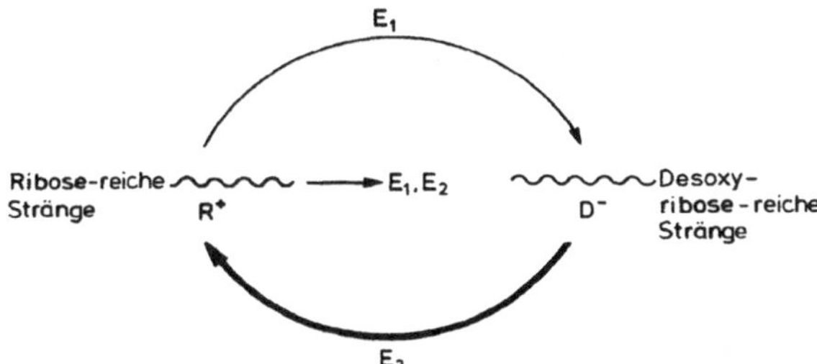

Abb. 20. Erscheinen von Strängen, die einen hohen Anteil an Desoxyribonucleotiden enthalten. Kurze desoxyribosereiche Stränge (D^-) werden auf ribosereichen (+)Strängen (R^+) unter katalytischer Mitwirkung des Enzyms E_1 synthetisiert. Das Enzym E_2 katalysiert die Synthese von R^+ auf D^-. E_2 ist wirksamer als E_1.

Replikation eines (+)Ribonucleinsäurestranges (mit R^+ bezeichnet) liefert dann einen desoxyribosereichen (−)Strang (mit D^- bezeichnet), der dann wiederum als Matrize dient, an der mit dem leistungsfähigen Enzym E_2 schnell eine Anzahl von Kopien R^+ hergestellt wird. Aus wenigen D^--Strängen entstehen also viele R^+-Stränge. Die Stränge R^+ werden als Komponenten im Übersetzungsapparat eingebaut, die dann Enzyme synthetisieren. Durch gerichtete Selektion entwickelt sich allmählich ein genetischer Apparat, in dem die Mechanismen für Replikation und Enzymsynthese getrennt sind. Die Schwierigkeit aufgrund der Anhäufung nutzloser Stränge und unbrauchbarer Polypeptide wird also durch eine Reorganisation des Systems beseitigt, wobei eine dritte Sorte von Polymeren erscheint, die hauptsächlich Desoxyribonucleotide enthält.

Zunächst führt die Zusammenarbeit der Enzyme E_1 und E_2 zur Weiterentwicklung der Funktionseinheit durch Einfügung von neuen Enzymen. Die zunehmende Komplexität

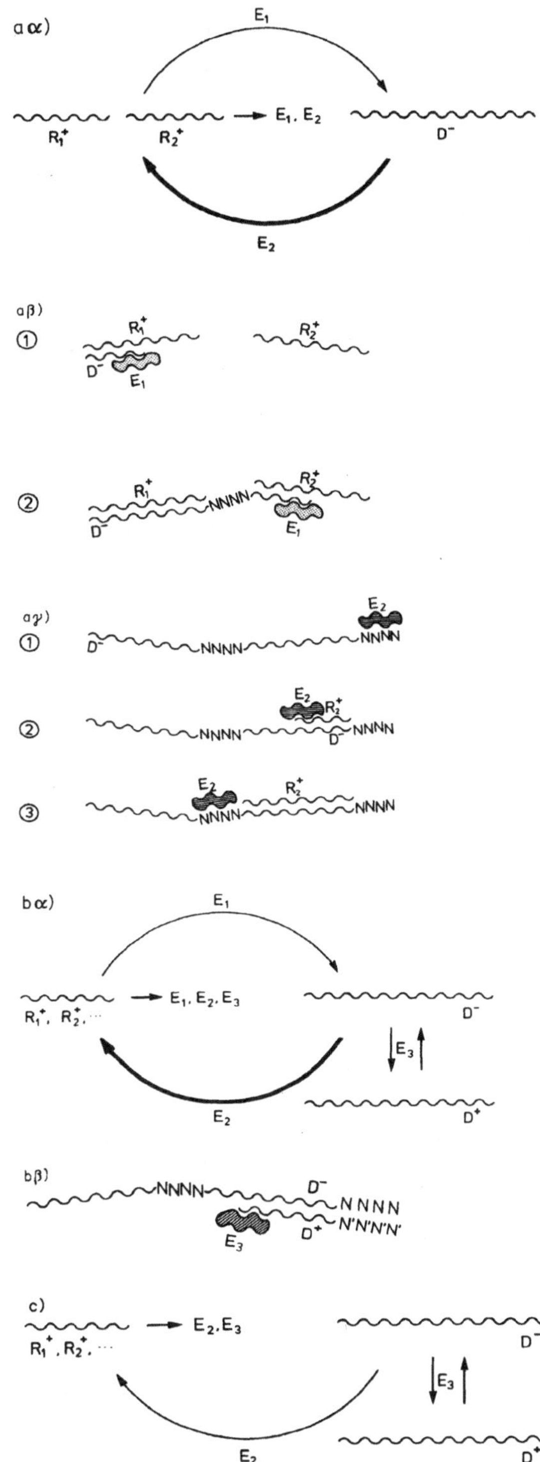

Abb. 21. Organisationsstruktur des Prozesses, der zur Trennung der Mechanismen für Replikation und für Enzymsynthese führt. a) D^- wird länger und dient als Matrize für kurze Stränge R^+_1, R^+_2, …; α) Schema der katalytischen Wirkung der Enzyme E_1 und E_2; β) Bildung von D^- an Strängen R^+_1 und R^+_2 als Matrizen, katalysiert durch das Enzym E_1. Das Strangstück N N N N entsteht durch matrizenfreie Verknüpfung der Monomere N; γ) Bildung von R^+_2 an D^- als Matrize, katalysiert durch das Enzym E_2. Die Strangstücke N N N N von D^- werden nicht repliziert, dienen aber dem Enzym E_2 als Erkennungsregion für den Beginn ① und das Ende ③ der Replikation. b) Das Enzym E_3 katalysiert die Replikation von D^+ an D^--Strängen und umgekehrt; α) Schema der katalysierenden Wirkung der Enzyme E_1, E_2 und E_3; β) Bildung von D^+ an D^- als Matrize, katalysiert durch das Enzym E_3. Das Strangstück N'N'N'N' auf D^+ entsteht durch Replikation des Stückes N N N N auf D^-. c) Das Enzym E_1 wird nicht mehr benötigt; Schema der katalysierenden Wirkung der Enzyme E_2 und E_3.

der Molekülgesellschaft bringt jedoch neue Organisationsprobleme, und zwar dadurch, daß der Bauplan des Organismus über eine Vielzahl von R^+-Strängen ($R_1^+, R_2^+, \ldots$) verstreut ist. Diese Schwierigkeit kann durch Vereinigung der komplementären Stränge $D_1^-, D_2^-, \ldots$ zu einigen wenigen längeren und schließlich zu einem einzigen langen D^--Strang beseitigt werden (Abb. 21aα), der dann als Matrize für neue Stränge $R_1^+, R_2^+, \ldots$ dient. Dadurch werden nicht nur die Organisationsprobleme verringert; auch die Tendenz eines Stranges, durch Diffusion zu entweichen, ist durch seine Länge verkleinert.

Der Verlängerungsprozeß der D^--Stränge würde durch ein Enzym erleichtert, das als „Ligase" wirkt. Man kann sich vorstellen, daß das im Replikationsprozeß an den Reaktionsort nachrutschende Enzym E_1 etwas aus seiner Rille hervorragt, wenn das Strangende erreicht ist. Das herausragende Ende kann dann die etwaige Anheftung eines zweiten Stranges erleichtern. Damit entsteht ein neuer, um das betrachtete Stück verlängerter D^--Strang, der die Information der beiden R^+-Stränge trägt, getrennt durch ein kurzes, durch matrizenlose Polymerisation entstandenes Strangstück NNNN (Abb. 21aβ)[*].

Das Enzym E_2, das an der Synthese der kurzen Stränge $R_1^+, R_2^+, \ldots$ beteiligt ist, muß eine Erkennungsregion für die Stellen am Strang D^- haben, an denen der Replikationsprozeß beginnt und endet. Vielleicht wären hier die kurzen, durch matrizenlose Polymerisation entstandenen Strangzwischenstücke von spezieller Bedeutung (Abb. 21aγ).

Ein weiterer notwendiger Schritt ist die Abwandlung einer früheren „Replikase" in ein Enzym E_3 (Abb. 21bα), das die Bildung von D^+-Strängen an D^--Matrizen katalysiert und umgekehrt. Da nur D^- als Matrize zur Herstellung der Stränge $R_1^+, R_2^+, \ldots$ dient, sollte die Erkennungsregion vom Enzym E_2 für D^- spezifisch sein. Die erwähnten Zwischenstücke auf D^- könnten z. B. aus einer Folge NNNN bestehen, denen die Nichterkennungsregion N'N'N'N' auf D^+ entsprechen würde. (N' bezeichnet das zu N komplementäre Nucleotid) (Abb. 21bβ.)

Ein solches System von Enzymen würde der Form große Selektionsvorteile verleihen und die Evolution von Replikationsmechanismen anbahnen, die mit immer größerer Leistungsfähigkeit und Genauigkeit arbeiten würden. Der Mechanismus müßte zu der erwähnten Sachlage führen, in der Desoxyribonucleinsäurestränge die Träger von Information werden. E_1 würde degenerieren, und E_2 würde sich zu einer „Transkriptase" entwickeln (Abb. 21c). (Da inverse Transkriptase die gleiche Funktion hat wie E_1, wäre es möglich, daß sie aus einem solchen Vorgänger entstanden ist.)

Auf einer frühen Stufe muß sich ein anderer Apparat gebildet haben, der den Kontakt zwischen Sammelstrang und Haarnadeladaptern verbesserte und dadurch „Ablesefehler" unterdrückte. Diese Vermutung wird durch die Tatsache sehr nahegelegt, daß die heutigen Ribosomen die einzigen Enzymsysteme sind, die zum großen Teil aus Nucleinsäuren bestehen und sich deshalb aus einem solchen Apparat entwickelt haben könnten.

Alle wesentlichen Bestandteile des heutigen genetischen Mechanismus, wie sie von der Molekularbiologie her bekannt sind, sind auf dieser Stufe vorhanden, und ihre Evolution erscheint als Notwendigkeit.

---

[*] Es ist bekannt, daß Qβ-Replikase unter bestimmten Umgebungseinflüssen auch matrizenfrei Stränge synthetisieren kann [50].

13. Austausch von genetischer Information

Mit wachsender Komplexität der betrachteten Systeme wächst auch die Information, die von einer Generation an die nächste weitergegeben wird. Die Wahrscheinlichkeit W, daß bei der Replikation bei der Übertragung einer Base ein Fehler auftritt, also nicht die komplementäre Base in den Tochterstrang eingebaut wird, muß deshalb in dem Maß abnehmen, wie die Zahl N_{total} der Monomere zunimmt, die die Information enthalten, und man kann zeigen, daß näherungsweise $N_{total}W = 1$ gelten muß (vgl. [2], dort Abschnitt 18.1.4.7). Die Beziehung trägt der Tatsache Rechnung, daß nach jeder Vervielfältigungsphase eine ausreichende Zahl fehlerfreier Kopien vorhanden sein muß, damit die Information für den Bauplan nicht verloren geht, und das wird auch experimentell bestätigt. So fanden z. B. Weissmann et al.[51], daß für Qβ-Phagen $W \simeq 1/3000$ ist, während die Zahl der Nucleotide etwa 4500 beträgt.

Mit wachsendem N_{total} muß daher W abnehmen, z. B. durch Verbesserung der „Replikasen". Es taucht jedoch eine neue Schwierigkeit auf, sobald N_{total} den Wert von etwa 10^6 erreicht. Sie beruht darauf, daß eine bestimmte minimale Fehlerhäufigkeit zur laufenden Anpassung der Systeme an eine sich stets verändernde Umwelt nötig ist. W muß mindestens etwa 10^{-6} sein, und sobald N_{total} den entsprechenden Wert von etwa 10^6 erreicht hat, wird es unmöglich, N_{total} weiter zu vergrößern, ohne diese beiden Grenzbedingungen zu verletzen (Abb. 22). Es kommt zur Stagnation, bis im Denkmodell ein grundlegender Organisationswechsel des Systems einen Austausch von genetischem Material zwischen verschiedenen Individuen ermöglicht.

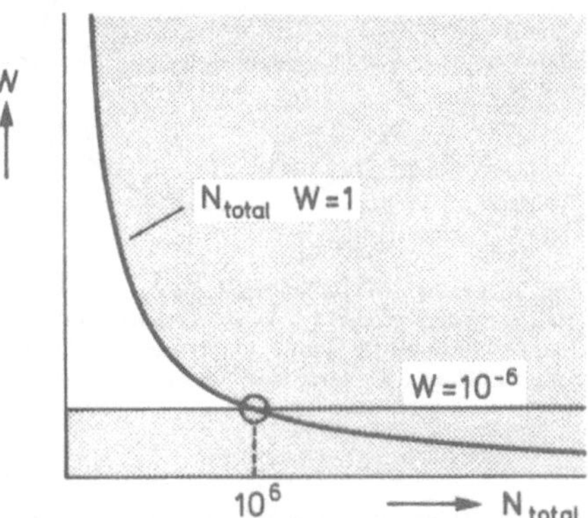

Abb. 22. Bedingungen für W. Der Wert 10^6 ist die obere Grenze von N_{total}. In den grauen Gebieten sind die beiden Grenzbedingungen für die Größe von W verletzt.

Im Denkmodell entwickelt sich ein sexueller Apparat, der einen gegenseitigen Austausch von Strangstücken ermöglicht, also eine Rekombination von genetischem Material, wodurch sich für die Empfänger Vorteile ergeben können. Die Bedingung, daß W nicht kleiner als etwa 10^{-6} sein darf, wird dadurch ungültig, und N_{total} kann anwachsen, solange zufällige Verbesserungen im Replikationsapparat W genügend verkleinern, soweit, daß die Bedingung $N_{total}W \simeq 1$ wieder erfüllt ist. Der durch Rekombination gegebene Zuwachs in der Anpassungsfähigkeit muß natürlich den Verlust überwiegen, der durch die kleinere Replikationsfehlerhäufigkeit bedingt ist. Eine Verbesserung des Rekombinationsmechanismus von genetischem Material, ein Abnehmen von W und ein Zunehmen von N_{total}, sind deshalb eng aneinandergekoppelt.

Der betrachtete Komplexitätsgrad entspricht ungefähr dem einer Bakterie, die etwa 3×10^6 bis 6×10^6 Nucleotide in der DNA enthält, von denen nur ein Bruchteil zur Codierung von Proteinen verwendet wird, also N_{total} ausmacht. Allerdings ist dieser Bruchteil für Bakterien wahrscheinlich ziemlich groß, so daß für N_{total} ein Wert von etwa 10^6 gerechtfertigt sein dürfte. Für *E. coli* wurde experimentell $W = 10^{-8}$ gefunden[52]; tatsächlich tauscht *E. coli* ab und zu genetisches Material durch Konjugation aus.

Der Austausch von genetischem Material beschleunigt die Anhäufung von genetischer Information stark und bestimmt dadurch die Richtung der weiteren Entwicklung. Auf dem betrachteten Niveau muß eine Aufspaltung in einfach bleibende und viel komplizierter werdende Organismen eintreten. In gewissen ökologischen Nischen bringt Einfachheit des Organisationssystems (Verzicht auf einen sexuellen Apparat oder Beschränkung auf einen sehr einfachen solchen Apparat) Selektionsvorteile – die Organismen bleiben auf der Stufe der Prokaryonten stehen.

Eine grundsätzliche Verbesserung des Sexualapparates setzt eine Vergrößerung der Komplexität voraus. Dies führt jedoch zu großen Organisationsproblemen, die nur durch Unterteilung des Zellinnern gelöst werden können, wodurch der Verkehr im Molekulargeschehen besser gesteuert werden kann. Die Zellarchitektur wird komplexer, Eukaryonten entstehen. Wo die Nährstoffbeschaffung eine allmähliche Entwicklung zunehmend komplizierter Mechanismen nötig macht, hilft nur noch die weitere Strukturierung durch Vielzelligkeit, um in neue Lebensräume auszuweichen.

Die Frage nach der Entstehung eines primitiven sexuellen Mechanismus, der im betrachteten Modell eine Notwendigkeit ist, darf nicht mit der von Entwicklungsökologen viel diskutierten Frage nach den Ursachen für die Erhaltung der heutigen Sexualreproduktion verwechselt werden. Asexuelle Reproduktion muß wiederholt in verschiedenen evolutionären Keimzellinien als Abweichung von sexueller Reproduktion erschienen sein.

14. Thermisch bedingte Schranke für die Speicherung und den Austausch von Information

Es ist nicht möglich, N_{total} über eine bestimmte Schranke hinaus zu erhöhen, da im Denkmodell neue Schwierigkeiten auftreten. Die Schranke beruht darauf, daß Fehler, die durch stets vorhandene Temperaturstöße entstehen, nicht vermieden werden können, und daß dadurch ein Minimalwert von W bedingt ist, der nicht unterschritten werden kann.

Für einen Durchbruch ist ein Apparat nötig, der durch Verwendung nicht mehr molekular dimensionierter Schriftzeichen eine größere Informationsmenge zu speichern vermag als der genetische Apparat. Er wird durch die Erfindung künstlicher Speichersysteme (Schrift, Computer) ermöglicht. Information in künstlichen Speichern, z. B. die Vorschriften, die den Bau irgendeines Werkzeuges ermöglichen, wird über Generationen hinweg übertragen, abgeändert und ergänzt durch Ideen, die dem Selektionsprozeß unterworfen sind. Der revolutionäre Durchbruch von künstlichen Speichersystemen ist vergleichbar mit der Revolution, die die Abspaltung des Apparates für die Replikation von dem für die Proteinsynthese hervorrief, als DNA zum Träger der genetischen Information wurde. Wie dort führt der Wechsel im System der Informationsübermittlung zu einem riesigen Zuwachs der Informationsmenge, die von einer Generation auf die nächste übertragen werden kann.

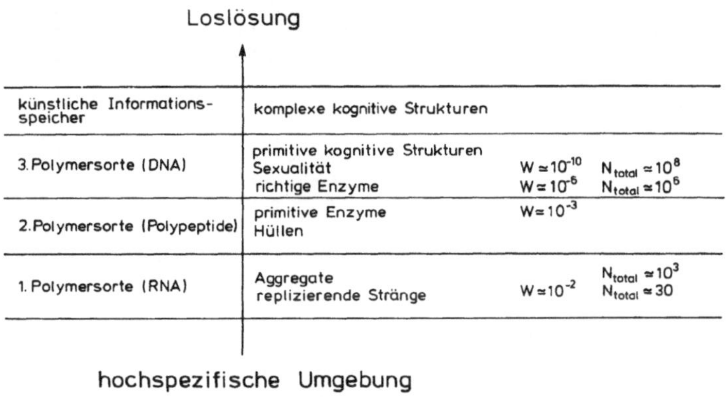

Loslösung

künstliche Informations- speicher	komplexe kognitive Strukturen		
3. Polymersorte (DNA)	primitive kognitive Strukturen Sexualität richtige Enzyme	 $W \simeq 10^{-10}$ $W \simeq 10^{-6}$	 $N_{total} \simeq 10^8$ $N_{total} \simeq 10^6$
2. Polymersorte (Polypeptide)	primitive Enzyme Hüllen	$W \simeq 10^{-3}$	
1. Polymersorte (RNA)	Aggregate replizierende Stränge	 $W \simeq 10^{-2}$	$N_{total} \simeq 10^3$ $N_{total} \simeq 30$

hochspezifische Umgebung

Abb. 23. Grundsätzliche Systemveränderungen. Wachsende Komplexität führt zu immer weitergehender Unabhängigkeit von einer spezifischen Umgebung.

Einige der hier beschriebenen Durchbrüche sind in Abbildung 23 zusammengefaßt. Sie stellt die große Linie der Evolution aus unserer Sicht dar – eine Folge von sehr kleinen Schritten, die eine immer weitergehendere Loslösung von der anfänglich sehr speziellen Umwelt bringen. Die Entwicklung ist mit einer steten Zunahme der Komplexität verbunden, für die N_{total} ein Maß ist, also mit einer Verkleinerung der Replikationsfehlerwahrscheinlichkeit W. Zuerst hat nur eine Polymersorte, Ribonucleinsäure, prinzipielle Bedeutung. Replikation setzt ein, Aggregate bilden sich. Eine zweite Polymersorte wird wichtig, die der Polypeptide. Hüllen entstehen, und ein genetischer Übersetzungsapparat entwickelt sich. Eine dritte Polymersorte, Desoxyribonucleinsäure, ermöglicht eine Reorganisation des Informationsübertragungssystems. Ein raffinierter Übersetzungsapparat entsteht, und Sexualität wird wichtig. Schließlich werden künstliche Speichersysteme Träger von Information.

Während die Einzelschritte immer wieder durch etwas andere Schritte ersetzt werden könnten, ohne die Logik ihrer Verknüpfung zu ändern, erscheinen die grundsätzlichen Systemveränderungen als notwendig. Unter geeigneten Bedingungen entsteht ein lernfähiges System (Abb. 24, Schritt 1). Die Komplexität wächst, doch dann tritt Stagnation durch Anhäufung von Replikationsfehlern auf. Zur Überwindung ist ein Mechanismus zum Abstoßen von Fehlerkopien nötig und erreichbar (Schritt 2). Danach nimmt die Komplexität wieder zu, bis durch die Gebundenheit des Systems an eine vorgegebene Kompartimentierung Stagnation auftritt. Zur Überwindung ist ein Mechanismus zum Beisammenhalten der Bauteile nötig und erreichbar (Schritt 3), der sich unter geeigneten Bedingungen notwendigerweise in einen Übersetzungsapparat und Mechanismus zum Konservieren der Information zur Herstellung der Übersetzungsprodukte entwickelt (Schritt 4). Das führt wieder zur Komplexitätserhöhung, bis das System auf einer bestimmten Stufe durch Anhäufung von Abfallprodukten erneut stagniert. Zur Überwindung ist ein Mechanismus zum Vermeiden einer Leerlaufproduktion nötig und durch Systemumbau erreichbar (Schritt 5). Die weitere Entwicklung zunehmend komplexerer und dadurch diffizilerer Systeme führt bei einem be-

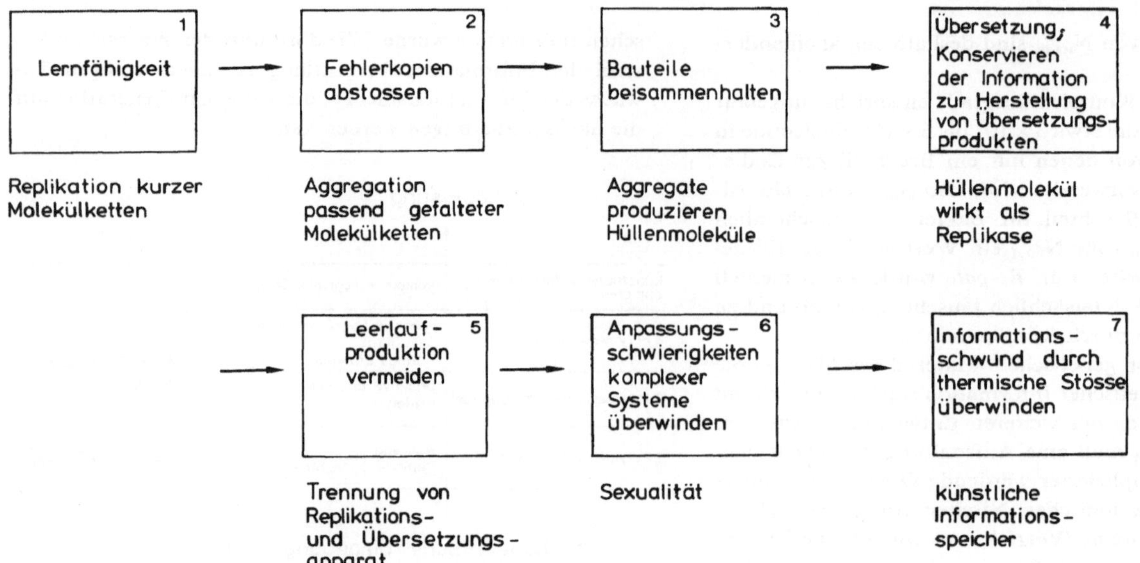

Abb. 24. Organisationsschema des Evolutionsprozesses. Logische Forderungen (umrandet) und Mittel zur Realisation.

stimmten Komplexitätsgrad notwendigerweise zu einer Stagnation durch mangelnde Anpassungsfähigkeit, die wiederum nur durch eine grundsätzliche Systemveränderung zu überwinden ist (Schritt 6). Man erreicht dann eine Komplexität, die wegen des Informationsschwundes durch thermische Stöße erst dann überschritten werden kann, wenn ein grundsätzlicher Umschwung im Organisationssystem stattfindet (Schritt 7).

15. Kenntnis als Maß der Nützlichkeit von Information

Man kann den Evolutionsprozeß als Vorgang beschreiben, der irgendwo und irgendwann im Verlauf der Entwicklung eines geeigneten Planeten schlagartig beginnt (Abb. 25).

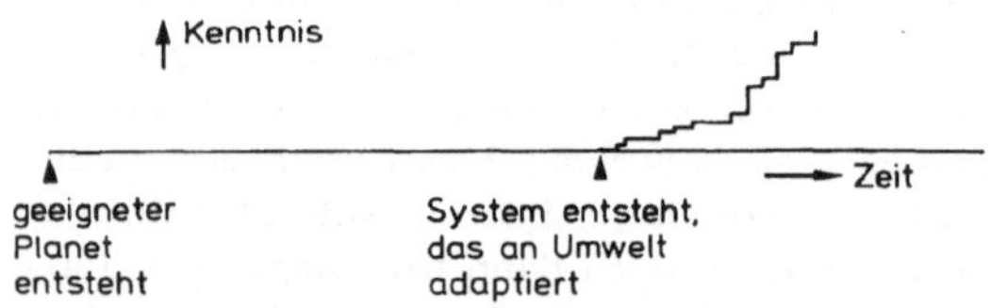

Abb. 25. Anfang des Lebens. Urplötzlich erscheinen lernende Systeme, ohne daß vorher auch nur eine Spur dieser neuen Qualität vorhanden gewesen wäre. Die *Kenntnis* der sich entwickelnden Systeme nimmt immer wieder sprunghaft zu.

Plötzlich ist ein Strang da, der fähig ist zu replizieren. Man hat damit ein System, das sich in vielen Replikations- und Selektionsschritten immer wieder an die Umwelt anpaßt, das also lernen kann. Die Entwicklung geht ruckweise voran; immer wieder passiert längere Zeit nichts Wesentliches, bis ein Systemumbau eine stürmische Neuentwicklung einleitet. Entsprechend ruckweise wächst der Inhalt der Botschaft, die die Systeme mit sich tragen. Es wächst eine wichtige Funktion, die ein Maß des Evolutionsgrades des Systems ist, die *Kenntnis* des Systems. Unter dieser Größe verstehen wir, stark vereinfacht gesagt, die Information (gemessen an der Zahl der bits, der ja-nein-Entscheidungen), welche in allen

Bauplänen zusammen enthalten ist, die im Verlauf der Evolution bis zum Erreichen der betrachteten Stufe notwendigerweise weggeworfen werden mußten (siehe [53] und [2], dort Abschnitt 18.1.5). Die Kenntnis ist ein Maß für die Nützlichkeit der in der Evolution angesammelten Information. (*Shannon*s bekanntes Maß der Information[54] mißt die *Menge*, die Zahl bits, nicht die *Nützlichkeit* einer Information.)

16. Vergleich mit einem anderen Ansatz

Unser Modell unterscheidet sich in einem grundsätzlichen Punkt von der oft diskutierten Ansicht von *Prigogine*[55], *Eigen*[56] und anderen[57], wonach der entscheidende Prozeß für den Ursprung des Lebens modellmäßig als spontanes Entstehen von Struktur in einer Lösung beschrieben werden kann, der stationär geeignete Ausgangsstoffe zugeführt und Reaktionsprodukte entnommen werden.

In einer geeigneten Lösung von Nucleotiden bilden sich nach der Vorstellung von *Eigen* von selbst Übersetzungsapparate, also Stränge von Messenger-Ribonucleinsäuren, an die sich Transfer-Ribonucleinsäuremoleküle als Adapter heften können, so daß Polypeptide als Translationsprodukt synthetisiert werden, die als „Replikase" wirken können. Diese Apparate müssen hier entstehen, *bevor* ein wirksamer Mechanismus zur Ausmerzung von Replikationsfehlern existiert. Nach *Eigen* und *Schuster* (siehe [45], dort Abschnitt XV) erscheint ein solcher Filtermechanismus erst später durch cyclische Verkoppelung von zwei oder mehreren Replikationscyclen. Im Fall von zwei Cyclen 1 und 2, die die Replikasen R_1 und R_2 produzieren, wird der Cyclus 1 von R_2, der Cyclus 2 von R_1 katalysiert, und dadurch tritt Kooperation der beiden Cyclen auf. Der resultierende *Hypercyclus* herrscht dann überall in der Lösung.

Wir glauben jedoch, daß die Lösung des eigentlichen Rätsels darin besteht, einen Mechanismus für die Bildung eines Übersetzungsapparates zu finden. Die Übersetzungsfunktion ist etwas derart Kompliziertes, daß sich ein Apparat dazu erst entwickeln kann, nachdem ein effizienter Mechanismus zur Ausmerzung von Replikationsfehlern vorhanden ist.

Der einzige Fehlerfiltermechanismus dieser Art, der denkbar erscheint (Nichteinbau von Fehlerexemplaren in ein Aggregat), erfordert *prinzipiell* eine vorgegebene räumlich-zeitliche Strukturierung – für das Zusammenfinden von Molekülen, die zur Aggregatbildung befähigt sind, für das Auseinanderfallen der Aggregate und die Replikation der Strangkomponenten, und für den korrekten Zusammenbau neuer, ab und zu vorteilhafter, Aggregate.

Unsere Auffassung steht im Gegensatz zu der Vorstellung, daß die (vielen Naturvorgängen gemeinsame) Strukturbildung aufgrund einer inneren Instabilität bei der Entstehung des Lebens entscheidend sei. Wir betrachten die Frage der Entstehung des Lebens als primär logistisches Problem: Wie kann es im Prinzip zu einem lernfähigen System kommen? An welche grundsätzlichen Schranken stößt ein lernfähiges System? Welche grundsätzlichen Möglichkeiten gibt es, sie zu überwinden? und sekundär ein physikalisch-chemisches Problem: Wie kann man mit physikalisch-chemischen Modellen, also unter Berücksichtigung der physikalischen und chemischen Gesetze und Tatsachen, den logistischen Erfordernissen genügen? Man fragt daher bei dieser Ausgangsposition nicht nach den thermodynamischen Bedingungen für das Auftreten dissipativer Strukturen in einer homogenen Lösung unter stationären Bedingungen weit weg vom Gleichgewicht. Vielmehr geht man davon aus, daß eine vorgegebene räumlich-zeitliche Struktur grundsätzlich erforderlich, das homogene stationäre System also kein geeigneter Ausgangspunkt ist. Man fragt also nicht nach den Bedingungen für eine überall in der Lösung herrschende cyclische Reaktionsfolge, sondern nach Bedingungen, die an einem speziellen Ort vorhanden sein müssen, damit sich aus einer kleinen Zahl von Makromolekülen Aggregate bilden und vervielfachen können, Aggregate, die fähig sind, die Aufgaben eines einfachsten Übersetzungsapparates zu erfüllen, Aggregate, die sich durch Mutation und Selektion, im Wechselspiel mit einer vielgestaltigen Umgebung, zu einer immer komplexeren Molekülanordnung weiterentwickeln können.

Mit dem Erscheinen des Übersetzungsapparates hat bei dieser Ausgangsposition der entscheidende Durchbruch stattgefunden. Ein Mechanismus zur Herstellung immer weiterer Enzyme ist da. Eine hypercyclische Kopplung von Systemen, die Replikasen produzieren, bringt an dieser Stelle keine Vorteile. Eine Kooperation begann in unserem Modell früher, bei der Aggregatbildung, während im Ansatz von *Eigen* die Kooperation erstmals durch wechselseitige Beeinflussung replikaseproduzierender Cyclen auftritt. Eine bestimmte cyclische Kopplung replikaseproduzierender Systeme wird, wie wir gesehen haben, in unserem Modell in einem späteren Entwicklungsstadium wichtig, wenn Desoxyribonucleinsäure eine Rolle zu spielen beginnt. Der Kopplungstyp, der sich dann entwickelt, ist jedoch anders als im Reaktionsnetzwerk, das *Eigens* Hypercyclus kennzeichnet.

Hypercyclen werden als einzige Möglichkeit zur Überwindung der Informationskrise durch Anhäufung von Replikationsfehlern betrachtet, weil sie drei Bedingungen simultan erfüllen[58]:

1) Jede einzelne replikative Einheit muß ihre Information durch Konkurrenz zu ihrer eigenen Fehlerverteilung selektiv erhalten.

2) Die Konkurrenz zwischen den zum Funktionsverband gehörenden replikativen Einheiten muß aufgehoben sein.

3) Die funktionelle Einheit als Ganzes muß gegenüber alternativen Einheiten konkurrenzfähig sein.

Die drei Bedingungen werden aber auch vom hier betrachteten System aggregatebildender Molekülstränge erfüllt (Bedingung 1 durch Nichteinbau von Fehlerexemplaren in das Aggregat, Bedingung 2 durch Kooperation der Komponenten im Aggregat, Bedingung 3 durch die besondere Überlebensfähigkeit des Aggregats als Ganzes). Dieses System durchläuft aber keinen Hypercyclus. Im Fall einer einzigen Strangsorte (z. B. funktionsgleiche ($+$)- und ($-$)Haarnadelstränge) findet einfach eine autokatalytische Vermehrung einer Molekülsorte statt, die durch die Aggregation erhöhte Resistenz besitzt.

Der Kernpunkt beim Ursprung des Lebens ist die Frage, wie man sich die Entwicklung von einfachsten Systemen, die sich an ihre Umgebung anpassen konnten, vorstellen kann, von Systemen, die aus wenigen Makromolekülen bestehen, die durch Wechselwirkung miteinander eine Funktionseinheit bilden. Eine unerläßliche Bedingung für diesen Prozeß ist das Vorhandensein einer räumlich und zeitlich gegliederten Umwelt, die nötig ist, um die potentiellen Bauelemente solcher Systeme vor der Wegdiffusion aus speziellen Bereichen zu bewahren, und zum Antrieb der Replikation, des Zusammenbaues, und des Zerfalls von Aggregaten, also für den Informationsaufbau im lernenden System. Diese Strukturierung ist also Voraussetzung für die Entstehung des Lebens durch Selbstorganisation[*]. Wie es zu solcher räumlichen und zeitlichen Strukturierung kam, ist eine Frage, die von den Geowissenschaften beantwortet wird.

17. Antworten auf häufige Fragen und fragwürdige Feststellungen, die den Ursprung des Lebens betreffen

Man hört oft die folgenden Fragen und falschen Behauptungen, auf die hier eingegangen werden soll:

1) *Die geologische Zeitspanne ist zur Entstehung selbst einfachster Formen des Lebens zu kurz. Solche Formen kommen vom Weltraum, oder außerphysikalische Einflüsse sind nötig, um die Entstehung des Lebens zu erklären.*

Die Evolution bis zum Zeitpunkt, an dem ein genetischer Apparat erschien, muß wegen der großen Fehlerhäufigkeit in der Reproduktion einfachster Formen schnell verlaufen sein. Sie verlief am schnellsten am Anfang, bis die Fehlerfrequenz durch das Erscheinen von Aggregaten enorm verkleinert wurde. Die Entwicklung eines genetischen Apparates verkleinerte die Frequenz von Fehlern bei der Übertragung einer Base enorm. Der Zeitbedarf für alle Schritte bis zur Entstehung des genetischen Apparates muß deshalb klein gegen die Zeit sein, die nötig ist, um danach die etwa 1000 Proteine einer Bakterie zu instruieren. Diese Zeit sei daher abgeschätzt. Wir nehmen an, daß ein Protein nach dem anderen in das Funktionsgefüge der jeweils bestehenden Form eingegliedert wird, indem sich der DNA-Strang mit jedem Protein um je 10^3 Nucleotide verlängert.

---

[*] Durch den Begriff Selbstorganisation sollen außerphysikalische Einflüsse ausgeschlossen werden.

Die Sequenz auf dem Zusatzstrang ändert sich durch zufällige Basenübertragungsfehler, und so findet eine Anpassung des Proteins an seinen funktionellen Platz statt. Wir rechnen vereinfachend damit, daß jedes Protein in ungefähr 100 Optimierungsschritten instruiert wird und zwischen jedem dieser Schritte gewartet werden muß, bis in der Population eine statistische Verteilung in der Besetzung der noch nicht instruierten Plätze von Aminosäuren vorliegt, was $1/W = 10^6$ Generationen pro Schritt und daher insgesamt $10^6 \times 10^2 = 10^8$ Generationen benötigt. Danach soll sich der DNA-Strang wiederum ein Stück von 10^3 Nucleotiden verlängern, und der Prozeß soll sich wiederholen. Die 10^3 Proteine erfordern also zur Instruktion etwa $10^8 \times 10^3 = 10^{11}$ Generationen. Wird mit einem Tag je Generation gerechnet, so entspricht das 10^8 Jahren. Diese Zeit ist klein gegen die erdgeschichtlich für den Prozeß verfügbare Zeit von etwa 10^9 Jahren.

Der Grund für diese Abschätzung war die Beantwortung der gestellten Frage, nicht eine genauere Berechnung des Zeitbedarfes für die Evolution einer Bakterie. Die Zeit könnte gut um eine Größenordnung kürzer sein, da wahrscheinlich nur etwa 100 Domänen statt 1000 Proteine unabhängig entwickelt werden mußten. Alle Proteine kann man sich aus einigen dieser etwa 100 Domänen aufgebaut denken; man nimmt an, daß sie sich durch Genduplikation entwickelt haben[59].

2) *Die Wahrscheinlichkeit für die spontane Entstehung einfachster Systeme, die zu lebenden Systemen führen könnten, ist viel zu klein für eine physikalische Erklärung dieses Phänomens.*

Hier ist es wichtig, die Wahrscheinlichkeiten von sehr kleinen und detaillierten Schritten zu betrachten. Für eine kleine Zahl von größeren Schritten werden die Wahrscheinlichkeiten mikroskopisch klein. Man kann dies schon am einfachsten Fall des spontanen Erscheinens des ersten sich selbst replizierenden Stranges sehen, der aus Monomeren besteht, die zufällig verknüpft wurden.

Jedes Monomer muß den korrekten Zucker enthalten, der korrekt an eine Nucleinbase und eine Phosphatgruppe gebunden sein muß. Die Wahrscheinlichkeit, daß dies der Fall ist, beträgt etwa 1/100, oder etwa $(1/100)^{10} = 10^{-20}$ für einen Strang von zehn Monomeren. Dieser Wert ist innerhalb annehmbarer Grenzen, wie die frühere Diskussion zeigte. Für einen Strang von 50 Gliedern wäre die entsprechende Wahrscheinlichkeit jedoch $(1/100)^{50} = 10^{-100}$, eine Wahrscheinlichkeit, die so klein ist, daß das ganze Universum mit Strängen in einer Dichte von einem Strang pro nm^3 gefüllt werden müßte, um erwarten zu können, daß etwa einer der Stränge zufällig richtig ist. Das heißt, die Wahrscheinlichkeit, daß sich ein solcher Strang spontan hätte bilden können, ist für alle praktischen Zwecke gleich null. Die Überlegung zeigt, daß relativ große Schritte generell nicht stattfinden.

3) *Biologische Systeme verhalten sich in einer ganzheitlich zielorientierten Weise, die im Widerspruch zum Verhalten von Systemen steht, die den physikalischen Gesetzen gehorchen.*

In Wirklichkeit ergibt sich kein Widerspruch mit den Gesetzen der Physik, da das beschriebene Verhalten eine Folge des Überlebens der betrachteten Systeme in einer Umgebung ist, in welcher ein Überleben schwierig sein kann, so daß immer wieder eine große Zahl von etwas weniger geeigneten Systemen ausgemerzt werden. Es ist das Resultat des stets gleichbleibenden Mechanismus der Evolution: Multiplikation, Mutation und Selektion.

Replikationsfehler sind in den meisten Fällen unvorteilhaft, aber in seltenen Fällen führen sie zu einer Verbesserung der Überlebenschancen der veränderten Form. Die besser an die Umwelt angepaßten Formen überleben; der beschriebene biologische Evolutionsprozeß ist somit ein Lernprozeß, eine immer weitergehende Adaptation an die Umwelt. Adaptation und Lernen sind jedoch ganzheitlich zielgerichtete Prozesse, die somit aus physikalischen Prinzipien ableitbar sind.

18. Schlußbemerkungen

Die in unseren Betrachtungen zum Ursprung des Lebens verwendete Methodik bezweckt die Überwindung der gedanklichen Schwierigkeiten, die sich ergeben, wenn man versucht, dieses erstaunliche Phänomen auf physikalischer Basis zu verstehen. Man darf nicht erwarten, daß die vielen kleinen Modellschritte, die wir betrachtet haben, den wirklich von der Natur verfolgten Weg beschreiben. Das angestrebte Ziel ist vielmehr, die grundsätzlichen Aspekte und Schwierigkeiten so greifbar wie möglich zu machen. Es ist sehr bemerkenswert, daß diese Methode es ermöglichte, die Entwicklung von Systemen, die einen genetischen Apparat besitzen, erfolgreich als Folge vieler kleiner plausibler Schritte zu beschreiben, die fast zwangsläufig auseinander hervorgehen. Alle diese Schritte haben Wahrscheinlichkeiten, die praktisch bei eins liegen, sofern genügend Zeit zur Verfügung steht. Ein besonders bemerkenswertes Ergebnis ist ein molekulares Modell für den Ur-Übersetzungsapparat. In manchen Details, etwa der Zugrundelegung von Adaptermolekülen in Haarnadelkonformation, ist das Modell identisch mit einem Modell, das vor einigen Jahren beschrieben wurde[1], als viele der hier verwendeten experimentellen Tatsachen noch unbekannt waren.

Eingegangen am 17. Februar,
ergänzt am 3. April 1981 [A 354]

[1] *H. Kuhn*, Angew. Chem. *84*, 837 (1972); Angew. Chem. Int. Ed. Engl. *11*, 798 (1972).
[2] *H. Kuhn, J. Waser* in *W. Hoppe, W. Lohmann, H. Markl, H. Ziegler:* Biophysik – Ein Lehrbuch, 2. Aufl., Springer, Heidelberg 1981.
[3] *H. Kuhn, D. Möbius*, Angew. Chem. *83*, 672 (1971); Angew. Chem. Int. Ed. Engl. *10*, 620 (1971); *D. Möbius*, Acc. Chem. Res. *14*, 63 (1981).
[4] *S. L. Miller, H. C. Urey, J. Oró*, J. Mol. Evol. 9, 59 (1976).
[5] *G. Toupance, F. Rauling, R. Buvet*, Origins Life 6, 83 (1975).
[6] *A. W. Schwartz* in *E. K. Duursma, R. Dawson:* Marine Organic Chemistry, Elsevier, Amsterdam, im Druck, zit. nach *A. Henderson-Sellers, A. W. Schwartz*, Nature 287, 526 (1980).
[7] *J. Oró*, Nature 191, 1193 (1961).
[8] *J. P. Ferris, J. E. Kuder, A. W. Catalano*, Science 166, 765 (1969).
[9] *J. P. Ferris, P. C. Joshi, E. H. Edelson, J. G. Lawless*, J. Mol. Evol. 11, 293 (1978).
[10] *J. P. Ferris, R. A. Sanchez, L. E. Orgel*, J. Mol. Biol. 33, 693 (1968).
[11] *N. W. Gabel, C. Ponnamperuma*, Nature 216, 453 (1967).
[12] *E. Anders, R. Hayatsu, M. H. Studier*, Origins Life 5, 57 (1974).
[13] *S. L. Miller, L. E. Orgel:* The Origins of Life on the Earth, Prentice Hall, Englewood Cliffs 1974.
[14] *W. D. Fuller, R. A. Sanchez, L. E. Orgel*, J. Mol. Evol. 1, 249 (1972).
[15] *L. E. Orgel, R. Lohrmann*, Acc. Chem. Res. 7, 368 (1974).
[16] *R. Lohrmann, L. E. Orgel*, Nature 244, 418 (1973).
[17] *H. L. Sleeper, L. E. Orgel*, J. Mol. Evol. 12, 357 (1979).
[18] *R. Lohrmann, L. E. Orgel*, J. Mol. Evol. 12, 237 (1979).

[19] *J. Ninio, L. E. Orgel*, J. Mol. Evol. *12*, 91 (1978).

[20] *H. L. Sleeper, R. Lohrmann, L. E. Orgel*, J. Mol. Evol. *13*, 203 (1979).

[21] *L. E. Orgel*, unveröffentlicht, zit. nach [22]; *R. Lohrmann, P. K. Bridson, L. E. Orgel*, Science *208*, 1464 (1980).

[22] *P. Schuster* in *H. Gutfreund:* Biochemical Evolution, Cambridge University Press, Cambridge (U. K.) 1980.

[23] *M. Paecht-Horowitz, J. Berger, A. Katchalsky*, Nature *228*, 636 (1970).

[24] *A. Katchalsky*, Naturwissenschaften *60*, 215 (1973).

[25] *M. Paecht-Horowitz*, J. Mol. Evol. *11*, 101 (1978).

[26] *K. Dose, H. Rauchfuss:* Chemische Evolution und der Ursprung lebender Systeme, Wissenschaftliche Verlagsgesellschaft, Stuttgart 1975.

[27] *R. W. Kaplan:* Der Ursprung des Lebens, dtv/Thieme, Stuttgart, 2. Aufl. 1980.

[28] *C. Ponnamperuma:* Exobiology, North-Holland, Amsterdam 1972.

[29] *K. A. Kvenvolden, J. G. Lawless, C. Ponnamperuma*, Proc. Natl. Acad. Sci. USA *68*, 486 (1971).

[30] *R. A. Kerr*, Science *210*, 42 (1980).

[31] *H. Wänke* in: Evolution der Planetenatmosphären und des Lebens, 2. Deutsche Forschungsgemeinschaft – Kolloquium über Planetenforschung, 1979, S. 198.

[32] *E. Heftmann:* Chromatography, 2. Aufl., Reinhold Publ., New York 1967, S. 636 ff; *E. Stahl:* Dünnschicht-Chromatographie, 2. Aufl., Springer, Berlin 1967, S. 758 ff.

[33] *A. Rich* et al., Science *179*, 285 (1973).

[34] *D. R. Kearns, R. G. Schulman*, Acc. Chem. Res. *7*, 33 (1974).

[35] *A. H. Wang, G. J. Quigley, F. J. Kolpak, J. L. Crawford, J. H. von Boom, G. van der Marel, A. Rich*, Nature *282*, 680 (1979).

[36] *H. Drew, T. Takano, S. Takano, K. Itakura, R. E. Dickerson*, Nature *286*, 567 (1980).

[37] *S. Arnott, R. Chadrasekaran, D. L. Birdsall, A. G. W. Leslie, R. L. Ratliff*, Nature *283*, 743 (1980).

[38] *F. M. Pohl, T. M. Jovin*, J. Mol. Biol. *67*, 375 (1972).

[39] *R. C. Hopkins*, Science *211*, 289 (1981).

[40] *J. C. W. Shepherd*, J. Mol. Evol., im Druck; Proc. Natl. Acad. Sci. USA, im Druck.

[41] *M. Eigen*, Max-Planck-Gesellschaft, Jahrbuch 1979, Vandenhoeck & Ruprecht, Göttingen, S. 17.

[42] *A. I. Oparin:* The Chemical Origin of Life, Charles C. Thomas, Springfield, Ill. 1964.

[43] *C. W. Carter, J. Kraut*, Proc. Natl. Acad. Sci. USA *71*, 283 (1974); *G. M. Church, J. L. Sussmann, S. H. Kim*, ibid. *74*, 1458 (1977); *W. F. Anderson, D. H. Ohlendorf, Y. Takeda, B. W. Matthews*, Nature, im Druck. Wir danken Dr. *G. Eichele*, Biozentrum der Universität Basel (Schweiz), daß er uns auf diese Veröffentlichungen aufmerksam machte.

[44] *H. Kuhn, Ch. Kuhn*, Origin Life *9*, 137 (1978).

[45] *M. Eigen, P. Schuster*, Naturwissenschaften *64*, 541 (1977); *65*, 7, 341 (1978); The Hypercycle, A Principle of Natural Selforganization, Springer, Berlin 1979.

[46] *F. H. Crick, S. Brenner, A. Klug, G. Pieczenik*, Origins Life *7*, 389 (1976).

[47] *A. Malzke, A. Barta, E. Küchler:* On the Mechanism of Translocation: Relative Arrangement of tRNA and mRNA on the Ribosome, im Druck, zit. nach [22].

[48] *J. J. Hopfield*, Proc. Natl. Acad. Sci. USA *75*, 4338 (1978).

[49] *B. G. Barrell, B. F. C. Clark:* Handbook of Nucleic Acid Sequences, Joynson-Bruvvers Ltd., Oxford 1974.

[50] *M. Sumper, R. Luze*, Proc. Natl. Acad. Sci. USA *72*, 162 (1975); *B. Küppers, M. Sumper*, ibid. *72*, 2630 (1975).

[51] *E. Domingo, R. A. Flavell, Ch. Weissmann*, Gene *1*, 3, 27 (1976).

[52] *E. C. Cox, C. Yanofsky*, Proc. Natl. Acad. Sci. USA *58*, 1995 (1967).

[53] *H. Kuhn*, Ber. Bunsenges. Phys. Chem. *80*, 1209 (1976); in *H. Haken:* Synergetics, a Workshop. Springer, Heidelberg 1977, S. 200.

[54] *C. E. Shannon, W. Weaver:* The Mathematical Theory of Communication, University of Illinois Press, Urbana 1949.

[55] *O. Nicolis, I. Prigogine:* Self-Organization in Nonequilibrium Systems, Wiley-Interscience, New York 1977, Kap. 7.

[56] *M. Eigen*, Naturwissenschaften *58*, 465 (1971).

[57] *R. Riedl:* Biologie der Erkenntnis, 2. Aufl., Parey, Berlin 1980.

[58] *M. Eigen*, Angew. Chem. *93*, 221 (1981); Angew. Chem. Int. Ed. Engl. *20*, 233 (1981).

[59] *G. Schulz*, Angew. Chem. *93*, 143 (1981); Angew. Chem. Int. Ed. Engl. *20*, 143 (1981).

[60] Im methylierten Polynucleotid Poly(dG-m^{5}dC) erfolgt der Übergang in die Linkshelix bei Mg^{2+}-Konzentrationen, die um drei Größenordnungen niedriger sind als bei nicht methylierten Polymeren, also unter üblichen physiologischen Bedingungen (Proc. Natl. Acad. Sci. USA *78*, 1619 (1981)).

Sonderdruck

aus

Spektrum
DER WISSENSCHAFT

Heft 6
Juni 1981

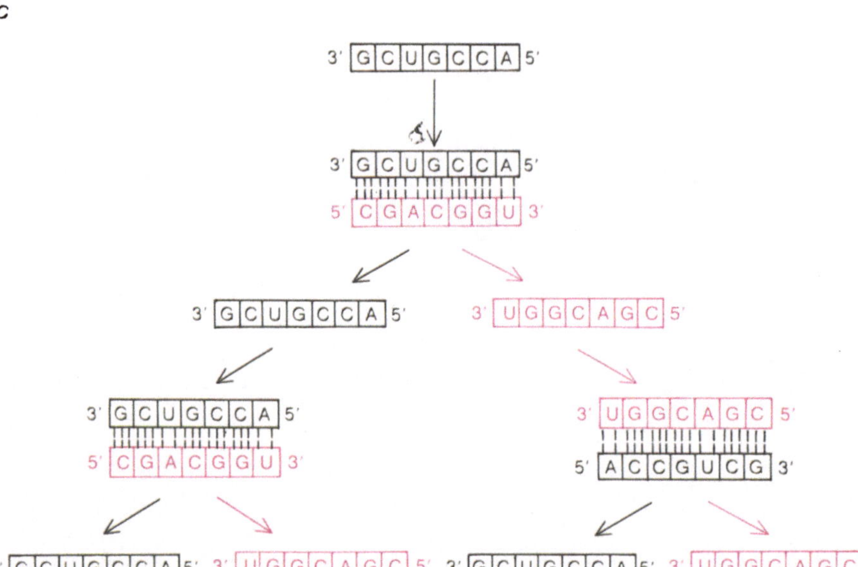

Bild 1: Moleküle der Ribonucleinsäure (internationale Abkürzung: RNA) waren die Träger der ersten genetischen Information. Es handelt sich dabei um lineare Ketten aus Nucleotiden, die über Phosphodiester-Brücken miteinander verknüpft sind. Jedes Nucleotid enthält einen Ribose-Zucker, an dem eine von vier Basen befestigt ist (a); die Erbinformation selbst ist in der Abfolge dieser Basen verschlüsselt. Jeweils zwei der Basen können sich über Wasserstoffbrückenbindungen (gestrichelte Linien) paaren: Adenin mit Uracil und Guanin mit Cytosin. Man bezeichnet sie als komplementär. Die in der RNA verschlüsselte Information wird dadurch weitergegeben, daß der ursprüngliche Strang als Matrize für die Synthese eines komplementären („negativen") Tochterstranges (farbig) dient (b). Wie die Informationsweitergabe über zwei RNA-Generationen hinweg abläuft, ist in (c) für eine willkürliche Sequenz aus sieben Nucleotiden veranschaulicht.

Ursprung der genetischen Information

Von Manfred Eigen, William Gardiner, Peter Schuster und Ruthild Winkler-Oswatitsch

Die frühe Erde war der Schauplatz eines der geheimnisvollsten Vorgänge im Universum: der Entstehung des Lebens. Wie sich die ersten Gene bildeten, im Konkurrenzkampf verbesserten und mit primitiven Enzymen in Wechselwirkung traten, läßt sich heute lückenlos nachzeichnen. Nicht der Zufall, sondern die Naturgesetze haben die Entstehung des Lebens gesteuert.

Charles Darwin erkannte in der Vielfalt der Arten die Prinzipien der Evolution: Abwandlung, Wettbewerb und Auslese. Seit Darwins Zeit ist unser Wissen nicht nur auf dem Gebiet der Molekularbiologie, sondern auch der Geophysik und Geochemie der präbiotischen Erde in einer Weise gewachsen, die im 19. Jahrhundert unvorstellbar gewesen wäre. Sind wir damit in der Lage, die Evolution in jene graue Vorzeit zurückzuverfolgen, als es noch keine Lebewesen auf der Erde gab?

Die erste Antwort heißt nein. Die fossilen Spuren aus jener Zeit sind zu Staub zerfallen oder wurden von späteren Generationen des Lebens verwischt. Was die überlieferten „immateriellen" Fossilien – der genetische Code, das Erbgut der heutigen Organismen und die bekannten Reaktionsschemata der Biochemie – an Informationen bergen, ist so bruchstückhaft, daß sich die präbiotische Evolution wohl nie so genau rekonstruieren läßt wie beispielsweise die der Primaten.

Doch Wissenslücken waren noch zu keiner Zeit ein Hindernis für die Entdeckung von Naturgesetzen. Newton genügte die Beobachtung weniger Planeten für die Aufstellung des allgemeinen Gravitationsgesetzes, Mendelejew erschloß den Aufbau des Periodensystems aus der Chemie nur weniger Elemente, und heute leiten Physiker die Gesetze, die die Wechselwirkungen der Elementarteilchen beherrschen, aus einer kleinen Zahl von subatomaren „Ereignissen" ab. Man braucht die Geschichte der präbiotischen Umweltbedingungen und Vorgänge nicht in allen Einzelheiten zu kennen, um jene Evolutionsgesetze aufzufinden, die zum ersten Leben auf der Erde führten. Man muß sich nur darauf verlassen

können, daß genügend fossile Beweisstücke übriggeblieben sind, die unsere Überlegungen in die richtigen Bahnen lenken und eine kritische experimentelle Nachprüfung unserer Theorien erlauben. In diesem Sinne lautet die Antwort auf die oben gestellte Frage ja: Die Naturgesetze, die für den Ursprung und die präbiotische Evolution des Lebens maßgebend waren, lassen sich heute klar umreißen.

In diesem Artikel legen wir dar, wie man Darwins Ideen ergänzen muß, um die Evolution vor der Entstehung der Lebewesen beschreiben zu können. Als erstes zeigen wir, daß sich die Ideen Darwins auch auf eine Evolution weit unterhalb der Ebene der Organismen anwenden lassen. Um die Komplexität der höheren Lebewesen und die Vielfalt der Arten zu erklären, schrieb Darwin der natürlichen Auslese eine Pilotenrolle zu, die für die Entwicklung vom Einfachen zum Komplizierten sorgt. Warum sollte sich dieses Prinzip nicht ebensogut auf große, komplizierte Moleküle anwenden lassen? Wir werden notwendige und hinreichende Bedingungen nennen, unter denen sich die natürliche Auslese auch auf molekularem Niveau abspielt. Das Ergebnis dieser Selektion ist eine feststehende Folge von Ereignissen, die unausweichlich abläuft, sobald gewisse Bedingungen erfüllt sind.

Während die Konkurrenz die Grundlage der natürlichen Auslese unter den Lebewesen bildet, hätte sie in der präbiotischen Ära allein nicht genügt, die Selektion der „tauglichsten" Molekülkomplexe zu bewirken – es mußte etwas zweites hinzukommen: bestimmte Formen der Kooperation. Erst das Wechselspiel zwischen Kooperation und Konkurrenz unter den Molekülen ermöglichte

eine Weiterverarbeitung und Nutzbarmachung der Ur-Erbinformation, wobei es zunächst zu einer Stabilisierung und dann zu einer allmählichen Verbesserung kam. Es ist unmöglich, die einzelnen Stadien dieses Vorganges heute neu erstehen zu lassen, da während der Frühphase der Evolution Myriaden von zufälligen Veränderungen erprobt und wieder verworfen wurden. Doch eines können wir: die Gesetze verstehen, nach denen sich diese Entwicklung vollzog. Es sind Gesetze, die sich auf vielerlei Arten nachprüfen lassen: durch Experimente mit Bakterienviren, durch chemische Untersuchungen an den Bausteinen der Nucleinsäuren und Proteine und durch eine vergleichende Analyse derjenigen Nucleinsäuren und Proteine, die drei oder vier Milliarden Jahren molekularer Evolution überlebt haben.

Die noch unbelebte Urerde

Bevor das Schauspiel des Lebens beginnen konnte, mußten die Bühne aufgebaut und die Statisten an ihrem Platz sein. Die Bühne befand sich irgendwo auf der primitiven Erde. Es herrschten weitgehend die gleichen Temperaturen wie heute. Auch die Zusammensetzung der Erdoberfläche entsprach im wesentlichen der heutigen, zumindest was die relative Häufigkeit der Elemente betrifft. Das gilt aber mit Sicherheit nicht für die chemische Zusammensetzung der Moleküle.

Blitzschlag, Schockwellen, ultraviolette Strahlung und heiße Vulkanasche waren allgegenwärtige Energiequellen, die, wie Experimente gezeigt haben, allesamt chemische Umwandlungen hervorbringen konnten, bei denen die Stoffe auf der Oberfläche der frühen Erde in bedeuten-

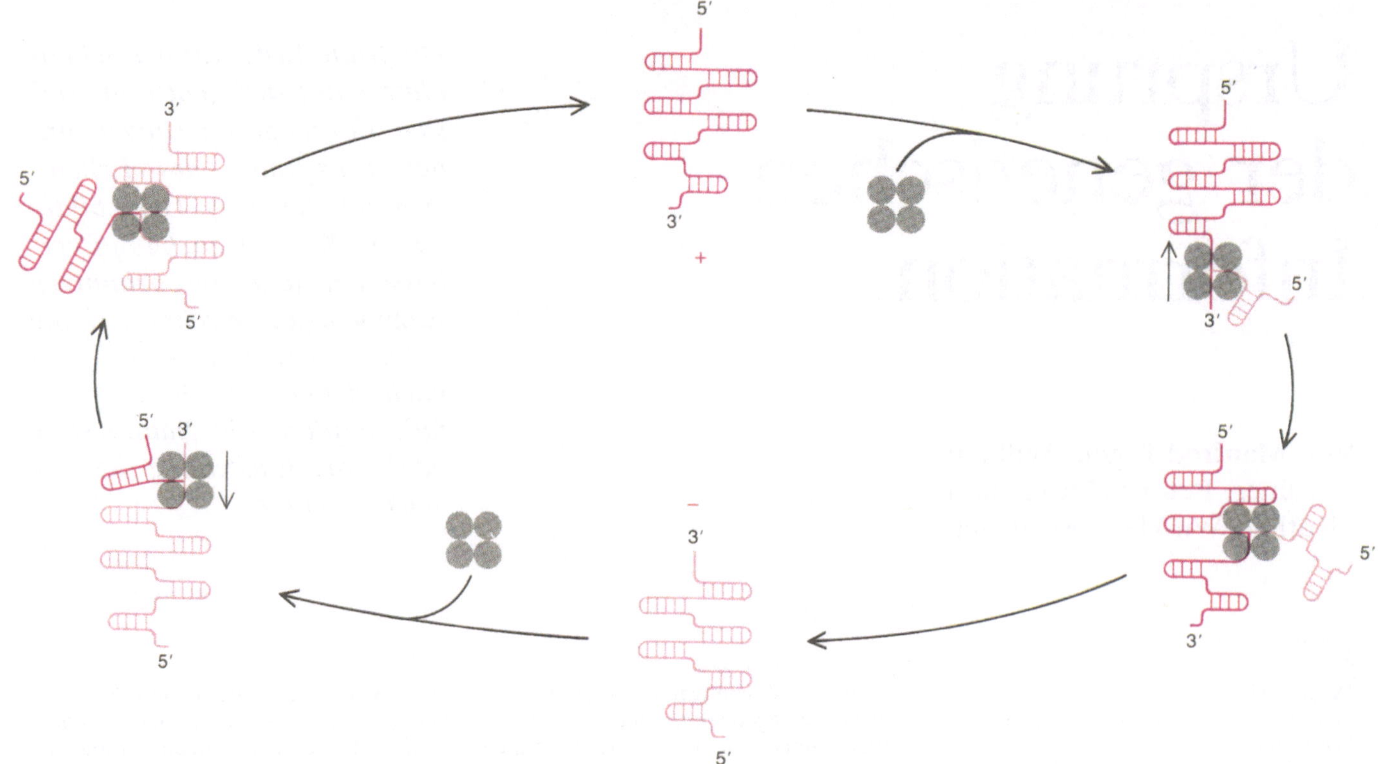

Bild 2: Die einzelsträngige RNA des Bakterienvirus Q$_\beta$ vermehrt (repliziert) sich mit Hilfe eines Replikase genannten Enzyms, das aus vier Untereinheiten (graue Punkte) besteht. Der „Plus"-Strang der Virus-RNA liegt normalerweise in einer gefalteten Anordnung vor, die durch Basenpaarung innerhalb des Stranges zustandekommt (Mitte oben). Wenn sich die Replikase vom 3'- zum 5'-Ende am Strang entlangbewegt, entfaltet er sich partiell (oben rechts). Das Enzym lagert gemäß den Basenpaarungsregeln an die einzelnen Nucleotide der Matrize der Reihe nach komplementäre Monomere (energiereiche Nucleotid-Bausteine) an und verknüpft sie zu einem „Minus"-Strang (Mitte unten). Da dieser sich sofort wieder faltet, kommt es nicht zur Bildung eines Doppelstranges, was die weitere Replikation unterbinden würde. Der Minus-Strang wird seinerseits repliziert, so daß schließlich ein Duplikat des ursprünglichen Plus-Stranges entsteht (links).

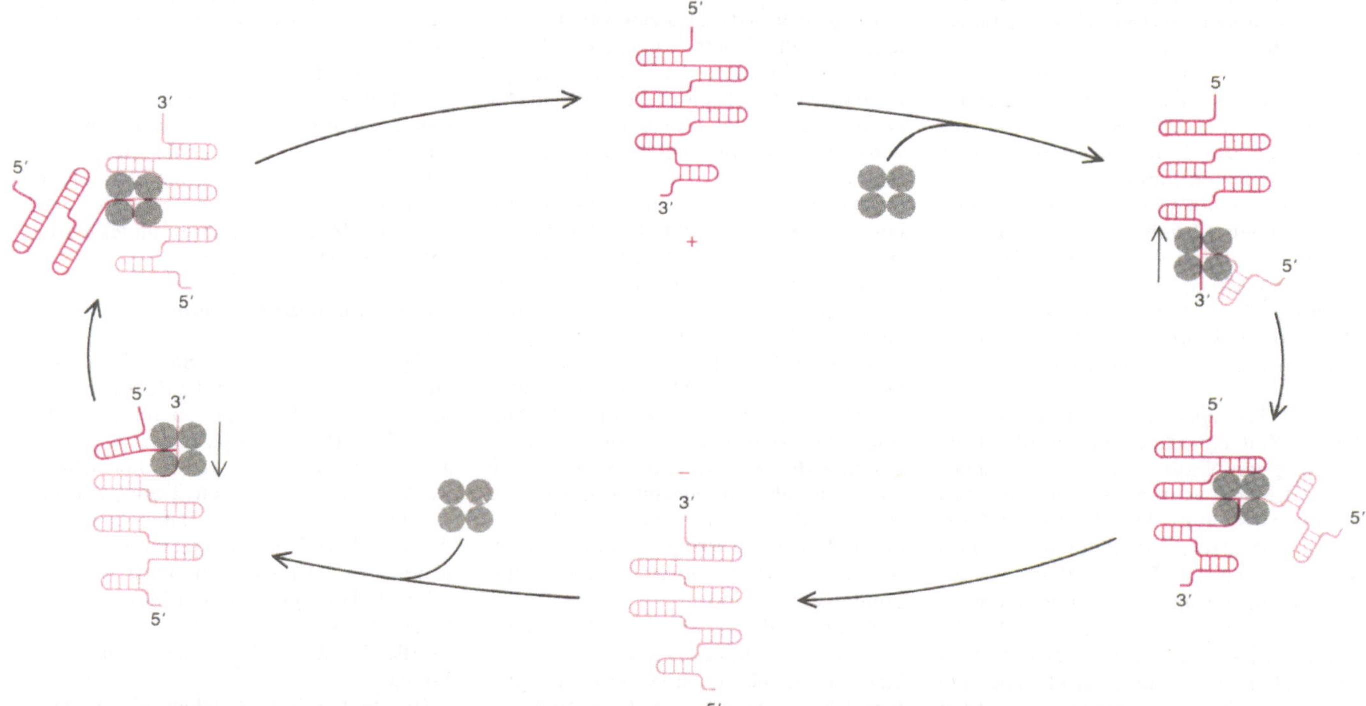

Bild 3: Charakteristisch für die RNA-Replikation sind miteinander gekoppelte Synthese-Zyklen für Plus- und Minus-Stränge. Jeder derartige Zyklus zerfällt alles in allem in vier Phasen: Start der Replikation, Verlängerung des angefangenen komplementären Stranges, Freisetzung der fertigen Kopie und erneute Aktivierung des Enzym-Matrizen-Komplexes. E ist das Replikationsenzym, I das informationstragende Molekül beziehungsweise die RNA-Matrize, P_n das Produkt (der neu entstandene RNA-Strang) und S das Substrat (die Gesamtheit der Nucleotidmonomeren in energiereicher Form). Die wechselseitige katalytische Kopplung zwischen den beiden Zyklen läßt die Plus- und Minus-RNA-Stränge in einem solchen Mengenverhältnis entstehen, daß die Vermehrungsgeschwindigkeit für beide Stränge zusammengenommen das geometrische Mittel der Synthesegeschwindigkeiten für die einzelnen Stränge darstellt.

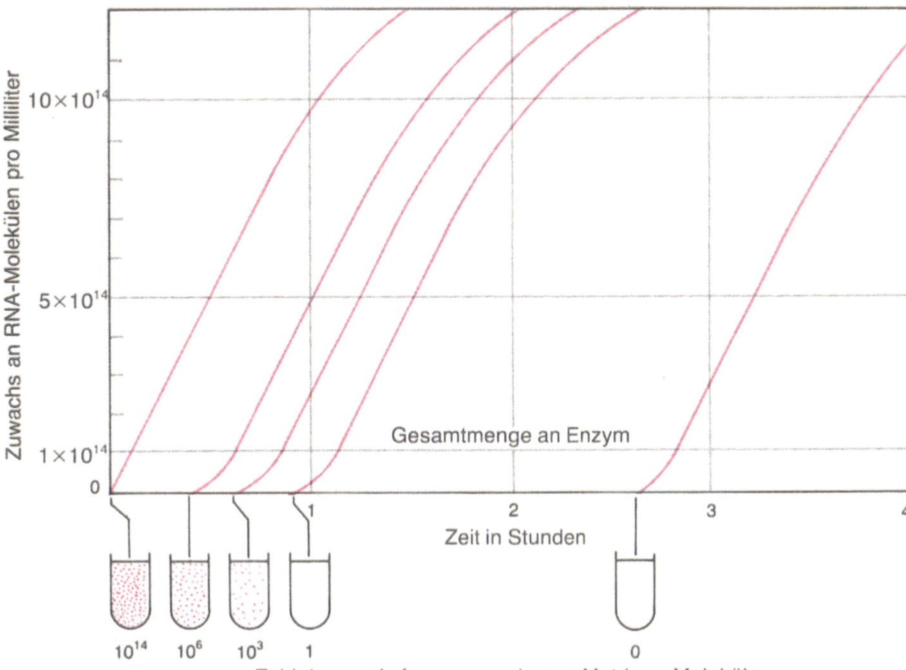

Bild 4: Um die Vermehrungsgeschwindigkeit von RNA-Strängen zu untersuchen, inkubiert man Lösungen, die RNA-Matrizenstränge, Nucleotid-Monomere und Q$_\beta$-Replikase enthalten. Sind mehr Matrizenmoleküle als Enzym vorhanden, so verläuft die Vermehrung der Matrizenmoleküle linear mit der Zeit (bis sie bei hohen Konzentrationen durch Produkthemmung langsamer wird und schließlich aufhört). Eine derartige Vermehrung tritt immer dann auf, wenn einzelne Replikations-Zyklen aufeinanderfolgen und das Enzym vor jedem Zyklus erneut aktiviert werden muß. Ist mehr Enzym als Matrize vorhanden, so nimmt die Vermehrung einen exponentiellen Verlauf; sobald ein Replikations-Zyklus beendet ist, kann sowohl der Tochter- als auch der Elternstrang ein freies Enzymmolekül binden beziehungsweise das vorher benutzte Enzym reaktivieren, so daß insgesamt zwei neue Kopien entstehen. Senkt man die Matrizenkonzentration, so verschieben sich die Vermehrungskurven „logarithmisch" nach rechts, bleiben aber parallel zueinander. Selbst wenn man am Anfang überhaupt keine Matrize zugibt, entsteht durch die Wechselwirkung zwischen Enzym und Monomeren nach langer Verzögerung eine RNA, die mit bestimmten Q$_\beta$-Fragmenten verwandt ist.

den Mengen in Substanzen überführt wurden, die man heute als organisch einstufen würde. Im frühen solaren System gab es eine Unmenge von Material, das aus Kometen oder Meteoriten stammte und von dem ein großer Teil auf der Erdoberfläche deponiert war. Bei der Einwirkung des Sonnenlichts auf das ultrakalte Material, aus dem diese Überreste der Kondensation des Sonnensystems bestanden, könnten sich organische Moleküle von der Größe biologischer Polymerer gebildet haben.

Wie sah die „Ursuppe" aus, aus der das Leben hervorging? Es herrscht allgemeine Übereinstimmung darüber, daß sie neben speziellen Zuckern, Aminosäuren und anderen Substanzen, die heute unentbehrliche biochemische Grundstoffe darstellen, viele Moleküle enthielt, die in unserer Zeit nurmehr pure Laboratoriumskuriositäten sind. Das erste „organisierende Prinzip" mußte daher von Anfang an hoch selektiv sein; denn es hatte sich gegen eine Übermacht aus kleinen Molekülen durchzusetzen, die

biologisch „falsch", aber chemisch eben möglich waren. Aus dem Riesenangebot mußte es diejenigen Moleküle herauspicken, aus denen schließlich die routinemäßig synthetisierten Standard-Bausteine aller biologischen Polymere werden sollten, und sie auf verläßliche Weise so verknüpfen, daß eine bestimmte räumliche Konfiguration entstand.

Das Angebot an organischem Material war in der Tat gewaltig. Wenn der Kohlenstoff, den man heute in der Kohle, im Carbonat-Gestein und in lebender Mate-

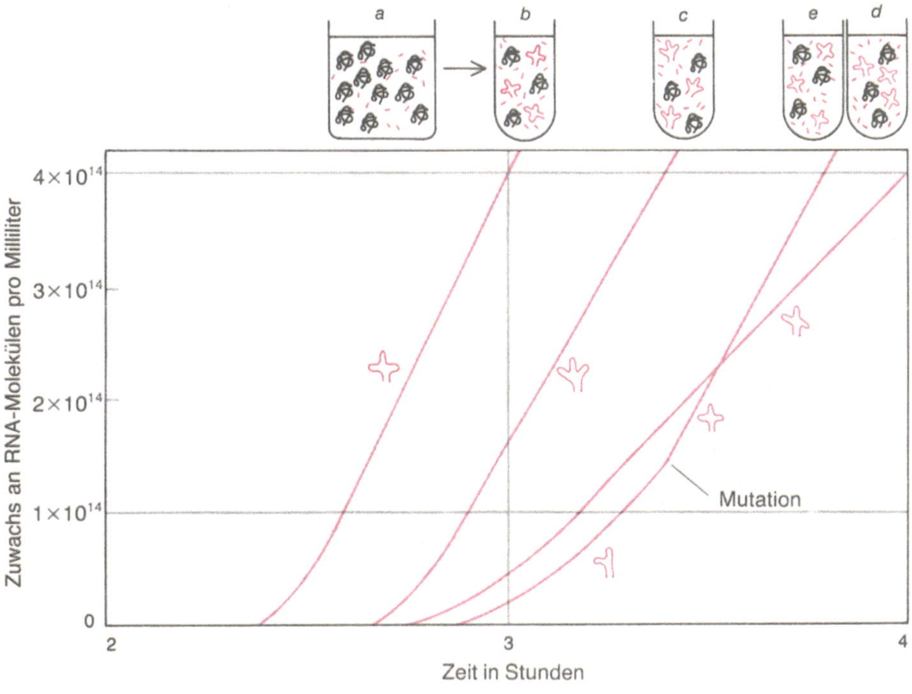

Bild 5: Mit einem Klonierungsversuch, wie er hier skizziert ist, läßt sich die matrizenfreie RNA-Synthese näher untersuchen. Eine Lösung aus Monomeren und Q$_\beta$-Replikase, die keine Matrizenmoleküle enthält (*a*), wird lange genug inkubiert, daß sich jede Matrize, die möglicherweise als Verunreinigung zugegen wäre, vermehren könnte, aber nicht so lange, daß neue RNA ohne Vorlage entstehen kann. Anschließend verteilt man die Lösung auf vier Reagenzgläser (*b−e*), in denen sich die nun matrizenfrei gebildeten RNA-Stränge mit verschiedenen Geschwindigkeiten vermehren (farbige Kurven). In jedem Reagenzglas entsteht durch natürliche Auslese eine optimale Matrize, die schließlich zum vorherrschenden Produkt wird; da die Aufteilung jedoch vor der Auslese stattfand, enthalten die vier Reagenzgläser unterschiedliche Produkte. Manchmal zeigt sich eine Mutation so spät, daß man sie in der Wachstumskurve (Reagenzglas *e*) noch sehen kann. Während die matrizenabhängige Replikation exakt reproduzierbar abläuft, schwanken die Zeiten, die bis zum Auftreten der ersten matrizenunabhängigen Produkte verstreichen, beträchtlich. Sie spiegeln die zufallsbedingte Natur eines Vorgangs wider, bei dem die Synthese eines (nämlich des optimalen) Moleküls der geschwindigkeitsbestimmende Schritt ist.

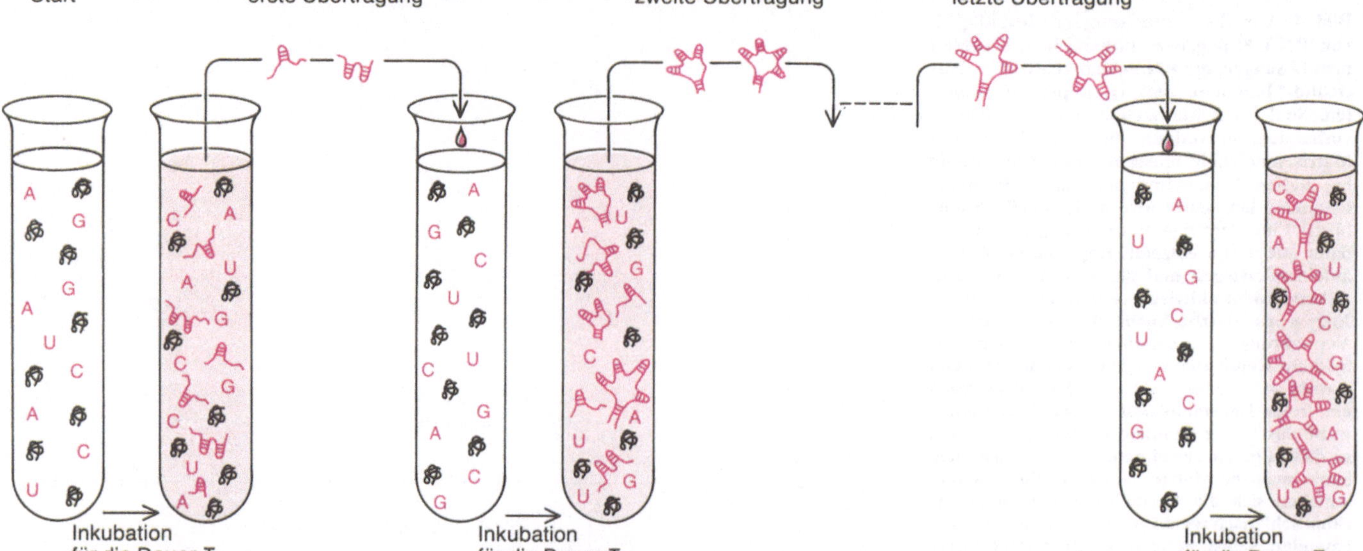

Bild 6: Durch serielle Übertragungsversuche, bei denen sich die Vermehrung einer matrizenfrei erzeugten RNA unbegrenzt fortsetzen läßt, hat man zeigen können, wie sich optimale Matrizen allmählich entwickeln. In einer Reihe von Reagenzgläsern werden Q_β-Replikase, einige benötigte Wachstumsfaktoren und die Monomeren A, U, G und C, aber keine Matrizenmoleküle vorgelegt. Durch Temperaturerhöhung inkubiert man die Mischung im ersten Glas und erhält nach langer Zeit eine uneinheitliche Ansammlung kurzer Matrizen. Ein Bruchteil davon wird in das nächste Glas übertragen und weiter inkubiert. Wenn man diesen Vorgang viele Male wiederholt, stellt man schließlich fest, daß eine einzige, optimale Matrize ausgelesen wurde. Um eine Vorstellung von der ungeheuren Vermehrung zu erhalten, die diese von Sol Spiegelman von der Columbia-Universität entwickelte Methode ermöglicht, denke man sich, daß die RNA in jedem Reagenzglas um den Faktor 10000 vermehrt werde. Zehn Übertragungen würden dann ausreichen, die Ozeane der Erde mit RNA zu sättigen.

rie findet, gleichmäßig in den gegenwärtigen Ozeanen verteilt würde, ergäbe dies eine Kohlenstofflösung, die so gehaltvoll wäre wie eine kräftige Fleischbrühe. Auch damals schon müssen geophysikalische Prozesse wie Verwitterung, Verdampfung und Ablagerung wirksam gewesen sein und verschiedenartige Umgebungen geschaffen haben. Eine davon besaß offensichtlich die richtige Temperatur und Zusammensetzung für den Vorgang, den man poetisch als „Urzeugung des Lebens" umschrieben hat.

Auch in der Ursuppe gab es eine Energiekrise: Die frühen Lebensformen waren darauf angewiesen, Molekülen in ihrem Lebensraum chemische Energie zu entziehen. Wie sie das taten, ist für die Geschichte, die wir zu erzählen haben, nicht wichtig. Man kann davon ausgehen, daß irgendein System zur Speicherung und Gewinnung von Energie existierte, das vermutlich auf kondensierten Phosphaten basierte. Dieses Energiereservoir mußte zumindest solange auf einem nicht-metabolischen (stoffwechselunabhängigen) Weg immer wieder aufgefüllt werden (vielleicht durch irgendeine Form der Umwandlung von Sonnenenergie in chemische Energie), bis sich ein Mechanismis zur Vergärung bestimmter, ansonsten „überflüssiger" Komponenten der Ursuppe herausgebildet hatte. Die Gärung hätte dann ausreichend Energie geliefert, bis mit der Photosynthese schließlich eine stetig sprudelnde Energiequelle zur Verfügung stand.

Die ersten Gene

In Zellen ist die genetische Information in Form von DNA (internationale Abkürzung für Desoxyribonucleinsäure) gespeichert, die in Boten-RNA (Ribonucleinsäure) umgeschrieben und anschließend in Proteine übersetzt wird; in Viren können sowohl DNA- als auch RNA-Stränge Träger der Erbinformation sein. Bei beiden Arten von Nucleinsäuren handelt es sich um fadenähnliche Moleküle, die aus Nucleotiden bestehen (Bild 1). Jedes Nucleotid setzt sich aus drei Komponenten zusammen: einer chemischen Gruppierung, die man als Base bezeichnet, einem Zucker (Desoxyribose bei der DNA und Ribose bei der RNA) sowie einem Phosphat-Rest. Zucker und Phospat sind miteinander verknüpft und bilden das Rückgrat des Moleküls. Die genetische Botschaft ist in der Basenfolge verschlüsselt. In der DNA treten vier verschiedene Basen auf: die Purine (Basen mit doppeltem Ring) Adenin (A) und Guanin (G) und die Pyrimidine (Basen mit einfachem Ring) Thymin (T) und Cytosin (C). Bei der RNA tritt an die Stelle des Thymins das Uracil (U). Die genannten Basen können sich paaren. Sie tun das jedoch nicht beliebig. Vielmehr verbindet sich A stets mit T (beziehungsweise U) und G ausschließlich mit C. Basen, die sich paaren, bezeichnet man als komplementär. Die Komplementarität ist die Grundlage sowohl für die Vermehrung (Replikation) der DNA als auch für ihre Umschreibung (Transkription) in RNA. Bei der Replikation dient ein Strang aus DNA oder RNA als Matrize, an der entlang (unter Mitwirkung verschiedener als Replikasen und Polymerasen bezeichneter Enzyme) gemäß den Basenpaarungsregeln komplementäre Nucleotide angelagert und miteinander verknüpft werden, so daß ein komplementärer Strang mit einem „Negativ-Abzug" der ursprünglichen Information entsteht (Bilder 2 und 3). Bei der Transkription bildet sich auf ganz ähnliche Weise von einer DNA-Vorlage ein komplementärer RNA-Strang.

Welche Aussagen können wir, gestützt auf die Kenntnis der chemischen Eigenschaften von DNA und RNA, über die Beschaffenheit der ersten präbiotischen Informationsträger machen? Die Desoxyribose-Nucleotide, aus denen die DNA besteht, sind von ihrer Chemie her schwerer zu handhaben als ihre Ribose-Analoga in der RNA. Aus diesem Grund werden sie auch in den Zellen über Ribose-Zwischenstufen synthetisiert, und die DNA-Replikation selbst nimmt an kurzen RNA-Sequenzstückchen — sogenannten Startern — ihren Ausgang.

In den heute existierenden Organismen wird die Erbinformation mittels ei-

Das Quasi-Spezies-Modell

Die präbiotische Ursuppe stellte ein geeignetes Medium für einen Darwinschen Evolutionsprozeß dar: Populationen sich selbst replizierender molekularer Spezies (RNA-Stränge mit verschiedenen Sequenzen) konkurrierten um den Vorrat an „Nahrung" (energiereiche Monomere). Die ständige Erzeugung von Mutantensequenzen, von denen einige vorteilhafte Eigenschaften besaßen, zwang zu einer dauernden evolutionären Neubewertung der tauglichsten Arten. Für diese Konkurrenz im Sinne Darwins, die sich auf molekularer Ebene abspielte, gibt es eine quantitative Theorie.

Die Zahl der Nucleotide in irgendeiner Sequenz i sei N_i. Die Position eines jeden Nucleotids in dieser Sequenz soll durch den Index p beschrieben werden, der jeden Wert von 1 bis N_i annehmen kann.

Die Wahrscheinlichkeit, daß das Nucleotid an Position p in der Sequenz i während der Selbstreplikation korrekt kopiert wird, sei q_{ip}; dann ist $(1-q_{ip})$ die Fehlerrate für diese Position. Das Symbol q_{ip} beschreibt daher die Qualität oder Kopiergenauigkeit der Replikation an der Position p der Sequenz i. Die Wahrscheinlichkeit Q_i, daß eine vollständig korrekte Sequenz i aus einer Replikation hervorgeht, ist das Produkt der Kopiergenauigkeiten für sämtliche in der Sequenz enthaltenen Nucleotide:

$$Q_i = q_{i1} \times q_{i2} \times \ldots \times q_{iN_i} = \bar{q}_i^{N_i},$$

wobei $\bar{q}_i$ das geometrische Mittel der Kopiergenauigkeit für die einzelnen Nucleotide in der Sequenz i darstellt.

Die Sequenz i kann aufeinanderfolgende Replikationen nur überleben, wenn sich Kopierfehler nicht anhäufen. Das erfordert, daß diese Sequenz beim Nettowachstum dem Durchschnitt ihrer Konkurrenten um einen Wettbewerbsvorteil S_i überlegen ist. Darüberhinaus kann die Sequenz i nur selektiert werden, wenn eine zusätzliche Überlebensbedingung erfüllt ist: Die Fehlerschwelle darf nicht überschritten werden, und dazu muß $Q_i S_i$ größer als 1 sein.

Für das Nettowachstum gilt eine Gleichung, die angibt, wie sich x_i, der Anteil aller Sequenzen, die exakte Kopien der Sequenz i darstellen, mit der Zeit ändert. Hauptursachen für eine solche Änderung von x_i sind die fehlerfreie Replikation von i und die fehlerhafte Replikation von kollektiv als j bezeichneten nahe verwandten Sequenzen, aus denen i durch Mutation entsteht. Berücksichtigt man beide Beiträge, so erhält man für die Geschwindigkeit der Änderung von x_i:

$$(W_{ii} - \bar{E})\, x_i + \text{Summe aller } W_{ij}x_j$$

In dieser Gleichung beschreibt W_{ii} die Geschwindigkeit der korrekten Replikation der Sequenz i, und $\bar{E}$ stellt den Durchschnittswert für die Überschußproduktion (Überschuß der Replikationsgewinne gegenüber den -verlusten) für alle vorhandenen Sequenzen dar; beide Ausdrücke sind Pro-Kopie-Werte. W_{ij} ist die Produktionsrate der Sequenz i infolge fehlerhaften Kopierens der Sequenz j. Die Beiträge aller als j bezeichneten Sequenzen werden dabei summiert. Infolgedessen gibt der erste Ausdruck das Durchsetzungsvermögen wieder, das die Sequenz i beim Wettbewerb mit anderen Sequenzen an den Tag legt, und der zweite Ausdruck ist die Häufigkeit, mit der i durch Mutationen aus anderen Sequenzen entsteht.

Diese Reaktionsgeschwindigkeiten bestimmen den Ablauf der Selbstorganisation, wie sie bei einer willkürlichen Ansammlung von Sequenzen vonstatten geht. Der erste Ausdruck kann entweder positiv oder negativ sein, je nachdem ob W_{ii} größer oder kleiner als die durchschnittliche Überschußproduktion $\bar{E}$ ist. Ist W_{ii} größer, so nimmt x_i zu; ist W_{ii} dagegen kleiner, so nimmt x_i ständig ab, bis die Sequenz i ausstirbt oder nur noch durch Mutation produziert wird. Die Abnahme aller Sequenzen, bei denen W_{ii} kleiner als $\bar{E}$ ist, hat jedoch den Effekt, die durchschnittliche Überschußproduktionsrate $\bar{E}$ zu erhöhen. Dies macht es für die überlebenden Sequenzen immer schwerer, die Bedingung: „W_{ii} muß größer sein als $\bar{E}$" zu erfüllen, das heißt weiter zu wachsen. Der Wettbewerb bei der Selbstvermehrung ähnelt einem Wettkampf im Hochsprung, bei dem die Latte immer höher gesetzt wird, bis nur noch ein Teilnehmer übrig bleibt. Im Wettstreit der Moleküle bleibt jedoch nie nur ein Teilnehmer übrig. Wegen der durch den Term $W_{ij}x_j$ beschriebenen Mutationen produziert der stärkste Konkurrent ständig Mutantensequenzen, mit denen er selbst unaufhörlich im Wettstreit steht. Im stationären Zustand, der schließlich erreicht wird, existiert der stärkste Teilnehmer, der als Stammsequenz m bezeichnet wird, in Gemeinschaft mit allen Mutantensequenzen, die aus der Stammsequenz durch fehlerhaftes Kopieren hervorgegangen sind. Diese Verteilung von Sequenzen bezeichnen wir als Quasi-Spezies.

Wie diese Analyse zeigt, stellt Darwins Prinzip der natürlichen Auslese nicht einfach ein Axiom, also ein nicht weiter rückführbares Grundprinzip, dar. Vielmehr läßt es sich direkt aus den physikalischen Bedingungen herleiten, die mit der Selbstvermehrung zusammenhängen. Das Ergebnis der Auslese, die Quasi-Spezies, ist solange stabil, bis Mutationen zufällig eine Sequenz liefern, die sich schneller vermehrt als die bereits vorhandene Stammsequenz (oder bis eine Änderung der Umweltbedingungen einen entsprechenden Effekt zeitigt). Sobald dies geschieht, vermehrt sich die neue „tauglichste" Sequenz, bis sie sich (zusammen mit ihren Mutanten) durchgesetzt hat, während die alte Quasi-Spezies verschwindet.

Man hat quantitative Ausdrücke für bestimmte Eigenschaften von RNA-Quasi-Spezies abgeleitet. Die größtmögliche Länge einer Stammsequenz (die maximale Zahl ihrer Nucleotide) ist zum Beispiel gleich

$$\frac{2{,}3 \log S_m}{1 - \bar{q}_m}$$

Längere Stammsequenzen überschreiten die Fehlerschwelle, das heißt $Q_m S_m$ kann bei ihnen nicht größer sein als 1.

In dieser Diskussion sind die wesentlichsten Ergebnisse der mathematischen Untersuchungen zusammengefaßt, die unsere Gruppe und später B. L. Jones, R. H. Enns und S. S. Ragnekar von der Simon-Fraser-Universität in British Columbia sowie C. J. Thompson und J. L. McBride von der Universität Melbourne angestellt haben.

ner komplizierten Maschinerie verarbeitet, an der RNA und Proteine beteiligt sind. Damit sich eine solche Maschinerie entwickeln konnte, mußten die Informationsträger selbst strukturelle Merkmale aufweisen, die es den funktionellen Molekülen ermöglichten, sie spezifisch zu erkennen. Die einzelsträngige RNA kann sich im Gegensatz zu der starren DNA-Doppelhelix zu einer Vielzahl dreidimensionaler Strukturen falten. Wo immer in der heutigen Zellmaschinerie sowohl funktionelle als auch informationsvermittelnde Eigenschaften gleichzeitig benötigt werden, findet man RNA-Moleküle. Es gibt keinen Grund zu der Annahme, daß dies in der Frühzeit des Lebens anders war. Ebensowenig hat man Anlaß zu glauben, daß Informationen jemals in einer anderen als der heute üblichen Form gespeichert und durch irgendeinen unbekannten Prozeß erst auf Nucleinsäuren übertragen wurden.

Die Suche nach den ersten Genen führt daher rasch auf die Nucleotid-Sequenzen der RNA. Man kann mit Gewißheit davon ausgehen, daß sich auf den urzeitlichen Wegen der Synthese und Differenzierung in sehr geringen Mengen kurze Nucleotid-Sequenzen bildeten, die man im Sinne der heutigen Biochemie als „richtig" bezeichnen würde: Sie besaßen dieselben Basen, dieselben kovalenten Verknüpfungen und dieselbe Stereochemie, das heißt dieselbe räumliche Anordnung der chemischen Gruppen. Doch befanden sie sich in Gesellschaft einer Unzahl von anderen, die man heute als „falsch" ansehen würde — Nucleotidsequenzen mit abweichender Stereochemie, fehlplazierten kovalenten Bindungen und aus heutiger Sicht unüblichen Basen. Was war das Besondere an den Sequenzen, die der uns vertrauten RNA ähnelten?

Die Antwort ist leicht zu geben. Die RNA-Stränge mit einer einheitlichen Stereochemie und den richtig angeordneten kovalenten Bindungen in ihrem Rückgrat konnten sich auf reproduzierbare Weise zu Sekundärstrukturen falten, indem sich komplementäre Basen über Wasserstoffbrückenbindungen paarten. Dies war ein großer Vorteil; denn durch die Faltung waren die Moleküle besser davor geschützt, durch Wasser wieder gespalten, man sagt hydrolysiert, zu werden — ein Schicksal, das jedem Polymer in wäßriger Lösung letztlich blüht.

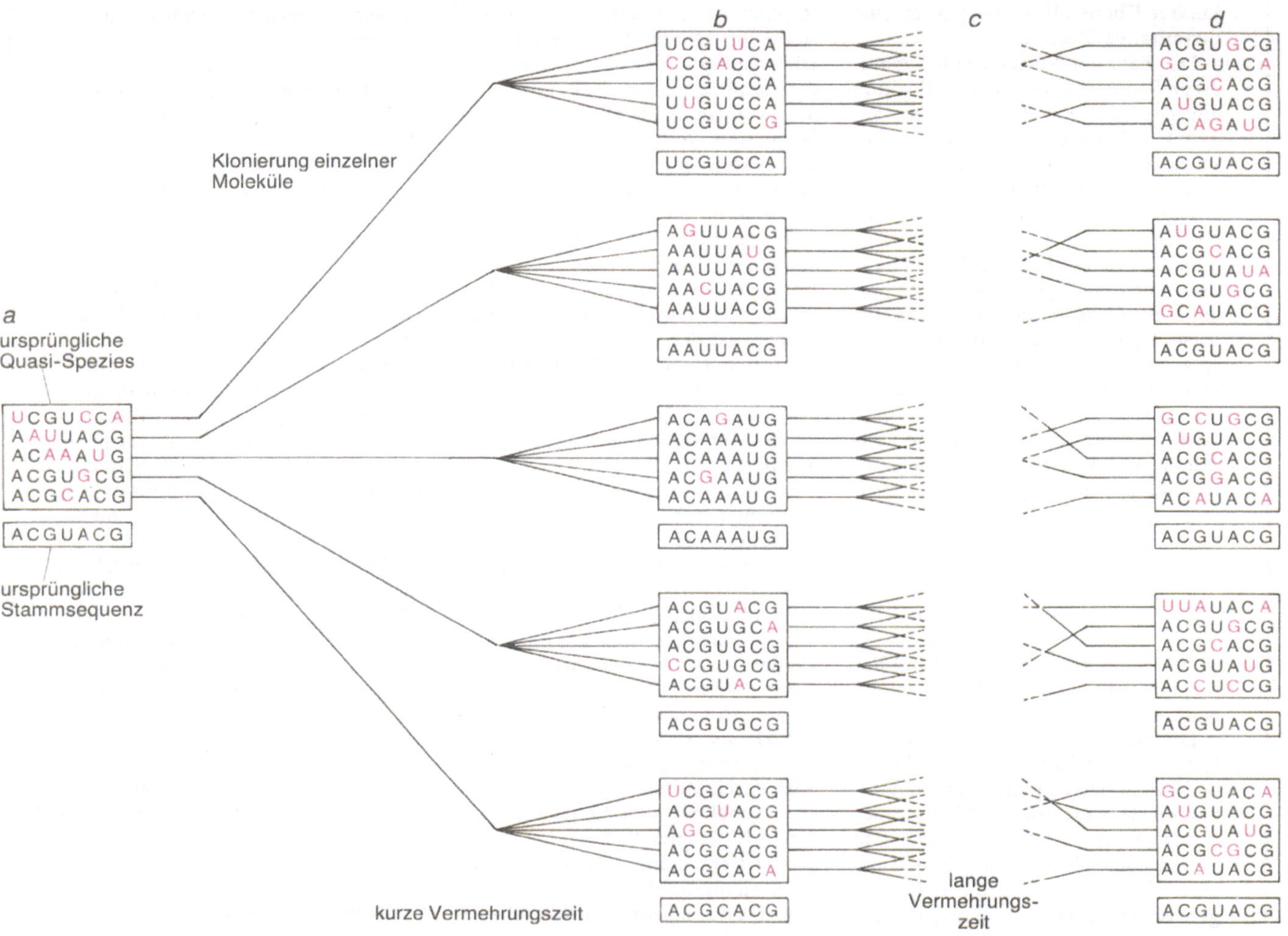

Bild 7: Wie Charles Weissmann von der Universität Zürich zeigen konnte, bleibt trotz der ständigen Neubildung von Mutanten innerhalb einer Quasi-Spezies eine einzige Sequenz auf Dauer erhalten: die Stammsequenz. Weissmann klonierte Q$_\beta$-RNA in Bakterien, indem er die natürliche Quasi-Spezies des Q$_\beta$-Virus (a) so stark verdünnte, daß bei jeder Infektion nur ein einziges Viruspartikel als Auslöser wirken konnte. Als nächstes analysierte er die RNA-Sequenz jedes Klons (b) nach dem „Fingerabdruckverfahren" (zweidimensionale Elektrophorese teilweise gespaltener RNA-Moleküle). Anschließend durfte sich jeder Klon für viele Generationen vermehren (c), so daß er einem lang andauernden Selektionsdruck ausgesetzt war. Dabei bildeten sich neue Quasi-Spezies-Verteilungen (d). Das Versuchsprinzip ist hier für fünf jeweils sieben Nucleotide lange Ausgangssequenzen veranschaulicht. Die Stammsequenz ist diejenige, die an jeder Position das Nucleotid trägt, das am häufigsten an dieser Stelle vorkommt. Abweichungen von der Stammsequenz sind farbig gezeichnet. Obwohl die Stammsequenz selbst sehr selten vorkommt, ist sie immer eindeutig definiert. Nach der Klonierung unterscheiden sich die neuen Stammsequenzen (b) zunächst voneinander, und keine stimmt mit der ursprünglichen Stammsequenz überein. Doch nach vielen Generationen haben sich alle Stammsequenzen (d) schließlich wieder zur ursprünglichen (optimalen) Stammsequenz zurückentwickelt.

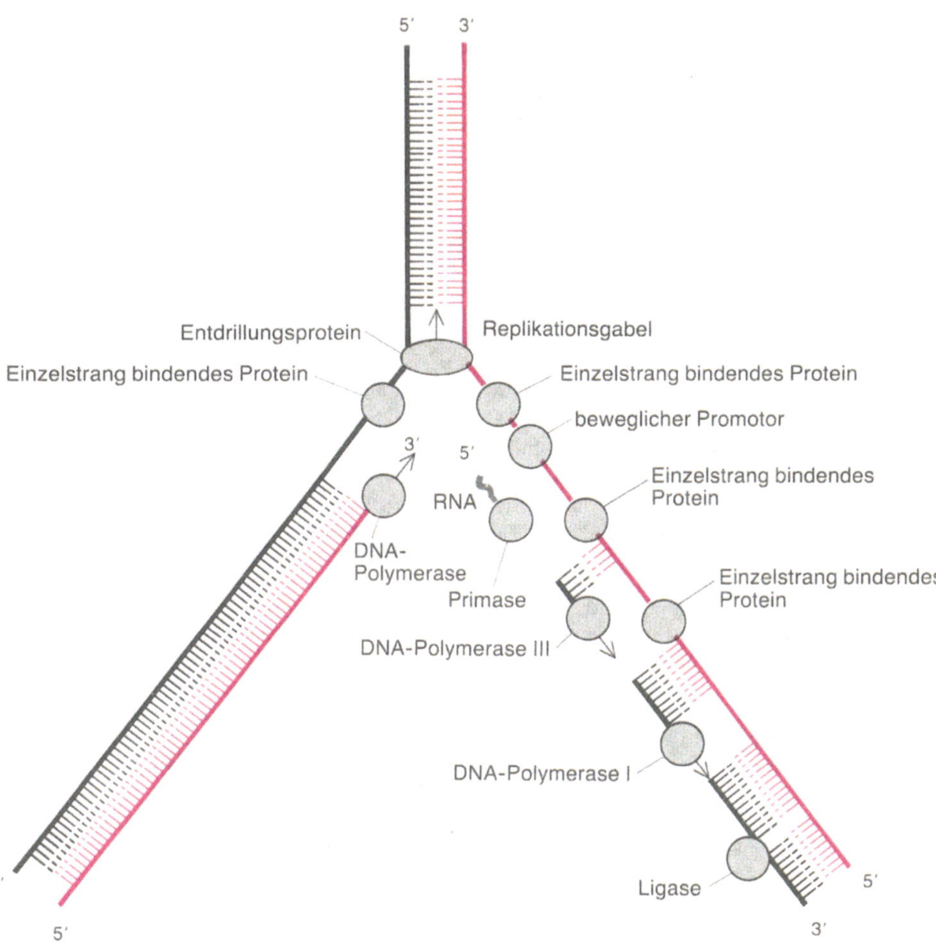

Bild 8: Die Replikation der doppelsträngigen Desoxyribonucleinsäure (DNA) ist weit ausgeklügelter als die der RNA und schließt Mechanismen zur Entdeckung und Korrektur von Fehlern ein. Zwanzig oder mehr Enzyme sind daran beteiligt. An der Replikationsgabel trennt ein Entdrillungsprotein die beiden Elternstränge auf; weitere Proteine sorgen dafür, daß die entstehenden Einzelstränge separiert bleiben. Da die Replikation an beiden Matrizensträngen in der 3' →5'-Richtung der Matrize fortschreitet, kann der Vorgang an einem der beiden Stränge nicht kontinuierlich verlaufen (rechts). Ein bewegliches Startsignal (Promotor) bildet den Erkennungsort für das Enzym Primase, das ein kurzes Stück Starter-RNA (das später durch DNA ersetzt wird) synthetisiert. An dieses RNA-Stück fügt die DNA-Polymerase III daraufhin DNA-Monomere an und erzeugt so den neuen DNA-Strang; die DNA-Polymerase I überprüft die Sequenz, schneidet falsche Nucleotide aus und setzt die richtigen dafür ein. Am Schluß schließt das Enzym Ligase die Lücken zwischen den Einzelstücken des Tochterstranges. Ohne das zusätzliche Korrekturlesen wäre die DNA-Replikation nicht genauer als die RNA-Replikation.

Die primitiven RNA-Stränge mit dem richtigen Rückgrat und den richtigen Nucleotiden besaßen einen zweiten, entscheidenden Vorteil: Sie allein konnten sich dauerhaft replizieren. Sie waren (auf Grund der Basenpaarungsregeln) ihr eigener Bauplan. Hier, auf dem molekularen Niveau, liegen die Wurzeln der alten Streitfrage, was zuerst da war: das Huhn oder das Ei − beziehungsweise die Funktion oder die Information. Wir werden zeigen, daß keine der Alternativen zutrifft: Funktion und Information mußten simultan entstehen.

Sicher gibt es hinsichtlich der grundlegenden Reaktionen und der wichtigen Stoffklassen viele Gemeinsamkeiten zwischen der heutigen und der präbiotischen Biochemie. So haben Sidney Fox und seine Mitarbeiter von der Universität Miami gezeigt, daß eiweißähnliche Polymere („Proteinoide"), die man im Wesentlichen durch Erwärmen einer Mischung aus Aminosäuren (den Bestandteilen der Proteine) herstellen kann, die Fähigkeit besitzen, als Enzyme zu wirken, das heißt biochemische Reaktionen zu beschleunigen. Neben solchen primitiven Katalysatoren gab es zweifellos Moleküle, die unter dem Einfluß des Sonnenlichts Reaktionen eingingen oder auslösten, außerdem Lipide (Fette) oder lipidähnliche Moleküle, die membranartige Strukturen bilden konnten, und schließlich vielleicht sogar Polysaccharide (Zuckerketten), die eine potentielle Energiequelle darstellten. Kurz gesagt: Auf nicht-biologischem Weg war eine Fülle von Molekülen entstanden, die eine reiche Palette von Funktionen abdeckten.

Solche funktionellen Moleküle mögen ein wichtiges Ingredienz der Ursuppe gewesen sein und die dort stattfindenden chemischen Vorgänge wesentlich beeinflußt haben. Doch waren sie mit einem schwerwiegenden Mangel behaftet: Sie konnten sich nicht fortentwickeln und optimieren. Ihre zufällige Wirksamkeit beruhte auf nicht-zufälligen strukturellen Gegebenheiten wie einer besonderen räumlichen Faltung, die eine vorteilhafte Wechselwirkung mit Nachbarmolekülen ermöglichte. Um ihre funktionellen Eigenschaften zu voller Wirksamkeit zu entwickeln, das heißt um zweckmäßigere Varianten hervorzubringen, mußten sich diese Moleküle von ihren strukturellen Zwängen befreien. Denn am Ende kam es auf die günstigste Funktion, nicht auf die *in der* ursprünglichen Synthese begünstigte Stuktur an. Allein selbstreplizierende, informationstragende Moleküle waren zur Lösung dieser Aufgabe befähigt. Wir wollen nun erörtern, wie sich der Informationsgehalt solcher Moleküle vermehren und verfeinern und ihre Komplexität erhöhen konnte, und wie es funktionstüchtigen Varianten schließlich gelang, untauglichere zu verdrängen.

Selbstreplikation

Die molekulare Selbstreplikation von Molekülen läßt sich am Beispiel des Virus Q_β untersuchen, das Bakterien infiziert. Sein Genom beziehungsweise die Gesamtheit seines Erbmaterials besteht aus einem etwa 4500 Nucleotide langen einzelsträngigen RNA-Molekül. Nur ein Teil dieses Moleküls stellt die Erbinformation dar, der Rest besitzt eine Reihe von funktionellen Aufgaben. Beispielsweise dient er als spezifischer Erkennungsort für Enzyme. Vor einigen Jahren isolierte Sol Spiegelman, der damals an der Universität von Illinois arbeitete, das Replikationsenzym von Q_β, die Q_β-Replikase, und zeigte, daß es in der Lage ist, Virus-RNA in einem zellfreien Medium unter Bildung infektiöser Kopien zu vervielfältigen (Bild 2). Außerdem isolierte Spiegelman aus infizierten *Escherichia-coli*-Bakterien eine nicht-infektiöse, 220 Nucleotide lange Satelliten-RNA, die von der Q_β-Replikase mit außerordentlich hohem Wirkungsgrad vervielfältigt wird. Die Satelliten-RNA und ähnliche „Minivarianten" bilden in Verbindung mit der Q$_\beta$-Replikase geeignete Modellsysteme, an denen sich die RNA-Replikation untersuchen läßt.

In einem typischen Experiment geht man von einer Lösung aus, die neben Magnesium-Ionen geringe Mengen an hochgereinigter Q$_\beta$-Replikase und die vier RNA-Grundbausteine (die Monomeren) in der energiereichen Form der Nucleosid-triphosphate *ATP, GTP, UTP* und *CTP* enthält. In dieser Form ist die jeweilige Base und der Zucker an drei linear verknüpfte Phosphat-Gruppen gebunden. Eines der Nucleosid-triphosphate, üblicherweise *GTP*, hat man vorher radioaktiv markiert, so daß sich die Synthese neuer RNA leicht verfolgen läßt. Um die Replikation zu starten, gibt man eine bestimmte Menge an RNA-Matrize hinzu und inkubiert, indem man die für die Replikation optimale Temperatur einstellt.

Bei Replikationsversuchen, die Manfred Sumper 1974 im Max-Planck-Institut für biophysikalische Chemie in Göttingen anstellte, geschah etwas völlig Unerwartetes. Zunächst einmal verlief freilich alles ganz normal. Als Sumper Mischungen inkubierte, die mehr Matrizen-RNA enthielten als Enzym, fand er einen linearen Anstieg der RNA-Konzentration, der bei hohen Werten schließlich abflachte (Bild 4). Wir schlossen daraus, daß alle Enzyme gleichzeitig von je einer Matrize besetzt waren und diese replizierten. Obwohl die Konzentration an Matrizen ständig zunahm, blieb die Konzentration an aktiven Enzym-Matrizen-Komplexen konstant. Folglich nahm auch die Geschwindigkeit der RNA-Synthese nicht über den Anfangswert hinaus zu.

Es lag nahe, als nächstes die Menge der Matrizen-RNA in der Ausgangsmischung soweit zu senken, daß sie unter der Enzym-Konzentration lag. Dadurch verschob sich die lineare Wachstumskurve parallel zur Zeitachse in Richtung auf längere Zeiten (Bild 4). Verringerte man die RNA-Konzentration stetig, so verzögerte sich das Wachstum jeweils um einen Betrag, der dem Logarithmus der anfänglichen Matrizen-Konzentration proportional war. Mit anderen Worten: Wenn man die Zahl der Matrizen-Moleküle pro Reagenzglas von 10^6 auf 10^4 senkte, verschob sich die Wachstumskurve um den gleichen Betrag, wie wenn man von 10^4 auf 10^2 Moleküle verdünnte. Die logarithmische Beziehung macht deutlich, daß bei einem Enzym-Überschuß jedes neu gebildete RNA-Molekül sofort ein freies Enzym findet, an dem es seinerseits repliziert wird. Daher nimmt die Matrizen-Konzentration exponenti-

ell zu und nicht linear. Dieser Vorgang läuft auch dann noch so ab, wenn die Matrizen-RNA nur in winzigen Mengen vorliegt: In der Tat genügt ein einziges Matrizen-Molekül pro Reagenzglas. (Darauf beruht die Methode, einzelne Moleküle zu klonieren oder identisch zu vervielfachen.)

Man stelle sich unsere Überraschung vor, als Sumper eines Tages berichtete, daß auch dann noch RNA synthetisiert wurde, wenn er kein einziges Matrizen-Molekül zugesetzt hatte! Freilich waren in diesem Fall wesentlich längere Inkubationszeiten erforderlich, die zudem erheblich schwankten (Bild 5). Die Versuche wurden wiederholt. Mittels verschiedener Verfahren ließ sich dabei ausschließen, daß ein RNA-Molekül als Verunreinigung eingeschleppt worden war. So erfuhren die Nucleotid-Monomere eine spezielle Behandlung, bei der jedes möglicherweise anwesende Polymer vollständig abgebaut worden wäre. Die Enzyme wurden mit größter Sorgfalt gereinigt und analysiert. Bei anderen Versuchen ließ sich durch die absichtliche Zugabe einzelner Matrizen-Moleküle zeigen, daß solche Verunreinigungen eine ganz andere Art der RNA-Vermehrung bewirkten. Schließlich waren wir überzeugt, RNA-Moleküle vor uns zu haben, die das Enzym Q$_\beta$-Replikase ohne Matrize *de novo*, also vollständig neu, synthetisiert hatte. Am meisten verwunderte uns, daß bei allen diesen Versuchen (ohne Matrize) immer nahezu das gleiche *De-novo*-Produkt herauskam: eine RNA, die ganz ähnlich oder sogar genauso zusammengesetzt war wie die Spiegelmansche Minivariante.

Wir untersuchten die Reaktionsgeschwindigkeiten genauer und stellten bald fest, daß die matrizen-induzierte und matrizen-freie Synthese nach ganz verschiedenen Mechanismen ablaufen. Indem wir den komplizierten Vorgang der matrizen-induzierten Synthese in Einzelschritte zerlegten, gelang es uns, die beobachteten Reaktionsgeschwindigkeiten durch algebraische Ausdrücke quantitativ zu erfassen. Bei der matrizen-gesteuerten Synthese bildet sich ein Komplex aus genau einem Matrizen- und einem Enzym-Molekül. An diesen Komplex lagern sich nach und nach einzelne Nucleotid-Monomere an. Sie werden unter Abspaltung von Diphosphat schrittweise zu einem ständig wachsenden RNA-Strang verknüpft. Dabei ist zwischen den einzelnen Monomeren keinerlei kooperative Wechselwirkung zu beobachten — ganz im Gegensatz zur matrizen-freien Synthese: Hier müssen im geschwindigkeitsbestimmenden Schritt mindestens drei bis vier Nucleotid-Monomere kooperieren. Darüberhinaus sind mindestens zwei mit Substrat

Als die RNA-abhängige Synthese von Proteinen in der präbiotischen Evolution Bedeutung erlangte, entstand eine neue Art von dynamischer Wechselwirkung zwischen den Molekülen. Die charakteristischen Merkmale dieser Wechselwirkung lassen sich mit Hilfe einer „topologischen" Analyse verständlich machen, bei der nur qualitative und keine quantitativen Schlußfolgerungen erreicht werden.

Man stelle sich einen Satz aus unterschiedlichen Stammsequenzen mit ihren jeweiligen Mutantenverteilungen vor. Jede Stammsequenz verkörpere mit ihren Mutanten eine (für sich allein gesehen) stabile Quasi-Spezies. Die Stammsequenzen enthalten zusammen mehr Information als eine einzelne Stammsequenz wegen der Längenbegrenzung je dauerhaft speichern könnte. Damit eine solche Ansammlung stabil bleiben und ihren Informationsgehalt bewahren kann, müssen drei Bedingungen erfüllt werden: (1) Jede Quasi-Spezies muß für sich stabil sein, das heißt sie muß erfolgreich mit ihren Mutanten konkurrieren, so daß sich keine Fehler anhäufen; (2) die einzelnen Stammsequenzen mit ihren unterschiedlichen Selektionsvorteilen müssen sich gegenseitig tolerieren, da sie aufeinander angewiesen sind; (3) der ganze Satz miteinander verknüpfter Sequenzen muß stabil bleiben, indem er die Populationen der einzelnen Mitglieder reguliert und als funktionelle Einheit mit anderen, alternativen Einheiten in Wettbewerb tritt.

Die topologische Analyse beginnt mit der Festlegung eines mehrdimensionalen Raumes, in dem jede Koordinatenachse den Anteil einer Quasi-Spezies an der Gesamtpopulation darstellt (also die Zahl der RNA-Stränge, die zur jeweiligen Quasi-Spezies gehören, geteilt durch die Gesamtzahl der vorhandenen RNA-Stränge). Für drei Quasi-Spezies ergibt sich mithin ein dreidimensionaler Raum. Ein Systemzustand wird durch drei anteilsmäßige Populationswerte charakterisiert und als Punkt im dreidimensionalen Analysenraum dargestellt. Da die drei Teilpopulationen alle positiv sind und ihre Summe gleich 1 ist, muß dieser Punkt irgendwo auf dem gleichseitigen Dreieck

Das Hyperzyklus-Modell

liegen, dessen Ecken von dem Wert 1 auf jeder der drei Achsen des Koordinatensystems gebildet werden.

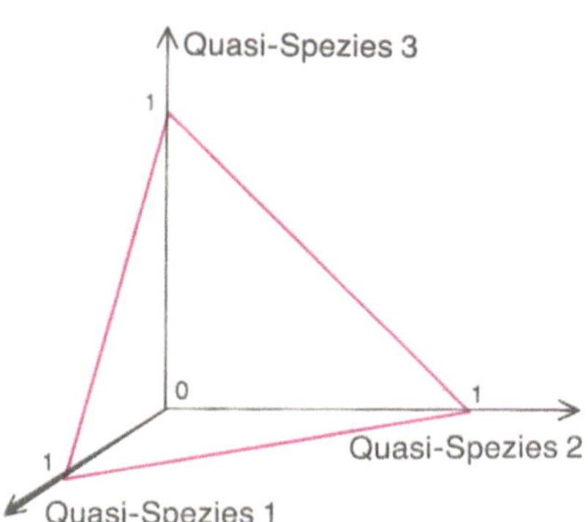

Dieses gleichseitige Dreieck bezeichnet man als Einheitssimplex. Betrachtet man mehr als drei Quasi-Spezies, so ist das Einheitssimplex eine höherdimensionale geometrische Figur. Die Ecken des Dreiecks stellen Systemzustände dar, die nur eine einzige Quasi-Spezies enthalten, die Kanten verkörpern Zustände mit zwei und das Innere des Dreiecks solche mit drei Quasi-Spezies.

Eine zeitliche Abfolge von Zuständen wird durch eine „Bahn" beschrieben, also eine Kurve auf dem Einheitssimplex. Es gibt Methoden, mit denen man den qualitativen Verlauf der Bahnen ermitteln kann, ohne die dynamischen Gleichungen lösen zu müssen. Diese Gleichungen sind nämlich nicht analytisch lösbar, wenn mehr als zwei Quasi-Spezies nebeneinander vorliegen. Mehrere Klassen von Bahnen sind möglich. Bei einer stabilen stationären Lösung laufen die Bahnen in einem Punkt zusammen; danach bleiben die Teilpopulationen konstant. Eine andere Klasse von Bahnen beschreibt zeitlich periodische Schwankungen in den Quasi-Spezies-Populationen, und eine dritte Klasse spiegelt eine Art von ungeordnetem Verhalten *wider*, die als „Chaos" bezeichnet wird.

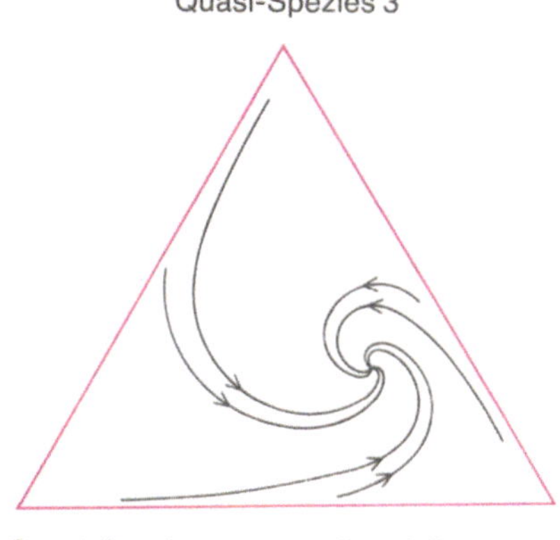

Wie müssen die gegenseitigen Kopplungen aussehen, damit die Bahnen innerhalb des Einheitssimplex bleiben und alle Quasi-Spezies stabil koexistieren können? Die topologische Analyse gekoppelter Systeme zeigt, daß Koexistenz und damit die Erfüllung der drei obengenannten Bedingungen eine Art der Verknüpfung erfordert, die wir hyperzyklisch genannt haben. In einem hyperzyklischen System sind die selbstreplikativen Zyklen durch eine überlagerte, in sich geschlossene Schleife katalytischer Kopplungen miteinander verbunden.

Hyperzyklen besitzen charakteristische dynamische Eigenschaften. So ist die Wachstumsgeschwindigkeit eines Hyperzyklus nicht einfach den Populationszahlen der vorhandenen Quasi-Spezies proportional, was zu exponentiellem Wachstum führen würde, sondern einer Potenz dieser Zahlen, bei der der Exponent größer als 1 ist. Dieses autokatalytische Wachstum von höherer als erster Ordnung kann man hyperbolisches Wachstum nennen. Hyperzyklen unterscheiden sich von Darwinschen Selbstvermehrungssystemen auch durch ihre „Ein-für-allemal-Auslese" (siehe unten). Einen Wettbewerb zwischen Hyperzyklen kann man topologisch auf genau die gleiche Weise analysieren wie einen Wettbewerb zwischen verschiedenen Quasi-Spezies. Der Populationsraum zeigt in diesem Fall die Teilpopulationen der konkurrierenden Hyperzyklen, und die Bahnen liegen auf einem Hyperzyklus-Einheitssimplex. Es zeigt sich, daß alle Bahnen zu derjenigen Ecke des Einheitssimplex führen, in dessen Bereich der Wettstreit begann. Anders gesagt: Mehrere Hyperzyklen können nicht koexistieren.

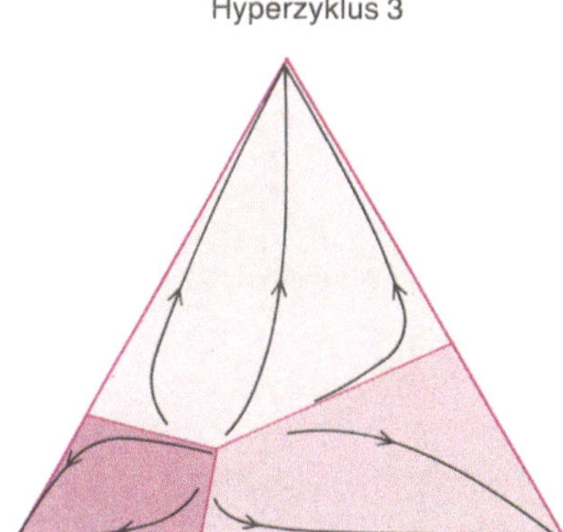

„Ein-für-allemal-Auslese" bedeutet, daß ein Hyperzyklus, sobald er sich einmal durchgesetzt hat, von keinem Konkurrenten, der zahlenmäßig unterlegen ist, mehr verdrängt werden kann, auch wenn dieser Konkurrent leistungsfähiger ist. Das liegt daran, daß der Selektionsvorteil eines Hyperzyklus von der Stärke seiner Population abhängt. Dagegen kann sich bei Darwinschen Systemen eine einzige Mutante sehr wohl gegen eine etablierte Population durchsetzen. Auch bei Hyperzyklen ist freilich eine Fortentwicklung möglich. Indem bei den informationstragenden RNA-Molekülen Nucleotide ausgetauscht, zusätzlich eingefügt oder ausgelassen werden, kann es zu einer Optimierung der internen Verknüpfungen kommen. Da ein Hyperzyklus die vollständige, wechselseitige Kontrolle der miteinander gekoppelten Populationen gewährleistet, wächst er als einheitliches Ganzes.

Hyperzyklen erscheinen in der Evolution bei der Entstehung der Translation, die etwas Neues erforderte: die replikationsbegünstigende Rückmeldung eines Urteils über die Qualität der Translationsprodukte an die Gene, die den Bauplan für diese Produkte trugen. Vermutlich existieren Hyperzyklen im Rahmen viraler Infektionsvorgänge sowie bei Symbiosen noch heute.

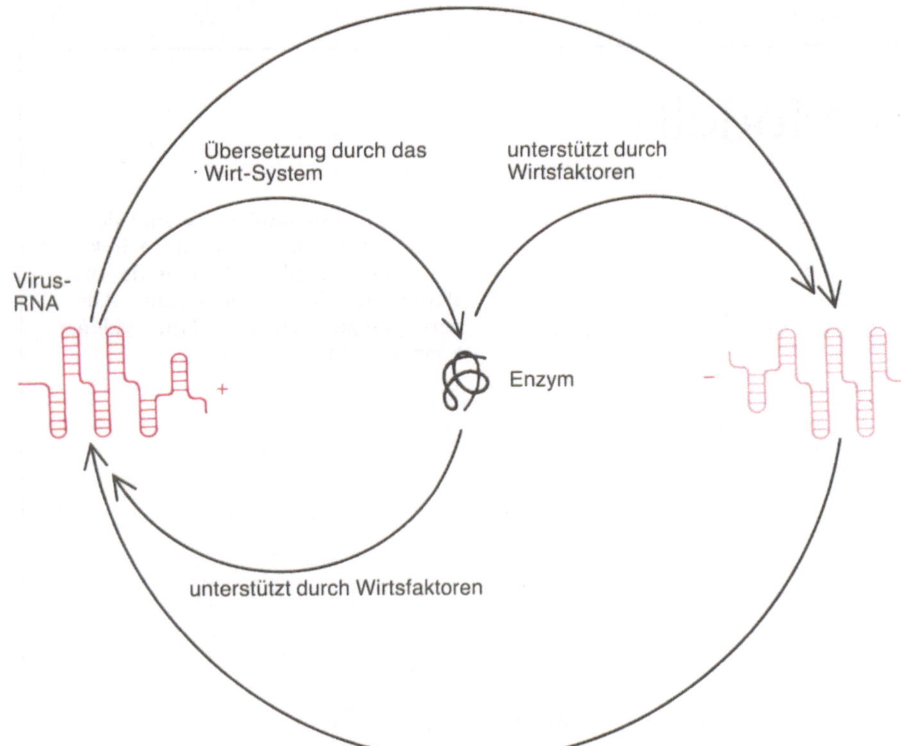

Bild 9: In heutigen Organismen sind Hyperzyklen einfacher Art zu beobachten, wenn ein RNA-Virus eine Zelle befällt. Das Virus sorgt dafür, daß es selbst bevorzugt repliziert wird, indem es die genetische Information für ein Enzym liefert, das ausschließlich die Vermehrung der viralen Information begünstigt. Die genetische Botschaft besteht dabei aus einem einzelnen RNA-Strang. Er wird durch die Maschinerie der Wirtszelle in ein Enzym übersetzt, das, unterstützt von Wirtsfaktoren, die RNA repliziert und einen Minus-Strang herstellt; bei der Replikation des Minus-Stranges entsteht schließlich ein neuer Plus-Strang. Die doppelte Rückkopplungsschleife, bei der sowohl das von der Matrize codierte Enzym als auch die in der Nucleotidsequenz der Matrize steckende Information bei der Replikation der Matrize mitwirken, entspricht einer Autokatalyse zweiter Ordnung.

beladene Enzym-Moleküle an der Synthese beteiligt. Offensichtlich ersetzt eines davon die nicht vorhandene Matrize, indem es dem polymerisierenden Enzym die gebundenen Substrat-Moleküle zur Verarbeitung anbietet.

Schon vor unseren Versuchen hatten Spiegelman und Donald R. Mills vom Columbia University College of Physicians and Surgeons die Sequenz der 220 Nucleotide langen Minivariante bestimmt. Als wir diese genauer unter die Lupe nahmen, stellten wir etwas Bemerkenswertes fest. Abgesehen von 56 Mutationen und 2 Insertionen (Einfügungen zusätzlicher Nucleotide) konnte man sich die Minivariante als aus nur sechs verschiedenen kurzen Untereinheiten zusammengesetzt denken, nämlich vier Tetrameren und zwei Trimeren, die sich mehrfach wiederholen. Bei den Tetrameren handelt es sich um die Sequenzen *CCCC* und *UUCG* sowie ihre Komplemente *GGGG* und *CGAA*. Die Trimere *CCC* und das dazu komplementäre *GGG* sind verstümmelte Tetramere. Sumper und Bernd-Olaf Küppers hatten die Sequenz *CCC* als spezifisches Erkennungszeichen identifiziert, das alle RNA-Moleküle zum Zweck ihrer spezi-

fischen Erkennung durch die Q_β-Replikase besitzen müssen. *UUCG* ist eine Basensequenz, die in einem anderen Zusammenhang eine Rolle spielt — nämlich bei der Übersetzung der Boten-RNA in Proteine. Diese Sequenz wird von einem Protein erkannt, das auch als Untereinheit im Q_β-Replikase-Komplex enthalten ist.

Verletzt die Entdeckung der matrizenfreien RNA-Synthese das zentrale Dogma der Molekularbiologie, wonach Informationen nur in einer Richtung fließen können: von den Nucleinsäuren zu den Proteinen und nicht umgekehrt? Die Auswahl ganz bestimmter Tetramerer und Trimerer stellt zweifellos so etwas wie eine „Konstruktionsvorschrift" auf Seiten der Proteine im Q_β-Replikase-Komplex dar. Doch auch aus den vorgegebenen Tetrameren und Trimeren hätte sich eine Fülle von alternativen Sequenzen bilden können und nicht nur eine einzige. Schließlich konnte das Versuchsergebnis auch dadurch zustandekommen, daß von der unvorstellbar hohen Zahl von 10^{12} Matrizen-Molekülen, die sich in einem Ansatz bilden, im Endeffekt nur ein einziges vermehrt wurde. War das Ganze also in Wirklichkeit das

Ergebnis natürlicher Auslese und nicht einer Instruktion von seiten der Proteine?

Die Rolle der Auslese

Antwort auf diese Frage gab ein Schlüsselexperiment, das Christoph Biebricher und Rüdiger Luce unlängst in unserem Labor durchführten (Bild 5). Sie machten sich dabei die spezielle Kinetik der matrizen-freien Synthese zunutze. Zunächst inkubierten sie eine matrizen-freie Mischung gerade so lange, daß sich zwar eine möglicherweise eingeschleppte matrizenähnliche Verunreinigung vermehrt hätte, aber keine neue RNA *de novo* entstehen konnte. Dann teilten sie die Lösung auf mehrere Reagenzgläser auf, in denen die für eine *De-novo*-Synthese günstigsten Bedingungen herrschten. Das Ergebnis war eindeutig: In jedem Reagenzglas fand sich nur eine einzige Sorte von matrizenfrei erzeugten Produkten, während sich die Produkte von Ansatz zu Ansatz sehr wohl unterschieden. Genauere Untersuchungen zeigten allerdings, daß die verschiedenen Sequenzen einige Gemeinsamkeiten aufwiesen.

Es dauerte bei den einzelnen Ansätzen unterschiedlich lange, bis sich eine bestimmte Population von RNA-Molekülen gebildet hatte. In diesen zeitlichen Schwankungen spiegelt sich die zufallsbedingte Natur eines Vorganges wider, bei dem die Synthese eines einzigen Moleküls den ersten und geschwindigkeitsbestimmenden Schritt darstellt. Dagegen vollzieht sich die Vervielfältigung von Matrizen stets deterministisch, das heißt mit wohldefinierten Zeitkonstanten — selbst dann, wenn die Reaktion mit wenigen oder gar nur einer einzigen Matrize beginnt. Schwankungen in der Geschwindigkeit, mit der sich einzelne Matrizen vervielfältigen, mitteln sich bei den nachfolgenden Replikationen heraus.

Die ersten RNA-Stränge, die sich im Reagenzglas nachweisen ließen, waren durch den evolutionären Prozeß noch wenig optimiert. Einige bestanden aus nur sechzig Nucleotiden, und man kann davon ausgehen, daß in früheren Stadien der Vervielfältigung noch kürzere Moleküle auftraten. Doch lassen sich weniger als 10^{12} RNA-Moleküle analytisch nicht mehr erfassen. Da diese Zahl etwa gleich 2^{40} ist, waren also vierzig Generationen verstrichen, bevor die ersten Produkte untersucht werden konnten. Im Verlauf von vierzig Generationen konnten sich die am wenigsten brauchbaren Matrizen durchaus schon in besser ausgeprägte, das heißt schneller replizierende, umgewandelt haben.

Eine serielle Übertragung, bei der die

Vermehrung in vielen Schritten immer weiter fortgesetzt wurde (Bild 6), zeigte bald, wie die optimale RNA beschaffen war. Ihre Länge lag zwischen 150 und 250 Nucleotiden. Für jeden Satz von Versuchsbedingungen gab es ein eigenes, dabei aber eindeutiges und einheitliches Endprodukt. Eines dieser optimierten Produkte war offenbar Spiegelmans Minivariante, die sich unter Sumpers Versuchsbedingungen reproduzierbar gebildet hatte. Die Optimierung lieferte sogar Moleküle, die an extreme Bedingungen angepaßt waren — beispielsweise ertrugen sie hohe Konzentrationen an Ribonucleasen (das sind Enzyme, die RNA-Moleküle in Stücke schneiden). Anscheinend ist die gegen Ribonucleasen resistente Variante so gefaltet, daß die Stellen, an denen die Spaltung erfolgen kann, gegen den Angriff des Enzyms geschützt sind. Einige Varianten hatten sich so perfekt an ungewöhnliche „Umweltbedingungen" angepaßt, daß sie sich bis zu tausendmal schneller vervielfachten als solche, die an ein normales Milieu „gewöhnt" waren.

Diese Beobachtungen erstickten die letzten Zweifel daran, daß Sumper eine matrizen-freie RNA-Synthese beobachtet hatte. Sie machten auch klar, daß die Einheitlichkeit der Produkte das Ergebnis einer natürlichen Auslese ist und nicht daher rührt, daß eine im Enzym enthaltene Instruktion akribisch Schritt für Schritt befolgt wird. Das zentrale Dogma der Molekularbiologie ist damit zumindest in seinem Kern gerettet.

Wichtiger sind jedoch die neuen Einsichten, die uns diese Versuche über Darwinsche Prozesse vermitteln. Natürliche Auslese und Evolution, beides Folgen der Selbstreproduktion, finden bei Molekülen ebenso statt wie bei ganzen Zellen oder biologischen Arten. Das wahrhaft Überraschende und eine in der Tat bedeutsame Entdeckung ist die hohe Effizienz des Anpassungsvorganges in einem so einfachen Selbstreproduktions-System wie dem hier betrachteten.

Man könnte einwenden, daß ein so komplexes biologisches Molekül wie die Q_β-Replikase nicht in einem Experiment verwendet werden sollte, das darauf angelegt ist, die präbiotische Situation möglichst wahrheitsgetreu nachzuahmen — selbst dann nicht, wenn das Enzym wie in unserem Fall nicht selbst der Reproduktion oder evolutionären Veränderung unterliegt, sondern einfach nur als Umweltfaktor fungiert. Durchaus richtig, ein gutes Argument! Es bringt uns auf eine andere wichtige Frage.

Matrize ohne Enzym

Wenn ein RNA-Molekül zu seiner Replikation immer der Mitwirkung eines so komplizierten Enzyms wie der Q_β-Repli-

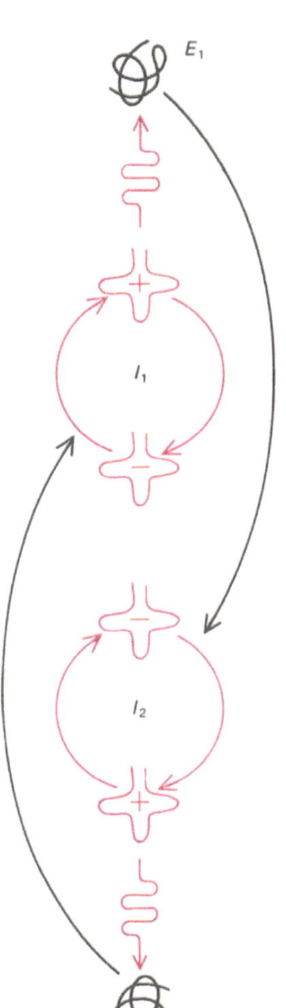
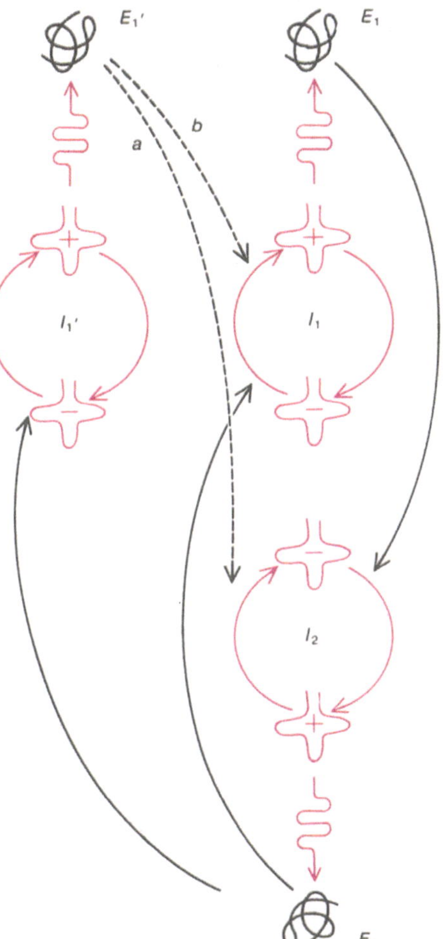
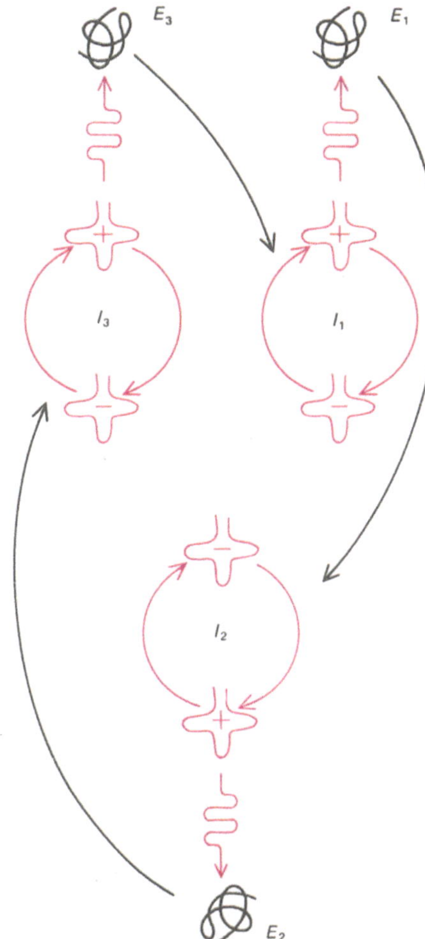

Bild 10: Die hyperzyklische Kopplung macht es möglich, daß sich selbst replizierende RNA-Stränge, die normalerweise solange miteinander konkurrieren würden, bis ausschließlich die bestangepaßte Sequenz überlebt hätte, auf Dauer koexistieren und sogar kooperieren. Im links dargestellten Hyperzyklus codiert eine informationstragende RNA (I_1) ein primitives Enzym (E_1), das einer anderen RNA (I_2) bei der Replikation behilflich ist, die ihrerseits durch ihr Translationsprodukt (E_2) die Replikation von I_1 fördert. Eine solche zyklische katalytische Kopplung sorgt dafür, daß die Konzentrationen der verknüpften Informationsträger und Enzyme gleichbleiben. Im mittleren Hyperzyklus ist eine Mutantensequenz (I_1') entstanden, die sich gegenüber I_1 durchsetzen kann (das heißt I_1' wird besser von E_2 katalysiert als I_1); welche Folgen ihr Auftreten hat, hängt entscheidend von den Eigenschaften ihres Translationsproduktes (E_1') ab. Ist das neue Enzym für I_2 nützlicher als E_1 (Weg a) und hat es keinen Effekt auf I_1, dann wird im ersten Hyperzyklus I_1 durch I_1' ersetzt. Ist E_1' dagegen für I_1 nützlicher als für I_2 (Weg b), dann wird der ursprüngliche Hyperzyklus auf drei Teilnehmer erweitert (rechts).

kase bedürfte, müßte die präbiotische Evolution in der Tat Optimierungsprozesse einschließen, die auf mehr beruhen als der Selbstreproduktion der RNA. Deshalb ist es wichtig, herauszufinden, wie eine Selbstreproduktion und Selektion erfolgen kann, wenn wirksame Replikasen noch nicht zur Verfügung stehen. Im Anschluß daran können wir uns überlegen, wie sich auf der Grundlage Darwinscher Selektion eine nach Anweisung arbeitende Proteinsynthese herausbilden kann.

Antworten auf diese Fragen sind nur vom Experiment zu erwarten. Einen wichtigen Fingerzeig geben die neueren Untersuchungen von Leslie Orgel und seinen Mitarbeitern am Salk Institute for Biological Studies. Danach bilden sich spontan kurze Polymere des Adenin-Nucleotids (A-Oligomere), wenn man einzelne A-Moleküle mit Matrizen zusammenbringt, die aus langen Polymeren des zu A komplementären Uracil-Nucleotids

(Poly-U) bestehen. Dazu ist weder ein Enzym noch ein anderer Katalysator erforderlich. Die entstehenden Ketten sind im Mittel fünf Nucleotide lang, können aber auch die doppelte Länge erreichen. Die Ausbeute steigt dramatisch an, wenn Blei-Ionen als Katalysatoren zugegen sind; außerdem werden die Monomere größtenteils (zu 75 Prozent) so miteinander verknüpft wie in der heutigen RNA (Bild 1): durch eine Phosphatgruppe, die eine Brücke vom 3'-Kohlenstoffatom des einen zum 5'-Kohlenstoffatom des nächsten Zuckers bildet. Gibt man zu einer Mischung aus aktivierten A- und G-Monomeren in Gegenwart von Blei Polymere des Cytosin-Nucleotids (Poly-C), so erhält man Produkte, in denen G und A insgesamt gesehen im Verhältnis zehn zu eins vorliegen. Mit anderen Worten: In über neunzig Prozent der Fälle ist eine korrekte Basenpaarung erfolgt. In Gegenwart von Zink-Ionen bilden sich aus einer Poly-C-Matrize und aktivierten G-

Monomeren sogar Oligo-G-Ketten mit einer Länge von bis zu vierzig Basen, und die Genauigkeit der Paarung ist noch zwanzigmal besser als bei der Katalyse durch Blei-Ionen. Alle heutigen RNA-Polymerasen enthalten Zink-Ionen. Hat die Natur vielleicht eine Erinnerung an die Anfänge der Replikation bewahrt?

Nach den Befunden von Orgel zu urteilen, brachten Polymere, die reich an G und C waren, besonders günstige Voraussetzungen für die frühe Evolution mit. Sie allein besaßen schon zu einer Zeit, als es noch keine wirksamen Enzyme gab, eine ausreichende Kopiergenauigkeit. Nur bei ihnen hafteten die Basen so fest aneinander, daß auch große Boten-RNA-Moleküle in funktionsfähige Proteine übersetzt werden konnten, bevor noch die Ribosomen, die Übersetzung-„Apparate" heutiger Zellen, vorhanden waren. Kinetische und thermodynamische Untersuchungen, die Diet-

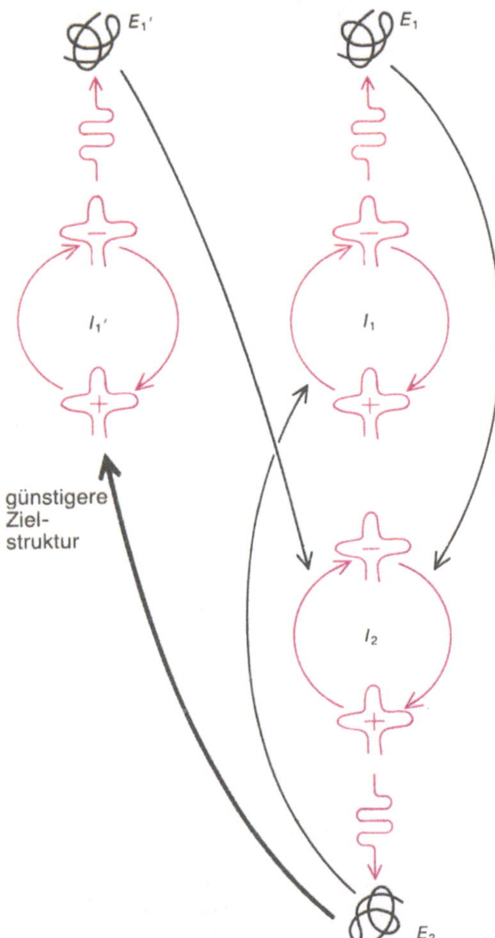

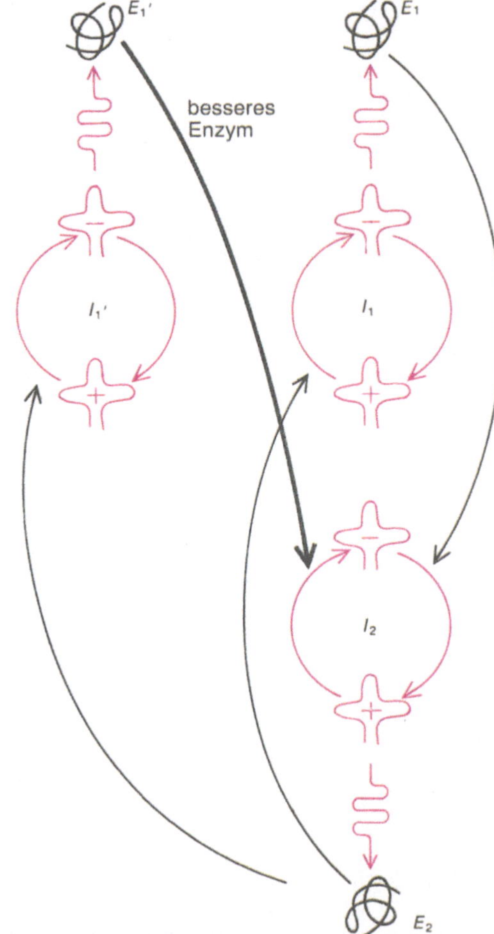

Bild 11: Man kann zwei Arten von Mutationen unterscheiden, die verschiedene Rollen in der präbiotischen Evolution spielten: phänotypische und genotypische. Die Mutante I_1' des Informationsträgers I_1 zeigt einen phänotypischen Effekt (links), wenn sie eine günstigere Zielstruktur für das Enzym E_2 darstellt, das heißt besser von ihm repliziert wird als I_1. Falls das neue Enzym E_1' seinerseits die Vermehrung von I_2 katalysiert, überlebt der Hyperzyklus; anderenfalls wirkt die Mutation parasitär: Die Mutante I_1' verdrängt I_1, und der Hyperzyklus geht zugrunde. Eine Mutante von I_1 hat eine genotypische Wirkung (rechts), wenn sie durch E_2 nicht besser repliziert wird als I_1, aber ein Produkt (E_1') hervorbringt, das die Replikation von I_2 stärker fördert, als E_1 es vermag. Trotz seiner Überlegenheit gelangt E_1' jedoch nicht zur Auslese, da in einer homogenen Lösung kein entsprechender Selektionsdruck herrscht. Bevor eine Evolution der Genprodukte möglich war, mußten die sich selbst replizierenden Systeme räumlich getrennt, das heißt in Kompartimente aufgespalten werden.

mar Pörschke in unserem Laboratorium durchführte, stellten diese Schlußfolgerungen auf ein quantitatives Fundament. Die Bindung der *G-C*-Paare erwies sich als zehnmal so stark wie die der *A-U*-Paare. Komplementäre Stränge bleiben also viel länger miteinander verbunden, wenn sie reich an *C* und *G* sind. Überdies tritt ein kooperativer Effekt auf: Die Bindung wird durch benachbarte Basenpaare verstärkt. Aus diesen Daten haben wir Regeln der Basenpaarung für ein Evolutionsmodell abgeleitet, nach dem sich wohlbekannte RNA-Strukturen (wie das charakteristische Kleeblatt der Transfer-RNA) als evolutionäres Ergebnis von Prozessen darstellen, die nach dem Prinzip von „Versuch und Irrtum" abliefen.

Die wichtigste Folgerung aus diesen Untersuchungen besteht in der Erkenntnis, daß die RNA auch ohne die Hilfe komplizierter Enzyme zur Selbstreplikation fähig ist. Nun können wir den nächsten Schritt tun und die Folgen dieser Selbstreplikation im Frühstadium der Evolution betrachten, ohne uns den Kopf darüber zerbrechen zu müssen, ob die präbiotische Evolution auch wirklich so fortschreiten konnte. Sie schritt voran!

RNA-Quasi-Spezies

Angenommen, es gäbe einen unbegrenzten Vorrat an RNA-Monomeren und die einmal gebildeten RNA-Mole-

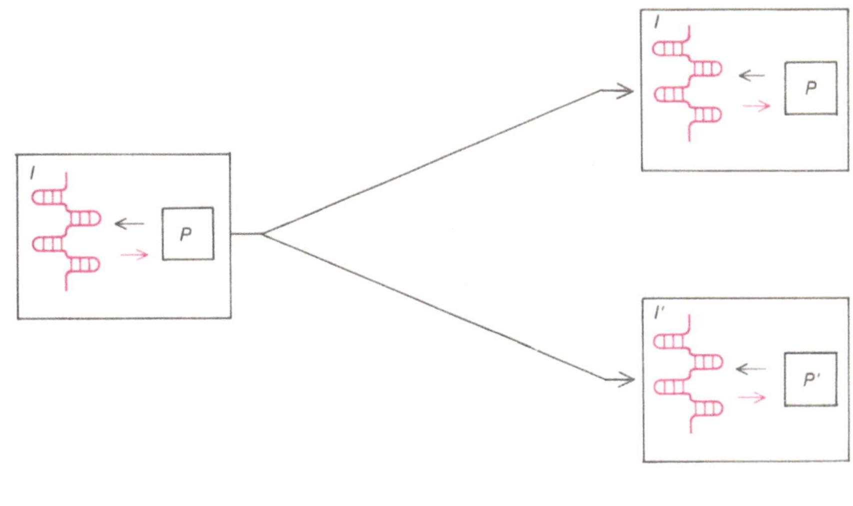

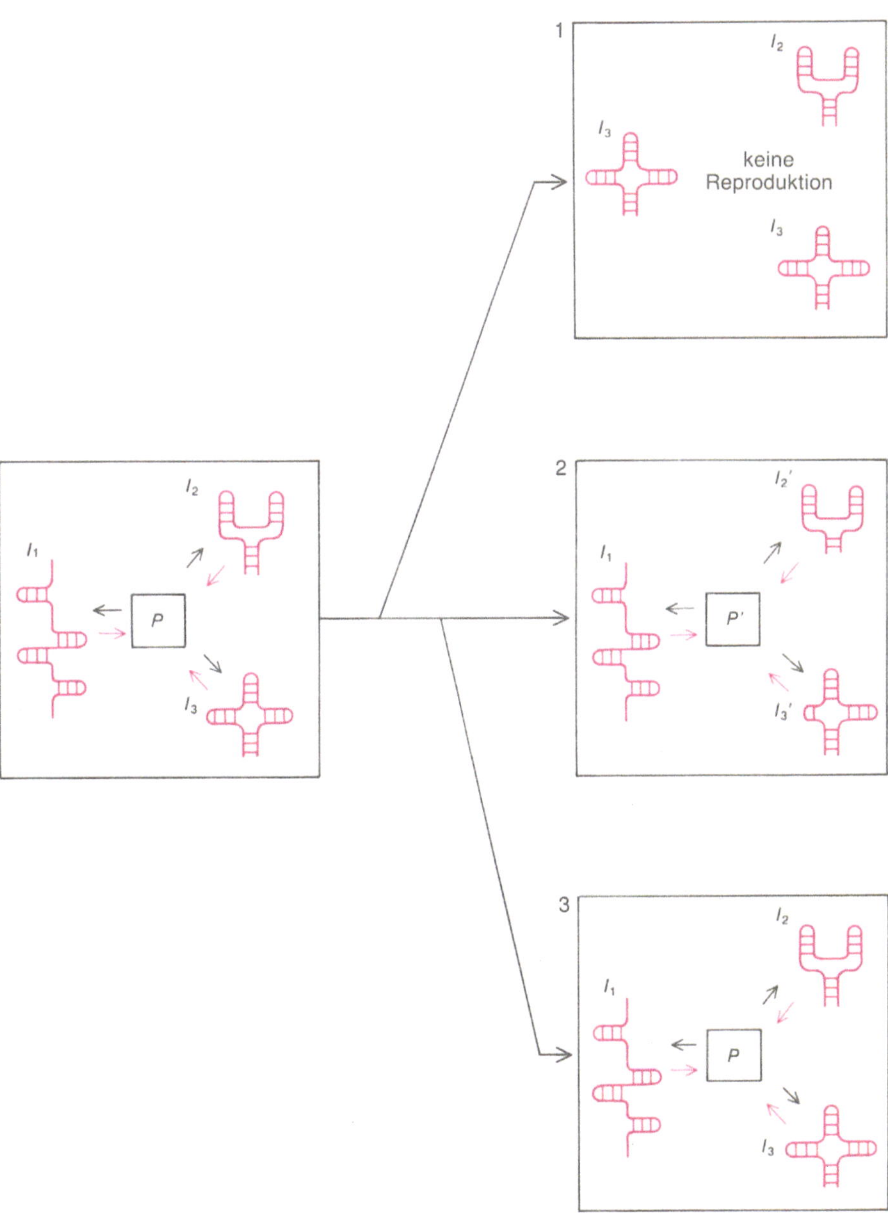

Bild 12: Die Kompartimentierung erzeugt einen Selektionsdruck, der auch auf die Genotypen wirkt. Nehmen wir an, der Informationsträger *I* codiert für einen Translations- und Replikationsapparat *P* (links oben). Nach einer Mutation von *I* zu *I′* und der Übersetzung von *I′* in *P′* soll das System in die beiden Tochterkompartimente *I/P* und *I′/P′* zerfallen sein (rechts oben). Eine solche Trennung ermöglicht die Auslese desjenigen Gens, das den Bauplan für den leistungsfähigsten Apparat trägt. Damit Selektion erfolgen kann, muß es eine optimale Information geben, deren Überlegenheit einen Ausgleich dafür schafft, daß nur ein Bruchteil dieser Information (wegen der endlichen Fehlerrate) reproduziert werden kann. Ist diese Information auf mehrere Träger (*I₁, I₂, I₃*) verteilt (unten links), so genügt die Kompartimentierung allein nicht, um zu gewährleisten, daß sich die wegen der Fehlerschwelle in ihrer Länge begrenzten Einzelstränge stabil reproduzieren. Es bilden sich neben unvollständigen und daher nicht reproduktionsfähigen Kompartimenten (1) auch weniger effiziente Kompartimente (2) mit Mutanten (*I₂′, I₃′*), gegen die sich das optimale Kompartiment (3) mit unmutierten Einzelsequenzen (*I₁, I₂, I₃*) nur durchsetzen kann, indem es eine hyperzyklische Kopplung zwischen diesen herstellt, oder indem es die gesamte Information drastisch einschränkt, so daß lediglich ein mit Rücksicht auf die Fehlergrenzbedingung optimierter Informationsträger übrig bleibt.

49

küle würden nicht mehr zerstört. Was käme bei der Selbstreplikation am Ende heraus? Jede zufällig entstandene RNA würde als Matrize wirken und sich mit einer ihrer augenblicklichen Konzentration proportionalen Geschwindigkeit reproduzieren. Die Folge wäre eine exponentielle Vermehrung dieser RNA. Des weiteren gäbe es bald eine Unzahl verschiedener Sequenzen, auch wenn sich am Anfang nur eine einzige RNA durch Zufall gebildet hätte; denn bei der Replikation käme es unweigerlich zu Fehlern wie zum Beispiel: Punktmutationen (Einbau falscher Nucleotide), Insertionen (Einfügungen zusätzlicher Nucleotide) und Deletionen (Auslassungen von Nucleotiden). Mit jeder neuen Generation gäbe es also nicht nur mehr RNA-Stränge, sondern auch eine größere Vielfalt von RNA-Sequenzen. Was geschähe? Einige der Mutanten würden schneller oder fehlerfreier kopiert als andere. Ihre Zahl nähme rascher zu, und früher oder später würden sie die Oberhand gewinnen.

An diesem Bild ändert sich nicht viel, wenn man in Übereinstimmung mit der Realität annimmt, daß neue Monomere nur langsam nachgeliefert werden, so daß die wachsenden Polymeren um diese konkurrieren müssen, und wenn man außerdem berücksichtigt, daß die Lebensdauer eines RNA-Strangs keineswegs unbegrenzt ist. Die Selbstreplikation ist ein Wettbewerbsprozeß, bei dem diejenige Mutantensequenz am besten abschneidet, die die günstigste Kombination aus Kopiergenauigkeit, Stabilität und Replikationsgeschwindigkeit aufweist. Diese Grundidee muß man sich immer vor Augen halten, wenn man die Selbstreplikations-Experimente verstehen will, die wir beschrieben haben und auf denen unsere Theorie der Selbst-Replikation fußt.

Im Kasten auf Seite 41 ist die Konkurrenztheorie der Selbstreplikation von Molekülen zusammengefaßt. Konkurrenz bewirkt, daß diejenige RNA-Sequenz überlebt, die den herrschenden Bedingungen am besten angepaßt ist. Wir wollen sie als Stammsequenz bezeichnen. Sie ist stets von einem „Kometenschweif" ähnlicher Sequenzen begleitet, die durch Mutationen aus der Stammsequenz hervorgegangen sind. Obwohl man die Geschwindigkeitskonstanten, die für die Reaktionen in der Ursuppe gelten, nicht genau kennt, lassen sich doch einige quantitative Aussagen aus der Konkurrenztheorie der Selbstreplikation ableiten. Eine davon lautet, daß es einen Fehlerschwellenwert für die stabile Selbstreplikation der Erbinformation gibt. Wenn diese Schwellenbedingung nicht erfüllt war, konnte keinerlei genetische Botschaft überleben.

Wir haben aus unserem Modell eine Gleichung entwickelt, mit deren Hilfe sich die maximale Länge präbiotischer Gene abschätzen läßt. Setzt man plausible (aus experimentellen Daten abgeleitete) Werte in diese Gleichung ein, so findet man, daß die präbiotischen Gene maximal fünfzig bis hundert Nucleotide lang waren. In einer Hinsicht ist dieses Ergebnis beruhigend: Moleküle dieser Länge können sich bereits durch Faltung stabilisieren. Doch in einer anderen Hinsicht gibt es Rätsel auf: Auf den ersten Blick scheinen fünfzig bis hundert Nucleotide viel zu wenig, als daß sie den verschlüsselten Bauplan eines komplizierten funktionellen Proteins enthalten könnten.

Bevor wir auf die experimentelle Bestätigung dieser theoretischen Ergebnisse eingehen, wollen wir uns überlegen, was es denn ist, was bei der Selbstreplikation der RNA unter starkem Konkurrenzdruck ausgelesen wird. Wenn man so will, ist es das tauglichste aller Gene, nämlich die Stammsequenz, da diese in der höchsten Konzentration vorliegt. Gleichwohl macht die Stammsequenz höchstwahrscheinlich nur einen ganz kleinen Teil des gesamten Gen-Bestandes aus. Unter präbiotischen Bedingungen dürfte die Zahl der Mutanten extrem hoch gewesen sein, da man annehmen muß, daß sich die meisten davon nicht sehr viel langsamer replizierten als die Stammsequenz selbst. Das Ergebnis des Wettlaufs um die beste Selbstreplikation mußte also die Stammsequenz sein — umgeben von einem riesigen Schwarm eng mit ihr verwandter Mutanten, den sie auf keine Weise abschütteln konnte (Bild 7).

Diese gesamte Mutantenverteilung wollen wir eine Quasi-Spezies nennen. Es ist eine solche Quasi-Spezies, die aus dem Wettbewerb zwischen den selbstreplizierenden RNA-Molekülen hervorgeht und nicht einfach eine einzige Stammsequenz oder ein Gemisch aus verschiedenen, gleich tauglichen (entarteten) Stammsequenzen. Letztlich bewirkt die Auslese also die Stabilisierung einer Quasi-Spezies. Diese ist freilich nur solange stabil, wie die bei der Selbstreplikation auftretenden Fehler einen bestimmten Schwellenwert nicht überschreiten. Sonst häufen sich die Fehler derart, daß die Stammsequenz vor dieser Übermacht kapitulieren muß: Die Verteilung driftet auseinander, und die Information geht verloren.

Die theoretischen Gleichungen, die wir für die Selbstreplikation unter Konkurrenzdruck aufgestellt hatten, wurden experimentell überprüft und vollauf bestätigt. Die Daten für diesen Test lieferten Versuche, die Charles Weissmann und seine Mitarbeiter an der Universität Zürich durchführten (Bild 7). Die Schweizer Biochemiker „klonierten" einzelne Mutanten der RNA des Q_β-Virus, maßen deren kurz- und langfristige Replikationsgeschwindigkeiten und untersuchten den Wettbewerb zwischen diesen Klonen und dem Wildtyp der Q_β-RNA. Bei einer quantitativen Analyse der Daten ergaben sich Werte für die Kopiergenauigkeit und den Wettbewerbsvorteil, die völlig mit unserer Theorie in Einklang standen. Wie diese Experimente zeigten, begegnen auch die Organismen mit einem hochentwickelten Replikationsapparat dem Problem der unvollkommenen Replikationsgenauigkeit, indem sie die Länge ihrer Gene begrenzen und als Quasi-Spezies-Verteilungen und nicht in Form identischer Gene überleben.

Fehlerrate, Genotyp und Phänotyp

Eingangs war von Energiekrisen die Rede, die es in den ersten Stadien der Biogenese zu überwinden galt. Jetzt wollen wir auf Hemmnisse zu sprechen kommen, die eine noch größere Rolle bei der Entwicklung des Lebens gespielt haben: die Informationskrisen. Die ersten Darwinschen Molekülsysteme verdankten die Fähigkeit zur Selbstreplikation inhärenten physikalischen Kräften, die die Paarung komplementärer Basen bewirkten. Die Fehlerrate begrenzte die Länge der Moleküle auf maximal hundert Nucleotide. Dieses Limit galt freilich nur für solche RNA-Sequenzen, die reich an *G*- und *C*-Nucleotiden waren — für andere lag es noch niedriger. Aufgehoben wurde es erst, als die präbiotischen Systeme fähig waren, die Gene in Proteine zu übersetzen und sich damit eine Enzym-Maschinerie zu schaffen, die die Fehlerrate so weit erniedrigte, daß Genlängen von einigen Tausend Nucleotiden möglich wurden. Diese neue Barriere zeigt sich immer noch an den begrenzten Genlängen heutiger einzelsträngiger RNA-Viren, wenngleich diese Viren eine viel spätere Entwicklungsstufe verkörpern.

Für eine neuerliche Vergrößerung der Genlänge bedurfte es der Herausbildung von Mechanismen zum Aufspüren und Korrigieren von Fehlern (Bild 8). Eine Unterscheidung zwischen falsch und richtig ließ sich treffen, wenn der Tochterstrang mit der Elternmatrize in Verbindung blieb. „Falsch" hatte dann eine leicht erkennbare chemische Bedeutung: Es hieß soviel wie „ungepaart".

Dieser Fortschritt wurde möglich, als die doppelsträngige DNA auf dem Plan erschien (Bild 8). DNA-Polymerasen verfügen über so wirksame Methoden zum Korrekturlesen und Ausmerzen von Fehlern, daß sie stabile Stranglängen mit Millionen von Nucleotiden möglich ma-

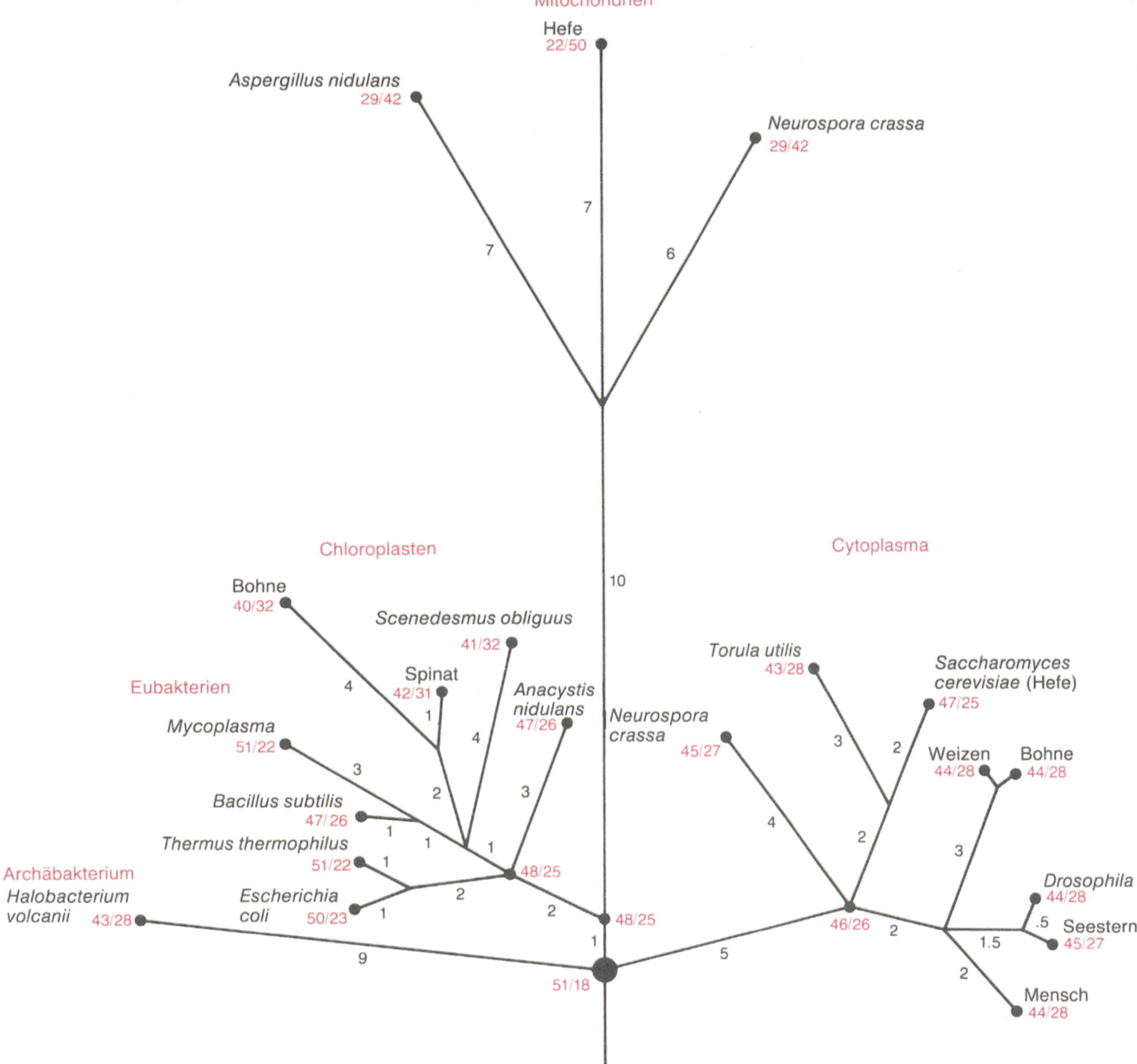

Bild 13: Der Stammbaum einer Transfer-RNA, hier derjenigen, die beim Start der Translation eine Rolle spielt, läßt auch nach Milliarden von Jahren nur wenige Veränderungen in der Nucleotidsequenz (schwarze Zahlen) erkennen. Bei allen bislang untersuchten Säugetieren ist die Sequenz nahezu dieselbe, sogar zwischen dem Menschen und der Taufliege *Drosophila* gibt es nur geringe Unterschiede. Die farbigen Zahlen geben das $G,C/A,U$-Verhältnis an (das Verhältnis von Guanin plus Cytosin zu Adenin plus Uracil). In der Nähe der frühesten Verzweigungen ist es am größten und an den Enden der langen Äste am kleinsten. Mit einem Wert von etwa 1:2 in den Mitochondrien (den „Kraftwerken" der Zelle) hat es sich gegenüber einem Wert von 2:1 nahe den frühesten Verzweigungen praktisch umgekehrt. Offenbar steht ein kleines $G,C/A,U$-Verhältnis der Wirksamkeit dieses Moleküls heute nicht mehr entgegen, während dieses Verhältnis ursprünglich hoch sein mußte, da die GC-Paarung stabiler ist als die AU-Paarung und diese höhere Stabilität für die stabile Reproduktion nötig war.

chen. Wie Lawrence A. Loeb von der medizinischen Fakultät der Universität Washington anhand von Mutanten zeigte, hat eine DNA-Polymerase, die nicht in der Lage ist, Fehler zu verbessern, eine ebenso geringe Replikationsgenauigkeit wie eine RNA-Replikase. Der Anteil richtiger Kopien liegt zwischen nur 99,9 und 99,99 Prozent.

Dank der Erfindung der DNA konnten isolierte Zellen entstehen, deren Teilung mit der Replikation des Erbguts einherging. Doch nun tauchte eine Informationskrise mit anderem Vorzeichen auf: Die äußerst genaue Replikation engte den Spielraum ein, der durch Punkt-Mutationen erst die für die Auslese nötige Variabilität gewährleistete. Auch aus dieser Sackgasse fand die Natur einen Ausweg: Sie schuf die bekannten Rekombinationsvorgänge, die der geschlechtlichen Vermehrung zugrunde liegen. Damit wurde der Selbstreplikation die Mendelsche Genetik aufgepfropft und der Darwinschen Evolution von neuem der Boden bereitet.

Der einzige Ausweg aus der ersten Informationskrise bestand darin, eine enzymatische Maschinerie für die Replikation zu entwickeln, die sich selbst optimierte und von einer stabilen Quasi-Spezies getragen wurde. Dieser evolutionäre Sprung machte es erforderlich, die in der RNA enthaltene Information in eine neue, nunmehr funktionelle Sprache zu übersetzen: die Proteine.

Zur Verschlüsselung selbst des primitivsten Übersetzungsapparates waren sicherlich mehr als jene zirka hundert Nucleotide nötig, die sich in einer einzelnen Stammsequenz reproduzierbar speichern ließen. Wie immer die erste Proteinmaschinerie entstand, es brauchte dazu mehr Information, als ein primitives molekulares Darwinsches System liefern konnte. Mehr Information ließ sich dauerhaft aber nur bereitstellen, wenn Gene arbeitsteilig zusammenwirkten und wenn es ihre eigenen Übersetzungsprodukte waren, die diese Kooperation vermittelten und steuerten (Bild 10).

Unterliegen in einem erweiterten Informationssystem auch die Genprodukte einer evolutionären Entwicklung, so erhebt sich ein neues Problem (Bild 11). Die Auslese selbst betrifft den Informationsgehalt der Nucleotidsequenz, also den Genotyp. Die Bewertung der Auslese erfolgt jedoch anhand der Funktionsfähigkeit des Genprodukts, also auf der Ebene des Phänotyps. Diese Dichotomie zwischen Genotyp und Phänotyp verlangt, daß die Gene eine „replikationsfördernde" Rückmeldung über die Güte ihres Produkts erhalten — ein Vorgang, den man als Autokatalyse zweiter Ordnung bezeichnet. (Zweiter Ordnung deshalb, weil der Informationsträger, um sich zu vermehren, sowohl die Information braucht, die auf der Matrize selbst steht, als auch die Information, die in der Maschinerie steckt, deren Bauplan die Matrize trägt.) Doppelte Rückkopplungsschleifen dieser Art haben wir Hyperzyklen genannt (siehe Kasten auf Seite 45). Dieser Begriff umfaßt eine große Klasse autokatalytischer Mechanismen höherer Ordnung. Sie zeigen ein besonderes Wachstums- und Selektionsverhalten, das sich von dem anderer Darwinscher Systeme unterscheidet.

Hyperzyklen: Kooperation zwischen Quasi-Spezies

Die hyperzyklische Kopplung ist auch heute noch zu beobachten — zum Beispiel dann, wenn ein RNA-Virus eine Zelle befällt (Bild 9). Wäre die Virus-RNA nichts als eine zusätzliche Matrize im Replikationsbetrieb der Wirtszelle, so brächte sie es nie fertig, sich wesentlich schneller zu vermehren als die Matrizen des Wirtes und die Wirtszelle zu überwuchern. Stattdessen trägt sie jedoch die Information für einen Replikationsapparat, der höchst selektiv auf sie selbst zugeschnitten ist. Die meisten Einzelteile dieses Apparates stellt zwar der Wirt zur Verfügung, doch die spezifische hyperzyklische Kopplung sichert dem Angriff des Virus seinen Erfolg.

Ein einfaches Beispiel soll das Funktionsprinzip eines Hyperzyklus verdeutlichen (Bild 10): Angenommen die RNA-Sequenz 1 codiert das Enzym 1, und dieses fördert die Replikation der RNA-Sequenz 2. Die RNA-Sequenz 2 wiederum codiert das Enzym 2, welches die Replikation der RNA-Sequenz 1 begünstigt. Was geschieht? Sequenz 1 braucht Enzym 2 zur Replikation und Sequenz 2 Enzym 1. Keine der beiden Sequenzen kann es sich leisten, die andere beim Wettbewerb um die verfügbaren RNA-Bausteine aus dem Feld zu schlagen. Beiden bleibt keine andere Wahl, als zusammenzuarbeiten. Je nach den Geschwindigkeiten der einzelnen Katalyseschritte mögen die Konzentrationen der Reaktionspartner in weiten Grenzen variieren — solange eine wechselseitige Abhängigkeit besteht, kann nur eine „Fluktuationskatastrophe" oder eine grundlegende Änderung der Reaktionsbedingungen einen einmal existierenden Hyperzyklus wieder zerstören. Ähnlich wie in diesem Beispiel arbeiten Matrizen und Enzyme bei der Selbstreplikation zusammen. Dabei dient das Übersetzungsprodukt der RNA, das Protein, als Replikase oder als deren Aktivator oder als sonstiges Steuerelement, das die Geschwindigkeit und Genauigkeit der Selbstreplikation erhöht.

Man hat die Kinetik von Hyperzyklen im Detail untersucht und gezeigt, daß nur derartig verflochtene funktionelle Systeme imstande sind, die Fehlerschwelle zu überspringen, die der Weiterentwicklung der Quasi-Spezies entgegensteht. In Systemen mit vergleichbaren Geschwindigkeitskonstanten erweist es sich, daß hyperzyklisches Wachstum dem einfachen Wachstum durch Autokatalyse erster Ordnung haushoch überlegen ist. Noch deutlicher sind die Unterschiede, wenn man die Auswirkungen hyperzyklischen Wachstums auf die Selektion betrachtet.

Für die Entstehung des Lebens genügte das beschriebene einfache hyperzyklische Schema allerdings nicht. Die ersten katalytischen Kopplungen müssen schwach und verwickelt, die daran beteiligten Gene (Mitglieder von RNA-Quasi-Spezies) und funktionellen Proteine (primitive Enzyme) sehr zahlreich gewesen sein. Das Gundprinzip war gleichwohl einfach: Die erzwungene Kooperation zwischen normalerweise konkurrierenden Genen sicherte ihr Überleben und regelte ihre Vermehrung. Die Zusammenarbeit eröffnete der Evolution zugleich neue, raffiniertere und zukunftsträchtigere Pfade.

Bei einer Konkurrenz im Sinne Darwins, wie sie innerhalb der Quasi-Spezies oder zwischen (nicht-gekoppelten) Quasi-Spezies stattfindet, bemißt sich die Durchsetzungsfähigkeit („Tauglichkeit") jeder RNA-Mutante allein nach der Geschwindigkeit und Genauigkeit ihrer Replikation sowie nach ihrer Stabilität. Ist die Quasi-Spezies jedoch in einen Hyperzyklus eingebunden, so kommen neue Bewertungsmaßstäbe ins Spiel. Als erstes wird der Angriffspunkt der funktionellen Kopplung innerhalb einer jeden Quasi-Spezies zu einer entscheidenden Bewertungsgröße: Jene Sequenzen sind am tauglichsten, die es am besten schaffen, von dem für ihre Vermehrung verantwortlichen Enzym schnell und genau repliziert zu werden. Als zweites bedeutet die fortlaufende Bildung neuer RNA-Mutanten, daß ständig neue katalytische Verknüpfungen erprobt werden können. Mit jeder Entdeckung einer solchen neuen Verknüpfung ändert sich die innere Struktur des Hyperzyklus, und er erreicht eine höhere Entwicklungsstufe (Bild 10).

Der Übergang von einer einzigen Quasi-Spezies-Verteilung zum organisierten Hyperzyklus, der viele solcher Verteilungen umfaßte, vollzog sich vermutlich ganz allmählich und nicht schlagartig. Primitive Translationsmechanismen (Mechanismen zur Übersetzung der RNA in Proteine), die sich in einer Quasi-Spezies-Verteilung entwickelten, führten früher oder später zu Proteinen, die bei der Selbstreplikation brauchbarer waren als die diversen Proteine in der Ursuppe. Am Anfang kam das vermutlich allen Mitgliedern der Quasi-Spezies-Verteilung mehr oder weniger unterschiedslos zugute. Doch in dem Maße, wie sich gewisse „Vorlieben" ganz bestimmter Translationsprodukte für ganz bestimmte RNA-Sequenzen ausprägten, wurde es sehr viel wahrscheinlicher, daß sich die Sequenzen überkreuz „Unterstützung" gewährten, als daß sie jeweils eine direkte Rückkopplung mit ihrem eigenen Genprodukt entwickelten. Als die Vorteile einer gezielteren Katalyse immer stärker zur Geltung kamen, nahm das anfangs ziemlich verworrene Geflecht gegenseitiger Wechselwirkungen allmählich deutlichere Konturen an. Schließlich unterschieden sich die Wechselwirkungen zwischen den einzelnen Matrizen und ihren Katalysatoren so stark, daß jedes Enzym nunmehr seine ureigene, unverwechselbare katalytische Rolle spielte. An diesem Punkt hatte sich die ursprüngliche Quasi-Spezies-Verteilung in ein Sortiment verschiedener Quasi-Spezies-Verteilungen aufgespalten, und der erste Hyperzyklus war in Gang gekommen. Hyperzyklen bildeten sich ebenso natürlich und häufig wie Quasi-Spezies. Sie entstanden mit der Zwangsläufigkeit eines Naturgesetzes.

Hyperzyklen und Quasi-Spezies ist allerdings ein evolutionärer Nachteil gemeinsam. Sowohl bei der Konkurrenz zwischen den Quasi-Spezies als auch bei der Kooperation innerhalb eines Hyperzyklus werden nur die phänotypischen Eigenschaften der RNA-Moleküle bewertet: ihre Stabilität und Replikationsgeschwindigkeit. Gäbe es einen Weg, die Erbinformation selbst einer solchen Bewertung zu unterwerfen, so würde auch die Qualität der Enzyme, die in den Sequenzen verschlüsselt sind, durch die natürliche Auslese stetig verbessert. Wir sehen nur eine Möglichkeit, wie das zu erreichen ist: Die zu Hyperzyklen verknüpften Quasi-Spezies-Verteilungen müssen sich in räumlich getrennte Kompartimente aufspalten (Bild 12). Solche Kompartimente konnten sich dann durch Darwinschen Wettbewerb fortentwickeln.

Kompartimentierung

Das Leben ist heute untrennbar an Zellen gebunden. Warum? Zu den offensichtlichen Vorteilen, die der Einschluß in Zellen bietet, gehört der Schutz vor Schwankungen in den Umweltbedingungen und die Möglichkeit, Konzentrationsgradienten aufrechtzuerhalten. Doch diese Vorteile können nicht erklären, wieso das Leben ehedem dazu überging, sich in Form von Zellen zu organisieren. Damals war eine solche Organisationsform aus einem anderen Grund vorteilhaft: Sie bot einen Ausweg aus einem Problem, das mit der Informationsverarbeitung bei der Evolution zusammenhing, aber nicht auf die gewohnte Weise durch Wettbewerb um die beste Selbst-Replikation sowie durch hyperzyklische Kooperation zu lösen war: die Bewertung der in den Genen verschlüsselten Information.

Sicher zögerte das Leben den Übergang zur zellulären Organisationsform so lange wie möglich hinaus. Alles, was „Schranken" in einem homogenen System errichtete, legte der präbiotischen Chemie Hindernisse in den Weg. „Schutzwälle" zu schaffen, Substanzen

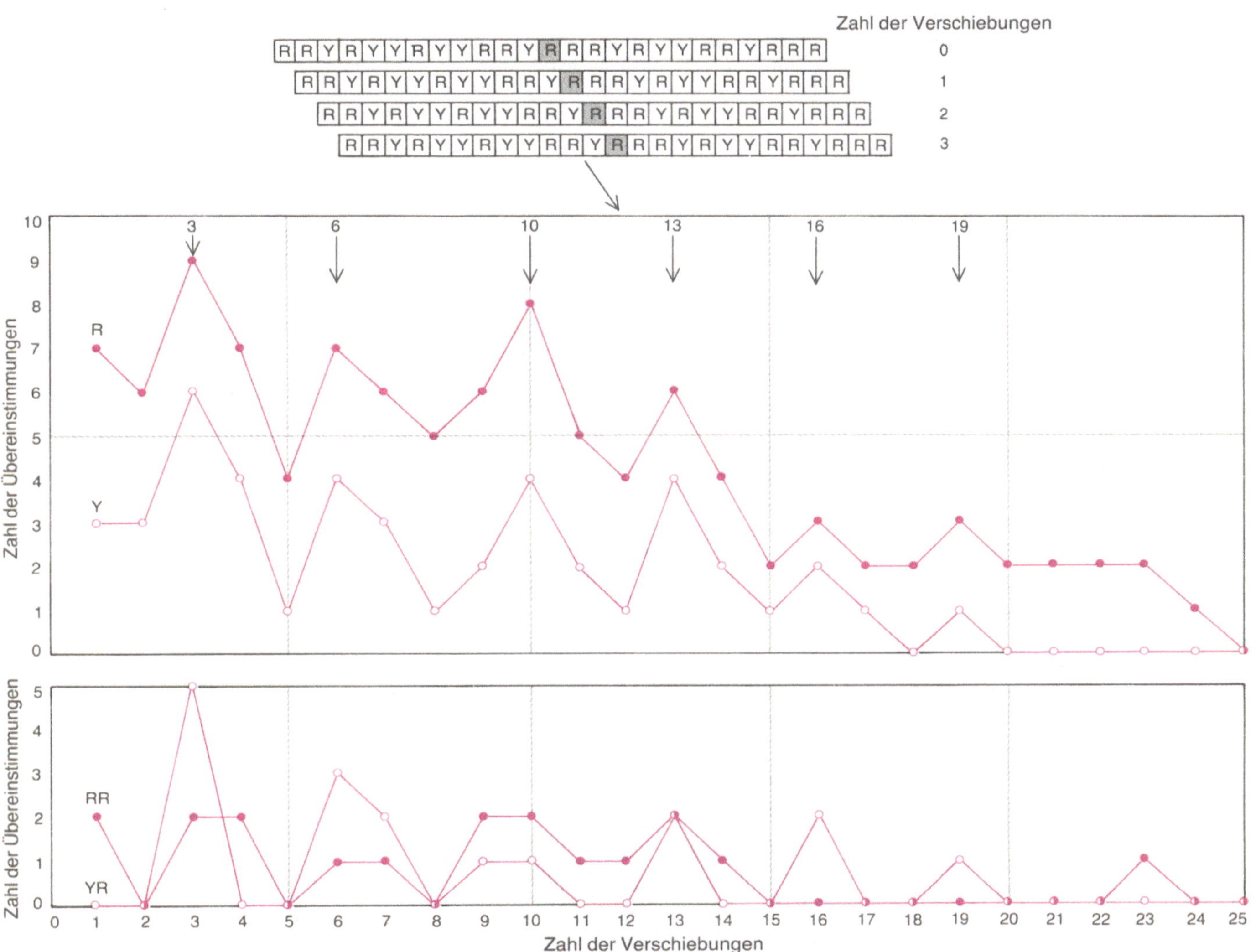

Bild 14: John Shepherd von der Universität Basel hat eine Methode entwickelt, mit der man die Basenhäufigkeiten in Genen untersuchen kann. Das Verfahren ist hier für eine Sequenz veranschaulicht, die im wesentlichen aus Codewörtern der Form *RNY* besteht. Abweichend davon ist in Position 13 eine zusätzliche Base (*R*) eingefügt und in Position 25 ein *Y* durch ein *R* ersetzt. *R* steht für ein Purin (entweder Adenin oder Guanin), *Y* für ein Pyrimidin (entweder Cytosin oder Uracil), und *N* kann jede der vier Basen sein. Mit einem Computerprogramm wird die Sequenz als Ganze um jeweils eine Base nach rechts verschoben (oben) und bei jedem Schritt geprüft, wie oft die senkrecht übereinanderstehenden Basen beziehungsweise die Basenkombinationen *RR* und *RY* übereinstimmen. Maxima in der Zahl der Übereinstimmungen zeigen Wiederholungen innerhalb der Sequenz an. Beim Vergleich der einzelnen Basen treten solche Maxima in Intervallen von drei Basen auf (mit einer Ausnahme, die von der Einfügung herrührt). Die gleichen Intervalle zwischen den Maxima findet man für die Kombination *YR*, die bei einem *RNY*-Code automatisch als immer wiederkehrendes Element auf**taucht. Man hat weit längere Sequenzen in biologischen RNA- und DNA-Molekülen auf derartige Korrelationen untersucht und dabei sorgfältig geprüft, ob die Ergebnisse nicht etwa durch die ungleichen Häufigkeiten der Proteinbausteine vorgetäuscht waren. Das Muster aus vorhandenen und fehlenden Korrelationen, das man bei diesen Untersuchungen fand, ließ sich als Nachklingen eines alten Leserasters deuten, bei dem alle Codewörter von der Form *RNY* waren. Zu der gleichen Vermutung hatten theoretische Überlegungen und Untersuchungen an Transfer-RNA-Molekülen geführt.**

hindurchzuschleusen und sie für diesen Zweck nötigenfalls zu modifizieren — das alles sind Aufgaben, die heute von den ausgeklügeltsten zellulären Prozessen ausgeführt werden. Ähnliches war in der Ursuppe nur möglich, wenn grundlegende Neuerungen zum Tragen kamen.

Der Darwinsche Wettbewerb zwischen den Molekülen einer Quasi-Spezies-Verteilung bewirkte einfach, daß sich diejenigen Moleküle durchsetzten, die sich am besten vermehrten. Welchen Sinn die in den Sequenzen verschlüsselte Botschaft hatte, spielte dabei keine Rolle. Als später die hyperzyklische Kopplung zwischen Enzymen und RNA-Molekülen auf den Plan trat, ließ sich die Bedeutung der Botschaft schon nicht mehr vernachlässigen, da von ihr die Stärke der Kopplung abhing. Weil die Kopplung aber nur in einer Richtung erfolgte, gab es immer noch keine Rückmeldung, die es erlaubt hätte, die genetische Botschaft nach ihrem Informationsgehalt zu bewerten und anhand dieser Bewertung die brauchbarste Information auszuwählen (Bild 11). Sowohl in einem Hyperzyklus als auch in einer Quasi-Spezies wird nur die Zielfunktion einer RNA (das heißt ihre Affinität zu den Proteinen, die ihre Replikation katalysieren) bewertet, nicht jedoch die verschlüsselte Erbinformation selbst. Ein frei in Lösung existierender Hyperzyklus kann folglich keine Auslese unter seinen

Translationsprodukten treffen, seien sie nun vorteilhaft oder unvorteilhaft.

Wir sehen nur eine Lösung für dieses Problem: Der Evolutionsprozeß mußte sich räumlich aufspalten und in isolierten Kompartimenten fortsetzen (Bild 12). Sobald die Mutationen in einem Kompartiment von gleichzeitig erfolgenden Mutationen in einem anderen abgekoppelt waren, gab es einen Weg, die Erbinformation zu verbessern: den der Darwinschen Evolution von Kompartimenten. Kompartimente, die tauglicher waren als andere, konnten anhand der Gesamtheit ihrer Eigenschaften ausgelesen werden — also auch auf Grund ihres besseren Erbguts. Solange die Möglichkeit bestand, das Erbgut von einer Kompartiment-Generation zur nächsten weiterzugeben, war die Evolution des Informationsgehalts in seiner Gesamtheit gewährleistet.

Damit läßt sich die logische Abfolge der Ereignisse, die die präbiotische Evolution beherrschten, lückenlos nachzeichnen. Die Selbstreplikation kurzer RNA-Sequenzen bot die Voraussetzung dafür, daß überhaupt irgendeine Art von Information dauerhaft bestehen konnte. Darwinscher Wettbewerb zwischen den Mutantensequenzen führte zu einer einzigen Quasi-Spezies-Verteilung als möglichem Evolutionsprodukt. Als nächstes entstand unter den Mutanten eine Kooperation in Form eines Hyperzyklus. So

wurde es möglich, daß zahlreiche Quasi-Spezies-Verteilungen in der gleichen Ursuppe nebeneinander existieren konnten. Damit stieg die Menge und Vielfalt der vorhandenen Information weit über das hinaus, was ein primitives Gen (auf Grund der begrenzten Kopiergenauigkeit) speichern konnte. Doch es bestand noch keine Möglichkeit, die Information als solche unter ihrem funktionellen Aspekt zu bewerten und auf diese Bewertung einen Wettbewerb zu gründen, der zu einer evolutionären Verbesserung des Erbguts geführt hätte. Diese Möglichkeit eröffnete erst die Kompartimentierung und das, was folgte: die Konkurrenz zwischen den verschiedenen Kompartimenten.

Die Kompartimentierung allein hätte nicht all das leisten können, was zur Entstehung des Lebens erforderlich war. Auch in einem Kompartiment wären die Probleme der begrenzten Kopiergenauigkeit und das Wettbewerbs zwischen sich selbst replizierenden Genen aufgetreten. Der einzige bislang entdeckte Weg, auf Dauer soviel genetische Information anzuhäufen, wie für die Verschlüsselung eines noch so primitiven Ausgangsenzyms notwendig ist, besteht in der hyperzyklischen Kopplung. Hyperzyklen und Kompartimente waren die Lösung für zwei voneinander unabhängige Probleme der präbiotischen Evolution. Hyperzyklen ermöglichten die dau-

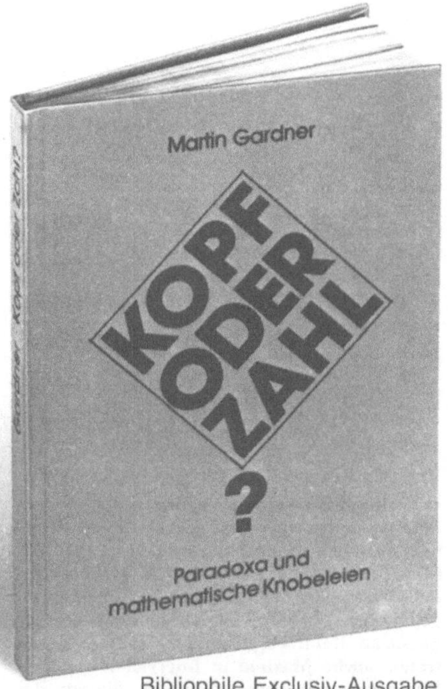

erhafte Koexistenz einer Vielzahl sich selbst replizierender Gene und boten damit einen Ausweg aus der ersten Informationskrise. Kompartimente eröffneten dagegen die Möglichkeit, den Informationsgehalt der Gene zu bewerten und damit zu verbessern. Mit anderen Worten: Kompartimente boten einen Weg zur Lösung des Problems der Genotyp-Phänotyp-Dichotomie.

Leben im Reagenzglas?

Wenn man wirklich imstande ist, die Naturgesetze abzuleiten, nach denen das Leben auf der Erde entstand, sollte es dann nicht auch möglich sein, einfach die nötigen Stoffe zusammenzumischen und Leben aus der Retorte neu zu erschaffen? Ein solches Experiment zu versuchen hieße die Komplexität der präbiotischen molekularen Evolution ernstlich zu unterschätzen. Um es bildlich zu sagen: Wissenschaftler vermögen auf nicht mehr als einem oder zwei Instrumenten, die aus dem gewaltigen Orchester stammen, das die Symphonie der Evolution zum Erklingen brachte, eine einfache Melodie zu spielen. Der Forscher gleicht darin dem Amateur-Musiker, der zu einer Tonbandaufnahme, bei der ein Instrument ausgeblendet ist, die fehlende Stimme selbst beisteuert.

Wir haben Reagenzglasversuche zur molekularen Evolution beschrieben, die zeigten, wie RNA-Matrizen mit recht komplexen phänotypischen Eigenschaften entstehen, sofern die nötige Enzym-Maschinerie als Umweltfaktor zugegen ist. Als nächstes gilt es herauszufinden, wie sich diese Maschinerie selbst entwickelt hat. Wir müssen ihre Bestandteile Schritt um Schritt herstellen und experimentell untersuchen.

Aus welchen Aminosäuren bestanden die ersten Proteine, deren Synthese nach dem in einer RNA verschlüsselten Bauplan erfolgte? Die vier RNA-Nucleotide lassen sich zu $4^3 = 64$ verschiedenen Tripletts kombinieren. Im heutigen genetischen Code ist jedes dieser Tripletts ein Codewort, das den Übersetzungsapparat anweist, eine von zwanzig Aminosäuren an die Proteinkette anzuhängen, oder aber den Übersetzungsvorgang zu beenden beziehungsweise neu zu beginnen. Ein so komplexes System konnte sicherlich nicht in einem Schritt ohne weiteres entstehen. Gab es einen primitiven Vorläufer-Code? Wie sah er aus? Die Antwort auf diese Fragen muß man kennen, bevor man sich daran machen kann, Experimente zur Selbstorganisation der Translation zu planen.

Primitive Proteine dürften nur einen geringen Teil der erwähnten zwanzig Aminosäuren enthalten haben. Im Prinzip hätte am Anfang ein nur aus einem oder zwei Nucleotid-Symbolen bestehender Code für eine vollständige Zuordnung ausgereicht. Doch ist es chemisch nicht einfach, von Codewörtern mit einem oder zwei Symbolen auf Tripletts überzugehen, da dabei die gesamte vorhandene Information unsinnig würde, bis sie vollständig in den neuen Code umgeschrieben wäre. Daher muß der heutige Code unmittelbar aus einem Triplett-Code hervorgegangen sein. Wie sah er aus?

Bei der präbiotischen Translation hatte der Code auch Aufgaben zu übernehmen, die der heutige Translationsapparat unabhängig von ihm auf ausgeklügelte Weise bewältigt. So mußte der Code am Anfang auch die Ableserichtung und die „Zeichensetzung", das heißt Anfang und Ende jedes Tripletts, festlegen, indem er ein „Leseraster" vorgab. 1976 schlugen Francis H. C. Crick, Sydney Brenner, Aaron Klug und George Pieczenik vom molekularbiologischen Laboratorium des Medical Research Council in Cambridge, England, vor, daß die Festlegung der Ableserichtung und Zeichensetzung zunächst dadurch erfolgte, daß nur solche Tripletts übersetzt wurden, die die Sequenz *RRY* besaßen, wobei *R* für ein Purin-Nucleotid (*G* oder *A*) und *Y* für einen entsprechenden Pyrimidin-Baustein (*C* oder *U*) steht. Sie erwähnten auch, daß *RNY*-Tripletts, bei denen *N*

Bild 15: Die Evolution des genetischen Codes könnte damit begonnen haben, daß die vier Basen *G*, *C*, *A* und *U* in der mittleren Position eines Triplettrasters der Form *GNC* den vier damals häufigsten Aminosäuren zugeordnet wurden (*N* steht für irgendeine der vier Basen). Später kam *U* als Alternative zu *C* in der dritten Position des Rasters ins Spiel, da *G* sich manchmal auch mit *U* paaren kann. So entstand ein *GNY*-Raster (*Y* steht für *C* oder *U*). Die Anwesenheit von *U* in der dritten Position ermöglichte es dem komplementären *A*, in die erste Position zu gelangen, was zu einem *RN*-Code in einem *RNY*-Raster führte (*R* ist entweder *A* oder *G*). Mit dem Vordringen von *R* in die dritte Position entstand als nächstes ein *RNN*-Code. Zugleich konnte *Y* in den komplementären Strängen nun auch die erste Position einnehmen. Damit wurde das Schema auf den heutigen, aus 64 Tripletts bestehenden *NNN*-Code erweitert.

N-Code in GNC/GNY-Raster

erste Position	zweite Position				dritte Position
	G	C	A	U	
	GLY	ALA	ASP	VAL	

RN-Code in RNY-Raster

erste Position	zweite Position				dritte Position
	G	C	A	U	
G	GLY	ALA	ASP	VAL	
A	SER	THR	ASN?	ILE	

RNN-Code

erste Position	zweite Position				dritte Position
	G	C	A	U	
G	GLY	ALA	ASP	VAL	Y
G	GLY	ALA	GLU	VAL	R
A	SER	THR	ASN	ILE	Y
A	ARG	THR	LYS	ILE/MET	R

NNN-Code

erste Position	zweite Position				dritte Position
	G	C	A	U	
G	GLY	ALA	ASP	VAL	C
G	GLY	ALA	ASP	VAL	U
G	GLY	ALA	GLU	VAL	G
G	GLY	ALA	GLU	VAL	A
A	SER	THR	ASN	ILE	C
A	SER	THR	ASN	ILE	U
A	ARG	THR	LYS	MET („Start")	G
A	ARG	THR	LYS	ILE	A
C	ARG	PRO	HIS	LEU	C
C	ARG	PRO	HIS	LEU	U
C	ARG	PRO	GLN	LEU	G
C	ARG	PRO	GLN	LEU	A
U	CYS	SER	TYR	PHE	C
U	CYS	SER	TYR	PHE	U
U	TRP	SER	„Stop"	LEU	G
U	„Stop"	SER	„Stop"	LEU	A

ein beliebiges Nucleotid sein kann, denselben Zweck erfüllen würden. Zwar liegen in beiden Fällen Ableserichtung und Anfang und Ende eines Codeworts eindeutig fest, doch nur mit *RNY*-Tripletts ergibt sich auf dem komplementären Tochterstrang dasselbe Erkennungsmuster wie auf der Elternmatrize.

Die Evolution des genetischen Codes

Gibt der heutige Code mit seiner Übersetzungs-Maschinerie irgendwelche Hinweise darauf, auf welchem Weg er entstand: aus *RRY*- oder *RNY*-Tripletts? Margaret Oakley Dayhoff und ihre Mitarbeiter von der National Biomedical Research Foundation haben ein Computerarchiv geschaffen, um Sequenzen miteinander zu vergleichen. Sie waren damit in der Lage, in großem Maßstab nach einer genetischen Verwandtschaft unter biologischen Polymeren zu fahnden und insbesondere Stammbäume aufzustellen, aus denen die Verwandtschaft zwischen gleichartigen (homologen) Polymeren und Nucleinsäuren in verschiedenen Spezies hervorgeht. Ein besonders geeignetes Studienobjekt für solche Abstammungs-Analysen ist die Transfer-RNA. Ihre Aufgabe besteht darin, die Verbindung zwischen einem Codewort und der zugehörigen Aminosäure herzustellen. Angesichts dieser Schlüsselrolle könnte ihre Struktur auch heute noch Hinweise darauf bergen, wie die Zuordnung zwischen Aminosäuren und Codewörtern einstmals zustandekam.

Will man durch die Analyse der heutigen Sequenzen etwas über ihre primitiven Vorläufer erfahren, so genügt es nicht, einen Computer einfach eine Menge Sequenzdaten durchmustern und den wahrscheinlichsten Stammbaum auswählen zu lassen. Vorher gilt es, analytische Kriterien aufzustellen, mit deren Hilfe man herausfinden kann, inwieweit ein gegebener Satz von Sequenzdaten überhaupt eine „baumähnliche" Struktur aufweist. Anhand topologischer Analysen, die wir in Zusammenarbeit mit Andreas Dress von der Universität Bielefeld durchführten, haben wir solche Kriterien entwickelt und auf ihre Gültigkeit hin überprüft.

Als wir unsere Kriterien und Computerprogramme analog den von Dayhoff entwickelten auf die Analyse sämtlicher gegenwärtig bekannter Transfer-RNA-Sequenzen (ungefähr zweihundert) anwandten, erhielten wir zwei faszinierende Ergebnisse. Das erste war, daß die Sequenzen für jeweils eine ganz bestimmte Transfer-RNA (beispielsweise diejenige, die das Startzeichen für die Translation gibt) bei allen untersuchten Spezies verwandt zu sein scheinen und sich durch einen Stammbaum darstellen lassen (Bild 13). Verglichen mit anderen Biopolymeren ist dieser Stammbaum jedoch weniger ausladend, das heißt auch die am entferntesten verwandten Sequenzen sind sich noch sehr ähnlich. Es scheint also, daß sich die in einer Transfer-RNA verschlüsselte, früh entstandene Information durch alle späteren Evolutionsstadien bis heute recht gut erhalten hat. Das zweite Ergebnis war, daß sich in den Sequenzen verschiedener Typen von Transfer-RNA-Molekülen in einem gegebenen Organismus zwar auch die „Abstammung" von einem gemeinsamen Vorfahren widerspiegelt, daß diese jedoch nicht die Form eines Stammbaums hat — zumindest nicht im Fall der beiden Organismen (*Escherichia coli* und Hefe), bei denen wir genügend Sequenzdaten für eine aussagekräftige statistische Analyse zur Hand haben.

Stattdessen scheinen die Sequenzen innerhalb einer Art der Mutantenverteilung einer Quasi-Spezies zu gleichen. Wir versuchten, die Geschichte dieser Quasi-Spezies bis in jene Zeit zurückzuverfolgen, als die Translation entstand, und erhielten Sequenzen, bei denen es sich allem Anschein nach um die Vorfahren der modernen Formen der Transfer-RNA handelt. Zwei Schlußfolgerungen über diese „Urgene" sind wichtig. Sie enthielten wesentlich mehr *G* und *C* als *A* und *U*, und in den Stammsequenzen der einzelnen Quasi-Spezies (die wir erhielten, indem wir an jeder Position das häufigste Nucleotid einsetzten) erkannten wir das deutliche „Nachklingen" eines Triplettmusters der Form *RNY*.

Auch anderswo kann man sich nach den Überresten der genetischen Ur-Information umsehen — nämlich überall dort, wo es Hinweise darauf gibt, daß Selektionsdruck und genetische Drift die „Erinnerung" an die Ursequenzen noch nicht soweit verwischt haben, daß sie unter dem Rauschpegel verschwunden ist. John Shepherd von der Universität Basel hat kürzlich eine neue Methode der computer-unterstützten Sequenzanalyse entwickelt, mit der sich vor allem sehr lange Gensequenzen untersuchen lassen (Bild 14). Er mißt, nach wievielen Nucleotiden sich bestimmte „Buchstaben" oder Buchstabengruppen innerhalb einer Sequenz wiederholen. Dabei kann er ursprüngliche Muster von späteren Veränderungen unterscheiden. Die ersten Schlußfolgerungen, die Shepherd aus Untersuchungen an DNA-Viren sowie an Genen von Bakterien und höheren Organismen zog, besagen, daß auch diese modernen Gene noch eine Erinnerung an ihre Ursequenzen bewahrt haben und daß auch in den heutigen Sequenzen das Triplett *RNY* noch eindeutig überwiegt.

Die Festigkeit der *G-C*-Paarung ist ein starkes Argument dafür, daß der *RNY*-Code ursprünglich auf die vier *GNC*-Codewörter beschränkt war (Bild 15). Heute entsprechen ihnen die folgenden Aminosäuren: *GGC* = Glycin, *GCC* = Alanin, *GAC* = Asparginsäure und *GUC* = Valin. Die aufsehenerregenden Experimente, bei denen Stanley L. Miller die chemischen Vorgänge auf der Urerde nachzuahmen suchte, legen den Schluß nahe, daß diese vier Aminosäuren zu den häufigsten in der Ursuppe zählten. Eine derartige Koinzidenz kann kaum auf Zufall beruhen.

Mittlerweile haben wir sicherlich die Schwelle überschritten, von der ab wir noch Zutrauen zum Ergebnis von Versuchen haben können, die urzeitlichen RNA- und Proteinsequenzen zuverlässig zu rekonstruieren. Wir können diese Versuche jedoch zum Ausgangspunkt neuer Überlegungen machen, indem wir damit beginnen, analoge RNA- und Proteinsequenzen neu zu synthetisieren und ihr Wechselspiel in einem Flußreaktor, also einer Art „Evolutionsmaschine", zu untersuchen.

Wenn die ersten Proteine wirklich aus den vier erwähnten Aminosäuren bestanden, trugen sie eine negative elektrische Ladung. Daher würden sie sich im Normalfall nur widerstrebend an ein negativ geladenes RNA-Molekül anlagern — es sei denn, ganz bestimmte Kräfte sorgten für eine spezifische Wechselwirkung. Claude Hélène von der Universität Orléans hat gezeigt, daß in der Tat eine starke spezifische Wechselwirkung zwischen der Carboxylat-(COO^-)-Gruppe einer Aminosäure, wie sie in den Seitenketten der Asparaginsäure auftritt, und den *G*-Nucleotiden der RNA besteht. Infolgedessen können bestimmte Sequenzen ein Nucleotid-Muster ausbilden, das solche spezifischen Kontakte begünstigt, und Metall-Ionen können dazu beitragen, diese Kontakte weiter zu „festigen". Vermutlich handelt es sich bei den ersten spezifischen Katalysatoren für Replikation und Translation genau um solche Strukturen, die spezifische Kontakte vermittelten und dabei schwache enzymatische Funktionen ausübten.

Alle derartigen Funktionen müssen dem Informationsgehalt einer ersten Quasi-Spezies entstammen, deren Mutanten sich schließlich differenzierten, indem sie sich zu funktionell gekoppelten Hyperzyklen organisierten. Die Prinzipien, die der Evolution eines solchen Hyperzyklus zugrundeliegen, sind heute erkannt und experimentell gesichert. Was noch zu entdecken bleibt, ist, wie die günstigsten molekularen Strukturen im einzelnen ausgesehen haben.

Aus: Scientific American, April 1981

Medizinische Probleme des Wachstums*

W. Lenz

Institut für Humangenetik der Universität Münster

Medical Problems of Growth

Wachstum ist ein Grundphänomen pflanzlicher und tierischer Organismen und bei der Mannigfaltigkeit der Arten und Individuen ein unübersehbar weites Gebiet. Im Vergleich zu den großen Unterschieden in Form und Größe, die zwischen Säugetieren verschiedener Arten bestehen, man denke an Spitzmäuse, den Menschen, Elefanten oder Walfische, sind die durch exogene Modifikationen, wie Unterernährung, bewirkten Änderungen des Wachstum unbedeutend. Die Artunterschiede sind im Laufe der Evolution in Jahrmillionen durch Mutationen, Neukombination und Auslese der Erbanlagen entstanden, und zwar nicht nur einiger weniger Anlagen für Wachstumshormon, Enzyme oder die Zellen der Wachstumsfugen, sondern durch die Änderung sehr zahlreicher Komponenten des genetischen Programms. Die Vielzahl der beteiligten Faktoren folgt daraus, daß es keine großen Sprünge in der Evolution gegeben hat, sondern nur viele kleine Schritte in Form und Größe. Normales Wachstum des Menschen setzt das integrierte Zusammenspiel sehr vieler Gene voraus. Diese aus der Evolution ableitbare Grundvorstellung läßt sich auch aus der medizinischen Erfahrung anschaulich belegen. Jeder Verlust ebenso wie jeder Überschuß von Teilen der Autosomen oder von ganzen Autosomen bedingt ausgedehnte morphologische Abweichungen, die meist mit mehr oder weniger ausgeprägtem, schon intrauterin einsetzendem Minderwuchs einhergehen. Auch Überzahl oder Unterzahl der Geschlechtschromosomen beeinflußen das Wachstum. Fehlen eines X-Chromosoms oder seines kurzen Armes bedingt meist eine Verminderung der Erwachsenengröße auf $141,5 \pm 6,1$ cm; ein überzähliges Y-Chromosom führt häufig zu Hochwuchs (de Grouchy und Turleau 1977).

Neben den an Zahl und Gestalt der Chromosomen erkennbaren Ursachen von Wachstumsstörungen gibt es Hunderte von monogenen, also autosomal dominanten oder rezessiven sowie X-chromosomal dominanten oder rezessiven Krankheiten und Syndromen, zu denen Abweichungen von Wachstum und Körperform gehören (McKusick 1978). Die biochemische Ursache kennen wir nur bei den wenigsten, so bei den verschiedenen Formen genetisch bedingten hypophysären Zwergwuchses, den Synthesestörungen des Schiddrüsenhormons und vielen Enzymdefekten. Bei der weit größeren Gruppe allgemeiner oder auf das Knochensystem beschränkter genetischer Syndrome mit Minderwuchs ist die Pathogenese ungeklärt, aber prinzipiell liegt jedem monogenen Erbleiden primär das Fehlen oder die Abänderung eines einzigen Genproduktes zugrunde, so daß die Gesamtheit dieser Syndrome den Schluß unausweichlich erscheinen läßt, daß zum normalen Wachstum sehr viele genetisch bedingte molekulare Einzeleigenschaften der Zellstruktur, der Zellmembranen, der Interzellularsubstanz oder des intermediären Stoffwechsels beitragen. Schließlich weisen Familienuntersuchungen darauf hin, daß die häufigste Form von Minderwuchs, die nicht im funktionellen Sinne als krankhaft angesehen werden kann, nämlich die „konstitutionelle" Entwicklungsverzögerung und der konstitutionelle Kleinwuchs meist weiter nichts ist, als ein Ausschnitt aus der normalen Verteilungskurve der Körpergröße, deren Gestalt auf Grund der Korrelation zwischen Eltern und Kindern, zwischen Geschwistern und zwischen ein- und zweieiigen Zwillingen als multifaktoriell bedingt angesehen werden darf (s. Lenz 1971). Welches Ausmaß genetischer Wachstumsunterschiede innerhalb einer Art möglich ist, wird auch durch die Züchtung von Haustierrassen demonstriert, besonders sinnfällig bei Hunden, bei denen die Körpergröße zu den entscheidenden Zuchtzielen gehört, also durch bewußte Auslese genetischer Merkmale beeinflußt wird.

---

* Vortrag auf der 111. Versammlung der Gesellschaft Deutscher Naturforscher und Ärzte, 21.–25. September 1980

Die Medizin als Wissenschaft vom gesunden und kranken Menschen wird vor allem durch das ungebremste Wachstum von Zellen, d.h. durch die bösartigen Tumoren, und durch körperlich und psychisch störende Abweichungen vom normalen genetisch programmierten Wachstum der Species Mensch mit den Problemen der Wachstumsregulation auf zellulärer und organismischer Ebene konfrontiert. Fragen der optimalen Umweltbedingungen für das Wachstum des Menschen, speziell seines Gehirns, sowie die Frage nach krebserzeugenden Umweltschäden sind von hervorragender Bedeutung für die körperliche und geistige Gesundheit der Bevölkerung, sie sind damit Gegenstand der prophylaktischen und sozialen Medizin.

Die Medizin, die von den Bedingungen gesunden und kranken Lebens handelt, kann zum Verständnis der Welt, in der wir leben, wesentlich beitragen. Von den Problemen zwischen Ost und West, Nord und Süd, Arm und Reich, „Kapitalismus" und „Sozialismus" bekommen wir ein umfassenderes, solideres und anschauliches Bild, wenn wir die Auswirkungen der sozialwirtschaftlichen Bedingungen auf das menschliche Wachstum studieren. Im Rahmen des „International Biological Programme", das 340 Forschungsprojekte in 42 Ländern von 1964 bis 1974 umfaßte, Daten aus 16 weiteren Ländern sammelte, und zusätzlich über 1 000 Publikationen, meist nach 1960 erschienen, auswertete, wurde eindrucksvolles Erfahrungsmaterial über menschliches Wachstum in allen Erdteilen gewonnen (Eveleth und Tanner 1976). Überall, wo industrieller und wirtschaftlicher Fortschritt zu verzeichnen ist, verläuft die körperliche Entwicklung besser. Nirgends ist die Körpergröße um ähnliche Beträge zurückgegangen, wie sie in Nordamerika und in Nord-, West-, Süd- und Osteuropa seit dem 19. Jahrhundert zugenommen hat, also um 5–12 cm. In den meisten Ländern Südamerikas, Asiens und Afrikas ist freilich die durchschnittliche Körperhöhe in den letzten 50 Jahren recht konstant geblieben (Kenntner 1963). In wenigen Ländern wurden Abnahmen um 1–2 cm verzeichnet, teils in Kriegs- und Krisenzeiten, teils an relativ kleinen Stichproben von zweifelhafter Vergleichbarkeit.

Die körperliche Entwicklung widerlegt also, ebenso wie die Zahlen über Sterblichkeit und Lebenserwartung, die ebenfalls empfindliche Indikatoren des sozialwirtschaftlichen Lebensstandards sind, die Schwarzseher, die in der Mitte des vergangenen Jahrhunderts eine zunehmende Verelendung der Massen voraussahen. Richtig ist jedoch, daß das Elend breiter Bevölkerungsschichten, wie es bis ins 19. Jahrhundert nahezu überall herrschte, nicht überall besseren Bedingungen gewichen ist. Straab (1976) schreibt in seinem Buch „Sozialanthropologie" zur Körperhöhenzunahme: „Die Optimierung der Lebensverhältnisse des Menschen für die gesamte Bevölkerung schöpft die potentiellen Möglichkeiten seiner Biologie immer besser aus – ein solcher Prozeß kann seinem Wesen nach nicht als schädlich gewertet werden: er ist positiv zu beurteilen". Probleme des Wachstums schlagen die Brücke von der Biologie zur Soziologie. Naturwissenschaft und Medizin können hier zu einem fachübergreifenden Dialog über „gesellschaftlich relevante" Fragen ihren soliden Beitrag geben.

Literatur

Eveleth PB, Tanner JM (1976) Worldwide variation in human growth. Cambridge University Press, Cambridge London New York Melbourne

Grouchy J de, Turleau C (1977) Atlas des maladies chromosomiques. Expansion Scientifique, Paris

Kenntern G (1963) Die Veränderungen der Körpergröße des Menschen. Eine biogeographische Untersuchung. Diss Phil, Karlsruhe

Lenz W (1971) Wachstum und körperliche Entwicklung. In: Opitz H, Schmid F (Hrsg) Handbuch der Kinderheilkunde. Springer, Berlin Heidelberg New York (Band 1, Teil 1, S 33–107)

McKusick VA (1978) Mendelian interitance in Man. Catalogs of autosomal dominant, autosomal recessive, and X-linked phenotypes, 5 ed. Johns Hopkins University Press, Baltimore London

Straaß G (1976) Sozialanthroplogie. VEB G Fischer, Jena

Eingegangen am 15. Dezember 1980
Angenommen am 9. März 1981

Prof. Dr. W. Lenz
Institut für Humangenetik
der Universität
Vesaliusweg 12/14
D-4400 Münster
Bundesrepublik Deutschland

Das Wesen des Malignen Wachstums*

E. Grundmann

Pathologisches Institut der Universität Münster (Direktor: Prof. Dr. E. Grundmann)

Mechanisms of Malignant Growth

Summary. Analysis of invasive malignancy focuses on the particularly high growth rate of tumor cells, and on the aggressive mechanisms of histolysis favoring the infiltration of the malignant cells into the surrounding tissue. Specific significance is attributed to a certain enzyme directed against type IV collagen, and to the auto-locomotion of tumor cells, properties that may also explain the highly selective process of metastazation in at least three consecutive steps: Tumor cells invade a blood or lymph vessel, they are transported along blood or lymphatic pathways, and they eventually infiltrate foreign tissue after penetration and destruction of blood or lymph vessel walls. Among the factors involved in the process of metastazation, special interest is due to blood coagulation and to the coexistenxe of different dumor cell subpopulations within a primary. These features of malignant growth are based on the loss of functional differentiation as manifested e.g. in the loss of tissue-specific nuclear chromatin structures. Tumor development is triggered by the so-called primary factors which always affect the DNA, i.e. the cell genome. Chemical carcinogens, viruses, and shortwave or ionizing irradiation induce DNA defects which, however, will be reversed and mended by special repair mechanisms in most cases. Thus, the actual development and spread of malignancy is ultimately due to deficient reparation. Co-factors favorizing and promoting carcinogenesis may shorten the latency period, among other several specific chemicals and hormones. Based on current knowledge of tumor dormany a new concept is proposed for the chronological and morphological sequence of carcinogenesis: Following the development of a primary tumor certain as yet undefined growth factors and especially immunological factors may be responsible for the development of a progressive tumor disease.

Key words: Malignant invasion – Metastazation – Nuclear dedifferentiation – Carcinogenesis

Zusammenfassung. Bei der Analyse der malignen Wucherungen steht außer der hohen Wachstumsgeschwindigkeit der Tumorzellen die Histolyse, d.h. aggressive, lytische Mechanismen, mit denen sich bösartige Tumorzellen in die Umgebung vorschieben, im Vordergrund. Ein spezifisch gegen Typ-IV-Kollagen gerichtetes Enzym spielt hier eine bevorzugte Rolle. Hinzu kommt eine Auto-Lokomotion der Tumorzellen. Diese Eigenschaften erklären auch die Metastasierung, die als hoch-selektiver Prozeß in mindestens drei Schritten abläuft: Invasion in ein Blut- oder Lymphgefäß, Verschleppung in Blut- oder Lymphbahnen und Infiltration in ein fremdes Gewebe nach Destruktion der Gefäßwand. Unter den Faktoren, welche die Metastasierung leiten, spielen die Blutgerinnung und die Zusammensetzung der Tumoren aus verschieden malignen Subpopulationen eine führende Rolle. Grundlage all dieser Kennzeichen des malignen Wachstums ist ein Verlust der differenzierten Funktionsleistung der Zellen, faßbar z.B. an einem Verlust der gewebsspezifischen Chromatinstruktur der Zellkerne. Die auslösenden Faktoren der Tumorentstehung, die sog. Primärfaktoren, greifen durchweg an der DNA, also am Genom an. Sowohl chemische Carcinogene als auch Viren und vor allem auch kurzwellige und ionisierende Strahlen verursachen DNA-Defekte, die allerdings in den meisten Fällen durch Reparationsmechanismen korrigiert werden. Danach ist die Entstehung eines bösartigen Tumors letztlich ein Versagen dieser DNA-Reparationsmechanismen. Begünstigende Cofaktoren der Carcinogene bewirken

---

* Vortrag auf der 111. Versammlung der Gesellschaft Deutscher Naturforscher und Ärzte in Hamburg, 21.–25. September 1980

eine Verkürzung der Latenzphase. Hierzu gehören verschiedene spezifische chemische Substanzen und Hormone. Nachdem wir wissen, daß bösartige Tumoren lange Zeit „schlafend" im Gewebe ruhen können, ergibt sich eine neue Gliederung des zeitlich-gestaltlichen Ablaufes der Carcinogenese, wobei nach Ausbildung des Primärtumors im einzelnen noch nicht bekannte Wachstumsfaktoren und vor allem immunologische Faktoren für die Entstehung der eigentlichen Tumorkrankheiten verantwortlich zu sein scheinen.

Schlüsselwörter: Maligne Invasion – Metastasierung – Zellkern-Entdifferenzierung – Carcinogenese

Der mir vorgegebene Titel hat definitorischen Charakter, weswegen ich mit einer *Definition* beginnen muß: Malignes Wachstum ist eine autonome, unkoordinierte, grenzenlose Gewebswucherung, die auch nach Verschwinden der auslösenden Faktoren anhält, die alle anderen Gewebe überwuchert und meist erst mit dem Tod des Individuums endet.

Diese Definition enthält Begriffe von scheinbar unterschiedlichem Gewicht. Vordergründig beeindruckt der Schluß: Das maligne Wachstum ist in sich suizidal, und es tötet sich und seinen Wirt – uns! Damit gewinnt es seine andauernde Aktualität, die einmal eine metaphysische ist, zum anderen eine moralische, denn wir tragen in nicht wenigen Fällen Schuld am Wirken der auslösenden Faktoren. Erkenntnistheoretisch ist festzuhalten, daß malignes Wachstum faßbare, bevorzugt exogene auslösende Faktoren hat, daß das Abnorme also in den meisten Fällen nicht einfach eine biologische Entgleisung ist, sondern eine Folge von Noxen. Damit ist der Faktor „Zeit" einbezogen, und zwar gleich zweifach: einmal bei der Einwirkung der kausalen Noxen, zum anderen beim Vorgang der Wucherung. Diese wiederum ist autonom, unkoordiniert und grenzenlos, sie ist Anarchie.

Die heutige Medizin hat ihre wissenschaftlichen Entwürfe und ihre Nomenklatur von den Naturforschern, weswegen ich Sie nun bitte, mit mir auf den dadurch begrenzten Methodenbahnen folgende Begriffe genauer zu betrachten:

1. Kennzeichen der malignen Wucherung.

2. Auslösende Faktoren (= Primärfaktoren).

3. Begünstigende Faktoren (= Co-Faktoren).

4. Zeitlich-gestaltlicher Ablauf (= formale Pathogenese).

Damit ist die Gliederung meines Referates gegeben.

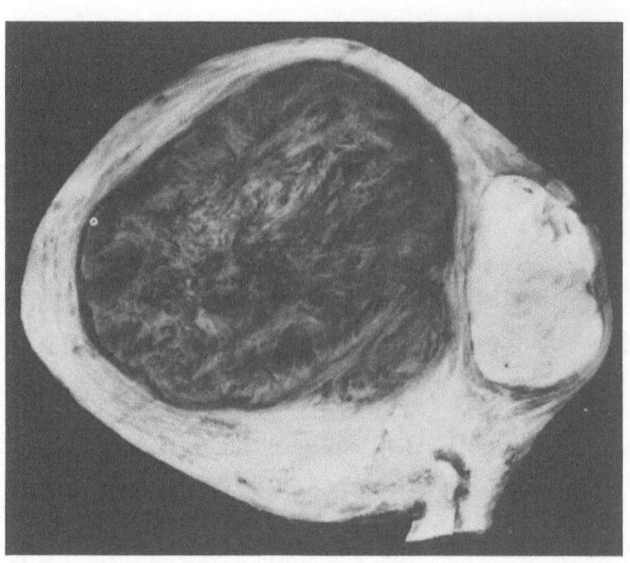

Abb. 1. Uterus mit 2 Leiomyomen, Beispiel gutartigen Tumorwachstums

1. Kennzeichen der malignen Wucherung

Diese finden wir vereinfacht in zwei Ebenen: in den Geweben und in den sie bildenden Zellen. Gestaltlich charakteristisch für die maligne Wucherung ist die unscharfe Begrenzung zwischen Geschwulst und Normalgewebe, verursacht durch ein infiltrierendes und destruierendes Wachstum der Geschwulstzellen. Ausdruck der Anarchie ist die Unordnung, die „Anaplasie", die unterschiedliche Grade erreichen kann, und die zugleich ein Parameter der Malignität ist.

Als Ursache für das infiltrative Wachstum wird vielfach die hohe Zellteilungsrate, also die Wachstumsgeschwindigkeit, angesehen. Daß dies nur z.T. richtig ist, lehrt der Vergleich mit gutartigen Geschwülsten, die ebenfalls relativ rasch wachsen können, aber nur expansiv und komprimierend und nie infiltrativ und destruierend. Abbildung 1 belegt dies am Beispiel des Uterusmyoms, einer gutartigen Geschwulst der glatten Muskulatur der Gebärmutter. Diese Geschwulst wächst oft rasch und kann Kindskopfgröße erreichen, ist aber immer scharf begrenzt im Gegensatz z.B. zu einem Schilddrüsenkrebs (Abb. 2), der sich mit unscharfen Gewebszapfen in das umgebende Fettgewebe vorschiebt. Charakteristisch für das maligne Wachstum ist weniger ein „Wachstumsdruck", sondern die Infiltration durch Histolyse und Lokomotion.

Die *Histolyse*, also die Auflösung des umgebenden Gewebes, wird vermittelt durch die Zellmembran. Hier interessieren die für die Malignität charakteristischen aggressiven Lysemechanismen, die Gegenstand ausgedehnter Untersuchungen waren und sind. So spielen Glykokonjugate offensichtlich eine wesent-

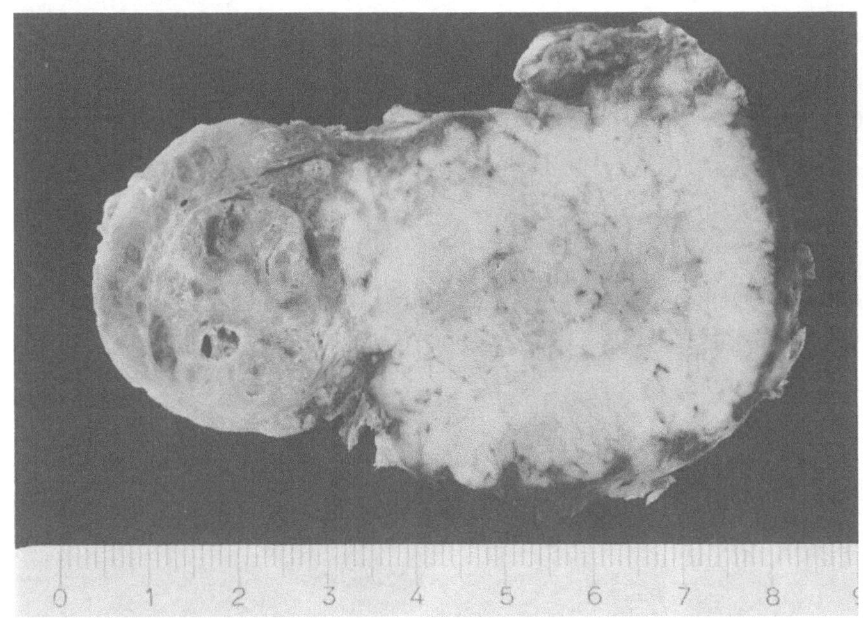

Abb. 2. Schilddrüsenkarzinom, Beispiel bösartigen, infiltrierenden Wachstums

liche Rolle im „Sozialverhalten" der Zellen (Frazier und Glaser 1979), oder auch Heparinsulfat (Oldberg et al. 1979) und Fibronectin (Vaheri und Mosher 1978). Eine Reduktion oder gar der Verlust dieses hochmolekularen Glykoproteines Fibronectin ist offensichtlich für mehrere bösartige Geschwülste charakteristisch. Andere Glykopeptide wurden z.B. in virustransformierten Hamsterfibroblasten in besonders hochmolekularer Form gefunden (Glick 1979), und zwar als hochverzweigte Moleküle (Santer und Glick 1979).

Die erste Barriere gegen eine maligne Invasion ist die Basalmembran, die als weitgehend einheitlich aufgebautes Strukturelement nahezu alle histologischen Einheiten umgibt. Vieles spricht dafür, daß die hochdifferenzierte Ordnung der Parenchymzellen bevorzugt durch die Basalmembranen gewährleistet wird, da diese das Gerüst der Gewebsarchitektur bilden, zusammen mit der strukturellen Stabilität der Blutkapillaren (Murphy and Johnson 1975). Die Penetration der Basalmembran erfolgt nach Liotta et al. (1980) in drei Schritten: (1) Anheftung der Tumorzellmembran an die Basalmembran, und zwar meist in einer Lücke zwischen den Endothelzellen. (2) Auflösung der Basalmembran im Bereich der Anheftungsstelle der Tumorzelle und (3) Durchwanderung durch die Basalmembran in das umgebende Gewebe (Abb. 3).

Die Basalmembranen sind einheitlich aufgebaut, und zwar bestehen sie zu 40–60% aus Typ-IV-Kollagen, aus Glykoproteinen und Glykosaminglykanen (Bernfeld et al. 1973; Kefalides 1975). Liotta et al. (1980) ist es gelungen, in metastasierenden Mäusetu-

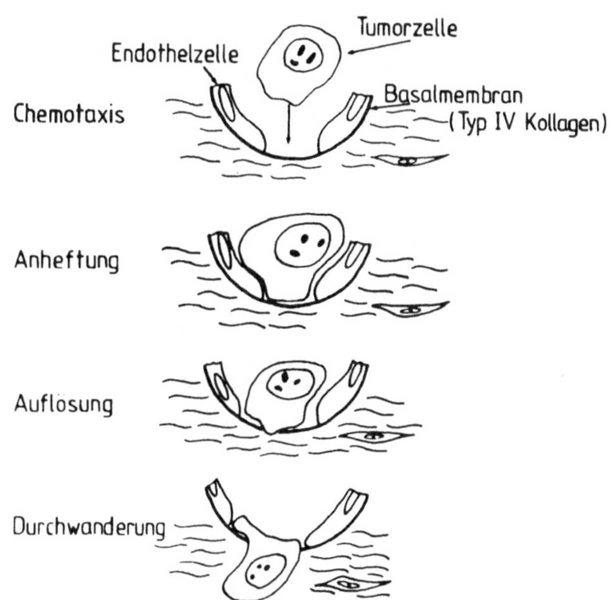

Abb. 3. Ablauf der Tumorzell-Penetration durch eine endotheliale Basalmembran (nach Liotta et al. 1980)

morzellen des B 16-Melanoms und des T 241-Sarkoms eine hochaktive proteolytische Aktivität festzustellen, die sich spezifisch gegen Typ-IV-Kollagen richtet. Dieses Enzym, das weitgehend gereinigt werden konnte, hat ein Molekulargewicht von etwa 70.000 Daltons und hat keinerlei Aktivität gegen nichtkollagene Proteine oder gegen Kollagen vom Typ I, II, III oder V. Die Wirkung ist hochselektiv und unabhängig vom Fibronectin, welches die Anheftung von Fibroblasten an das Kollagen bewirkt. Auch findet

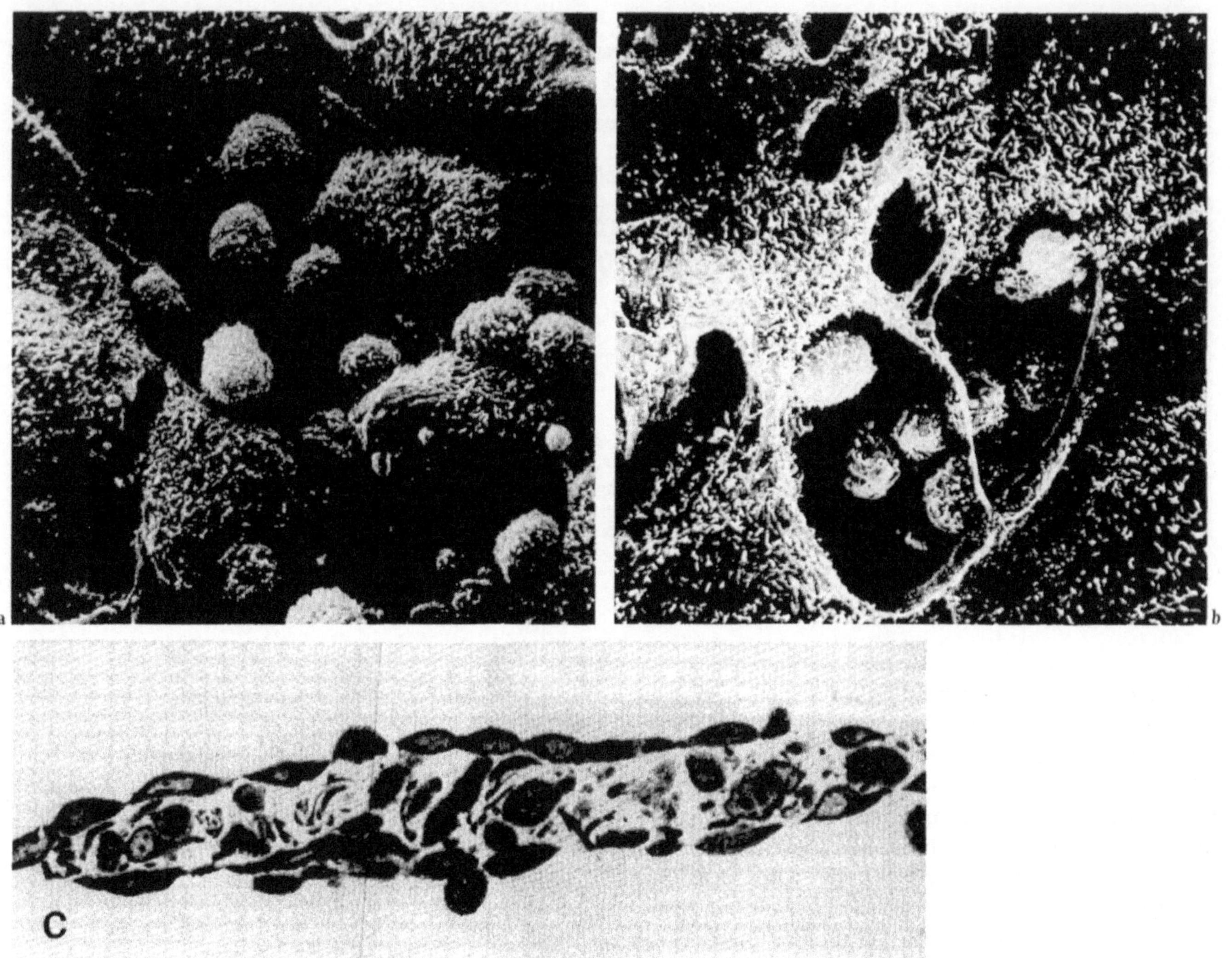

Abb. 4. a L-5222-Leukämiezellen auf Rattenmesenterium: Kontraktion und Abrundung der Mesenterialzellen mit Lückenbildung (aus: Sträuli und Haemmerli 1980). **b** L-5222-Leukämiezellen auf Rattenmesenterium: Eindringen der Leukämiezellen durch im Mesenterium entstandene Perforationen (aus: Sträuli und Haemmerli 1980). **c** L-5222-Leukämiezellen innerhalb des Mesenteriums. Leukämiezellen locker verteilt, eine in polarisierter Konfiguration (Pfeil) (aus: Sträuli und Haemmerli 1980)

sich diese spezifische Anti-Typ-IV-Kollagen-Enzymwirkung nur in stark metastasierenden, also hochmalignen Zellen. – Andere proteolytische Enzyme sowie verschiedene Hydrolasen sind ebenfalls an Zelloberflächen bösartiger Tumoren gefunden worden. Wir müssen uns vorstellen, daß hier mehrere lytische Aktivitäten das destruierende maligne Wachstum steuern.

Die *Eigenbeweglichkeit (= Lokomotion)* der Zellen ist seit langem in Gewebekulturen bekannt. Daß sie auch in vivo eine nicht unwesentliche Rolle spielt, haben jüngst Sträuli und Haemmerli (1980) an transplantierbaren L 5222-Leukämiezellen der Ratte belegt. Bei der Invasion dieser Leukämiezellen in das Ratten-Mesenterium nach intraperitonealer Implantation fällt zuerst eine Kontraktion und Abrundung der Mesothelzellen auf (Abb. 4a). Dies ist nächstliegend die Folge einer lytischen Enzymwirkung an der Zelloberfläche. In diese Lücken legen sich die Leukämiezellen und lösen die Basalmembranen auf, wodurch Löcher entstehen, die z.T. von den Leukämiezellen ausgefüllt werden (Abb. 4b). Im Semi-Dünnschnitt ist schließlich festzustellen, daß die Leukämiezellen sich innerhalb des Mesenteriums befinden (Abb. 4c), wo sie ihre Eigenbewegung beibehalten. Dies wurde mikrokinomatographisch von Haemmerli und Sträuli (1978) belegt: Die Tumorzellen bewegen sich hier zwischen den interfibrillären Lücken der Bindegewebszellen, die ja ein hochorganisiertes molekulares Netzwerk von Proteoglykanen bilden. Offensichtlich sind die Tumorzellen in der Lage, dieses Netzwerk zumindest teilweise aufzulösen.

Dieses Beispiel läßt besonders deutlich erkennen, wie lytisch-destruktive Phänomene und Eigenbewegungen der Zellen das invasive maligne Wachstum bedingen, in soliden Tumoren selbstverständlich unterstützt durch den schon genannten „Wachstumsdruck".

Für 90% aller Krebspatienten ist nicht der Primärtumor lebensentscheidend, sondern die Fähigkeit der Krebszellen, sich in andere Gewebe festzusetzen, dort zu wachsen und dort in gleicher Weise das Wirtsgewebe zu zerstören. Wir wissen heute, daß diese *Metastasierung* ein hochselektiver Prozeß ist, daß täglich Millionen maligner Zellen von einem soliden Tumor abwandern (Weiss 1980) und daß nur diejenigen Zellen metastasieren können, die allen lytischen Einflüssen während des Transportes in Blut und Lymphbahn widerstanden haben (Fidler et al. 1978). Vom Standpunkt der Tumorzellen aus gesehen ist die Metastasierung also ein seltenes Phänomen – freilich immer noch viel zu häufig. Die relative Ineffizienz der Krebsmetastasierung, bezogen auf die Zahl der ausgestreuten Tumorzellen, belegt eine – leider tägliche – Erfahrung am Obduktionsgut: Krebsmetastasen etwa in Leber oder Lungen sind fast immer in zählbarer Zahl vorhanden, verglichen etwa mit der kleinstherdigen, „miliaren" (milium = Hirsekorn) Streuung einer „Miliartuberkulose".

Die Tumormetastasierung erfolgt über mindestens drei Schritte: (1) Der Tumor wächst in ein Blut- oder Lymphgefäß ein, (2) die Tumorzellen werden in diesen Gefäßen verschleppt, wobei die Masse der Tumorzellen aufgelöst wird (3) die Tumorzellen haften an der Gefäßwand und infiltrieren dort destruierend aufgrund der obengenannten lytischen und lokomotorischen Aktivitäten. Die Schritte 1 und 2 sind – wie schon betont – sehr häufig. Entscheidend für das Angehen einer Metastase ist der 3. Schritt, insbesondere die Wachstumseffizienz der Tumorzellen in dem Fremdgewebe.

Bei der praktischen Bedeutung dieser Frage nimmt es Wunder, wie wenig Genaues wir über die Bedingungen dieses lokalen Sekundärwachstums wissen. Seit langem ist bekannt, daß das Anheften der Tumorzellen am vaskulären Endothel mit einer lokalen Blutgerinnung verbunden ist: es entsteht ein Fibrin-Plättchen-Thrombus in Umgebung der Tumorzellen. Obwohl dieser Vorgang schon Anfang dieses Jahrhunderts beobachtet wurde, und obwohl er wahrscheinlich die Voraussetzung für Anheftung, Schutz und Wachstum der Tumorzellen ist, konnte noch nicht eindeutig bewiesen werden, daß beim Menschen die Metastasierungsfrequenz durch Hemmung der Blutgerinnung zu reduzieren ist. In der Bundesrepublik Deutschland liegen die meisten Erfahrungen von Gastpar (1980) vor. Experimentell hat z.B. Hilgard (1980) Tumormetastasen durch Substanzen verhindert, welche die Fibrinbildung stören, also z.B. Heparin aber auch Urokinase, die eine schnelle Lyse präzi-

pitierten Fibrins auslöst. Substanzen, welche die Fibrinolyse hemmen oder die Plättchenaggregation beeinflußen, haben offensichtlich keinen reproduzierbaren Effekt.

Neu und von hoher praktischer Bedeutung ist die Beobachtung, daß solide Tumoren aus mehreren Subpopulationen aufgebaut sind, die sich u.a. durch ihre Metastasierungsbereitschaft voneinander unterscheiden. Diese zuerst beim B 16-Melanom der Maus gesicherte Beobachtung (Fidler und Kripke 1977) ist inzwischen auch an mehreren anderen Tiertumorsystemen bestätigt worden: Durch zyklische in vitro- und in vivo-Passagen wurden von Mäuse-Melanomen und Mäuse-Fibrosarkomen verschiedene Tumorzellstämme gewonnen, die eine sehr unterschiedliche Metastasierungsbereitschaft aufweisen (Fidler et al. 1978; Poste und Fidler 1980).

Seit langem gab es Hinweise auf immunologische Differenzen zwischen den Zellen der Primärtumoren und der Metastasen (vgl. Schirrmacher et al. 1979). Allerdings ist generell in den Metastasen eine erhebliche Antigen-Variation gefunden worden. In menschlichen Sarkomen sind Tumor-assoziierte Antigene mit nur geringer Aktivität in den langsam wachsenden zentralen Arealen festgestellt worden, mit relativ hoher Aktivität dagegen in den peripheren rasch wachsenden Arealen (Byers und Johnston 1977). Die Bedeutung dieser Unterschiede ist noch offen.

Bereits seit über 20 Jahren (Rabotti 1959) haben wir Hinweise auf cytogenetische Differenzen zwischen Primärtumoren und ihren Metastasen. Allerdings handelt es sich hierbei nicht um ein konstantes Phänomen, welches zumindest durch die große Streubreite chromosomaler Apparationen überdeckt wird (Sandberg und Hossfeld 1975; Weiss 1980).

Für die Klinik bedeutsam ist die Beobachtung, daß Subpopulationen in einem Tumor verschiedene Empfindlichkeiten gegen Cytostatika aufweisen. Tierexperimentelle Untersuchungen (Fugmann et al. 1977; Donelli et al. 1977) belegen dies eindeutig, wobei Unterschiede der Mikrovaskularisation ebenfalls eine Rolle spielen dürften. Wenn heute vor dem Einsatz cytostatischer Substanzen in vitro Sensibilitätstests an Tumoren durchgeführt werden, muß man immer dieser Heterogenität von Tumorzell-Subpopulationen gewärtig sein.

Den histologisch faßbaren Charakteristika gehen *zytologische* parallel. Sie spielen für die Diagnostik eine zunehmende Rolle, besitzen aber auch einen erheblichen wissenschaftlichen Erkenntniswert. Handelt es sich doch um einen Verlust der gewebseigenen Zellstrukturen, der in der elektronenmikroskopischen Dimension mit einer Reduktion oder mit einem völligen Verschwinden differentieller zytoplasmatischer Organellen einhergeht, im Kern mit einer durch erhöhten

Eiweißgehalt bedingten Hyperchromasie, mit einer Vergrößerung der Kern/Plasma-Relation, mit einer Veränderung der Kernform – den sogenannten Kern-Atypien – und mit Hinweisen auf eine verstärkte Proteinproduktion der Krebszellen, wahrscheinlich im Zusammenhang mit der gesteigerten Proliferation.

Keine der genannten Veränderungen ist für sich allein ausreichend zur Diagnose „Tumorzellen". Auch frühere Versuche, Tumorzellen anhand abnormer Chromosomenzahlen (Aneuploidie) bzw. dementsprechend abnormen DNS-Gehalts zu charakterisieren (Makino und Kano 1952; Seidel und Sandritter 1963), blieben letztlich unbefriedigend, es gibt malignes Wachstum auch bei diploider Chromosomenzahl. Freilich ist der DNS-Gehalt meist erhöht (Sandritter et al. 1974) als Folge von Hyperdiploidien (Sandberg und Hossfeld 1975).

Ein Kriterium ist aber allen Tumorzellen eigen: Der Verlust der gewebsspezifischen Chromatinstruktur der Kerne. Jeder Zytodiagnostiker benutzt dieses Kriterium, oft unbewußt, obwohl es sich nur mit einer speziellen Methode sicher darstellen läßt, wobei die differentiellen Teile der Interphase-Chromosomen, d.h. Euchromatin und Heterochromatin, unterschiedlich stark zur Quellung gebracht werden.

Das Heterochromatin, also die kondensierten Anteile der Interphase-Chromosomen, gelten als Genom-blockierte Chromosomenteile mit extrem enger Faltung bzw. supersolenoider Zusammenlagerung von Nukleosomen (Sonnenbichler 1979). Der Zusammenhang zwischen Heterochromatisierung und gewebsspezifischer Differenzierung ist noch offen. Die Hauptrolle spielen hier wahrscheinlich Nicht-Histone, die nach mehreren Untersuchungen gewebsspezifisch vorkommen können (z.B. Elgin und Weintraub 1975), bzw. spezifisch strukturierte Eigenschaften der Gene. Die maligne Transformation geht mit einem Verlust dieser gewebsspezifischen Heterochromatisierung der Ruhekerne einher (Grundmann und Stein 1961), quantitativ faßbar als Abnahme des relativen DNS-Gehalts im kondensierten Chromatin (Sandritter et al. 1974). Es ist dies wahrscheinlich das nukleäre Äquivalent des Verlustes differenzierter Organellen im Zytoplasma maligner Tumorzellen.

Zusammenfassend ergeben sich also folgende *Kennzeichen der malignen Wucherung:* (1) die enzymatische Histolyse, d.h. die Auflösung des umgebenden Gewebes, insbesondere der Basalmembranen, (2) die Eigenbeweglichkeit der Tumorzellen, (3) die Fähigkeit zur Metastasierung bestimmter Subpopulationen der Geschwulstzellen, und (4) der Verlust gewebseigener Zellstrukturen, also die Entdifferenzierung. Daß diese Veränderung nicht in einem Schritt, sondern meist in mehreren Stufen realisiert werden, wird im letzten Teil des Referates behandelt. Der Differenzierungs-verlust – ebenfalls ein schrittweiser Vorgang – ist pathogenetisch ein Schlüsselprozeß der Karzinogenese. Differenzierung und Malignität stehen in umgekehrter Korrelation (Büchner 1950).

Wie diese *Entdifferenzierung* zustandekommt, verstehen wir zumindest zum Teil, wenn wir uns den Kausalfaktoren des malignen Wachstums zuwenden, und zwar zunächst den auslösenden Faktoren.

2. Auslösende Faktoren (= Primärfaktoren)

Im Groben unterscheiden wir drei Faktorengruppen: Chemische Agentien, Strahlen, und Viren. Nach vielfältiger Ansicht (z.B. Doll 1977) geht die Masse der bösartigen Tumoren des Menschen auf *Umweltfaktoren* zurück, vor allem auf *Chemikalien*. Wir wissen heute sicher, daß diese Chemikalien ihre karzinogene Wirkung im Organismus erst nach schrittweiser Umwandlung entfalten. Ich kann hier nur auf einige wenige Beispiele verweisen. So spielen sowohl in der experimentellen Karzinogeneseforschung als auch bei der Suche nach karzinogenen Agenzien in unserer Umwelt neben den zyklischen Kohlenwasserstoffen die N-Nitrosamine eine wichtige Rolle. Diese Verbindungen wirken aber nicht primär karzinogen, sondern erst nach mehreren Stoffwechsel-Schritten, die schließlich zu aktiven CH_3-Gruppen führen, welche sich unmittelbar mit den Basen der DNS verbinden, wobei wahrscheinlich die Methylierung an der 6-Stelle zu C-6-Methyl-desoxyguanosin entscheidend ist (Coombs 1980). Die Nitrosamine wirken ihrerseits toxisch auf die Leberepithelzellen mit Vergrößerung der Kerne, Schwellung des Zytoplasmas, Verstärkung der Glykogeneinlagerungen, bis in einem plötzlichen Schritt relativ kleine Zellen entstehen, die kein Glykogen mehr enthalten, dafür große Mengen von Proteinen im Zytoplasma (Grundmann und Sieburg 1962). Ähnlich verlaufen die Entwicklungsschritte des Leberkarzinoms unter N-Nitroso-Morpholin (Bannasch 1979).

Andere chemische Karzinogene, wie etwa das Benzpyren, werden ebenfalls über mehrere Schritte aktiviert und damit bindungsfähig für das Desoxyguanosin (Abb. 5). Das gleiche gilt für das Acetaminofluoren und für viele andere karzonogene Substanzen. Für uns hier ist wichtig: Sowohl bei der Transformierung des primären in das sekundäre oder auch ultimäre Karzinogen als auch bei der Einwirkung auf die Gewebe benötigt die chemische Karzinogenese mehrere Entwicklungsschritte.

Anders scheint es bei ionisierenden Strahlen und Viren zu sein. Ionisierende oder ultraviolette Strahlen stören oder zerstören allerdings ebenfalls die DNS-Basen, UV-Strahlen etwa durch Bildung von Thymin-Dimeren. Der „Röntgenkrebs" wurde früher den

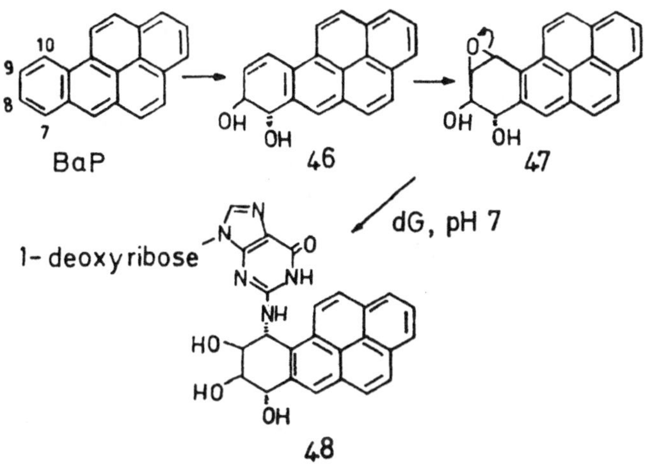

BaP → 46 → 47

1-deoxyribose

48

dG, pH 7

Abb. 5. Biologische Aktivierung von Benzo(a)pyren (BAP) über die Nachbar- (46) und letzte (47) Strukturform und die schließliche Anheftung an Desoxyguanosin. (Die mit kontinuierlichen Linien verbundenen Atome sind oberhalb, die mit unterbrochenen Linien markierten Atome unterhalb der Ringebene, die der Papierebene entspricht (nach: Coombs 1980)

Ärzten dadurch bekannt, daß sie ihre Hände bei der Durchleuchtung der Patienten nicht oder nur ungenügend schützten. Daß auch eine einmalige, starke Strahlenexposition zum malignen Wachstum führt, belegen die traurigen Erfahrungen von Hiroshima und Nagasaki (Watanabe 1974) (Abb. 6). Aber auch unser normales Sonnenlicht, genauer: sein UV-Anteil, ist karzinogen. Wer sich gern und intensiv bräunen läßt, muß das Risiko einer erhöhten Hautkrebsrate auf sich nehmen.

Ein hier interessantes – wenn im Einzelfall auch tragisches – Naturexperiment ist das Xeroderma pigmentosum, eine autosomal vererbte Hautkrankheit. Ohne dem Referat von Herrn Anders vorgreifen zu wollen, muß ich auf einen wahrscheinlich besonders charakteristischen molekularbiologischen Vorgang kurz eingehen: auf den DNA-Reparaturmechanismus. Die durch Karzinogene oder Strahlen verursachten Defekte am DNA-Strang können durch verschiedene „Reparationsprozesse" „geheilt" werden. Der sogenannte Exzisionsmechanismus ist von praktischer Bedeutung bei den Hautkarzinomen an den licht-exponierten Stellen in Kranken mit Xeroderma pigmentosum, bei welchen ein für diesen DNA-Reparations-

mechanismus wichtiges Ferment fehlt. Als Hypothese kann man annehmen, daß auch andere familiäre Häufungen bösartiger Geschwülste – und den häufigen Tumoren nenne ich das Mammakarzinom, das Magenkarzinom und den Dickdarmkrebs – auf Defekte in einem DNA-Mechanismus zurückgeführt werden können. Möglicherweise sind die differenzierten Gewebe des Organismus mit verschiedenen DNA-Reparationssystemen ausgestattet, was die Organotropie vieler chemischer Agentien (Druckrey et al. 1967) erklären könnte.

Aber auch bei einem prinzipiell fehlerfrei arbeitenden DNA-Reparationssystem können irreparable Schäden entstehen. Ist doch durchaus ein Wettlauf denkbar zwischen der spezifischen DNA-Reparatur und der DNA-Replikation, die ja in rasch wachsenden malignen Zellen einen erheblichen Teil der Generationszeit einnimmt. Wenn die Replikation der DNA tionszeit einnimmt. Wenn die Replikation der DNA gerade zu einem Zeitpunkt erfolgt, in dem der prinzipiell wirksame DNA-Reparationsmechanismus noch nicht wirksam geworden ist, wird durch die Replikationswelle der Basen-Fehler auf den Doppelstrang kodiert, der für die Reparation notwendige Partnerstrang ist damit ebenfalls verändert. Jetzt ist die DNA-Reparatur nur noch durch einen mit Fehlern behafteten Rekombinationsmechanismus möglich (Eder 1980). Diese Überlegung erklärt auch, warum die DNA-Synthesephase des Zellzyklus besonders empfindlich ist für die Einwirkung carcinogener Agenzien (Rabes 1979).

Die molekularbiologischen Vorgänge bei der Transformation durch Tumor-Viren sind heute im Prinzip bekannt. Offen ist ihre Bedeutung für die menschliche Carcinogenese. Neben dem bei uns seltenen Burkitt-Lymphom wird das Nasopharynxcarcinom ein immer interessanteres Beispiel, noch dazu die Inzidenz dieses Tumors auch bei uns deutlich zunimmt. Epstein-Barr-Virus-DNA findet man in allen Biopsien von Nasopharynxcarcinomen. Der Nachweis von Epstein-Barr-assoziierten nukleärem Antigen etwa in einer Lymphknotenmetastase ist ein direkter Beweis für den Sitz des Primärtumors im Nasen-Rachen-Raum. IgA-Antikörper gegen virale Kapsid-Antigene werden regelmäßig im Blut der Naso-

	Cases entered within 3 days	Cases entered between 4–7 days	Cases entered between 8–14 days
Population [a]	25,799	11,001	7,326
Number of cases	58	9	4
Incidence per 100,000 per year	8.99	3.27	2.18

[a] From census on Oct. 1, 1960 (1946–1970)

Abb. 6. Leukämiehäufigkeit bei frühen Rückkehrern nach Hiroshima nach der Atombomben-Explosion (mit freundl. Genehmigung von S. Watanabe/Tokyo)

pharynxcarcinom-Patienten gefunden, die Titer steigen mit dem Wachstum an und nehmen nach erfolgreicher Therapie ab (Henle und Henle 1980). Freilich wissen wir noch so gut wie nichts über den Infektionsmodus, der zum Epstein-Barr-Virus induzierten Nasopharynxcarcinom führt. Nur stichwortartig sei hier auf die Virogen-Onkogen-Hypothese hingewiesen (vgl. z.B. Todaro 1977). Gesichert ist: Carcinogene Chemikalien, Strahlen und Viren sind genotoxisch.

Der Primärvorgang der Carcinogenese wird zu Recht als „somatische Mutation" bezeichnet (Bauer 1928), eine Folgerung, welche bereits vor 60 Jahren der Vater unseres heutigen Hauptgruppen-Vorsitzenden geäußert hat: Der damalige Priv.-Doz. Dr. Fritz Lenz schrieb 1923 im Handbuch der Hygiene unter Bezug auf die oben von mir genannten familiären Dispositionen bei bestimmten Krebsarten und unter besonderem Bezug auf das Xeroderma pigmentosum folgendes: „Diese Tatsachen zusammengenommen genügen m.E. heute bereits zu einer allgemeinen Theorie der bösartigen Geschwülste. Das Wesen des Krebses besteht m.E. in einer Idiokinese somatischer Zellen" (Lenz 1923).

3. Begünstigende Faktoren (= Cofaktoren)

Für die praktische Medizin zunehmend wichtiger werden heute Einwirkungen, die selbst nicht krebserzeugend sind, die aber die Entstehung des malignen Wachstums begünstigen. Wir nennen sie zusammengefaßt Cocarcinogene und verstehen darunter nicht nur spezifische chemische Substanzen wie etwa die Phorbolester (vgl. Hecker 1975) und viele andere, heute definierte Substanzen, sondern auch eine ganze Reihe von Entzündungs-Mediatoren, Hormone, Vitamine, ja das bloße Altern ist cocarcinogen im strengen Sinne (Dix et al. 1980).

Mehr und mehr wird deutlich, daß allgemeine Ernährungsfaktoren hier einzuordnen sind. Ist doch übermäßige Nahrungsaufnahme, insbesondere Fettaufnahme, ein eindeutiger Risikofaktor z.B. für den Brustkrebs der Frau (Wynder et al. 1978), wobei die Blutfette wahrscheinlich nicht unmittelbar, sondern über eine hormonelle Umstimmung cocarcinogen wirken (Vorherr 1980). Ernährungsbedingte Faktoren, insbesondere fettreiche, schlackenarme Nahrung, werden auch für die Zunahme des Dickdarmkrebses in unseren Breiten verantwortlich gemacht sowie für die Epidemiologie des Prostatacarcinoms. Ohne daß ich hier Einzelheiten ausführen kann, scheint mir der Hinweis wichtig, daß Faktoren der allgemeinen Lebensweise die Krebsentstehung signifikant beeinflussen. Die Gesellschaft, der einzelne Mensch, kann durch sein Verhalten die Carcinom-Inzidenz steuern.

Dies gilt in noch stärkerem Maße für die exogene Hormonzufuhr. Am bekanntesten ist der „Diäthylstilböstrol-Unfall": Ende der 60. Jahre erkrankten sieben junge Frauen im Alter von 15–22 Jahren an dem sonst seltenen Adenocarcinom der Vagina, nachdem ihre Mütter im ersten Drittel der Schwangerschaft mit Diäthylstilböstrol behandelt worden waren (Herbst et al. 1971). Von 244 in der Harvard Medical School registrierten Fällen von Adenocarcinom der Vagina hatten 63% die nämliche Vorgeschichte, und weitere 10% wiesen eine mütterliche Medikation unbekannter Art in der Vorgeschichte auf (Herbst et al. 1977). Östrogene werden heute in großer Zahl zur Behandlung von Menopausebeschwerden angewandt. Das Ausmaß einer Begünstigung des Uterus-Corpus-carcinoms ist noch unbekannt, an einer Risikoerhöhung ist aber wohl nicht zu zweifeln (Mack et al. 1976).

4. Zeitlich-gestaltlicher Ablauf (= formale Pathogenese)

Der Zeitablauf ist in Abb. 7 dargestellt. Primärfaktoren führen nach einer Latenzphase unter Einwirkung von Cocarcinogenen zum Primärtumor, möglicherweise gesteuert oder beeinflußt durch Virogene/Onkogene. Zugleich soll deutlich werden, daß zwischen dem Primärtumor und der Tumorkrankheit, also dem klinisch manifesten malignen Wachstum, wiederum ein unterschiedlich langer Zeitfaktor einzusetzen ist. Vom Prostatacarcinom wissen wir durch Studien von Liavåg (1967), daß oberhalb des 50. Lebensjahres „latente" Carcinome gefunden werden, ohne daß die betreffenden Männer daran erkrankt sind (Abb. 8). Die Rate dieser „latenten" Carcinome steigt mit dem Lebensalter an und erreicht oberhalb des 70. Lebensjahres 50%. Ähnliche „stumme" Carcinome ließen sich

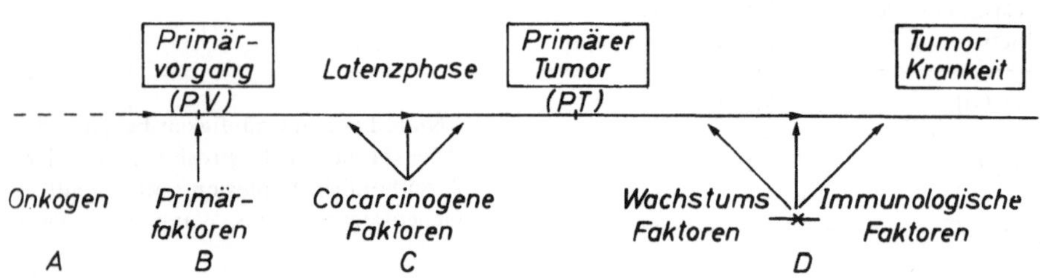

Abb. 7. Zeitlicher Ablauf der Krebsentstehung vom Primärvorgang bis zur Tumorkrankheit

Age	No. of autopsies	No. with carcinoma	%
40—49	25	2	8.0
50—59	54	11	20.0
60—69	122	28	23.0
70—79	91	26	28.6
80—89	45	21	46.7
90—99	3	2	66.7
Total	340	90	26.5

Abb. 8. Häufigkeit des latenten Prostatakarzinoms in Autopsien in Abhängigkeit vom Lebensalter (nach: Liavåg 1976)

in den Brüsten von Frauen oberhalb des 50. Lebensjahres nachweisen (Nienhaus 1977), und vielleicht sind auch die oft multilokulären Magenfrühcarcinome (Grundmann 1979) hier einzuordnen.

Über die pathogenetischen Kausalfaktoren, die aus einem ruhenden, „schlafenden" Tumorzellnest ein klinisch manifestes Carcinom entstehen lassen, wissen wir bislang recht wenig (Wheelock et al. 1980). Sicher sind immunologische Faktoren beteiligt. Den Zusammenhang zwischen Tumorwachstum und Immunfaktoren belegt die Beobachtung über die Koinzidenz zwischen CEA-Blutspiegel, also dem carcinoembryonalen Antigen, und dem Rezidivwachstum von Dickdarmcarcinomen (Zamcheck 1979), ähnlich bei primär metastasierenden Bronchialcarcinomen (Gropp und Havemann 1980). Die hohe Zahl von lymphoretikulären Sarkomen, insbesondere von Immunoblastomen (= Retikulmzellsarkomen), bei Nierentransplantat-Empfängern, beginnend bereits im ersten Jahr nach der Transplantation (Hoover 1977), ist mit großer Wahrscheinlichkeit ebenfalls immunologisch bedingt, vielleicht analog der hohen Tumorfrequenz bei Graft-Versus-Host-Reaktion im Tierexperiment (Grundmann und Hobik 1973) und bei menschlichen angeborenen Immun-Defekten (Catti und Good 1971). Im Tierexperiment begünstigen Immundefekte das maligne Wachstum nicht nur von lymphoretikulären Tumoren, sondern auch von Benzopyren-Sarkomen, so etwa durch Graft-Versus-Host-Reaktion bei der Maus (Witting und Hultsch 1978) oder nach experimenteller Bursektomie beim Hühnchen (Niedorf et al. 1978). Auch das von Wheelock et al. (1980) entwickelte Modell zur Kontrolle „schlafender" Tumorzellen ist immunologischer Natur.

Wichtig ist: Wir müssen annehmen, daß Primärtumoren wesentlich häufiger entstehen als wir z. Zt. wissen, daß sie aber lange im „schlafenden" Zustand

bleiben können, und daß wir ihren „Ausbruch" meist gar nicht erleben. Ob und welche Rolle hierbei gewebseigene Wachstumsfaktoren spielen, ist vorerst offen. Die sog. „Chalone" (Bullough et al. 1967; Iversen et al. 1965) konnten bislang nicht chemisch identifiziert werden. Bedeutsam ist die Durchblutung der Tumoren, und neuere autoradiographische Studien von Rabes (1979) haben davon überzeugt, daß Tumorzellen nur in Umgebung der ernährenden Gefäße eine hohe Proliferationsaktivität haben. Wahrscheinlich ist ein spezifischer „Angiogenese-Faktor" Voraussetzung des malignen, insbesondere des metastatischen Wachstums.

Zusammenfassend können wir zum Wesen des malignen Wachstums folgendes festhalten: Das maligne Wachstum ist nichts Konstantes; es entwickelt sich in definierten Stufen und ist von seinem Makromilieu und von seinem Mikromilieu abhängig. Es unterliegt aber auch endogenen Variationen: Die schon aufgezeigte umgekehrte Korrelation zwischen Differenzierungshöhe und Malignitätsgrad bestimmt meist die letzte Phase der Tumorkrankheit: aus „reifzelligen", langsam wachsenden Geschwülsten können mit weiter abnehmender Differenzierung „anaplastische", extrem rasch wachsende Formen werden. Oft ist jedoch bereits früh ein stark entdifferenzierter Zustand erreicht, und der Pathologe ist dann in der Lage, im Probeexzisat aus dem histologischen Bild nach dem Prinzip des „grading" die Malignitätsstufe und damit die Prognose der Krankheit anzugeben. „Malignes Wachstum ist eine autonome, unkoordinierte, grenzenlose Gewebswucherung, die auch nach Verschwinden der auslösenden Faktoren anhält, die alle anderen Gewebe überwuchert und meist erst mit dem Tod des Individuums endet". Die Beschäftigung mit den Begriffen dieser Definition hat vielleicht gezeigt, daß hier nicht nur wissenschaftliche Erkenntniswege, sondern auch Ansätze einer sozial-medizinischen Prävention offen sind.

Literatur

Bannasch P (1979) Präneoplastische Stadien der chemischen Carcinogenese: Zelluläre Vorgänge. Verh Dtsch Ges Pathol 63:40–61

Bauer KH (1928) Die Mutationstheorie der Geschwulstentstehung. Springer, Berlin Heidelberg New York

Bernfield MR, Cohn RH, Banerjee SD (1973) Glycosaminoglycans and epithelial organ formation. Am Zool 13:1067–1083

Büchner F (1950) Allgemeine Pathologie. Urban & Schwarzenberg, München Berlin

Bullough WS, Laurence EB, Iversen OH, Elgio K (1967) The vertebrate epidermal chalone. Nature 214:578–580

Byers VS, Johnston JO (1977) Antigenic differences among osteogenic sarcoma tumor cells taken from different locations in human tumors. Cancer Res 37:3173–3183

Coombs MM (1980) Chemical carcinogenesis: A view at the end of the first half-century. J Pathol 130:117–146

Dix D, Cohen P, Flannery J (1980) On the role of aging in cancer incidence J Theor Biol 83:163–173

Doll R (1977) Introduction. In: HH Hiatt, JD Watson, JA Winsten (eds): Origins of human cancer, Book A: Incidence of cancer in humans. Cold Spring Harbor Laboratory, Cold Spring Harbor USA, pp 1–12

Donelli MG, Colombo T, Broggini M, Garattini S (1977) Differential distribution of antitumor agents in primary and secondary tumors. Cancer Treatm Rep 61:1319–1324

Druckrey H, Preussmann R, Ivankovic S (1967) Organotrope carcinogene Wirkung bei 65 verschiedenen Nitroso-Verbindungen an BD-Ratten. Z Krebsforsch 69:103–201

Eder M (1980) Malignes Wachstum. Verh Dtsch Ges Inn Med 86

Elgin SCR, Weintraub H (1975) Chromosomal proteins and chromatin structure. Ann Rev Biochem 44:725–774

Fidler IJ, Gersten DM, Hart IR (1978) The biology of cancer invasion and metastasis. In: Klein G, Weinhouse S (eds) Advances in Cancer Research. Academic Press, New York (vol 28, pp 149–250)

Fidler IJ, Kripke ML (1977) Metastasis results from preexisting variant cells within a malignant tumor. Science 197:893–895

Frazier W, Glaser L (1979) Surface components and cell recognition. Ann Rev Biochem 48:491–524

Fugman RA, Anderson JC, Stolfi RL, Martin DS (1977) Comparison of adjuvant chemotherapeutic activity against primary and metastatic spontaneous murine tumors. Cancer Res 37:496–500

Gastpar A (1980) Metastasis prophylaxis by platelet aggregation inhibitors. In: Grundmann E (ed) Metastatic tumor spred. Cancer campaign. G Fischer, Stuttgart New York (vol 4, pp 321–331)

Gatti RA, Good RA (1971) Occurrence of malignancy in immunodeficiency diseases. Cancer 28:89–97

Glick MC (1979) Membrane glycopeptides from virus transformed hamster fibroblasts and the normal counterpart. Biochemistry 12:2525–2532

Gropp C, Havemann K (1980) Bedeutung von Tumormarkern in der Diagnostik und Behandlung des Bronchialkarzinoms. Onkologie 3:133–138

Grundmann E, Hobik HP (1973) Lymphoreticuläre Sarkome bei immunologisch geschädigten Mäusen. Z Krebsforsch 79:298–303

Grundmann E, Sieburg H (1962) Die Histogenese und Cytogenese des Lebercarcinoms der Ratte durch Diäthylnitrosamin im lichtmikroskopischen Bild. Beitr Pathol Anat 125:57–90

Grundmann E, Stein P (1961) Untersuchungen über die Kernstrukturen in normalen Geweben und im Carcinom. Beitr Pathol Anat 125:54–76

Haemmerli G, Sträuli P (1978) Motility of L 5222 leukemia cells within the mesentery. Virchows Arch [Cell Pathol] 29:167–177

Hecker E (1975) Cocarcinogens and cocarcinogenesis (with a note on synergistic processes in carcinogenesis). In: Grundmann E (ed) Handbuch der allgemeinen Pathologie. Springer, Berlin Heidelberg New York (vol VI/6, 2, Geschwülste, pp 651–676)

Henle W, Henle G (1981) The association of Epstein-Barr virus with nasopharyngeal carcinoma. In: Grundmann E, Krueger GRF, Ablashi DV (eds) Nasopharyngeal carcinoma. Cancer campaign., G. Fischer, Stuttgart New York (vol 5, im Druck)

Herbst AL, Scully RE, Robboy SJ, Welch WR, Cole P (1977) Abnormal development of the human genital tract following prenatal exposure to diethylstilbestrol. In: Hiatt HH, Watson JD, Winsten JA (eds) Origins of human cancer, Book A: Incidence of cancer, in humans. Cold Spring Harbor Laboratory, Cold Spring Harbor USA, pp 399–412

Herbst AL, Ulfelder H, Poskanzer DC (1971) Adenocarcinoma of the vagina: Association of maternal stilbestrol therapy with tumor appearance in young women. N Engl J Med 284:878–881

Hilgard P (1980) Metastatic spread and altered blood coagulability. In: Grundmann E (ed) Metastatic tumor spread. Cancer campaign. G Fischer, Stuttgart New York (vol 4, pp 107–116)

Hoover R (1977) Effects of drugs – immunosuppression. In: Hiatt HH, Watson JD, Winsten JA (eds) Origins of humancancer, Book A: Incidence of cancer in humans. Cold Spring Harbor Laboratory, Cold Spring Harbor USA, pp 369–379

Iversen OH, Andahl E, Elgio K (1965) The effect of an epidermis-specific mitotic inhibitor (chalone) extracted from epidermal cells. Acta Pathol Microbiol Scand 64:506–610

Kefalides NA (1975) Basement membranes: structural and biosynthesis consideration. J Invest Dermatol 65:85–92

Lenz F (1923) Rassenhygiene. In: Rubner M, Grober M, Ficker M (Hrsg) Handbuch der Hygiene. Lehmanns München, Bd IV/3, pp 33–35)

Liavåg I (1967) Carcinome of the prostate. Universitetsforlaget, Oslo

Liotta LA, Tryggvason K, Garbisa S, Gehron Robey P, Murray JC (1980) Interaction of metastatic tumor cells with basement membrane collagens. In: Grundmann E (ed) Metastatic tumor growth. Cancer campaign. G Fischer, Stuttgart New York (vol 4, pp 21–30)

Mack TM, Pike MC, Henderson BE, Pfeffer RI, Gerkins VR, Arthur M, Brown SE (1976) Estrogens and endometrial cancer in a retirement community. N Engl J Med 294:1262–1267

Makino S, Kano K (1952) Cytological studies of tumors IX. Characteristic chromosome individuality in tumor strain-cells in ascites tumors of rats. J Natl Cancer Inst 13:1213–1234

Murphy ME, Johnson PC (1975) possible contribution of basement membrane to the structural rigidity of blood capillaries. Microvasc Res 9:242–245

Niedorf HR, Lusznat A, Hultsch E, Grundmann E (1978) The influence of embryonal bursectomy on Benzpyrene-induced sarcoma of the chicken. Z Krebsforsch 91:323–334

Nienhaus H (1977) Zur Histogenese des Mammakarzinoms. Med Habilitationsschrift, Münster

Oldberg A, Kjellén L, Höök M (1979) Cell-surface heparan sulfate. J Biol Chem 254:8505–8510

Poste G, Fidler IJ (1980) The pathogenesis of cancer metastasis. Nature 283:139–146

Rabes HM (1979) Proliverative Vorgänge während der Frühstadien der malignen Transformation. Verh Dtsch Ges Pathol 63:18–39

Rabotti G (1959) Ploidy of human tumours. Nature 183:1276–1277

Sandberg AA, Hossfeld DK (1974) Chromosomal changes in human tumors and leukemias. In: Grundmann E (Hrsg) Handbuch der allgemeinen Pathologie. Springer, Berlin Heidelberg New York (vol 6/5,1 Geschwülste, pp 141–287)

Sandritter W, Kiefer G, Kiefer R, Salm R, Moore GW, Grimm H (1974) DNA in heterochromatin. Cytophotometric pattern recognition image analysis among cell nuclei in duct epithelium and in carcinoma of the human breast. Beitr Pathol 151:87–96

Santer UV, Glick MC (1979) Partial structure of a membrane glycopeptide from virus transformed hamster cells. Biochemistry 12:2533–2540

Schirrmacher V, Bosslet K, Shantz G, Clauer K, Hübsch D (1979) Tumor metastases and cell-mediated immunity in a model system in DBA/2 mice. IV. Antigenic differences between a metastasizing variant and the parental tumor line revealed by cytotoxic T lymphocytes. Int J Cancer 23:245–252

Schlake W, Grundmann E (1979) Multifocal early gastric cancer of mixed type Pathol Res Pract 164:331–341

Seidel A, Sandritter W (1963) Cytophotometrische Messungen des DNA-Gehaltes eines Lungenadenoms und einer malignen Lungenadenomatose. Z Krebsforsch 65:555–559

Sonnenbichler J (1979) Advances in chromatin research. Naturwissenschaften 66:244–250

Sträuli P, Haemmerli G (1980) Interaction of locomotive and lytic activities of tumor cells in invasion. In: Grundmann E (ed) Metastatic tumor growth. Cancer campaign. G Fischer, Stuttgart New York (vol 4, pp 1–9)

Todaro GJ (1977) RNA tumor virus genes (virogenes) and the transforming genes (oncogenes): Genetic transmission, infectious spread, and modes of expression. In: Hiatt HH, Watson JD, Winsten JA (eds) Origins of human cancer, book B: Mechanisms of carcinogenesis. Cold Spring Harbor Laboratory, Cold Spring Harbor, pp 1169–1196

Vaheri A, Mosher DF (1978) high molecular weight cell surface-associated glycoprotein (fibronectin) lost in malignant transformation. Biochim Biophys Acta 516:1–25

Vorherr H (1980) Breast cancer in relation to overnutrition. Klin Wochenschr 58:167–171

Watanabe S (1974) Cancer and leukemia developing among atombomb survivors. In: Grundmann E (Hrsg) Handbuch der allgemeinen Pathologie. Springer, Berlin Heidelberg New York (vol 6/5, 1 Geschwülste, pp 461–577)

Weiss L (1980) Comments of possible differences between cancer cells in primary tumors and their metastases. In: Grundmann E (ed) Metastatic tumor growth. Cancer campaign. G Fischer, Stuttgart New York (vol 4, pp 53–64)

Wheelock EF, Weinhold KJ, Goldstein LT (1980) Tumor dormancy in animals and man. In: Grundmann E (ed) Metastatic tumor growth. Cancer campaign. G Fischer, Stuttgart New York (vol 4, pp 123–129)

Witting C, Hultsch E (1978) Effect of generalized graft-versus-host reaction on B- and T-lymphocytes and a benzpyrene-induced murine sarcoma. Z Krebsforsch 92:255–265

Wynder EL, Chan P, Cohen L, MacCornack F, Hill P (1978) Etiology and prevention of breast cancer. In: Grundmann E, Beck L (eds) Early diagnosis of breast cancer. Cancer campaign. G Fischer, Stuttgart New York (vol 1, pp 1–28)

Zamcheck N (1978) Serial CEA determination in management of colo-rectal cancer: Update. In: Grundmann E (ed) Colon cancer. Cancer campaign, G Fischer, Stuttgart New York (vol 2, pp 149–161)

Eingegangen am 26. Januar 1981
Angenommen am 20. Februar 1981

Prof. Dr. E. Grundmann
Pathologisches Institut der
Universität
Domagkstraße 17
D-4400 Münster
Bundesrepublik Deutschland

Erb- und Umweltfaktoren im Ursachengefüge des neoplastischen Wachstums nach Studien an Xiphophorus* **

F. Anders*

Genetisches Institut der Justus-Liebig-Universität Gießen

Hereditary and Environmental Factors in the Causation of Neoplasia Based on Studies in Xiphophorus

Summary. The genetic information for neoplastic transformation is inherited as a normal part of the genome in all individuals of Xiphophorus. Neoplasia, however, was found only in hybrids between members of different populations and local races. It can be classified in (a) a large group that is triggered by mutagens, (b) a large group triggered by promoters, (c) a small group that develops "spontaneously", and (d) a small group that is inherited according to Mendelian Laws. The process leading to susceptibility for neoplasia is represented by the disintegration of coadapted gene systems that normally protect the fish from neoplasia. Hybridization is the most effective process that leads to disintegration of the protection gene-systems. Environmental mutagens and promoters (i.e. carcinogens) may complete disintegration and thus may trigger neoplasia.

The phenomenon of introducing susceptibility to neoplasia by means of hybridization has been observed in a large variety of plants and animals (Table 2). While we have no data on the relation between hybridization and cancer in human beings comparable to those in plants and animals, we put the question whether the many facts on tumor incidence in humans, that do not agree with the concept of the primacy of environmental factors in carcinogenesis may be explained by interpopulational and interracial hybridization in preceding generations. Based on our studies on Xiphophorus we suppose that environmental factors represent only the peak of an iceberg in the multistep process of the causation of neoplasia. The most important steps leading to neoplasia, i.e. those that bring about susceptibility, are supposed to be hidden in our ancestry.

Key words: Carcinogens – Promoters – Tumor genes – Tumor incidence – Tumor susceptibility

Zusammenfassung. Alle Individuen von Xiphophorus haben in ihrem Genom die genetische Information zur Tumorbildung. Neoplasmen wurden allerdings nur bei Bastarden von Angehörigen verschiedener Populationen oder Lokalrassen gefunden. Vier Neoplasie-Typen verschiedener Ätiologie wurden nachgewiesen: (a) Eine große Gruppe mutagen-abhängiger, (b) eine ebenfalls große Gruppe promotor-abhängiger, (c) eine kleine Gruppe „spontan" entstehender und (d) eine ebenfalls kleine Gruppe dominant erblicher Neoplasmen. Der Prozeß, der zur Krebs-Suszeptibilität führt, beruht auf einem bastardierungsbedingten genetischen Abbau koadaptierter Gensysteme, die normalerweise vor Krebs schützen. Mutagene und Promotoren (Karzinogene im herkömmlichen Sinne) vervollständigen den Abbau dieser Gensysteme in Somazellen und lösen auf diese Weise die Krebsbildung aus.

Die Entstehung von Krebs-Suszeptibilität durch Bastardierung ist bei allen Gruppen der höheren Pflanzen und Tiere beobachtet worden (Tabelle 2). Es wird deshalb die Frage gestellt, ob und wie stark Bastardierung zwischen Angehörigen verschiedener menschlicher Populationen und Lokalrassen zur großen Krebshäufigkeit mancher hochentwickelter

* Vortrag auf der 111. Versammlung der Gesellschaft Deutscher Naturforscher und Ärzte, Hamburg, 21.–25. September 1980.

** Die Arbeiten wurden durch die Deutsche Forschungsgemeinschaft (SFB 103, Zellenergetik und Zelldifferenzierung, Marburg), die Stiftung Volkswagenwerk und die Justus-Liebig-Universität Gießen unterstützt. Sie basieren auf Arbeiten von Curt Kosswig und Myron Gordon, enthalten Ideen von Walter Heston, und wären ohne die Hilfe meiner früheren und jetzigen Mitarbeiter, die die Daten 25 Jahre hindurch zusammengetragen haben, nicht möglich gewesen. – Bei der Anfertigung des Manuskriptes halfen Frau Dipl. Biol. A. Schartl, Frau Silomon-Pflug und Herr Dr. E. Scholl

Nationen ursächlich beigetragen hat. Auf Grund unserer Studien an Xiphophorus vermuten wir, daß die Karzinogene aus der Umwelt im Ursachengefüge des neoplastischen Wachstums nur die Spitze eines Eisberges darstellen, während die wichtigste Komponente, die Suszeptibilität zur Krebsbildung, bei unseren Vorfahren im Verborgenen liegt.

Schlüsselwörter: Karzinogene – Promotoren – Tumorgene – Krebs-Suszeptibilität

I. Einleitung

In der Krebsforschung richtet sich der Blick seit vielen Jahren vornehmlich auf chemische und physikalische Karzinogene, die von unserer industriegeprägten Umwelt auf uns einwirken. Diejenigen Faktoren jedoch, die darüber entscheiden, ob wir an Krebs erkranken oder nicht, stehen selten im Blickpunkt. Es sind dies Gene und Gen-Systeme, die schon unsere Vorfahren vor den karzinogenen Agenzien aus dem Rauch, dem Abwasser, dem Sonnenlicht usw. vor Krebs geschützt haben, und die die meisten von uns heutigen Menschen selbst bei starker Belastung mit Karzinogenen vor Krebs schützen. Nur wenige Menschen sind suszeptibel für Krebs.

Naturgemäß kann man weder die Umweltfaktoren, die Krebs bedingen, noch die Erbfaktoren, die uns vor Krebs schützen, am Menschen selbst prüfen. Hier ist man auf Modelle angewiesen. Bei allen Unzulänglichkeiten, die solchen Modellen anhaften, muß dann geprüft werden, ob die am Modell gewonnenen Ergebnisse auch beim Menschen gültig sind.

Unser Modell ist Xiphophorus, ein kleiner, unscheinbarer, grauer Fisch aus Zentral-Amerika, zu dem die „Platys" und „Schwertträger" gehören, die in der Domestikation viele Zierfisch-Formen hervorgebracht haben [48]. An seinen Populationen, Generationen, Individuen, Zellen, Genomen und Genen studieren wir das Ursachengefüge des neoplastischen Wachstums [7, 11].

II. Experimenteller Teil

A. Wildformen und domestizierte Formen von Xiphophorus

Die *Wildformen* von Xiphophorus bewohnen Tümpel, Seen, Bäche und Flüsse. Sie leben in geschlossenen Fortpflanzungsgemeinschaften und haben durch natürliche Selektion unzählige phänotypisch und genotypisch definierbare Populationen und Rassen hervorgebracht. Alle Populationen und Rassen sind geographisch, ökologisch oder verhaltensbiologisch voneinander weitgehend isoliert. Bastarde werden in der freien Natur nicht gefunden. Dies mag die Taxonomie dazu veranlaßt haben, diejenigen Populationen und Rassen, die sich phänotypisch sehr deutlich unterscheiden, als Arten

zu beschreiben[1]; doch verpaaren sich die Angehörigen aller Wildformen miteinander, wenn man sie im Laboratorium zusammenführt, und alle Bastarde bringen fruchtbare Nachkommen zur Welt. Die Verwandtschaft der verschiedenen Wildformen von Xiphophorus liegt also unterhalb der systematischen Kategorie der Art. Unterstützt wird diese Auffassung durch Befunde, nach denen (a) die Paarung der Chromosomen in der Meiose der Bastarde normal ist [76], (b) die sequenzielle Gliederung der Satelliten-DNA im Heterochromatin bei allen Wildformen gleich ist [70] und (c) der Grad des Enzympolymorphismus vergleichsweise niedrig ist [65–67]. Die verschiedenen Wildformen von Xiphophorus stellen also Populationen und Rassen dar, die taxonomisch den Populationen und Rassen der Spezies Mensch vergleichbar sind.

Die *domestizierten Formen* von Xiphophorus, d.h. die als „Platys" und „Schwertträger" bekannten kommerziellen Zierfische, sind Bastarde von Wildformen, die durch züchterische Selektion zu „Zuchtrassen" stabilisiert worden sind. Ihre Entstehungsweise ist derjenigen unserer „Haustierrassen", wie Boxer-Hund, Lipizzaner-Pferd, Leghorn-Huhn usw., vergleichbar.

B. Insuszeptibilität für Krebs bei Wildpopulationen von Xiphophorus

Obwohl bei Xiphophorus Tausende von Individuen aus vielen Wildpopulationen von mehreren Forschern untersucht worden sind, wurde nicht ein einziges Individuum gefunden, welches eine Neoplasie hatte. Auch in den Nachkommenschaften von Wildpopulationen, die Jahrzehnte hindurch rein weitergezüchtet wurden (z.B. ein Schwertträger aus dem Rio Lancetilla 40 Jahre, d.h. 80 Generationen; ein Platy aus dem Rio Jamapa 50 Jahre, d.h. 120 Generationen), wurden keine Neoplasien beobachtet. Diese reingezüchteten Abkömmlinge von Wildpopulationen erwiesen sich auch gegenüber starken Karzinogenen, wie Röntgenstrahlen, 3,4-Benzpyren und N-Methyl-N-Nitrosoharnstoff (MNH), als hochgradig insensitiv. Insgesamt wurden bisher über 10 000 solcher Tiere mit Karzinogenen behandelt, doch so gut wie keines bildete eine Neoplasie. Wir müssen deshalb annehmen, daß die Wildformen von Xiphophorus starke Schutzsysteme gegen Krebs evoluiert haben.

C. Suszeptibilität für Krebs bei Bastard-Populationen und Zuchtrassen von Xiphophorus

Im Gegensatz zu den Wildpopulationen und deren Nachzuchten enthalten Bastard-Populationen, die im Laboratorium durch Verpaarung von Angehörigen verschiedener Wildpopulationen hergestellt wurden, suszeptible Individuen. Diese Tiere bilden nach Behandlung mit Karzinogenen ein weites Spektrum verschiedener neurogener, epithelialer und mesenchymaler Neoplasien. In der F_1 sind die karzinogen-sensitiven Individuen noch relativ selten (1–3%), und die Neoplasien sind meist gutartig. In der F_2 steigen dann die Häufigkeit der sensitiven Individuen und der Malignitätsgrad der Neoplasien dramatisch an und bleiben in den folgenden Bastard-Generationen (bis zur F_{24} wurde geprüft) in gleicher Höhe. In einer repräsentativen Zusammenstellung von 4439 Tieren aus verschiedenen Bastard-Populationen und Bastard-Generationen, die mit Röntgenstrahlen oder MNU behandelt wurden, bildeten 582 Individuen (13%) letale Neoplasien (Tabelle 1; Abb. 1 a–d) [1, 8, 38, 64, 73]. Viele dieser Bastarde entwickelten multiple Tumoren. Kommerzielle Zierfisch-Zuchtrassen von Xiphophorus, die realiter ebenfalls Bastarde sind (s. Abschnitt II, A), zeigten ähnlich hohe Tumorraten.

Die Häufigkeit der karzinogen-sensitiven Individuen und der Malignitätsgrad der entstehenden Neoplasien hängen also vom Grad der Bastardierung der Wildpopulationen ab, und die Karzi-

---

1 Rosen (1979) hat 16 [60], und Radda (1980) hat 17 [59] solcher Gruppen als Arten aufgeführt

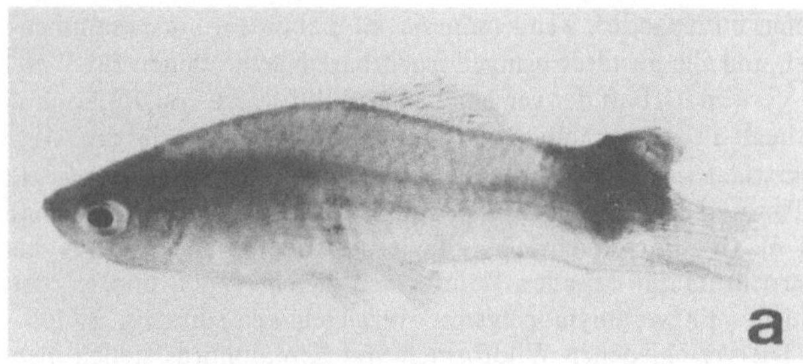
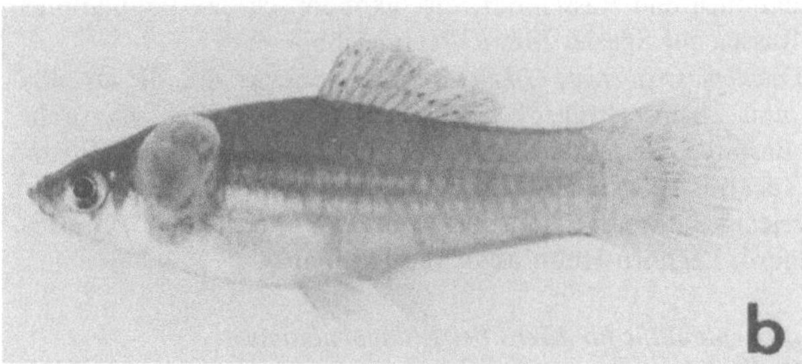
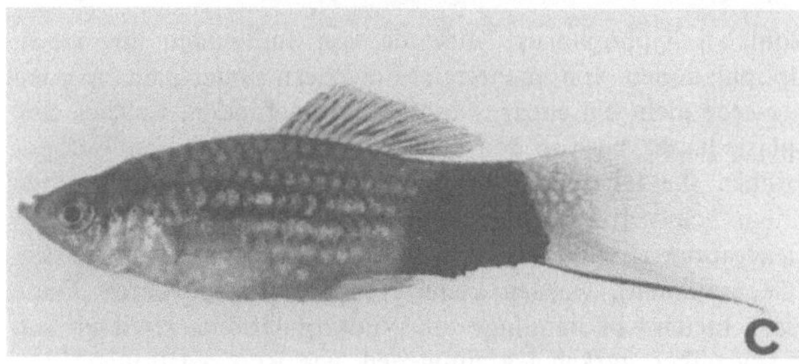
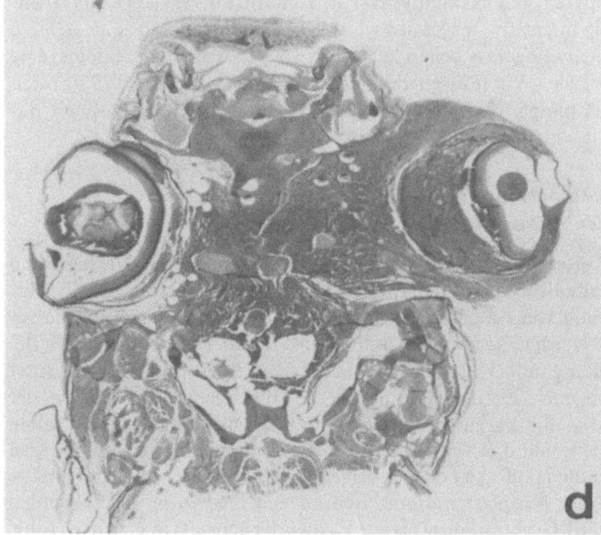

Abb. 1a–d. Karzinogen-getriggerte Neoplasien bei Xiphophorus-Bastarden **a** Karzinom, **b** Fibrosarkom, **c** Melanom, **d** Neuroblastom

nogene erscheinen nur als „Auslöser" der erblich vorgegebenen Tumorbildung. Wir haben diese Neoplasien als *„karzinogen-getriggert"* bezeichnet [16].

D. Die genetische Basis der Suszeptibilität für Krebs bei Xiphophorus

Die genetische Basis der Suszeptibilität für Krebs zeigt sich in folgendem zweiteiligen Experiment (Abb. 2a, b):

Tabelle 1. MNH- u. Röntgeninduzierte Neoplasien bei Bastarden – 1 Jahr nach Behandlung: 4439 Überlebende – [zusammengestellt nach Ref. 1, 8, 38, 64, 72]

	MNH	Röntgenstr.
Melanom (benign)	128 (2,88%)	93 (2,70%)
Melanom (malign)	104 (2,34%)	32 (1,00%)
Neuroblastom	56 (1,26%)	7 (0,20%)
Plattenepithelkarzinom	2 (0,05%)	0
Epitheliom	10 (0,23%)	6 (0,17%)
Karzinom (niedrig differenziert)	3 (0,07%)	4 (0,11%)
Karzinom (hochdifferenziert)	2 (0,05%)	5 (0.14%)
Adenokarzinom (Niere)	4 (0,09%)	2 (0,05%)
Adenokarzinom (Schilddrüse)	2 (0,05%)	3 (0,08%)
Papillom	5 (0,12%)	0
Hepatom	3 (0,07%)	1 (0,03%)
Fibrosarkom	82 (1,85%)	6 (0,17%)
Rhabdomyosarkom	16 (0,36%)	2 (0,05%)
Lymphosarkom	1 (0,02%)	0
Retikulosarkom	1 (0,02%)	9
	419	163

582 von 4439 (13,11%) Bastarden entwickelten Neoplasien
87% der Bastarde waren ausreichend geschützt

(a) Ausgangspunkt ist ein geflecktes Platy-Weibchen (X. maculatus) aus dem Rio Jamapa (Abb. 2a, oben links). Seine Paarung mit einem fleckenlosen Schwertträger (X. helleri) aus dem Rio Lancetilla ergibt eine Bastardnachkommenschaft (F_1), die anstelle der mütterlichen Flecken benigne Melanome bildet. Rückkreuzung der F_1 mit dem Schwertträger ergibt eine Nachkommenschaft (R_1), in der 50% der Tiere weder Flecken noch Melanome bilden, während 25% großflächige benigne Melanome (wie die F_1) und die restlichen 25% maligne Melanome entwickeln. Die weitere Rückkreuzung (in Abb. 2 nicht gezeigt) derjenigen Fische, die gutartige Melanome tragen, mit dem Schwertträger, ergibt eine R_2, die die gleiche Spaltung wie die R_1 zeigt. Das gleiche gilt für alle entsprechenden weiteren Rückkreuzungen. Rückkreuzungen der Träger bösartiger Melanome mit dem Schwertträger ergeben in der nächsten Generation 50% tumorfreie Tiere, während die restlichen 50% bösartige Melanome entwickeln; gutartige Melanome kommen hier nicht vor.

(b) Die Rückkreuzung der Träger bösartiger Melanome mit dem Platy führt in der nächsten Generation zu Tieren, die nur noch gutartige Melanome bilden, und die weitere Rückkreuzung mit einem Platy führt zum Ausgangspunkt des Experiments zurück, nämlich zum gefleckten Platy (vgl. Abb. 2b unten mit Abb. 2a oben links).

Wir haben die Kreuzungsergebnisse unter Hinzuziehung zytogenetischer Befunde folgendermaßen interpretiert [7].

Das Platy-Weibchen (X. maculatus) trägt jeweils am Ende seiner beiden X-Chromosomen ein „Tumor-Gen" (Tu), welches für die neoplastische Transformation codiert [3, 4, 9]. Tu steht unter der Kontrolle von gekoppelten (auf demselben Chromosom liegenden) und nicht-gekoppelten (auf anderen Chromosomen liegenden) Regulations-Genen (R).

Unter den *gekoppelten* sind drei mutierte, völlig inaktive R-Gene zu nennen: R'; R_{Df}' und R_{Pp}'. In aktivem Zustand unterdrücken sie Tu in allen Körperzellen (R; ein „Major" R-Gen) sowie kompartiment-spezifisch im Pigmentzell-System der Dorsalflosse (R_{Df}) und des hinteren Teils des Körpers (R_{Pp}; posterior part). Weitere R-Gene, die das Tu kompartiment-spezifisch im vorderen Teil des Körpers, in der Augenregion, am Mund etc. unterdrücken, sich nicht eingezeichnet.

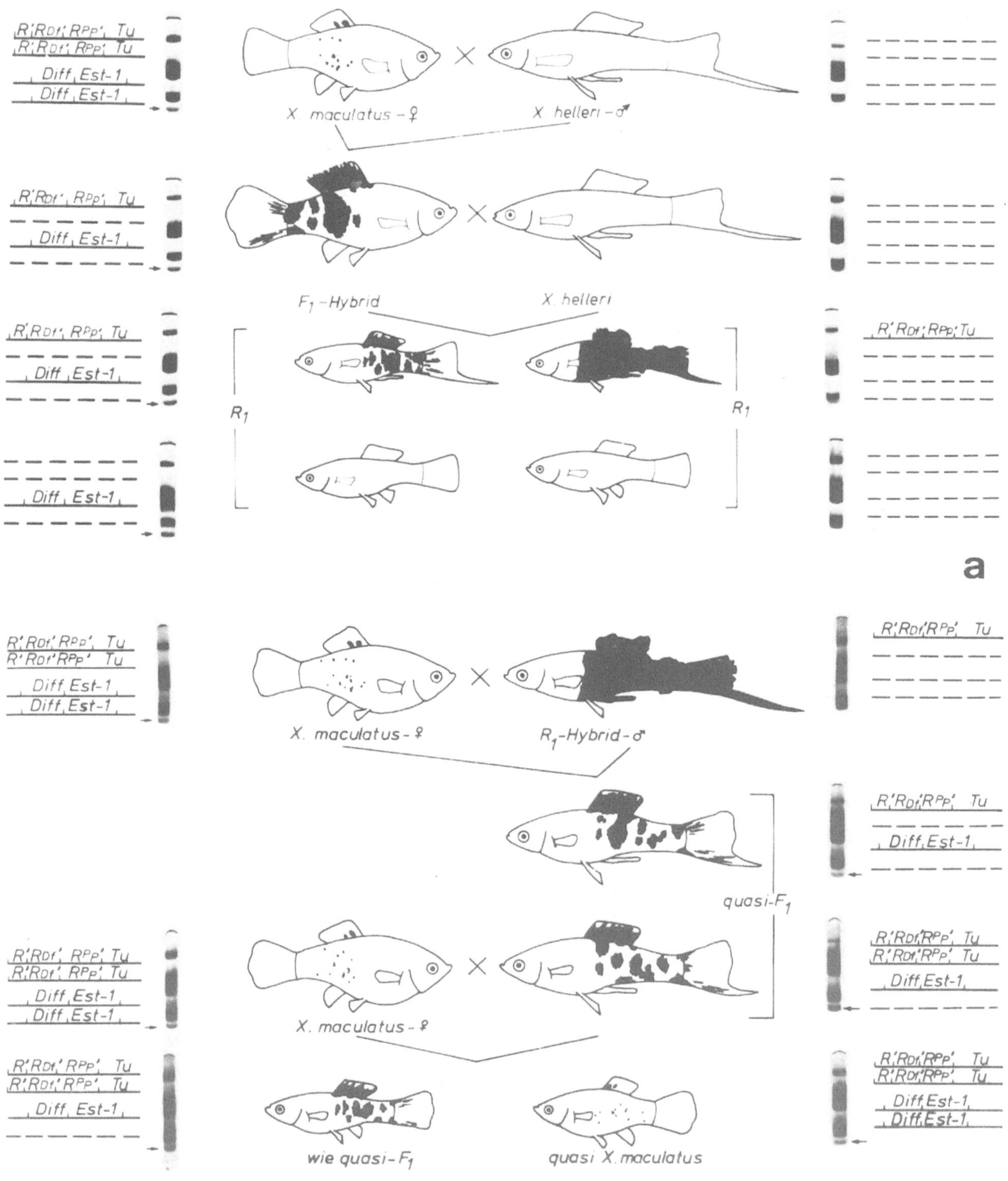

Abb. 2a, b. Auftreten (**a**) und Verschwinden (**b**) des „familiären" Melanoms in der Generationsfolge eines Kreuzungsexperiments. Chromosomen von X. maculatus, die Regulationsgene für ein Tumor-Gen tragen, werden durch Chromosomen von X. helleri, die keine entsprechenden Gene haben, ersetzt (**a**) und wieder eingeführt (**b**). —— Chromosomen von X. maculatus, ... Chromosomen von X. helleri, Tu = Tumor-Gen; R_{Pp}' und R_{Df}' = mutierte kompartiment-spezifische Regulationsgene („posterior part" des Körpers und „dorsal fin"); R' = mutiertes Haupt-Regulationsgen; R_{Diff} = Regulationsgen für Differenzierungskontrolle; Est-1 = Esterase-1-Gen. Die Pfeile zeigen die Est-1-Bande im Polyacrylamid-Elektropherogramm von Augen-Homogenaten

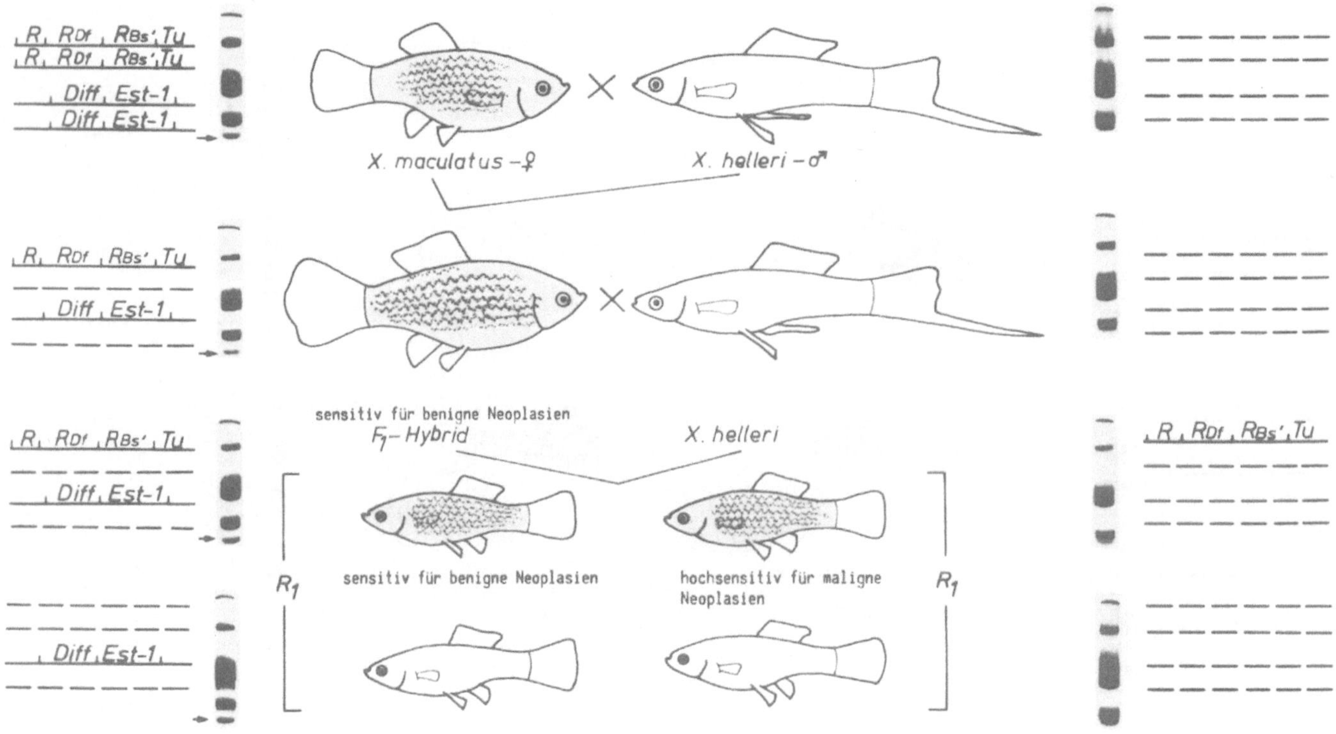

Abb. 3. Schema zur Herstellung von karzinogen-sensitiven Genotypen. – Einzelheiten im Text. Aufbau des Schemas und Legende wie in Abb. 2. Wichtigste Veränderungen gegenüber Abb. 3 = anstelle des mutierten R' steht hier das voll aktive R

Unter den *nicht-gekoppelten* R-Genen ist das „Differenzierungs-Gen" (Diff) zu nennen [15, 81], welches im vorliegenden Experiment eine entscheidende Rolle spielt; weitere nicht-gekoppelte R-Gene sind vorhanden, werden in Abb. 2 aber nicht gezeigt. Eng gekoppelt mit Diff ist ein Esterase-Gen (Est-1) [5, 68], welches zur Markierung des Diff-tragenden Chromosoms verwendet werden kann. Insgesamt bieten die noch intakten R-Gene ausreichenden Schutz vor Krebs.

Auch der Schwertträger (X. helleri) hat Tu-Kopien und R-Gene; doch liegen diese immer auf demselben Chromosom, und die Wirkung der R-Gene beschränkt sich auf das Chromosom, auf dem Tu und die R-Gene liegen. Da sie nicht exprimiert werden und für das vorliegende Experiment bedeutungslos sind, werden sie in Abb. 3 nicht aufgeführt.

Bei den Kreuzungen und Rückkreuzungen werden nun die Chromosomen des Platy schrittweise durch Chromosomen des Schwertträgers ersetzt (Abb. 2a). Dies führt in der F1, in der alle Individuen noch 1 Tu, aber auch nur 1 Diff tragen, zur Bildung der gutartigen Melanome. In der R1 hat bereits die Hälfte der Tu-Tiere kein Diff mehr und bildet bösartige Melanome. Nach Rückkreuzung dieser Bastarde mit dem Schwertträger ist die Elimination von Diff beendet, und die Tu-Träger bilden nur noch bösartige Melanome.

Bei den Rückkreuzungen der melanomtragenden Bastarde mit dem Platy (Abb. 2b) werden die R-tragenden Chromosomen wieder in die nächsten Generationen eingeführt, so daß der Zustand, in dem sich das Schutzsystem gegen das Melanom am Beginn des Experimentes befand, wieder hergestellt wird.

Prinzipiell die gleichen Ergebnisse wie beim Melanom wurden beim Neuroblastom, Schilddrüsenkarzinom und Retikulosarkom erzielt [7].

Die weitere genetische Analyse zeigte, daß Tu in allen Populationen und wahrscheinlich im Genom aller Individuen vorhanden ist. Es wird durch Systeme von R-Genen unterdrückt, die gewebs-, populations- und rassenspezifisch evoluiert sind.

Bei Kreuzungen zwischen verschiedenen Zuchtrassen des domestizierten Xiphophorus wurden schon vor 50 Jahren von Kosswig in Münster [51], Häussler in Heidelberg [39] und Gordon in New York [35] Melanome beobachtet. Diese Beobachtung, die jeder Aquarienliebhaber leicht nachvollziehen kann, führte zur Etablierung von Xiphophorus als Modell in der Krebsforschung [48].

Da die Art und Weise des spontanen Erscheinens und des Verschwindens dieser Tumoren in den verschiedenen Generationen der Fische gewisse Parallelen mit der Art und Weise des spontanen Auftretens und Verschwindens gewisser Neoplasien in den Generationen menschlicher Familien zeigt, haben wir diese Tumoren als *„familiäre"* Neoplasien bezeichnet [16]. Bezogen auf die große Zahl der verschiedenen Bastard-Genotypen, die nach Behandlung mit Karzinogenen Neoplasien zu bilden vermögen, sind familiäre Neoplasmen nur auf ganz wenige Bastard-Genotypen beschränkt.

E. Sensitivität gegenüber Karzinogenen als Folge partiellen Abbaus der Schutzsysteme gegen Krebs bei Xiphophorus

Um die genetische Basis der Sensitivität von Xiphophorus gegenüber Karzinogenen (Abschnitt II C) demonstrieren zu können, haben wir das oben beschriebene Experiment modifiziert (Abb. 3): Das Chromosom, welches Tu und die mit ihm gekoppelten mutierten R-Gene trägt, wurde durch ein anderes ersetzt (vgl. Abb. 2, 3), bei dem anstelle des mutierten R' das nicht mutierte R steht; die anderen Veränderungen an diesem Chromosom sind für das Experiment unerheblich. Das Diff-Chromosom blieb unverändert.

Wegen der Koppelung von R mit Tu werden nun in den Bastardgenerationen „spontan" keine Neoplasien gebildet. Nach Behandlung der Tiere mit Karzinogenen zeigt sich dann, daß diejenigen Bastarde, die das Tu-R-Chromosom und ein Diff-Chromosom tragen (alle F1-Tiere und 25% der R1-Tiere), geringfügig sensitiv sind und gutartige Neoplasien bilden, während diejenigen Bastarde, die das Tu-R-Chromosom haben, denen aber das Diff-Chromosom fehlt (am Fehlen der Esterase erkennbar; 25% der R1), hochsensitiv sind und letale Neoplasien bilden [18]. Sie bilden nach Karzinogen-Behandlung die ganze Skala der bereits genannten Neoplasien (s. Tabelle 1); viele bilden multiple Tumoren, wie Melanome, Neuroblastome, Rhabdomyosarkome, Nierenkarzinome mit und ohne Metastasen. Wir nehmen an, daß das starke aktive Tu-gekoppelte R, das diese Tiere vor der „spontanen" Tu-vermittelten Neoplasie in allen Geweben schützt, durch das Karzinogen in einer Somazelle durch Mutation geschädigt oder deletiert wird. Der Übergang von der Insensitivität gegenüber Karzinogenen zur Sensitivität, der sich im Gefolge der Bastardierung von Angehörigen verschiedener Populationen von der F_1 zur R_1 schrittweise vollzieht, beruht also offensichtlich auf einem schrittweisen Abbau des Systems von Regulationsgenen für Tu. In den Wildpopulationen ist dieses System immer intakt und schützt selbst vor starken karzinogenen Einflüssen der Umwelt. In partiell abgebautem Zustand versagt es den Schutz. – Xiphophorus-Zuchtstämme, in denen alle Tiere für das Tu-R-Chromosom homozygot sind und kein Diff haben, dienen als Testsysteme für Karzinogene [18]. In solchen Testsystemen sind alle Individuen suszeptibel für Krebs.

Die karzinogen-getriggerten Neoplasien gehen wahrscheinlich alle auf ein einzelnes Mutationsereignis an einem einzelnen R in einer somatischen Zelle zurück. Dies ergibt sich aus der Tatsache, daß sich diese Neoplasien (abweichend von den familiären und anderen, die noch beschrieben werden; Abschnitte II, F und II, G) alle aus kleinen Kolonien neoplastisch transformierter Zellen entwickeln. Die somatische Mutation des R stellt die letzte Stufe im Abbau des genetischen Schutzmechanismus gegen die Neoplasie dar.

F. Verlust des Schutzes gegen Krebs durch Keimbahnmutation bei Xiphophorus

An den in Abb. 2 und 3 beschriebenen Experimenten läßt sich bereits erkennen, daß auch Keimbahmutationen von R-Genen grundsätzlich zum Abbau der genetischen Schutzmechanismen gegen Krebs beitragen können. Im Folgenden soll an einem Beispiel gezeigt werden, daß Keimbahnmutationen auch das entscheidende Ereignis sein können, das zur Neoplasie führt.

In der Nachzucht röntgenbestrahlter Wildtiere von Xiphophorus aus dem Panuco-Flußsystem fanden wir ein abnormes Individuum, das am ganzen Körper einzelne terminal differenzierte neoplastische Pigmentzellen zeigte. Der mit diesem Tier aufgebaute Zuchtstamm ergibt in allen Generationen eine Mendel-Spaltung der Tiere in 25% des gleichen Typs und 25% eines anderen Typs, bei dem die neoplastische Transformation der Pigmentzellen bereits beim 5 Tage alten Embryo beginnt, auf alle Bereiche des Körpers übergreift und schnell zu einem letalen „Ganzkörper-Melanom" führt (Abb. 4). 50% der Tiere sind krebsfrei.

Die zytogenetische Analyse zeigte, daß das Tu des X-Chromosoms an ein Autosom transloziert ist und dabei von allen seinen gekoppelten R-Genen getrennt wurde [4, 8, 9]. Hierdurch ist es bei 25% der Tiere im Melanophorensystem offensichtlich außer Kontrolle geraten und kann nun seinen genuinen Effekt zeigen.

Bei anderen Keimbahnmutanten, die gefunden wurden, sind die Melanome auf bestimmte Kompartimente des Fischkörpers beschränkt. In diesen Fällen sind noch Tu-gekoppelte kompartiment-spezifische R-Gene vorhanden.

Wir haben diesen Neoplasie-Typ als *„mendelnde Neoplasie"* bezeichnet [16]. Er ist selten wie der familiäre Typ.

G. Verlust des Schutzes gegen Krebs durch Promotion der Zelldifferenzierung bei Xiphophorus

Von Fischen, die das Tu aber keine Tu-spezifischen R-Gene besitzen (als Folge von Bastardierung oder Keimbahnmutation), züchteten wir mehrere Stämme, die entgegen der Erwartung „spontan" keine Melanome bilden. Bei diesen Fischen ist die Pigmentzelldifferenzierung, die von Neuralleistenzellen über Chromatoblasten, Stamm(S)-Melanoblasten, Intermediär(I)-Melanoblasten, Spät(A)-Melanoblasten und Melanozyten zu den terminal differenzierten Melanophoren führt (s. Abb. 6), im Stadium der S-Melanoblasten fast vollständig blockiert [13–15]. Diese Zellen sind für die neoplastische Transformation noch nicht kompetent. Nur diejenigen Zellen, die ausnahmsweise das Stadium der I-Melanoblasten erreichen, können neoplastisch transformiert werden. Unmittelbar nach der Transformation werden sie jedoch terminal differenziert und von Makrophagen beseitigt. Bei diesen Tieren gewähren also der prä-transformationale Block der Zelldifferenzierung und die posttransformationale terminale Zelldifferenzierung Schutz vor Krebs. Es sind nun eine ganze Reihe von chemischen und biologischen Agenzien, wie Methyltestosteron [63], zyklisches AMP [37, 82], Corticotropin [37], 12-O-Tetradekanoylphorbol-13-Azetat (TPA) [71], 2-4 Dinitrochlorbenzol (DNCB) [74] und BrdUrd [50] bekannt geworden, die diesen Schutz vor Krebs durchbrechen können: Sie fördern („promovieren") die Differenzierung großer Mengen nicht-kompetenter Zellen zu den kompetenten I-Melanoblasten, die unmittelbar darauf neoplastisch transformiert werden. Da die Abkömmlinge dieser Zellen schneller vermehrt als terminal differenziert und abgetragen (durch Makrophagen) werden, erscheinen die Promotoren der Zelldifferenzierung zugleich als Promotoren des Tumorwachstums. Auch bekannte Karzinogene wie Röntgenstrahlen, UV und MNH können die Zelldifferenzierung bei diesen Tieren fördern. Die Wirkung dieser Agenzien ist also in diesem Falle die gleiche, wie die von Methyltestosteron, zyklischem AMP, Corticotropin, TPA usw., die sicherlich weder Karzinogene noch Mutagene sind [63].

Die Applikation von Promotoren der Zelldifferenzierung stimuliert die Krebsbildung und das Krebswachstum bei vielen Bastarden, die ohne diesen Stimulus krebsfrei bleiben. Offenbar werden aber auch viele bei adulten und senilen Bastardfischen auftretende Neoplasmen durch *endogene* Promotoren ausgelöst. Hinweise für die Richtigkeit dieser Auffassung findet man bei Männchen eines krebssuszeptiblen Genotyps, die ihr ganzes Leben lang krebsfrei bleiben, wenn sie durch andere, in der Rangordnung höher stehende Männchen an der sexuellen Aktivität gehindert werden. Sobald sie jedoch sexuell aktiv werden, beginnt die Tumorbildung. Vermutlich wird die Bildung dieser Neoplasien durch eine endogene Erhöhung des Androgen-Spiegels ausgelöst, denn derselbe Effekt kann auch durch Gaben von Methyltestosteron ausgelöst werden [62, 63].

Melanome dieser Ätiologie entwickeln sich an den Stellen, wo Melanophoren-Vorläuferzellen für die neoplastische Transformation kompetent werden können (Haut, Peritoneum, Hirnhaut, Auskleidung des Neuralkanals usw.). Sie wachsen extrem schnell und können den Fisch innerhalb weniger Wochen töten (Abb. 5). Wir haben diese Neoplasien als *„promotor-getriggert"* bezeichnet [16].

H. Die gemeinsame genetische und zellbiologische Basis der mesenchymalen, epithelialen und neurogenen Neoplasmen aller Ätiologie-Typen

Unsere Versuche an Xiphophorus haben ergeben, daß offensichtlich alle Individuen die genetische Information für die neoplastische Transformation in Gestalt mehrerer Kopien des „Tumor-Gens" (Tu) besitzen. Tu wird bei allen Individuen über die Keimbahn vererbt, und wir müssen annehmen, daß es in allen Zellen aller Gewebe vorhanden ist.

Es ist schwer vorstellbar, daß Tu lediglich eine tumorvermittelnde Funktion haben solle. Demgegenüber gibt es eine Reihe von Gründen, die ihm eine essentielle Funktion während der rapiden aber zeitlich eng begrenzten Zellvermehrung in der frühen Ontogenese und während der Regeneration nach Verletzung zuordnen. Seine R-Gene würden es dann nach Erfüllung seiner Funktion reprimieren. Falls Tu aber nicht reprimiert werden kann, weil seine R-Gene in der Keimbahn durch Kreuzung eliminiert und/oder

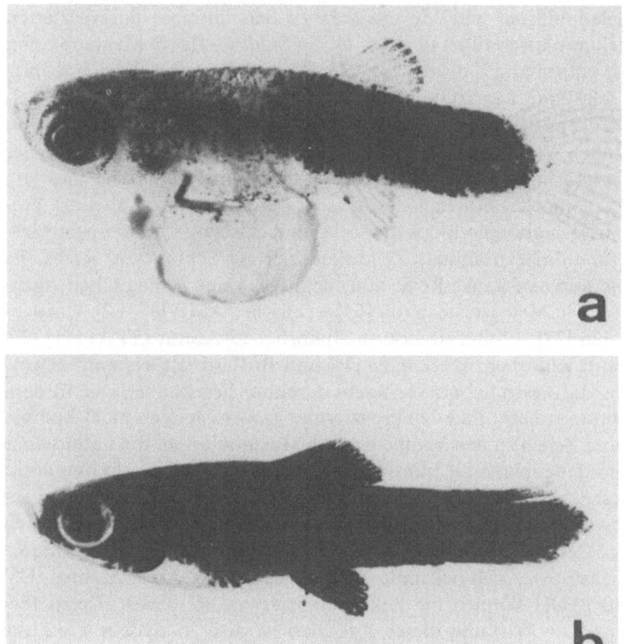

Abb. 4a, b. Dominant erbliches Melanom, verursacht durch eine Translokation, die *Tu* von seinen *R*-Genen getrennt hat. – Einzelheiten im Text. **a** 17 Tage alter Embryo (4 mm lang), **b** 4 Tage später, bei der Geburt (6 mm lang)

durch Mutation inaktiviert wurden, oder falls Tu nach erfolgter Reprimierung durch somatische Mutation seiner R-Gene wieder dereprimiert wird, könnte seine für den Organismus essentielle Funktion in die verhängnisvolle Tumorbildung einmünden.

Offenbar wird Tu auf verschiedenen Ebenen der biologischen Organisation spezifisch kontrolliert, nämlich (a) auf einer noch gewebsunspezifischen Ebene (erkennbar daran, daß die Mutation von R nach R′ ein weites Spektrum mesenchymaler, epithelialer und neurogener Neoplasien bedingen kann), (b) auf einer gewebsspezifischen Ebene (erkennbar an der Reproduzierbarkeit der Induktion von Melanomen, Neuroblastomen, Rhabdomyosarkomen usw. bei definierten Genotypen) und (c) auf einer kompartimentspezifischen Ebene (erkennbar an der Reproduzierbarkeit der Induktion von Melanomen an Rückenflosse, Schwanzflosse, Auge, Kiemendeckel usw.). Unsere Ergebnisse an Xiphophorus zeigen also, daß die verschiedenen mesenchymalen, epithelialen und neurogenen Neoplasien eine gemeinsame genetische und zellbiologische Basis haben; die pathologischen Besonderheiten der gewebsspezifischen Tumoren stellen dann lediglich Epiphänomene der Neoplasie dar [3, 10, 26]. Gestützt wird diese Auffassung dadurch, daß hochsuszeptible Individuen sehr stark zur multiplen Tumorbildung neigen.

Auch beim Vergleich der karzinogen-getriggerten, promotorgetriggerten, familiären und mendelnden Neoplasmen zeigt sich bei aller Vielfalt ihrer Morphologie, Pathologie, Feinstruktur und Zytogenetik [10, 16] eine gemeinsame genetische und zellbiologische Basis. Sie wurde beim Melanom fast lückenlos nachgewiesen (Abb. 6):

Es sei ausgegangen von dem hochsuszeptiblen System, in dem ein Tu und nur ein R vorhanden ist (s. Abb. 3, unten rechts). Solange dieses R intakt ist, durchlaufen die Pigmentzellvorläufer das kompetente Stadium der Intermediär(I)-Melanoblasten (siehe Abschnitt II, G), ohne dabei noplastisch transformiert zu werden. Die daraus sich terminal differenzierenden Melanophoren sind dichteabhängig reguliert. Die Mutation dieses R-Gens kann nun

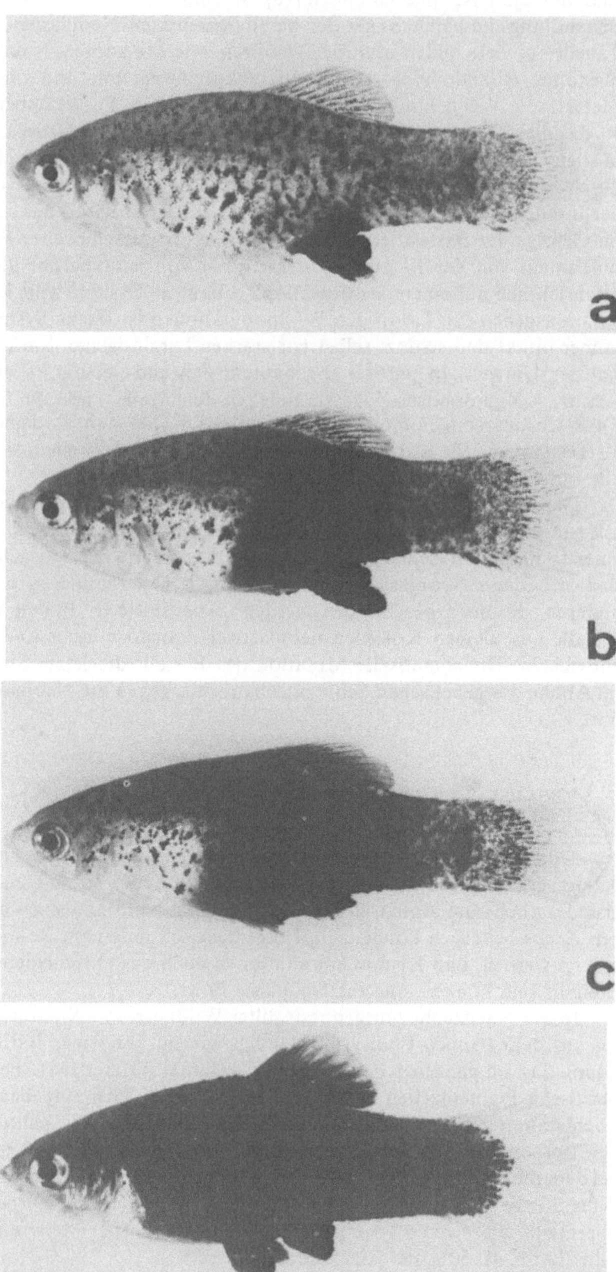

Abb. 5a–d. Promotor-getriggertes Melanom. – Einzelheiten im Text. **a** Beginn der Melanombildung; **b** 4; **c** 8; **d** 12 Wochen später

in der Position Aa (s. Abb. 6) am Spät(A)-Melanoblasten erfolgen. Da eine solche Zelle für die neoplastische Transformation nicht mehr kompetent ist, ist diese Mutation gegenstandslos. Die Mutation kann aber auch in der Position Ab (s. Abb. 6) an einem kompetenten I-Melanoblasten erfolgen. Nun kommt es zur neoplastischen Transformation dieser Zelle, und es entsteht ein begrenztes Melanom, welches ausschließlich durch Teilung wächst. Andere Konsequenzen ergeben sich, wenn die Mutation in der Position Ac am Stamm(S)-Melanoblasten stattfindet. Nun kommt es erst zur Bildung weiterer S-Melanoblasten, und später, nach einer mehr oder weniger langen Latenzperiode, in der die kompetenten I-Melanoblasten entstehen, kommt es bei diesen Zellen „spontan" zur

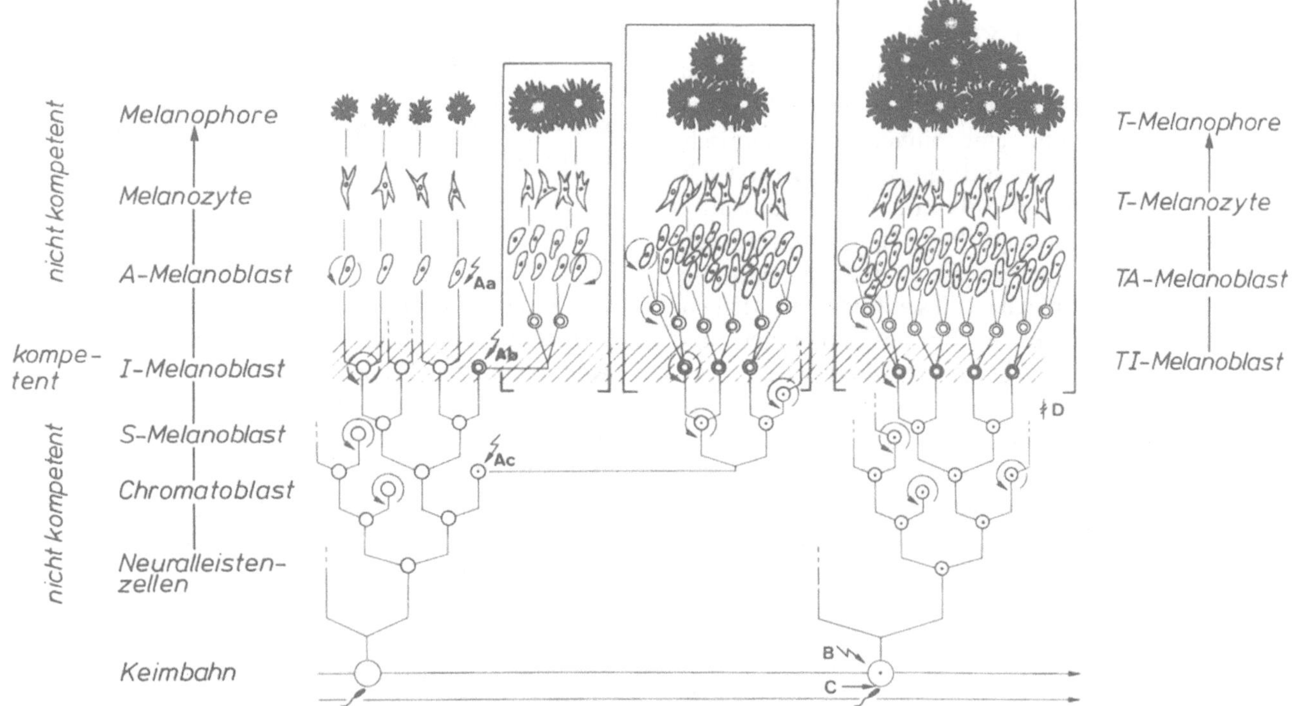

Abb. 6. Schema zur Demonstration der gemeinsamen genetischen und zellbiologischen Basis der Ätiologie der karzinogen- und promotor-getriggerten sowie der familiären und mendelnden Neoplasien. – Einzelheiten im Text

neoplastischen Transformation. Weitere mutierte Melanoblasten, die kompetent werden und in den transformierten Zustand übergehen, kommen hinzu, so daß diese Melanome durch Neutransformation und durch Zellteilung wachsen. – Die große Gruppe der karzinogen-getriggerten Neoplasien wird wahrscheinlich durch solche somatische Mutationen bedingt (s. Abschnitt II, E), wie sie bei der Melanombildung (Abb. 6, Position Ab und Ac) beobachtet wurden.

Dieses eine R-Gen kann aber auch in Position B (s. Abb. 6) in einer Keimbahnzelle mutieren (s. Abschnitt II, F), oder dieses R kann – falls es nicht mit Tu gekoppelt ist – bei der Neukombination in der Zygote durch Kreuzung eliminiert werden (s. Abschnitt II, D). Nun kommt es von Generation zu Generation im frühen Individualleben auf rein erblicher Basis „spontan" zur neoplastischen Transformation, und die entstehenden Neoplasien wachsen schnell durch Neutransformation und Proliferation. Wenn aber, wie in Position D, noch eine letzte Sicherung vorhanden ist, bei der die Differenzierung der Zellen im noch nicht kompetenten Studium der S-Melanoblasten retardiert ist, dann kommt es vorerst nicht zur Tumorbildung. Erst wenn Testosteron oder andere Promotoren der Zelldifferenzierung die S-Melanoblasten in das kompetente I-Melanoblastenstadium überführen, kommt es am ganzen Körper fast gleichzeitig „spontan" zu neoplastischen Transformationen, und es entstehen extrem bösartige Neoplasien, die durch Neutransformation und Proliferation wachsen (s. Abschnitt II, G).

Alle Ätiologietypen haben also eine gemeinsame genetische und zellbiologische Basis. Sie unterscheiden sich nur durch den Differenzierungszustand der Zelle an der der Abbau des Schutzsystems gegen die Neoplasie vollendet wurde.

J. Hybridisierung und Keimbahnmutation als Ursprung der Krebs-Suszeptibilität

Die reingezüchteten Wildformen von Xiphophorus entwickeln fast niemals Neoplasien, wenn sie nur mit *einer* der krebsinduzierenden Methoden behandelt werden. Erst wenn *mehrere* Methoden, wie

(a) Elimination von R-Genen durch Bastardierung, (b) Induktion von Keimbahnmutationen durch Mutagene, (c) Promotion der Zelldifferenzierung in das kompetente Stadium durch Promotoren und (d) somatische Mutation von R-Genen durch Mutagene, miteinander kombiniert werden, kann die Neoplasie entstehen. Der Abbau des Schutzes vor Krebs erfolgt offensichtlich in mehreren Schritten, und die Transformation selbst ist ein einziger Alles-Oder-Nichts-Vorgang, der Tu-vermittelt ist und „spontan" abläuft. Durch geeignete Kombinationen der krebsinduzierenden Methoden kann der Experimentator alle Tiere bzw. deren Nachkommen zur Tumorbildung bringen (alle haben die Tu-Information). Dabei kann er in günstigen Fällen auch die Reihenfolge der verschiedenen Schritte, die zur Krebsbildung führen, bestimmen, und es ist leicht einzusehen, daß der letzte Schritt im Mehrschrittprozeß, der endgültig die Tumorbildung herbeiführt, den Ätiologietyp der Neoplasie (karzinogen-getriggert, familiär, mendel-vererbt, promotor-getriggert) bestimmt (s. Abschnitt II, H; Abb. 6).

Die Schritte, die zur Sensitivität gegenüber Karzinogenen und Promotoren führen, finden nicht erst bei den behandelten Individuen statt, sondern sind schon bei deren Vorfahren als mutationsbedingte Inaktivierungen und/oder kreuzungsbedingte Eliminationen von R-Genen in der Keimbahn erfolgt. Experimentell ist unter diesen beiden Prozessen eindeutig die Kreuzung viel einfacher und effektiver als die Induktion von Keimbahnmutationen, und deshalb kommt der Hybridisierung als Ursprung für Suszeptibilität sicherlich auch allgemein eine ungleich größere Bedeutung zu als der Keimbahnmutation. Somatische Mutation und Promotion können dagegen in der Keimbahn nicht zum Abbau des Schutzes gegen Krebs beitragen. Deren Wirkung beschränkt sich auf das Soma der mit Karzinogenen oder Promotoren behandelten Individuen, wo sie die letzten Schritte des Abbaus des Schutzes gegen Krebs nur dann vollziehen können, wenn die ersten in den vorausgegangenen Generationen bereits erfolgt waren. So wird verständlich, daß fast alle Neoplasmen von Xiphophorus (a) bei Bastarden auftreten und (b) zu den Karzinogen- und promotor-getriggerten Ätiologietypen zählen. Es ist bemerkenswert, daß gerade diese Ätiologietypen auch beim Menschen vorherrschen (Abschnitt III, A).

III. Diskussion und Folgerungen

Wir glauben am Modell Xiphophorus nachgewiesen zu haben, daß sich hinter der ätiologischen Vielfalt der Entstehung neurogener, epithelialer und mesenchymaler Krebsformen eine einheitliche genetische und zellbiologische Basis verbirgt. Diese Basis ist sehr komplex, weil sie aus der differentiellen Organisation der Vielzelligkeit entspringt. Falls die Blastombildung bei allen Vielzellern eine jeweils einheitliche Basis besitzt, sollte die Komplexität dieser Basis mit steigender Organisationshöhe der Spezies zunehmen und beim Menschen ihre höchsten Grade erreichen.

Im folgenden soll geprüft werden, ob sich die Grundzüge der genetischen und zellbiologischen Basis der Krebsbildung bei den vielzelligen Lebensformen von den Pflanzen über die niederen und höheren Wirbeltiere bis hin zum Menschen wenigstens andeutungsweise verfolgen lassen.

A. Ätiologie-Gruppen der Neoplasien des Menschen

Allem voran ist die unbestreitbare Erfahrung der Medizinischen Wissenschaft zu stellen, daß die Neoplasien des Menschen auf Grund ihrer Ätiologie in drei Gruppen eingeteilt werden können, nämlich in

a) eine große Gruppe (fast 50%), deren alleinige Verursachung durch Karzinogene meist als bewiesen betrachtet wird (z.B. Lungenkrebs durch Zigarettenrauch und Industrieabgase; Basalzell-Karzinome durch Sonnenbäder),

b) eine ebenfalls große Gruppe (fast 50%), deren Verursachung mehr oder weniger indirekt mit ernährungsphysiologischen und endokrinen Vorgängen in Zusammenhang gebracht wird (z.B. Colonkrebs und Brustkrebs mit der Aufnahme tierischer Fette; Brustkrebs und Prostatakrebs mit Steroidhormonen), und schließlich

c) eine kleine Gruppe von Neoplasien, bei denen eine Beteiligung von Erbfaktoren angenommen wird (z.B. das Melanom, das Retinoblastom, das Meningiom, Xeroderma Pigmentosum).

Es ist bemerkenswert, daß bei den Hybrid- und Domestikationsformen von Xiphophorus die gleichen Ätiologie-Gruppen der Neoplasmen gefunden wurden, nämlich

a) die große Gruppe der kazinogen-getriggerten (Abschnitt II, C),

b) die große Gruppe der promotor-getriggerten (Abschnitt II, G) und

c) die beiden kleinen Gruppen der familiären (Abschnitt II, D) und mendelnden Neoplasien (Abschnitt II, F).

Sowohl beim Menschen als auch beim Modell wird die Bildung der allermeisten Neoplasien nicht durch genetische, sondern durch epigenetische Faktoren und Umweltfaktoren ausgelöst. Die Suszeptibili-

tät zur Krebsbildung hat dagegen beim Modell und wahrscheinlich im ganzen Pflanzen- und Tierreich sowie möglicherweise auch beim Menschen einen genetischen Ursprung. Dieser beruht auf einem Abbau koadaptierter Gen-Systeme, die normalerweise vor Krebs schützen (Abschnitt II, J).

B. Suszeptibilität für Krebs bei Bastarden und Zuchtformen im Organismenreich

Die Krebs-Suszeptibilität bei Bastarden und Zuchtformen ist nicht auf Xiphophorus beschränkt, sondern im ganzen Pflanzen- und Tierreich überall dort verbreitet, wo der Mensch aus theoretischen oder züchterischen Interessen verschiedene Wildformen miteinander kreuzte [2, 12, 17, 19, 21, 22]. Im *Pflanzenreich* ist das häufige „spontane" Vorkommen und die leichte Induzierbarkeit von Krebs bei Bastarden und Kulturformen von Tabak, Tomate, Kohl, Lilie, Calanchoe, Stechapfel, Löwenmäulchen, Hirse, Pappel u.a. bekannt. Reingezüchtete Wildpflanzen sind weitgehend insuszeptibel. Analog hierzu zeigen Beispiele aus dem *Tierreich* (Tabelle 2), daß Krebs (a) bei Bastarden sowie Haus- und Laboratoriumstieren (die in Wirklichkeit auch Bastarde sind) leicht induzierbar ist und häufig „spontan" auftritt, während er (b) bei Tieren aus Wildpopulationen schwer induzierbar ist und selten „spontan" auftritt [12, 17, 84]. Unter den krebs-suszeptiblen Bastarden sind auch solche, die in der freien Wildbahn leben, wie der Bastard-Karpfen aus dem Ontario-See [52]. Zu nennen sind hier auch z.B. tumoröse Schollen, die lokal eng begrenzt an der pazifischen Küste von Kanada vorkommen und als Bastarde aus der Überlappungszone von zwei Wildpopulationen gedeutet werden können [77]. Insgesamt steht die generelle Bedeutung der Bastardierung für Krebs-Suszeptibilität im Organismenbereich außer Zweifel. Es fragt sich, ob auch der Mensch an diese Beispiele angeschlossen werden kann.

C. Bastardierungsbedingte Suszeptibilität für Krebs beim Menschen?

Zwar werden 80–90% aller Neoplasien des Menschen durch Umweltfaktoren im weitesten Sinne ausgelöst [43, 55], doch können die Entstehungsursachen dieser Neoplasien nicht allein auf dieser Basis interpretiert werden, denn Krebs entsteht nur bei solchen Individuen, die dafür auch suszeptibel sind [23, 49, 57]. Ob und in welchem Ausmaß hierbei die im ganzen Organismenreich verbreitete bastardierungsbedingte Krebs-Suszeptibilität eine Rolle spielt, läßt sich schwer prüfen. Es läßt sich aber abschätzen, ob die Voraussetzungen hierfür beim Menschen gegeben sind.

Da der Mensch sicherlich eine größere Mobilität besitzt und häufiger seine Populations- und Rassen-

Tabelle 2. Vorkommen großer Tumorinzidenz im Tierreich

Insekten

Drosophila-Laborstämme	diverse Neoplasien [33]
Solenobia-Bastarde (schmetterlinge)	diverse Neoplasien [75]

Fische

Xiphophorus-Bastarde	diverse Neoplasien
Girardinus-Bastarde	karzinogen-getriggerte Melanome [62]
Guppy-Zierfische	karzinogen-getriggerte Hepatome [61]
Japan-Zierkärpflinge	Hepatome [79]
Forellen-Bastarde	aflatoxin-getriggerte Hepatome [40]
Salvelinus-Bastarde	Fibrosarkome [78]
Zucht-Karpfen	Neuroepitheliome [46]
Zier-Karpfen	Ovarialtumoren [47]
Ontario-Bastardkarpfen	umweltgetriggerte Neoplasien [52]
Goldfisch	Pigmentzell-Tumoren [45]

Amphibien

Kröten-Bastarde	Chordome [30]
Frosch-Bastarde	Lucké-Tumoren (gesteigerte Inzidenz)

Vögel

Enten-Bastarde	Testis-Tumoren [27]
Pfau/Perlhuhn-Bastarde	Testis-Tumoren [58]
Hühner-Zuchtrassen	Leukose (gesteigerte Inzidenz) [84]

Säuger

Mus musculus/M. bactrianus-Bastarde	diverse Neoplasien (gesteigerte Inzidienz) [53]
Maus-Bastarde (von verschiedenen Laborstämmen)	gesteigerte Tumorrate [85]
BALBc/NZB-Bastardmäuse	50% Plasmazelltumoren [83]
Blue ribbon-Mäuse	100% Brustdrüsentumoren [42]
Sprague Dawley/Long Evans Ratten-Bastarde	diverse Neoplasien (gesteigerte Inzidienz) [36]
Hunde-Zuchtrassen	diverse Neoplasien [84]
Boxer	sehr hohe Tumorrate [28]
Hauskatze	diverse Neoplasien [84]
Sinclair-Schwein	Melanome und diverse Neoplasien [44]
Pferde-Zuchtrassen	diverse Neoplasien [84]
Lipizzaner	100% Melanome [34]

Allgemeine Regel: Bastarde, Haus- und Laboratoriumstiere haben eine hohe „Spontanrate" für Tumoren, und die Neoplasien sind leicht induzierbar. Wildtiere haben eine niedrige „Spontanrate", und die Neoplasien sind schwer induzierbar

grenzen überschreitet als die Tiere, sollte auch der Grad seiner Heterogenität vergleichsweise hoch sein. Gemessen am Enzympolymorphismus [32, 56, 65, 66, 69] ist dieser etwa doppelt so groß wie derjenige der meisten wilden Nager [32], viel größer als derjenige des wilden Xiphophorus und mehrere Fisch- und Kriechtierspezies [65, 66], etwa sechsmal größer als derjenige von Makaken, und rund zehnmal größer als derjenige von Elch, Eisbär, Schwarzbär, See-Elefant und anderem Großwild [32, 56, 69]. Lediglich die Haustiere, hier repräsentiert durch die Katze [56], haben einen Heterogenitätsgrad, der etwa demjenigen des Menschen entspricht.

Der Grad der Heterogenität des Menschen liegt also offensichtlich weit über demjenigen der Tiere aus Wildpopulationen. Er läßt auf vergleichsweise häufige Populations- und Rassendurchmischungen schließen. Die Voraussetzungen für die bastardierungsbedingte Krebs-Suszeptibilität (s. Abschnitt II, E und II, J) scheinen also für den Menschen erfüllt zu sein.

D. Unterschiedliche Grade der bastardierungsbedingten Suszeptibilität für Krebs in den rezenten Populationen des Menschen?

Historische, geographische, ökologische, ethologische, politische, religiöse und andere exogene Faktoren haben bei unseren Vorfahren wie bei uns die Paarungen zwischen Angehörigen zweier Populationen sicherlich in manchen Fällen begünstigt, in anderen Fällen erschwert. Als Konsequenz ergibt sich, daß die genetische Heterogenität der rezenten Populationen des Menschen graduell verschieden ist.

Verschiedene Grade der Heterogenität wurden u.a. bei zytogenetischen Untersuchungen der Muster der Q- und C-Banden der Chromosomen von Menschen verschiedener Populationen gefunden. Dieser Chromosomen-Heteromorphismus ist in japanischen Populationen relativ niedrig, bei weißen US-Amerikanern größer und bei den farbigen US-Amerikanern sehr groß [54, 87]. Die gleiche Abstufung zeigt sich auch bei den Häufigkeiten verschiedener Krebs-Arten, besonders deutlich beim Prostata-Karzinom: Nach statistischer Alterskorrektur verhalten sich diese Häufigkeiten bei Japanern, weißen und farbigen Amerikanern wie 1:30:60 [43, 55]. Derartige Unterschiede können nicht durch Umweltfaktoren erklärt werden, denn diese differieren nur wenig. Sie können auch nicht durch rassenbedingte Unterschiede erklärt werden, denn die natürliche Selektion wirkt seit Beginn unserer Evolution prinzipiell gegen Krebs und wird niemals eine bestimmte Population bzw. Rasse bevorzugen und eine andere benachteiligen. Als Erklärung für die Unterschiede in der Krebshäufigkeit bietet sich an, daß die drei Vergleichsgruppen unterschiedliche Grade der bastardierungsbedingten Krebs-Suszeptibilität besitzen.

Eine entsprechende Erklärung bietet sich auch dafür an, daß die japanischen Populationen im Vergleich zu denjenigen anderer Industrienationen ganz allgemein eine niedrige Krebsrate haben. Auch die unterschiedliche Krebshäufigkeit von Negern aus Afrika und Farbigen aus USA, die sich wie 1:3 verhält, kann durch unterschiedliche Grade der bastardierungsbedingten Krebs-Suszeptibilität erklärt werden.

E. Konstanz der Krebshäufigkeit in Populationen des Menschen

Auf der gleichen Basis kann auch die Unabhängigkeit der Krebshäufigkeit von den Änderungen unserer Umwelt erklärt werden. Während die umweltbedingten karzinogenen Einflüsse auf dem Gebiet der Bundesrepublik Deutschland seit Beginn unseres Jahrhunderts dramatisch zugenommen haben, blieb die Krebshäufigkeit (altersjustiert) weitgehend konstant [49, 57]. Man kann annehmen, daß dies auf der Konstanz der Anzahl der krebs-insuszeptiblen bzw. -suszeptiblen Individuen beruht und auf eine unveränderte Häufigkeit der Paarungen zwischen Angehörigen aus verschiedenen Populationen zurückgeht. Auch die geringen Unterschiede in der Krebshäufigkeit zwischen umweltverschmutzten und sauberen Regionen in USA lassen sich durch eine konstante Frequenz suszeptibler und insuszeptibler Individuen bei konstanter paarungsbedingter Heterogenität erklären. Die Konstanz der niedrigen Tumorhäufigkeit bei den aktiven Mormonen und den 7-Tage-Adventisten, die meist auf umweltbewußtes Verhalten, seltener auf Rassenfaktoren zurückgeführt wird [25], läßt sich leicht durch paarungsbedingte biologische Homogeni-

tät der Population, die die Insuszeptibilität selektiv begünstigt, erklären.

F. Nationen mit unterschiedlichen Graden an bastardierungsbedingter Suszeptibilität für Krebs?

Brust- und Colon-Krebs stellen einen sehr großen Anteil der Neoplasmen des Menschen und können als repräsentativ für die Krebsrate betrachtet werden. Ihre Verursachung ist schon mit vielen Umwelt-, Wohlstands- und Ernährungsfaktoren in Zusammenhang gebracht worden, insbesondere mit dem Verzehr tierischer Fette [31].

Carroll [24] hat 39 Nationen untersucht und gefunden, daß der nationsspezifische Verzehr kleiner Fettmengen mit einer niedrigen Krebsrate und der Verzehr großer Fettmengen mit einer hohen Krebsrate korreliert ist. Die Reihe der Nationen beginnt (wenig Fett, niedrige Krebsrate), mit Thailand, Japan, den Philippinen, Taiwan; sie setzt sich fort (mehr Fett, höhere Krebsrate) mit der Tschechoslowakei, Österreich, Frankreich, Schweiz, Polen, Holland, Finland und endet (viel Fett, hohe Krebsrate) mit Australien, USA, Kanada, Dänemark und Neuseeland. Es haben sich aber auch einige bemerkenswerte Unregelmäßigkeiten in dieser Reihe gezeigt: In Holland ist die Krebshäufigkeit doppelt so hoch wie in Finland, obwohl beide Nationen den gleichen Fettverzehr haben; das gleiche gilt für die Schweiz (hohe Krebsrate) und Polen (niedrige Krebsrate). In Dänemark, wo viel tierische Fette gegessen werden, hat die Bevölkerung von Kopenhagen einen relativ geringen Fettverzehr, aber eine sehr hohe Krebsrate, während umgekehrt die ländliche Bevölkerung einen sehr hohen Fettverzehr, aber eine relativ niedrige Krebsrate hat.

Diese Abweichungen von der Regel besagen nicht, daß der Verzehr tierischen Fettes keinen Einfluß auf die Häufigkeit von Brust- und Colonkrebs hat, sie zeigen aber, daß die Unterschiede in der Krebshäufigkeit bei den verschiedenen Nationen nicht allein durch Aufnahme unterschiedlicher Fettquantitäten erklärt werden kann.

Es wäre außerordentlich aufschlußreich zu prüfen, wie groß der Einfluß der Populations- und Rassenbastardierung auf die Häufigkeit der Neoplasmen in den verschiedenen Nationen ist [41]. Diejenigen hochentwickelten Nationen, die eine große Krebshäufigkeit zeigen, sind sicherlich gewaltige Schmelztiegel für Populationen und Rassen [41]. Sie stehen im Gegensatz zu anderen Nationen mit geringerer Krebshäufigkeit, unter denen sich aber sowohl sehr hoch entwickelte als auch minder hoch entwickelte befinden. Vieles spricht dafür, daß diese Nationen, die eine geringe Häufigkeit von Brust- und Colonkrebs und einen geringen Fettverzehr haben, sich durch eine vergleichsweise große genetische Homogenität auszeichnen.

Als Argument für die Vorherrschaft der Umweltfaktoren im Ursachengefüge der Neoplasien wird oft ins Feld geführt, daß japanische Einwanderer in den USA die für Japan spezifische Krebs-Inzidenz ablegen und die des Gastlandes annehmen. Nicht oder doch wenig berücksichtigt wird hierbei, daß der Umschlag nicht sofort, sondern erst nach einer oder zwei Generationen stattfindet. Da Paarungen zwischen Angehörigen verschiedener japanischer Populationen (z.B. aus dem Norden und Süden von Japan) in der Immigration sicherlich wesentlich häufiger sind als im Mutterland selbst, läßt sich die generationsweise Angleichung der Krebshäufigkeiten der japanischen Immigranten an diejenige der amerikanischen Bevölkerung, die ihrerseits aus Bastarden von Immigranten verschiedener Provenienz besteht, zwanglos durch bastardierungsbedingte Krebs-Suszeptibilität erklären. Mutagene und Promotoren aus der Umwelt können den durch die Suszeptibilität vorgegebenen Rahmen der größtmöglichen Krebshäufigkeit nur nach Maßgabe ihrer Effizienz ausfüllen. – Bei Annahme geringer Effizienz der Umweltfaktoren läßt sich auch die Abnahme der Magenkrebshäufigkeit bei einer an sich gestiegenen Frequenz der suszeptiblen Individuen in der japanischen Immigranten-Population erklären.

G. Die Wirkungsbereiche von Umwelt- und Erbfaktoren bei der Karzinogenese

Während die Bedeutung der genetischen Faktoren in der Kanzerologie des Menschen nur für die kleine Gruppe der erblichen Tumoren anerkannt ist, steht ihre Untersuchung für die großen Gruppen der karzinogen-, ernährungs- und endokrinabhängigen Neoplasien noch aus, und oftmals wird ihre Existenz sogar verneint. Epidemiologische Untersuchungen schreiben den Umweltfaktoren eine überragende Rolle zu (Zigarettenrauch, UV, Röntgenstrahlen, Asbest, Industrieabgase, Ernährungsfaktoren usw.) [6, 29, 43, 55], und als Konsequenz kommen Erwartungen auf, daß Krebs zu einer seltenen Krankheit wird, wenn diese Umweltfaktoren beseitigt oder doch wenigstens verringert werden. Unabhängig davon, daß es unmöglich sein wird, alle Karzinogene aus der Umwelt zu verbannen, haben statistische Untersuchungen erhebliche Zweifel daran aufgebracht, daß diese Erwartungen jemals in Erfüllung gehen [23, 49, 57].

Von Xiphophorus wissen wir, daß die Regulationsgen(R)-Systeme, die den Tieren während ihres zwei Jahre dauernden Lebens Insuszeptibilität gegen Krebs verleihen, populations-spezifisch evoluiert wurden und polygen sind. In demselben Maße, in dem sie durch Bastardierung von Angehörigen zweier Populationen stufenweise von einer Generation zur nächsten abgebaut werden, steigt der Grad der Suszeptibilität für Krebs. Keimbahnmutationen an R-Genen, die auf Grund von „Hybrid Dysgenesis" [20, 80, 86] möglicherweise häufiger als normal auftreten, mögen den Abbau begünstigen.

Man ist versucht anzunehmen, daß beim Menschen gleiche oder ähnliche Prinzipien zur Krebs-Suszeptibilität führen. Da jedoch die R-Systeme des Menschen nicht nur zwei sondern über 70 Jahre hindurch Schutz vor Krebs gewähren müssen, sollten sie um Größenordnungen polygener sein als diejenigen von Xiphophorus; nach Erreichen der Suszeptibilität bieten sie immer noch für die ersten Jahrzehnte des Lebens ausreichenden Schutz vor Krebs. Im Verlaufe des Lebens eines suszeptiblen Individuums könnten dann in den Zellinien der Somazellen ein R-Gen nach dem anderen ausfallen, und erst die Außerkraftsetzung des letzten R durch ein Mutagen oder einen Promotor aus der Umwelt tritt als Beginn der Karzinogenese in Erscheinung.

Sollten die am Modell Xiphophorus gewonnenen Ergebnisse auch für den Menschen gültig sein, so ergibt sich ein Bild, bei dem die Betrachtung des Ursachengefüges des neoplastischen Wachstums der Betrachtung eines Eisberges gleicht. Unser Blick wird von der Spitze des Eisberges, nämlich den weithin sichtbaren chemischen und physikalischen Karzinogenen aus unserer industriegeprägten Umwelt, angezogen; wir sehen den letzten Schritt im Ursachengefüge der Neoplasie und meinen, den ganzen Vorgang vor uns zu haben. Demgegenüber sind die untergetauchten Hauptmassen des Eisberges, nämlich die zur Suszeptibilität für Krebs bzw. zur Sensitivität gegenüber den Karzinogenen führenden Schritte, der direkten Beobachtung entzogen. Sie sind in der Aufeinanderfolge vergangener Generationen verborgen.

Literatur

1. Abdo S (1979) Studies on neoplasia in Xiphophorus. Histomorphology of N-methyl-N-nitrosourea (MNU) induced neoplasms and cytology and cytochemistry of genetically conditioned amelanotic melanoma. Dissertation, Gießen
2. Ahuja MR (1962) A cytogenetic study of heritable tumor in nicotiana species hybrids. Genetics 47:865–880
3. Ahuja MR, Anders F (1977) Cancer as a problem of gene regulation. In: Gallo RC (ed) Recent advances in cancer research: Cell biology, and tumor virology. CRC Press, Cleveland, pp 103–117
4. Ahuja MR, Lepper K, Anders F (1979) Sex chromosome aberrations involving loss and translocation of tumor-inducing loci in Xiphophorus. Experientia 35:28–30
5. Ahuja MR, Schwab M, Anders F (1980) Linkage between a regulatory locus for melanoma cell differentiation and an esterase locus in Xiphophorus. J Heredity 71:403–407
6. Ames BN (1979) Identifying environmental chemicals causing mutation and cancer. Science 204:587–593
7. Anders A, Anders F (1978) Etiology of cancer as studied in the platyfish-swordtail system. Biochim Biophys Acta 516:61–95
8. Anders A, Anders F, Klinke K (1973) Regulation of gene expression in the Gordon-Kosswig melanoma system. I. The di-

stribution of the controlling genes in the genome of the xiphorine fish, Platypoecilus maculatus and Platypoecilus variatus. In: Schröder JH (ed) Genetics and mutagenesis of fish. Springer, Berlin Heidelberg New York, pp 33–52

9. Anders A, Anders F, Klinke K (1973) Regulation of gene expression in the Gordon-Kosswig melanoma system. II. The arrangement of chromatophore determining loci and regulating elements in the sex chromosomes of xiphophorine fish, Platypoecilus maculatus and Platypoecilus variatus. In: Schröder JH (ed) Genetics and mutagenesis of fish. Springer, Berlin Heidelberg New York, pp 53–63

10. Anders A, Kollinger G, Chatterjee K (im Druck) Heritable and induced melanoma in Xiphophorus. In: Seiji M (ed) Pigment cell. Karger, Basel (Vol 6)

11. Anders F (1967) Tumour formation in platyfish-swordtail hybrids as a problem of gene regulation. Experientia 23:1–10

12. Anders F (1968) Genetische Faktoren bei der Entstehung von Neoplasmen. Zentral Vet Med 15:29–46

13. Anders F, Diehl H, Scholl E (1980) Differentiation of normal melanophores and of neoplastically transformed melanophores in the skin of Xiphophorus. In: Spearman RIC, Riley PA (eds) The skin of vertebrates. Academic Press, London (Linnean society symposium series number 9, pp 211–224)

14. Anders F, Diehl H, Schwab M, Anders A (1979) Contributions to an understanding of the cellular origin of melanomas in the Gordon-Kosswig xiphophorine fish tumor system. In: Klaus SN (ed) Pigment Cell, Karger, Basel (vol 4, pp 142–149)

15. Anders F, Klinke K, Vielkind U (1972) Genregulation und Differenzierung im Melanom-System der Zahnkärpflinge. Biol in unserer Zeit 2:35–45

16. Anders F, Schartl M, Scholl E (im Druck) Evaluation of environmental and hereditary factors in carcinogenesis based on studies in Xiphophorus. Proceeding of the eleventh international symposium of the Princess Takamatsu cancer research fund. University Park Press, Baltimore London Tokyo

17. Anders F, Scholl E, Schartl M (1979) Xiphophorus als Modell in der Krebsforschung. In: Porcher H, Theurer K (eds) Organo- und Immuntherapie: Neue Perspektiven in der Medizin. Enke, Stuttgart, pp 38–100

18. Anders F, Schwab M, Scholl E (1981) Strategy for breeding test animals of high susceptibility to carcinogens. In: Stich H, San R (eds) Short-term tests for chemical carcinogens. Springer, New York

19. Beiderbeck R (1977) Pflanzentumoren. Ulmer, Stuttgart

20. Berg R, Engels WR, Kreber RA (1980) Site-specific X-chromosome rearrangements from hybrid dysgenesis in Drosophila melanogaster. Science 210:427–429

21. Braun AC (1978) Plant tumors. Biochim Biophys Acta 516:167–191

22. Braun AC, Stonier T (1958) Morphology and physiology of plant tumors. In: Heilbrunn LV, Weber F (eds) Protoplasmatologia. Springer, Wien Bd. 10, Heft 5a

23. Burch PRJ (1978) Smoking and lung cancer: the problem of inferring cause. JR Statist Soc A 141:437–477

24. Carroll K (1975) Experimental evidence of dietary factors and hormonedependent cancer. Cancer Res 35:3374–3383

25. Cairns J, Lyon JL, Skolnick M (1980) Banbury Report 4, Cancer incidence in defined populations. Cold Spring Harbor Laboratory

26. Chatterjee K, Kollinger G, Schmidt CR, Anders A, Anders F (1981) Cytogenetics of Neoplasia in Xiphophorus. Cancer Genet Cytogenet 3:195–210

27. Crew FAE, Koller P (1936) Genetical and cytological studies on the intergenetic hybrid of Cairina moschata and Anas platyrhynchos. Proc R Soc Edinb 56:210

28. Denlinger RH, Koestner A, Swenber JA (1978) Neoplasms in purebred boxer dogs following long-term administration of N-Methyl-N-Nitrosourea. Cancer Res 38:1711–1717

29. Doll Sir R (1977) Strategy for detection of cancer hazards to man. Nature 265:589–596

30. Flindt R, Hemmer H, Schipp R (1968) Zur Morphogenese von Mißbildungen bei Bastardlarven von Bufo calamita ♀ und Bufo viridis ♂: Störungen in der Ausbildung des Axialskeletts. Zool Jb Anat 85:51–71

31. Foerster H (1980) Nahrungsmittel und Krebsverdacht am Beispiel von Zucker. Umschau 80:22–23

32. Fuerst PA, Chakraborty R, Nei M (1977) Statistical studies on protein polymorphism in natural populations I. Distribution of single locus heterozygosity. Genetics 86:455–483

33. Gateff E (1978) Malignant neoplasms of genetic origin in Drosophila melanogaster. Science 200:1448–1459

34. Gebhard K, Niebauer F (1979) Abstract, Second European Workshop on Mammalian Melanin Pigmentation, London

35. Gordon M (1927) The genetics of a viviparous topminnow Platypoecilus – the inheritance of two kinds of melanophores. Genetics 12:253–283

36. Gross L, Dreyfuss Y (1979) Spontaneous tumors in Sprague-Dawley and Long-Evans rats and their F_1 hybrids: carcinogenic effect of total body x-irradiation. Proc Natl Acad Sci USA 76:5910–5913

37. Haas-Andela H (1978) Versuche zur genetischen Transformation von Pigmentzellen bei lebendgebärenden Zahnkarpfen (Poeciliidae). Dissertation, Gießen

38. Haas J (1981) Nachweis somatischer Mutationen im Melanomsystem der lebendgebärenden Zahnkarpfen (Poeciliidae). Dissertation, Gießen

39. Häussler G (1928) Über Melanombildung bei Bastarden von Xiphophorus helleri und Platypoecilus maculatus var. Rubra Klin Wochenschr 7:1561–1562

40. Halver JE, Mitchel IA (1967) Trout hepatoma research conference papers. Res Rep US Fish Wildl Serv 70:1–99

41. Heston WE (1974) Genetics of cancer. J Hereditty 65:262–272

42. Heston WE, Vlahakis G (1968) C3H-A^{vy} – a high hepatoma and high mammary tumor strain of mice. J Natl Cancer Inst 40:1161–1166

43. Higginson J (1969) Present trends in cancer epidemiology. In: Proceedings of the 8th Canadian cancer conference. Pergamon Press of Canada, Honey Harbor, Ontario, pp 40–75

44. Hook RR, Aultman MD, Adelstein EH, Oxenhandler RW, Milliken LE, Middleton CC (1979) Influence of selective breeding on the incidence of melanomas in sinclair miniature swine. Int J Cancer 24:668–672

45. Ishikawa T, Prince Masahito, Matsumoto J, Takayama S (1978) Morphologic and biochemical characterization of erythrophoromas in goldfish (Carassius auratus). J Natl Cancer Inst 61:1461–1470

46. Ishikawa T, Prince Masahito, Takayama S (1978) Olfactory Neuroepthelioma in a domestic carp (Cyprinus carpio). Cancer Res 38:3954–3959

47. Ishikawa T, Takayama S (1977) Ovarian neoplasia in ornamental hybrid carp (Nishikigoi) in Japan. Ann NY Acad Sci 198:330–341

48. Kallman K (1975) The Platyfish Xiphophorus maculatus. In: King RC (ed) Handbook of genetics. Plenum Press, New York, vol 4, pp 81–132

49. Koeppe P (1980) Überlegungen zur Krebsstatistik und -epidemiologie. Biol Med 9:99–110

50. Kollinger G (1981) Zelldifferenzierung und Malignität spontaner und carcinogen-induzierter Neoplasmen (Melanom und Neuroblastom) bei Xiphophorus. Eine licht- und elektronenmirkroskopische Untersuchung. Dissertation, Gießen

51. Kosswig C (1927) Über Bastarde der Teleostier Platypoecilus und Xiphophorus. Z Indukt Abstamm Vererbungsl 44:253

52. Leatherland JF, Sonstegard RA (1978) Structure of normal testis and testicular tumors in cyprinids from Lake Ontario. Cancer Res 38:3164–3173

53. Little CC (1947) The genetics of cancer in mice. Biol Rev 22:315
54. Lubs HA, Kimberling WJ, Hecht F, Patil SR, Brown J, Gerald P, Summitt RL (1977) Racial differences in the frequency of Q and C chromosomal heteromorphism. Nature 268:631–632
55. Maugh TH (1979) Cancer and Environment: Higginson speaks out (Interview with J Higginson). Science 205:1363–1366
56. O'Brien SJ (1980) The extent and character of biochemical genetic variation in the domestic cat. J Heredity 71:2–8
57. Oeser H, Koeppe P (1979) Krebs: Schicksal oder Verschulden? Thieme, Stuttgart
58. Poll H (1920) Zwischenzellengeschwulst des Hodens bei Vogelmischlingen. Beitr Pathol Anat 67:40
59. Radda AC (1980) Synopsis der Gattung Xiphophorus Heckel. Aquearia 27:39–44
60. Rosen D (1979) Fishes from the uplands and inter-mountain basins of Guatemala: Revisionary studies and comparative geography. Bull Am Natl Hist 162:267–376
61. Sato S, Matsushima T, Tanaka N, Sugimura T, Takashima F (1973) Hepatic tumors in the Guppy (Lebistes reticulatus) induced by aflatoxin B_1, dimethylnitrosamine, and 2-acetylaminofluorene. J Natl Cancer Inst 50:767–776
62. Schartl A, Schartl M, Anders F (im Druck) Promotion of neoplasia by testosterone-promoted cell differentiation in Xiphophorus and Girardinus. In: Hecker E (ed) Proceedings of the symposium of carcinogenesis and biological effects of tumor promotors
63. Schartl M, Schartl A, Anders F (im Druck) Phenotypic conversion of malignant melanoma to benign melanoma and vice versa in Xiphophorus. In: Seiji M (ed) Pigment cell. Karger, Basel, vol 6
64. Schmidt CR (1981) Untersuchungen über MNU-induzierte Neoplasmen bei Xiphophorus. – Abhängigkeit der Induzierbarkeit von Genotyp und Entwicklungsstadium. Dissertation, Gießen
65. Scholl A (1973) Biochemical evolution in the genus Xiphophorus (Poeciliidae Teleostei). In: Schröder JH (ed) Genetics and mutagenesis of fish. Springer, Berlin Heidelberg New York, pp 277–299
66. Scholl A, Anders F (1973) Electrophoretic variation of enzymproteins in platyfish and swordtails (Poeciliidae; Teleostei). Arch Gen 46:121–129
67. Scholl E (1977) Biochemische Markierung von Chromosomen und differentielle Genexpression in Tumor- und Embryonalgewebe bei Zahnkarpfen (Poeciliidae). Staatsexamensarbeit, Gießen
68. Scholl E (1980) Untersuchungen am Melanomsystem von Xiphophorus – Koppelung eines Esterase-Gens (Est-1) mit einem Differenzierungsgen (Diff). Dissertation, Gießen
69. Schull WJ (1979) Genetic structure of human populations. J Toxicol Environ Health 5:17–25
70. Schwab M (1980) Genome organisation in the tumor model of Xiphophorus (Poeciliidae; Teleostei). Verh Dtsch Zool Ges 73:285
71. Schwab M (1981) How can altered differentiation induced by 12-O-tetradecanoyl-phorbol-13-acetate (TPA) be related to tumor promotion? In: Hecker E (ed) Carcinogenesis and biological effects of tumor promoters. Raven Press, New York (im Druck)
72. Schwab M, Anders A (1981) Carcinogenesis in Xiphophorus and the role of the genotype in tumor susceptibility. In: Kaiser HE (ed) Neoplasms – comparative pathology of growth in animals, plants, and man. Williams and Wilkins, Baltimore, pp 451–460
73. Schwab M, Haas J, Abdo S, Ahuja MR, Kollinger G, Anders A, Anders F (1978) Genetic basis of the susceptibility for the induction of neoplasms by N-methyl-N-nitrosourea (MNU) and X-rays in the platyfish-swordtail tumor system. Experientia 34:780–782
74. Scholz A (1977) Untersuchungen zur Dinitrochlorbenzol (DNCB)-induzierten Regression kreuzungsbedingter Melanome der lebendgebärenden Zahnkarpfen (Poeciliidae). Staatsexamensarbeit, Gießen
75. Seiler J, Puchta O, Brunold E, Rainer M (1958) Die Entwicklung des Genitalapparates bei triploiden Intersexen von Solenobia triquetrella F.R. (Lepid. Psychidae). Deutung des Intersexualitätphänomens. Wilhelm Roux's Arch Entwickl Mech 150:199–372
76. Siegmund E (1981) Licht- und elektronenmikroskopische Untersuchungen an Mitose- und Meiosechromosomen von Xiphophorus. Diplomarbeit, Gießen
77. Stich HF, Acton AB (1979) Can mutation theories of carcinogenesis set priorities for carcinogen testing programs? Can J Genet Cytol 21:155–177
78. Takashima F, Hibiya T (1972) Fibrosarcoma in pond-cultured hybrids of Salvelinus. J Ichthyol 19:97–101
79. Takayama S, Ishikawa T (1977) Comparability of histological alteration during carcinogenesis in animals and man in special reference to hepatocarcinogenesis in fish. IARC Sci Publ 16:271–286
80. Thompson JN, Woodruff RR (1980) Increased mutation in crosses between geographically separated strains of Drosophila malenogaster. Proc Natl Acad Sci USA 77:1059–1062
81. Vielkind U (1976) Genetic control of cell differentiation in platyfish-swordtail melanoma. J Exp Zool 196:197–204
82. Vielkind U, Vielkind J (1973) Inhibitiory effect of dibutryl cyclic AMP on fish melanoma growth, in vitro, as measured by H^3-Thymidine incorporation into DNA. IRCS (73-3) 3-8-2
83. Warner NL, Potter M, Metcalf D (1974) Multiple myeloma and related immunoglobulin-producing neoplasms. U/CC Techn Rep Ser 13, Genf
84. Weiss E (1972) Geschwülste. In: Frei A (ed) Allgemeine Pathologie. Parey, Berlin, pp 295–347
85. Wolley GW, Dickie MM, Little CC (1952) Adrenal tumors and other pathological changes in reciprocal crosses in mice I. Cancer Res 12:142
86. Woodruff RC, Thompson JN, Lyman RF (1979) Intraspecific hybridization and the release of mutator activity. Nature 278:277–279
87. Yamada K, Hasegawa T (1978) Types of frequencies of Q-variant chromosomes in a Japanese population. Hum Genet 44:89–98

Eingegangen am 13. März 1981
Angenommen am 14. März 1981

Prof. Dr. F. Anders
Genetisches Institut
Heinrich-Buff-Ring 58–62
D-6300 Gießen
Bundesrepublik Deutschland

Zellmembranveränderungen und biologisches Verhalten von Virus-transformierten Zellen*

Heinz Bauer

Institut für Virologie, Fachbereich Humanmedizin der Justus-Liebig-Universität Gießen

Cell Membrane Characteristics and Biological Behavior of Virus Transformed Cells

Summary. The transformation of a normal into a tumor cell is not caused by a single molecular event, but is the consequence of several simultaneous or consecutive molecular processes, which lead to a variety of changes in the structure and the metabolism of the cell. Investigations with the Rous sarcoma virus show that a single gene is primarily responsible for these changes that is coding for a phosphorprotein which, however, is multifunctional. The biochemical and biologic events which initiate and maintain the transformed status of the cell involve mainly the cytoplasma membrane. At both the outer and the inner surface of the cell membrane dramatic changes occur which influence the cell structure, permeability of the cytoplasma membrane, and the intracellular metabolic pathways. Most probably, these transformation-associated events are also involved in cell proliferation under physiologic conditions. In the tumor cell, however, they are not further regulated physiologically, with the consequence of an uncontrolled and incessant cell division.

Key words: Virus-induced transformation – Tumor cell – Transforming genes – Cytoplasmic membrane – Mechanism of cell transformation

Zusammenfassung. Die Umwandlung einer normalen Zelle in eine Tumorzelle erfolgt nicht aufgrund eines einzigen molekularen Ereignisses. Sie ist vielmehr die Folge mehrerer gleichzeitiger oder aufeinanderfolgender molekularer Prozesse, die zahlreiche Veränderungen der Struktur und des Stoffwechsels der Zelle bewirken. Untersuchungen am Rous-Sarkom-Virus zeigen, daß hierfür primär ein einziges Gen verantwortlich ist, dessen Produkt, ein Phosphorprotein, aber offensichtlich mehrere Funktionen hat. Die biochemischen und biologischen Vorgänge, die zur Auslösung wie auch zur Aufrechterhaltung des Transformationsstatus der Zelle führen, spielen sich vor allem an der Zellmembran ab. Auf der äußeren wie auf der inneren Oberfläche der Zellmembran finden dramatische Veränderungen statt, welche die Zellstruktur, die Permeabilität der Zellmembran und die intrazellulären Wechselwirkungen betreffen. Dabei handelt es sich um Vorgänge, die sich vermutlich auch bei der physiologischen Zellteilung abspielen, deren physiologische Regulation aber in der Tumorzelle aufgehoben ist, was eine unkontrollierte und unaufhörliche Zellteilung zur Folge hat.

Schlüsselwörter: Virustransformation – Tumorzelle – transformierende Gene – Zytoplasmamembran – Mechanismus der Zelltransformation

Einleitung

In vitro-Untersuchungen mit Zellkulturen spielen eine wichtige Rolle in der experimentellen Krebsforschung, seit Tumorviren entdeckt wurden, die in der Lage sind, binnen kürzester Zeit Zellen im Reagenzglas so zu transformieren, daß diese sich phänotypisch wie Tumorzellen verhalten. Die experimentellen Vorteile solcher Systeme liegen auf der Hand. Sie ermöglichen vor allem den direkten Vergleich von transformierten mit nicht-transformierten normalen Geschwisterzellen. Im Hinblick auf die biologischen Veränderungen bei der Transformation sind es vor allem die *RNA-haltigen* Viren, und hier insbesondere Viren des Hühner-Leukose-Sarkom-Komplexes, die bestimmte technische Vorteile bieten. Die folgenden Ausführungen werden ausschließlich dieses System behandeln.

Das RNA-Genom des Rous-Sarkom-Virus (RSV), das als Prototyp der Hühner-Leukose-Sarko-

---

* Vortrag auf der 111. Versammlung der Gesellschaft Deutscher Naturforscher und Ärzte, Hamburg, 21.–25. September 1980

 Verhandlungen der Gesellschaft Deutscher Naturforscher und Ärzte 1980

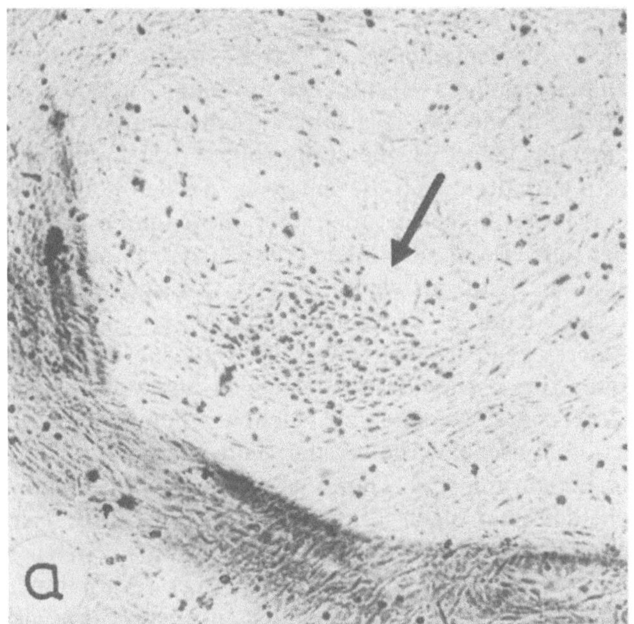

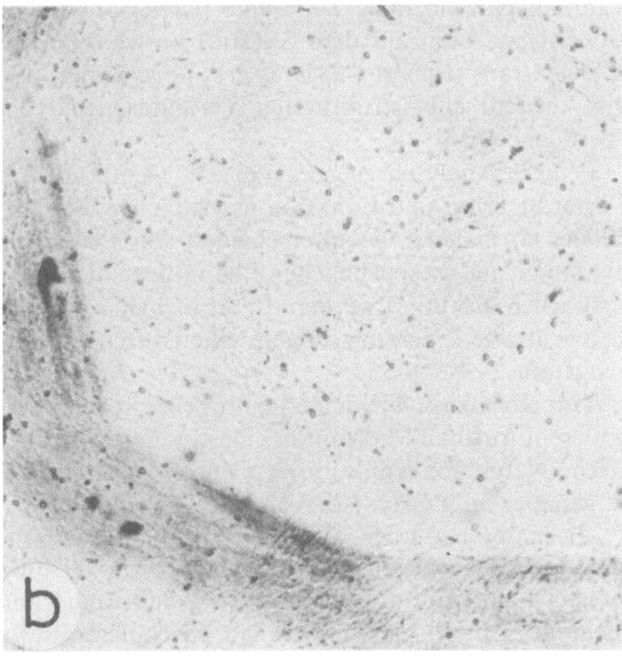

Abb. 1a, b. Ein Herd (Focus) von RSV-infizierten Zellen zeigt bei 35° C (**a**) morphologisch transformierte (Pfeil) und bei 42° C (**b**) normale Zellmorphologie

matose-Viren gilt, kodiert für vier Gene, deren drei für die Replikation des Virus erforderlich sind: gag, pol und env. Ein viertes Gen des RSV, das am 3′ Ende der RNA lokalisiert ist und src-Gen genannt wird, ist dafür verantwortlich, daß das Virus Fibrosarkome im Tier erzeugt bzw. normale Fibroblasten in vitro in Sarkomzell-ähnliche Zellen transformiert. Nur letzteres Gen soll im Zusammenhang dieser Thematik interessieren.

Erikson et al. haben entdeckt, daß dieses src-Gen für ein Phosphorprotein mit einem Molekulargewicht von 60000 dalton kodiert (pp60^{src}), mit dem eine cAMP-unabhängige Tyrosin-spezifische Phosphortransferase assoziiert ist [6, 10]. Verschiedene Untersuchungen sprechen dafür, daß eine Phosphortransferase-Aktivität eine Eigenschaft des pp60^{src} selbst darstellt, und daß die Autophosphorylierung einer Tyrosin-Aminosäure offenbar für die transformierende Funktion dieses Moleküls erforderlich ist [9, 14, 18, 23, 30].

Ein einziges Virusteilchen reicht aus, um eine Zelle zu transformieren. Diese Transformation erfolgt bereits binnen weniger als 24 h nach Virusinfektion. Der Transformationsprozeß kann durch Verwendung Temperatur-sensitiver (ts) RSV-Mutanten sogar noch beschleunigt werden, das sind Viren, die bei niedriger Temperatur – im vorliegenden Fall bei 35° C – transformieren, nicht aber bei erhöhter Temperatur (42° C) (Abb. 1), da sie einen Defekt im src-Gen enthalten, der sich nur bei erhöhter Temperatur auswirkt [12]. Dies eröffnet folgende experimentelle Möglichkeit: man infiziert eine Zellkultur mit einer ts-Mutante zunächst bei 42° C, wobei sich die Zellen normal verhalten und verbringt sie dann nach 35° C, so daß der Defekt nicht mehr zum Tragen kommt. Da dieser reversibel ist und das transformierende Protein auch bei 42° C synthetisiert wird [30], kann nach T° Wechsel sofort der Prozeß der Zelltransformation beginnen, so daß man bereits binnen weniger Stunden und sogar Minuten transformations-spezifische Veränderungen feststellen und untersuchen kann (s.w.u.).

Wachstumsverhalten der transformierten Zelle

Neben dem hervorstechendsten Merkmal, der morphologischen Abrundung (Abb. 1), lassen die Zellen nach Transformation unschwer ein verändertes Wachstumsverhalten erkennen. Sie teilen sich unter Bedingungen, unter denen sich normale Zellen offensichtlich nicht mehr teilen und wachsen im Unterschied zu diesen nicht in einer Schicht, sondern türmen sich übereinander, da sie in ihrer Bewegung nicht mehr durch den Kontakt mit Nachbarzellen gehemmt sind. Werden transformierte Zellen in einem halbflüssigen Medium in Suspension gehalten, so teilen sie sich im Unterschied zu normalen Zellen und bilden große Zellkolonien, d.h. sie sind für die Teilung auch nicht mehr davon abhängig, an einem Substrat zu haften. Ein weiterer Unterschied zu normalen Zellen besteht darin, daß transformierte Zellen nicht den üblichen Zusatz von Kälberserum im Nährmedium für ihre Proliferation benötigen. Offenbar sind sie sehr viel weniger von im Serum enthaltenen Wachstumsfaktoren abhängig.

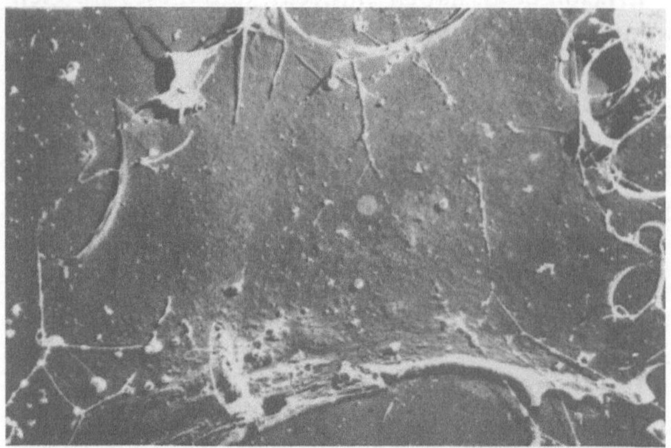

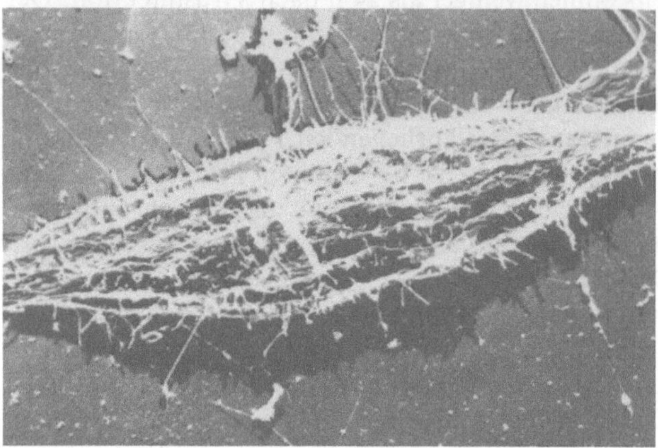

Abb. 2. Rasterelektronenmikroskopische Aufnahmen einer normalen und einer RSV-transformierten Zelle

Es sind vor allem diese drei Eigenschaften der in vitro transformierten Zelle, die es rechtfertigen, sie mit einer Tumorzelle zu vergleichen. Auch die Tumorzelle darf sich, um invasiv wachsen zu können, durch den Kontakt mit Nachbarzellen nicht aufhalten lassen; weiterhin ist es für die Metastasierung, d.h. die Herauslösung einzelner Zellen aus dem Tumorzellverband und die Penetration in die Blutbahn erforderlich, daß die Tumorzelle Substrat-unabhängig ist. Schließlich kann man vermuten, daß das Angebot an Wachstums-stimulierenden Faktoren im Reagenzglas unphysiologisch hoch ist, so daß die Tumorzelle in vivo auch davon unabhängig sein muß.

Alle drei genannten Eigenschaften weisen darauf hin, daß strukturelle, physiko-chemische oder biologische Veränderungen der Zytoplasmamembran stattgefunden haben müssen. In der Tat betreffen die meisten Kriterien, nach denen man eine transformierte von einer normalen Zelle unterscheidet, Veränderungen der Zytoplasmamembran oder aber intrazelluläre Vorgänge, die über die Zytoplasmamembran reguliert werden.

Zytoplasmamembran-assoziierte Veränderungen

Die Zytoplasmamembran besteht nach derzeitigen Vorstellungen im wesentlichen aus einer Lipiddoppelschicht, in die eine Vielzahl verschiedenartiger Proteine eingelagert ist, die zum größten Teil Kohlenhydrate enthalten, und die entweder an der Peripherie der Membran liegen oder aber die Membran ganz oder teilweise durchdringen [19]. Das ganze hat weniger eine rigide als vielmehr eine flüssige Struktur, in der vielfältige Umstrukturierungen möglich sind. Es herrscht heute kein Zweifel daran, daß die Funktionen dieser Membran, die sich in Signalwirkungen ins Zellinnere wie auch zu Nachbarzellen äußern, für das biologische Verhalten der Zelle von entscheidender Bedeutung sind. Daher ist es auch nicht erstaunlich, daß man nach Transformation vielfältige Veränderungen dieser Zytoplasmamembran feststellen kann. *Raster-elektronenmikroskopische* Aufnahmen vermitteln davon bereits einen groben Eindruck. Während eine normale Zelle eine flache Oberfläche aufweist und breit auf dem Substrat ausgebreitet ist, ist eine transformierte Zelle stark abgerundet und zeigt beachtliche strukturelle Veränderungen der Oberfläche (Abb. 2).

Feinere Analysen zeigen, daß die Membran sich in ihrer Struktur und Funktion in vielfacher Hinsicht von der normalen Zelle unterscheidet. Aus Platzmangel können alle diesbezüglichen Phänomene hier nicht ausführlich diskutiert werden. In Abb. 3 sind deshalb die wichtigsten Veränderungen schematisch zusammengefaßt.

Transformierte wie auch Tumorzellen scheiden in größerem Ausmaß Makromoleküle aus, deren biochemische Natur und Funktion erst nur in wenigen Fällen genauer aufgeklärt ist (Abb. 3:1).

Hierunter befinden sich auch Wachstums-stimulierende Faktoren, die ruhende Zellen zur Teilung anregen können und darüber hinaus eine Reihe von Eigenschaften induzieren, die auch die transformierte Zelle auszeichnet [24]. Dies könnte erklären, weshalb in einigen Systemen die Zellmembranrezeptoren für Wachstumsfaktoren in der transformierten Zelle weniger zahlreich bzw. blockiert erscheinen (Abb. 3:3). Möglicherweise reagieren die von der transformierten Zelle produzierten und ausgeschiedenen Wachstumsfaktoren mit den eigenen Zellrezeptoren und sorgen so für eine Proliferation der Zelle.

Die Bedeutung der erhöhten *Agglutinierbarkeit* transformierter Zellen durch pflanzliche Lektine ist bisher nicht klar (Abb. 3:2). Man weiß aber, daß die Ursache hierfür in einem engen Zusammenrücken der entsprechenden Zellrezeptoren liegt (s. Ref. [19]). Bisher unbekannte Veränderungen führen zu einer veränderten Permeabilität der Zellmembran

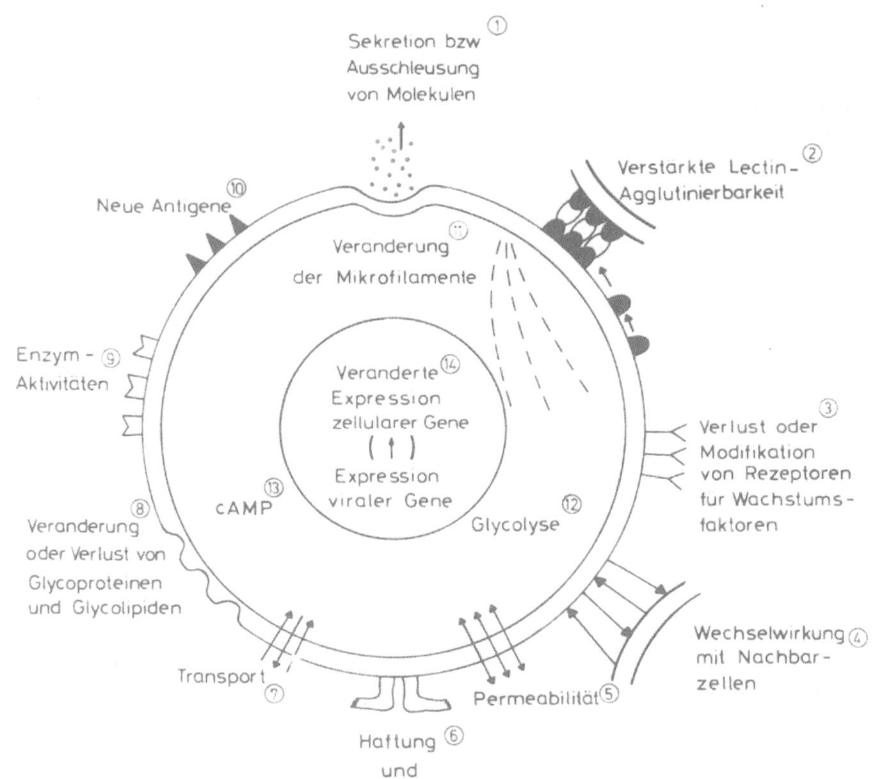

Abb. 3. Schematische Darstellung einer Reihe von strukturellen, biochemischen und biologisch-physiologischen Besonderheiten der RSV-transformierten Zelle. Auf die Zahlen wird im Text verwiesen

(Abb. 3:5) sowie zu einem veränderten Transport von Makromolekülen und Ionen (Abb. 3:7); so wird z.B. 2-Deoxyglucose 5–10mal schneller von transformierten Zellen aufgenommen als von Normalzellen [27]. Die intrazelluläre Kaliumkonzentration ist um etwa 50% in der transformierten Zelle erhöht (Mosher, pers. Mitt.), was möglicherweise auf eine gesteigerte Aktivität der Na^+/K^+ ATPase-„Pumpe" zurückzuführen ist. Nach anderen Untersuchungen braucht die normale Zelle eine etwa 5mal höhere Konzentration an Magnesium und/oder Calcium im Nährmedium, um sich teilen zu können [1]. Vergleicht man die Aufnahme von radioaktivem Ca^{++} in normale und transformierte Zellen, so stellt man bei letzteren eine deutlich langsamere Aufnahme, aber eine höhere intrazelluläre Konzentration von Ca^{++} fest (Barnekow et al., unveröffentlicht). Da Calcium vermutlich passiv aufgenommen aber aktiv ausgeschleust wird und je nach physiologischem Zustand der Zelle in unterschiedlichem Maße in freier und gebundener Form in der Zelle vorliegt, ist hier möglicherweise die energieabhängige Abgabe von Ca^{++} gedrosselt. Da weiterhin die Calciumvorräte der Zelle auch an der Zytoplasmamembran und hier wahrscheinlich an Mukopolysaccharide gebunden sind, ist damit zu rechnen, daß hier ebenfalls eine funktionelle Änderung der Zellmembran zu einer Veränderung dieses Pools führt.

Die Bedeutung der ein- und zweiwertigen Kationen für die Proliferation der Zelle ist in diesem Zusammenhang lange vernachlässigt worden; eine zu erwartende Intensivierung entsprechender Untersuchungen wird in nächster Zeit wahrscheinlich zu interessanten Einblicken in das komplizierte Netzwerk der Zellregulation führen, da bekannt ist, daß diese Ionen eine wichtige Rolle bei der Synthese von Makromolekülen spielen. Insbesondere Ca^{++} vermag an verschiedenen Stellen des Zellstoffwechsels und der Proliferationskontrolle anzugreifen, sei es als „second messenger" selbst oder durch Regulierung der „second messenger"-Rolle von cAMP (Abb. 3:13) über die Beeinflussung der Adenylatcyclase und/oder der Phosphodiesterase [17, 21]. Ca^{++} scheint die anaerobe Glykolyse (Abb. 3:12) zu aktivieren, was sowohl Wachstums- wie Proliferations-fördernde Wirkung hat. Schließlich wird das Zytoskelett, insbesondere die Actin-haltigen Mikrofibrillen (Abb. 3:11) durch Ca^{++} beeinflußt [13], was über eine Wachselwirkung mit den Mikrotubuli zur Stimulierung der DNA-Synthese führen könnte.
Über die Bedeutung der Veränderungen von Glykolipiden und Glykoproteinen (Abb. 3:8) hinsichtlich deren Gehalts an Kohlenhydraten wird vermutet, daß sie vor allem Ausdruck einer veränderten Stoffwechsellage der transformierten Zelle darstellen. Andererseits mag die Funktion der Moleküle, die für die

Wechselwirkungen zwischen Zelle und Nachbarzelle (Abb. 3:4) verantwortlich sind, durch ihren Glykosylierungsgrad beeinflußt werden. So dienen Glykolipide z.B. als Rezeptor für Wachstums-hemmende Moleküle und wirken danach über die Bindung mit cAMP Wachstums-hemmend. Characteristisch ist der Verlust eines Fibronectin oder LETS (large external transformation sensitive) genannten Glykoproteins an der Zelloberfläche, das vermutlich für die Substratbindung der normalen Zelle verantwortlich ist [15].

Von den neu oder vermehrt auftretenden Enzymen in der Plasmamembran hat vor allen eine Plasminogen-Aktivator-Protease Aufmerksamkeit erregt, die in Virus-transformierten Zellen in etwa 100facher Konzentration vorliegt und als wichtiges Kriterium für den Transformationsstatus der Zelle angesehen wird [25]. Möglicherweise ist eine solche Protease in vivo für die Beweglichkeit und die Metastatisierung von Tumorzellen wichtig. Schließlich und möglicherweise als Ausdruck für diese vielfachen Veränderungen kann man mit immunologischen Methoden neue Antigene auf der Zelloberfläche nachweisen (Abb. 3:10), die bisher in ihrer biochemischen Struktur zwar nur ungenügend charakterisiert sind, aber nach ihrem Ursprung unterscheiden werden können. So sind neben den viralen Glykoproteinen zwei weitere Arten von Antigenen nachweisbar [16]. Ein oncofetales Antigen (OFA) wird sowohl in nicht-differenzierten embryonalen Zellen wie auch nach Virustransformation und nach Transformation mit Methylcholanthren exprimiert. In differenzierten Zellen des erwachsenen Tieres oder nach längerem Wachstum der Zelle in vitro ist OFA nicht nachweisbar [29]. Ein anderes Antigen (TSSA) ist spezifisch für das Rous-Sarkom-Virus und wahrscheinlich viruskodiert [3]. Da es sich hierbei nicht um einen Virusstrukturbestandteil handelt, ist dieses Antigen möglicherweise identisch mit oder Teil des pp60^{src} (s.w.u.).

Als Konsequenz aus dieser Vielfalt von Membranveränderungen mag schließlich die Unabhängigkeit bzw. die Loslösung der transformierten Zelle vom Substrat und ihre erhöhte Beweglichkeit resultieren (Abb. 3:6)

Mechanismus der Zelltransformation

Die Erkenntnis, daß die Vielfalt der beschriebenen Phänomene in der RSV-transformierten Zelle auf die Aktivität eines einzigen Gens zurückzuführen ist, hilft zunächst im Verständnis der Zusammenhänge nicht weiter, bietet aber im Unterschied zu chemisch induzierten oder spontan entstandenen Tumoren den Vorteil, daß das verantwortliche Gen und dessen Genprodukt pp60^{src} bekannt sind und genauer untersucht werden können. Die Verwendung verschiedener ts-

Tabelle 1. Phänotypische Eigenschaften verschiedener RSV ts Mutanten

	Koloniebildung in Agar, Wachstumsdichte, Adhäsion		2-d-Glucose Aufnahme		Protease	
	35°	42°	35°	42°	35°	42°
wt RSV	Tr	Tr	Tr	Tr	Tr	Tr
ts GI 251	normal	Tr	Tr	normal	Tr	normal
ts GI 201	Tr	normal	(Tr)	normal	normal	normal

src-Gen-Virusmutanten hat dabei zu interessanten Erkenntnissen geführt. Der exemplarische Vergleich einiger Transformationsparameter bei den Mutanten 251 und 201 zeigt, daß ein Defekt im src-Gen nicht zum Ausfall all dieser Funktionen bei erhöhter Temperatur führen muß (Tabelle 1). Im Unterschied zur Mutante 201 ist die Mutante 251 nur für Plasminogenaktivator und gesteigerte Zuckeraufnahme Temperatur-sensitiv, weist aber bei 42° C die wichtigsten Wachstumseigenschaften auf. Diese und weitere Ergebnisse mit anderen Mutanten haben zu dem Schluß geführt, daß das pp60^{src}-Molekül mehrere Funktionen haben muß [11].

Die einzige bisher bekannte Funktion des pp60^{src} ist die Phosphorylierung von Tyrosin-haltigen Proteinen. Es ist deshalb das Ziel zahlreicher Arbeitsgruppen, zelluläre Proteine zu identifizieren, die nach Transformation im Tyrosin phosphoryliert werden und daher mögliche Kandidaten für eine Wechselwirkung mit pp60^{src} darstellen. Ein derartiges Protein von etwa 35000 d wurde bisher identifiziert, ohne daß seine Funktion bekannt wäre [21].

Das Gerüst der Mikrofibrillen, das Zellmorphologie und Zellbeweglichkeit bestimmt, bricht nach Transformation durch Depolymerisierung der Actin-Fibrillen zusammen, wie durch Anfärben mit fluoreszierenden Actin-Antikörpern 12 h nach Transformation erkennbar ist (Abb. 4a, c). Mit Hilfe von ts-RSV-Mutanten konnte gezeigt werden, daß derartige Veränderungen ein frühes Ereignis im Transformationsmechanismus darstellen [5]. Bereits 15 min nach Wechsel von 35° C nach 42° C wurden Anhäufungen von Zytoskeletbestandteilen an der Membran festgestellt (Abb. 4b) Im Rastermikroskop erkennt man, daß es sich dabei um ungestalte Ausstülpungen der Plasmamembran handelt (Abb. 5a, b), deren bizarre Struktur in Dünnschnitten deutlich wird (Abb. 5c). Da diese Strukturen Mikrofibrillen-Bestandteile enthalten, nämlich Actin, α-Actinin, Myosin und Tropomyosin [5] kann man vermuten, daß dieser Teil des Zytoskelets in der Frühphase der Transformation betroffen wird, sei es als direktes Zielorgan für pp60^{src} oder als eine der frühesten Konsequenzen metabo-

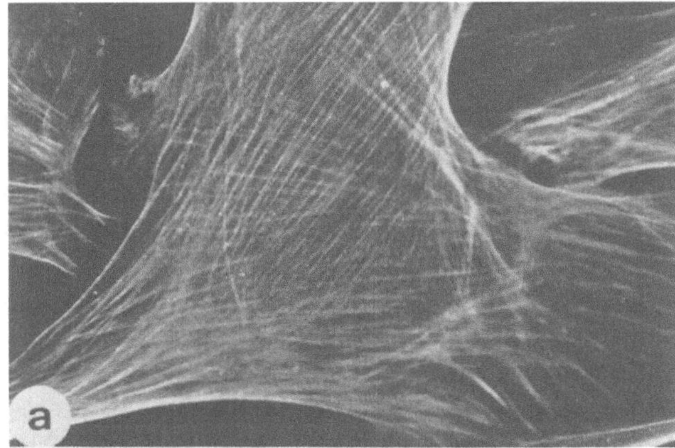

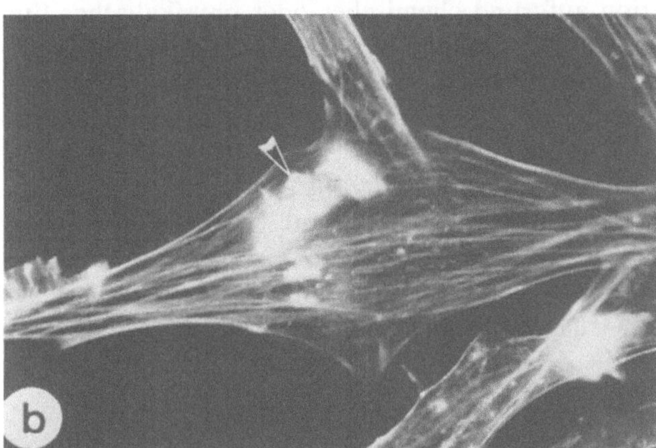

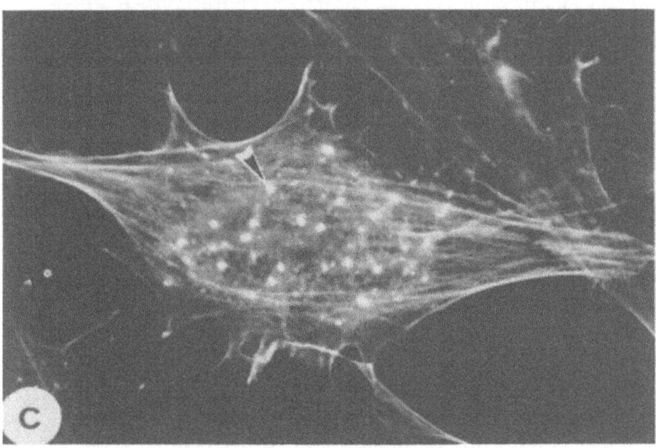

Abb. 4a–c. Darstellung des Zytoskelets durch Immunfluoreszenz-Fotographien von ts-RSV-infizierten Hühnerzellen mit Actin-Antikörpern. **a** bei 42° C (phänotypisch nicht transformiert) **b** 1 h nach „shift" auf 35° C (transformiert); der Pfeil weist auf die Membranausstülpungen (ruffles); **c** 6 h nach „shift" auf 35° C; der Pfeil zeigt auf „Füßchen"

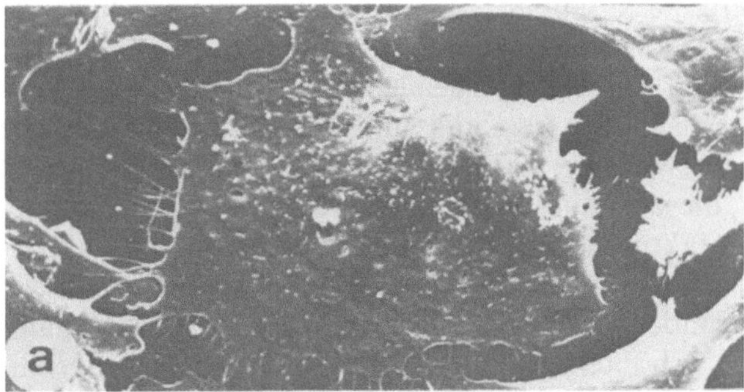

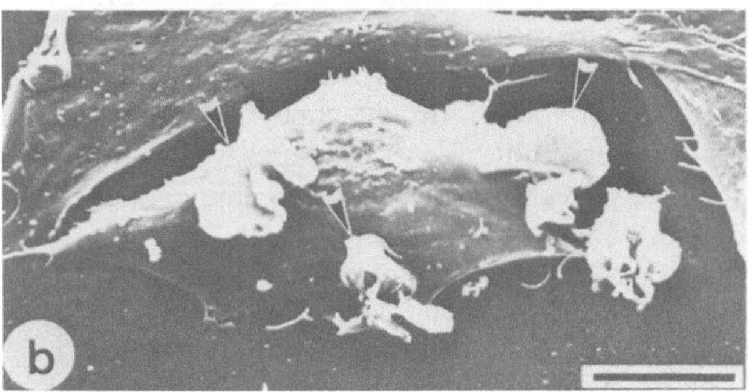

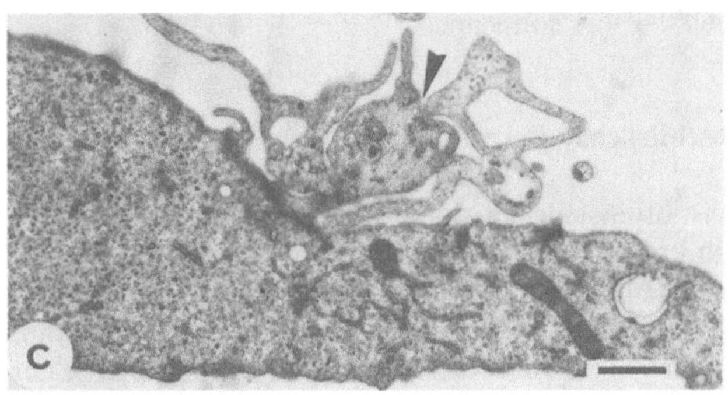

Abb. 5a–c. Darstellung der Oberflächenmorphologie von ts-RSV-infizierten Zellen **a, b** Rasterelektronenmikroskopie: (**a**) bei 42° C (phänotypisch nicht transformiert) (**b**) 3 h nach „shift" auf 35° C; die Pfeile weisen auf Membranausstülpungen (ruffles); **c** Darstellung der „ruffles" im Dünnschnitt

lischer Veränderungen, die durch pp60^{src} hervorgerufen werden.

Mit der gleichen Methode läßt sich auch der Verlust der Zelladhäsion erkennen. Im Unterschied zur normalen Zelle haftet die transformierte Zelle nur noch mit wenigen anfärbbaren „Füßchen" am Substrat (Abb. 4c). Diese Befunde stehen im Einklang mit den Ergebnissen anderer Autoren, wonach ein Großteil des pp60^{src} an der Innenseite der Zytoplasmamembran lokalisiert ist [8, 28], wo auch die Mikrofibrillen verankert sein müssen. Eine derartige Depolymerisierung der Mikrofibrillen könnte über die Wechselwirkung mit den Mikrotubuli zur Stimulierung der DNA-Synthese führen.

Da das pp60^{src} mehrere Funktionen hat und wegen der Vielgestaltigkeit der zytoplasmatischen Veränderungen haben wir untersucht, ob pp60^{src} auch auf der Zelloberfläche nachweisbar ist. Immunfluoreszenz-optische Untersuchungen mit pp60^{src}-spezifischen Seren sowie der direkte Nachweis von radioaktiv markiertem pp60^{src} und dessen Kinaseaktivität zeigen in der Tat, daß ein gewisser Teil mit der Zelloberfläche assoziiert ist, vor allem aber auch, daß pp60[src] von der Zelle ausgeschleust wird [2]. Letztere Befunde erlauben die Arbeitshypothese, daß das pp60[src] einen ähnlichen Effekt wie Wachstumsfaktoren hat, mit entsprechenden Rezeptoren auf der Zelloberfläche reagiert und auf diesem Weg eine positive Signalwirkung auf die Zellproliferation ausübt. Es ist in diesem Zusammenhang erwähnenswert, daß Serumfaktoren, Insulin und andere genauer charakterisierte Wachstumsfaktoren ähnliche phänotypische Veränderungen der Zelle bewirken wie das RSV, nämlich erhöhten K^+ und Glukose-Transport, Serum- und Substratunabhängigkeit, d.h. sogar Koloniebildung in Suspension, vor allem aber Stimulierung von DNA, RNA und Proteinsynthese. Als letzter möglicher Angriffspunkt für das pp60[src] sei die aerobe Glykolyse erwähnt. Ein Schlüsselenzym der Glykolyse, die Pyruvatkinase wird durch eine cAMP-unabhängige Kinase inaktiviert, die sich enzymologisch von der pp60[src]-Kinase nicht unterscheiden läßt [20]. Die in der transformierten Zelle gesteigerte Glykolyse, die ihrerseits den Zellstoffwechsel in vielfacher Hinsicht beeinflußt, könnte daher eine direkte Folge einer pp60[src]-Funktion sein.

Abschließende Betrachtungen

Es ist offensichtlich, daß das src-Gen trotz seiner Multifunktionalität nicht direkt alle beschriebenen und eine Reihe wahrscheinlich bisher unbekannter Vorgänge in der transformierten Zelle induzieren kann, sondern daß viele dieser Prozesse Schritte in einer Kaskade von Ereignissen darstellen, die in einem Netzwerk von Wechselwirkungen letztlich zum Zustand der transformierten bzw. Tumorzelle führen. Das bedeutet, daß die Zelle selbst in der Lage sein muß, für verschiedene neu aufgetretene Moleküle zu kodieren. Es stellt sich deshalb die Frage, ob es physiologische Bedingungen gibt, unter denen die Zelle von diesen ihren genetischen Fähigkeiten Gebrauch macht. Bereits Anfang dieses Jahrhunderts wurde die Vermutung geäußert, daß embryonale Zellen ähnliche Eigenschaften wie Tumorzellen haben. Hierfür sprechen auch eine Reihe von Befunden jüngster Zeit, die gleiche Eigenschaften in transformierten und embryonalen Zellen beschreiben, wie kreuzreagierende Antigene und Verlust bzw. Fehlen bestimmter Funktionen einer differenzierten Zelle. Interessanterweise enthält jede normale Hühnerzelle ein Gen, das dem viralen src-Gen weitgehend ähnlich, wenn nicht in seiner Funktion mit diesem identisch ist [26], und das auch in normalen Zellen – wenn auch nur schwach – exprimiert ist [7]. Vorläufige Ergebnisse zeigen, daß dieses zelluläre Gen während der Embryonalentwicklung stärker exprimiert wird als in differenzierten Zel-

len [2], was die Ähnlichkeit zwischen embryonalen und Tumorzellen erklären könnte.

Man kennt inzwischen verschiedene virale Tumorgene, die ihr Pendant in der normalen Zelle haben. Diese zellulären Gene sind in der Evolution sehr gut erhalten, und es werden auch in der menschlichen Zelle Gene gefunden, die mit diesen Tumorgenen strukturell, d.h. in ihrer Nukleotidsequenz, verwandt sind, z.B. auch dem src-Gen. Es kann deshalb vermutet werden, daß die den Tumorgenen entsprechenden zellulären Gene für die Entwicklung und Differenzierung der Zelle bzw. der Organe eine wichtige Rolle spielen. Man kann weiterhin annehmen, daß diese Gene auch bei Spontantumoren durch genetische Mutation aufgrund chemischer oder physikalischer Einflüsse aktiviert und der normalen Regulation entzogen werden können. Der Unterschied zwischen einer embryonalen Zelle und einer Virsus-bedingten Tumorzelle mag daher im wesentlichen darin bestehen, daß in der embryonalen Zelle ein potentielles src-Gen der Regulation der Zell- und Organdifferenzierung unterliegt, während das vom Virus eingebrachte src-Gen durch die Verbindung mit den Replikationsgenen des Virusgenoms ungehemmt exprimiert werden kann und die Zelle im Sinne einer Retrodifferenzierung verändert [4].

Die in diesem Artikel erwähnten eigenen Arbeiten wurden durch die Deutsche Forschungsgemeinschaft unterstützt (SFB 47, Virologie).

Literatur

1. Balk SD, Polimeni PI, Hoon BS, LeStourgeon DN, Mitchell RS (1979) Proliferation of Rous sarcoma virus-infected, but not of normal chicken fibroblasts in a medium of reduced Ca and Mg concentration. Proc Natl Acad Sci USA 76:3913–3916
2. Barnekow A, Bauer H, Boschek CB, Friis RR, Ziemiecki A (1981) Rous sarcoma virus transformation: action of the src gene product. In: Schweiger NG (ed) Cell biology. Springer, Berlin Heidelberg New York, pp 457–466
3. Bauer H, Hayami M, Ignjatovic J, Rübsamen H, Graf T, Friis RR (1978) On the origin and in vivo immunogenicity of avian sarcoma cell surface antigens. In: Barlaty S, Guili-Morghen C de (eds) Avian RNA tumor viruses. Piccin, Medical Books, pp 252–267
4. Bauer H, Yoshikawa Y (1980) Oncofetal antigens as markers for retrodifferentiation in malignant transformation. In: Viruses in naturally occuring cancers, Cold Spring harbor conferences on cell proliferation. Cold Spring Harbor Laborator, (Vol 7, pp 1231–1238)
5. Boschek CB, Jockusch BM, Friis RR, Back R, Grundmann E, Bauer H (1981) Early changes in the distribution and organization of microfilament proteins during cell transformation. Cell 24:175–184
6. Brugge JS, Erikson RL (1977) Identification of a transformation-specific antigen induced by an avian sarcoma virus. Nature 269:346–348
7. Brugge JS, Collett MS, Siddiqui A, Marczynska B, Deinhardt

F, Erikson RL (1979) Detection of the viral sarcoma gene product in cells infected with various strains of avian sarcoma virus and of a related protein in infected chicken cells. J Virol 29:1196–1203

8. Courtneidge SA, Levinson AD, Bishop JM (1980) The protein virus and of a related protein in infected chicken cells. J Virol 29:1196–12 3

 8. Courtneidge SA, Levinson AD, Biship JM (1980) The protein encoded by the transforming gene of avian sarcoma virus (pp60^{src}) and a homologous protein in normal cells (pp60 proto-src) are associated with the plasma membrane. Proc Natl Acad Sci USA 77:3783–3787

 9. Erikson E, Collett MS, Erikson RL (1978) In vitro synthesis of a functional avian sarcoma virus transforming-gene product. Nature 274:919–921

10. Erikson RL, Collett MS, Erikson E, Purchio AF (1979) Evidence that the avian sarcoma virus transforming gene product is a cAMP-independent protein kinase. Proc Natl Acad Sci USA 76:6260–6264

11. Friis RR, Schwartz RT, Schmidt MFG (1977) Phenotypes of Rous sarcoma virus transformed fibroblasts: an argument for a multifunctional src gene product. Med Microbiol Immunol 164:155–165

12. Friis RR (1978) Temperature-sensitive mutants of avian RNA tumor viruses. A review. Curr Top Microbiol 79:262–293

13. Glenney JR jr, Weber K (1980) Calmodulin-binding proteine of the microfilaments present in isolated brush borders and microvilli of intestinal epithelial cells. J Biol Chem 255:10551–10554

14. Hunter T, Sefton BM (1980) Transforming gene product of Rous sarcoma virus phosphorylates tyrosine. Proc Natl Acad Sci USA 77:1311–1315

15. Hynes RO, Destree AT, Perkins ME, Wagner DD (1979) Cell surface fibronetin and oncogenic transformation. J Supramol Strut 11:95–104

16. Ignjatovic J, Rübsamen H, Hayami M, Bauer H (1978) Rous sarcoma virus-transformed avian cells express four different cell surface antigens that are distinguishable by a cell-mediated cytotoxicity blocking test. J Immunol 120:1663–1668

17. Laporte DC, Gidwitz S, Weber JM, Storm DR (1979) Relationship between changes in the calcium-dependent regulartory protein and adenylate cyclase during viral transformation. Biophys Res Commun 86:1169–1177

18. Levinson AD, Oppermann H, Levintow L, Varmus HE, Bishop JM (1978) Evidence that the transforming gene of avian sarcoma virus encodes a protein kinase associated with a phospho-protein. Cell 15:561–572

19. Nicholson GL (1976) Transmembrane control of the receptors on normal and tumor cells. II. Surface changes associated with transformation and malignancy. Biophys Acta 458:1–72

20. Presek P, Glossmann H, Eigenbrodt E, Schoner W, Rübsamen H, Friis RR, Bauer H (1980) Similarities between a phosphor-protein (pp60^{src}) associated protein kinase of Rous sarcoma virus and a cyclic adenosine 3′:5′-monophosphate-independent protein kinase that phosphorylates pyruvate kinase type M_2. Cancer Res 40:1733–1741

21. Radke K, Gilmore T, Martin GS (1980) Transformation by Rous sarcoma virus: a cellular substrate for transformation-specific protein phosphorylation contains phosphotyrosine. Cell 21:821–828

22. Rozengurth E (1979) Early events in growth stimulation. In: Hynes RO (ed) Surfaces of normal and malignant cell. John Wiley & Sons, Chichester New York Brisbane Toronto, pp 323–354

23. Rübsamen H, Friis RR, Bauer H (1979) The src gene product from different strains of avian sarcoma virus: Kinetics and possible mechanism of heat-inactivation of protein kinase activity from transformation defective temperature sensitive mutant- and wild-type virus-infected cells. Proc Natl Acad Sci USA 76:967–971

24. Todaro GJ, Larco JE de (1978) Growth factors produced by sarcoma virus-transformed cells. Cancer Res 38:4147–4153

25. Unkeless JC, Tobia A, Ossowski L, Quigley JP, Rifkin DB, Reich E (1973) An enzymatic function associated with transformation of fibroblasts by oncogenic viruses. I. Chick embryo fibroblast cultures transformed by avian RNA tumor viruses. J Exp Med 137:85–111

26. Wang LH, Snyder P, Hanafusa T, Hanafusa H (1980) Evidence for the common origin of viral and cellular sequences involved in sarcomagenic transformation. J Virol 35:52–64

27. Weber JM (1973) Hexose transport in normal and in Rous sarcoma virus-transformed cells. J Biol Chem 248:2978–2983

28. Willingham MC, Jay G, Pastan I (1979) Localization of the ASV src gene product to the plasma membrane of transformed cells by electron microscopic immunocytochemistry. Cell 18:125–134

29. Yoshikawa Y, Ignjatovic J, Bauer H (1979) Tissue-specific expression of onco-fetal antigens during embryogenesis. Differentiation 15:41–47

30. Ziemiecki A, Friis RR (1980) Phosphorylation of pp60^{src}-associated kinase activity of transformation-defective temperature-sensitive mutants of Rous sarcoma virus. Virology 106:391–394

Eingegangen am 20. Februar 1981
Angenommen am 24. Februar 1981

Prof. Dr. H. Bauer
Institut für Virologie
Fachbereich Humanmedizin
Justus Liebig-Universität
Frankfurter Straße 107
D-6300 Gießen
Bundesrepublik Deutschland

Prof. Dr. Popper, New York, konnte krankheitshalber seinen Vortrag „Wirkungsmechanismen chemischer Karzinogene am Beispiel des Leberkrebses" nicht halten. Aus dem Programmheft der 111. Versammlung folgt nachstehend der Text des Kurzreferats.

Wirkungsmechanismen chemischer Karzinogene am Beispiel des Leberkrebses

Hans Popper
The Mount Sinai Medical Center, New York

Für die Krebsentstehung beim Menschen werden in letzter Zeit äußere Faktoren für sehr bedeutsam gehalten; deswegen hat sich das Interesse in Richtung auf Umweltfaktoren, besonders chemische, industrielle und auch arzneimittelbedingte, verlagert. Daher soll die Entstehung des Leberkrebses als Modell diskutiert und zu den ätiologischen Faktoren in Beziehung gestzt werden. Es besteht eine karzinogene Kette aus einer verhältnismäßig schnellen Anfangs-Veränderung (Bildung und Abbau des engültigen Karzinogens und seine Bindung an DNA) und einem jahrelangen Fortschreiten, währenddessen einige Hepatocyten durch zahlreiche Teilungen zu Krebszellen werden. Umweltfaktoren können sowohl die Biotransformation des Karzinogens beeinflussen als auch seine Bindung an DNA und so die Krebsentwicklung entscheidend mitbestimmen. Gestützt auf diese Beobachtung am Tiermodell soll die Pathogenese von Lebertumoren diskutiert werden, die entweder mit häufigen, aber schwer kontrollierbaren Faktoren (Virus-Hepatitis B, Alkoholmißbrauch, Mykotoxine) oder mit seltenen, aber leicht kontrollierbaren Stoffen (z.B. Vinylchlorid oder Geschlechtshormone), verbunden ist.

Chromosomenaberrationen, Geschwülste und Entwicklungsstörungen *

A. Gropp

Institut für Pathologie der Medizinischen Hochschule, Lübeck

Chromosome Abnormalities, Tumours and Developmental Disorders

Summary. Clonal chromosome disorders occurring or acquired at any postnatal age are often closely related with the origin of tumours. In man the Ph1-chromosome (9; 22) anomaly in CML or the 8; 14 translocation in the African malignant Burkitt Non-Hodgkin lymphoma are, among other cases, prominent examples.

On the other hand, constitutive, inherited or novel chromosome anomalies conveyed from the zygote to all tissues of the organism may cause a higher risk for the origin of tumours, Rarely, inheritable minor structural chromosome mutations are known to determine the occurrence of dysontogenetic tumours, as e.g., nephroblastoma, but it is assumed that more such cases will become elucidated in the future. As a special phenomenon, true hydatiform mole is a tumour of the placental tissue due to a disorder of intragenome regulation.

Constitutive or numerical structural chromosome anomalies of man are a frequent cause of early or late abortion or of abnormal development and malformation. Despite the predominating principle of selective fetal elimination, a few anomalies such as Down's syndrome, may escape to longer survival due to the relatively mild effects of chromosome 21 triplication.

Trisomies which represent in man the most frequent type of chromosome disorders, can be induced, and systematically studied in an experimental model of the mouse. This allows the elaboration of the developmental profiles of all trisomies (and monosomies) of the mouse. Also, the above mentioned principle of selective elimination of abnormal implants can be analysed experimentally.

Although the developmental span of a trisomic zygote is limited, there is evidence that cells and tissues isolated from the chromosomally abnormal organism can survive much longer. Thus, haemopoietic stem cells, at least in Ts 12 and 19 of the mouse, can be rescued from trisomic fetuses by transferring them to lethally irradiated adult mice, whose blood forming organs may eventually become permanently repopulated by the trisomic cell lineage. This type of experiments is suited for closer analyses of potential functions *vs.* defects of chromosomally abnormal cellular systems, e.g., with regard to growth and development.

Key words: Animal model – Dysontogenetic tumours – Hypoplasia – Malformation – Trisomy – Tumour cytogenetics

Zusammenfassung. Postnatal neu erworbene, meist auf einzelne Gewebe beschränkte, also „klonale" Chromosomenanomalien weisen enge Beziehungen zur Entstehung von Tumoren auf: so beim Menschen das sog. Philadelphia Chromosom bei chronischer myeloischer Leukämie und die Anomalie des Chromosoms No 14 bei dem in Afrika vorkommenden Burkitt-Lymphom. Bei der Maus zeigen thymusabhängige Leukämien ein überzähliges Chromosom No 15.

Dem sind konstitutive, bei der Gametenbildung der Eltern entstandene, daher bereits in der Fruchtanlage vorhandene und angeborene Chromosomenaberrationen des ganzen Organismus gegenüberzustellen. In einigen Fällen sind kleinste, spezifische Strukturanomalien dieser Art die Ursache von dysontogenetischen Tumoren, d. h. Tumoren auf angeborener Grundlage. Ein Fall besonderen Interesses stellt die echte Blasenmole dar, die als Tumor der Placenta auf dem Boden der Fehlentwicklung einer Zygote entsteht, die nur väterliche Chromosomen enthält.

---

* Vortrag auf der 111. Versammlung der Gesellschaft Deutscher Naturforscher und Ärzte, Hamburg, 21–25. September 1980

Andererseits sind konstitutive numerische und strukturelle Anomalien der Chromosomen beim Menschen in vielen Fällen Ursache für ein frühes Absterben der Fruchtanlage oder für Fehlentwicklungen mit schweren Mißbildungen. Viele Anlagen mit chromosomalen Anomalien sterben in der frühen Fetalperiode ab, andere erst gegen Ende der Schwangerschaft oder bald nach der Geburt. Die in diesem Rahmen auftretenden spontanen Fehlgeburten sind Ausdruck einer selektiven Elimination. Ein längeres Überleben kommt nur dem Down-Syndrom zu, weil die Manifestation der Triplikation des Chromosoms No 21 vergleichsweise mild ist. Trisomien, die beim Menschen die häufigste Chromosomenaberration darstellen, lassen sich in einem Experimentalmodell der Maus spezifisch indizieren. Man kann daran die für den Menschen gültigen Zusammenhänge der Entstehung von Chromosomenaberrationen, der Muster fehlerhafter Entwicklung und der sequentiellen pränatalen Elimination der Anomalien in systematischen Versuchsansätzen analysieren.

Obwohl die Entwicklungsspanne einer Fruchtanlage mit Chromosomenanomalie, z. B. einer Trisomie, meist noch vor oder allenfalls bald nach der Geburt eine Begrenzung findet, muß dies nicht auch für Einzelzellen oder isolierte zelluläre Funktionssysteme zutreffen. Wenn Stammzellen blutbildender Gewebe von trisomen Embryonen auf letal vorbestrahlte Mäuse übertragen werden, können sie die zerstörte Blutbildung des bestrahlten Tieres restaurieren und längeres Überleben gewährleisten. Untersuchungen dieser Art tragen zur Erforschung der Fähigkeiten oder Defekte einzelner Zellsysteme bei konstitutiven chromosomalen Aberrationen bei.

Schlüsselwörter: Dysontogenetische Tumoren – Hypoplasie – Mißbildung – Tiermodell – Trisomie – Tumorcytogenetik

---

Wachstum und Entwicklung der zellulären Systeme und Gewebe eines Individuums hängen, in der molekularen wie in der cytologisch-mikroskopischen Größenordnung, nicht zuletzt in der des Chromosoms, von der normalen Organisation des Genoms ab. Anomalien der Chromosomen bewirken Störungen von Wachstum und Entwicklung. Es scheint für diese Betrachtung richtig, klonale, in einer oder wenigen somatischen Zellen oder Stammzellen entstandene und auf somatische Gewebe beschränkte chromosomale Aberrationen von konstitutiven, also angeborenen, alle Gewebe eines Organismus betreffenden Chromosomenanomalien zu unterscheiden.

Klonale Chromosomenaberrationen spielen in erster Linie bei der Entstehung und für die Charakterisierung gewisser Geschwülste eine Rolle, vielleicht in noch unbekannten Zusammenhängen für eine Vielzahl von Geschwülsten. In einem ersten Abschnitt werden einige Fragen der Tumorcytogenetik erörtert. Ein zweiter Abschnitt befaßt sich mit der Auswirkung von konstitutiven Chromosomenaberrationen auf Wachstum und Entwicklung des Gesamtorganismus.

Chromosomenaberrationen und Geschwulstwachstum

Der voll ausgebildete maligne Tumor weist zumeist in seinen Zellen irreguläre Formen chromosomaler Aneuploidie, d.h. eine Abweichung vom euploiden Chromosomensatz, auf. Dieses Phänomen wurde zuerst von dem Berliner Pathologen v. Hansemann (1880) beschrieben. Boveri (1902, 1914) sah in der Aneuploidie von Tumorzellen den Mechanismus der Entstehung von Geschwülsten. Theorie und Konzept somatischer Chromosomenmutationen bzw. eines chromosomalen Ungleichgewichts als Ursache maligner Tumoren sind in ihrer generellen Form weder beweisbar noch allgemein akzeptiert. Die vielfältigen, von Tumor zu Tumor stark variierenden Chromosomenaberrationen eignen sich überdies nur schwer zur Analyse, noch weniger zu einer Deutung, auch wenn diese oft versucht wurde und vor allem in dem Stammlinienkonzept von Makino (1957) weitere cytogenetische Forschung sehr nachhaltig anregte. Nach dieser Vorstellung entspricht die Stammlinie dem vorherrschenden Klon, der mit seiner ihm eigenen, aber stets weiter modellierbaren Chromosomenkonstitution unter selektivem Druck im Laufe der zellulären Evolution eines Tumors entstanden ist und zu einem gegebenen Zeitpunkt die am besten geeignete Anpassung an die positiven oder negativen Einflüße der Umgebung zeigt (Levan 1967; Atkin 1976; Mitelman 1980). Das Stammlinienkomzept vermittelt eine hilfreiche Einsicht in die Faktoren, welche die Entwicklung und die formalen Prinzipien des Wachstums eines Tumors determinieren, aber es sagt nichts über chromosomale Mechanismen bei der Entstehung von Geschwülsten aus.

Größere Bedeutung für die gegenwärtige Betrachtung besitzen einige besondere Fälle spezifischer klonaler Chromosomenaberrationen bei Tumoren bestimmter Art. Beim Menschen ist in erster Linie das sog. Ph^1-Chromosom (Nowell u. Hungerford 1960) bei der chronischen myeloischen Leukämie (CML), der häufigsten Form unter den Leukosen, zu nennen. Im engeren handelt es sich um die Translokation (Rowley 1973) eines distalen Segments des Chromosoms 22 an den langen Arm eines Chromosoms No 9 (Abb. 1), in einem kleinen Teil der Fälle an ein anderes Chromosom (Hayata et al. 1975). Es ist unklar ob die Translokation reziprok, ob sie genetisch ausgeglichen ist oder ob dabei ein eigentlicher Defekt durch einen kleinen Stückverlust entsteht. Die Veränderung, die als klonale Anomalie (Fialkow 1974) nur in den Derivaten und Reifungskompartimenten der myeloischen Stammzellen vorhanden ist, kommt in fast 90% der Erkrankungen von CML und nur höchst selten bei anderen Leukämien vor. Darüber hinaus sagt die Anwesenheit der Ph^1-Chromosomentranslokation etwas über die Prognose dieser Erkrankung

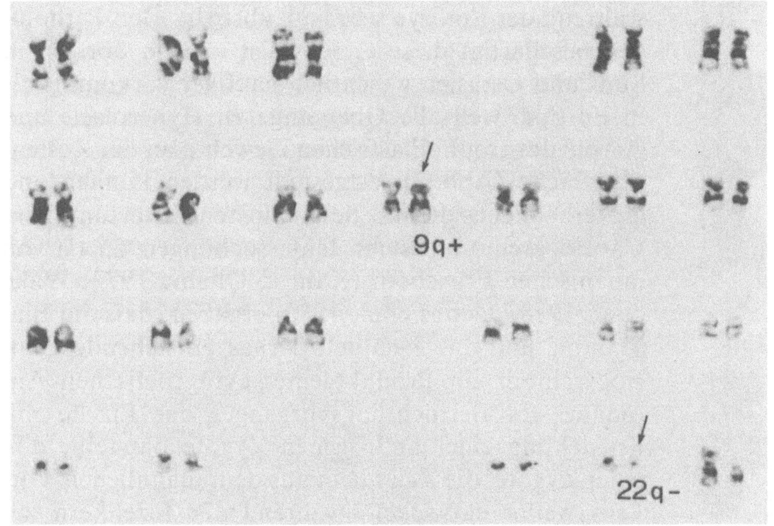

Abb. 1. Ph[1]-Chromosomenanomalie des Chromosoms 22: Translokation (9; 22), Karyotyp einer Knochenmarkzelle bei chronisch myeloischer Leukämie. Färbung: G-(Giemsa-)bandenmuster

aus; die Fälle ohne die Ph[1]-Anomalie haben eine schlechtere Prognose (s. Gropp u. Mende 1972), Fälle mit zusätzlichen chromosomalen Anomalien verschiedener Art zeigen meist den Übergang in eine finale kritische Phase der Entwicklung der Erkrankung an (Mitelman et al. 1976). Man wird nicht bezweifeln, daß es sich bei der Ph[1]-Anomalie um mehr als ein Begleit- oder Folgephänomen des Tumorwachstums, vielmehr um eine primäre klonale Anomalie handelt.

Beim Burkitt-Lymphom, einer malignen Geschwulst, die besonders den Kiefer, aber auch andere Lokalisationen betrifft und in den Regenzonen Ost- und Westafrikas vorkommt, haben Manolov u. Manolova (1972) eine Verlängerung des Chromosoms 14 durch ein terminales Segment als ebenfalls sehr spezifische Chromosomenanomalie nachgewiesen. Wie sich später zeigte, stammt das zusätzliche Stück vom Chromosom 8. Die Anomalie verdankt ihre Entstehung einer reziproken Translokation (Zech et al. 1976; Manolova et al. 1979). Die 8;14 Translokation wurde bislang in allen Fällen des Burkitt-Tumors, auch bei den seltenen Fällen außerhalb Afrikas, gefunden. Eine sichere Beziehung zum Epstein-Barr-Virus scheint jedoch nicht vorhanden zu sein (Kaiser-McCaw et al. 1977).

Zu der Reihe von Beispielen spezifischer chromosomaler Abberrationen bei Geschwülsten gehört auch das Meningeom, eine Geschwulst der Hirnhäute, bei dem sich fast stets ein Total- oder Stückverlust des Chromosoms No 22 zeigt (Mark et al. 1972; Zankl u. Zang 1972).

Darüber hinaus besteht viel Unsicherheit. Immerhin gibt es eine große Reihe von Tumoren, für die gelegentlich klonale Beziehungen zu Anomalien einzelner Chromosomen nachgewiesen oder spezifische Beziehungen zu vermuten sind. Dies zeigt das Ergebnis einer Zusammenstellung (Mitelman 1980) von etwa 1 250 chromosomal analysierten Geschwülsten verschiedener Art, allerdings besonders häufig Geschwülsten der blutbildenden Gewebe, jedoch ohne tpyische CML. Danach sind nicht alle Chromosomen des Menschen in gleicher Häufigkeit, vielmehr nur 12 der 22 Autosomen, an Anomalien von Geschwulstzellen beteiligt. Die Chromosomen No 1, 8 und 14 sind am häufigsten bei verschiedenen Tumoren vertreten, darunter auch bei mehreren Formen akuter unreifzelliger Leukämien, malignen Melanomen und Carcinomen.

Sichere Beziehungen von klonalen Chromosomenanomalien und Geschwulstwachstum können auch bei der Maus gefunden werden. Erstmals haben Dofuku et al. (1975) bei spontanen thymus-abhängigen Leukämien des AKR-Mäusestammes eine Trisomie des Chromosoms No 15 gefunden. Ähnliches gilt auch für strahlenbedingte Leukämien dieses Mäusestammes und andere induzierte Mausleukämien, die von dem thymus-abhängigen Lymphocytensystem ausgehen (Wiener et al. 1978). Beobachtungen an Tieren mit einer Translokation der Chromosomen No 15 und 6 zeigen, daß der mit der Leukämogenese verbundene Zwang zur Ausbildung der Trisomie des Chromosoms 15 stark genug ist, auch das Chromosom 6 mit in die Chromosomentriplikation 15 einzubeziehen (Abb. 2) oder diese Translokation zu sprengen (Wiener et al. 1980; Herbst et al. 1981). Es ist noch offen, welches Segment oder welche Gengruppe des Chromosoms 15 für die Entwicklung der T-Zell-Leukämie der Maus entscheidend ist.

Die bisher genannten Chromosomenanomalien bei Tumoren sind im engeren solche, die klonal irgendwann im Individualleben im Zusammenhang mit der Tumorigenese neu entstanden sind. Aber auch für konstitutive Störungen des Chromosomensatzes, die bei der Entstehung der Zygote determiniert wurden und daher den gesamten Organismus betreffen, sind engere Beziehungen zu Tumorrisiko oder Tumorentstehung bekanntgeworden:

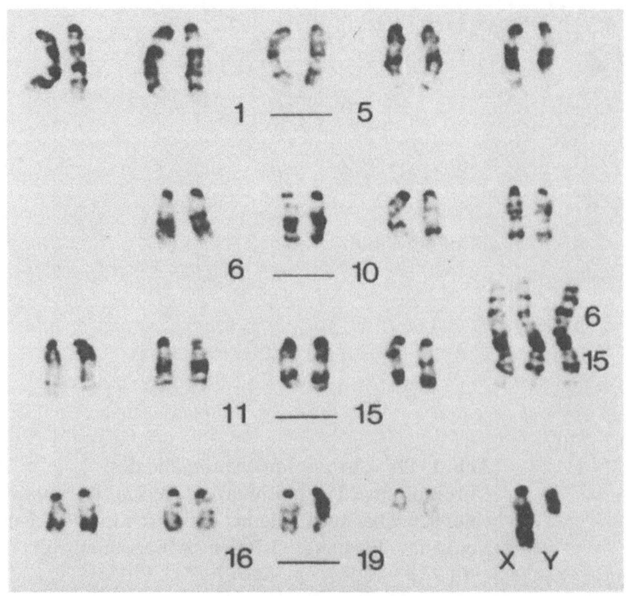

Abb. 2. Triplication des Chromosoms No 15 samt dem mit ihm assoziierten Chromosom No 6 in einer leukämischen Zelle des T-Lymphoms der AKR-Maus. G-Bandenmusterfärbung

Nierencarcinome wurden in einer Familie mit Translokation der Chromosomen 3 und 8 in großer Häufung gefunden, nämlich bei zehn Mitgliedern der Familie in drei Generationen (Cohen et al. 1979). Ein interstitieller Stückverlust (Deletion) der Region q14 → 21 des langen Arms des Chromosoms No 13 (s. Weichselbaum et al. 1979) beim Retinoblastom, einem anlagebedingten bösartigen Tumor der Retina, ist ein anderes Beispiel: diese Anomalie kommt allerdings nur bei einem kleinen Teil der Fälle als konstitutionelle Mutation des Tumorträgers vor; in anderen Fällen ist sie nur im Tumor selbst nachweisbar. Eigentümlicherweise gibt es bei der Trisomie 13 (Pätau-Syndrom), also der Triplikation des ganzen Chromosoms, eine dysplastische Retinaveränderung, die sich als Vorstufe der Entstehung eines Retinoblastoms auffassen läßt (Rehder, unveröffentlicht). Mehrere Autoren (Riccardi et al. 1978) haben auf Fälle von Kindern mit Association von Irisdefekten und Nephroblastom, also einer für das frühe Kindesalter typischen malignen Nierengeschwulst, bei einer spezifischen Deletion am Chromosom No 11 aufmerksam gemacht. Die Anomalie betrifft nach einer Übersicht (Francke et al. 1979) über acht unabhängige Fälle dieser generalisierten Störung von Entwicklung und Wachstum mit Tumorentstehung eine kleine, klar umschriebene Region (p13 → 14) des kurzen Arms des Chromosoms No 11.

Das letztgenannte Beispiel zeigt, daß es darauf ankommen könnte, die Nachweis- und Präparationsmethoden zu verfeinern. Damit läßt sich die Erwartung äußern, daß es in der nächsten Zunkunft möglich sein wird, aus der großen Zahl grober, bislang nicht klassifizierbarer Anomalien, oder auch bei vermeintlichem Fehlen von Anomalien, sehr viel mehr Fälle von Geschwülsten mit spezifischen Chromsomenveränderungen herauszufinden.

Es ist eine weitere Tumorform, nämlich die echte Blasenmole, zu erwähnen, die in einer besonderen Weise den engen Zusammenhang von Geschwulst, Entwicklung und Störung der chromosomalen Genomorganisation demonstriert, obwohl eine Chromosomenaberration zu fehlen scheint. Es handelt sich um eine Veränderungg der Placenta, bei der jede einzelne Placentarzotte in eine Blase umgewandelt ist, während der Embryo sehr früh abstirbt. Den Pathologen beschäftigt diese Geschwulst, die im übrigen in Süd- und Ostasien wesentlich häufiger vorkommt als in Europa, weil alle Übergänge zu Hyperplasie und Atypie des trophoblastischen Gewebes an der Zottenoberfläche (Abb. 3) festgestellt werden können und ein erhebliches Risiko der malignen Entartung zum Choriocarcinom besteht. Untersuchungen, zuerst von japanischen Forschern (Kajii u. Ohama 1977; Wake et al. 1978; Jacobs et al. 1980) ergaben, daß die Blasenmole und das eventuell daraus entstehende Choriocarcinom ein Produkt einer cytogenetischen Anomalie des Befruchtungsvorganges der Eizelle mit Entstehung einer androgenen Zygote darstellt, d.h. einer Zygote, die sich allein aus dem männlichen Vorkern weiter entwickelt, während der Eizellkern zugrunde geht. Der Schritt zur Diploidie erfolgt durch identische Duplikation des haploiden väterlichen Chromosomensatzes. Da Spermatozoen entweder ein Y- oder ein X-Chromosom tragen, wird man Zygoten mit zwei X- und solche mit zwei Y-Chromosomen erwarten, wobei nach aller Erfahrung die letzteren nicht entwicklungsfähig sind. Dem entspricht die Beobachtung, daß echte geschwulstartige Blasenmolen immer vom weiblichen Chromosomengeschlecht XX sind. Die Beweisführung gelang aufgrund der Verwendung von Fällen mit Markerchromosomen. Es handelt sich um einen der interessantesten Fälle einer genetisch-chromosomal determinierten Beziehung von Fehlentwicklung, Hyperplasie und echter Geschwulst mit eventueller maligner Entartung. Bei der Maus ließ sich eine vergleichbare Situation experimentell erzeugen (Illmensee 1980). Sie ist dort, freilich in Inzuchtstämmen, lebensfähig. Für die Letalität beim Menschen spielen vielleicht letale rezessive Gene eine Rolle.

Konstitutive Chromosomeraberrationen, Wachstum und Entwicklung

Der zweite Teil dieser Darstellung gilt den konstitutiven, d.h. angeborenen Chromosomenaberrationen, die mit Entwicklungsstörungen im engeren Sinne einhergehen. Sie werden in den meisten Fällen vor der Zygotenbildung, entweder während der Gametogenese durch Fehler der Chromosomensegregation in der Meiose, einer non-disjunction, oder in anderen Fällen durch Störungen des Befruchtungsvorgangs oder der ersten postzygotischen Teilungen determiniert.

Anomalien dieser Art sind beim Menschen häufig, wahrscheinlich wesentlich häufiger als in allen bekannten Tierspezies. Dies schafft Fragen zu den ursächlichen Faktoren, die zur Zeit nicht annähernd beantwortet werden können (Henderson u. Edwards 1968; Boue 1979).

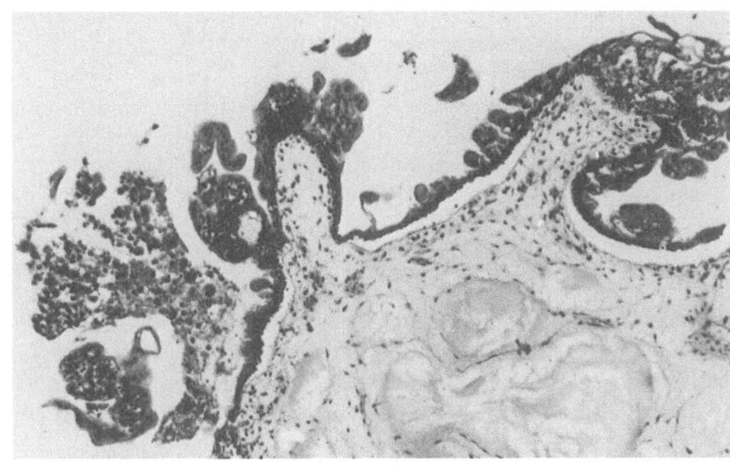

Abb. 3. Placentarzotte bei echter Blasenmole. Geschulstmäßige Hyperplasie der deckenden Trophoblastschicht mit zellulären Atypen

Die Informationen über chromosomal abnorme Keimanlagen des Menschen und ihr Schicksal stammen aus Untersuchungen an spontanen Fehlgeburten. Diese werden von Gynäkologen auf etwa 15% aller Keimanlagen geschätzt und sind im ersten Schwangerschaftsdrittel besonders häufig. In einer großen cytogenetischen Untersuchungsserie fanden Boue u. Boue (1976) in gut 60% von etwa 1 500 spontanen Fehlgeburten Chromosomenaberrationen. In der Frühperiode der 3. bis 7. Woche belief sich dieser Anteil sogar auf 66%, danach nahm die Häufigkeit ab. Der Rückschluß auf die Zahl von Chromosomenanomalien unter allen Fruchtanlagen in diesem ersten Schwangerschaftstrimester ist schwierig, da unbekannt ist, welcher Anteil abstirbt oder überlebt. Die Extrapolation auf der Grundlage der Häufigkeit der Spontanaborte unter den Keimanlagen ergibt eine Schätzung von 9.2%. Andererseits zeigt die Zusammenstellung von Reihenuntersuchungen an insgesamt 40 000 Neugeborenen (Hamerton et al. 1975), daß die Häufigkeit von Chromosomenaberrationen nach der Geburt etwa 0.45% beträgt.

In diesen Zahlen kommt in globaler Weise das Phänomen eines massiven selektiven Verlusts chromosomaler Fehlanlagen vor der Geburt zum Ausdruck. Im einzelnen variieren jedoch die Entwicklungsprofile unterschiedlicher Typen von Chromosomenaberrationen, die unter den Spontanaborten gefunden werden, sehr stark: Das Fehlen eines Geschlechtschromosoms, entsprechend dem XO oder sog. Turner-Syndrom, macht etwa 1/6, die Triploidie als Verdreifachung des haploiden Chromosomensatzes 1/5, und die Gesamtheit der autosomalen Trisomien, d.h. das Vorkommen eines überzähligen Autosoms, mehr als die Hälfte der nachgewiesenen Chromosomenanomalien aus. Die einzelnen Trisomien sind unter sich wieder unterschiedlich häufig. Beim Vergleich mit dem Vorkommen der jeweiligen Chromosomenaberrationen bei Neugeborenen kann man in grober Schätzung feststellen, daß einige Anomalien eine gute Überlebensrate haben, so das Down-Syndrom (Trisomie 21). Andere haben eine geringe Chance der Entwicklung, so daß nur wenige betroffene Keimanlagen an einer weiteren und dann pathologischen Entwicklung bis nach der Geburt teilnehmen, wie vor allen das XO-Turner-Syndrom und die Trisomien 13 und 18. Einige weitere Anomalien lassen in nur wenigen Ausnahmen eine begrentze Entwicklung zu, so die Triploidie, oder sie sind, wie die Trisomie 16, stets letal.

Der Zusammenhang mit Wachstum und Differenzierung wird am Beispiel der Triploidie und – aus der Reihe der autosomalen Trisomien – an der Trisomie des Chromosoms 18 deutlich, so daß es sich lohnt, einige Gesichtspunkte zu diesen beiden Anomalien hervorzuheben.

Auch die Triploidie ist Folge einer Störung des Befruchtungsprozesses (Kajii u. Niikawa 1977), zumeist, wenn auch nicht immer, durch eine Doppelbefruchtung der Eizellen von zwei Spermien (Dispermie) verursacht. Triploide Fruchtanlagen sterben meist in der 5. bis 7. Schwangerschaftswoche ab (Boue u. Boue 1976) und zeigen neben einem frühen Entwicklungsstillstand des Embryos eine Hypoplasie des placentaren Zottengewebes, nämlich eine Unterentwicklung der trophoblastischen Zellschicht der Oberfläche, einen Mangel an Gefäßen und eine ödematöse Auftreibung des Stromas der Zotten. Dies führt zu einer charakteristischen, partiell hydropischen Umwandlung der Placenta, die zugleich die funktionelle Unfähigkeit dieses Organs anzeigt. Bei der histologischen Untersuchung entsprechen die in einem frühen Stadium (Abb. 4a) gefäßarmen, im Stroma durch Flüssigkeitseinlagerung aufgelockerten, in einem späteren Stadium (Abb. 4b) teils schmalen, regressiv veränderten, teils ödematös oder cystisch aufgetriebenen Zotten einem dem Pathologen vertrauten Bild der sog. partiellen Blasenmole. Philippe et al. (1980) haben dafür den Begriff „Triploid-Syndrom" vorgeschlagen, der eine sonst mögliche Verwechslung mit der oben besprochenen echten Blasenmole vermeidet. Im Gegensatz zu dieser ist das molenartige Triploid-Syndrom eine nicht-geschwulstmäßige Wachstums- und Differenzierungsstörung des trophoblastischen Gewebes und der Placenta. Aus der Unterwertigkeit und

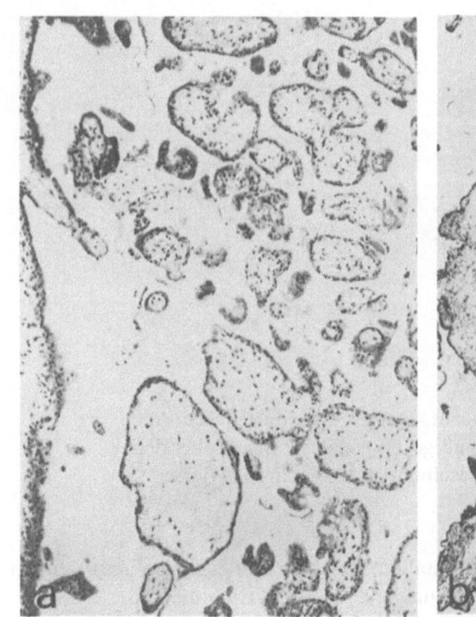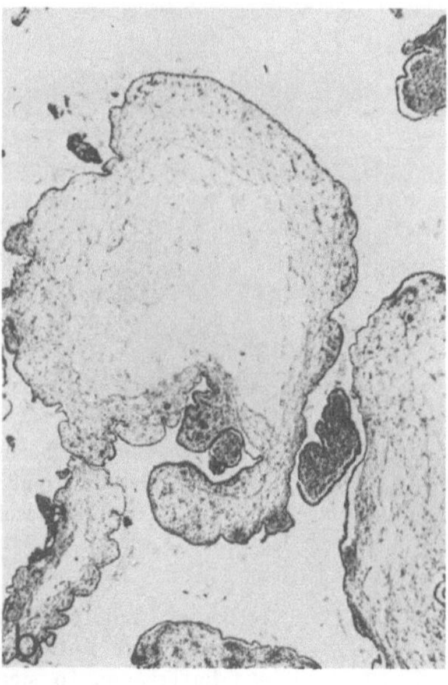

Abb. 4a, b. Placentarzotten bei triploider Keimanlage des Menschen; Spontanabort **a** in der 7. Woche, **b** in der 16. Woche. Partielle cystisch-hydropische Zottenumwandlung, Mangel an Vaskularisation, auffällige Hypoplasie der deckenden Trophoblastschicht. Vgl. Abb. 3

der Hypoplasie des trophoblastischen Gewebes erklärt sich die mangelhafte Entwicklung des Embryos. Der Möglichkeit einer eindeutigen Abtrennung des molenartigen Triploid-Syndroms von der echten Blasenmole, d.h. einer Geschwulst der Placenta, kommt beträchtliche Bedeutung zu.

Die Trisomie 18, das sog. Edwards-Syndrom, ist wegen seiner hohen pränatalen Absterberate weit weniger häufig als das Down-Syndrom. Die Neugeborenenperiode wird kaum überlebt. Das Trisomie 18-Syndrom zeigt schwere Mißbildungen, insbesondere des Herzens und Gehirns, vor allem aber eine allgemeine Wachstumsverlangsamung und Hypoplasie. Diese letztere ist eigentümlicherweise mit herdförmigen Wachstumsfehlsteuerungen verknüpft. Man findet in diesem Sinne am Herzen tumorähnliche noduläre Proliferationen der Klappen (Rehder 1976), an den Nieren herdförmige Proliferationen von unreifem Nierengewebe, dem sog. hyperplastischen nodulären Blastem, das bereits einer Vorstufe des zuvor erwähnten malignen Nephroblastoms entsprechen kann. Auch am Hoden sind gelegentlich vergleichbare Veränderungen, nämlich die Vorstufe eines Gonadoblastoms (Rehder, pers. Mittlg.), beobachtet worden. Insgesamt handelt es sich um *fokale hyperplastische* geschwulstartige Wucherungen im Zusammenhang mit Gewebsverwerfungen und -verlagerungen im Sinne von Hamartomen in einem Organismus, der bei der konstitutiven Chromosomenaberration überwiegend die Merkmale *allgemeiner Hypoplasie* zeigt. Bei einigen Ausnahmefällen von Trisomie 18-Syndrom, die die Geburt um wenige Jahre überlebt haben, traten tatsächlich echte maligne Nephroblastome (Wilms-Tumoren) auf.

Notwendigkeit und Wert eines Tiermodells zu Chromosomenanomalie und Entwicklung

Eine große Zahl von Beobachtungen erlaubt es, Erkenntnisse zur klinischen Pathologie der Chromosomenaberrationen beim Menschen in eine begrenzte Systematik zu bringen. Zu vielen Detailfragen besteht aber kein Zugang und für einen Teil der Chromosomen fehlen Beobachtungen überhaupt. Der Notwendigkeit einer im breiten Sinne systematischen Untersuchung kann durch die Verwendung eines Tiermodells an der Maus mit der Möglichkeit der experimentellen Induktion spezifischer Trisomien (Gropp 1974; Gropp et al. 1975) Rechnung getragen werden. Immerhin stellen beim Menschen die Trisomien, wie schon hervorgehoben, die wichtigste Gruppe unter den Chromosomenanomalien mit dem größten Umfang klinischer Fragen dar.

Das Schema der Abb. 5 zeigt den gegenwärtigen Stand dieser systematischen Untersuchung, die fast alle Trisomien der 19 Autosomen der Maus umfaßt. Die Monosomien, d. h. das Fehlen eines Autosoms, sind sämtlich frühletal. Auch einige der Trisomien sterben vergleichsweise früh ab, während andere länger, allenfalls jedoch bis wenige Zeit nach der Geburt überleben.

Methodisch beruht die experimentelle Induktion von Trisomien oder Monosomien der Maus auf einem Züchtungsansatz von Tieren, die für Robertsonsche (Rb) zweiarmige (metazentrische) Chromosomen heterozygot sind (Gropp et al. 1975). Rb-Chromosomen sind durch zentrische Translokation zweier akrozentrischer Chromosomen, wie sie sonst und üblicherweise bei der Maus vorkommen, entstanden. Sie können vor allem in Wildpopulationen, aber auch in manchen Laboratoriumsstämmen gefunden werden (Gropp u. Winking 1981). Die Abb. 6 demonstriert im Schema

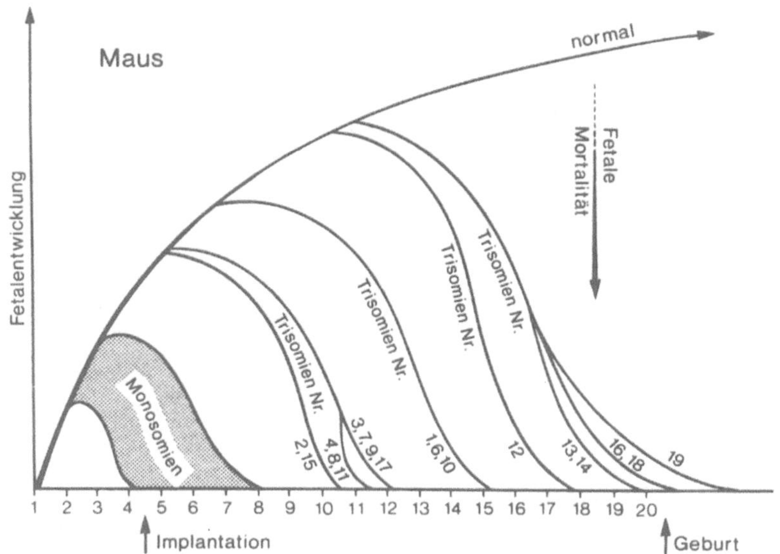

Abb. 5. Schema der Entwicklungsprofile der Monosomien und Trisomien in einem Experimentalmodell der Maus

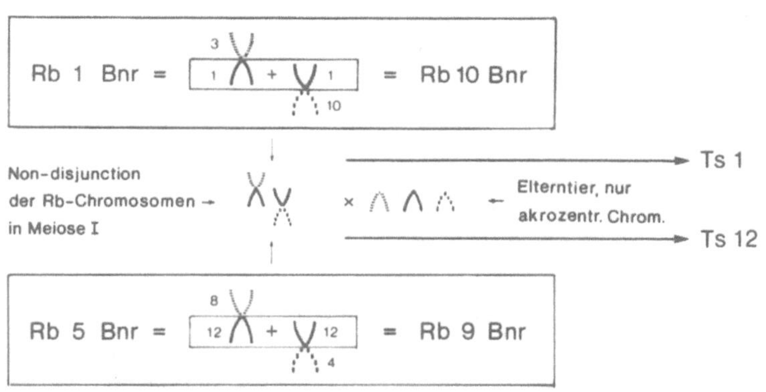

Abb. 6. Schema der Induktion einer Trisomie (Beispiel Ts 1 und Ts 12) durch Kreuzungsansatz eines Elterntieres mit doppelter Rb-Heterozygotie (jedoch partieller Homologie) mit einem anderen Elterntier ohne Rb-Chromosom. Mit dem gleichen Ansatz können die entsprechenden Monosomien induziert werden; dies ist aus Übersichtsgründen nicht im Schema enthalten. Rb-Chromosomen unterschiedlicher Zusammensetzung stehen in fast unbegrenzter Zahl zur Verfügung

beispielhaft die Induktion der Trisomien 1 oder 12 der Maus. Dabei wird die unter den Bedingungen der doppelten Rb-Strukturheterozygotie bestehende Neigung zur Nondisjunction der beiden Rb-Chromosomen in der ersten meiotischen Teilung ausgenützt. Die abnormen Produkte der Nichttrennung der Rb-Chromosomen, d.h. die daraus resultierenden hypomodalen oder hypermodalen Gameten, bedingen bei Zygotenbildung eine spezifische Monosomie oder die entsprechende Trisomie.

Nur einige wenige Fälle von Trisomien werden zur Verdeutlichung aus dem Gesamtexperiment herausgegriffen: Die am längsten überlebende Trisomie der Maus ist die des kleinsten Chromosoms, die Ts 19 (Abb. 5). Sie kann ein Alter von bis zwei Wochen nach der Geburt erreichen. Hauptmerkmal ist ein Minderwuchs (Hypoplasie), der sich mit längerer Lebensdauer zunehmend ausprägt (Abb. 7). Er betrifft auch die inneren Organe bei einer im übrigen fast normalen Gewebsreife. Die trisomen jungen Mäuse sterben an einer Insuffizienz der dem funktionellen Anspruch nicht gewachsenen, unterwertigen Organe, darunter der Lunge. In dieser entsteht mit der Funktionsbelastung nach der Geburt ein Emphysem infolge einer Gerüsthypoplasie des alveolären Lungengewebes. Man hat künftig zu prüfen, ob darin ein Modellcharakter für die ersten Veränderungen liegt, die bei dem Atemnotsyndrom von Frühgeborenen beim Menschen eine Rolle spielen.

Bei der Trisomie des Chromosoms Nr. 16 der Maus ist eine Entwicklung bis zur Geburt möglich (Abb. 5). Die betroffenen Embryonen zeigen eine leichte Retardierung, eine mäßige Hypoplasie und in großer Häufigkeit Herz- und Gefäßmißbildungen, meist vom Transpositionstyp und oft assoziiert mit Scheidewanddefekten vom Typus des „AV-Kanals" (Miyabara et al. 1981). Von Epstein et al. (1979) und Polani u. Adinolfi (1980) wurde darauf hingewiesen, daß man in der Ts 16 der Maus in einem engeren Sinne ein Modell zur Trisomie 21 des Menschen, dem Down-Syndrom, sehen könnte. Dabei spielt die Syntänie zumindest zweier Genloci, nämlich den Gens für Superoxyddismutase (Francke u. Taggart 1979) und für ein Interferon-Rezeptorprotein (Cox et al. 1980), jeweils auf dem Chromosom 21 des Menschen und auf dem Chromosom 16 der Maus, eine Rolle.

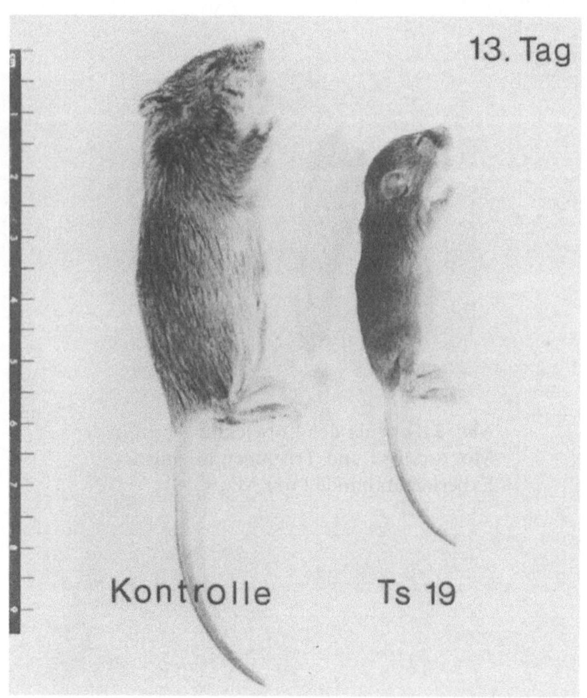

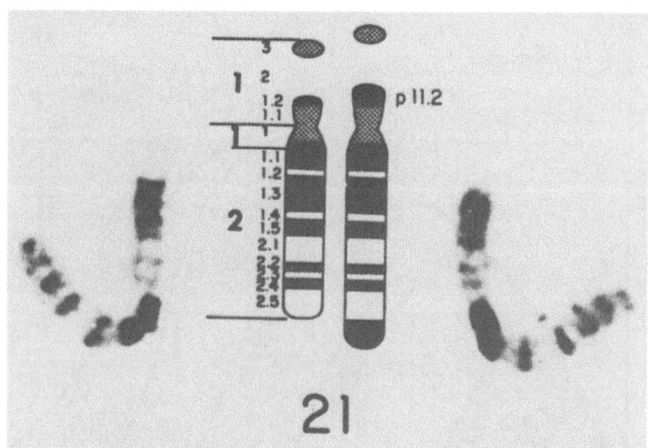

Abb. 7. Trisomie 19 der Maus mit normalem Geschwister, 13 Tage alt. Ausgeprägte Hypoplasie bei *Ts 19*, keine groben Mißbildungen

Abb. 8. Segmentvergleich der G-Bandenmuster des Chromosoms 21 (ideographisches Schema linke Mitte: Mensch; rechte Mitte: Schimpanse) mit lateral (invertiert) „angelegten" Chromosomen No 16 der Maus. Diese letzteren jeweils in Rb-Assoziation mit Chromosomen 17 (Rb 16.17)

Beim Versuch des Vergleichs der G-Bandenmuster lassen sich Ähnlichkeiten eines mittleren Segments des Human-Chromosoms 21 mit dem distalen Segment des Maus-Chromosoms 16 behaupten (Abb. 8). Die Möglichkeit von Homologien von Chromosomensegmenten und von konservativen Gengruppierungen auch bei so weit entfernten Spezies wie Maus und Mensch ist nicht von der Hand zu weisen und wird durch weitere Befunde der Syntänie von Genloci bei verschiedenen Species gestützt (Pearson u. Roderick 1979). Es dürfte sich lohnen, den Vergleich der Ts 16 der Maus mit der Trisomie 21 des Menschen weiter zu verfolgen und auch für andere Trisomien des Menschen spezielle Vergleichsmodelle zu erarbeiten.

Bei der Maus wie beim Menschen ist eine Hypoplasie, wenn auch unterschiedlichen Grades, ein allgemeines Merkmal der Trisomien. Einige der Trisomien der Maus zeigen darüber hinaus Organmißbildungen, vor allem des Herzens sowie des Schädels und Gehirns. Ihre Entstehung ist die Folge von Störungen komplexer morphokinetischer Prozeße, für die eine spezifische Zuordnung zu bestimmten Trisomien nicht erwartet werden kann. Dagegen läßt sich aufgrund der Beobachtungen an Trisomien des Menschen und den experimentellen Trisomien der Maus eine Semispezifität der Mißbildungssymptomatik annehmen: Einerseits können bei verschiedenen Trisomien der Maus die gleichen Herz- und Gefäßmißbildungen auftreten (Pexieder et al. 1980), andererseits kommen bei bestimmten Trisomien Fehlbildungen in nahezu-spezifischen Zusammenhängen vor. Dies trifft für die bei Trisomie 16 beobachteten Herz- und Gefäßmißbildungen zu (s.o.). Das Merkmal einer Semispezifität gilt auch für die Exencephalie, eine Schädel- und Gehirnmißbildung, die u.a. bei der Trisomie der Mauschromosomen 12 und 14 vorkommt. Bei Ts 12 (Putz et al. 1980) betrifft die Fehlbildung alle cephalen Abschnitte der Neuralanalge, bei Trisomie 14 bleibt im Gegensatz dazu das metencephale Segment von der Anomalie verschont, so daß sich trotz mangelnder Spezifität des Mißbildungskomplexes im allgemeinen, die Muster im einzelnen – d.h. bei Ts 12 offenes, bei Ts 14 geschlossenes Rhombencephalon – spezifisch unterscheiden.

Man muß bekennen, daß überzeugende Erklärungen der Auswirkungen einer Chromosomenanomalie auf die Entwicklungsprozesse noch kaum in Sicht sind. Primäre 3:2 Gendosis-Effekte haben sich an einfachen Marker-Enzymen nachweisen lassen (Epstein et al. 1977; Fundele et al. 1981); sie müssen bei einer Chromosomentriplikation in größerem Umfange erwartet werden. Es ist aber unwahrscheinlich, daß in direkten Gendosis-Wirkungen die Ursache der Entwicklungsstörungen zu suchen ist. Alles spricht für vielfach sich überlagernde sekundäre und tertiäre Effekte (Epstein et al. 1979), deren auffälligste Folge die Verminderung der Proliferationsrate der Zellsysteme und Blasteme des Embryo ist. Der Mechanismus ist schwer zu fassen: in vitro-Untersuchungen an Zellkulturen haben weder in eigenen, systematisch angelegten Analysen der Trisomien 12 und 19 der Maus, noch nach Ergebnissen von Hoehn et al. (1980)

bei Chromosomenaberrationen des Menschen Hinweise auf eine unmittelbare Auswirkung auf die Parameter des Zellzyklus gebracht, obwohl solche Zusammenhänge in vorangegangenen Untersuchungen behauptet worden waren. Zweifellos ist bei Chromosomenaberrationen die Proliferationsrate vermindert (Boue u. Boue 1976), aber es ist noch unklar wo der Defekt liegt. Zumindest scheint festzuliegen, daß die Depression der Proliferationskapazität die Ursache für das bei den Trisomien, aber auch sonst bei Chromosomenaberrationen ausgeprägte Phänomen allgemeiner Hypoplasie darstellt. Diese wiederum steht ohne Zweifel auch mit der Entstehung von Organmißbildungen im Zusammenhang: Zu kritischen Zeitpunkten der normalen Embryo- und Organogenese hängt die Entwicklung davon ab, daß ausreichend Zellen bereitstehen. Wenn in einem Blastem in solchen kritischen Phasen nicht oder noch nicht genügend Zellen verfügbar sind, können morphokinetische Prozesse ausbleiben, so daß Mißbildungen auftreten. In der Modifikation eines von Carter (1974) vorgeschlagenen Schemas (Abb. 9) läßt sich diese besondere Folgewirkung der Wachstumshemmung so verstehen, daß um so mehr Embryonen eine Organfehlbildung entwickeln, je mehr ein Blastem infolge einer allgemeinen Hypoplasie oder eines lokalen Zelldefekts über die kritische Schwelle in die Zone der Fehlentwicklung, im Schema nach links, hineinwandert. So ist zu erklären, daß bestimmte Mißbildungen gleicher Art bei mehreren Trisomien vorkommen oder in anderen Fällen in einer mehr spezifischen Zuordnung auftreten, weil das Ausmaß des Mangelwuchses bei den verschiedenen Trisomien und auch bei verschiedenen Individuen ein- und derselben Anomalie beträchtlich schwanken kann.

Die kritischen Phasen der Entwicklung, in denen die phänotypische Manifestation der Chromosomenanomalien determiniert wird, können mit den sensiblen Phasen der exogenen Teratogenese verglichen werden. Es besteht eine erste kritische Phase um den Zeitpunkt der Implantation und eine zweite in der frühen Organogenese. Die eigenen Untersuchungen an der Maus zeigten überdies, daß mit einem dritten Mechanismus zu rechnen ist, der im Ablauf der Gravidität bis kurz vor der Geburt eine zunehmend kritische Lage schafft, nämlich der Auswirkung einer Insuffizienz des fetalen Anteils der Placenta. Er ist ebenso von einer Hypoplasie betroffen wie der Fetus. Man kann annehmen, daß bei dem ständig ansteigenden Bedarf des Fetus an Metaboliten eine Situation zunehmender und schließlich kritischer Unterperfusion und Mangelversorgung eintritt. Wahrscheinlich liegt darin die Ursache der spätfetalen Mortalität bei Anlagen mit Chromosomenaberrationen, die neben der frühen Letalität vorkommt und nicht nur bei der Maus, sondern auch beim Menschen eine größere Rolle zu spielen scheint (Gropp 1981).

Die Entwicklungsspanne einer Fruchtanlage mit Chromosomenaberration ist, bei der Maus wie beim Menschen, begrenzt. Mit nur einzelnen Ausnahmen reicht sie kaum über den Geburtstermin hinaus. Auf

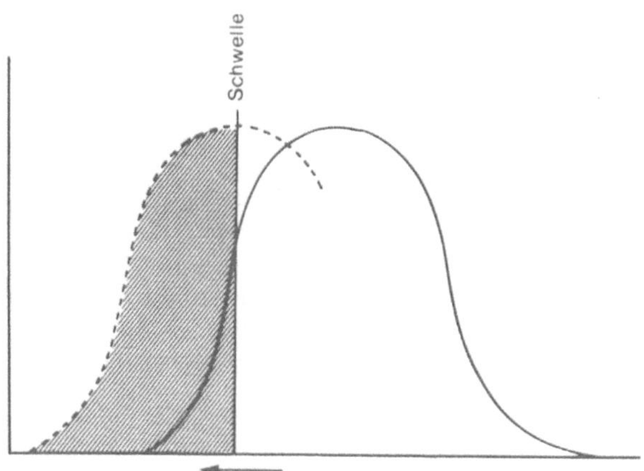

Schwelle: kritische Grösse, Zellzahl, morphokinetische Verfügbarkeit eines Blastems

(modif. nach C.O. Carter, 1974)

Abb. 9. Beziehungen von Hypoplasie (Mangel an zellulärer Substanz) und Entstehung von Mißbildungen

der Ebene der Einzelzellen oder isolierter zellulärer Funktionssysteme muß das nicht so sein. Wenn nämlich hämopoetische Stammzellen von trisomen Embryonen auf letal vorbestrahlte adulte Mäuse übertragen werden, so können die Stammzellen zumindest einiger Trisomien, vor allem der Ts 12 und 19, die zerstörte Blutbildung des Rezipienten wieder herstellen, sodurch ein Überleben bis zu 7 oder 8 Monaten gewährleistet wird (Herbst et al. 1981). Die Transplantationschimären zeigen Differenzierungen der einzelnen hämo- und lymphopoetischen Funktionssysteme, die unter den Gegebenheiten der Trisomie studiert werden können. Es zeigt sich aber auch, daß einige andere Trisomien, z.B. die Ts 16, entweder Stammzelldefekte oder andere spezifische Funktionsdefekte aufweisen. Dann ist auch an den isolierten Zellsystemen nur ein eingeschränktes Überleben und Wachstum möglich (unveröffentl. Beob.).

Danksagung. Die eigenen Untersuchungen wurden von der Deutschen Forschungsgemeinschaft unterstützt. Sie erfolgten unter Mitwirkung von Dr. H. Winking, Dr. E.W. Herbst und Frau G. Grohé, Dipl.-Biol., denen hiermit Dank gesagt wird.

Literatur

Atkin NB (1976) Cytogenetic aspects of malignant transformation. In: Wolsky A (ed) Experimental biology and medicine, vol 6. Karger, Basel

Boué A (1979) Structural chromosomal aberrations in the parents: structural chromosome anomalies in prenatal diagnosis. In: Murken J-D, Stengel-Rutkowski S, Schwinger E (eds) Prenatal Diagnosis. Enke, Stuttgart, pp 34–64

Boué JG, Boué A (1976) Chromosomal anomalies in early spontaneous abortion (their consequences in early embryogenesis and in vitro growth of embryonic cells). In: Gropp A, Benirschke

K (eds) Developmental Pathology. Springer, Berlin Heidelberg New York, pp 193–208

Boveri T (1902) Über mehrpolige Mitosen als Mittel zur Analyse des Zellkerns. Verh Phys Med Ges

Boveri T (1914) Zur Frage der Entstehung maligner Tumoren. Fischer, Jena

Carter CO (1974) Recurrence risk of common congential malformations. Practitioner 213:667–674

Cohen AJ, Li FP, Marchetto DJ, Tsai S, Jacobs StC, Brown RS (1979) Hereditary renal-cell carcinoma associated with a chromosomal translocation. N Engl J Med 301:592–595

Cox DR, Epstein CB, Epstein CJ (1980) Genes coding for sensitivity to interferon (IfRec) and soluble superoxide dismutase (SoD-1) are linked in mouse and man and map to mouse chromosome 16. Proc Natl Acad Sci USA 77:2168–2172

Dofuku R, Biedler JL, Spengler BA, Old LJ (1975) Trisomy of chromosome 15 in spontaneous leukemia of AKR mice. Proc Natl Acad Sci USA 72:1515–1517

Epstein CJ, Cox DR, Epstein LB (1979) Synteny of the mouse genes for soluble superoxide dismutase (Sod-1) and the species specific sensitivity to interferon (tog). Am J Hum Genet 31:36A

Epstein CJ, Tucker G, Travis B, Gropp A (1977) Gene dosage for isocitrate dehydrogenase in mouse embryos trisomic for chromosome 1. Nature 267:615–616

Fialkow PHJ (1974) The origin and development of human tumors studied with cell markers. N Engl J Med 290:26–35

Francke U, Holmes LB, Atkins L, Riccardi VM (1979) Aniridia-Wilms' tumor association: evidence for specific deletion of 11p13. Cytogenet Cell Genet 24:189–192

Francke U, Taggart RT (1979) Assignment of the gene for cytoplasmic superoxide dismutase (Sod-1) to a region of chromosome 16 and of Hprt to a region of the X chromosome in the mouse. Proc Natl Acad Sci USA 76:5230–5233

Fundele R, Bücher T, Gropp A, Winking H (1981) Enzyme patterns in trisomy 19 of the mouse. Dev Genet (in press)

Gropp A (1974) Animal model: Autosomal trisomies in fetal mice. Exencephaly in mice with trisomy 12. Am J Pathol 77:539–542

Gropp A (1981) Clinical and experimental pathology of fetal wastage. In: Proc. III World Cong. Hum. Reprod., Berlin 1981. Excerpta Medica, Amsterdam (in press)

Gropp A, Kolbus U, Giers D (1975) Systematic approach to the study of trisomy in the mouse II. Cytogenet Cell Genet 14:42–62

Gropp A, Mende S (1972) Cytogenetik der Leukosen. In: Gross R, van de Loo J (eds) Leukämie. Springer, Berlin Heidelberg New York, S 57–67

Gropp A, Winking H (1981) Robertsonian translocations: cytology, meiosis, segregation patterns and biological consequences of heterozygosity. Biology of the House Mouse. Symp Zool Soc Lond 47:141–181

Hamerton JL, Canning M, Ray M, Smith S (1975) A cytogenetic survey of 14.069 newborn infants. I. Incidence of chromosome abnormalities. Clin Genet 8:223–243

Hansemann D von (1980) Über asymmetrische Zellteilung in Epithelkrebsen und deren biologische Bedeutung. Virchows Arch [Pathol Anat] 119:299–326

Hayata I, Sakurai M, Kakati S, Sandberg AA (1975) Chromosomes and causation of human cancer and leukemia XVI. Banding studies of chronic myelocytic leukemia, including five unusual Ph[1] translocations. Cancer 36:1177–1191

Henderson SA, Edwards RG (1968) Chiasma frequency and maternal age in mammals. Nature 218:22–28

Herbst EW, Gropp A, Tietgen C Chromosome rearrangements involved in the origin of trisomy 15 in spontaneous leukemia of AKR mice. Int J Cancer (in press)

Herbst EW, Pluznik DH, Gropp A, Uthgenannt H (1981) Trisomic hemopoietic stem cells of fetal origin restore hemopoiesis in lethally irradiated mice. Science 211:1175–1177

Hoehn H, Simpson M, Bryant EM, Salk RB, Martin GM (1980) Effects of chromosome constitution on growth and longevity of human skin fibroblast cultures. Am J Med Genet 7:141–154

Illmensee K (1980) Genetic manipulation of the early mouse embryo. In: McKinnell RG, DiBerardino MA, Blumenfeld M, Bergad RD (eds) Different and neoplasia (Results and Problems in Cell Differentiation, vol 11). Springer, Berlin Heidelberg New York

Jacobs PA, Wilson CM, Sprenkle JA, Rosenshein NB, Migeon BR (1980) Mechanism of origin of complete hydatiform moles. Nature 286:714–716

Kaiser-McCaw B, Epstein AL, Kaplan HS, Hecht F (1977) Chromosome 14 translocation in African and North American Burkitt's lymphomas. Int J Cancer 19:482–486

Kajii T, Niikawa N (1977) Origin of triploidy and tetraploidy in man: 11 cases with chromosome markers. Cytogenet Cell Genet 18:109–125

Kajii T, Ohama K (1977) Androgenic origin of hydatiform mole. Nature 268:633–634

Levan A (1967) Some current problems of cancer cytogenetics. Hereditas 57:343–355

Makino S (1957) The chromosome cytology of the ascites tumors of rats with special reference to the concept of the stemline cell. Int Rev Cytol 6:25–84

Manolov G, Manolova Y (1972) Marker band in one chromosome 14 from Burkitt lymphomas. Nature 237:33–34

Manolova Y, Manolov G, Kieler J, Levan A, Klein G (1979) Genesis of the 14q + marker in Burkitt's lymphoma. Hereditas 90:5–10

Mark J, Levan G, Mitelman F (1972) Identification by fluorescence of the G chromosome lost in human meningiomas. Herediatas 71:163–168

Mitelman F (1980) Cytogenetics of experimental neoplasms and non-random chromosome correlations in man. Clin Haematol 9:195–219

Mitelman F, Nilsson PG, Levan G, Brandt L (1976) Non-random chromosome changes in acute myeloid leukemia. Chromosome banding examination of 30 cases at diagnosis. Int J Cancer 18:31–38

Miyabara Sh, Gropp A, Winking H (1981) Trisomy 16 in the mouse fetus associated with generalized oedema, cardiovascular and urinary tract anomalies. Teratology, in press

Nowell PC, Hungerford DA (1980) Chromosome studies on normal and leucemic leucocytes. J Natl Cancer Inst 25:85–109

Pearson PL, Roderick TH (1978) Report of the committee on comparative mapping. Human gene mapping 5. Cytogenet Cell Genet 22:150–162

Pexieder T, Miyabara Sh, Gropp A (1980) Congenital heart disease in experimental (fetal) mouse trisomies: incidence. Perspect Cardiovasc Res 5:389–399

Philippe E, Boué J, Boué A (1980) Les maladies trophoblastiques géstationelles. Syndrome triploide, hyperplasie trophoblastique, microcarcinome et carcinome trophoblastiques. Ann Anat Pathol 25:13–38

Polani PE, Adinolfi M (1980) Chromosome 21 of man, 22 of the great apes and 16 of the mouse. Develop Med Child Neurol 22:223–233

Putz B, Krause G, Garde T, Gropp A (1980) A comparison between trisomy 22 and Vitamin A induced exencephaly and associated malformations in the mouse embryo. Virchows Arch [Pathol Anat] 368:65–80

Rehder H (1976) Prenatal pathology of Down's and Edwards' syndrome. Colloquium on Prenatal diagnosis/Diagnostic prénatal. In: Boué A (ed) 3.–5. June 1976, Paris. Les Colloques de l'Institut National de la Santé et de la Recherche Médical INSERM 61:117–130

Riccardi VM, Sujansky E, Smith AC, Francke U (1978) Chromosomal imbalance in the aniridia-Wilms' tumor association: 11p interstitial deletion. Pediatrics 61:604–610

Rowley JD (1973) A new consistent chromosomal abnormality in chronic myelogenous leukemia identified by quinacrine fluorescence and Giemsa staining. Nature 243:290–293

Wake N, Takagi N, Sasaki M (1978) Androgenesis as a cause of hydatiform mole. J Natl Cancer Inst 60:51–57

Weichselbaum RR, Zakov ZN, Albert DM, Friedman AH (1979) New findings in the chromosome 13 long-arm deletion syndrome and retinoblastoma. Ophthalmology 86:1191–1198

Wiener F, Ohno S, Spira J, Haran-Ghera N, Klein G (1978) Chromosomal changes (trisomy 15 and 17) associated with tumor progression in leukemias induced by radiation leukemia virus (Rad LV). J Natl Cancer Inst 60:227–237

Yunis JJ, Sawyer JR, Dunham K (1980) The striking resemblance of high-resulution G-banded chromosomes of man and chimpanzee. Science 208:1145–1148

Zankl H, Zang KD (1972) Cytological and cytogenetical studies on brain tumors IV. Identification of the missing G chromosome in human meningiomas as No 22 by fluorescence technique. Hum Genet 14:167–169

Zech L, Haglund U, Nilsson K, Klein G (1976) Characteristic chromosomal abnormalities in biopsies and lymphoid cell lines from patients with Burkitt and non-Burkitt lymphomas. Int J Cancer 17:47–56

Eingegangen am 27. Mai 1981
Angenommen am 29 Mai 1981

Prof. Dr. A. Gropp
Institut f. Pathologie
Med. Hochschule Lübeck
Ratzeburger Allee 160
D-2400 Lübeck
Bundesrepublik Deutschland

Normales Wachstum und Wachstumsstörungen bei Kindern und Jugendlichen *

A. Prader

Universitäts-Kinderklinik Zürich

Normal Growth and Disorders of Growth in Children and Adolescents

Summary. Normal growth and its variability are discussed on the basis of the new Zürich standard percentile charts. In the perinatal period boys grow faster than girls, presumably because of the higher concentration of plasma testosterone. At the age of 6–7 years there is a modest midgrowth spurt, presumably caused by the increasing secretion of adrenal androgens (adrenarche). Just before puberty growth velocity reaches its lowest point. This is followed by the pubertal growth spurt with its peak at a mean age of 12 years in girls and 14 years in boys. This growth spurt is more marked in boys and is caused by the increasing secretion of the gonadal steroids (gonadarche). Three or four years later growth ceases.

Growth and bone maturation are closely related. In both the pubertal growth spurt and bone maturation girls are two years advanced compared to boys. From height and bone age a quite accurate estimation of the timing of puberty and of adult height can be made.

Height and growth velocity are independent multifactorial variables. The majority of growth problems are caused by constitutional (familial) variants of height (familial short or tall stature) and of velocity of growth and maturation (familial acceleration or delay of growth and adolescence).

The causes of growth disturbances of organic origin are chromosomal aberrations (e.g., Down syndrome), dysmorphology syndromes (e.g., Russell-Silver syndrome), endocrinopathies (e.g., hypopituitary dwarfism), chronic diseases (e.g., celiac disease), and bone dysplasias (e.g., achondroplasia).

Key words: Growth – Growth disturbances – Midgrowth spurt – Pubertal growth spurt – Constitutional variants of growth

Zusammenfassung. Das normale Wachstum und seine Streuung werden anhand der neuen Zürcher Perzentilenkurven besprochen. In den perinatalen Monaten wachsen Knaben schneller als Mädchen, wahrscheinlich als Folge der höheren Testosteronkonzentration im Blut. Mit 6–7 Jahren erfolgt ein kleiner Wachstumsschub (midgrowth spurt), wahrscheinlich als Folge der ansteigenden Sekretion androgener Nebennierensteroide (Adrenarche). Unmittelbar vor der Pubertät sinkt die Wachstumsgeschwindigkeit auf einen Tiefpunkt. Es folgt der Pubertäts-Wachstumsschub, bei Mädchen im Durchschnitt mit 12 Jahren, bei Knaben mit 14 Jahren. Dieser ist bei Knaben stärker ausgeprägt und beruht auf der ansteigenden Sekretion der gonadalen Steroide (Gonadarche). Drei bis vier Jahre später ist das Wachstum abgeschlossen.

Zwischen Wachstum und Knochenreifung bestehen enge Zusammenhänge. Mädchen sind nicht nur im Pubertäts-Wachstumsschub, sondern auch im Knochenalter in diesem Zeitpunkt den Knaben um zwei Jahre voraus. Aus Größe und Knochenalter können der Zeitpunkt der Pubertät und die Erwachsenengröße recht gut vorausgesagt werden.

Größe und Wachstumsgeschwindigkeit sind zwei von einander unabhängige multifaktorielle Größen. Die Mehrzahl aller Auffälligkeiten des Wachstums sind konstitutionelle (familiäre) Normvarianten der Größe (familiärer Kleinwuchs bzw. Großwuchs) und der Wachstums- und Entwicklungsgeschwindigkeit (familiäre Beschleunigung bzw. Verzögerung des Wachstums und der Pubertät).

Die Ursachen von pathologischem Kleinwuchs und Großwuchs sind vor allem chromosomale Störungen (z.B. Down-Syndrom), Dysmorphie-Syn-

---

* Vortrag auf der 111. Versammlung der Gesellschaft Deutscher Naturforscher und Ärzte, Hamburg, 21.–25. September 1980

 © by Springer-Verlag 1981

drome (z.B. Russell-Silver-Syndrom), Endokrinopathien (z.B. hypophysärer Minderwuchs), chronische Krankheiten (z.B. Zöliakie) und Knochendysplasien (z.B. Achondroplasie).

Schlüsselwörter: Wachstum – Wachstumsstörungen – „Midgrowth spurt" – Pubertätswachstumsschub – Konstitutionelle Varianten des Wachstums

---

Das Wachstum des Menschen ist ein faszinierendes Phänomen mit vielen Aspekten. Rein beschreibend ist der normale Wachstumsverlauf gut bekannt, obwohl gewisse Einzelheiten noch ungenügend studiert sind. Gut bekannt sind auch zahlreiche Wachstumsstörungen. Weniger erforscht sind die Faktoren, die das Wachstum fördern, hemmen und regulieren. Es besteht zwar kein Zweifel, daß die klassischen Hormone das Wachstum beeinflussen. Ebenso sicher hängt das Wachstum aber auch von anderen, nur teilweise bekannten Faktoren ab.

Wachstum des Fetus

Über das Wachstum des Fetus sind wir nur unvollkommen orientiert, da abortierte Feten, deren Maße den bisher publizierten Standardkurven des intrauterinen Wachstums zugrunde liegen, nicht als eine normale Population betrachtet werden können. Es ist zu hoffen, daß in den nächsten Jahren Messungen mit Ultraschall und anderen neuen Methoden bessere Auskunft über den normalen intrauterinen Wachstumsverlauf geben werden. Solche Normalwerte sind für die Geburtshilfe und die Neonatologie von größter praktischer Bedeutung.

Es ist hier nicht möglich, die vielfältigen Aspekte und Probleme des fetalen Wachstums darzustellen. Nur eine interessante und ungenügend verstandene Tatsache sei erwähnt: Bei Verzögerung des fetalen Wachstums aus exogenen Gründen, z.B. infolge mütterlicher Unterernährung, Placentarinsuffizienz oder Nahrungs- und Platzmangel bei Mehrlingsschwangerschaften, zeigt das postnatale Wachstum eine kompensatorische Aufholtendenz, die jedoch sehr variabel und nicht immer vollständig ist. Dies sieht man am besten bei Zwillingen. Zwillinge sind infolge verschiedener Placentarversorgung bei der Geburt oft verschieden groß, auch wenn sie eineiig sind. In der Regel holt der Kleinere nach der Geburt den Wachstumsrückstand auf. Bei sehr großen Unterschieden bleibt der kleinere Zwilling jedoch bis ins Erwachsenenalter etwas kleiner [2]. Dieses Beispiel lehrt, daß sich exogen bedingte, pränatale Wachstumsstörungen auch auf das postnatale Wachstum auswirken können.

Wachstum im Säuglings- und Kindesalter

In Abb. 1 wird die Zürcher Standardkurve für Länge und Gewicht von Knaben im Alter von 0–48 Monaten gezeigt [9]. Die Streuung ist in Form der Perzentilen dargestellt. Perzentilen sind Maße, die aussagen, welcher Prozentsatz des normalen Kollektivs unter diesem Wert liegt. So bedeutet die 50. Perzentile, daß 50% aller Kinder tiefer und 50% höher liegen. Sie stellt also den Medianwert und im Falle einer normalen Verteilung gleichzeitig auch den Mittelwert dar. Der von der 3. und 97. Perzentile eingeschlossene Bereich wird als Normalbereich bezeichnet (er schließt 94% ein) und entspricht ungefähr dem in den Naturwissenschaften üblichen Normalbereich, der durch zwei Standardabweichungen unter und zwei Standardabweichungen über dem Mittelwert begrenzt wird (er umfaßt 95%). Wie die Definition erkennen läßt, kann ein Wachstumsverlauf außerhalb dieses Bereiches noch normal sein (z.B. familiärer Großwuchs). Ein Wachstumsverlauf innerhalb des Normalbereiches ist in der Regel normal, kann aber auch pathologisch sein (z.B. Stillstand des Wachstums).

Interessanterweise gibt es im Wachstum des Fetus und des Säuglings *Geschlechtsunterschiede*. Knaben sind bei der Geburt im Mittel größer und schwerer als Mädchen. Die Unterschiede sind signifikant, aber geringfügig, nämlich 1 cm und 100 g für die Mittelwerte. Wenig bekannt ist die Tatsache, daß Knaben nicht nur in den letzten pränatalen, sondern auch in den ersten postnatalen Monaten signifikant schneller wachsen als Mädchen [5, 9], so daß mit sechs Monaten die Unterschiede der Mittelwerte zugenommen haben und nun etwa 2 cm und 500 g betragen. Die Ursache für diese Unterschiede war zunächst unklar. Seit kurzem weiß man jedoch, daß Knaben in dieser Zeitphase im Gegensatz zu Mädchen sehr hohe Testosteronwerte im Plasma aufweisen [4]. Da Testosteron eine starke anabole Wirkung hat, ist es naheliegend, das beschleunigte prä- und postnatale Wachstum der Knaben auf die erhöhte Testosteronkonzentration zurückzuführen.

Nach dem 6. Monat ist die Wachstumsgeschwindigkeit bei beiden Geschlechtern bis zum Beginn des Pubertäts-Wachstumsschubes gleich.

Pubertäts-Wachstumsschub

In Abb. 2 wird die Zürcher Standardkurve für Größe und Gewicht von Knaben im Alter von 1–18 Jahren gezeigt [9]. Sie beruht wie auch die Standardkurve in Abb. 1 auf einer Querschnittsauswertung unserer longitudinalen Wachstumsstudie. Der Pubertäts-Wachstumsschub ist auf solchen Standardkurven an einem leichten Steilerwerden der Perzentilen erkenn-

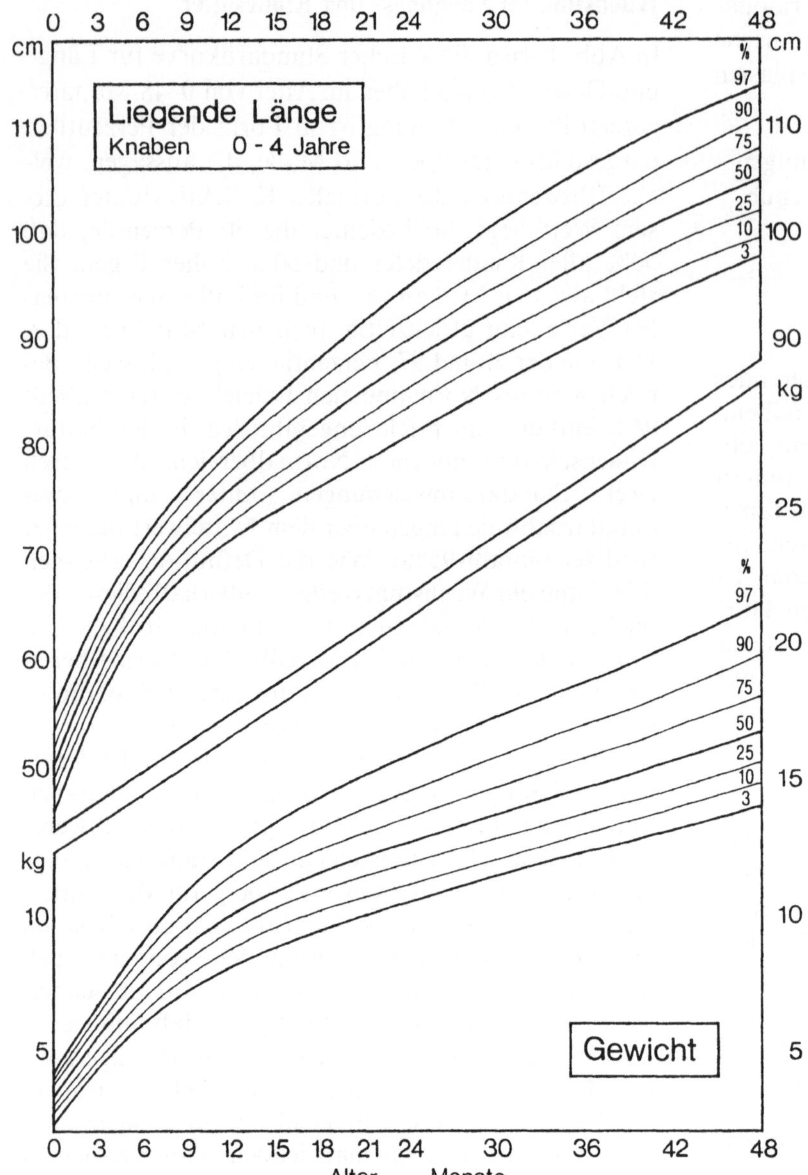

Abb. 1. Zürcher Standard-Perzentilenkurve für Länge und Gewicht von Knaben in den ersten vier Jahren [9]

bar. Da der Beginn des Wachstumsschubes zeitlich stark streut, und da Standardkurven das Resultat einer Querschnittsstudie oder wie hier einer querschnittsmäßigen Auswertung einer longitudinalen Studie sind, ist der Anstieg der Perzentilen in dieser Phase gegenüber dem individuellen Verlauf abgeflacht. Die individuellen Kurven, mit der wir in der ärztlichen Tätigkeit konfrontiert sind, zeigen deshalb bei früher Pubertät zuerst ein Abweichen nach oben und dann ein Zurückkommen auf die ursprüngliche Perzentile, und bei später Pubertät zuerst ein Zurückbleiben und dann ein Wiederaufholen (Abb. 2).

In einer solchen Wachstums- oder Distanzkurve kommt der individuelle Wachstumsverlauf weniger deutlich zum Ausdruck als in der Geschwindigkeitskurve, auf der die Wachstumsgeschwindigkeit in cm/Jahr dargestellt wird. Ein Beispiel für beide Darstellungen ist die berühmte Wachstumskurve von de

Monbeillard aus dem 18. Jahrhundert (Abb. 3), die uns von Buffon über Scammon und Tanner überliefert ist [11]. Auf der Geschwindigkeitskurve sieht man deutlich den Pubertäts-Wachstumsschub bei 14 Jahren mit einem Gipfel von 12 cm. Ferner sieht man einen kleineren Schub mit sieben Jahren, auf den ich noch zurückkommen werde.

Das Alter bei Beginn des Pubertäts-Wachstumsschubes hat bei beiden Geschlechtern eine Streubreite von etwa fünf Jahren. In der Zürcher Studie [6] findet sich der Gipfel des Wachstumsschubes der Knaben bei einem mittleren Alter von 13,9 Jahren und derjenige der Mädchen bei 12,2 Jahren. Die in Abb. 4 dargestellte Geschwindigkeitskurve beruht auf einer longitudinalen Auswertung, die so zustande gekommen ist, daß alle individuellen Kurven mit ihrem Wachstumsgipfel auf den mittleren Zeitpunkt dieses Gipfels zentriert worden sind. Daraus konnte eine

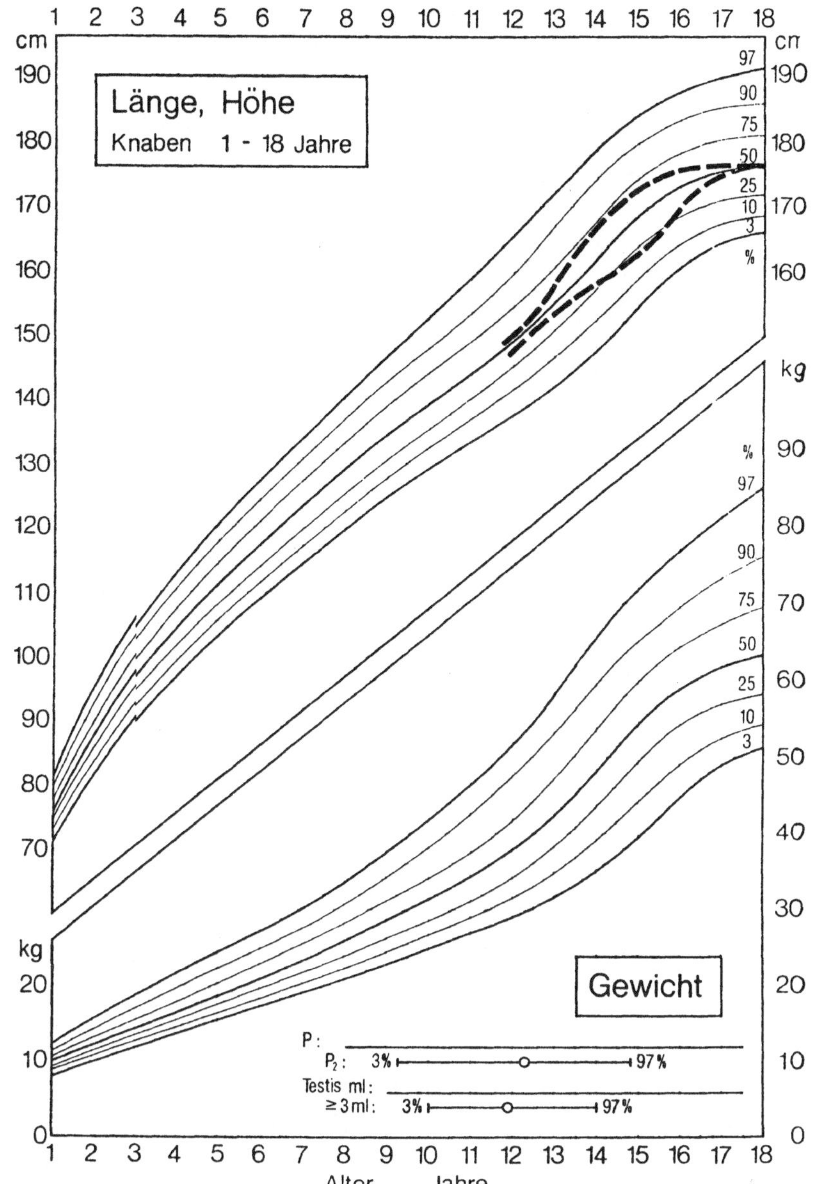

Abb. 2. Zürcher Standard-Perzentilenkurve für Größe und Gewicht von Knaben von 1–18 Jahren [9] mit je einem Beispiel eines frühen und eines späten Pubertäts-Wachstumsschubes

wirklichkeitsgetreue mittlere Geschwindigkeitskurve berechnet werden. In den Jahren vor der Pubertät ist die Wachstumsgeschwindigkeit, wie schon erwähnt, bei beiden Geschlechtern gleich und sinkt unmittelbar vor Beginn des Wachstumsschubes auf einen präpuberalen Tiefpunkt von knapp 5 cm bei den Mädchen und gut 4 cm bei den Knaben. Bei den Mädchen erfolgt der Wachstumsschub knapp zwei Jahre früher als bei den Knaben. Die maximale mittlere Geschwindigkeit beträgt beim Mädchen 7 cm und beim Knaben 9 cm bei einer Streubreite von etwa 4 cm. Vier Jahre nach dem Wachstumsgipfel ist das Wachstum abgeschlossen. Das frühere Auftreten und die geringere Höhe des Wachstumsschubes beim Mädchen erklären den Unterschied von etwa 13 cm zwischen der mittleren Größe erwachsener Männer

und Frauen (in der Zürcher Studie 177,4 cm und 164,8 cm).

Die Ursache des Pubertäts-Wachstumsschubes ist zweifellos in der vermehrten Produktion der Sexualhormone zu suchen. Für einen normalen Pubertäts-Wachstumsschub beim männlichen Geschlecht sind normale Testosteron- und Wachstumshormonverhältnisse notwendig [1]. Beide Hormone haben eine starke anabole Wirkung. Beim Ausfall eines oder beider Hormone fehlt der Wachstumschub. Beim weiblichen Geschlecht ist die Situation weniger klar, doch scheint es wahrscheinlich, daß hier die Östrogene zum Wachstumsschub beitragen. Diese Hypothese widerspricht nicht der Tatsache, daß Östrogene in pharmakologischer Dosierung imstande sind, das Wachstum zu bremsen.

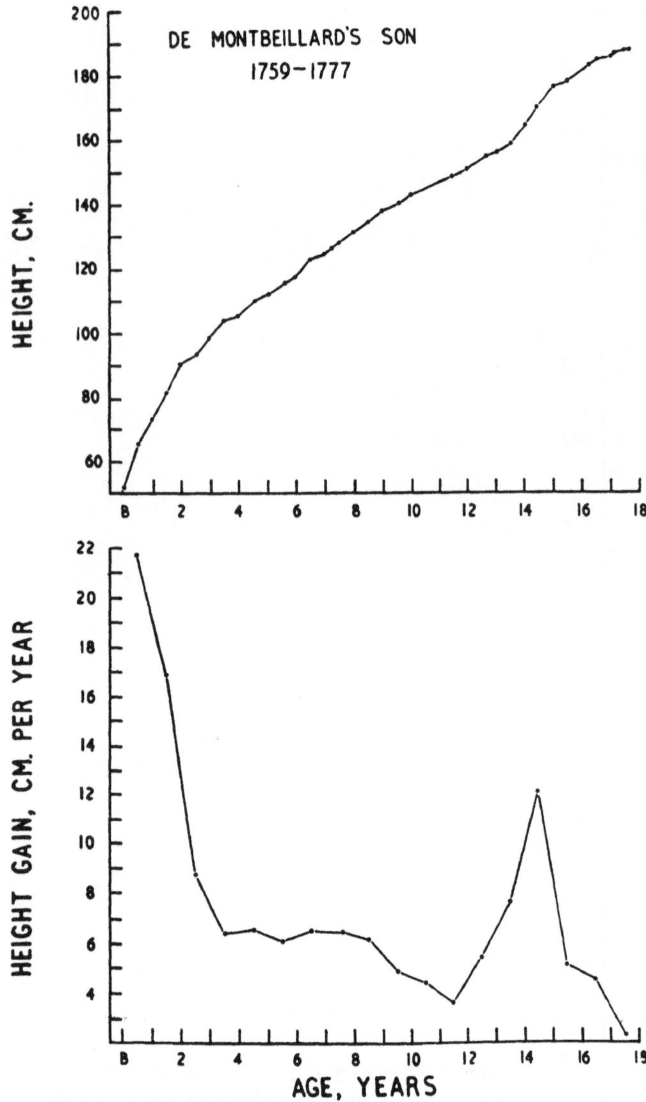

Abb. 3. Die bekannte historische Wachstums- und Geschwindigkeitskurve von de Monbeillard [11]

Wachstumsschub mit 6–7 Jahren

Nach Besprechung des Pubertäts-Wachstumsschubes möchte ich auf den viel kleineren Wachstumsschub im Alter von 6–7 Jahren zurückkommen. Ein solcher Wachstumsschub wurde in einzelnen Wachstumskurven immer wieder beschrieben und wird in der anglosächsischen Literatur als *midgrowth spurt* bezeichnet. Eine statistische Studie zur Sicherung und Analyse dieses Phänomens hat bisher gefehlt. In der querschnittsmäßigen Auswertung unserer longitudinalen Studie ist dieser Schub in der medianen Geschwindigkeitskurve beider Geschlechter (Abb. 5) deutlich sichtbar und statistisch gesichert [7]. Die longitudinale Auswertung durch Zentrierung der einzelnen Geschwindigkeitskurven auf diesen Wachstumsgipfel ergibt eine Gipfelhöhe von 1,4 cm, gemessen als Abstand zwischen Gipfel und gipfelfreier Kurve. Bei

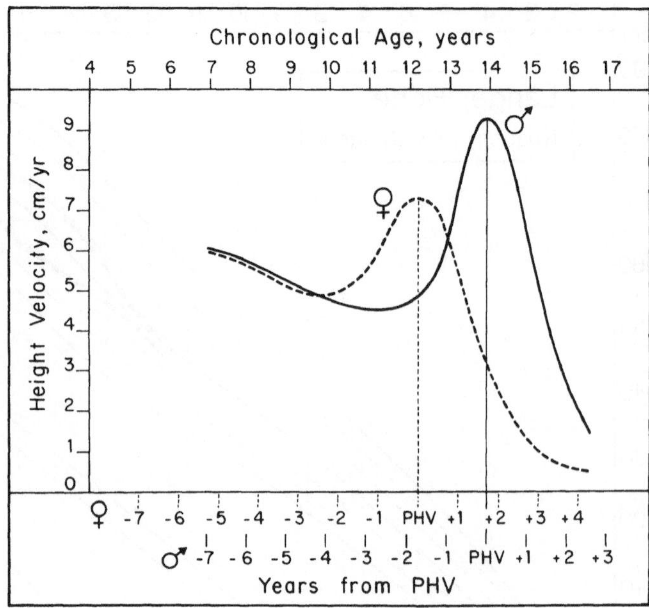

Abb. 4. Der mittlere Pubertäts-Wachstumsschub bei Mädchen und Knaben der Zürcher Wachstumsstudie bei longitudinaler Auswertung [6]

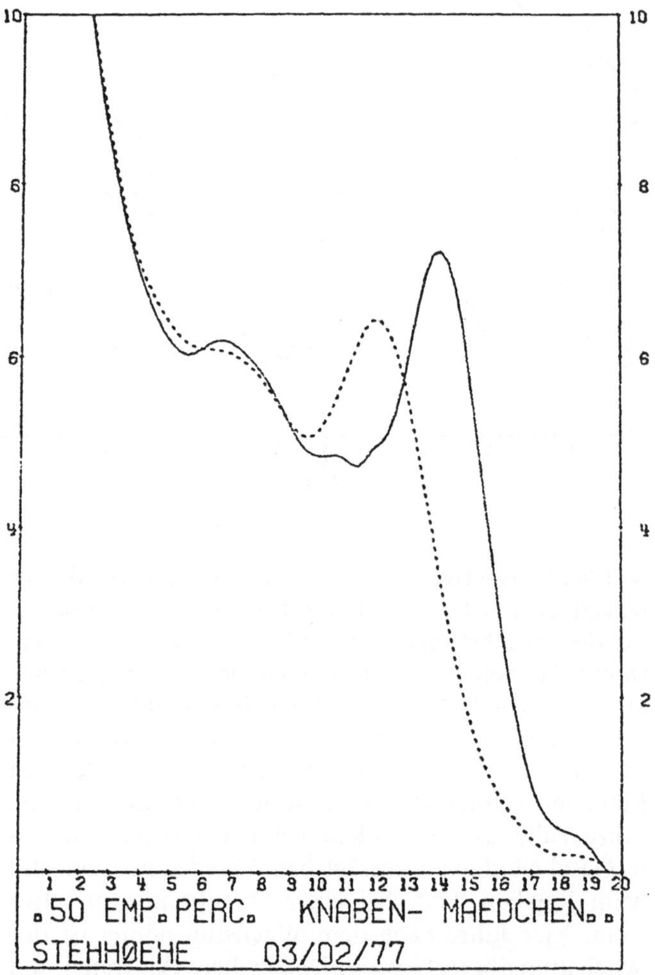

Abb. 5. Der Wachstumsschub mit 6–7 Jahren (midgrowth spurt) und der Pubertäts-Wachstumsschub bei Mädchen und Knaben der Zürcher Wachstumsstudie bei querschnittsmäßiger Auswertung (computer outprint)

Mädchen erfolgt der Schub etwa ein Jahr früher als bei Jungen.

Dieser bescheidene, aber eindeutige Wachstumsschub fällt zeitlich mit dem Anstieg der Nebennierenrinden-Androgene (vor allem Dehydroepiandrosteron) im Blut zusammen [8]. Diese Zunahme der Androgenproduktion der Nebennierenrinde wird auch als *Adrenarche* bezeichnet. Da die androgenen Nebennierensteroide eine anabole Wirkung haben, liegt es nahe, diesen Wachstumsschub der Adrenarche zuzuschreiben, während dem großen Pubertäts-Wachstumsschub die Gonadarche, d.h. der Mehrproduktion der gonadalen Geschlechtshormone, zugrunde liegt. Das frühere Auftreten beider Wachstumsschübe bei den Mädchen im Vergleich zu den Jungen entspricht der schnelleren Knochenreifung bei den Mädchen. Ich werde später auf den Zusammenhang zwischen Wachstum und Knochenreifung zurückkommen.

Säkulärer Trend

Als säkuläre Akzeleration oder säkulärer Trend wird die Tatsache bezeichnet, daß seit über 100 Jahren Säuglinge, Kinder und Erwachsene eine zunehmende Größe aufweisen und daß sich auch die Pubertät vorverschoben hat. Dieser Trend hat allerdings nicht linearen Charakter, sondern zeigt einen wellenförmigen Verlauf, der ungefähr dem Wechsel der sozio-ökonomischen Bedingungen und der allgemeinen Gesundheitssituation entspricht. In Kriegs- und Notzeiten ist er flach oder abwärts gerichtet. In wirtschaftlich günstigen Phasen ist er aufwärts gerichtet. In einzelnen Ländern, z.B. England, scheint die Akzeleration zum Stillstand gekommen zu sein, während sie in andern Ländern, wie z.B. in Holland, in voller Intensität andauert [12]. Der säkulare Trend ist ein guter Indikator für Änderungen der sozio-ökonomischen und gesundheitlichen Verhältnisse der Bevölkerung und zeigt ferner, daß das maximale Wachstumspotential auch in einer so großwüchsigen Bevölkerung wie in Holland noch nicht erreicht ist [12].

Knochenreifung

Auf den engen Zusammenhang zwischen Knochenreifung und Wachstumsverlauf habe ich bereits hingewiesen. Er zeigt sich vor allem darin, daß bei Mädchen der Pubertäts-Wachstumsschub zwei Jahre früher eintritt als bei Jungen und daß die Mädchen in diesem Zeitpunkt gegenüber den gleichaltrigen Jungen in der Knochenreifung um zwei Jahre voraus sind. Der Grad der Knochenreifung wird aus einem Handröntgenbild bestimmt und als Knochenalter angegeben. Beurteilt werden das Auftreten und die Formentwicklung der Knochenkerne sowie der Stand des Epiphysenschlusses. Das Wachstum ist beendet sobald alle Epiphysenfugen geschlossen sind. Der enge Zusammenhang zwischen Knochenreifung, Wachstum und Wachstumsabschluß, den Herr Bierich im anschließenden Vortrag sicher wieder aufgreifen wird, erlaubt die Schätzung der zukünftigen Erwachsenengröße aus Größe und Knochenalter. Die Wachstumsprognose liegt um so höher, je größer das Kind in bezug auf sein Alter und je niedriger sein Knochenalter ist. Für die Bestimmung des Knochenalters gibt es verschiedene Atlanten und für die Schätzung der zukünftigen Erwachsenengröße verschiedene rechnerische und tabellarische Methoden [13]. Die Möglichkeit, die zukünftige Größe voraussagen zu können, hat eine große diagnostische und psychologische Bedeutung bei der Beurteilung eines ungewöhnlichen Wachstumverlaufes.

Beurteilung des Wachstums

Die endgültige Körpergröße und die Geschwindigkeit, mit der diese erreicht wird, sind zwei von einander unabhängige Faktoren. Beide können schon im Kindes- und Adoleszentenalter beurteilt werden: Die Größe anhand der aktuellen Größe und der Wachstumsprognose, die Geschwindigkeit anhand des Knochenalters und des Zeitpunktes der Pubertätsentwicklung. Beide sind multifaktoriell bedingt, d.h. von vielfältigen genetischen und exogenen Faktoren abhängig. Der genetische Einfluß ist auch für den Laien sichtbar: kleine Eltern haben häufig kleine Kinder und große Eltern oft große Kinder; unter den Eltern und Geschwistern von sehr spät- oder frühreifenden Kindern findet man häufig solche mit einer ähnlichen Entwicklung. Der Korrelationskoeffizient für die mittlere Größe der Eltern und die Größe der erwachsenen Kinder beträgt etwa 0,6 (3). Der Unterschied zum theoretischen Wert des Korrelationskoeffizienten von 0,7 bei reiner Erbbedingtheit durch zahlreiche Gene weist darauf hin, daß neben der Elterngöße noch andere Einflüsse beteiligt sind. Zu den exogenen Einflüssen gehören vor allem die Ernährung, die Häufigkeit und Art von Krankheiten sowie die sozio-ökonomischen und hygienischen Verhältnisse.

Für die Beurteilung eines individuellen Wachstumsverlaufes müssen alle bisher erwähnten Faktoren herangezogen werden, d.h. es werden Angaben benötigt über Größe und Entwicklungstempo der Eltern, über Größe und Gewicht bei der Geburt, über bisherige Krankheiten und über den jetzigen Gesundheitszustand.

Es wird oft geglaubt, daß eine normale Wachstumskurve dadurch gekennzeichnet sei, daß sie konstant der gleichen individuellen Perzentilenkurve folgt und daß ein Abweichen davon pathologisch sei. Wie wir schon gesehen haben, stimmt dies in der Pubertät nicht. Es stimmt ferner nicht während des 1. Jahres, da Größe und Gewicht bei der Geburt stark von mütterlichen Faktoren abhängen und die genetischen Einflüsse beider Eltern erst allmählich zur Geltung kommen [10]. Im Säuglingsalter wie in der Pubertät sind deshalb auch bei gesunden Kindern Verschiebungen von einer Perzentile in die andere häufig. Zwischen diesen beiden Altersphasen sind sie selten, kommen aber auch bei gesunden Kindern vor. Ein Spätreifender mit verlangsamter Knochenreifung kreuzt die Perzentilen nach unten lange vor Pubertätsbeginn. Ein Frühreifender kreuzt sie nach oben, ebenfalls lange vor der Pubertät. Bei einem solchen Wachstumsverlauf muß immer auch die Möglichkeit pathologischer Ursachen in Betracht gezogen werden.

Konstitutionelle Wachstumsvarianten

Aus der gegebenen Definition des Normalbereiches und dem bisher Gesagten geht hervor, daß auch normale und gesunde Kinder auffallend klein oder groß und in ihrer Knochenreifung und Pubertätsentwicklung auffallend früh oder spät sein können. Sehr häufig findet man bei Eltern und Geschwistern ähnliche Verhältnisse. Wir sprechen von konstitutionellen Wachstumsvarianten und unterscheiden in bezug auf die Größe einen familiären Kleinwuchs und einen familiären Großwuchs und in bezug auf das Entwicklungstempo eine konstitutionelle Frühreife und eine konstitutionelle Spätreife, die auch als konstitutionelle Verzögerung des Wachstums und der Pubertät bezeichnet wird. Die konstitutionellen Varianten der Größe und des Entwicklungstempos können auch kombiniert vorkommen. Die häufigste Form des Kleinwuchses im Kindesalter ist die Kombination von familiärem Kleinwuchs mit konstitutioneller Verzögerung des Wachstums und der Pubertät.

Die aufgezählten Parameter zur Beurteilung des Wachstums und die allgemeine körperliche Untersuchung erlauben theoretisch zwischen den häufigen konstitutionellen Wachstumsvarianten und den seltenen organisch bedingten Wachstumsstörungen zu unterscheiden. Dies ist tatsächlich sehr häufig möglich ohne zusätzliche Laboruntersuchungen. Es kann aber auch schwierig sein, wie das folgende Beispiel zeigt:

Ein langsames Wachstum mit Abfall der Wachstumskurve auf tiefere Perzentilen und sogar unter den Perzentilenbereich, begleitet von einem Rückstand im Knochenalter, läßt vor allem an eine konstitutionelle Verzögerung von Wachstum und Pubertät mit guter Prognose denken. Das gleiche Bild sieht man aber auch bei gewissen chronischen Krank-

heiten wie z.B. bei Zöliakie und bei hypophysären Minderwuchs mit isoliertem Ausfall des Wachstumshormons. Auch mit zusätzlichen Wachstumshormon- und anderen Laboruntersuchungen kann diese Differentialdiagnose gelegentlich schwierig sein.

Zur *Behandlung* der konstitutionellen Wachstumsvarianten möchte ich mich kurz fassen, da sie in bezug auf Nebenwirkungen problematisch ist und in die Hände des Kinderendokrinologen gehört. Beim Kleinwuchs kann das Wachstum mit anabolen Steroiden beschleunigt werden. Es ist jedoch zweifelhaft, ob es damit möglich ist, die zukünftige Erwachsenengröße zu verbessern. Theoretisch könnte sie sich sogar verringern, wenn durch die anabolen Steroide das Knochenalter zu stark beschleunigt wird. Menschliches Wachstumshormon in der zur Behandlung des hypophysären Minderwuchses wirksamen Dosis hat keine Wirkung. Über die Wirkung von höheren Dosen weiß man noch zu wenig. Beim Großwuchs kann die zukünftige Erwachsenengröße mit Sexualsteroiden in hoher Dosis herabgesetzt werden. Diese Therapie hat jedoch eine ähnliche Problematik wie die hormonale Kontrazeption. Zur Behandlung von Frühreife und Spätreife wird Herr Bierich im anschließenden Vortrag Stellung nehmen.

Organisch bedingte Wachstumsstörungen

Zum Schluß möchte ich noch einen sehr kursorischen Überblick über Wachstumsstörungen mit organischen Ursachen geben. Diese kann man in folgende Gruppen gliedern: Chromosomenaberrationen und Dysmorphie-Syndrome, Endokrinopathien, chronische Krankheiten, Knochendysplasien. Beispiele für chromosomale Aberrationen mit Kleinwuchs sind das Down-Syndrom (Trisomie 21) und das Turner-Syndrom (Monosomie X). Einen mäßigen Großwuchs sieht man dagegen beim Klinefelter-Syndrom (XXY). Ein Beispiel eines Dysmorphie-Syndroms mit Kleinwuchs ist das Silver-Russell-Syndrom. Es handelt sich um einen pränatalen Minderwuchs mit craniofazialer Dysproportion und Körperasymmetrie. Beispiele von Dysmorphie-Syndromen mit Großwuchs sind der von Sotos beschriebene cerebrale Gigantismus und das Wiedemann-Beckwith-Syndrom mit Nabelschnurbruch, Makroglossie und weiterer Organomegalie. Die häufigsten Endokrinopathien mit Kleinwuchs sind der hypophysäre Minderwuchs und die Hypothyreose. Ein Großwuchs infolge Endokrinopathie ist sehr selten. Das bekannteste Beispiel ist der hypophysäre Gigantismus bei Wachstumshormon sezernierendem Hypophysenadenom. Eine häufige iatrogene Ursache des Kleinwuchses ist die Therapie mit Glucocorticoiden, deren katabole Eigenschaft sich als Wachstumshemmung auswirkt. Endokrinopathien

mit Großwuchs in der frühen Kindheit und späterem
Kleinwuchs sind die Pubertas praecox und das adre-
nogenitale Syndrom, über die sich Herr Bierich noch
äußern wird. Chronische Krankheiten führen häufig
zu Minderwuchs und verzögerter Entwicklung. Bekannte Beispiele sind die Zöliakie und andere Formen
des intestinalen Minderwuchses, wie die Pankreasfi-
brose und die Colitis ulcerosa, dann auch der cardiale
Minderwuchs bei Herzfehlern oder der hepatogene
Minderwuchs bei Glykogenosen. Eine periphere Störung, d.h. ein ungenügendes Ansprechen der langen
Röhrenknochen auf die normalen wachstumsfördern-
den Hormoneinflüsse, sieht man bei zahlreichen Knochendysplasien. Recht typisch sind die auffallend kurzen Extremitäten. Als Beispiele seien die Achondroplasie und die metaphysären Dysostosen genannt.

Die *Behandlungsmöglichkeiten* sind gut bei den Endokrinopathien und bei den chronischen Krankheiten, wo in der Regel eine kausale Therapie, wie z.B.
die Hormonersatztherapie bei Hormonmangelzustän-
den möglich ist. Bei den übrigen Störungen steht vor-
läufig nur die symptomatische Therapie mit anabolen
Steroiden zur Verfügung, auf deren Problematik ich
beim familiären Kleinwuchs hingewiesen habe.

Literatur

1. Aynsley Green A, Zachmann M, Prader A (1976) Interrelation
   of the therapeutic effects of growth hormone and testosterone
   on growth in hypopituitarism. J Pediatr 89:992–999
2. Babson SG, Philips DS (1973) Growth and development of
   twins dissimilar in size at birth. N Eng J Med 289:937–940
3. Brook CGD, Gasser T, Werder EA, Prader A, Vanderschueren-
   Lodewyks MA (1977) Height correlations between parents and
   mature offspring in normal subjects and in subjects with Turner's and Klinefelter's and other syndromes. Ann Hum Biol
   4:17–22
4. Forest MG, Cathiard AM (1975) Pattern of plasma testosterone
   and Δ^4-androstenedione in normal newborns: Evidence for testicular activity at birth. J Clin Endocrinol Metab 41:977–980
5. Karlberg P, Taranger J, Engström I, Lichtenstein H, Svenn-
   berg-Redegren I (1976) The somatic development of children
   in a Swedish urban community. A prospective longitudinal
   study. Acta Paediatr Scand 258:5–148
6. Largo RH, Gasser Th, Prader A, Stützle W, Huber PJ (1978)
   Analysis of the adolescent growth spurt using smoothing spline
   functions. Ann Hum Biol 5:421–434
7. Molinari L, Largo RH, Prader A (1980) Analysis of the growth
   spurt at age seven (midgrowth spurt). Helv Paediat Acta
   35:325–334
8. Peretti E, Forest MG (1978) Pattern of plasma dehydroepi-
   androsterone sulfate levels in humans from birth to adulthood.
   J Clin Endocrinol Metab 47:572–577
9. Prader A, Issler C, Molinari L, Largo RH (in Vorbereitung)
   Physical growth in Swiss children from birth to 20 years of
   age
10. Smith DW, Truog W, Rogers JE, Greitzer LJ, Skinner AL,
    McCann JJ, Harvey MAS (1976) Shifting linear growth during
    infancy: Illustration of genetic factors in growth from fetal
    life through infancy. J Pediatr 89:225–230
11. Tanner JM (1962) Growth at adolescence. Blackwell, Oxford
12. Van Wieringen JC (1978) In: Falkner F, Tanner JM (eds)
    Secular growth changes in human growth. Plenum Press, New
    York London (Vol 2, pp 445–473)
13. Zachmann M, Sobradillo B, Frank M, Frisch H, Prader A
    (1978) Bayley-Pinneau, Roche-Wainer-Thissen, and Tanner
    height predictions in normal children and in patients with va-
    rious pathologic conditions. J Pediatr 93:749–755

Eingegangen am 15. Dezember 1980
Angenommen am 22. Februar 1981

Prof. Dr. A. Prader
Kinderspital
Steinwiesstr. 75
CH-8032 Zürich
Schweiz

Pubertät * **

J.R. Bierich

Univ.-Kinderklinik Tübingen (Direktor: Prof. Dr. J.R. Bierich)

Puberty

Summary. Puberty commences in girls 1.5–2 years earlier than in boys. Whereas the production of sexual hormone in the female increases gradually, testosterone secretion in the male rises steeply within two years. In connection with this boys are suffering more often from emotional disturbances than girls during puberty.

During the last 150 years the onset of puberty has considerably advanced. In the middle of the last century, menarche occurred at age 17; today, however, at age 12.5. This secular acceleration is caused by improved nutrition, mainly with proteins. Presupposition for the earlier onset of puberty is an earlier arriving at the developmental stage (height, weight, bone maturation) which formerly was characteristic for prepubertal children of 10/11 years. Also the physiologic variants, i.e., the so-called early normal puberty and constitutional delay of growth and adolescence, base on prepubertal differences in growth velocity and growth hormone secretion. In contrast to this, the pathologic variants of sexual development, i.e., true sexual precocity and pubertas tarda s.s., are caused by various pathologic processes located in one of the three areas: hypothalamus, pituitary, or gonads.

Key words: Puberty – Sexual development – Sexual hormones – Growth – Sceletal maturation – Growth hormone – Acceleration – Sexual precocity – Delayed puberty

Zusammenfassung. Die Pubertät beginnt beim Mädchen $1^1/_2$–2 Jahre früher als beim Jungen. Während die Produktion der Geschlechtshormone in der weiblichen Pubertät allmählich zunimmt, steigt beim Jungen die Sekretion des Testosterons in zwei Jahren äußerst steil an. Im Zusammenhang damit treten beim Knaben sehr viel häufiger psychische Störungen in Erscheinung als beim Mädchen.

In den vergangenen 150 Jahren ist der Beginn der Geschlechtsreifung zeitlich beträchtlich vorgerückt. Mitte des 19. Jahrhunderts erfolgte die Menarche mit 17 Jahren, heute mit $12^1/_2$ Jahren. Ursache dieser säkularen Akzeleration ist die verbesserte Ernährung, namentlich mit Eiweiß. Voraussetzung für den früheren Pubertätsbeginn ist das raschere Erreichen des früher für 10/11-Jährige chrakteristischen Wachstums- und Entwicklungsstadiums (Größe, Gewicht, Knochenalter). Auch die physiologischen Varianten der Pubertät, die konstitutionelle Frühentwicklung und die verzögerte Entwicklung, beruhen auf präpubertären Unterschieden des Wachstumstempos und der Wachstumshormonsekretion. Im Gegensatz dazu beruhen die krankhaften Varianten der Pubertät, die echte Frühreife und die Pubertas tarda i.e.S., auf pathologischen Prozessen, die auf einer der drei Ebenen Hypothalamus, Adenohypophyse oder Keimdrüsen lokalisiert sind.

Schlüsselwörter: Pubertät – Geschlechtsentwicklung – Geschlechtshormone – Wachstum – Skelettreifung – Wachstumshormon – Akzeleration – Frühreife – Verzögerte Pubertät

Die biologischen Vorgänge des Wachstums und der Entwicklung lassen sich nur künstlich trennen und gesondert darstellen. Wachstum im Hinblick auf Größe und Volumen ist immer auch Metamorphose und Veränderung. Überdies ist es Voraussetzung dafür, daß die einschneidenste aller Metamorphosen, die Geschlechtsreifung, eintritt; ohne Wachstum gibt es keine Pubertät. Andererseits führt die sexuelle Reifung ihrerseits zu einem besonders stürmischen Wachstum, dem Pubertätswachstumsspurt, der ohne

* Vortrag auf der 111. Versammlung der Gesellschaft Deutscher Naturforscher und Ärzte, Hamburg, 21.–25. September 1980

Die zitierten eigenen Untersuchungen wurden mit der dankenswerten Unterstützung der Deutschen Forschungsgemeinschaft durchgeführt

Tabelle 1. Genitalentwicklung beim Jungen

G 1	Präpubertäres Stadium; noch keine Hodenvergrößerung
G 2	Beginnende Hodenvergrößerung. Beginnende Rötung der Skrotalhaut
G 3	Weitere Vergrößerung der Hoden. Penis nimmt an Länge, geringer an Umfang zu
G 4	Weitere Vergrößerung von Testes und Skrotum. Dunklere Färbung der Skrotalhaut. Weitere Größenzunahme des Penis, Entwicklung der Glans
G 5	Adulte Form und Größe

Tabelle 2. Entwicklung der Schambehaarung

P 1	Keine Pubes
P 2	Wenige Pubes um die Peniswurzel bzw. auf den großen Schamlippen, auf Fotos des ganzen Körpers nicht erkennbar
P 3	Dichtere, dunklere, oft gelockte Behaarung, jetzt auch über der Symphyse
P 4	Kräftige Behaarung wie beim Erwachsenen, doch geringere Ausdehnung. Obere Begrenzung horizontal, kein Übergreifen auf die Oberschenkel
P 5	Adulte Schambehaarung, auf die Innenseite der Oberschenkel übergreifend. Bei der Frau nach oben horizontale Begrenzung; beim Mann (beginnende) zeltförmig zum Nabel zulaufende Ausdehnung

Sexualhormone nicht zustandekommt. Im folgenden werde ich stets beide Vorgänge im Auge behalten und ihre wechselseitige Abhängigkeit aufzeigen.

Im Prinzip sind die morphologischen und biologischen Vorgänge der sexuellen Reifung seit Urzeiten bekannt. Die starke Regelhaftigkeit der Entwicklung und die Uniformität der einzelnen Reifungsphasen sind aber erst von den 20er Jahren an exakt herausgearbeitet worden. Große Verdienste haben sich auf diesem Gebiet in den vergangenen 20 Jahren J. Tanner und seine Mitarbeiter am Londoner Institute of Child Health erworben. Die Autoren haben an einem großen Material von Adoleszenten, die über viele Jahre longitudinal untersucht wurden, statistisch gesicherte Daten über Zeitpunkt und Reihenfolge des Auftretens der verschiedenen Reifemerkmale gesammelt und publiziert. Die Stadieneinteilung, die Tanner 1962 [27] für die Pubertätsentwicklung publiziert hat, wird heute in der ganzen Welt verwendet. Man unterscheidet jeweils fünf Entwicklungsstadien. Stadium 1 bedeutet die infantile Stufe *vor* Einsetzen der Pubertät, Stadium 5 die vollendete Entwicklung des Erwachsenen. Tabelle 1 gibt die Genitalentwicklung des männlichen Geschlechts wieder; die Pubertät des Knaben beginnt mit der Vergrößerung der Testes. Um die weitere Entwicklung besser zu quantifizieren, haben Zachmann und Prader 1974 den sog. Orchidometer konstruiert, eine Kette ovoider Plastikkörper, mit denen die Hoden der Knaben bei der Untersuchung verglichen werden. In Tabelle 2 sind die Stadien der Schambehaarung (Pubes, P) zusammengestellt. P2 bedeutet den ersten Anflug von Behaarung, der auf Ganzkörperfotos nicht erkennbar ist, P3, 4 und 5 zunehmende Haardichte, deren obere Begrenzung bei der Frau horizontal, beim erwachsenen Mann dreieckig nach oben verläuft. Abbildung 1 gibt die weibliche Brustentwicklung wieder, B1 infantil, B2 die sog. Brustknospe, welche auf den Warzenhof beschränkt ist, B3 die Knospe auf dem sich entwickelnden Brustkörper, B4 die Knospe auf der voll entwickelten Mamma. Im Stadium B5 ist die Knospe des Warzenhofs verschwunden, nur noch die Brustwarze selbst ist prominent.

Tabelle 3 stellt eine Zeittafel der gesamten Pubertätsentwicklung dar, – links die der Knaben, rechts der Mädchen. Bei der Konstruktion der Tabelle habe ich die Resultate der internationalen Wachstums- und Entwicklungsstudie, deren Befunde in den 60er Jahren registriert und daher heute überholt sind, auf den jetzigen Stand der Akzeleration adaptiert. Dabei bin ich von der Menarche als Fixpunkt ausgegangen. Die erste Regelblutung tritt in den entwickelten Industrieländern des Westens heute mit $12^1/_2$ Jahren auf. Die Thelarche, d.h. die Brustentwicklung im Stadium 2, geht der Menarche um zwei Jahre voraus. Etwa ein halbes Jahr vor der Menarche liegt die maximale

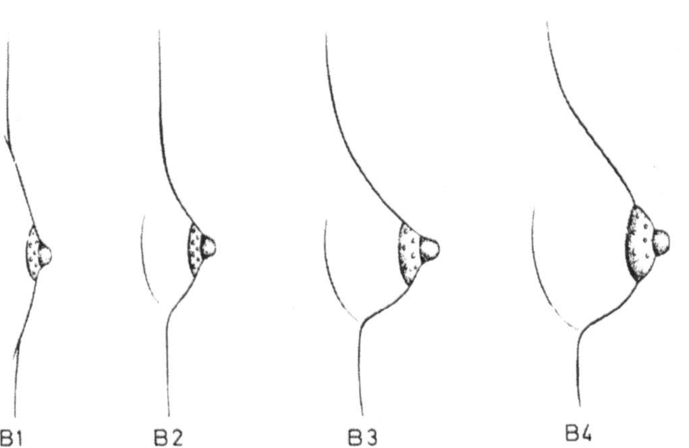

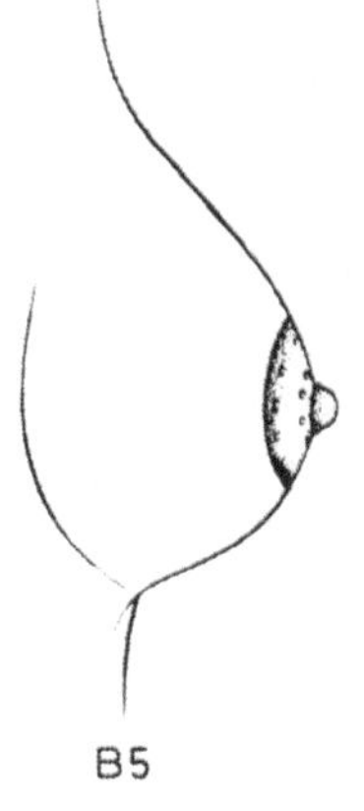

Abb. 1. Die Stadien der Brustentwicklung nach Tanner. *B 1:* präpuberal; nur die Brustwarze selbst ist prominent. *B 2:* Brustknospe; Mamille und Areola bilden eine kleine, halbkugelige Erhebung. Der Warzenhof ist gegenüber B 1 erweitert. *B 3:* Knospenbrust. Mamille und Areola erheben sich über dem insgesamt mäßig vergrößerten Brustkörper. *B 4:* insgesamt stärkere Mammavergrößerung; Areola und Mamille bilden eine zweite Erhebung darüber. *B 5:* voll entwickelte Brust, Rückbildung der Erhebung der Areola. Nur noch die Mamille selbst hebt sich aus der Kontur der Brust heraus

Tabelle 3. Zeittafel der Pubertätsentwicklung

Knaben	Alter (J.)	Mädchen
	10	
		Thelarche (B 2) Pubarche (P 2)
Testes beginnen zu wachsen	11	
Pubarche (P 2)	12	B 3, P 3, Stärkstes Längenwachstum Menarche
Starkes Wachstum von Testes und Penis. P 3. Stärkstes Längenwachstum	13	B 4, P 4
P 4. Beginn. Ax.behaarung	14	Regelmäß. ovulator. Zyklen B 5, P 5
Stimmbruch. P 5 Reife Spermien	15	
	16	Epiphysenfugenschluß Wachstumsstillstand
	17	
Epiphysenfugenschluß		

Wachstumsgeschwindigkeit des Pubertätswachstumsspurts beim Mädchen. Gegenüber der weiblichen tritt die männliche Pubertät mit deutlicher Verzögerung ein, – die erste Schambehaarung rund $1^1/_2$ Jahre später, ebenso der Pubertätswachstumsspurt und schließlich auch die Beendigung des Wachstums, – beim Knaben mit $17^1/_2$, beim Mädchen schon mit 16 Jahren.

Hormonbefunde

Als biochemische Parameter der Androgenproduktion, namentlich der Hoden, hat man lange Zeit die 17-Ketosteroid-Ausscheidung im Harn gemessen. Bemerkenswert ist vor allem ihr rascher Anstieg in der Pubertät, von 1–2 mg/die mit 11 Jahren auf 8 mg mit 16 Jahren. Die Bestimmung der 17-Ketosteroide ist indessen eine Gruppenreaktion, in der nicht allein die testikulären, sondern auch die adrenalen Androgene erfaßt werden. Um speziell die Funktion der Testes zu erfassen, ist die Bestimmung des Testosterons vorzuziehen. Abbildung 2 [32] demonstriert die Testosteronausscheidung im Harn. Wieder erfolgt der Anstieg zwischen dem 12. und 16. Jahr äußerst rapide. Longitudinale Untersuchungen von Knorr haben ergeben, daß die Zunahme zum größten Teil innerhalb von ein bis zwei Jahren erfolgt; die Reifung der Hoden ist also ein überaus rasch verlaufender Vorgang. Wie aus zahlreichen Untersuchungen hervorgeht, ist

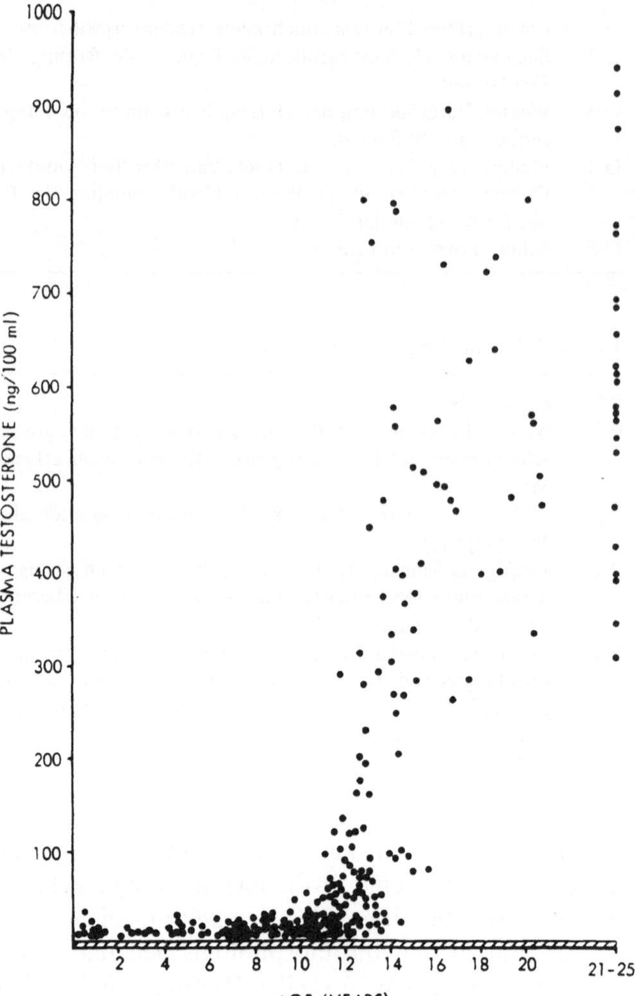

Abb. 2. Testosteronspiegel im Plasma bei Knaben [32]

die Ausscheidung der Androgenderivate viel enger mit der Skelettreife, mit dem sog. Knochenalter, korreliert als mit dem Lebensalter. – Auch die Östrogene steigen im Lauf der Pubertät an, doch nicht so steil wie das Testosteron. Die Sekretion des Progesterons, des wichtigsten Hormons des Gelbkörpers, wird über die Ausscheidung seines Hauptmetaboliten Pregnandiol im Harn erfaßt. Vor der Menarche werden nur sehr geringe Mengen gefunden.

Den Keimdrüsen übergeordnet sind die beiden Gonadotropine der Hypophyse FSH (Follikel-stimulierendes Hormon) und LH (luteinisierendes Hormon), die wir zuverlässig im Plasma bestimmen können. Die Reifung der Keimdrüsen und damit die Pubertät selbst werden einerseits durch eine Erhöhung der basalen Konzentration der Gonadotropine initiiert, andererseits durch die Aufnahme eines oszillierenden Skretionsmodus' dieser Hormone. Die Gonadotropine werden jetzt in einzelnen Stößen, in pulsatiler Form, abgegeben. Abbildung 3 zeigt den Anstieg der Basalwerte für FSH und LH mit zunehmendem Knochenalter und zugleich die Beziehung zur zuneh-

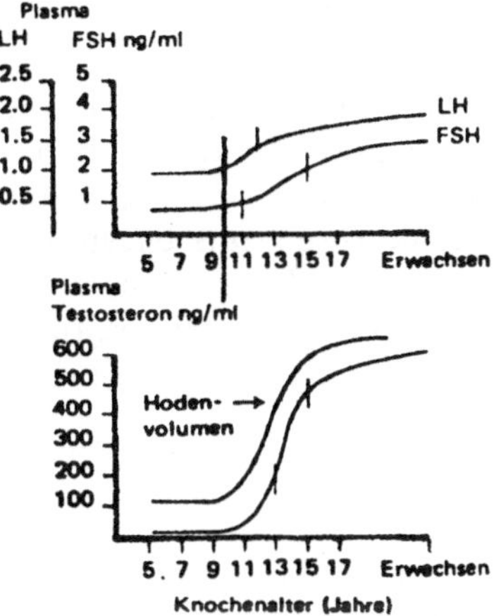

Abb. 3. Plasma-LH, -FSH und Testosteron beim männlichen Geschlecht [28]

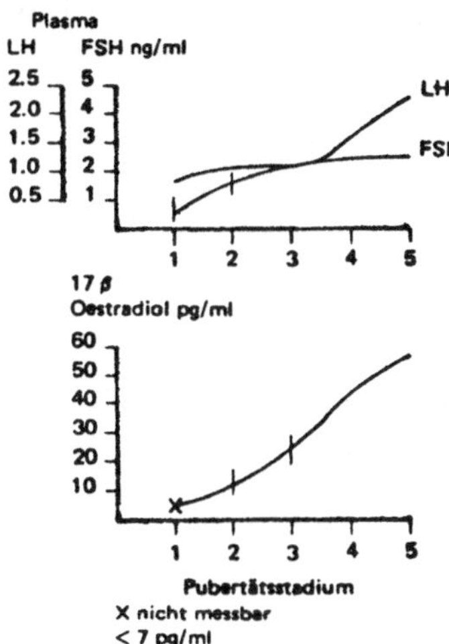

Abb. 4. Plasma-LH, -FSH und Östradiol beim weiblichen Geschlecht [28]

menden Hodengröße und dem Plasma-Testosteron. Beim männlichen Geschlecht wird die Pubertät durch das LH in Gang gesetzt, während die FSH-Zunahme erst später folgt. Abbildung 4 vermittelt eine gleichartige Synopsis der endokrinen Vorgänge in der weiblichen Pubertät. Hier beginnt die Reifung mit der Erhöhung des FSH-Spiegels, während eine stärkere LH-Zunahme erst später einsetzt.

Psychologische Wirkungen der Sexualhormone

Kaum ein anderer biologischer Vorgang hat so tiefgreifende Wirkungen auf das Seelenleben wie die Geschlechtsreifung. Was hier beobachtet wird, ist natürlich bei weitem nicht alles primär auf die Sexualhormone zurückführbar. Vieles ist reaktiv bedingt, – durch die veränderte Umwelt, in die die Jugendlichen kommen, durch den Zwang zur Anpassung, durch die neu gestellten Ansprüche und Erwartungen. Trotzdem lassen sich sichere primäre hormonale Einflüsse herausschälen, sowohl durch vergleichende Be-

obachtungen an vielen Tierspecies als am Menschen selbst. Vergleichen wir das psychologische Naturell gesunder Männer mit demjenigen von Eunuchen und im Tierreich das Temperament und Antriebsverhalten von Hengsten mit dem von Wallachen, von Stieren mit dem von Ochsen oder auch von Hähnen mit demjenigen von Hennen, so ist unmittelbar klar, daß Eigenschaften, die als typisch männlich gelten – Kampflust, Aggressivität, Expansionsdrang, Mut und Initiative – die intakte Funktion der Hoden und die Sekretion von Testosteron voraussetzen. Sehr interessante Beobachtungen sind vor kurzem an jungen Elefantenbullen in Ceylon gemacht worden, die in den kurzen Perioden ihrer Brunst äußerst aggressiv und in der Regel dominant und damit Leitbullen werden [19]. Relevante Beobachtungen sind auch an Primaten gemacht worden [17]. Aus der Kinderendokrinologie ist die Erfahrung geläufig, daß Knaben, die wegen Hodenhochstands mit Gonadotropin behandelt werden und eine sehr kräftige Testosteron-Erhöhung im Plasma aufweisen, oft nervös, irritiert, in der Schule unkonzentriert und aggressiv werden. In bezug auf die spontan erfolgende Pubertät möchte ich erneut darauf hinweisen, daß der Anstieg des Testosterons im Plasma beim Jungen außerordentlich rasch und steil verläuft, so daß man mit einigem Recht von einer überfallsartigen Überschwemmung des Organismus mit diesem Wirkstoff sprechen kann. Dies erklärt m.E. den so viel stürmischeren Verlauf der Pubertät beim männlichen Geschlecht. Triebverbrechen Jugendlicher kommen fast ausnahmslos bei Jungen vor.

Demgegenüber wirken die weiblichen Sexualhormone nicht derartig mächtig auf das Antriebsverhalten, wie u.a. Erfahrungen mit der Östrogentherapie bei Männern mit Prostatacarcinom gezeigt haben. Diese Hormone entfalten ihre Einflüsse nach den Beobachtungen von Money und Ehrhardt [26] überwiegend im eigentlichen Sexualverhalten.

Auslösung der Pubertät

Die Frage, welche Faktoren es sind, die die Umstellung von der Infantilität zur Reife bewerkstelligen, ist ein kybernetisches Problem. Zunächst stellt die Funktion der Keimdrüsen die zu regulierende Regelstrecke in einem geschlossenen Regelkreis dar (Abb. 5). Was die endokrinologische Seite betrifft, so können wir die Sexualhormone der Keimdrüsen als Regelgröße betrachten; ihre Konzentration im Blut wird über einen negativen Feed-back-Mechanismus an das zentrale Stellwerk im Gehirn gemeldet, ein Sexualhormon-empfindliches Relais im Zwischenhirn. Bei niedrigen Hormonspiegeln entsendet das Relais positive nervale Impulse an das Sexualzentrum, welches seinerseits mit Hilfe des GnRH (Gonadotro-

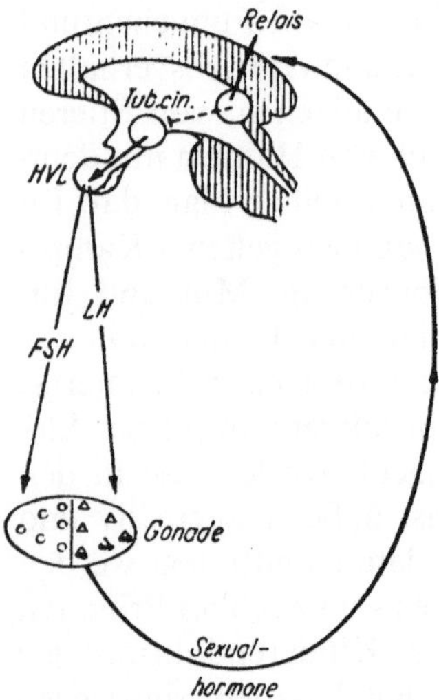

Abb. 5. Der Hypothalamus-Hypophysen-Keimdrüsen-Regelkreis des Erwachsenen [2]

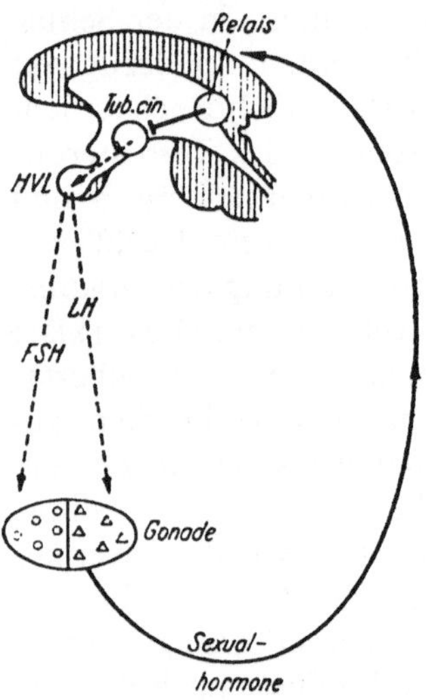

Abb. 6. Derselbe Regelkreis im Kindesalter [2]

pin-Releasing-Hormone) die Hypophyse veranlaßt, die beiden Gonadotropine FSH und LH zu sezernieren. Das Schema gibt die Verhältnisse beim erwachsenen Menschen nach der Pubertät wieder. Es ist ein relativ hoher Sexualhormonspiegel erforderlich, um das Regelsystem zu supprimieren.

Abbildung 6 zeigt die Verhältnisse beim Kind. Wie Hohlweg in Berlin 1931 [16] als Erster demonstriert hat, genügen *vor* der Pubertät sehr geringe Sexualhormonspiegel, um das gesamte System zu unterdrücken. Beim Kind sind Gonadotropine im Plasma kaum nachweisbar. Umgekehrt ausgedrückt, bedeutet Pubertät vor allem eine Neueinstellung des Regelkreises, dessen Empfindlichkeit gegenüber Sexualhormonen absinkt. Es erfolgen noch weitere Veränderungen im Zwischenhirn, auf die ich aber in dem hier gegebenen Rahmen nicht eingehen kann.

Mit diesen Feststellungen ist noch nichts über die Signale ausgesagt, die zur Auslösung der Pubertät führen. Summarisch kann gesagt werden, daß die Funktionsaufnahme der Keimdrüsen aufs engste mit der Gesamtreife des Organismus gekoppelt ist, deren sinnfälligste klinische Parameter (1) die Skelettreifung, das sog. Knochenalter, und (2) das Körpergewicht sind.

Skelettreifung

1950 machte Lawson Wilkins in Baltimore, welcher kurz zuvor das Cortison in die Therapie des adrenogenitalen Syndroms eingeführt hatte, die Beobachtung, daß Mädchen, die infolge einer solchen Krankheit ein akzeleriertes Knochenalter hatten, unter Cortison sehr bald ihre Menarche bekamen. Die Menarche trat bei solchen Kindern immer dann auf, wenn das Skelettalter 13 Jahre oder mehr betrug, was meistens bei einem Labensalter von 8–9 Jahren der Fall war.

Eine zweite hierher gehörige, überraschende Beobachtung machten wir einige Jahre später bei hypophysären Zwergen. Mangels Wachstumshormons behandelten wir diese Patienten damals mit Anabolika, welche ebenfalls zu einer Beschleunigung der Skelttreife führen [1, 4]. Diese Patienten, die man bis dahin wegen ihres bleibenden sexuellen Infantilismus gern als „infantilistische Zwerge" bezeichnete, gelangten überraschenderweise zum Teil in eine echte Pubertät mit nachweisbarer Gonadotropinausscheidung im Harn, sofern sie ein Knochenalter von 12 oder 13 Jahren erreicht hatten. Ähnliche Beobachtungen sind später bei der erfolgreichen Behandlung hypophysärer Zwerge mit Wachstumshormon gemacht worden.

Gewicht

Auf der Suche nach weiteren geeigneten Parametern der Gesamtentwicklung haben amerikanische Autoren, vor allem Dreizen et al. [9] und Frisch und Revelle [12, 13] und Mc Arthur [21] dem Körpergewicht besondere Beachtung geschenkt. Diese Autoren zeigten, daß das Gewicht früh reifender und spät reifender Mädchen zur Zeit der Menarche identisch war, – im Mittel 47,8 kg. Umgekehrt zeigte Frisch 1972 [10], daß unterernährte Mädchen ihre Menarche durchschnittlich zwei Jahre später als gut ernährte bekamen, letztlich wiederum bei identischem Körpergewicht. Frisch und Revelle haben das Gewicht von 46 kg als sog. „kritisches Gewicht" für die Auslösung der Menarche bezeichnet, wobei allerdings eine außerordentlich hohe Standardabweichung dieses kritischen Gewichts bestand. Die Autoren haben deshalb später Tabellen veröffentlicht, in denen sie unter Berücksichtigung der Körpergröße zu individuell unterschiedlichen kritischen Gewichten gelangten.

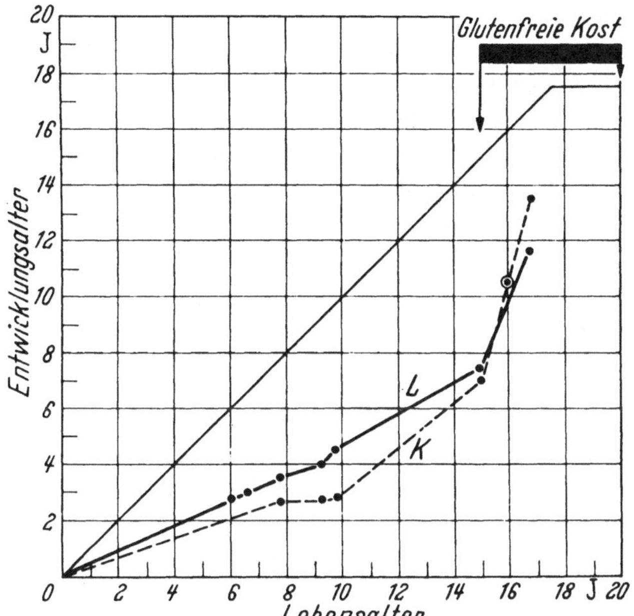

Abb. 7. Catch-up-Wachstum und Pubertätsentwicklung bei e. Cöliakie-Pat. unter glutenfreier Diät [1]

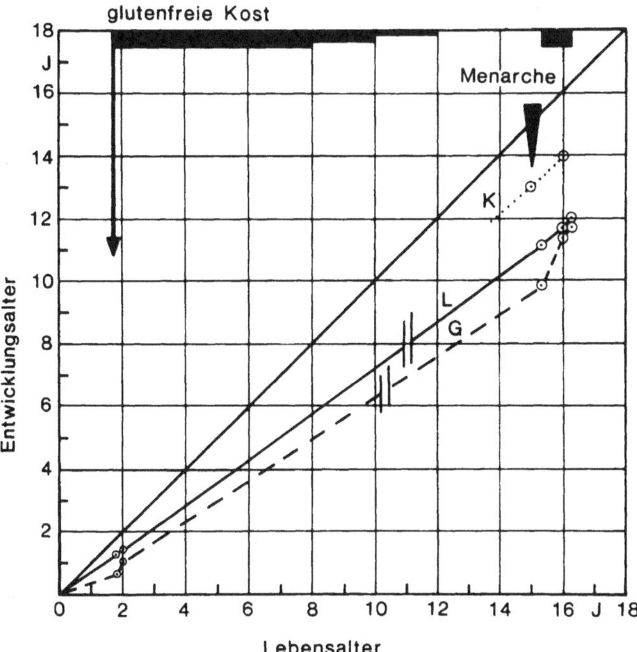

Abb. 8. Verzögerung von Wachstum und Pubertät bei e. Mädchen mit Cöliakie unter unregelmäßig diätet. Behandlung

Die beiden folgenden Abbildungen repräsentieren klinische Beispiele für den Zusammenhang zwischen Ernährungszustand und Pubertät. Abbildung 7, die ich vor 20 Jahren publiziert habe, demonstriert das Längenwachstum und die Skelettreifung eines Jungen mit schwerer Zöliakie. Beide Parameter waren hochgradig retardiert. Mit 15 Jahren erhielt der Patient mit Erfolg die adäquate glutenfreie Diät, woraufhin sich sofort ein sog. Catch-up-Wachstum einstellte.

Mit 16 Jahren entsprachen Länge und Knochenalter rund 11 Jahren, und die Pubertät setzte ein. Abbildung 8 demonstriert den Entwicklungsverlauf bei einem Mädchen mit Zöliakie, das unregelmäßig mit gluteinfreier Kost ernährt wurde. Auch hier traten Catch up-Wachstum und Gewichtszunahme ein. Im Alter von 15 Jahren kam es jetzt kürzlich bei einem Gewicht von 39 kg und einem Knochenalter von 13 Jahren zur Menarche.

Variationen des Pubertätsbeginns; Akzeleration

Im Hinblick auf die sexuelle Reifung ist der Ernährungszustand nicht nur für das Einzelindividuum, sondern ebenso für ganze Populationen maßgeblich. Die Verbesserung des wirtschaftlichen Standards hat weltweit zu dem Phänomen der Akzeleration geführt, worunter die Beschleunigung des Wachstums, der Skelettreifung und der sexuellen Entwicklung zu verstehen ist. Mitte des 19. Jahrhunderts trat die Menarche in Europa mit 17 Jahren auf, heute mit $12^1/_2$ Jahren.

Der nach dem Krieg lange geführte Disput um die Ursachen der Akzeleration ist heute beendet. Die Theorien des Umwelteinflusses im Sinne des Urbanisationstraumas sind überholt. Die Ernährung, speziell der Eiweißkonsum, steht ganz im Vordergrund. Prinzipiell tritt in den wirtschaftlich besser gestellten Städten die Menarche früher auf als auf dem armen Lande, z.B. in Indien und in Guatemala. Frappierend sind die Unterschiede in Neu Guinea, wo die im unzugänglichen Hochland in sehr primitiver Weise lebenden Bundi noch heute – wie die Europäer um 1830 – ein Menarchealter von 18 Jahren haben, während die Küstenbewohner derselben Insel ihre erste Regel mit 15 /₂ Jahren haben [23]. Die engen Beziehungen, die bei Tier und Mensch zwischen Gesamtreife und Ernährungszustand einerseits und sexueller Reife andererseits bestehen, erscheinen im Hinblick auf die biologische Ökonomie sehr sinnvoll. Fertilität und Reproduktionsfähigkeit treten im Lebenslauf erst dann ein, wenn der Organismus ausgewachsen ist und seine biologischen Funktionen ein Optimum erreicht haben. Erst jetzt liegen für Zeugung und Schwangerschaft ideale Voraussetzungen vor.

Die Vorverlegung der Pubertät im Rahmen der Akzeleration ist im Prinzip nicht pathologisch, da sämtliche Entwicklungsparameter harmonisch beschleunigt sind. Nichtsdestoweniger bringt die Akzeleration eine Reihe von Problemen mit sich, welche vor allem psychologischer Natur sind. Ob einem Menschen für seine eigentliche Kindheit 18 oder nur 12 Jahre zur Verfügung stehen, macht einen großen Unterschied aus. Die frühzeitig eintretende Pubertät drängt die Zeitspanne des noch nicht von Sexualität geprägten Lebens erheblich zusammen; die Phase des schöpferischen Spiels und des naiven Wissensdurstes wird verkürzt. Auf der anderen Seite ist die bürgerliche Welt der Erwachsenen über die frühe, ihr unzeitig erscheinende Pubertät und Sexualität konsterniert, so daß Friktionen und Auseinandersetzungen in Familie und Schule an der Tagesordnung sind. Diese Problematik ist in zunehmendem Maße Gegenstand der Erörterung, sowohl der professionellen Gremien in Pädiatrie, Pädagogik, Psychologie und Jugendpsychiatrie, als auch der öffentlichen Medien geworden. Hier sind sehr ernsthafte Bemühungen im Gange, in der Welt der Erwachsenen Verständnis für die veränderte Situation der Jugend zu wecken und bei den Jugendlichen eine Aufklärung über das Wesen der Sexualität zu erzielen, die über die rein naturwissenschaftlichen Aspekte hinausgeht. In den skandinavischen Ländern sind in den vergangenen Jahren mit großem Erfolg Einrichtungen für Jugendliche ins Leben gerufen worden, die nach unserem Modell des „Hauses der offenen Tür" arbeiten, in denen die Jugendlichen auf Wunsch eingehend über sexuelle Fragen beraten werden. Dabei hat sich u.a. ergeben, daß die Grundkenntnisse gering und oft falsch waren [26, 29]. Wir sollten in Deutschland dem Trend der Skandinavier folgen.

Normvarianten und pathologische Formen der Pubertät

Die häufigste Variante ist die *konstitutionelle Entwicklungsverzögerung,* auf die Herr Prader in seinem Referat eingegangen ist. Ich bin stets der Ansicht gewesen, daß die verspätete Pubertät lediglich sekundärer Natur, nämlich Folgeerscheinung der zögernden Gesamtentwicklung, sei; Größe, Gewicht und Skelettentwicklung sind stets harmonisch retardiert. Als Ursache dieser Retardierung haben wir in zahlreichen Untersuchungen eine Verminderung der spontanen Wachstumshormonsekretion um rund 40% feststellen können [3, 6]. Tatsächlich hat sich gezeigt, daß die Verabreichung von WH bei einem großen Teil der Patienten das Wachstumstempo zu normalisieren vermag. Bei Jungen im Pubertätsalter verabreichen wir, sofern sie unter ihrer Retardierung erheblich leiden, Testosteron.

Das genaue Gegenteil der konstitutionellen Entwicklungsverzögerung ist die sog. *frühnormale Reifung.* Im Gegensatz zur vorigen Gruppe ist das Wachstum und auch die Skelettreifung dieser Kinder beschleunigt; sie sind stets zu groß. Wir haben bei diesen Patienten eine deutlich erhöhte spontane WH-Sekretion vorgefunden, womit die Störung hinreichend erklärt ist [3, 6]. Psychologische Probleme fehlen hierbei im allgemeinen. Offenbar ist eine Verzögerung von Wachstum und sexueller Entwicklung we-

sentlich schwieriger zu tolerieren als eine Akzeleration.

In ganz besonderem Maße trifft dies für das *Ullrich-Turner-Syndrom* zu, das keineswegs selten ist, doch in vielen Fällen nicht diagnostiziert wird. Das klassische Turner-Syndrom mit ausgeprägtem Minderwuchs, Flügelfell am Hals, Schildthorax und sexuellem Infantilismus ist nicht zu verkennen. Die Grundlage des Leidens ist das Fehlen eines der beiden X-Chromosomen, der weiblichen Geschlechtschromosomen. Es handelt sich um eine sog. Chromosomenaberration. Schwieriger ist die Diagnosestellung in solchen Fällen, in denen die XO-Monosomie nicht in allen Zellen des Organismus, sondern nur in einem Teil von ihnen vorliegt, – sog. XO-Mosaiken; diese Patientinnen sind gewöhnlich wesentlich weniger auffällig [22].

Das psychologische Handikap dieser Kinder ist weit größer als bei der konstitutionellen Entwicklungsverzögerung. Umso bemerkenswerter sind Beobachtungen und Erfahrungen, die von Lenko et al 1979 in Helsinki publiziert worden sind. (1) vermochten die Autoren das zögernde Wachstum mit anabolischen Hormonen in den meisten Fällen deutlich zu stimulieren, was wir bestätigen können. (2) zeigten sie, daß eine frühzeitige Induktion der weiblichen Pubertät durch Östrogene die seelische Entfaltung der Patientinnen beträchtlich förderte. Offenbar verhalf die erfolgreiche Korrektur des äußeren Erscheinungsbildes den Mädchen zu einem akzeptablen Eigenimage und besseren Selbstwertgefühl.

Dem sexuellen Infantilismus beim Turner-Syndrom liegt eine Verkümmerung der Eierstöcke, eine sog. Gonadendysgenesie, zugrunde. Es handelt sich somit um eine primäre Keimdrüseninsuffizienz, welche auf dem Wege über den negativen Feed back-Mechanismus mit einer starken Erhöhung der Gonadotropinsekretion beantwortet wird. Bei den meisten übrigen Formen des sexuellen Infantilismus ist die Keimdrüsenstörung hingegen sekundärer Natur; der primäre Defekt ist im Zwischenhirn, im Hypothalamus, lokalisiert. Die zentrale Stimulation fehlt, die Gonadotropinsekretion ist herabgesetzt. In manchen Fällen ist dieser sog. *idiopathische Eunuchoidismus* mit weiteren cerebralen Fehlbildungen, z.B. Störungen des Riechhirns und des Geruchssinns, verbunden, – sog. Kallmann-Syndrom. Häufiger als organische Erkrankungen sind jedoch funktionell ausgelöste Störungen, namentlich die Gruppe der psychogenen Amenorrhoen. Im Rahmen des heutigen Themas interessiert hier besonders die *Pubertätsmagersucht,* deren Kardinalsymptome Amenorrhoe, Magersucht infolge Nahrungsverweigerung und Obstipation sind.

Die wesentlichen Erkenntnisse über die Pathogenese der Amenorrhoe verdanken wir der Gruppe von

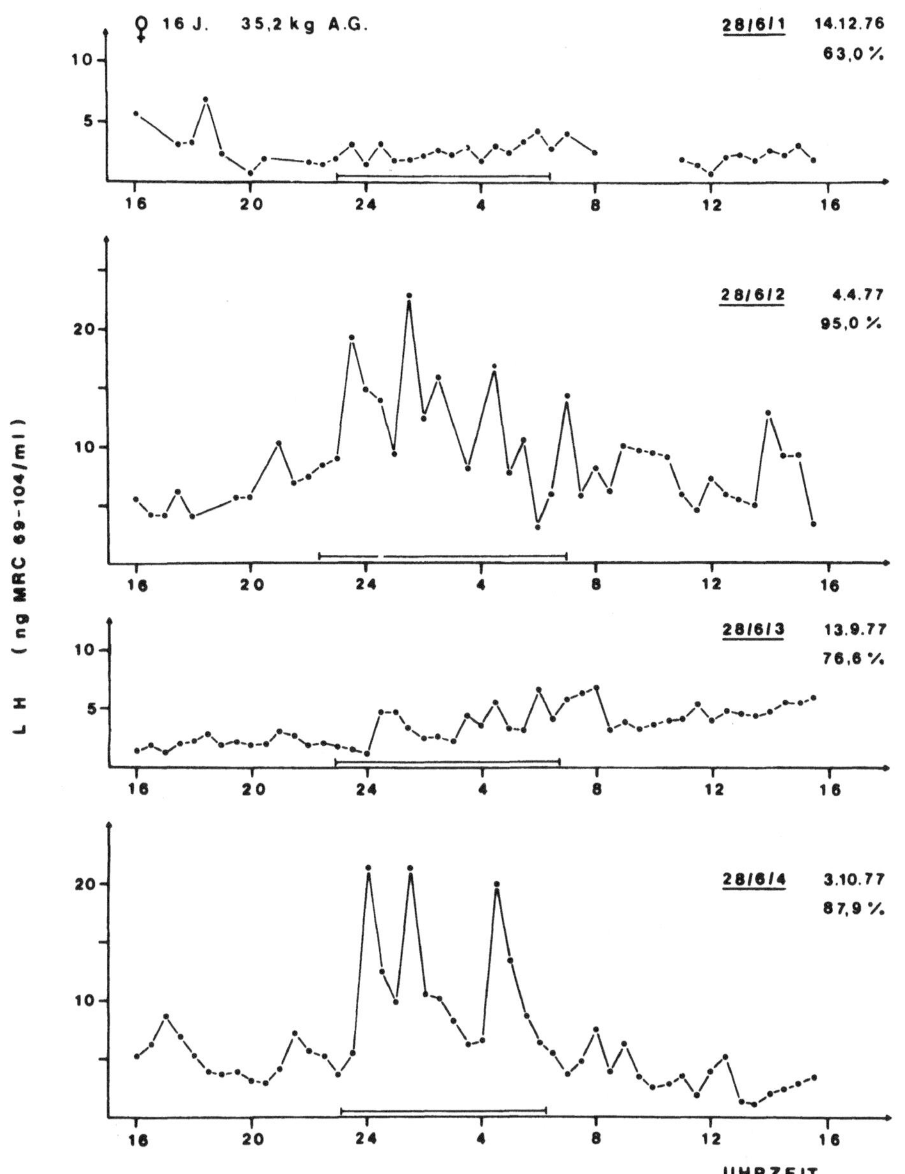

Abb. 9. Circadiane Spontansekretion des LH bei e. Mädchen mit Anorexia nervosa; 1 im floriden Stadium, 2 in völliger Remission, 3 bei Rückfall, 4 bei erneuter Besserung [25]

Boyar und Finkelstein [8] in New York. Die Autoren haben gezeigt, daß das normale Erwachsenenmuster der Gonadotropinsekretion bei Mädchen mit Magersucht oder Anorexia nervosa verschwindet und präpubertären oder pubertären Reifemustern Platz macht. Abbildung 9 zeigt ein Beispiel aus einer soeben erschienenen Arbeit von Pirke et al. [25] aus München. Bei einem 16jährigen Mädchen mit Pubertätsmagersucht wurde der circadiane Rhythmus der LH-Sekretion registriert. Bei der stationären Aufnahme des stark abgemagerten Mädchens wurde ein infantiles Muster gefunden, – niedrige, kaum oszillierende Hormonspiegel. Vier Monate später wurde die Patientin mit fast normalem Gewicht entlassen. Die LH-Sekretion zeigte das reife Muster der Erwachsenen. Bald darauf kam es zum Rückfall der Anorexie und Amenorrhoe mit erneut präpubertärem Sekretions-muster; erneute Aufnahme, rasche Besserung, Rückkehr der pulsatilen Sekretion, doch zunächst nur nachts. Die Münchner Arbeitsgruppe und ebenso die Bostoner Gruppe um Frisch und Revelle berichten, daß die Reifung der LH-Ausschüttung und das Wiederauftreten von Menstruationsblutungen an ein Körpergewicht gebunden sind, das zwischen 80 und 87% des Idealgewichts beträgt. Auch unter den pathologischen Bedingungen der Nahrungsverweigerung bzw. der Pubertätsmagersucht werden also die engen Korrelationen aufrechterhalten, die normalerweise zwischen dem Körpergewicht und der gonadotropen Steuerung der Keimdrüsen und damit der Fertilität des Menschen bestehen.

Die letzte Gruppe von Pubertätsstörungen, die kurz erörtert werden soll, sind die verschiedenen Formen der Frühreife. Im Prinzip unterscheidet man die

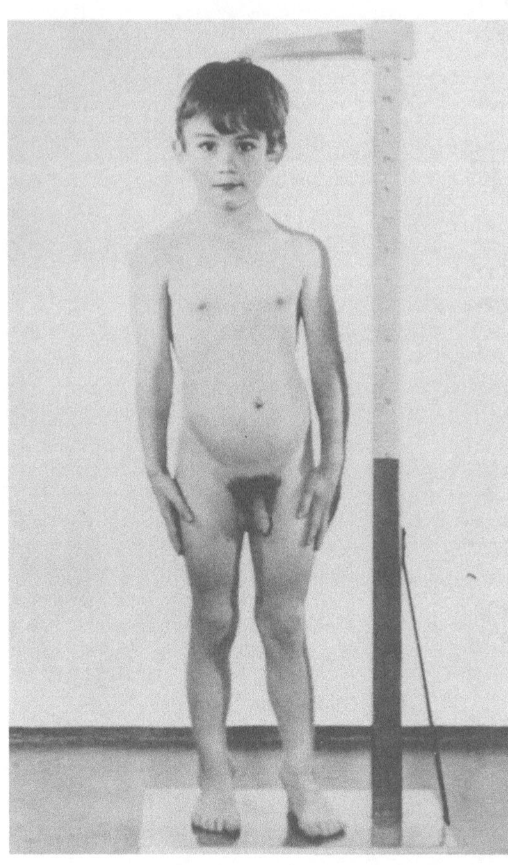

Abb. 10. 3jähr. Junge mit Hamartom des Tuber cinereum und Pubertas praecox vara seit Ende des 1. Lebensjahrs [4a]

Tabelle 4

Initialen	K. A.[a] b. Beginn d. Rx	K. A. b. Ende d. Rx	Größe/K. A. b. letzt. Vorstellung		prognost. Erwachs.-größe	Ziel-größe
M. Nei.	7	14,4	156,5	14,7	158,4	158,7
S. Bod.	7,5	15	160	15	161,6	167
T. Sak.	7,8	10,5	145	12	160,9	156,3
S. Egg.	8,4	12,3	157	14	160,2	152,2
A. Mor.	9	13,5	148,6	15	150,1	160,8
B. Sta.	10,7	13,5	155,9	14,3	157,2	170
A. Mun.	10,8	13,3	152	14	155,1	157,2
E. Äck.	11	13	169,5	17	169,6	167
B. Wen.	11	13	148,9	13,3	154	159,7
$\bar{x}$	9,2	13,2			158,6	160,6

[a] K. A. = Knochenalter

sche Frühreife, bei der pathologisch anatomisch bisher keine Veränderungen festgestellt worden sind. Sieben von acht Fällen betreffen Mädchen und sind nicht erblich.

Therapeutisch stehen wir vor zwei Problemen: (1) der sexuellen Frühreife im engeren Sinne, (2) der stets resultierenden sehr geringen Erwachsenengröße der Patienten. Sie wachsen zwar anfangs überaus schnell, doch kommt das Wachstum mit 11 oder 12 Jahren bei einer Größe zwischen 140 und 150 cm zum Stillstand.

Mit Gelbkörperhormonpräparaten in Depotform, welche die Gonadotropine unterdrücken, gelingt es innerhalb eines Jahres, die Pubertätsentwicklung völlig zu stoppen. In dieser Beziehung ist die Behandlung durchaus erfolgreich. Leider gelingt es damit aber nicht, die beschleunigte Skelettreifung zu beeinflussen, da diese durch die Nebennierenandrogene verursacht werden, auf die das Progesteron keinen Einfluß hat. Hierfür hat sich uns das von Schering/ Berlin synthetisierte Cyproteronacetat bewährt, das außer Progesteron-Wirkungen stark antiandrogene Eigenschaften hat. Mit einem geeigneten Behandlungsregime lassen sich damit ein normales Wachstum und eine normale Skelettentwicklung erzielen. Tabelle 4 demonstriert unsere eben publizierten Resultate bei neun Mädchen, die wir nach einem neuen Therapieschema mit Cyproteronacetat behandelt haben. Die letzte Kolumne gibt die nach der Größe der Eltern, also genetisch zu erwartende Endgröße ihrer Kinder, wieder, – die sog. Zielgröße. Die vorletzte Kolumne verzeichnet die tatsächlich erreichte oder aber prognostizierte Erwachsenengröße unserer Patienten. Sie beträgt im Mittel 158,6 cm, einen bisher bei Frühreife nicht erreichten Wert, und liegt nur 2 cm unter der mittleren Zielgröße.

echte, komplette Pubertas praecox, bei der das ganze Hypothalamus-Hypophyse-Keimdrüsensystem vorzeitig aktiviert ist, von der inkompletten oder Scheinfrühreife, bei der nur Teile des Systems in Funktion treten. Scheinfrühreifen kommen z.B. bei Hormon produzierenden Tumoren der Hoden, Eierstöcke und Nebennieren vor. Sie betreffen allein die hormonale Seite des Reproduktionssystems und führen nicht zur Fertilität. Aus dem Formenkreis der echten Frühreife möchte ich folgende drei Syndrome ansprechen:

(1) die Hamartome des Hypothalamus, Überschußbildungen des Sexualzentrums. Abbildung 10 demonstriert einen 3jährigen Knaben mit einem Hamartom des Tuber cinereum, dessen Pubertät schon im ersten Lebensjahr in Erscheinung trat. Wir haben gezeigt, daß diese Tumoren Gonadotropin-Releasing-Hormon in großen Mengen produzieren [4a].

(2) pathologische Veränderungen, die den Epithalamus involvieren, – dasjenige Hirngebiet, von dem im Regelkreis die hemmenden Impulse für das Sexualzentrum ausgehen. Die pathologischen Prozesse beseitigen diese Hemmung.

(3) Bei weitem die häufigste Form ist die idiopathi-

Literatur

1. Bierich JR (1961) Störungen der sexuellen Reifung. Monatsschr Kinderheilk 109:140–148
2. Bierich JR (1965) Über die zentrale Regulation der sexuellen Reifung, ihre Störungen und therapeutische Möglichkeiten. Acta Neurovegetativa 30:321–333
3. Bierich JR (1979) Growth Velocity and Spontaneous Secretion of hGH in healthy children. Abstract des Vortrags a.d. Internat. Konferenz d. Europ. Länder "The healthy child". UNEPSA, Moskau, 25.–30. Sept
4. Bierich JR, Becker B (1964) Die Therapie mit Anabolika bei kindlichen Wachstumsstörungen. In: Ufer J (Hrsg) Wirkung und Anwendung anaboler Steroide; Kolloquium 1963, Berlin. Medicus, Berlin
4a. Bierich JR, Blunck W, Schönberg D (1967) Über Frühreife. II. Frühreife bei cerebral-organischen Erkrankungen. Monatsschr Kinderheilk 115:509–516
5. Bierich JR, Heinrich JR, Esteves PE (1980) Experiences in the treatment of idiopathic precocious puberty by cyproterone acetate. XVI Internat Congr Pediat Barcelona, Colloq 12, Abstract p 421
6. Bierich JR, Potthoff U (1979) Die Spontansekretion des Wachstumshormons bei der konstitutionellen Entwicklungsverzögerung und der frühnormalen Pubertät. Monatsschr Kinderheilk 127:561–565
7. Bierich JR, Voigt C-D (1953) Zur Pathogenese des adrenogenitalen Syndroms. Arch Kinderheilk 147:225–237
8. Boyar RM, Katz J, Finkelstein JW, Kapen S, Weimer H, Weitzmann JD, Hellman L (1974) Anorexia nervosa. Immaturity of the 24-hour-luteinizing hormone secretory pattern. N Engl J Med 291:861–868
9. Dreizen S, Spirakis ChN, Stone RE (1967) A comparison of skeletal growth and maturation in undernourished and well-nourished girls before and after menarche. J Pediatr 70:256–263
10. Frisch R (1972) Weight at menarche: similarity for wellnourished and undernourished girls at differing ages, and evidence for historical constancy. Pediatrics 50:445–450
11. Frisch R (1977) In: Vigersky RA (ed) Anorexia nervosa. Raven Press, New York, pp 159–168
12. Frisch RE, Revelle R (1969) The height and weight of adolescent boys and girls of the time of peak velocity of growth in height and weight: longitudinal data. Hum Biol 41:536–540
13. Frisch RE, Revelle R (1970) Height and weight at menarche and hypothesis of critical body weights and adolescent events. Science 169:397–398
14. Grumbach MM, Grave GD, Mayer FF (1974) The control of the onset of puberty. Wiley, New York
15. Gupta D, Attanasio A, Raaf S (1975) Plasma estrogen and androgen concentrations in children during adolescence. J Clin Endocrinol Metab 40:636–643
16. Hohlweg W, Dohrn M (1931) Beziehungen zwischen Hypophysenvorderlappen und Keimdrüsen. Wien Arch Inn Med 21:337–350
17. Hopf S (1980) Pubertät bei Primaten. Vortr. Symposium "Adoleszenz", Tübingen. Huber, Bern (im Druck)
18. Knorr D, Butenandt O, Bidlingmaier F (1979) Physiologie und Pathologie der Mädchen. Dtsch Ärztebl 76:707–712
19. Kurt F (1974) Asiatische Elefanten – Gestalter des Dschungels. Image Roche 59:2–14
20. Lenko HL, Perheentupa J, Söderholm A (1979) Growth in Turner's Syndrome: spontaneous and fluoxy-mesterone induced. Acta Paediatr Scand [Suppl] 277:57–63
21. McArthur JW, O'Loughlin KM, Johnson L, Hourikan J, Alonso C (1976) Endocrine studies during the refeeding of young women with nutritional amenorrhea and infertility. Mayo Clin Proc 51:607–616
22. Majewski F, Bierich JR, Barz M, Haberlandt WF, Stoeckenins M (1974) On the frequency of malformations in the different forms of Turner's syndrome. (Abstract) Acta Endocrinol [Suppl] 184:48
23. Marshall WA (1975) Growth and sexual maturation in normal puberty. Clinics in endocrinology and metabolisms. Saunders, London Philadelphia Toronto, pp 413–425
24. Money J, Ehrhardt A (1972) Man and woman. Boy and girl. Differentation and dimorphism of gender identity from conception to maturity. The Johns Hopkins University Press, Baltimore
25. Pirke KM, Fichter M, Lund R, Doerr P (1980) Die Ausschüttung des luteinisierenden Hormons während des Schlafens und Wachens bei Patienten mit Anorexia nervosa. Aktuel Endokrinol Stoffw 1:147–152
26. Strid K, Hedlund E, Granö M (1977) Open House – an RFSU clinic for young people. Läkartidingen 74
27. Tanner JM (1962) Growth at adolescence, 2nd ed. Blackwell Scientific Publication, Oxford
28. Visser HKA (1973) Some physiological and clinical aspects of puberty. Arch Dis Childh 48:169–182
29. Wasz-Höckert O (1980) Adolescent sexuality in today's world. XVI Internat. Congr. of Pediatrics, Barcelona. Abstract 27 (Main Report), pp 134–137
30. Wilkins L (1952) The diagnosis of the adrenogenital syndrome and its treatment with cortisone. J Pediatr 41:861–866
31. Wilkins L (1965) The diagnosis and treatment of endocrine disorders in childhood and adolscence. Thomas, Springfield
32. Winter JSD, Faiman Ch (1972) Pituitary-gonadal relations in male children and adolescents. Pediatr Res 6:126–135
33. Zachmann M, Prader A, Kind HP, Häflinger H, Budliger H (1974) Testicular colume during adolscence. Helv Paediatr Acta 29:61–

Eingegangen am 15. Dezember 1980
Angenommen am 30. März 1981

Prof. Dr. J.R. Bierich
Univ.-Kinderklinik
Rümelinstr. 23
D-7400 Tübingen
Bundesrepublik Deutschland

Kopfumfang und Gehirnentwicklung

Wachstumsretardierung bei intrauteriner Mangelversorgung und ihre Aufholmechanismen * *

Ingeborg Brandt

Universitäts-Kinderklinik Bonn (Direktor: Prof. Dr. W. Burmeister)

Head Circumference and Brain Development
Growth Retardation During Intrauterine Malnutrition
and Catch-up Growth Mechanisms

Summary. Today the close correlation between head circumference growth and brain development in the last weeks of gestation and in the first two years of life is no longer disputed. A recently developed formula even allows for calculations of brain weight based upon head circumference data.

Between the ages of 32 postmenstrual weeks and six months after expected date of delivery there is a period of very rapid brain growth in which the weight of the brain quadruples. During this growth spurt there exists an increased vulnerability by unfavorable environmental conditions, such as malnutrition and psychosocial deprivation. The erroneous belief still being prevalent that the brain of the fetus and young infant is spared by malnutrition, can be looked upon as disproved by new research results.

Severe malnutrition during the brain growth spurt is thought to be a very important non-genetic factor influencing the development of the central nervous system (CNS) and therewith intellectual performance.

In the past a permanent growth retardation of head circumference and a reduced intellectual capacity usually was observed in small-for-gestational age infants (SGA). Nowadays, however, there can be found also proofs of successful catch-up growth of head circumference and normal intellectual development after early and high-energy postnatal feeding of SGA infants.

The development of SGA infants of even very low birth weight can be supported in such a way that it takes a normal course by providing good environmental conditions, such as appropriate nutrition – especially during the early growth period – and a stimulating environment with abundant attention by the mother.

Key words: Head circumference growth – Brain development – Growth velocity – Malnutrition – Catch-up growth

Zusammenfassung. Die enge Beziehung zwischen Kopfumfangswachstum und Gehirnentwicklung im letzten Schwangerschaftsdrittel und in den ersten beiden Lebensjahren ist heute nicht mehr umstritten. Eine kürzlich entwickelte Formel ermöglicht sogar die Berechnung des Gehirngewichts aus Kopfumfangsdaten.

Das Gehirn wächst zwischen dem Alter von 32 postmenstruellen Wochen und sechs Monaten nach dem errechneten Geburtstermin mit einer besonders hohen Geschwindigkeit; es vervierfacht sein Gewicht. Dieser Wachstumsspurt geht einher mit einer erhöhten Störanfälligkeit durch ungünstige Umweltbedingungen wie Nährstoffmangel und psychosoziale Deprivation. Der immer noch weitverbreitete Irrglaube, das Gehirn werde durch Mangelernährung des Feten und jungen Säuglings nicht beeinträchtigt, kann durch neue Forschungsergebnisse als widerlegt angesehen werden.

Schwere Mangelernährung während des Hirnwachstumsspurts gilt als ein sehr wichtiger nicht-genetischer Faktor, der die Entwicklung des Zentralnervensystems und damit die intellektuelle Leistungsfähigkeit beeinflußt.

Früher war bei Mangelgeborenen eine bleibende Wachstumsretardierung des Kopfumfanges und eine verminderte intellektuelle Leistungsfähigkeit die Regel. Heute findet man aber auch Nachweise eines geglückten Aufholwachstums des Kopfumfanges sowie

---

* Vortrag auf der 111. Versammlung der Gesellschaft Deutscher Naturforscher und Ärzte, Hamburg, 21.–25. September 1980

** Mit Unterstützung des Ministers für Wissenschaft und Forschung des Landes Nordrhein Westfalen und der Fritz Thyssen Stiftung.

normale intellektuelle Entwicklung, und zwar dann, wenn die Mangelgeborenen nach der Geburt frühzeitig und energiereich ernährt werden.

Die Entwicklung selbst Mangelgeborener sehr niedrigen Geburtsgewichts kann durch günstige Umweltbedingungen wie angemessene Ernährung – insbesondere während der frühen Wachstumsperiode – und reichliche Zuwendung durchaus so weit gefördert werden, daß sie regelrecht verläuft.

Schlüsselwörter: Kopfumfangswachstum – Gehirnentwicklung – Wachstumsgeschwindigkeit – Mangelernährung – Aufholwachstum

---

1. Komponenten des Kopfumfanges

Die Kopfumfangsmessung wird in ihrer Bedeutung häufig unterschätzt. Wie in vielen Studien nachgewiesen worden ist [9, 11, 17, 34, 61], steht Kopfumfangswachstum beim normalwachsenden Kind in enger Beziehung zur Gehirnentwicklung im ersten Lebensjahr. Bei Säuglingen, die an Hungerkachexie verstorben sind, entspricht die Verminderung des Kopfumfanges genau dem verminderten Hirngewicht [62]. Der Kopfumfang ist also ein „empfindlicher Wachstumsparameter" bei früher Mangelernährung.

Beim Wachstum des Kopfumfanges machen die genetischen Faktoren ca. 50% aus. Zusätzlich spielen Umgebungsfaktoren wie Ernährung eine Rolle [53, 59].

Für die Beurteilung des Kopfumfanges eines Kindes – ob zu groß, zu klein oder regelrecht – ist der Kopfumfang von Vater und Mutter ein wesentliches Kriterium. Nach Susanne [52], ist die Korrelation zwischen Vater/Tochter und Mutter/Sohn am höchsten, während die niedrigste Korrelation zwischen Vater/Sohn besteht.

Die säkulare Akzeleration ist beim Kopfumfang im Vergleich zur Körperhöhe nur gering [44]. Es besteht zwar ein Trend zu einem größeren Kopfumfang, aber der Anstieg von ca. 3–4 mm macht weniger als ein Zehntel der Körperhöhe-Akzeleration aus.

2. Kopfumfangswachstum

Die Basis für die Berechnung von Wachstumskurven in der Bonner Studie ist bei den Reifgeborenen das Geburtsdatum, während für die Frühgeborenen der errechnete Geburtstermin als Ausgangspunkt dient; die Zeit, die das Kind zu früh geboren ist, wird jeweils vom postnatalen Alter (= Lebensalter) abgezogen, woraus sich das korrigierte Alter ergibt [3, 4].

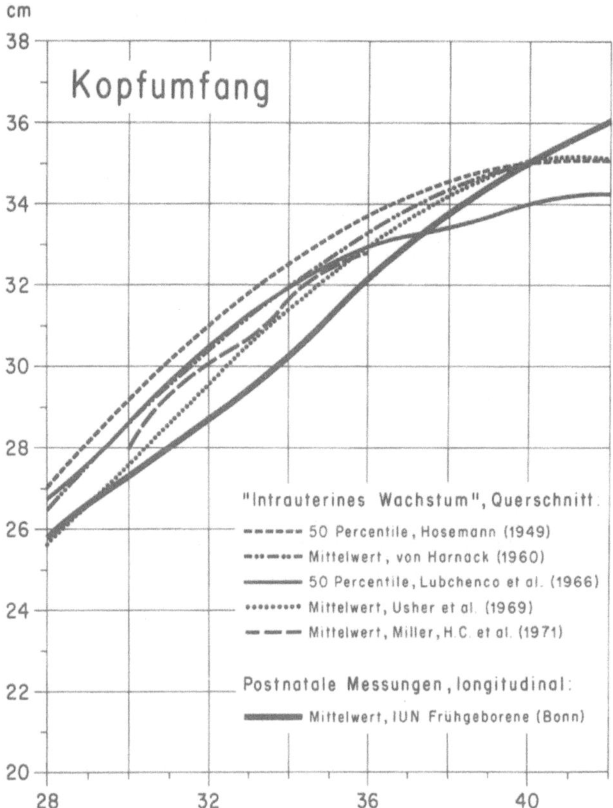

Abb. 1. Postnatales Kopfumfangswachstum der Bonner Frühgeborenen mit normaler intrauteriner Entwicklung (IUN), $n = 64$, longitudinale Messungen, Mittelwert, verglichen mit „intrauterinen Kurven" (Querschnitt) verschiedener Autoren

2.1. Absolutes Wachstum (Distanz)

Das postnatale Kopfumfangswachstum der Frühgeborenen (IUN)[1] vor dem errechneten Geburtstermin verläuft ähnlich wie beim Fetus intrauterin im entsprechenden Zeitabschnitt. Das zeigt ein Vergleich ihrer durchschnittlichen Wachstumskurve mit sogen. „intrauterinen Kurven" (Abb. 1). Die leichte anfängliche Retardierung bei den Frühgeborenen kann bedingt sein durch die Adaptation an das extrauterine Leben oder in einigen Fällen durch verzögerte Nahrungszufuhr [6].

Vom errechneten Geburtstermin an bis zu sechs Jahren ist das Wachstum des Kopfumfanges der Frühgeborenen identisch mit dem der reifgeborenen Kontrollkinder [4]. Deshalb konnten die Wachstumskurven für den Kopfumfang von 40 postmenstruellen Wochen[2] bis zu sechs Jahren aus den Ergebnissen der Frühgeborenen (IUN) und Reifgeborenen gemeinsam berechnet werden. Es handelt sich dabei um

---

1 IUN = Intrauterine Normalentwicklung, IUM = Intrauterine Mangelentwicklung
2 Postmenstruelles Alter = Zeit vom ersten Tag der letzten mütterlichen Periode

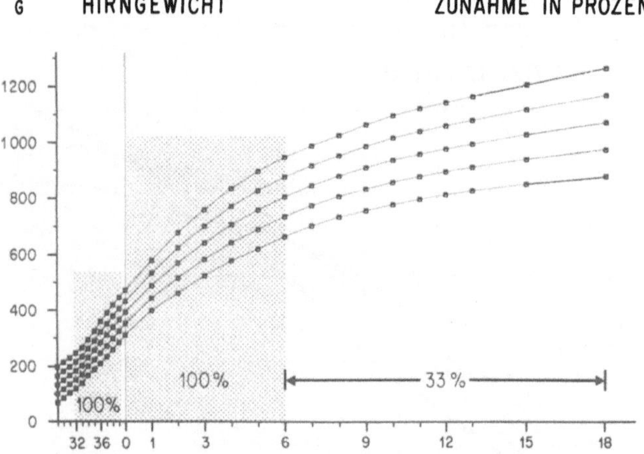

Abb. 2. Wachstumskurve des Gehirngewichts, ermittelt aus longitudinalen Kopfumfangsmessungen. Die schattierten Bereiche kennzeichnen eine Zunahme um jeweils 100%; ungeglättete Ergebnisse in einer Computerzeichnung, Mittelwert mit ein und zwei Standardabweichungen

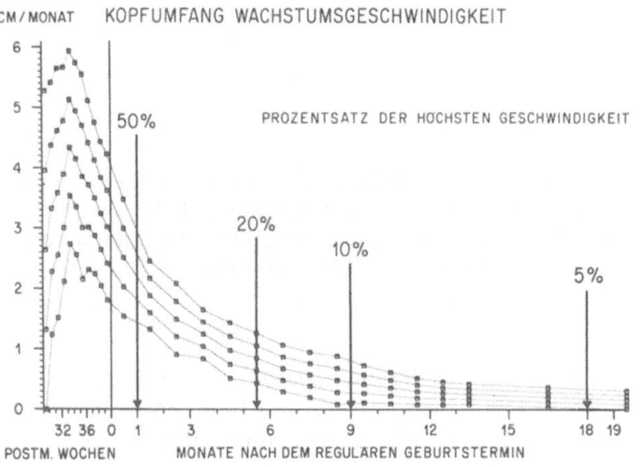

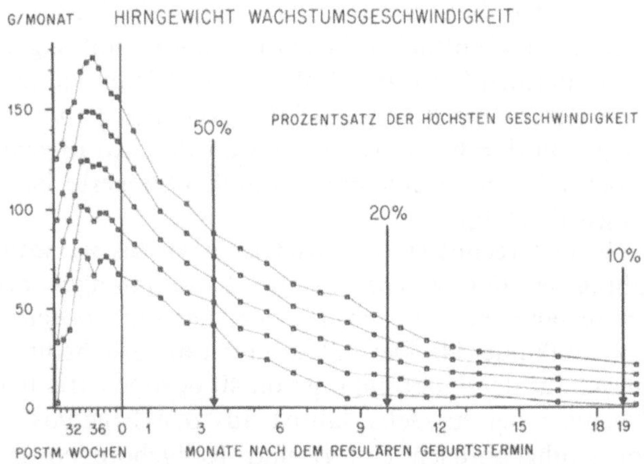

Abb. 3. Wachstumsgeschwindigkeit, errechnet aus den Distanzwerten, ungeglättete Ergebnisse in einer Computerzeichnung, Mittelwert mit ein und zwei Standardabweichungen; die Pfeile kennzeichnen die Etappen der Geschwindigkeitsverminderung. Oben: Kopfumfang, berechnet in cm/Monat; unten: Gehirngewicht, berechnet in g/Monat

die ungeglätteten Daten, die normalverteilt sind (Lilliefors-Test [10]).

Am errechneten Geburtstermin sind bereits 63% des Erwachsenenkopfumfanges erreicht. Im Vergleich dazu sind es bei der Körperhöhe nur 30%.

Bei Geburt beträgt der durchschnittliche Kopfumfang 35,4 cm für Jungen und 34,6 cm für Mädchen, ein signifikanter Geschlechtsunterschied von 0,8 cm ($p < 0,01$). Bis zum Alter von sechs Monaten erhöht sich dieser Unterschied auf 1,4 cm [6, 7] und bleibt dann bis ins Erwachsenenalter bestehen.

In der europäischen (und nordamerikanischen weißen) Bevölkerung beträgt der mittlere Kopfumfang bei Männern 56,2 cm und bei Frauen 54,8 cm [45]; der Unterschied von 1,4 cm macht beim Erwachsenen 2,5% aus. Im Vergleich dazu liegt die Differenz in der Körperhöhe bei 12,3 cm [55], das sind 7,1%. Man erkennt hieran, daß die Frau im Verhältnis zu ihrer Körperhöhe einen größeren Kopf hat als der Mann.

Im Vergleich zu Studien anderer europäischer Länder und der USA haben die Bonner Kinder einen mindestens ebensogroßen Kopfumfang [6]. Beispielsweise ist der mittlere Kopfumfang von 49,5 cm bei den zweijährigen Jungen identisch in den Studien aus Hamburg/Kiel [51], Zürich [48] und Bonn [6].

2.2. Wachstumsgeschwindigkeit (Velocity)

Exakte Angaben über die Wachstumsgeschwindigkeit – d.h. die Zunahme in der Zeiteinheit – lassen sich nur aus Längsschnittstudien gewinnen. Durch regelmäßige Messungen IUN Frühgeborener, die durchschnittlich 2 Monate vor dem errechneten Termin geboren sind, ist es gelungen, für die Perinatalperiode, d.h. die Zeit zwischen 28 postmenstruellen Wochen und 7 Tagen nach dem errechneten Geburtstermin, erstmalig Geschwindigkeitskurven aufzustellen [4, 6].

Der Kopf wächst in den letzten zehn postmenstruellen Wochen bedeutend schneller als nach dem errechneten Geburtstermin. Bei Berechnung der Wachstumsgeschwindigkeit in cm/Monat ergibt sich in der 34. Woche ein Gipfelpunkt von 4,3 cm. Anschließend vermindert sich das Wachstum ganz erheblich (Abb. 3 oben).

Nach dem errechneten Geburtstermin ist die Wachstumsgeschwindigkeit für Frühgeborene und Reifgeborene gleich groß [4]. So beträgt sie im ersten Monat 2,5 cm, vermindert sich bis zu 5,5 Monaten auf 0,8 cm, $^1/_5$ oder 20%, und bis zu 18 Monaten auf 0,2 cm, $^1/_{20}$ oder 5% der Geschwindigkeit am Gipfelpunkt (Abb. 3 oben).

Der enorme Wachstumsspurt des Kopfumfanges in der Perinatalperiode zwischen 28 postmenstruellen Wochen und sieben Tagen nach dem errechneten Ge-

Tabelle 1. Hirngewicht in Gramm, Jungen und Mädchen

	Postmenstruelle Wochen					
	30	32	34	36	38	40
IUN Frühgeborene Bonn, Brandt (1978) Mittelwert	149	183	231	285	339	392
Autopsien, Gruenwald et al. (1960) Mittelwert	166	209	246	288	339	380
Autopsien, Larroche et al. (1973) 50. Perzentile	159	197	241	283	338	385

burtstermin und in den ersten Lebensmonaten spiegelt eine Phase schneller Gehirnentwicklung wider und weist damit auf die Bedeutung einer frühzeitig beginnenden und ausreichenden Nahrungszufuhr besonders für Frühgeborene hin.

3. Beziehung zur Gehirnentwicklung

Für die in vielen Studien nachgewiesene enge Beziehung zwischen Kopfumfangswachstum und Gehirnentwicklung ist kürzlich von Dobbing [20] auf der Basis von Gehirngewichtsdaten aus Obduktionen eine Approximationsgleichung für den Zeitraum vom letzten Schwangerschaftsdrittel bis zum Alter von zwei Jahren aufgestellt worden:

$$\text{Gehirngewicht} = \frac{\text{Kopfumfang}^3}{100} - \frac{3000}{2 \times \text{Kopfumfang}}.$$

3.1. Absolutes Wachstum (Distanz)

Eine mit der Dobbing-Gleichung aufgestellte Wachstumskurve des Gehirngewichts für die Zeit zwischen 28 postmenstruellen Wochen und 18 Monaten nach dem errechneten Geburtstermin bei normalen Frühgeborenen und Reifgeborenen zeigt Abb. 2.

Das Gehirngewicht verdoppelt sich zwischen 32 und 39 postmenstruellen Wochen – also binnen sieben Wochen – und zwar von 183 g (s=31) auf 365 g (s=40). Nach dem errechneten Geburtstermin ist das Wachstum nicht mehr so schnell wie zuvor. Erst nach sechs Monaten verdoppelt sich das Gehirngewicht erneut, es steigt von 392 g (s=40) auf 807 g (s=70) an. Anschließend verlangsamt sich die Gewichtszunahme ganz beträchtlich; zwischen sechs und 18 Monaten erhöht sich das Gehirngewicht lediglich um 33% von 807 g auf 1072 g (s=96).

Am errechneten Geburtstermin sind 30,3% des Erwachsenengehirngewichts erreicht, mit knapp fünf Monaten (4 Monate 22 Tage) sind es 50% und im Alter von $3^1/_{12}$ Jahren bereits 95% (nach der Wachstumsfunktion von Lange [36]). Nach Kretschmann et al. [35] werden als Normalgewicht 1389 g für das männliche und 1221 g für das weibliche Erwachsenengehirn zugrundegelegt.

Das aus longitudinalen Kopfumfangsmessungen errechnete Gehirngewicht zeigt eine überraschend weitgehende Übereinstimmung mit dem in Autopsien ermittelten Gehirngewicht (Tabelle 1) [25, 37]. Mit 38 Wochen ist das Gehirngewicht in allen drei Untersuchungsgruppen sogar identisch.

3.2. Wachstumsgeschwindigkeit (Velocity)

Aufschlußreicher als das absolute Wachstum ist insbesondere beim Gehirn die Wachstumsgeschwindigkeit, weil daraus Rückschlüsse auf dessen Vulnerabilität möglich sind. Denn es gilt der Grundsatz, je höher die Wachstumsgeschwindigkeit, desto störanfälliger ist der Entwicklungsvorgang gegenüber widrigen Umwelteinflüssen wie Nährstoffmangel, Krankheit oder psychosoziale Deprivation.

Die Wachstumsgeschwindigkeit des Gehirngewichts, berechnet in g/Monat zeigt Abb. 3 unten. In den letzten zehn postmenstruellen Wochen ist die Geschwindigkeit besonders hoch; zwischen der 34. und 37. Woche erreicht sie einen Gipfel von 121 bis 124 g/ Monat, s=25. Die Gewichtszunahme erfolgt nicht gleichmäßig, sondern verlangsamt sich nach ihrem Gipfelpunkt (Peak) ständig. Die senkrechten Pfeile zeigen das Alter, in dem die Geschwindigkeit auf einen bestimmten Prozentsatz ihres Peaks fällt. 50% sind es mit 3,5 Monaten, 20% mit 10 Monaten und nur noch 10% mit 19 Monaten, das sind 12 g/Monat (s=5).

Bei einem Vergleich mit der Wachstumsgeschwindigkeit des Kopfumfanges (Abb. 3 oben) erkennt man, daß das Gehirngewicht als dreidimensionales Maß erwartungsgemäß später auf 10% seiner Spitzengeschwindigkeit herabfällt, nämlich mit 19 Monaten, als der Kopfumfang, der dazu nur neun Monate benötigt.

Es ist das große Verdienst Dobbings, erstmalig bereits vor 15 Jahren [16] auf den Hirnwachstumsspurt beim Menschen hingewiesen zu haben. Nach seinen Ergebnissen zur quantitativen Gehirnentwicklung [18] reicht der Hirnwachstumsspurt „bis in das zweite postnatale Jahr". Definiert man das Ende des Hirnwachstumsspurts durch eine Geschwindigkeitsverminderung auf 10% des Gipfelpunktes, so erstreckt er sich nach den Bonner Ergebnissen bis zum Alter von 19 Monaten.

Trotz Kontroversen über die genaue zeitliche Eingrenzung, besteht doch inzwischen Einigkeit darüber, daß das Gehirn in der Perinatalperiode mit Höchstge-

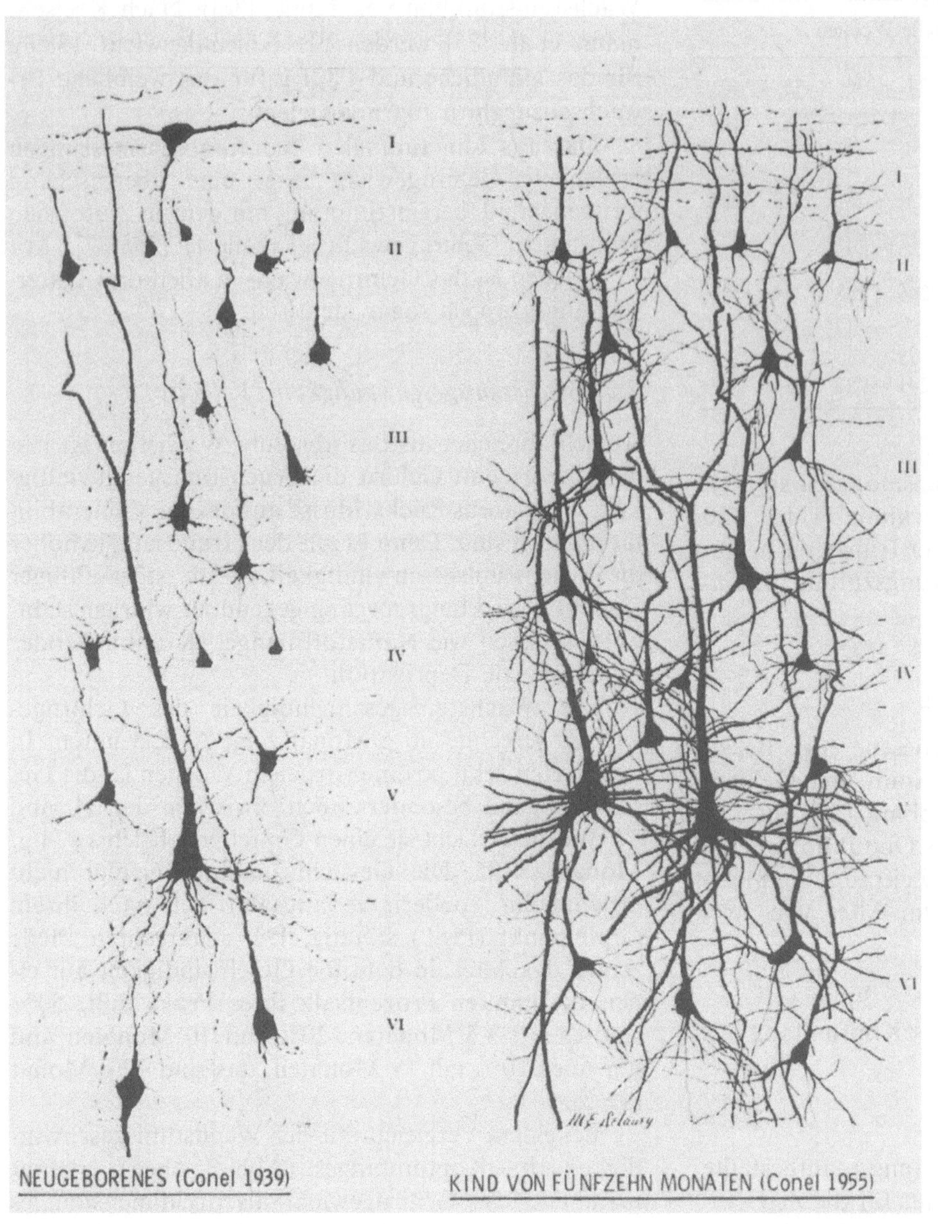

Abb. 4. Ganglienzellen vom Typ der großen Pyramidenzellen im primären motorischen Rindenfeld (Gyrus praecentralis, Region FA γ für Hand- und Fingermotorik); Zeichnungen von Golgi-Cox Präparaten, links bei einem Neugeborenen (Conel 1939) und rechts bei einem Kind von 15 Monaten (Conel 1955)

schwindigkeit wächst. Zweifellos ist ein großer Teil der Behinderungen Früh- und insbesondere Mangelgeborener in früheren Jahren durch restriktive Ernährungsweise nach der Geburt aus Unkenntnis einer solchen Periode hohen Energiebedarfs zu erklären [22, 43].

3.3. Morphologische Korrelate des Hirnwachstumsspurts

Was geschieht während des Hirnwachstumsspurts? Beim Beginn – etwa in der Mitte der Schwangerschaft – ist die Zahl der Neuronen des Erwachsenengehirns bereits weitgehend erreicht mit Ausnahme einiger sich später teilender Körnerzellen des Kleinhirns, das auch seinen Wachstumsspurt später – mit etwa 30 Fetalwochen – beginnt [21]. Während das Gesamtgehirngewicht bei Geburt am Termin 30,3% erreicht, sind es beim Kleinhirn erst 15,8% [36].

Während des Hirnwachstumsspurts erfolgen *Gliazellvermehrung, Myelinisierung, Dendritenwachstum* mit Ausbildung des Dendritenbaumes und *Einrichtung synaptischer Verbindungen* [19, 21].

Myelinisierung. Myelin trägt zu mehr als 25% zum Hirngewicht bei. Seine Bildung geschieht über einen relativ kurzen Zeitraum in der frühen Kindheit. So werden beispielsweise über 50% des Myelins zwischen 12 und 24 Monaten angelegt [12]. In den einzelnen Hirnregionen vollzieht sich die Myelinisierung ganz unterschiedlich im Hinblick auf Ausmaß und Geschwindigkeit, wie in Untersuchungen von Yakovlev und Lecours [63] über die zeitliche Folge der Myelinisierung beim Menschen nachgewiesen worden ist.

Dendritenwachstum. Das Wachstum und die Differenzierung der Dendriten zeigt ein Vergleich der beiden mikroskopischen Ausschnitte aus dem Gyrus praecentralis, dem motorischen Rindenfeld mit großen Pyramidenzellen (Region FAγ für Hand- und Fingermotorik von Conel [14, 15], links bei einem Neugeborenen und rechts bei einem Säugling von 15 Monaten (Abb. 4). Die Dendriten und Axone aller Neurone haben beträchtlich an Größe, Länge und Kompaktheit zugenommen. Das Wachstum der Dendriten ist besonders wichtig für die postnatale Entwicklung psychomotorischer Funktionen, denn sie sind der Hauptort synaptischer Verbindungen der Neuronen untereinander [23, 33].

Synapsenbildung. Das menschliche Gehirn besteht aus etwa 10 Milliarden Neuronen [23]. Jede Nervenzelle lebt unabhängig ihr eigenes biologisches Leben und steht mit anderen Nervenzellen nur durch Synapsen in Verbindung (von synapto: sich vereinigen, verbinden), die von der Oberfläche des Neurons durch einen äußerst schmalen Spalt vollständig getrennt sind.

Mit Hilfe neuentwickelter elektronenmikroskopisch-histochemischer Methoden konnte vor kurzem gezeigt werden [33], daß sich die Synapsen in den ersten zwölf Monaten sehr schnell vermehren – sie nehmen etwa um das Zehnfache zu – und daß die Nervenzelle mit einem Jahr bereits ihre volle Synapsenzahl erreicht.

4. Intrauterine Wachstumsretardierung des Kopfumfanges bei Mangelversorgung des Feten

In den heutigen Industrienationen, in denen die Mangelernährung der Schwangeren oder des Säuglings keine große Rolle mehr spielt, stehen dafür die Mangelversorgung des Feten infolge unzureichender Nährstoffzufuhr bei Mehrlingsschwangerschaft oder bei gestörter Plazentafunktion sowie bei hohem Zigarettenkonsum der Mutter im Vordergrund. Insgesamt kommt ein Drittel der Kinder mit Geburtgewicht unter 2 500 g als Mangelgeborene – d.h. mit einem bezogen auf die jeweilige Schwangerschaftsdauer zu niedrigen Geburtsgewicht – auf die Welt [8, 57].

Die intrauterine Wachstumsretardierung des Kopfes konnte bei Mangelgeborenen mit regelmäßigen pränatalen Ultraschallmessungen [29] im dritten Schwangerschaftstrimester nachgewiesen werden [5].

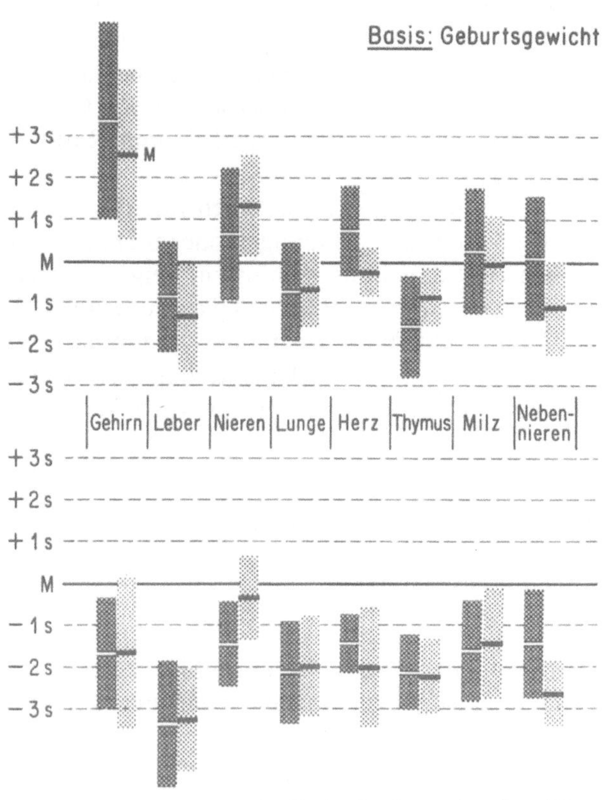

Abb. 5. Gewicht des Gehirns und anderer Organe bei Mangelgeborenen (aus Mehrlingsschwangerschaften: dunkelpunktierte Säulen, unbekannter Genese: hellpunktierte Säulen), Mittelwert und Standardabweichung. Oben: bezogen auf das Geburtsgewicht; unten: bezogen auf das postmenstruelle Alter (nach Larroche 1977, S. 286)

Die Meinung, daß Mangelernährung in einem frühen Alter das Gehirn verschont ist noch immer überraschend weit verbreitet in unserer heutigen Lehre. Vermutlich werden hier irrtümlich Befunde von verhungerten Erwachsenen, bei denen die meisten Organe mit Ausnahme des Gehirns deutlich verkleinert vorgefunden werden, auf das Kind übertragen. Die Besonderheiten der kindlichen Entwicklung sind Ende letzten Jahrhunderts – der Ära vor der Pädiatrie – noch nicht erkannt und Kinder nur als kleine Erwachsene betrachtet worden.

Eine weitere Erklärung für diese irrige Meinung ist, daß das Gehirn von Mangelernährung in geringerem Ausmaß betroffen wird als andere Organe und das Körpergewicht [26]. Der verhältnismäßig große Kopf eines Mangelgeborenen verleitet daher leicht zu dem Fehlschluß, das Gehirn sei verschont geblieben. Die Auswirkungen der Wachstumsretardierung bei Mangelgeborenen verschiedener Genese auf die Organgewichte zeigt Abb. 5 (nach [38]). Oben sind die Organgewichte bezogen auf das Geburtsgewicht dargestellt. Dabei liegt das Gehirngewicht der Mangelgeborenen mehr als zwei Standardabweichungen *über* dem Durchschnitt. Im unteren Teil von Abb. 5 sind die Organgewichte richtigerweise auf das postmenstruelle Alter der Mangelgeborenen bezogen, dabei liegt das Gehirngewicht ebenso wie das Gewicht anderer Organe deutlich *unter* dem Durchschnittsbereich.

Auch bei den Mangelgeborenen aus der Bonner Studie (Kinder mit Mißbildungen oder pränatalen Infektionen sind dabei ausgeschlossen) zeigt sich deutlich, daß nicht nur das Gewicht, sondern auch der Kopfumfang und die Körperlänge vermindert sind, d.h. sie liegen im Bereich oder unterhalb der 10. Perzentile von Normkurven für intrauterines Wachstum [3, 6, 41, 42].

5. Auswirkungen von Mangelernährung auf die einzelnen Bestandteile des Zentralnervensystems

Der genaue Mechanismus ist noch ungeklärt. Bisher verfügt man lediglich über Teilergebnisse zu gestörten Entwicklungsvorgängen einzelner Gehirnbestandteile.

Neurone. Die hauptsächliche Vermehrungsphase menschlicher Neuroblasten liegt zwischen 10 und 18 Schwangerschaftswochen [18, 19], einer Zeit, in der die Leibesfrucht noch relativ sicher vor den Auswirkungen mütterlicher Mangelversorgung ist. Lediglich die sich noch später teilenden Körnerzellen im Kleinhirn können von Nährstoffmangel im dritten Schwangerschaftstrimester betroffen werden. Das kann Folgen für die Entwicklung der motorischen Koordination haben und sich beispielsweise in einer allgemeinen motorischen Ungeschicklichkeit äußern (clumsy child). Die übrigen Neurone des Zentralnervensystems sind bei Nährstoffmangel im dritten Schwangerschaftstrimester zwar zahlenmäßig nicht betroffen, aber ihre weitere Entwicklung wird schwer beeinträchtigt [21].

Dendriten und Synapsen. Als weitere Folge schwerer Mangelernährung wird eine gestörte Dendritenbildung angesehen und damit die gestörte Ausbildung von Synapsen, dem Sitz der Neurotransmittermoleküle [13]. Nach Dobbing [21] kann durch Mangelernährung beispielsweise die Anzahl der Synapsen pro Neuron bis zu 40% vermindert sein. Die genaueren Folgen einer derartigen Reduktion bedeutungsvoller Strukturen für die Gehirnfunktion sind noch unbekannt. Ein Defizit synaptischer Verbindungen könnte vielleicht den Zusammenhang zwischen Unterernährung und intellektueller Beeinträchtigung erklären.

Neurotransmitter. Mangelernährung kann sich auf die Synthese und Menge der charakteristischen und vielleicht wichtigsten Gehirnbestandteile, der Neurotransmitter, auswirken [13].

Myelin. Der Myelingehalt des gesamten Gehirns kann bei Kindern mit intrauteriner Mangelernährung auf 50% vermindert sein [12].

6. Auswirkungen von Mangelernährung auf die neurologische, motorische und seelisch-geistige Entwicklung

Fetale Mangelernährung wird als einer der hauptsächlichen Risikofaktoren für die geistige Entwicklung angesehen [8, 27, 28]. Bei diesen durch pränatale Mangelzustände vorgeschädigten Kindern rufen zusätzliche Belastungen, die nach normaler Schwangerschaft auch ohne Folgen toleriert werden, oft schwere Schädigungen hervor. Dazu gehören perinataler Stress, Hypoxämie, Hypoglykämie und postnatale energiearme Ernährung.

Eindringlicher als irgendeine andere Untersuchung beweisen die jüngsten Ergebnisse einer Longitudinalstudie in Guatemala [39, 40], daß zwischen Mangelernährung in einem frühen Alter und späterer geistiger Entwicklung Kausalbeziehungen bestehen [24]. So weist vieles darauf hin, daß Mangelernährung ein sehr wichtiger nicht-genetischer Faktor ist, der die Entwicklung des Zentralnervensystems und damit die intellektuelle Leistungsfähigkeit beeinflußt [1].

7. Mangelgeborene ohne Aufholwachstum des Kopfumfanges

Früher war bei Mangelgeborenen eine bleibende Wachstumsretardierung des Kopfumfanges die Regel, d.h. der Kopfumfang lag immer signifikant unter den Normalwerten [32, 47, 58]. Auch heute wird noch von einer bleibenden Wachstumsretardierung des Kopfumfanges berichtet [4, 6, 8]. Aufgrund verbesserter postnataler Ernährungsbedingungen findet man aber auch Nachweise eines geglückten Aufholwachstums (siehe Punkt 8).

In der Bonner Studie hat eine Gruppe von 22 Früh-Mangelgeborenen (Gruppe B) mit einem durchschnittlichen Geburtsgewicht von 1 230 g kein Aufholwachstum des Kopfumfanges gezeigt. Ihre Wachstumskurve bleibt signifikant unterhalb der entsprechenden Normalwerte [3, 6]. Wie Tabelle 2 zeigt, beträgt die Differenz im Alter von 35 postmenstruellen Wochen 2,3 cm und im Alter von fünf Jahren noch 2 cm, ein signifikant bleibender Unterschied ($p < 0,01$).

Die neurologische und motorische Entwicklung ist bei 13 dieser 22 Kinder verzögert verlaufen, fünf von ihnen sind wegen einer cerebralen Bewegungsstö-

Tabelle 2. Kopfumfang der Mangelgeborenen ohne Aufholwachstum (Gruppe B, $n=22$) im Vergleich zu IUN Frühgeborenen ($n=64$), Mittelwert und Standardabweichung in cm, Jungen und Mädchen

Korrigiertes Alter	Mangelgeborene IUM		Frühgeborene IUN		Differenz zwischen IUM und IUN	
	M	s	M	s		
35 postm. Wochen	28,9	1,1	31,2	1,1	2,3	$p<0,01$[a]
40 postm. Wochen	32,9	1,1	35,0	1,0	2,1	$p<0,01$
6 Monate	41,8	1,5	43,7	1,2	1,9	$p<0,01$
5 Jahre	49,3	2,0	51,3	1,3	2,0	$p<0,01$

[a] Alle Mittelwertsvergleiche wurden mit dem t-Test von Student durchgeführt (Hays 1969)

rung krankengymnastisch behandelt worden; drei Kinder haben seit dem fünften bis sechsten Lebensjahr ein Krampfleiden.

Die geistige Entwicklung dieser Mangelgeborenen ist im Vergleich zu den reifgeborenen Kontrollkindern unterdurchschnittlich, wie die Ergebnisse unserer regelmäßigen psychologischen Untersuchungen übereinstimmend mit anderen Studien gezeigt haben [4, 8, 49, 50, 58].

Die Leistungsfähigkeit der Mangelgeborenen wird durch einige typische Verhaltensweisen zusätzlich beeinträchtigt. Am auffallendsten sind: erhöhte Ablenkbarkeit, mangelhaftes Verständnis und ungesteuerte Lebhaftigkeit. Außerdem gehören dazu: fehlende Motivation, Desinteresse an vorgelegtem Spielzeug wegen mangelnder Kombinationsfähigkeit, schlechte Auge-Hand-Koordination, Schwächen des Abstraktionsvermögens und geringe Belastbarkeit.

Nach Abschluß der Bonner Studie – wenn die Kinder $6\frac{1}{2}$ bis 7 Jahre alt sind –, werden Lehrerberichte über die Schulleistungen angefordert, um den Schulerfolg der Kinder mit unseren Ergebnissen zu vergleichen. Die Lehrer erfahren von uns nichts über die Vorgeschichte der Kinder, um möglichst unbeeinflußt urteilen zu können. Dennoch setzen sich in den meisten Lehrerberichten die ungünstigen Intelligenz- und Verhaltensbeurteilungen der Mangelgeborenen in Gruppe B fort.

Der folgende Einzelfall stellt ein für früher typisches Entwicklungsbeispiel Mangelgeborener dar, einen Zwillingsjungen, geboren 1967 vor Einführung der Frühfütterung, dessen Geburtsgewicht von 1 680 g um 24% unter dem des ersten Zwillings liegt. Das Kopfumfangswachstum des ersten Zwillings (IUN) verläuft im Bereich der 50. Perzentile, während die entsprechende Kurve des mangelgeborenen Zwillings ohne Aufholtendenzen weit unterhalb davon auf der 3. Perzentile der Bonner Normkurven bleibt (Abb. 6).

Die Kopfumfangsdifferenz beträgt bei der Geburt mit 36 postmenstruellen Wochen 2,4 cm und mit 6 Jahren 3,2 cm.

Auch die Entwicklungs- und Intelligenzquotienten des Mangelgeborenen liegen stets etwas unter denen seines Zwillingsbruders (Brandt 1975). Die Differenz vergrößert sich mit zunehmendem Alter; mit 6 Jahren erreicht der erste Zwilling einen Intelligenzquotienten von 118, während der zweite nur einen Intelligenzquotienten von 86 hat (Stanford-Binet Intelligenz-Test [56]).

Für die Verhaltensauffälligkeiten des Mangelgeborenen im Vergleich zum Verhalten des anderen Zwillings ergibt sich eine überraschend gute Übereinstimmung unserer Befunde bis zu sechs Jahren mit den Lehrerbeurteilungen (Tabelle 3): während beispielsweise der erste Zwilling (IUN) sich beim Testen nicht ablenken ließ und gut konzentrierte, war der zweite Zwilling (IUM) extrem stark ablenkbar und konnte sich sehr schlecht konzentrieren.

Das Ausbleiben eines Aufholwachstums des Kopfumfanges kann insbesondere eine Folge der restriktiven Ernährungspraktiken früherer Jahre sein. Im Verlaufe der 1967 begonnenen Bonner Studie vollzog sich ein quantitativer Wechsel in der Frühgeborenenernährung. Die Mehrzahl der Mangelgeborenen in Gruppe B (15 von 22) wurde vor der Einführung früheinsetzender, d.h. Beginn 3–6[h] nach der Geburt, und energiereicher Ernährung im Juli 1972 geboren. Weitere Faktoren für ein fehlendes Aufholwachstum des Kopfumfanges sind in damals weniger intensiver prä-, peri- und postnataler Fürsorge zu suchen.

8. Mangelgeborene mit Aufholwachstum (Catch-up) des Kopfumfanges

Man spricht von Aufholwachstum, wenn ein Kind nach deutlichem Absinken von seinem Wachstumskanal wieder dahin zurückkehrt. Definitionsgemäß liegen die Maße Mangelgeborener schon bei Geburt unter der 10. Perzentile entsprechender Normkurven. Der Nachweis eines Aufholwachstums ist hier schwerer zu erbringen, weil das Ausmaß der Retardierung wegen Unkenntnis des ursprünglichen Wachstumskanals in der Regel nicht bekannt ist. Jedoch bei einigen Mangelgeborenen der Bonner Studie ist die intrauterine Wachstumsverzögerung bereits durch regelmäßige Ultraschallmessungen des Kopfes beobachtet worden [5]. Bei den übrigen Mangelgeborenen ist die Diagnose eines Catch-up dann gerechtfertigt, wenn die Kopfumfangsmaße bei Geburt signifikant unter dem Mittelwert einer Kontrollgruppe liegen und nach einer Periode signifikant erhöhter Wachstumsgeschwindigkeit den Normalbereich erreichen [6]. Einen weiteren Hinweis auf erfolgreiches Aufholwachstum

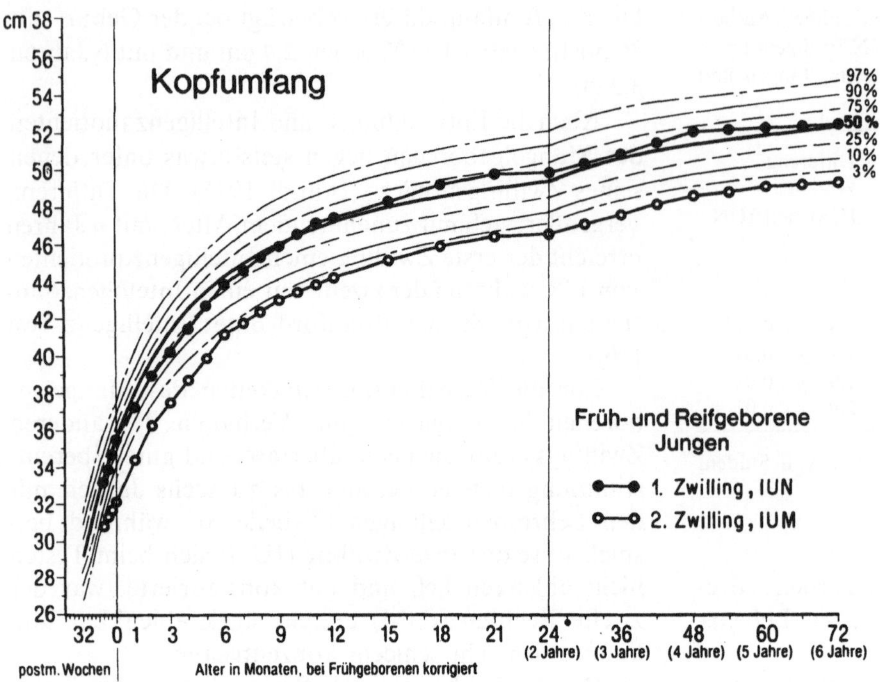

Abb. 6. Kopfumfangswachstum dizygoter männlicher Zwillinge, eingezeichnet in die Bonner Normkurven für Jungen (Brandt 1979). Der Kopfumfang des ersten Zwillings, IUN (Punkte) liegt im Bereich der 50. Perzentile, während die Kurve des zweiten, IUM ohne Aufholtendenzen weit unterhalb davon auf der 3. Perzentile verläuft (Kreise)

Tabelle 3. Verhaltensbericht über ein Zwillingspaar

	1. Zwilling, IUN		2. Zwilling, IUM	
	Bonner Studie bis zu 6 Jahren	Lehrer	Bonner Studie bis zu 6 Jahren	Lehrer
Verständnis	gut	gut	schlecht	schlecht
Kooperativität	gut	gut	fehlend	mittelmäßig
Ablenkbarkeit	keine	gering	extrem stark	stark
Konzentrationsfähigkeit	gut	gut	sehr schlecht	schlecht
Gedächtnis	sehr gut	gut	weniger gut	schlecht

Tabelle 4. Kopfumfang der Mangelgeborenen mit Aufholwachstum (Gruppe A, $n=27$) im Vergleich zu IUN Frühgeborenen ($n=64$), Mittelwert in cm, Jungen und Mädchen

Korrigiertes Alter	Mangelgeborene IUM		Frühgeborene IUN		Differenz zwischen IUM und IUN	
	M	s	M	s		
35 postm. Wochen	29,1	0,8	31,2	1,1	2,1	$p<0,01$
40 postm. Wochen	33,6	0,9	35,0	1,0	1,4	$p<0,01$
6 Monate	43,2	1,2	43,7	1,2	0,5	$p>0,05$
5 Jahre	51,1	1,7	51,3	1,3	0,2	$p>0,05$

kann der Vergleich mit Kopfumfangsmaßen von Eltern und Geschwistern liefern.

Unabhängig vom Wachstumsverhalten des Kopfumfanges in den ersten Lebensmonaten – d.h. Aufholen oder nicht – ist ein Aufholen in der Länge und/oder im Gewicht noch während des gesamten Wachstumsprozesses möglich [6, 32, 54, 58].

Bis in die Mitte der siebziger Jahre ist über das Aufholwachstum des Kopfumfanges Früh-Mangelgeborener in der Literatur nichts bekannt gewesen. Noch vor wenigen Jahren hat man es sogar für unmöglich gehalten. 1974 ist bei der seit 1967 durchgeführten Bonner Longitudinalstudie eine Gruppe von Mangelgeborenen aufgefallen, die erstmals postnatales Aufholwachstum des Kopfumfanges – begünstigt durch früheinsetzende und energiereiche Ernährung – [60] gezeigt hat [2]. Diese erste Beobachtung konnte von uns inzwischen in weiteren Fällen bestätigt werden.

Tabelle 4 zeigt die Entwicklung der 27 Mangelgeborenen mit Aufholwachstum (durchschnittliches Geburtsgewicht 1 123 g). Mit 35 postmenstruellen Wochen ist eine deutliche Verzögerung des Kopfumfanges nachweisbar, der Unterschied zu den IUN-Frühgeborenen beträgt 2,1 cm ($p<0,01$). Bei früheinsetzender energiereicher Ernährung gelingt es diesen Mangelgeborenen ihre Retardierung aufzuholen. Die Differenz zu den Kontrollkindern hat sich bis zum

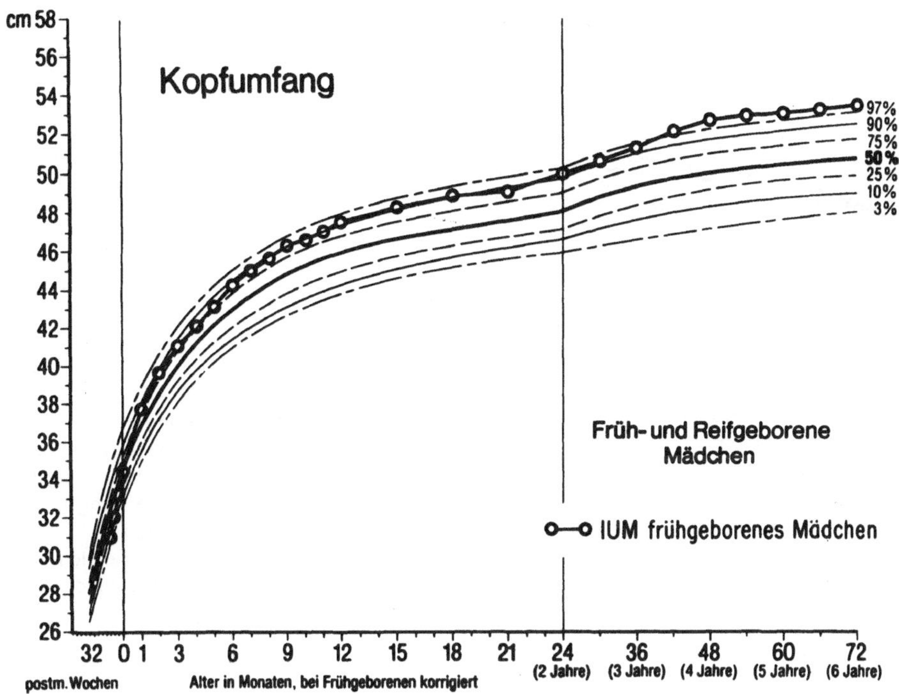

Abb. 7. Aufholwachstum des Kopfumfanges eines Mädchens, IUM aus Gruppe A (Kreise) eingezeichnet in die Bonner Perzentilkurven für Mädchen (Brandt 1979)

Alter von 6 Monaten auf 0,5 cm vermindert, ein nicht mehr signifikanter Unterschied. Die neurologische, motorische und seelisch-geistige Entwicklung ist bei allen Kindern dieser Gruppe regelrecht verlaufen [3, 50].

Nach den bisherigen Ergebnissen kann ein Aufholwachstum des Kopfumfanges nur dann erfolgen, wenn dem Kind unmittelbar nach der Geburt durch früheinsetzende und energiereiche Ernährung die Chance dafür gegeben wird. Wird diese Chance verpaßt, verliert beispielsweise das Kind auch nach der Geburt weiter an Gewicht und nimmt anschließend nur langsam wieder zu, so ist trotz später guter Ernährung kein Aufholen mehr zu beobachten.

Natürlich müssen Mangelgeborene auch *nach* der Entlassung aus der Klinik angemessen ernährt werden, um den Aufholvorgang weiter zu unterstützen. Es besteht gerade für das Mangelgeborene immer wieder die Gefahr, im Wachstum zurückzufallen, weil seine Energiebedürfnisse unterschätzt werden. Ernährungsberatung und regelmäßige Kopfumfangsmessungen sind daher besonders wichtig; die Chance für ein Aufholwachstum des Kopfumfanges nach pränataler Retardierung scheint nur in den ersten 6–9 Monaten – während einer Zeit sehr hoher Wachstumsgeschwindigkeit – zu bestehen [6].

Anschaulicher als in Durchschnittskurven läßt sich das Aufholwachstum an zwei typischen *Einzelverläufen* darstellen.

Im ersten Fall handelt es sich um ein Mädchen (IUM), geboren mit 37 postmenstruellen Wochen und einem Gewicht von 1 950 g. Bei Geburt liegt der Kopf-

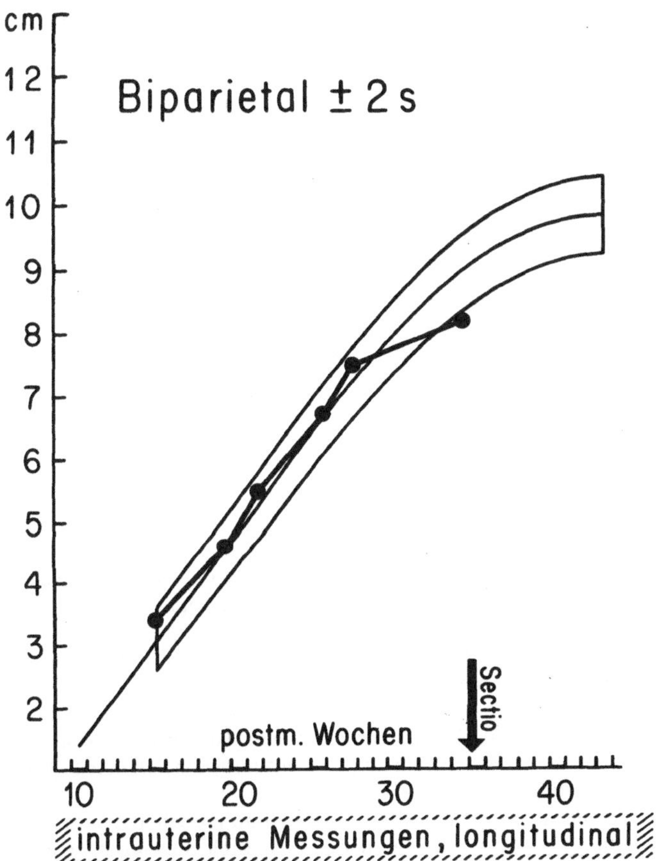

Abb. 8. Intrauterines Wachstum des biparietalen Schädeldurchmessers eines Jungen, IUM (Punktkurve) zwischen 15 und 35 postmenstruellen Wochen mit Retardierung im letzten Schwangerschaftsdrittel – ermittelt durch wiederholte Ultraschallmessungen –, eingezeichnet in die Bonner Normkurven von Hansmann (1976)

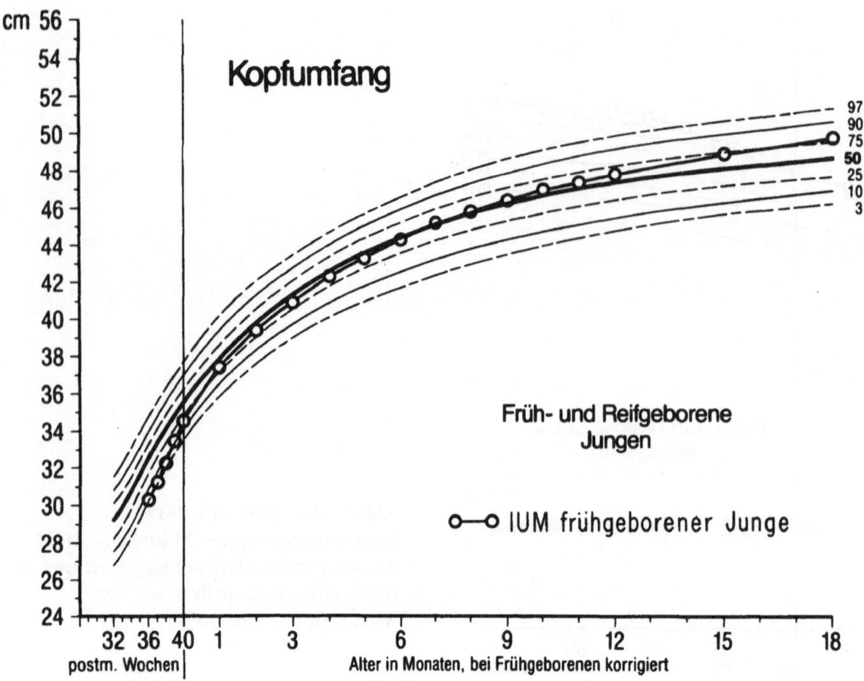

Abb. 9. Aufholwachstum des Kopfumfanges eines Jungen, IUM aus Gruppe A (Kreise) eingezeichnet in die Bonner Perzentilkurven für Jungen (Brandt 1979). Der intrauterine Wachstumsverlauf des biparietalen Schädeldurchmessers dieses Kindes ist in Abb. 8 dargestellt

umfang mit 31 cm unterhalb der 10. Perzentile der Bonner Normkurve (Abb. 7). Nach ausreichender Ernährung vom ersten Lebenstag an mit Muttermilch und teiladaptierter Kuhmilch gedeiht das Kind ohne postnatalen Gewichtsverlust. Bei zu Hause weiterhin günstigen Ernährungsbedingungen holt es seine intrauterine Wachstumsretardierung des Kopfumfanges sehr gut auf; am errechneten Geburtstermin wird bereits die 50. Perzentile und im Alter von acht Monaten die 90. Perzentile erreicht. Anschließend steigt die Kurve nur noch geringfügig an bis in den Bereich der 97. Perzentile. Das Mangelgeborene hat offensichtlich sein genetisches Potential erreicht, denn auch der Kopfumfang des Vaters liegt etwas oberhalb der 97. Perzentile [46], und der mütterliche Kopfumfang ist ebenfalls überdurchschnittlich.

Der zweite Fall betrifft einen Jungen (IUM), dessen Wachstumsverzögerung bereits im Mutterleib durch wiederholte Ultraschallmessungen des biparietalen Schädeldurchmessers festgestellt worden ist (Abb. 8); die Daten dieses Kindes verdanke ich Herrn Professor M. Hansmann von der Universitäts-Frauenklinik Bonn (Direktor Professor H.J. Plotz). Nach vorher zeitgerechter Entwicklung zeigt sich bei der Untersuchung mit 34 Schwangerschaftswochen plötzlich eine Wachstumsverzögerung. Der Meßwert liegt unterhalb des Normbereiches von evtl. zwei Standardabweichungen. Vier Tage später wird der Junge durch elective Sectio entbunden, da er Anzeichen intrauteriner Sauerstoffnot aufwies. Das Geburtsgewicht von 1 500 g liegt unterhalb der 10. Perzentile [41]. Wie zu erwarten, liegt auch der Kopfumfang deutlich unter dem Durchschnittsbereich

(Abb. 9). Bei früh einsetzender und energiereicher Ernährung kommt es zu einem vollständigen Aufholwachstum. Peters Kurve hat mit sechs Monaten bereits den Mittelwert erreicht, steigt dann weiter bis zur 75. Perzentile (mit 15 Monaten), auf der sie anschließend weiterverläuft. Die Entwicklung des jetzt $4^1/_2$ jährigen Jungen verläuft regelrecht. Sein Intelligenzquotient von 112 liegt im oberen Durchschnittsbereich. Er weist auch keine Koordinationsstörungen auf, wie sie häufig bei Mangelgeborenen beobachtet werden.

Die Rechnungen wurden auf der IBM/370-168 des Regionalen Hochschul-Rechenzentrums der Universität Bonn durchgeführt.

Literatur

1. Balázs R, Lewis PD, Patel AJ (1979) Nutritional deficiencies and brain development. In: Falkner F, Tanner JM (eds) Human growth. Plenum Press, New York, vol 3, Neurobiology and nutrition, pp 415–480
2. Brandt I, Schröder R (1974) Postnataler Entwicklungsausgleich bei Frühgeborenen mit pränataler Dystrophie. Monatsschr Kinderheilk 122:697–700
3. Brandt I (1975) Postnatale Entwicklung von Früh-Mangelgeborenen. Gynäkologe 8:219–233
4. Brandt I (1976) Normwerte für den Kopfumfang vor und nach dem regulären Geburtstermin bis zum Alter von 18 Monaten – Absolutes Wachstum und Wachstumsgeschwindigkeit. Monatsschr Kinderheilk 124:141–150
5. Brandt I, Hansmann M (1977) Catch-up growth after intrauterine growth retardation under favourable nutritional conditions. In: Salvadori B, Bacchi-Modena A (eds) Poor intrauterine fetal growth. Edizioni Minerva Medica, Parma, pp 525–533
6. Brandt I (1978) Growth dynamics of low-birth-weight infants with emphasis on the perinatal period. In: Falkner F, Tanner JM (eds) Human growth, Postnatal growth, vol. 2. Plenum Press, New York, pp 557–617

7. Brandt I (1979) Perzentilkurven für das Kopfumfangswachstum bei Früh- und Reifgeborenen in den ersten sechs Jahren. Kinderarzt 10:185–188
8. Brandt I (1981) Brain growth, fetal malnutrition, and clinical consequences. J Perinat Med 9:3–26
9. Bray PF, Shields WD, Wolcott GJ, Madson JA (1969) Occipitofrontal head circumference – an accurate measure of intracranial volume. J Pediatr 75:303–305
10. Brunner E, Hultsch E, Klinger H, Krauth J, Nienhaus R, Nowak H, Oberhoffer G, Reisch A (1974) Biomathematik für Mediziner. Springer Berlin Heidelberg New York
11. Buda FB, Reed JC, Rabe EF (1975) Skull volume in infants – methodology, normal values, and application. Am J Dis Child 129:1171–1174
12. Chase HP (1976) Undernutrition and growth and development of the human brain. In: Lloyd-Still JD (ed) Malnutrition and intellectual development. MTP Press, Lancaster, pp 13–38
13. Cohen EL, Wurtmann RJ (1979) Nutrition and brain neurotransmitters. In: Winick M (ed) Nutrition: pre- and postnatal development. In: Alfin-Slater RB, Kritchevsky D (eds) Human nutrition. Plenum Press, New York (vol 1, pp 103–132)
14. Conel J LeRoy (1939) The postnatal development of the human cerebral cortex, vol I: The cortex of the newborn. Harvard University Press, Cambridge
15. Conel J LeRoy (1955) The postnatal development of the human cerebral cortex, Vol. V: The cortex of the fifteen-month infant. Harvard University Press, Cambridge
16. Dobbing J (1965/66) The effect of undernutrition on myelination in the central nervous system. Biol Neonat 9:132–147
17. Dobbing J (1970) The kinetics of growth. Lancet II:1358
18. Dobbing J, Sands J (1973) Quantitative growth and development of human brain. Arch Dis Childh 48:757–767
19. Dobbing J (1974) The later development of the brain and its vulnerability. In: Davis JA, Dobbing J (eds) Scientific foundations of paediatrics. Heinemann, London, pp 565–577
20. Dobbing J, Sands J (1978) Head circumference, biparietal diameter, and brain growth in fetal and postnatal life. Early Hum Develop 2:81–87
21. Dobbing J (1979) Nutrition and brain development. In: Thalhammer O, Baumgarten K, Pollak A (eds) Perinatal medicine. Sixth European Congress, Vienna. Thieme, Stuttgart, pp 156–159
22. Drillien CM (1964) The growth and development of the prematurely born infant. Livingstone, Edinburgh London, pp 1–376
23. Eccles JC (1979) Das Gehirn des Menschen. Piper, München Zürich, S 20
24. Engle P, Irvin M, Klein RE, Yarbrough C, Townsend JW (1979) Nutrition and mental development in children. In: Winick M (ed) Nutrition: pre- and postnatal development, Vol 1. In: Alfin-Slater RB, Kritchevsky D (eds) Human nutrition. Plenum Press, New York, pp 291–306
25. Gruenwald P, Minh H (1960) Evaluation of body and organ weights in perinatal pathology. I. Normal standards derived from autopsies. Am J Clin Pathol 34:247–253
26. Gruenwald P (1966) Growth of human fetus. II. Abnormal growth in twins and infants of mothers with diabetes, hypertension, or iso-immunisation. Am J Obstetr Gynecol 94:1120–1132
27. Hagberg B (1975) Pre-, peri-, and postnatal prevention of major neuropediatric handicaps. Neuropädiatrie 6:331–338
28. Hagberg G, Hagberg B, Olow I (1976) The changing panorama of cerebral palsy in Sweden 1954–1970. III. The importance of foetal deprivation of supply. Acta Paediatr Scand 65:403–408
29. Hansmann M (1976) Ultraschall-Biometrie im II. und III. Trimester der Schwangerschaft. Gynäkologe 9:133–155
30. Hays WL (1969) Statistics. Holt, Rinehart and Winston, London New York Sydney Toronto, pp 1–719
31. Hertzig ME, Birch HG, Richardson A, Tizard J (1972) Intellectual levels of school children malnourished during the first two years of life. Pediatrics 49:814–824
32. Hohenauer L (1971) Studien zur intrauterinen Dystrophie. II. Folgen intrauteriner Mangelernährung beim Menschen. Pädiatr Pädol 6:17–30
33. Huttenlocher PR (1979) Synaptic density in human frontal cortex – developmental changes and effects of aging. Brain Res 163:195–205
34. Jackson CM (1909) On the prenatal growth of the human body and the relative growth of the various organs and parts. Am J Anat 9:119–165
35. Kretschmann H-J, Schleicher A, Wingert F, Zilles K, Löblich H-J (1979) Human brain growth in the 19th and 20th century. J Neurol Sci 40:169–188
36. Lange HW, Krauthausen I, Kammradt G, Sauer B (1981) Quantitative analysis of the ontogeny of the tel-, di-, mes-, rhombencephalon and cerebellum (im Druck)
37. Larroche J-C, Maunoury M-T (1973) Analyse statistique de la croissance pondérale du foetus et des viscères pendant la vie intra-uterine. Arch Franç Pédiatr 30:927–949
38. Larroche J-C (1977) Developmental pathology of the neonate. Excerpta Medica, Amsterdam, p 286
39. Lechtig A, Delgado H, Martorell R, Yarbrough C, Klein RE (1976) Effect of maternal nutrition on infants growth and mortality in a developing country. In: Rooth G, Bratteby L-E (eds) Perinatal medicine. Proceedings of the 5th congress of perinatal medicine, Uppsala 1976. Almquist & Wicksell International, Stockholm, pp 208–220
40. Lechtig A, Delgado H, Martorell R, Yarbrough C, Klein RE (1979) Maternofetal nutrition. In: Jelliffe DB, Jelliffe EFP (eds) Nutrition and growth, Vol. 2. In: Alfin-Slater RB, Kritchevsky D (eds) Human nutrition. Plenum Press, New York, pp 79–128
41. Lubchenco LO, Hansman C, Dressler M, Boyd E (1963) Intrauterine growth as estimated from live born birth-weight data at 24 to 42 weeks of gestation. Pediatrics 32:793–800
42. Lubchenco LO, Hansman C, Boyd E (1966) Intrauterine growth in length and head circumference as estimated from live births at gestational ages from 26 to 42 weeks. Pediatrics 37:403–408
43. Lubchenco LO, Delivoria-Papadopoulos M, Butterfield LJ, French JH, Metcalf D, Hix IE, Danick J, Dodds J, Downs M, Freeland MA (1972) Long-term follow-up studies of prematurely born infants. I. Relationships of handicaps to nursery routines. J Pediatr 80:501–508
44. Meredith HV (1946) Physical growth from birth to two years. II. Head Circumference. Part I. A review and synthesis of North American research on groups of infants. Child Develop 17:1–61
45. Meredith HV (1971) Human head circumference from birth to early adulthood: racial, regional, and sex comparisons. Growth 35:233–250
46. Nellhaus G (1968) Head circumference from birth to eighteen years: practical composite international and interracial graphs. Pediatrics 41:106–114
47. Ounsted M, Taylor ME (1971) The postnatal growth of children who were small-for-dates or large-for-dates at birth. Develop Med Child Neurol 13:421–434
48. Prader A, Budliger H (1977) Körpermasse, Wachstumsgeschwindigkeit und Knochenalter gesunder Kinder in den ersten zwölf Jahren (Longitudinale Wachstumsstudie Zürich). Helv Paediatr Acta [Suppl] 37:1–44
49. Rubin RA, Rosenblatt C, Balow B (1973) Psychological and educational sequelae of prematurity. Pediatrics 52:352–363
50. Schröder R (1977) Longitudinalstudie über Wachstum und Entwicklung von früh- und reifgeborenen Kindern von der Geburt bis zum 6. Lebensjahr. Ergebnisse der bisherigen Auswertung der psychologischen Untersuchungsbefunde. Vorwort Ingeborg

Brandt. Forschungsbericht des Landes Nordrhein-Westfalen Nr. 2691. Westdeutscher Verlag, Opladen, S 1–56

51. Spranger J, Ochsenfarth A, Kock HP, Henke J (1968) Anthropometrische Normdaten im Kindesalter. Z Kinderheilk 103:1–12

52. Susanne C (1979) Über die Genetik des Kopfumfangswachstums. Persönliche Mitteilung

53. Susanne C (1980) Developmental genetics of man. In: Johnston FE, Roche AF, Susanne C (eds) Human physical growth and maturation. Plenum Press, New York London, pp 221–242

54. Stoch MB, Smythe PM (1976) 15-Year developmental study on effects of severe undernutrition during infancy on subsequent physical growth and intellectual functioning. Arch Dis Childh 51:327–336

55. Tanner JM, Whitehouse RH, Takaishi M (1966) Standards from birth to maturity for height, weight, height velocity, and weight velocity: British children, 1965-I and -II. Arch Dis Childh 41:454–471; 613–635

56. Terman ML, Merrill MA (1965) Stanford-Binet Intelligenz-Test. Verlag für Psychologie Dr CJ Hogrefe, Göttingen, S 1–153

57. Thomson AM (1978) Clinical and environmental determinants of fetal growth. In: Barltrop D (ed) Paediatrics and growth. Fellowship of Postgraduate Medicine, London, pp 43–50

58. Varloteaux C-H, Gilbert Y, Beaudoing A, Roget J, Rambaud P (1976) Avenir lointain de 128 enfants agés de 13 à 14 ans de poids de naissance inférieur à 2500 grammes. Arch Franç Pédiatr 33:233–250

59. Weaver DD, Christian JC (1980) Familial variation of head size and adjustment for parental head circumference. J Pediatr 96:990–994

60. Weber HP, Kowalewski S, Gilje A, Möllering M, Schnaufer I, Fink H (1976) Unterschiedliche Calorienzufuhr bei 75 "low birth weights": Einfluß auf Gewichtszunahme, Serumeiweiß, Blutzucker und Serumbilirubin. Eur J Pediatr 122:202–216

61. Winick M, Rosso P (1969) Head circumference and cellular growth of the brain in normal and marasmic children. J Pediatr 74:774–778

62. Winick M (1973) Relation of nutrition to physical and mental development. Bibl Nutr Dieta 18:114–122

63. Yakovlev PI, Lecours AR (1967) The myelogenetic cycles of regional maturation of the brain. In: Minkowski A (ed) Regional development of the brain in early life. Blackwell, Oxford Edinburgh, pp 3–70

Eingegangen am 15. Dezember 1980
Angenommen am 20. Februar 1981

PD Dr. Ingeborg Brandt
Univ.-Kinderklinik
Adenauerallee 119
D-5300 Bonn 1
Bundesrepublik Deutschland

Genetisch bedingte Variabilität in der geistig-seelischen Entwicklung*

F. Vogel
Institut für Anthropologie und Humangenetik der Universität Heidelberg

**Genetically Determined Variability
in Mental and Emotional Development**

Summary. Human beings develop in biologically determined phases: During certain periods of life, sensitivity for learning specific tasks is increased. For successful completion of the learning process, however, adequate offers from the environment are necessary. Within the limits of this general rule, considerable genetically determined, interindividual differences are observed. The ability to develop faster or slower in certain phases of life, – strong and weak points, – specific chances and liabilities are distributed unevenly. The art of education consists in adjusting offers for learning to these individual differences. In addition to the cognitive field, requirements for emotional and social learning should not be neglected.

Research on biologic maturation, on its interaction with offers from the environment, and on genetic variability will have to include in future increasingly neurobiologic concepts and methods.

Key words: Mental development – Twin studies – Chromosomal aberration and psyche – Ethological concepts of development – EEG and psyche

Zusammenfassung. 1. Die geistig-seelische Entwicklung des Menschen erfolgt in biologisch bedingten Phasen: In bestimmten Lebensabschnitten ist die Bereitschaft für spezifische Lernvorgänge erhöht. Damit dieses Lernen stattfinden kann, muß die Umwelt jedoch phasengerechte Angebote bereithalten. 2. Innerhalb dieser allgemeinen Gesetzmäßigkeiten gibt es erhebliche, individuelle, genetisch bedingte Unterschiede. Die Fähigkeit, sich in bestimmten Lebensphasen rascher oder langsamer zu entwickeln, Stärken und Schwächen, besondere Chancen sind ungleich verteilt. Es ist die Kunst der Erziehung, das Lern-Angebot diesen individuellen Unterschieden möglichst gut anzupassen. Dabei sollte neben dem kognitiven auch das emotionale und soziale Lernen ausreichend berücksichtigt werden. 3. Die Erforschung der biologischen Reifungsvorgänge, ihrer Wechselwirkung mit den Angeboten der Umwelt und der hier bestehenden genetischen Unterschiede wird in Zukunft in verstärktem Umfange neurobiologische Konzepte und Methoden mit einbeziehen müssen.

Schlüsselwörter: Geistige Entwicklung – Twin-Studien – Chromosomenaberationen und Psyche – Ethologische Entwicklungs-Konzepte – EEG und Psyche

---

Mein ältester Sohn lernte mit 11–12 Monaten laufen. Er rannte immer wieder los, etwa um in die aufgehaltenen Arme der Mutter zu gelangen. Oft verlor er dabei das Gleichgewicht, fiel der Länge nach auf den Rücken, stieß sich den Kopf und begann zu weinen. Als zwei Jahre später meine Tochter etwa im gleichen Alter zu laufen anfing, spielte sich das ganz anders ab: Zwar verlor auch sie gelegentlich das Gleichgewicht. Dann ließ sie sich aber geschickt auf ihr dickes Hinterteil fallen, blickte freundlich lachend um sich und setzte irgendwann zum nächsten Versuch an. Meinen jüngsten Sohn schließlich fanden wir, als er erst 10 Monate alt war, eines Tages völlig frei und mit dem Ausdruck äußersten Mißvergnügens in seinem Kinderbett herumspazieren; von da an konnte er laufen.

Diese Beobachtungen führen uns auf dreifache Weise an das Thema unserer heutigen Betrachtungen heran: Zunächst unterliegt die Entwicklung des Kindes offenbar den für alle Menschen gültigen biologischen Gesetzen: Mit ca. 10–14 Monaten lernt man laufen. Zweitens: Innerhalb dieser Gesetzmäßigkeit gibt es individuelle Unterschiede. Nicht jedes Kind

---

* Vortrag auf der 111. Versammlung der Gesellschaft Deutscher Naturforscher und Ärzte, Hamburg, 21.–25. September 1980

beginnt genau zur gleichen Zeit und auf die gleiche Art mit dem Laufen. Unser jüngster Sohn z.B., bei dem das so früh und unkompliziert geschah, war seinen Geschwistern auch später an motorischer Geschicklichkeit überlegen. Möglicherweise ist bei ihm aus genetischen Gründen die motorische Koordination besser ausgeprägt. Drittens aber haben wir unsere Kinder sicher nicht gleich behandelt: Wie die meisten Eltern werden auch wir den Ältesten beim Lernen besonders angestachelt und vielleicht etwas überfordert haben.

Drei Ansätze, die psychische Entwicklung des Menschen zu analysieren

Dieser dreifachen Weise, die psychische Entwicklung des Menschen zu betrachten, entsprechen drei verschiedene Ansätze, die dabei vorwaltenden Gesetzmäßigkeiten wissenschaftlich zu analysieren: Die Verhaltensbiologie erforscht die für alle Menschen gültigen biologischen Gesetze; die Humangenetik befaßt sich mit den individuellen Unterschieden vom Standpunkt ihrer genetischen Grundlage; und in der Entwicklungspsychologie interessiert man sich vor allem für die Einflüsse der sozialen Umwelt auf die Entwicklung. Ich bin Humangenetiker, und so liegt es für mich nahe, die genetische Variabilität in den Vordergrund zu stellen, die den individuellen Unterschieden in der psychischen Entwicklung zugrundeliegt. Dabei bin ich mir aber über die überragende Bedeutung einer geeigneten Umwelt für die volle Entfaltung der in einem Menschen biologisch angelegten Möglichkeiten durchaus im Klaren. Die Frage, ob die geistigseelische Entwicklung und Leistungsfähigkeit eines Menschen mehr durch seine Erbanlagen oder mehr durch die Umwelt bedingt sei, ist in dieser Form wissenschaftlich unfruchtbar (Vogel 1981) und sollte deshalb hier nicht weiter verfolgt werden. Es gehört gerade zu den biologischen Besonderheiten der Species Mensch, die sich in der Evolution schrittweise herausgebildet haben, daß er sich im Laufe einer langen Kindheit und Jugend nur in ständiger Wechselwirkung mit seiner Umwelt entwickeln kann. Das gilt für den Gebrauch der Sinnesorgane, für soziales, emotionales und kognitives Lernen, und sogar bis zur physiologischen Funktion des Gehirns hin. So sind individuelle Unterschiede in der Ausprägung der elektrischen Ströme des Gehirnes, also im Elektroencephalogramm (EEG), unter normalen Bedingungen praktisch ausschließlich genetisch determiniert; aber bei früh Erblindeten ist der α-Rhythmus über dem optischen Zentrum des Hinterhauptes durchschnittlich schlechter ausgebildet als bei normal Sehenden (Birbaumer 1975). Wird ein Auge ständig nicht benutzt, – etwa weil ein Schielender die Bilder dieses Auges unterdrückt, – so entwickelt sich eine zentral bedingte Schwachsichtigkeit (Amblyopie), obwohl das Auge selbst nach wie vor völlig normal ist.

Vergleichende Verhaltensforschung

Der *vergleichenden Verhaltensforschung* verdanken wir vor allem zwei Erkenntnisse: Zunächst – es gibt Verhaltensweisen, die Individuen einer Art in voller Ausprägung auf die Welt bringen, die also genetisch fertig vorprogrammiert sind. Das Verhalten von Insekten z.B. ist weitgehend auf diese Weise festgelegt (Wilson 1975). Mit der Höherentwicklung des Gehirnes treten die derartig vorprogrammierten Verhaltensanteile mehr und mehr zurück; beim Menschen sind sie noch in einigen, allerdings biologisch wichtigen, Resten vorhanden; man denke an das „Kindchenschema", durch welches fürsorgliches Verhalten kleinen Kindern gegenüber ausgelöst wird.

Eine zweite Erkenntnis der Verhaltensforschung hatte für unser Verständnis der menschlichen Entwicklung weit größere Folgen: Im Laufe der Evolution wurden fest programmierte Verhaltensweisen immer mehr durch die Fähigkeit ersetzt, unter dem Einfluß der Umwelt lebensnotwendige Verhaltensweisen *zu lernen*. Beim Menschen gelangte diese Fähigkeit zur höchsten Blüte; der Vergleich mit den einfachen Verhältnissen beim Versuchstier machte es aber auch hier möglich, bestimmte Gesetzmäßigkeiten zu vermuten und Arbeitshypothesen aufzustellen, die man dann am Menschen selbst gezielt überprüfen konnte (Hassenstein 1973, 1980; Hassenstein und Morath 1979). Eine dieser Gesetzmäßigkeiten besagt, daß es bei vielen Tieren sensible Phasen gibt, in denen bestimmte Verhaltensweisen besonders leicht gelernt werden *können*, aber auch gelernt werden *müssen*; wurde diese Chance verpaßt, so kann das Tier ein lebensnotwendiges Verhalten niemals mehr erwerben. Diese sogenannte „Prägung" wurde von Konrad Lorenz (1935) am Beispiel der Nachlaufprägung bei der Graugans entdeckt; das Tier folgt demjenigen Wesen, das es nach dem Schlüpfen zuerst erblickt, also in der Regel der Mutter. Prinzipiell ähnliche Prägungsvorgänge analysierte man später auch für viele andere Verhaltensweisen, so besonders aufschlußreich für das Sexualverhalten von Prachtfinken, wo schon das Jungtier durch den Anblick seiner Eltern auf das Aussehen des Sexualpartners geprägt wird, den es später, wenn es geschlechtsreif ist, einmal anbalzen wird (Immelmann 1971, 1972 a, b). Nach neueren Ergebnissen der gleichen Arbeitsgruppen sieht es so aus, als ob zum Zeitpunkt der Prägbarkeit im Gehirn der Tiere umfangreiche, strukturelle Umbauten stattfinden würden (Immelmann; Wolff; persönliche Mitteilung).

Ob „Prägung" im strengen Wortsinne auch beim Menschen vorkommt, ist noch umstritten. Man umgeht diese Kontroverse am besten, wenn man, einer

Empfehlung Hassensteins (1973) folgend, unverbindlich von *„prägungsähnlichen Lernvorgängen"* spricht. Jedenfalls hat die Entdeckung der „Prägung" unseren Blick dafür geschärft, daß es offenbar auch beim Menschen aus biologischen Gründen sensible Phasen für bestimmte Lernvorgänge gibt. Wie wir schon sahen, gilt das für das Laufenlernen. Es trifft aber auch für den Erwerb der Sprache und für kognitive Fähigkeiten zu; hier trifft sich die Verhaltensforschung mit Ansätzen der *Entwicklungspsychologie,* die sich für uns etwa mit dem Namen Piaget verbinden. Viele von der Verhaltensforschung her kommenden Wissenschaftler betrachten allerdings mit Sorge, daß von manchen Pädagogen und Psychologen neben dem kognitiven das emotionale Lernen zu wenig beachtet wird. Das Kind muß ja auch lernen, ein *Urvertrauen zur Welt* zu gewinnen. Später soll es einmal im Stande sein, verläßliche Beziehungen zu anderen Menschen aufzubauen und selbst ein zuverlässiger Partner zu sein – im Intimbereich der Paarbildung und Familie wie auch im Beruf, in der Gemeinde, im Staat. Offenbar gibt es auch für dieses „soziale Lernen" sensible Phasen, die man beachten muß, wenn man Fehlentwicklungen vermeiden will.

Hat in unserer Gesellschaft die gesunde, d.h. die sich an biologischen Gesetzmäßigkeiten orientierende Entwicklung der Kinder wirklich die ihr zukommende Priorität? Ich möchte das bezweifeln. So weiß man aufgrund leidvoller Erfahrung, daß das Kind in der Zeit vom 3. bis 18. Lebensmonat *eine* konstante und verläßliche Bezugsperson braucht, um sein Urvertrauen zur Welt zu gewinnen. Bei der Fürsorge für elternlose Kinder wird das heute zum Glück mehr und mehr berücksichtigt, indem die Heimfürsorge mit wechselndem Pflegepersonal durch familienähnliche Strukturen, – wie Kinderdörfer, – ersetzt wird. Wie steht es aber mit der Frau in einem anspruchsvollen Beruf, die sich dort „selbst verwirklichen" möchte? Geht der notwendige Kompromiß nicht oft auf Kosten des Kindes?

Oder ein anderes Problem: Die Einstellung zum Kinde hat sich in den letzten 15 Jahren bei unseren jungen Paaren grundlegend verändert, – nicht zuletzt durch Einführung der Ovulationshemmer. Wie der Anthropologe Jürgens es treffend ausdrückte (Jürgens 1978): Früher bedurfte es eines besonderen Entschlusses, *keine* Kinder zu haben. Heute muß sich ein Paar bewußt dazu entschließen, Kinder zu haben; und oft entschließt man sich nur gerade zu *einem* Kind.

Diese Entwicklung hat natürlich auch gute Seiten – so sind heute viel mehr Menschen als früher darauf bedacht, der Geburt genetisch kranker Kinder vorzubeugen und kommen deshalb zur genetischen Beratung (Vogel 1973). Ein gravierender Nachteil ist jedoch, daß schon jetzt viel mehr Kinder als je zuvor ohne Geschwister aufwachsen – mit allen Mängeln

des sozialen Lernens, denen ein Einzelkind nun einmal ausgesetzt ist.

Und eine dritte Frage: Für den Jungen oder das Mädchen im zweiten Lebensjahrzehnt ist es offenbar wichtig, sich in einer außerfamiliären Gruppe Gleichaltriger durchzusetzen, aber auch einzuordnen, und sich vor allem mit dieser Gruppe zu identifizieren. Unser ganzes soziales Gefüge besteht aus derartigen *Peer-groups,* – von der politischen Partei über den Berufsverband bis zum Fußballverein. Früher war es die Klassengemeinschaft innerhalb der Schule, wo die meisten von uns zum ersten Male erfuhren, was es heißt, sich in einer Gruppe wohl zu fühlen und sich mit ihr zu identifizieren. Hier sehe ich die Gefahr, daß unser reformiertes Schulsystem den biologischen Bedürfnissen des heranwachsenden Kindes nicht gerecht wird: Das Fachlehrer-Prinzip schon in den ersten Schuljahren läuft dem Bedürfnis auch noch des Schulkindes nach Bindung an eine Person zuwider; und die Gesamtschule mit ihren differenzierten Kursen, wo der einzelne sich teilweise täglich mehrmals in einer anderen Gruppe wiederfindet, wird dem Bedürfnis nach Identifikation mit der Gruppe nicht gerecht. Insgesamt erscheint mir gerade unser heutiges angeblich so fortschrittliches Erziehungsideal zu einseitig auf den kognitiven Bereich ausgerichtet zu sein und die Erfordernisse für soziales und emotionales Lernen zu vernachlässigen.

Das sind Sorgen, die ich nicht nur mit vielen Verhaltensforschern, sondern auch mit den meisten Kinderärzten und den Kinder- und Jugendpsychiatern teile.

Genetische Variabilität

Natürlich – der Mensch ist von Natur aus anpassungsfähig. Angesichts der Rösselsprünge pädagogischer Hypothesen und Experimente in den letzten Jahrzehnten ist es schon erstaunlich, daß sich viele Kinder zu seelisch gesunden, glücklichen und leistungsfähigen Erwachsenen entwickelt haben. Das allein zeigt schon, wie groß der Toleranzbereich für Fehler der Umwelt bei den meisten Kindern in der Tat ist. Aber nicht bei allen ist dieser Toleranzbereich gleich groß. Wir alle sind von Natur aus verschieden und das drückt sich auch aus in dem Maß an Belastungen, das wir ertragen können, ohne mit Verhaltensstörungen bis zur Krankheit hin zu reagieren. „Von Natur aus verschieden" –, das bedeutet hier: Die *Erbanlagen* der Menschen sind verschieden. Sie zeigen genetisch bedingte Unterschiede in der Art, wie sie sich in ständiger Wechselwirkung mit ihrer Umwelt entwickeln.

Am deutlichsten wird der Einfluß der Erbanlagen bei den *erblich bedingten Stoffwechselstörungen,* wo ein bestimmtes Enzym ausgefallen ist, das für den

Tabelle 1. Leichte Abweichung der Intelligenz-Test-Scores bei Heterozygoten von Stoffwechselerkrankungen

Krankheit	Zahl der Heterozygoten	Art der Abweichung bei Heterozygoten	Autoren
Phenylketonurie	100	Leichter Abfall im verbalen IQ	Thalhammer et al. 1977, 1979, 1980
Lipid-Speicher-Krankheiten, bes. metachromatische Leukodystrophie	38	Leichte Schwäche im räumlichen Vorstellungsvermögen, verlangsamte Reaktionszeit, Anstieg des Neurotizismus-Scores	Christomanou et al. 1980
Ornithin-Transaminase-Defizienz (X-chromomal)		Leichte Schwäche im Handlungs IQ	Batshaw et al. 1980

Auf- oder Abbau einer lebenswichtigen Verbindung benötigt wird. Es gibt sehr viele verschiedene Enzymdefekte, und bei vielen von ihnen erleidet das sich entwickelnde Gehirn einen Schaden. Nur ein Beispiel: Bei einer großen Gruppe von Krankheiten sind es einzelne Hydrolasen in den Lysosomen, – Strukturen innerhalb des Cytoplasmas, deren Aufgabe es ist, hochmolekulare Verbindungen abzubauen und die Bruchstücke ausscheidungsfähig zu machen. Fehlt eine solche Hydrolase, so werden diese Verbindungen, – z.B. Lipide, – in den Zellen auch des Zentralnervensystems gespeichert, was die Funktion fortschreitend schädigt, bis das Gehirn aufhört zu funktionieren und das Individuum stirbt.

Zum Glück sind diese Speicherkrankheiten durch lysosomale Enzymdefekte in den meisten Bevölkerungen selten. In der Regel sind sie rezessiv erblich. Die Patienten haben also zwei krankmachende Gene ererbt, eines vom Vater und eines von der Mutter. Menschen, die ein solches Gen in einfacher Dosis besitzen, – in diesem Falle also die Eltern, – sind klinisch gesund. Oft aber lassen sich *leichte Funktionsstörungen* auch bei diesen gesunden heterozygoten Trägern nachweisen. So wurde kürzlich bei Heterozygoten von Lipodosen nicht nur eine erhöhte Nervosität und Depressions-Neigung, sondern auch eine im Durchschnitt leicht verminderte Intelligenz nachgewiesen; wahrscheinlich findet auch in ihren Neuronen eine geringe Speicherung statt (Christomanou et al. 1980). Bei einer der bekanntesten Stoffwechselkrankheiten, der Phenylketonurie, einer Störung im Aminosäuren-Stoffwechsel, zeigen die Heterozygoten im Durchschnitt eine leichte Verminderung der Leistung nur im Verbalteil, nicht aber im Handlungteil von Intelligenztesten (Tabelle 1). Auch bei anderen Stoffwechseldefekten scheinen leichte Störungen bei den Heterozygoten vorzukommen. Diese Heterozygoten aber sind häufig – um ein Vielfaches häufiger als die erkrankten Homozygoten. So läßt sich für die Phenylketonurie errechnen, daß etwa jeder 50. in unserer Bevölkerung heterozygot ist, während nur etwa jeder 10000. das Gen in doppelter Dosis besitzt und manifest erkrankt. Nach einer kürzlichen Erhebung

sind z.B. im Staate Massachusetts *nicht weniger als 11% aller Menschen heterozygot* für eine der 14 häufigsten erblichen Stoffwechselerkrankungen (Harris 1975). Es ist durchaus möglich, daß ein meßbarer Anteil der genetisch bedingten Variabilität in der Intelligenzleistung in unserer erwachsenen Bevölkerung durch Heterozygote erblicher Stoffwechselkrankheiten verursacht ist (Matthyse 1980). Ob sich Heterozygote im Durchschnitt auch in ihrer Entwicklung während Kindheit und Jugend von anderen Menschen unterscheiden, – das ist noch ganz unbekannt. Hier harrt ein wichtiges Problem seiner Bearbeitung.

Chromosomen-Anomalien

Neben den Stoffwechselkrankheiten hat eine andere Gruppe genetischer Defekte in den letzten zwei Jahrzehnten zunehmende Aufmerksamkeit gefunden: Die *Chromosomenstörungen*. Etwa jedes 200. Neugeborene hat entweder ein Chromosom zuviel, oder manchmal auch zuwenig, oder die Struktur der Chromosomen ist sichtbar verändert (vgl. Nielsen u. Sillessen 1975). Menschen mit Chromosomen-Störungen zeigen meist Kombinationen verschiedenartiger Entwicklungsstörungen (vgl. Vogel u. Motulsky 1979), die charakteristische Syndrome oder Muster bilden. Das bekannteste Beispiel ist das Down-Syndrom durch Trisomie des Chromosoms 21. Das Gehirn pflegt in diese Entwicklungsstörungen mehr oder wenig stark einbezogen zu sein (Gulotta et al. 1981), was zu entsprechenden Ausfällen der Funktion führt. In unserem Zusammenhang sind die schweren Schwachsinnszustände, wie wir sie von Anomalien her kennen, weniger interessant als die leichteren Anomalien bei Individuen mit Abweichungen in der Zahl der Geschlechtschromosomen. Die vier bekanntesten von ihnen sind das Turner-Syndrom, meist durch Fehlen eines X-Chromosoms verursacht (XO); das Klinefelter-Syndrom (XXY); der XXX-Status und die Verdoppelung eines Y-Chromosoms (XYY). Bei Erwachsenen mit allen vier Syndromen lassen sich charakteristische Verhaltensanomalien beobachten. Sie überschneiden sich mit der Variabilität in der Allgemeinbevölkerung und sind deshalb aufschlußreich vom Standpunkt der individuellen Entwicklung im Zusammenwirken von Erbe und Umwelt.

Am leichtesten ist die Störung bei Patientinnen mit *Turner-Syndrom* (XO). Ihre verbale Intelligenz ist gegenüber dem Durchschnitt nicht oder kaum herabgesetzt. Störungen in der Gesamtentwicklung der Persönlichkeit sind leicht und können auch sekundäre Folge der körperlichen Entwicklung mit Kleinwuchs und dem Ausbleiben der Geschlechtsreifung sein. Auffällig ist eine Schwäche in der räumlichen Orientierung. Gerade die Analyse derartig *spezifischer* Defekte, ihrer Entstehung und ihres neurobiologischen Substrates, würde interessante Aufschlüsse auch für das Verständnis der normalen Funktion versprechen.

Schwerer als beim Turner-Syndrom sind die Verhaltensstörungen beim *Klinefelter-Syndrom*. Die Intelligenz dieser Männer ist im Durchschnitt deutlich herabgesetzt, wenn auch einzelne Individuen mit überdurchschnittlicher Intelligenz bekannt wurden. Die Persönlichkeitsentwicklung ist vielfach gestört; oft wirken die Patienten schlaff, moros und initiativelos; gelegentlich neigen sie zu aggressiven Ausbrüchen. In Schule und Berufsausbildung sind sie im Durchschnitt weniger erfolgreich als ihre Altersgenossen, und sie benötigen wohl auch öfter Psychotherapie. Wenn auch die meisten sich zu tüchtigen Bürgern entwickeln, so ist doch ihr Risiko, sozial zu entgleisen, deutlich erhöht.

Dieses Risiko steht noch mehr im Vordergrunde bei Männern mit einem zusätzlichen Y-Chromosom (XYY). Hier hat eine Beobachtung von Jacobs et al. (1965) viel Unruhe verursacht: Wie diese Autoren zeigen konnten, findet sich der Typ XYY unter *Straffälligen* mehrfach häufiger als in der Vergleichsbevölkerung. Inzwischen stellte sich allerdings heraus, daß die Mehrzahl aller XYY-Männer niemals mit dem Gesetz in Konflikt gerät. Dazu kommt, daß diejenigen, die straffällig werden, dies oft nicht so sehr ihrer Persönlichkeit, wie ihrer leicht herabgesetzten Intelligenz verdanken (Witkin et al. 1976; Borgaronkar and Shah 1974; vgl. die Diskussion in Vogel/Motulsky 1979). Andererseits kann auch aufgrund psychologischer Untersuchungen kein Zweifel mehr daran bestehen, daß diese Patienten besonderen Schwierigkeiten in ihrer geistig-seelischen Entwicklung begegnen (Noël et al. 1974).

Die XXX-Frauen sind im Durchschnitt in ihrer geistigen Entwicklung zurückgeblieben; sie haben häufig pathologische EEG-Veränderungen (Züblin 1969) und scheinen auch etwas häufiger als andere Menschen an Schizophrenie zu erkranken.

Wir fassen zusammen: Drei Aspekte fallen uns auf an den psychologischen Befunden bei Personen mit numerischen Anomalien der Geschlechtschromosomen:

1. Im Mittel finden sich deutliche Unterschiede zur durchschnittlich normalen Entwicklung. Diese Unterschiede betreffen zwar auch das Gesamtverhalten; sie zeigen jedoch bestimmte, von einer Anomalie zur anderen unterschiedliche Schwerpunkte.

2. Die Variationsbreite der Verhaltensweisen bei dieser Personengruppe zeigt einen breiten Überschneidungsbereich mit der Allgemeinbevölkerung, und

3. die genetische Grundlage der Abweichung ist klar definiert.

Aus diesen Gründen sind *Längsschnitt-Untersuchungen* besonders aufschlußreich, in denen man versucht, die Entwicklung von Kindern mit Anomalien der Geschlechtschromosomen von früher Kindheit an zu verfolgen. Vielleicht können Beobachtungen in dieser, durch die Natur etwas vereinfachten Situation helfen, auch die komplexen Wechselwirkungen zwischen Erbe und Umwelt bei Kindern mit mehr durchschnittlicher genetischer Konstitution besser zu verstehen. Es wäre nicht das erste Mal, daß die Analyse einer Anomalie zum besseren Verständnis des „Normalfalles" beitragen würde.

Derartige Längsschnitt-Untersuchungen an Kindern mit Anomalien der Geschlechtschromosomen sind in den letzten Jahren in Dänemark angelaufen; sie führten schon jetzt, nachdem die Kinder ein Alter von 5–8 Jahren erreicht haben, zu interessanten Ergebnissen (Nielsen et al. 1979). So sind Kinder mit zusätzlichem X- oder Y-Chromosom im ersten Lebensjahr besonders ruhig; sie schlafen viel und sind leicht zu haben. Später zeigen sie of leichtere Störungen in der motorischen Koordination; wahrscheinlich steigert ihre körperliche Ungeschicklichkeit im Kindergartenalter die Neigung zur sozialen Isolierung und damit zu einer gestörten Persönlichkeitsentwicklung. Die Schwierigkeiten mit der Motorik dürften sich auch nachteilig auf das Schreibenlernen auswirken. Besondere Probleme in der Persönlichkeitsentwicklung äußern sich auch darin, daß die Eltern bereits innerhalb der ersten ungefähr 8 Lebensjahre signifikant häufiger psychiatrische Hilfe für ihre Kinder in Anspruch nehmen mußten, als das normalerweise der Fall ist.

So haben Längsschnittuntersuchungen schon für die ersten Lebensjahre von Kindern mit zusätzlichen X- oder Y-Chromosomen Besonderheiten in der geistig-seelischen Entwicklung aufgezeigt. Daraus ergäbe sich eigentlich die Folgerung, den Chromosomenstatus aller Kinder schon kurz nach der Geburt festzustellen und die Eltern dann aufzuklären, damit auftretende Schwierigkeiten nicht kritiklos einer einseits überprotektiven oder anderseits zu permissiven Erziehungshaltung der Eltern angelastet werden, und vor allem, damit die Eltern und Erzieher sich rechtzeitig auf mögliche Schwierigkeiten einstellen können. Leider reichen bei uns die Labor- und Personalkapazitäten für eine cytogenetische Untersuchung aller Kinder noch längst nicht aus.

Diese Untersuchungen haben noch eine weitere Bedeutung: Sie zeigen modellmäßig, wie *individuelle Besonderheiten der Entwicklung mit ungünstigen äußeren Einflüssen zusammenwirken können*, um Verhaltensstörungen hervorzurufen. Eindrucksvolle Fallberichte zeigen nämlich, wie gerade bei einigen Kindern, die besonders deutlich in ihrer Entwicklung gestört waren, ungünstige Familienverhältnisse zu dem genetischen Schaden noch dazu kamen.

Wir fassen zusammen: Untersuchungen an Personen mit definierten genetischen Besonderheiten, – Heterozygoten rezessiv erblicher Stoffwechselstörungen und Träger von Anomalien der Geschlechtschromosomen, – haben gezeigt, wie besondere genetische Faktoren eine nachweisbar vom Durchschnitt abweichende Entwicklung verursachen können. Sie boten auch schon Ansätze für eine modellmäßige Analyse des Zusammenwirkens von Erbe und Umwelt. Auf die Erfahrungen aus diesem Bereich können wir zurückgreifen, wenn wir uns fragen: *Wie sieht es mit der genetischen Variabilität aus, wenn weder eine Chromosomen-Anomalie, noch ein heterozygotes Stoffwechsel-Gen vorhanden ist?*

Zwillings-Studien

Um es vorweg zu nehmen: Hier sind wir mit unseren Aussagen wesentlich schlechter daran. Das hängt damit zusammen, daß für die Analyse der genetischen Variabilität im normalen Bereich die neueren Methoden der genetisch-biochemischen Analyse noch kaum nutzbar gemacht worden sind; wir sind also auf Ergebnisse angewiesen, die mit Hilfe „klassischer" Methoden, – Zwillings- und Familienforschung, – erarbeitet wurden. Immerhin – auch hier ist schon eine Reihe von Schlußfolgerungen möglich.

So liegt eine große Zahl von *Untersuchungen an Zwillingen* im Kindes- und Jugendalter vor, aus denen hervorgeht, daß eineiige Zwillinge einander in vielen Aspekten der normalen, geistig-seelischen Entwicklung wesentlich ähnlicher sind als zweieiige. Das gilt u.a. für Schulleistungen; Intelligenztests; Methoden zur Erfassung der Gesamtpersönlichkeit; sensorische und motorische Leistungen (v. Bracken 1968; Lenz 1978). Auch viele Verhaltensstörungen in Kindheit und Jugend wurden bei Zwillingen und auch in Familien untersucht; oft fanden sie sich familiär gehäuft, und eineiige Zwillinge waren in der Regel stärker konkordant als zweieiige. So scheint eine genetische Disposition wichtig zu sein etwa bei einem Teil der Fälle mit *Bettnässen*, beim *Stottern* und anderen Sprachstörungen, ja ganz allgemein bei vielen kindlichen *Neurosen* (Lit. bei Becker et al. 1980), aber auch bei einer der häufigsten Störungen in der kognitiven Entwicklung, der *Schreib- und Leseschwäche* (Dyslexie; vgl. Herschel 1978; Lenz 1978). Gegen die genetische Interpretation all dieser Familien- und Zwillingsbefunde ist oft eingewandt worden, eineiige Zwillinge verhielten sich deshalb so ähnlich, weil sie auch eine besonders ähnliche Umwelt hätten und sich gegenseitig beeinflußten. Dem wird entgegengehalten, daß sich besondere Ähnlichkeiten auch zwischen eineiigen Zwillingen finden, die getrennt aufgewachsen sind. Andererseits wurden in den letzten Jahren viele Zwillings- und Familienuntersuchungen zu Recht aus methodischen Gründen kritisiert (Kamin 1974). Ohne daß wir uns auf diese Kontroverse jetzt im Einzelnen einlassen wollen, läßt sich doch so viel sagen: *An den Unterschieden in der individuellen Entwicklung von Kindern und Jugendlichen sind auch im normalen Bereich genetische Faktoren wesentlich mit beteiligt.* Dagegen hatten die Diskussionen der letzten Jahre in Kritik und Gegenkritik das Ergebnis, daß es nicht möglich und auch nicht sinnvoll ist, etwa die *relativen*

Anteile der genetischen Variabilität einerseits, der umweltbedingten Variabilität auf der anderen Seite quantitativ festlegen zu wollen (Zur Kritik der dabei angewandten Methoden und Konzepte vgl. Vogel/Motulsky 1979). Denn ein solcher Versuch einer globalen Anschätzung würde selbst im günstigsten Falle weder etwas über die Art der beteiligten Erbanlagen und die Mechanismen ihrer Wirkung aussagen, noch über die Art und Weise, in der diese Erbanlagen in Wechselwirkung mit bestimmten äußeren Einflüssen zur Ausbildung einer bestimmten Persönlichkeit führen.

Man wird schrittweise genetisch klar definierte Situationen auffinden und an ihnen analysieren müssen, wie die besondere genetische Konstitution hier mit Umweltfaktoren zusammenwirkt, um einen bestimmten Phänotyp hervorzubringen. Beispiele für diesen Ansatz sind die erwähnten Befunde an Heterozygoten erblicher Stoffwechselkrankheiten und an Trägern von Chromosomenanomalien, aber auch unsere eigenen vergleichenden Untersuchungen an erwachsenen Trägern erblicher EEG-Varianten (Vogel et al. 1979 a, b, c). Dieser Forschungsweg ist jedoch aus vielen Gründen sehr schwierig und zeitraubend. Deshalb bleibt doch auch der Versuch aufschlußreich, die Entwicklung eineiiger Zwillinge im Längsschnitt über weitere Phasen ihres Lebens zu verfolgen.

Bereits in den 30er Jahren begannen Gottschaldt und seine Gruppe mit Beobachtungen an Zwillingen, die für mehrere Wochen mit den Untersuchern gemeinsam in einem Ferienlager lebten. Diese Zwillinge, die bei der ersten Untersuchung etwa 11 Jahre alt waren, wurden dann für über 30 Jahre, bis in das mittlere Erwachsenenalter hinein, immer wieder nachuntersucht. Während die eineiigen Paare als Kinder nicht nur intellektuell, sondern auch temperamentsmäßig und in ihren Haltungen und Einstellungen sehr ähnlich waren, stellten sich im Laufe des Lebens und offenbar unter dem Einfluß verschiedener Schicksale immer deutlichere *Persönlichkeitsunterschiede* heraus. Dabei blieb die Ähnlichkeit in der formalen Intelligenz erhalten (Gottschaldt 1939, 1969, 1968). Leider sind die Ergebnisse der Gesamtstudie immer noch nicht endgültig publiziert.

Eine andere Längsschnittstudie ist z.Zt. in den USA im Gange (Wilson 1972). Im Unterschied zu der deutschen Studie ist hier jedoch die *Frühentwicklung* der Kinder von Geburt an Gegenstand der Untersuchung. Die Zwillinge wurden im Alter von 3, 6, 12, 18 und 24 Monaten mittels eines umfassenden Spektrums psychologischer Testmethoden untersucht; für jede der genannten Altersstufen und für jeden der Zwillinge wurde aufgrund der Einzeltests ein Entwicklungs-Score berechnet, so daß jeder Score einem Bevölkerungs-Mittelwert von 100 und eine Standard-Abweichung von 16 hat. Tabelle 2 zeigt die Korrelationen für den Gesamt-Score und seine Profil-Kontur bei ein- und zweieiigen Zwillingen für zwei Gruppen von Altersstufen. Auffällig ist die sehr hohe Konkordanzrate bei eineiigen Zwillingen; aber auch zweieiige Zwillinge haben relativ ähnliche Werte. Besonders sticht bei eineiigen Zwillingen die Ähnlichkeit im Entwicklungs-Rhythmus während der ersten beiden Lebensjahre ins Auge. Bekanntlich entwickeln manche Kinder sich im Laufe etwa des ersten Lebenshalbjahres sehr rasch, in den folgenden Monaten aber langsamer, während andere zunächst nicht recht in Gang zu kommen scheinen, dann aber rasch aufholen. Auch in späteren Lebensjahren beobachtet man derartige Unterschiede im Entwicklungsrhythmus nicht selten.

Tabelle 2. Korrelation (intra-pair) zwischen den Paarlingen von EZ- und ZZ-Paaren für den Entwicklungs-Score (Daten von Wilson 1972)

	Intra-pair Korrelationen	Signifikanz der Differenz EZ–ZZ
Im Alter von 3, 6, 9 und 12 Monaten		
Gesamt-Score		
EZ-Paare	0,90	<0,01
ZZ-Paare	0,75	
Profil der Einzel-Scores		
EZ-Paare	0,75	<0,01
ZZ-Paare	0,50	
Im Alter von 12, 18 und 24 Monaten		
Gesamt-Score		
EZ-Paare	0,89	<0,05
ZZ-Paare	0,79	
Profil der Einzel-Scores		
EZ-Paare	0,67	<0,05
ZZ-Paare	0,52	

Nach den Untersuchungen von Wilson scheinen wenigsten während der ersten zwei Lebensjahre Unterschiede in diesem Entwicklungs-rhythmus weitgehend genetisch bedingt zu sein (Abb. 1). Andererseits zeigt die unerwartet hohe Korrelation auch zwischen zweieiigen Zwillingen, die in dieser Studie gefunden wurde, daß auch Unterschiede in der Art, wie Eltern mit ihren Kindern umgehen, einen deutlichen Einfluß auf die Frühentwicklung haben. Die Versuche, diese Einflüsse genauer zu definieren, waren allerdings bisher nicht sehr erfolgreich. So zeigte sich nur eine sehr schwache Korrelation des Entwicklungs-Scores mit dem sozioökonomischen Status der Eltern. Aber Eigenschaften wie mütterliche Fürsorge und Anregung lassen sich kaum statistisch erfassen.

Erinnern wir uns an die Diskussion über prägungsähnliche Lernvorgänge und sensible Phasen! Diese Zwillingsstudien, so unvollkommen sie auch noch sein mögen, legen doch den Gedanken nahe, innerhalb des für die Species Mensch biologisch festgelegten Rahmens spielten genetisch bedingte Unterschiede im genauen zeitlichen Ablauf der sensiblen Phasen für spezifische Lernvorgänge eine bedeutende Rolle.

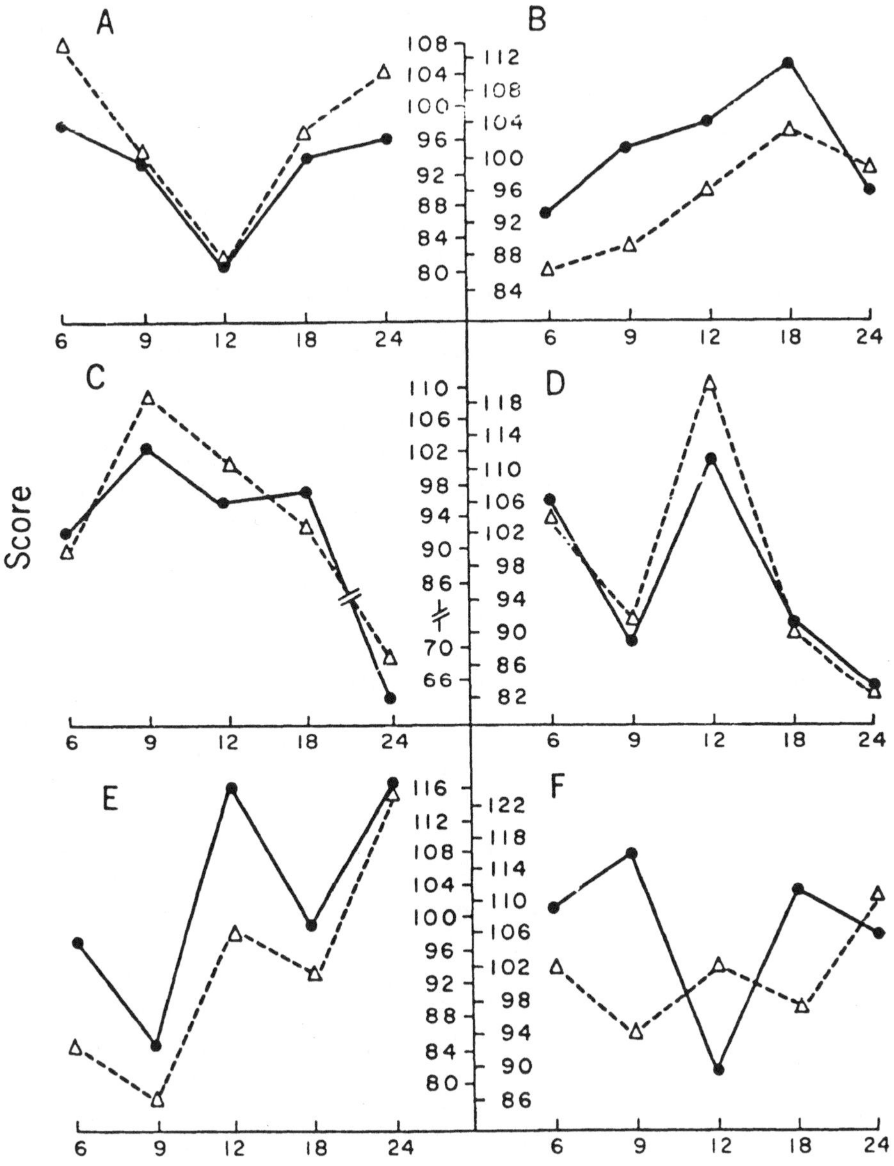

Abb. 1. Profile der geistig-seelischen Entwicklung eineiiger Zwillingspaare im Alter von 6–24 Monaten. Die Paare A–E verhalten sich weitgehend konkordant, während Paar F einen deutlichen Unterschied zeigt. (n. Wilson 1972)

Wie neuere Untersuchungen von Amthauer (1980) zeigen, scheint während oder nach der Pubertät sogar der Ablauf körperlicher Entwicklung mit der geistigen Reife korreliert zu sein: Die einen, die schon mit 15 Jahren relativ ausgewachsen und auch intellektuell gereift sind, entwickeln sich von da aus im Durchschnitt auch in ihrem Intelligenzprofil nur noch langsamer weiter. Andere, die mit 15 Jahren körperlich noch relativ klein und auch intellektuell noch unreifer sind, zeigen in beiden Bereichen bis zum 18. Lebensjahr ein stärkeres Wachstum.

Gehirnfunktion und EEG

Wo liegen die biologischen Ursachen für diese Verschiedenheiten im Entwicklungsrhythmus?

Die nächstliegende Antwort ist: So manifestieren sich Unterschiede in der Entwicklung des Gehirnes und seiner Funktionen. Dieser Gedanke wird nahegelegt durch eine Analogie aus dem Tierreich: Die schon erwähnte Beziehung zwischen morphologisch faßbaren Umbauvorgängen im Gehirn und den sensiblen Phasen für Prägung, wie sie neuerdings durch Immelmann und Wolff bei Vögeln nachgewiesen wurden (Immelmann; Wolff; persönliche Mitteilung).

Auch bei Menschen selbst haben wir direkte Hinweise auf genetische Unterschiede in der Hirnreifung. So entwickelt sich das menschliche *Elektroencephalogramm (EEG)* über mehrere charakteristische Entwicklungsstufen vom Neugeborenenalter bis zu dem reifen Erwachsenen-EEG, das etwa im Alter von 18–19 Jahren erreicht wird. Diese Entwicklung kann von einem Menschen zum anderen sehr verschieden rasch erfolgen, so daß etwa von zwei achtjährigen Kindern das eine in seinem EEG dem Durchschnitt der Fünfjährigen entsprechen kann, während man ein anderes aufgrund des EEG-Befundes für zwölfjährig halten möchte. Untersucht man aber in diesem Alter das EEG gesunder eineiiger Zwillinge, so findet man, genau wie bei erwachsenen Zwillingen, praktisch vollständige Identität (Vogel 1958), (Abb. 2a, b). Die individuellen Unterschiede in der Reifung des Gehirnes, soweit sie sich im EEG manifestieren, sind also genetisch bedingt. Es wäre ein lohnendes Forschungsprogramm, den individuellen genetisch gelenkten Rhythmus der EEG-Reifung mit Aspekten der psychologischen Reifung in Beziehung zu setzen. Es gibt eine sehr umfangreiche Literatur über EEG-Anomalien bei Kindern mit verschiedenartigen Verhaltensstörungen; leider ist aber meist nicht ersichtlich, ob die verschiedenen EEG-Veränderungen zusammen mit den Verhaltensstörungen durch äußere Hirnschädigung verursacht wurden, oder ob ihnen eine genetische Disposition zugrundeliegt, die sich neben dem devianten Verhalten auch in der ungewöhnlichen Form des EEG manifestiert. Hier ist noch viel Forschung unter humangenetischen Gesichtspunkten zu leisten.

Abschließende Betrachtungen

Dieser kursorische Überblick mag Ihnen gezeigt haben, wie wenig wir über das Zusammenwirken von Erbe und Umwelt im Laufe der individuellen Entwicklung überhaupt wissen. Notwendig ist eine Analyse derjenigen genetischen Faktoren und ihrer Wirkung, die für diese Entwicklung und hier für die offenbar vorhandenen genetisch bedingten Unterschiede zwischen den Menschen verantwortlich sind. Hier müssen Methoden der Neurobiologie, der Biochemie, der Zellbiologie und anderer Grundlagenfächer im Dienste humangenetischer Konzepte verstärkt angewandt werden; ein weiter Weg ist zu gehen.

Zum Glück bedeutet das aber nicht, daß man beim gegenwärtigen Stande unseres Wissens auf Empfehlungen für die allgemein-gesellschaftliche und pädagogische Praxis ganz verzichten müßte. Überall sonst, auch in der Technik, auch in der Medizin, wenden wir ja auch unvollkommenes Wissen, soweit es reicht, in der Praxis an, – und die Pädagogen machen von dieser Regel beileibe keine Ausnahme – eher im Gegenteil.

Zwei Erkenntnisse allgemeiner Art sind gut gesichert und sollten beachtet werden:

1. Die geistig-seelische Entwicklung und Reifung eines Menschen erfolgt in einem bestimmten, phasenartigen Rhythmus. Diese Phasen sind biologisch bedingt. Eine optimale Entwicklung wird nur dann erreicht, und schwere Störungen können nur dann auf das unvermeidliche Maß reduziert werden, wenn die Erziehung bemüht ist, diesem Rhythmus sich anpassend, ein altersmäßiges Angebot für kognitives, emotionales und soziales Lernen zu machen. Dabei sollte das Wohl der Heranwachsenden gegenüber anderen, im einzelnen oft ebenfalls erstrebenswerten, Zielen im Konfliktfall eine hohe Priorität haben.

2. Die Menschen sind verschieden – auch in den Erbanlagen, welche ihre geistig-seelische Entwicklung beeinflussen. Gerechtigkeit ist für uns alle ein hohes Ideal. *Gerechtigkeit bedeutet aber nicht, daß jeder das Gleiche bekommt. Es bedeutet, daß jedem das Seine zuteil wird.* Mindestens solange wir noch nicht in der Lage sind, die Besonderheiten in der individuellen Entwicklung eines Kindes aufgrund biologischer Marker vorauszusagen, enthält diese Forderung einen hohen Anspruch an alle, die mit der Erziehung von Heranwachsenden zu tun haben: Man darf es mit der Kenntnis der allgemeinen Entwicklungsphasen nicht bewenden lassen, sondern man sollte sich in die *individuelle Entwicklung*, die Stärken und Schwächen, die intellektuellen und emotionalen Bedürfnisse gerade dieses bestimmten jungen Menschen einfühlen und ihnen gerecht zu werden suchen. Noch heute werden biologisch bedingte geistig-seelische Unter-

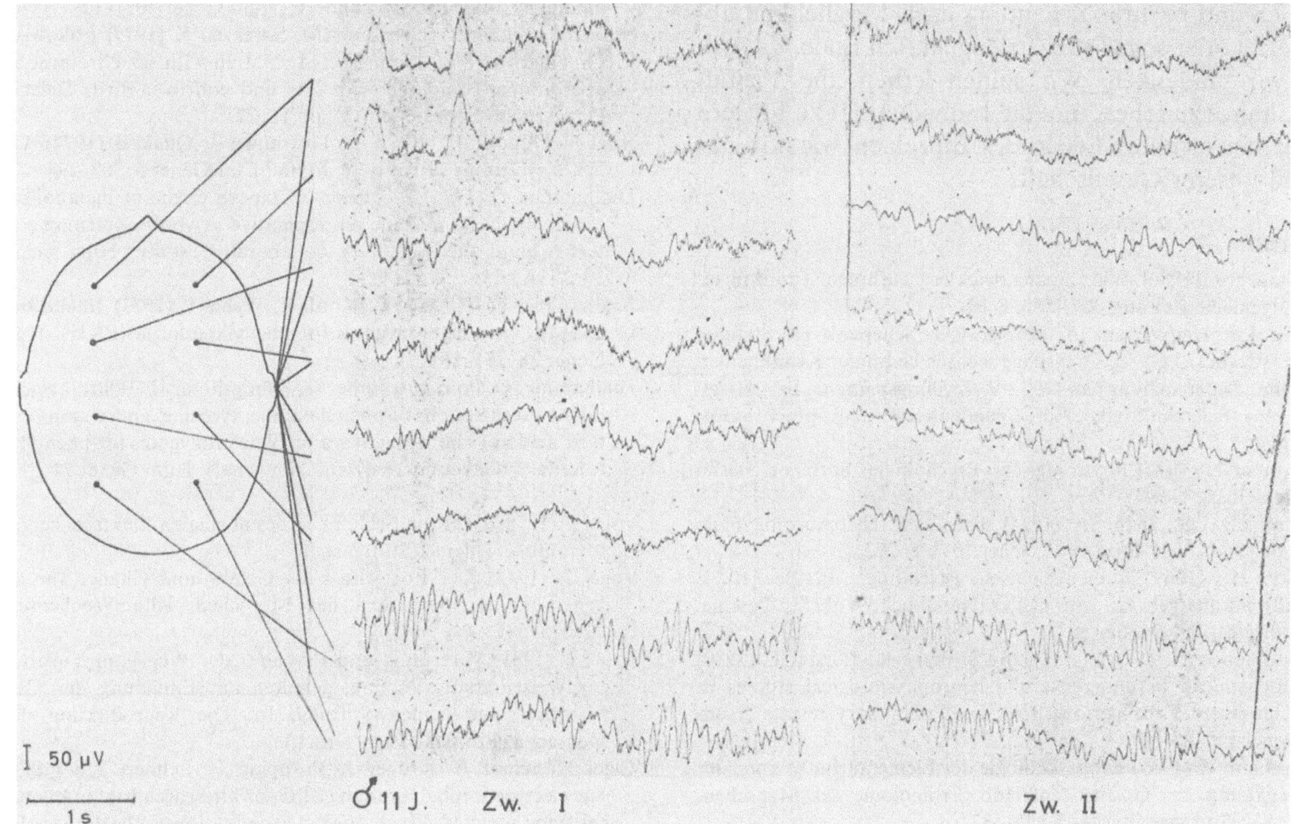

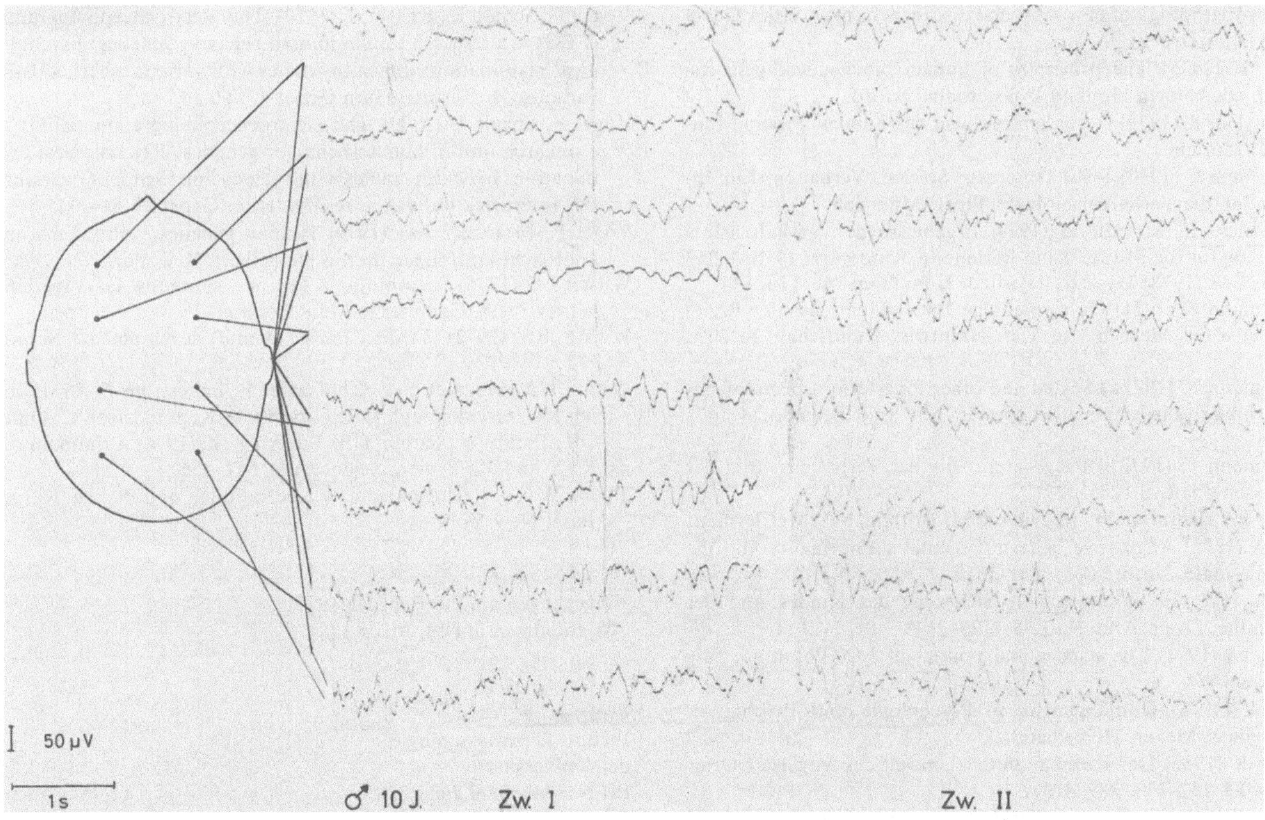

Abb. 2a, b. EEGs (unipolare Ableitungen) von zwei eineiigen Zwillingspaaren im Alter von 11 und 10 Jahren. **a** Für das Alter relativ ausgereiftes EEG mit gut ausgebildeter α-Tätigkeit bei beiden Partnern. **b** Für das Alter sehr unreifes EEG, das bei beiden Partnern vorwiegend von δ-Wellen beherrscht ist

schiede zwischen den Menschen oft als Ärgernis empfunden und in ihrer Bedeutung nach Möglichkeit ab-
gewertet oder sogar ganz geleugnet. Ich finde, da sollten wir umdenken. Wir sollten lernen, die Vielfalt
als Chance zu sehen, und die Individualität zu fördern
– für ein erfülltes Leben des Einzelnen wie für das
Wohl unserer Gesellschaft.

Literatur

Amthauer R (1980) Wie „Spätentwickler" aufholen. Frankfurter Allgemeine Zeitung, 7.7.1980, S 10

Becker PE, Heigl-Evans A, Köhler CO, Schepank H, Standke G, Wagner G (1980) Ursprünge seelisch bedingter Krankheiten. Eine Untersuchung an 100+9 Zwillingspaaren. In: Heigl-Evans, Schepank (eds), Bd 1. Vandenhoeck u. Ruprecht, Göttingen

Birbaumer N (1975) Physiologische Psychologie. Springer, Berlin Heidelberg New York

Borgaonkar DS, Shah SA (1974) The XYY chromosome male – or syndrome? Prog Med Genet 10:135–222

Bracken H v (1969) Humangenetische Psychologie. In: Becker PE (ed) Humangenetik, ein kurzes Handbuch, Vol I/2. Thieme; Stuttgart, S 409–562

Christomanou H, Martinius J, Jaffé S, Betke K, Förster C (1980) Biochemical, psychometric and neurophysiological studies in heterozygotes for various lipidoses. Preliminary results. Hum Genet 55:103–110

Gottschaldt K (1939) Erbpsychologie der Elementarfunktionen der Begabung. In: G. Just (ed) Hdb. Erbbiologie des Menschen, Vol V. Springer, Berlin, S 445–537

Gottschaldt K (1960) Begabung und Vererbung. In: Roth H (ed) Begabung und Lernen. Hogrefe, Göttingen, S 129–150

Gullotta F, Rehder H, Gropp A (1981) Descriptive and clinical neuropathology of chromosomal disorders in man. Hum Genet 1981 (im Druck)

Harris H (1975) The principles of human biochemical genetics, 3rd. edn. North Holland, Amsterdam Oxford

Hassenstein B (1973) Verhaltensbiologie des Kindes. Piper, München Zürich

Hassenstein B (1980) Instinkt Lernen, Spielen, Verhalten. Einführung in die Verhaltensbiologie. Piper, München

Hassenstein B, Morath M (1979) Ergebnisse der Verhaltensforschung für die Mutter-Kind-Beziehung. Kinderarzt 10:553–557

Herschel M (1978) Dyslexia revisited. Hum Genet 40:115–134

Immelmann K (1971) Ontogenetische Entwicklung sozialer Beziehungen bei Mensch und Tier. Naturwiss Rundschau 24:325–334

Immelmann K (1972a) Sexual and other long-term aspects of imprinting in birds and other species. Adv Stud Behavior 4:147–174

Immelmann K (1972b) Programmierung des Verhaltens. Bild der Wissenschaft, S 1285–1291

Jacobs PA, Brunton M, Melville MM, Brittain RP, McClermont WA (1965) Aggressive behavior, mental subnormality and the XYY male. Nature 208:1351–1352

Jürgens HW (1978) Die soziale Sicherung des Kindes und der Familie. Dtsch Ärzteblatt 75:2139–2143

Kamin LJ (1974) The science and politics of I.Q. Potomac: Erlbaum 1974

Lenz W (1978) Humangenetik in Psychologie und Psychiatrie. Quelle & Meyer, Heidelberg

Lorenz K (1935) Der Kumpan in der Umwelt des Vogels. J Ornithol 83:137–213, 289–413

Matthyse S (1980) Genetic detection of cerebral dysfunction. N Engl J Med 302:516–517

Nielsen J, Sillesen I (1975) Incidence of chromosome aberrations among 11,148 newborn children. Hum Genet 30:1–12

Nielsen J, Sillesen I, Sørensen AM, Sørensen K (1979) Follow-up until age 4 to 8 of 25 unselected children with sex chromosome aberrations, compared with sibs and controls. Birth Defects, Org Articles Series, Vol XV, pp 16–72

Noel B, Dupont JP, Revil D, Dussunger I, Quak B (1974) The XYY syndrome: Reality or Myth? Clin Genet 5:387–394

Thalhammer O (1975) Frequency of inborn errors of metabolism, especially PKU, in some representative newborn screening centers around the world. A collaborative study. Hum Genet 30:273–288

Thalhammer O, Havelec L, Knoll E, Wehle E (1977) Intellectual level (I.Q.) in heterozygotes for phenylketonuria (PKU). Hum Genet 38:285–288

Thalhammer O, Pollak A, Lubec G, Königshofer H (1980) Intracellular concentrations of phenylalanine, tyrosine, and α-aminobutyric acid in 13 homozygotes and 19 heterozygotes for phenylketonuria (PKU) compared with 26 normals. Hum Genet 54:213–217

Vogel F (1958) Über die Erblichkeit des normalen Elektroencephalogramms. Thieme, Stuttgart

Vogel F (1973) Der Fortschritt als Gefahr und Chance für die genetische Beschaffenheit des Menschen. Klin Wochenschr 51:575–585

Vogel F (1981) Vererbung und Psyche – der Weg vom Vorurteil zur Wissenschaft. Vortrag, gehalten auf Einladung der Carl Friedrich von Siemens-Stiftung. In: Die Reproduktion des Menschen. Propyläen (im Druck)

Vogel F, Schalt E, Krüger J, Propping P, Lehnert KF (1979) The electroencephalogramm (EEG) as a research tool in human behavior genetics: Psychological examinations in healthy males with various inherited EEG variants. I. Rationale of the study. Material, methods, heritability of test parameters. Hum Genet 47:1–45

Vogel F, Schalt E, Krüger J (1979) The electroencephalogramm (EEG) as a research tool in human behavior genetics: Psychological examinations in healthy males with various inherited EEG variants. II. Results. Hum Genet 47:47–80

Vogel F, Schalt E (1979) The electroencephalogramm (EEG) as a research tool in human behavior genetics: Psychological examinations in healthy males with various inherited EEG variants. III. Interpretation of the results. Hum Genet 47:81–111

Vogel F, Motulsky AG (1979) Human genetics – Problems and approaches. Springer, Berlin Heidelberg New York

Wilson EO (1975) Sociobiology. The new synthesis. Harvard University Press, Cambridge/Mass London

Wilson RS (1972) Twins: Early mental development. Science 175:914–917

Witkin HA, Mednick SA, Schulsinger F, Bakestrøm E, Christiansen KO, Goodenough DR, Hirschhorn K, Lundsteen C, Omen OK, Philip W, Rubin DB, Stocking M (1976) Criminality in XYY and XXY men. Science 193:547–555

Züblin W (1969) Chromosomale Aberrationen und Psyche. Karger, Basel New York

Eingegangen am 20. Februar 1981
Angenommen am 13. März 1981

Prof. Dr. F. Vogel
Institut f. Anthropologie
der Universität
Im Neuenheimer Feld 328
D-6900 Heidelberg
Bundesrepublik Deutschland

Wachstum und Entwicklung aus biologischer Sicht

Einführung in das Tagesthema

Peter Karlson

Physiologisch-Chemisches Institut der Universität Marburg

Das Generalthema – Wachstum und Entwicklung aus biologischer Sicht – ist ein zentrales Forschungsgebiet der Biologie. Es wäre leicht, ein einwöchiges Symposium darüber – oder über Teilaspekte – zu veranstalten. So war es die Aufgabe des Organisationskomitees aus den vielen möglichen Themen und Fragestellungen solche auszuwählen, die einige Schwerpunkte der gegenwärtigen Forschung kennzeichnen.

Alle höheren Lebewesen – Pflanzen wie Tiere – entwickeln sich aus einer befruchteten Eizelle. Das Wachstum geschieht durch Zellteilungen; eine Betrachtung der biochemischen und biologischen Vorgänge bei der Zellteilung soll deshalb am Beginn unserer Verhandlungen stehen. Schwerpunkte der modernen Forschung auf diesem Gebiet sind die Regulation der Replikation der Desoxyribonucleinsäure, d.h. des genetischen Materials, ferner die Vorgänge bei der Mitose selbst mit den bekannten Bewegungen der Chromosomen und der Ausbildung zweier Tochterzellen. Über die Ergebnisse auf diesem Gebiet wird Herr Gallwitz in seinem Vortrag berichten.

Die Zellteilung liefert das Material für die eigentlichen Entwicklungs- und Differenzierungsprozesse, die für die Ontogenese höherer Organismen charakteristisch sind. Die Molekularbiologen sind sich heute darin einig, daß die wensentliche Ursache für die Differenzierung von Zellen in einer differentiellen Genexpression zu suchen ist. Alle wesentlichen Merkmale der differenzierten Zellen sind im Genom vorgegeben, und im Verlaufe der Differenzierung werden bestimmte genetische Informationen abgerufen. Wie dies im einzelnen geschieht, wie die Reihenfolge der Genexpression im Verlauf der Differenzierung gesteuert wird, ist noch weitgehend unbekannt. Mit am besten untersucht sind die Differenzierungsvorgänge, die durch bestimmte Hormone angeschaltet werden. Diese Hormone – vor allem die Steroidhormone – steuern die Expression bestimmter Gene; wahrscheinlich greifen sie direkt in den Transkriptionsprozeß ein. Über die neueren Ergebnisse auf diesem Gebiet wird Herr Schütz berichten.

Ein traditionelles Arbeitsgebiet der Entwicklungsphysiologie ist das der Organbildung. Die Analyse dieser Vorgänge ist verknüpft mit den Namen der großen Biologen Wilhelm Roux und Hans Spemann. Die Spemannschen Arbeiten über die Induktion bestimmter Organanlagen und die Entdeckung des Organisators durch Spemann und Mangold vor fast 60 Jahren haben zu weiteren wichtigen Erkenntnissen geführt. In direkter Fortsetzung dieser Arbeiten sehe ich die Untersuchungen, über die Frau Schaller berichten

wird. Es gelang ihr, an einem sehr einfachen und deshalb besonders geeigneten Modell solche Induktionssubstanzen nicht nur nachzuweisen, sondern auch zu isolieren und ihre chemische Struktur weitgehend aufzuklären.

Ein weiteres Beispiel einer Organinduktion ist die Ausbildung der männlichen Geschlechtsorgane beim Säugetier. Sie ist durch die Ausprägung von Genen auf den Y-Chromosom bedingt. Nach einer neueren Hypothese wird durch ein Gen aus dem Y-Chromosom ein Protein oder Glykoprotein codiert, welches auf der Zelloberfläche nachweisbar ist und HY-Antigen genannt wird. Durch dieses Antigen wird, vermutlich über Zell-Zellwechselwirkung, die Entwicklung des Hodens induziert; dieser bildet später Testosteron, das wiederum in den Ablauf der Entwicklung des Genitales eingreift. Bei Mäusen sind Mutanten bekannt, denen das Rezeptorprotein für Testosteron fehlt; dadurch ist die normale Entwicklung gestört. Eine detaillierte Analyse der Störungen erlaubt Rückschlüsse auf die Rolle des Testosterons bei der Normalentwicklung; hierüber wird Herr Drews berichten.

Am Nachmittag kommen die Botaniker zu Wort. Der erste Vortrag führt uns von der Individualentwicklung in die Stammesgeschichte und zugleich sehr weit zurück. Herr Kandler spricht über die Archaebakterien, eine Gruppe von Bakterien, die sich in der Evolution sehr früh abgespalten haben und eine eigene Entwicklungslinie bilden. Wir können dies daraus schließen, daß sie eine Reihe von biochemischen Eigentümlichkeiten besitzen, sowohl im Bereich ihrer Ribonucleinsäuren als auch in anderen biochemischen Merkmalen. Die Aufspaltung der primitiven Einzeller in Bakterien, Archaebakterien und Eukaryonten dürfte vor über $3 \cdot 10^9$ Jahren erfolgt sein.

Der Schlußvortrag dieser Tagung behandelt die morphogenetische Wirkung des Lichtes bei Pflanzen. Für die grünen Pflanzen ist Licht ein entscheidender Umweltfaktor, denn sie decken ihren Energiebedarf bekanntlich aus dem Sonnenlicht. Die Entwicklung der jungen Pflanzen, die aus dem keimenden Samen entstehen, wird wesentlich durch das Licht gesteuert. An dieser Steuerung ist das Phytochromsystem maßgeblich beteiligt. Wir haben die Freude, daß Herr Mohr, der mit seinen Mitarbeitern an der Erforschung des Phytochromsystems und seiner Wirkungsweise maßgeblich beteiligt war, uns heute einen zusammenfassenden Vortrag über das Phytochromsystem und die Photomorphogenese bei Pflanzen halten wird.

Nach dieser kurzen Vorschau darf ich nun die Vortragsfolge des heutigen Tages eröffnen.

Zellteilung und Zellzyklus

Dieter Gallwitz*

Physiologisch-Chemisches Institut I der Universität, D-3550 Marburg/Lahn

The paper gives a short review of biochemical and genetic analyses of the eukaryotic cell cycle and cell division. Emphasis is placed on the interrelationship of macromolecular syntheses during chromosome replication, the possible involvement of protein phosphorylation in chromosome condensation, the function of contractile proteins in mitosis and cytokinesis and on mechanisms which trigger cell proliferation.

Voraussetzung für das Wachstum, ob es sich dabei um die Vergrößerung eines multizellulären Organismus oder die Vermehrung von Einzellern in einer Kultur handelt, ist die Teilung existierender Zellen. Wachstum und Teilung von Zellen sind ebenso Voraussetzung für die Differenzierung von Zellen, d.h. für die Bildung von Zellen, die zu spezifischen Leistungen befähigt sind, wie z.B. Muskel-, Nerven- oder Blutzellen.

Die Frage, wie eine Zelle wächst und sich teilt, ist seit der Formulierung der sog. Zelltheorie von Schleiden und Schwann vor mehr als 140 Jahren ein zentrales Thema der Biologie. Wir verfügen heute über detaillierte Kenntnisse der Morphologie von Zellen und vom Aufbau ihrer Organellen sowie vom Ablauf vieler Stoffwechselreaktionen und Makromolekülsynthesen in und an bestimmten Zellkompartimenten und Zellorganellen. Immer mehr verschmelzen die Forschungsinteressen von Molekularbiologen und Biochemikern, und Schwerpunkte ihrer Arbeit wie Struktur und Funktion der Nucleinsäuren, der Zellmembranen und des fibrillären Apparates, des sog. Cytoskeletts, sind essentiell für eine molekulare Beschreibung der Regulation des Lebenszyklus einer Zelle.

Diese kurze Übersicht ist auf die Besprechung von Wachstum und Teilung eukaryoter Zellen beschränkt.

Im Mittelpunkt der Betrachtungen stehen die tierische Zelle und ein Einzeller, die Hefe. Die Hefe, häufig als niederer Eukaryont bezeichnet, hat einen ähnlichen Zellzyklus wie die tierische Zelle. Mit diesem Organismus können jedoch genetische Analysen durchgeführt werden, die die Identifizierung von zyklusspezifischen Genprodukten erlauben.

In dieser Übersicht wird vornehmlich auf neue und zusammenfassende Literatur verwiesen. Für umfassendere Darstellungen des Zellzyklus sei auf die Übersichtsartikel von Prescott [1] und Pardee et al. [2] hingewiesen.

Zellzyklus

Das zytologisch auffälligste Stadium im Leben einer Zelle ist die Mitose. Dabei kommt es zur gleichmäßigen Aufteilung des genetischen Materials auf beide Tochterzellen. Die kondensierten Chromosomen sind lichtmikroskopisch gut sichtbar. Biochemisch am besten definiert ist der Zeitpunkt der DNA-Replikation, die sog. S-Phase. Diese auffallenden Zeitabschnitte, Mitose und DNA-Synthese, deren zeitliche Ausdehnung in verschiedenen Zellen recht konstant ist, haben zur Aufteilung des Zellzyklus in vier Abschnitte geführt: G1-, S-, G2-Phase und Mitose (Fig. 1). Die G1-Phase beginnt nach vollendeter Zellteilung und erstreckt sich bis zum Beginn der DNA-Replikation. Dieser Zeitabschnitt ist sowohl zytologisch als auch biochemisch am schlechtesten definiert. Die Länge der G1-Phase kann im Gegensatz zu den anderen Phasen des Zellzyklus stark variieren, und zwar zwischen verschiedenen Zelltypen wie auch zwischen den Zellen eines Zellverbandes.

Es ist eine populäre Ansicht, daß die Teilungsrate von Zellen in vielzelligen Organismen über die G1-Phase reguliert wird. Zellen, die die Vermehrung einstellen und in eine Ruhephase übergehen, werden häufig als in G_o-Phase befindlich bezeichnet. Es herrscht weitgehend Einigkeit darüber, daß ein not-

---

* Vortrag anläßlich der 111. Versammlung der Gesellschaft Deutscher Naturforscher und Ärzte, Hamburg, 21.–25. September 1980

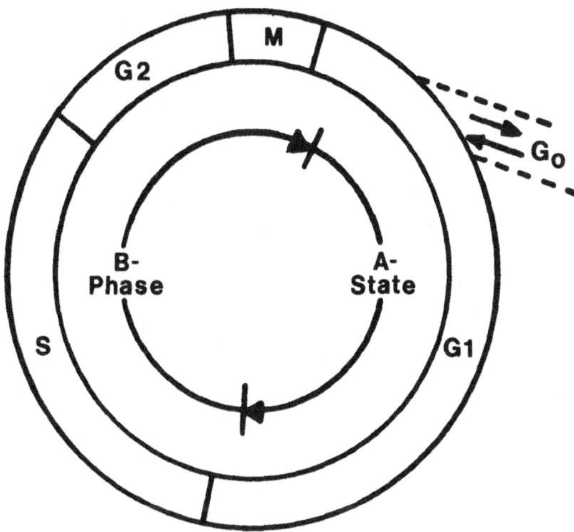

Fig. 1. Schematische Darstellung des Lebenszyklus eukaryoter Zellen

wendiges Ereignis eine Zelle zur Initiation der DNA-Synthese und damit zum Durchlaufen des Zellzyklus befähigt. Der Zeitpunkt und die Natur dieses kritischen Ereignisses sind vollkommen ungeklärt. In einem anderen Zellzyklusmodell wird postuliert, daß nach vollendeter Teilung die Zellen in ein Stadium A eintreten, das sie mit einer gewissen Übergangswahrscheinlichkeit verlassen, um in die B-Phase einzutreten, nach deren Erreichen sie zu DNA-Replikation und Mitose „verpflichtet" sind [3]. In diesem sog. Wahrscheinlichkeitsmodell, in dem nach neuerer Version zwei unabhänigie Übergangsstufen zum Eintritt in die S-Phase überschritten werden müssen [4], ist die Übergangswahrscheinlichkeit abhängig vom Zelltyp und der Umgebung, in der sich die Zelle befindet.

Die S-Phase im gewählten Beispiel einer tierischen Zelle in Kultur dauert etwa 8 Stunden. Nach vollendeter Chromosomen-Verdopplung folgt eine etwa 2–3 Stunden dauernde sog. G2-Phase, die der Zelle offenbar zur Vorbereitung auf die Mitose dient. Die Mitose wird eingeleitet mit der Kondensation der Chromosomen. Mit Hilfe des mikrotubulären Apparates werden die Chromosomen in der Äquatorialebene der Zelle aufgereiht, und Schwesterchromatide werden akkurat aufgeteilt. Die Zelle teilt sich dann durch aktive Konstriktion unter Ausbildung einer kurzzeitig auftretenden Struktur, des sog. kontraktilen Ringes.

Das Studium biochemischer Vorgänge während des Zellzyklus verlangt synchrone Zellpopulationen. Durch reversible Blockierung während bestimmter Zellzyklusstadien können Zellen in Kultur synchronisiert werden. a) Verbindungen wie Hydroxyharnstoff (Hemmung der Ribonukleotid-Reduktion), Amethopterin (Hemmung der Thymidin-Synthese) oder Thymidin in hohen Dosen (Hemmung der dGTP- und dCTP-Synthese) hemmen die DNA-Synthese und

führen zur Blockierung der Zellen in der S-Phase. b) Serummangel oder Entziehung bestimmter Aminosäuren (z.B. Isoleucin) aus dem Nährmedium führen zur Arretierung der Zellen in der G1-Phase. c) Durch Colcemid, das durch Bindung an die Strukturproteine der Mikrotubuli, α- und β-Tubulin, deren Polymerisation verhindert, kommt es zur Blockierung von Zellen während der Mitose. d) Die schonendste Methode der Synchronisation besteht im Abschütteln mitotischer Zellen, die als sog. Einzelschicht auf einer Oberfläche wachsen. Die Zellen runden sich während der Mitose ab und haften daher weit weniger stark als eine flach der Oberfläche aufliegende Zelle in G1- oder S-Phase.

Anhand von Beispielen aus dem Zellzyklus von Säuger- und Hefezellen werden im folgenden exemplarisch wichtige Vorgänge in den Zyklusphasen aus der Sicht des Biochemikers und Molekularbiologen besprochen: die DNA-Replikation und die zeitlich koordinierte Synthese basischer Proteine, der Histone; die mögliche Rolle der enzymatischen Phosphorylierung von Proteinen für die Kondensation der Chromosomen zu Beginn der Mitose; Struktur und Funktion kontraktiler Proteine, die an der Mitose und Cytokinese beteiligt sind; Übergang ruhender Zellen in die Proliferationsphase am Beispiel der Wirkung eines Wachstumsfaktors.

S-Phase

Das Genom von Eukaryonten ist auf mehrere Chromosomen verteilt. Jedes Chromosom enthält nur ein Molekül doppelsträngiger DNA, das einige Zentimeter lang sein kann. Die Verpackung der DNA im Zellkern wird bewerkstelligt durch spezifische Aggregate von Histonen. Je zwei Moleküle der Histone H2A, H2B, H3 und H4 bilden einen Proteinkern, der von DNA mit einer Länge von 146 Basenpaaren in knapp zwei Windungen umschlungen wird. Die so entstehenden Nucleosomen geben dem Nucleohiston auf der einfachsten Ebene seiner Struktur ein perlenkettenartiges Aussehen. An der weiteren Verpackung der DNA zu superhelicalen Strukturen ist das Histon H1 beteiligt [5]. Die Replikation des Chromosoms besteht in den synchron verlaufenden Synthesen von DNA und Histonen und der Kompaktierung der DNA im Nucleohiston-Komplex.

In autoradiographischen und elektronenmikroskopischen Untersuchungen wurde gezeigt, daß die Verdopplung eines DNA-Moleküls an mehreren Punkten („origin") beginnt und sich in beiden Richtungen unter Ausbildung einer gabelartigen Struktur fortsetzt, bis es zur Fusionierung benachbarter Replikationseinheiten, Replikons, kommt. Die Polymerisation der Desoxyribonukleotide verläuft in $5' \rightarrow 3'$-

Richtung mit einer Geschwindigkeit von etwa 40–50 Nukleotiden/s an jeder Replikationsgabel. Die Histone verlassen die DNA während des Replikationsprozesses nicht. Die „alten" Histone scheinen vorwiegend am Vorwärtsstrang gebunden zu bleiben, neusynthetisierte Histone binden vorwiegend am Rückwärtsstrang, der diskontinuierlich synthetisiert wird [6, 7]. Die S-Phase in Säugerzellen dauert etwa 8 Stunden. Mehr als 1 000 Replikons sind notwendig, um das gesamte Genom während dieser Zeit zu replizieren. Während der frühen Embryogenese verläuft der Zellzyklus viel schneller. In den Teilungskernen des Syncytiums befruchteter *Drosophila*-Eier z.B. dauert die S-Phase nur 3–4 Minuten, dagegen nimmt sie in *Drosophila*-Kulturzellen einen Zeitraum von etwa 10 Stunden ein. Die mehr als 100-fach schnellere Replikation in Teilungskernen ist nicht auf eine gesteigerte Polymerisationsgeschwindigkeit, sondern auf die gleichzeitige Initiation aller Replikons zu Beginn der S-Phase zurückzuführen [8]. Die Natur der Faktoren, die zur Aktivierung der multiplen Origin-Sequenzen führen, ist unbekannt.

Die Initiation der DNA-Replikation ist ein Proteinsynthese-abhängiger Prozeß. Das gilt ebenfalls für den eukaryoten Einzeller, die Hefe. Genetische Analysen von Hartwell [9] haben gezeigt, daß der Ablauf der DNA-Synthese in der Hefe eine zeitlich streng geordnete Folge der Wirkung spezifischer Genprodukte ist. In höheren Eukaryonten wird ebenfalls die Bereitstellung eines Nukleotids, des Diadenosintetraphosphates (AppppA), für die Initiation der DNA-Synthese diskutiert [10, 11]. Dieses Nukleotid scheint spezifisch an das Replikationsenzym, die α-DNA-Polymerase, zu binden. Der eindeutige Nachweis für die essentielle Funktion des Diadenosintetraphosphates steht jedoch noch aus.

Mit dem Beginn der S-Phase setzt auch die Synthese der Histone ein. In synchronisierten HeLa-Zellen konnten wir zeigen, daß die Synthese der Histon-mRNAs zu Beginn der S-Phase initiiert wird und in der frühen S-Phase ihr Maximum hat (Fig. 2) [10]. Die Histon-Gene liegen in mehreren Kopien im Genom vor, um genügend mRNA pro Zeiteinheit produzieren zu können. Die Gene für die Histone H2A, H2B, H3, H4 und H1 sind benachbart und werden offenbar gemeinsam reguliert, um die Synthese stöchiometrischer Mengen der fünf Histone zu gewährleisten [13]. Wird die DNA-Synthese experimentell unterbrochen (z.B. durch Hydroxyharnstoff), kommt es zu einem sofortigen Stopp der Histon-Synthese. Der Grund dafür ist eine sehr spezifische Degradation der Histon-mRNAs im Cytoplasma. Der Abbau der Histon-mRNAs ist ebenfalls ein Proteinsynthese-abhängiger Prozeß. Wir konnten zeigen, daß bei experimenteller Unterbrechung der DNA-Synthese mit gleichzeitiger Inhibierung der Proteinsynthese die Histon-mRNAs im Cytoplasma nicht abgebaut werden [14]. Unterbrechung der Proteinsynthese (z.B. durch Cycloheximid) während der S-Phase führt zunächst zu einer Verlangsamung der DNA-Replikation, wobei die Geschwindigkeit der Bewegung der Replikationsgabel gebremst wird. Schließlich wird die DNA-Synthese ganz unterbrochen, wahrscheinlich deshalb, weil die Histon-Synthese blockiert ist und es nicht mehr zur Verpackung der DNA kommt.

Die nahezu vollkommene Synchronie von DNA-Replikation und Histon-Synthese ist ein sehr instruktives Beispiel dafür, wie Makromolekül-Synthesen während eines Zellzyklus-Stadiums in Abhängigkeit voneinander reguliert werden. Die molekularen Grundlagen dieser Regulation allerdings sind noch nicht geklärt.

G2-Phase

Ist die Verdopplung der Chromosomen abgeschlossen, so ist die Zelle zur Mitose verpflichtet. Die Zeit bis zum Eintritt in die Mitose (G2-Phase) ist recht konstant und beträgt in Kulturzellen mit einem 20–24-Stdn.-Zyklus etwa 2–4 Stunden. Es scheint sicher, daß Proteinsynthese in dieser Phase notwendig ist und bestimmte Genprodukte für die Initiation der Mitose bereitgestellt werden müssen. Fusionierung von G2-

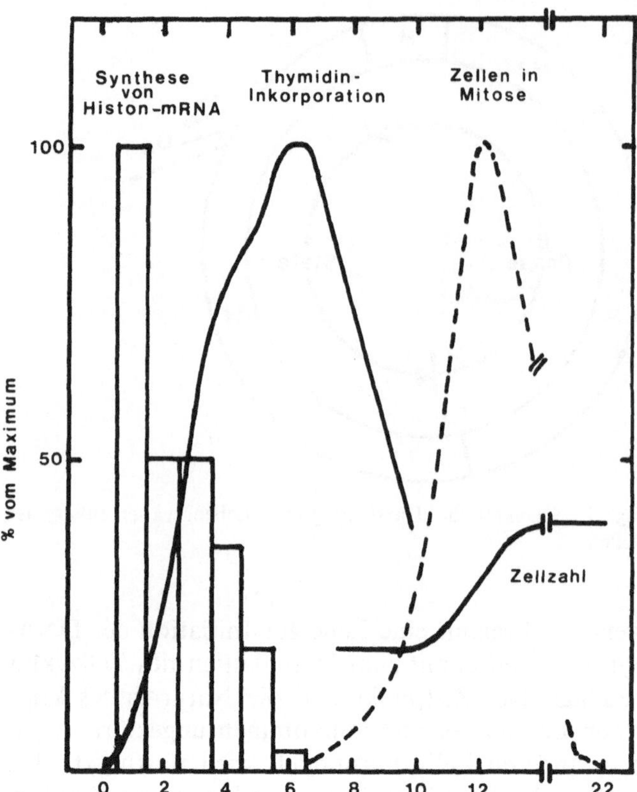

Fig. 2. Wechselbeziehung zwischen DNA-Replikation und Synthese von Histon-mRNA in synchronisierten HeLa-Zellen. Abszisse: Stunden nach Eintritt der Zellen in die S-Phase (nach [12])

Phase- mit S-Phase-Zellen (oder Zellen in G1) führt zu einer Verlängerung der G2-Phase, möglicherweise durch Verdünnung eines in kritischer Konzentration notwendigen Mitose-Induktors [15]. Genetische Analysen mit der Hefe *Schizosaccharomyces pombe* deuten auf die Existenz von Mitose-Hemmern und -Aktivatoren hin, durch deren Wechselspiel der Eintritt in die Mitose kontrolliert wird [16].

Es gibt eine Vielzahl von Hinweisen darauf, daß die Phosphorylierung von Histon H1 die Mitose einleitet und für die Kondensierung der Chromosomen verantwortlich ist. Unter Histon H1 versteht man eine Gruppe von Histonen, deren Polypeptidketten reich an Lysin sind, ein Molekulargewicht von etwa 22000 Dalton haben und nur geringe Strukturunterschiede aufweisen. Spezifische Threonin- und Serin-Reste dieser Histone werden sowohl während der S-Phase als auch zu Beginn und während der Mitose phosphoryliert. In Plasmodien des Schleimpilzes *Physarum polycephalum* laufen S-, G2- und Mitosephase in perfekter natürlicher Synchronie ab. In der späten G2-Phase und zu Beginn der Mitose kommt es in den Plasmodien zu ausgedehnter H1-Phosphorylierung, die durch Aktivierung einer Histon H1-spezifischen Phosphokinase erklärt wird. Bradbury et al. haben gezeigt, daß durch Hinzufügen gereinigter H1-Phosphokinase zu Plasmodien in der G2-Phase eine zeitliche Verschiebung der Mitose erreicht wird. Sie trat um durchschnittlich 25 Minuten früher ein als in unbehandelten Plasmodien [17].

Von Yamada et al. wurde eine ts-Mutante einer Maus-Brustdrüsenkarzinom-Zellinie isoliert, die bei restriktiver Temperatur eine normale DNA-Synthese durchführte, aber nicht in die Mitose eintrat. Die mutierten Zellen zeigten eine stark reduzierte Histon H1-Phosphorylierung und unvollständige Chromosomen-Kondensation [18].

Die Existenz eines Mitose-induzierenden Faktors konnte sehr eindrucksvoll in Zellfusionierungs-Versuchen von Rao und Johnson gezeigt werden. Wurden, wie bereits vorher besprochen, G1-Phase-Zellen mit Mitosezellen fusioniert, kam es zur Kondensation der Chromosomen der G1-Phase-Zellen. Wurden Mitose- mit G2-Phase-Zellen fusioniert, so kam es zur Kondensation der G2-Phase-Chromosomen, wobei die Schwesterchromatide sichtbar wurden [15].

Mitose

Während der Mitose in Säugerzellen, die weniger als 1 Stunde dauert, spielen sich dramatische Umstrukturierungen der Zelle ab. Durch Veränderungen der Anordnung des Cytoskeletts runden sich flächenförmig wachsende Zellen ab. Die Chromosomen werden etwa 10000-fach kondensiert, die Kernmembran verschwindet und der sog. Spindelapparat bildet sich, mit dessen Hilfe die Schwesterchromatide homologer Chromosomenpaare getrennt und zu gegenüberliegenden Zellpolen transprotiert werden. Protein- und RNA-Synthese werden unterbrochen. Die Zelle ist vollständig auf die exakte Verteilung der Chromosomen konzentriert.

Es ist üblich, die Mitose in 4 Stadien zu unterteilen: Prophase, Metaphase, Anaphase und Telophase. Während der Prophase kommt es zur Kontraktion der Chromosomen, die sich in der Metaphase unter gleichzeitiger Auflösung der Kernmembran in der Äquatorialebene der Zelle aufreihen. Das Aufreihen der Chromosomen und ihr folgender Transport zu beiden Zellpolen, der während der Anaphase stattfindet, geschieht mit Hilfe des Spindelapparates. Von zwei tubulären Strukturen, den Centriolen, gehen feine Fasern, Mikrotubuli, aus. Einige von ihnen sind verbunden mit der zentralen Region der Chromosomen, dem Centromer oder Kinetochor. Andere Mikrotubuli erstrecken sich von Pol zu Pol. Die Ansammlung getrennter Schwesterchromatide an den Polen und die Neubildung der Kernmembran (Telophase) sowie die Dekondensation der Chromosomen sind das Endstadium der Mitose.

In der Zellmitte erfolgt dann eine Einschnürung, die durch die Ausbildung eines sich kontrahierenden, zirkulären Ringes von Mikrofilamenten unterhalb der Plasmamembran zustandekommt. Die Zelle teilt sich in zwei, und beide Tochterzellen scheinen getrennte Wege zu gehen.

Die Umstrukturierungen innerhalb der Zellen während der Mitose sind dramatisch. Erst in den letzten Jahren ist klar geworden, daß viele im Muskel befindliche kontraktile Proteine auch im Cytoplasma aller eukaryoten Zellen vorkommen. Sie bilden ein dreidimensionales Gerüst- und Netzwerk feiner Fibrillen, das für Zellstruktur und Zellbewegungen sowie für intrazelluläre Transportvorgänge verantwortlich ist. Auffallend sind die Veränderungen dieses fibrillären Stützwerkes in mitotischen Zellen. Kontraktile Proteine wie Actin, Tubulin, Myosin, Tropomyosin u.a. können mit Hilfe fluoreszenzmarkierter Antikörper sichtbar gemacht und ihre Verteilung innerhalb der Zelle kann beschrieben werden. Anhand einiger Beispiele soll das Verhalten dieser wichtigen Proteine besprochen werden.

Tubulin

Mikrotubuli bestehen aus zwei Protein-Untereinheiten, α- und β-Tubulin. Beide Polypeptide haben ähnliche Struktur und sind evolutionär stabil. Die evolutionäre Stabilität weist bereits auf die vitale Rolle dieser Proteine hin, die sie in allen eukaryoten Zellen spielen. Dimere aus α- und β-Tubulin haben die Fähigkeit zur Selbstorganisation und bilden unter geeigneten Bedingungen tubuläre Strukturen [19]. Von einem Polymerisationskern in einem Organisationszentrum wachsen Mikrotubuli in einer Richtung aus. In vielen Zellen ist das Centrosom, die Centriole mit dem sie umgebenden Material, der Initiationsort für die Pol-zu-Pol-Mikrotubuli und möglicherweise auch für die Mikrotubuli, die sich zuerst mit dem Kinetochor verbinden. Von Kinetochoren selbst gehen Mikrotubuli in Richtung auf einen der Zellpole aus. Die Centriole in Säugerzellen oder die vergleichbare Struktur in der Hefe, der sog. Spindelpolkörper (oder Spindelplaque), werden kurz vor dem Übertritt einer Zelle von der G1- in die S-Phase dupliziert. Dieser Duplikationsvorgang der mikrotubulären Organisationszentren (MTOC) kann als kritischer Schritt der Wachstumskontrolle gesehen werden [4, 20].

Wie die Kräfte erzeugt werden, die zur polgerichteten Bewegung der Chromosomen führen, ist immer noch ungeklärt. Favorisiert werden ein Gleitmechanismus durch Kreuzverbindungen der Mikrotubuli und die Disaggregation der Mikrotubuli distal vom Organisationszentrum. Auf- und Abbau von Mikrotubuli sind sehr komplexe Vorgänge unter Mitwirkung von GTP und Calcium [21]. An der Regulierung durch Calcium ist das Ca^{2+}-bindende Protein, Calmodulin, beteiligt, das in der Prometaphase in den Polregionen konzentriert ist [22]. In der Telophase kommt es dann wiederum zur Ausbildung von cytoplasmatischen Mikrotubuli, die von multiplen Initiationspunkten ausgehen [23].

Actin, Myosin

Kontrovers sind die Ansichten über die Anwesenheit von Actin und Myosin in der mitotischen Spindel. Immunfluoreszenz-Studien einiger Arbeitsgruppen ließen vermuten, daß beide Proteine in der mitotischen Spindel angereichert werden. Aubin et al. [24] konnten diese Befunde jedoch nicht bestätigen: Monospezifische Myosin-Antikörper zeigten eine gleichmäßige Dekoration des gesamten Cytoplasmas während Prophase, Metaphase und Anaphase. In der Telophase kommt es dann jedoch zur Anreicherung von Myosin in der Teilungsfurche und im kontraktilen Ring. Ähnlich verhält sich auch ein anderes bei der Muskelkontraktion beteiligtes Protein, das Tropomyosin.

Die zellulären Mikrofilamente, bestehend aus Actin, lösen sich ebenfalls im Verlaufe der späten Prophase auf, feine und kurze Mikrofibrillen bleiben jedoch noch sichtbar. Es kommt *nicht* zu einer auffallenden Anhäufung von Actin im Bereich der Spindel oder der Zellpole. Ähnlich wie im Falle des Myosins

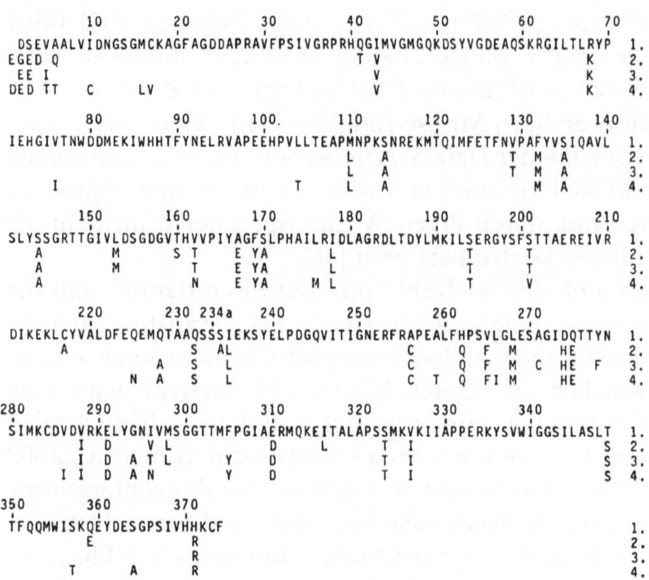

Fig. 3. Vergleich der Primärsequenz von Actinen verschiedener Spezies (Daten aus [26, 27]). 1. Hefe, 2. *Physarum,* 3. β (Säuger), 4. α (Säuger)

kommt es zu einer Konzentration von Actin in der Teilungsfurche und im kontraktilen Ring. Offenbar ist bei der Cytokinese ein der Muskelkontraktion vergleichbarer Mechanismus für die Abschnürung der beiden Tochterzellen wirksam. Darauf deuten auch Versuche hin, welche zeigen, daß Antikörper gegen Myosin die Zellteilung, nicht aber die Chromosomenbewegung inhibieren [25].

Die umfassendsten Proteinstruktur-Daten sind vom Actin bekannt. In Vertebraten gibt es neben dem α-Actin des Muskels wenigstens zwei cytoplasmatische Actine (β- und γ-Actin), die am Aufbau der Mikrofilamente beteiligt sind. Die Hefe dagegen hat nur ein Actin, dessen wichtigste Funktion die Beteiligung an der Zellteilung (Cytokinese) sein dürfte. Vergleiche der Primärsequenz von Actinen aus evolutionär weit entfernten Organismen wie Hefe, Schleimpilz (*Physarum polycephalum*) oder Säugern zeigen eine auffallend konstante Region im Bereich der Aminosäure-Reste 7 bis 105 der Polypeptidkette (s. Fig. 3). Es ist nicht unwahrscheinlich, daß dieser Bereich für die Bindung von Actin an Myosin und (oder) ATP essentiell ist. Wir haben kürzlich das Actingen der Hefe isoliert und seine DNA-Struktur aufgeklärt [26]. Mit Hilfe der Methoden der Gentechnologie können nun gezielte Mutationen des Gens vorgenommen werden, und das mutierte Gen kann nach Transformation von Hefezellen das „gesunde" Gen ersetzen. Es ist zu hoffen, daß die Funktion des Actins durch derartige gentechnologische Experimente eindeutig definiert werden kann.

Die Vorgänge von Mitose und Zellteilung dokumentieren eindrucksvoll, daß ihnen eine zeitlich geregelte

Aufeinanderfolge von Ereignissen zugrunde liegt (Kondensierung der Chromosomen, Sequestrierung kontraktiler Proteine, Spindelbildung, Auflösung der Kernmembran, Ausbildung eines kontraktilen Ringes etc.).

Proliferation eukaryoter Zellen

Aus genetischer Sicht ist der gesamte Zellzyklus eine Sequenz genkontrollierter Schritte [28]. Die Hefe ist der einzige Eukaryont, bei dem eine große Anzahl Temperatur-sensitiver Zellzyklus-Mutanten isoliert wurde. Werden solche Mutanten bei restriktiver Temperatur gehalten, kommt es zur Arretierung dieser Zellen in bestimmten Zyklus-Stadien. Häufig kann der Haltepunkt durch einen bestimmten Phenotyp diagnostiziert werden (z.B. Spindelpolkörper-Verdopplung, Knospung, Kernteilung, Cytokinese). Es besteht die Hoffnung, daß mit Hilfe solcher Mutanten die Gene idenfiziert werden können, deren Produkte essentiell für das Durchlaufen bestimmter Zellzyklus-Schritte sind. Hefezellen, die unter limitierenden Nahrungsbedingungen gehalten werden, erreichen einen gewissen Wendepunkt („transition") nicht, dessen Überschreiten die Zelle unter normalen Wachstumsbedingungen zur DNA-Synthese und zur Zellteilung verpflichtet. Die Zellen werden in der G1-Phase arretiert.

Auch Säugerzellen in Kultur (z.B. Fibroblasten oder andere etablierte Zellinien), die unter Serummangel oder Mangel an bestimmten Aminosäuren gehalten werden, verweilen in G1 (oder G_o). Wie es zum Anstoß der Proliferation in arretierten Zellen kommt, wird modellhaft in solchen Systemen untersucht. Es kann durchaus angezweifelt werden, daß Kulturzellen ein realistisches Modell für diese Untersuchungen sind. Zellen in einem Zellverband verhalten sich möglicherweise ganz anders.

Einige Beobachtungen, die beim Eintritt von G1-Phase-Zellen in die Proliferationsphase gemacht wurden, sollen kurz referiert werden. Werden in dem erwähnten Beispiel die unter Serummangel gehaltenen Zellen zu optimalen Wachstumsbedingungen zurückgeführt, dann kommt es erst nach einer gewissen Latenzperiode zum Beginn der DNA-Synthese. Wird der unwiderrufliche Eintritt der Zelle in die S-Phase erst nach einem mit einer gewissen Wahrscheinlichkeit erreichten Schwellenpunkt ermöglicht, dann kann postuliert werden, daß Serum oder andere Wachstumsfaktoren Einfluß auf diesen Wahrscheinlichkeitsprozeß haben. Als Wachstumsfaktoren identifiziert wurden z.B. Insulin und andere Polypeptide wie der Epidermis-Wachstumsfaktor. Diese Peptidhormone binden an die Zelloberfläche und führen zu Membran-Umstrukturierungen, Aufnahme von Metaboliten (z.B. von Glucose und Aminosäuren) und schließlich zum Eintritt in die S-Phase. Die Bedeutung der Plasmamembran für den Anstoß ruhender Zellen zur Proliferation soll am Beispiel des epidermalen Wachstumsfaktors (EGF) kurz gezeigt werden.

EGF ist ein Protein mit einer Länge von 53 Aminosäuren [29]. Mit Hilfe radioaktiv oder fluoreszenzmarkierten Peptidhormons konnte gezeigt werden, daß es an spezifische Rezeptoren der Fibroblastenmembran bindet. Die Rezeptoren sind beweglich in der Plasmamembran angeordnet und bilden nach Bindung von EGF zunächst Mikroaggregate. Diese fließen in Plasmamembran-Vertiefungen, sog. „Coated pits", zu beweglichen Plaques zusammen. Durch Endocytose werden die Peptidhormon-Rezeptorkomplexe internalisiert. Schlessinger hat postuliert [30], daß die Mikroaggregat-Bildung eine Veränderung der Metabolit-Transportsysteme hervorruft. Die Einschleusung des Peptidhormons in die Zelle scheint *nicht* für seine mitogene Aktivität bedeutungsvoll zu sein. Vielmehr scheint das Signal von der durch die Rezeptorbindung veränderten Membran auszugehen. Aktivierung von membrangebundenen Enzymen (z.B. der Adenylatcyclase) oder von zellinternen Enzymen (z.B. Phosphokinasen) spielt wahrscheinlich eine Rolle bei der Signalübertragung dieser mitogenen Polypeptide.

Pardee et al. haben postuliert [31], daß die Wachstumsregulation durch Serumfaktoren über die Synthese eines spezifischen Proteins läuft, das in einer kritischen Konzentration in der Zelle vorliegen muß, um den Eintritt in die S-Phase zu erlauben.

Aus biochemischer Sicht sind gesicherte Kenntnisse über die Synthese oder Aktivierung von Proliferationsfaktoren enttäuschend gering. In dieser Hinsicht befinden wir uns im Stadium deskriptiver Forschung. So existiert z.B. eine voluminöse Literatur darüber, daß die intrazelluläre Konzentration eines cyclischen Nukleotids, des cAMP, korreliert mit dem Wachstumsstadium von Kulturzellen. Wachstumsstillstand in G1 scheint mit einem Anstieg des cAMP-Spiegels einherzugehen [32].

Bestimmte Enzyme werden nur zu ganz bestimmten Zeitpunkten während des Zellzyklus synthetisiert oder aktiviert. Als ein Beispiel war bereits die Histon H1-Phosphokinase genannt worden, die in der späten G2-Phase (in *Physarum polycephalum*) aktiviert wird. Die Dihydrofolat-Reduktase (DHFR), notwendig zur Synthese von Thymidin, wird vor Eintritt einer Zelle in die S-Phase und während der S-Phase synthetisiert. Das wurde eindrucksvoll demonstriert in DHFR-überproduzierenden Zellen, in denen das Gen für dieses Enzym in mehreren hundert Kopien vorliegt [33, 34]. Ein ähnliches Verhalten zeigt die Ribonukleotid-Reduktase, die ebenfalls für die Bereitstellung von

Vorstufen für die DNA-Synthese notwendig ist. Am Beispiel der Hefe und der Alge *Scenedesmus obliquus* wurde gezeigt, daß die Synthese der Ribonukleotid-Reduktase während und kurz vor der S-Phase induziert wird [35, 36]. Auch die Induktion spezifischer Enzyme durch Hormone scheint nur in definierten Phasen des Zellzyklus möglich zu sein, wie am Beispiel der durch Dexamethason induzierten Tyrosin-Transaminase gezeigt wurde. Dieses Enzym kann weder in der frühen G1-Phase noch während der G2-Phase durch das Hormon induziert werden [37].

Eine frühe Antwort auf die Behandlung ruhender Zellen mit Serum oder EGF ist die Induktion der Ornithin-Decarboxylase. Es handelt sich dabei um ein Schlüsselenzym der Polyamin-Synthese. Die Bedeutung der Polyamine (Putrescin, Spermin, Spermidin) für den Übergang der Zellen in die Proliferationsphase ist ungeklärt. Die Amine sind Inhibtoren der Transglutaminase, die benachbarte Proteine durch kovalente Bindung von Aminosäuren vernetzt. Dieser Vorgang könnte für das Zusammenfließen und Immobilisieren und damit für die Endocytose mitogener Polypeptidhormone bedeutungsvoll sein. Eine erhöhte Synthese von Putrescin als Folge der Bindung von EGF würde den mitogenen Effekt, der von der Membran ausgeht, deshalb verstärken [30, 38]. Aufgrund dieser Betrachtung wird klar, daß die Rolle der Zellmembran für die Proliferation von Zellen nicht überschätzt werden kann.

Schlußbemerkungen

Es wurde eingangs darauf hingewiesen, daß auch für die Differenzierung von Zellen das Durchlaufen des Zellzyklus und die Zellteilung notwendig sind. Hier führt die Teilung zur Entstehung von Tochterzellen mit verändertem Phänotyp. Von der Klärung der molekularen Ereignisse bei den Differenzierungsteilungen sind wir jedoch noch recht weit entfernt. Dasselbe trifft zu für die Ursachen des Verlustes der Wachstumskontrolle von Tumorzellen.

Ich halte die Aufdeckung der molekularen Grundlagen des normalen Zellzyklus eukaryoter Zellen für eine unbedingte Voraussetzung, um die komplexeren oder gestörten Vorgänge bei der Zelldifferenzierung oder der Tumorgenese zu erkennen. Die wohl wichtigste Rolle der zukünftigen Arbeit in dieser Richtung wird Biochemikern und molekularen Genetikern zufallen.

Die hier beschriebenen eigenen Untersuchungen wurden durch die Deutsche Forschungsgemeinschaft unterstützt.

1. Prescott, D.M.: Adv. Genet. *18*, 99 (1976)
2. Pardee, A.B., et al.: Ann. Rev. Biochem. *47*, 715 (1978)
3. Smith, J.A., Martin, L.: Proc. Nat. Acad. Sci. USA *70*, 1263 (1973)
4. Brooks, R.F., Bennett, D.C., Smith, J.A.: Cell *19*, 493 (1980)
5. McGhee, J.D., Felsenfeld, G.: Ann. Rev. Biochem. *49*, 1115 (1980)
6. Seidman, M.M., Levine, A.J., Weintraub, H.: Cell *18*, 439 (1979)
7. DePamphilis, M.L., Wassarman, P.M.: Ann. Rev. Biochem. *49*, 627 (1980)
8. Blumenthal, A.B., Kriegstein, H.J., Hogness, D.S.: Cold Spring Harbor Symp. Quant. Biol. *38*, 205 (1974)
9. Hereford, L.M., Hartwell, L.H.: J. Mol. Biol. *84*, 445 (1974)
10. Rapaport, E., Zamecnik, P.C.: Proc. Nat. Acad. Sci. USA *73*, 3984 (1976)
11. Grummt, F., et al.: ibid. *76*, 6081 (1979)
12. Breindl, M., Gallwitz, D.: Eur. J. Biochem. *32*, 381 (1973)
13. Kedes, L.H.: Ann. Rev. Biochem. *48*, 837 (1979)
14. Stahl, H., Gallwitz, D.: Eur. J. Biochem. *72*, 385 (1977)
15. Rao, P.N., Johnson, R.T.: Nature *225*, 159 (1970)
16. Nurse, P.: Biochem. Soc. Trans. *5*, 1191 (1977)
17. Inglis, R.J., et al.: Exp. Cell Res. *97*, 418 (1976)
18. Matsumoto, Y., et al.: Nature *284*, 181 (1980)
19. Dustin, P.: Sci. Amer. *243*, 58 (1980)
20. Hyams, J.S., Borisy, G.G.: J. Cell Biol. *78*, 401 (1978)
21. Timasheff, S.N., Grisham, L.M.: Ann. Rev. Biochem. *49*, 565 (1980)
22. Means, A.R., Dedman, J.R.: Nature *285*, 73 (1980)
23. Spiegelman, B.M., Lopata, M.A., Kirschner, M.W.: Cell *16*, 239 (1979)
24. Aubin, J.E., Weber, K., Osborn, M.: Exp. Cell Res. *124*, 93 (1979)
25. Mabuchi, E., Okuno, M.: J. Cell Biol. *74*, 251 (1977)
26. Gallwitz, D., Sures, I.: Proc. Nat. Acad. Sci. USA *77*, 2546 (1980)
27. Vandekerckhove, J., Weber, K.: Nature *276*, 720 (1977)
28. Hartwell, L.H.: J. Cell Biol. *77*, 627 (1978)
29. Carpenter, G., Cohen, S.: Ann. Rev. Biochem. *48*, 193 (1979)
30. Schlessinger, J.: Trends Biochem. Sci. *5*, 210 (1980)
31. Rossow, T.W., Riddle, V.G.H., Pardee, A.B.: Proc. Nat. Acad. Sci. USA *76*, 4446 (1979)
32. Pastan, I., Johnson, G.S., Anderson, W.B.: Ann. Rev. Biochem. *44*, 491 (1975)
33. Kellems, R.E., et al.: J. Biol. Chem. *254*, 309 (1979)
34. Wiedeman, L.M., Johnson, L.F.: Proc. Nat. Acad. Sci. USA *76*, 2818 (1979)
35. Follmann, H.: Angew. Chem. Int. Ed. *13*, 569 (1974)
36. Feller, W., Schimpf-Weiland, G., Follmann, H.: Eur. J. Biochem. *110*, 85 (1980)
37. Martin, D. jr., Tomkins, G.M., Granner, D.: Proc. Nat. Acad. Sci. USA *62*, 248 (1969)
38. Davies, P.J.A., et al.: Nature *283*, 162 (1980)

Eingegangen am 4. Dezember 1980

Gen-Struktur und Gen-Expression

Das Hühner-Lysozym-Gen

Günther Schütz*

Institut für Zell- und Tumorbiologie, Deutsches Krebsforschungszentrum, D-6900 Heidelberg

In the chicken oviduct the synthesis of the egg-white proteins ovalbumin, conalbumin, ovomucoid and lysozyme is controlled by the female sex steroids. The steroid-controlled rate of synthesis of these proteins is closely correlated to the cellular concentration of the egg-white protein mRNAs. The accumulation of these mRNAs is achieved by a drecreased rate of degradation and an increased rate of synthesis. To understand the molecular mechanism that regulates the expression of this group of genes we have isolated the lysozyme and ovomucoid gene by gene-cloning. The structure and expression of the lysozyme gene has been studied.

In der klassischen Genetik sind Gene durch ihre Fähigkeit zur Merkmalsausprägung, zur Reduplikation und zur Mutation definiert worden. Die Entwicklung der molekularen Genetik erlaubt es, Gene auch biochemisch zu charakterisieren. Ein Gen bestimmt die Ausprägung eines Merkmals, indem es den Bauplan für ein Protein liefert. Eine Veränderung im Bauplan kann zur Produktion eines mutierten Proteins führen. Zum Beispiel wird bei der Sichelzellanämie ein verändertes Globin synthetisiert, das die roten Blutzellen zur Sichelung bringt.

Struktur und Funktion eines Proteins werden bestimmt durch die Sequenz der Aminosäuren. Diese Sequenz ist genetisch festgelegt. Die genetische Information ist in der DNA als Sequenz der Basen enthalten. Die Regeln der Umschreibung von DNA in Protein sind durch den genetischen Code bestimmt. Jeweils drei Nukleotide der DNA kodieren eine Aminosäure, die Folge dieser Tripletts legt die Aminosäure-Sequenz fest. Daneben gibt es Tripletts, die als Signale für den Start und den Stop der Proteinsynthese benutzt werden. Die Folge der Aminosäuren in einem Polypeptid ist somit kolinear mit der Folge der Nukleotide in der DNA. Ein Gen ist demnach der Abschnitt der DNA, der für die Kodierung des Proteins notwendig ist, und besteht aus der Proteinkodierenden Sequenz und aus Kontrollsequenzen, die für die Ausprägung des Gens und dessen Regulation notwendig sind.

Wie wirkt ein Gen? In eukaryotischen Zellen wird im Zellkern die Information der DNA mit Hilfe eines Enzyms, der RNA-Polymerase, in RNA umgeschrieben (Fig. 1). Diesen Prozeß bezeichnet man als Transkription und das Produkt im Fall Protein-kodierender Gene als Messenger-RNA (mRNA). Die reife mRNA wird ins Cytoplasma transportiert und dient als Matrize für die Synthese der Proteine. Die Übersetzung der mRNA in Proteine läuft an den Ribosomen ab und wird als Translation bezeichnet.

Die Proteine bestimmen die physiologischen Leistungen der Zelle. Unterschiede in Morphologie und physiologischen Funktionen von Zellen kommen durch qualitativ und quantitativ verschiedene Proteinmuster zustande. Das für eine Zelle charakteristische Protein-

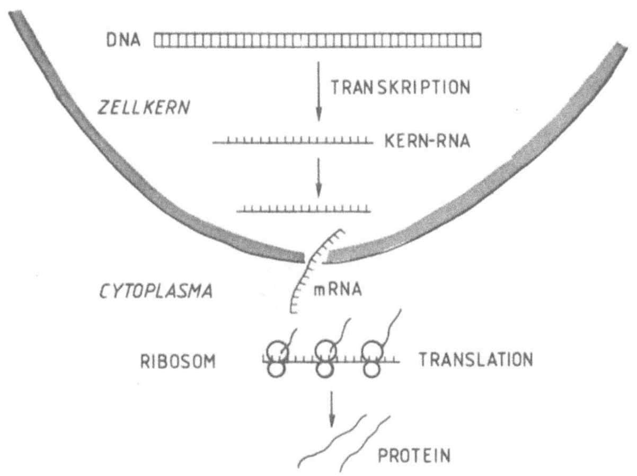

Fig. 1. Wirkungsweise von Genen

* Vortrag anläßlich der 111. Versammlung der Gesellschaft Deutscher Naturforscher und Ärzte, Hamburg, 21.–25. September 1980

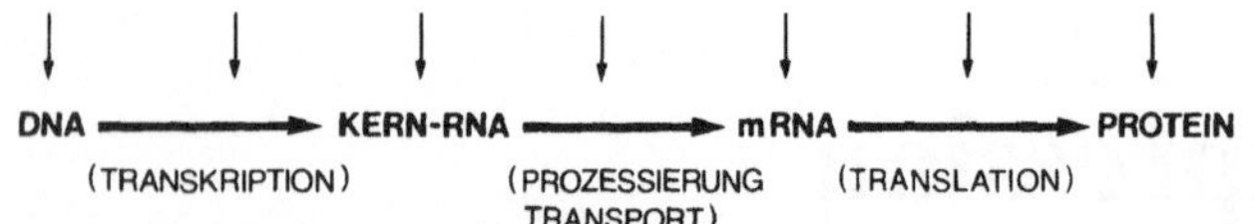

Fig. 2. Mögliche Mechanismen der Genkontrolle in Eukaryonten

muster muß durch unterschiedlich Gen-Ausprägung bedingt sein, da die genetische Information aller Zellen (nahezu) gleich ist. Man vermutet, daß die Regulation der Aktivität der Gene durch ihre Struktur bestimmt ist. Um die Genfunktion auf der molekularen Ebene verstehen zu können, ist es daher wichtig, die Struktur spezifischer Gene aufzuklären.

Die Regulation der Aktivität von Genen kann auf den verschiedenen Stufen der Übertragung der genetischen Information von der DNA zum Protein erfolgen. Somit sind mehrere Kontrollmechanismen möglich (Fig. 2). Die Organisation des Gens in der DNA kann sich verändern, sei es, daß die Zahl der Gene sich erhöht, oder aber, daß Strukturveränderungen des Gens erfolgen. Die Transkription der DNA in die Primärtranskripte und das Prozessieren der Transkripte in die reife mRNA sowie deren Transport ins Cytoplasma sind weitere Kontrollstellen vor der eigentlichen Translation. Die Translation selbst und die Lebensdauer der mRNA bilden weitere Möglichkeiten für das Eingreifen von Kontrollelementen.

Steroidhormone induzieren spezifische Proteine

Die Mechanismen der Kontrolle der Genfunktion in Eukaryonten sind weitgehend unbekannt. Die Möglichkeit, durch Hormone die Expression spezifischer Gene gezielt zu verändern, indem spezifische Proteine induziert werden, hat den Wirkungsmechanismus vom Steroidhormon zu einem wichtigen Modellsystem gemacht. Ein besonders interessantes System, um die Induktion spezifischer Proteine durch Steroid-

hormone zu untersuchen, ist der Hünereileiter, in dem die Eiweißproteine unter der Kontrolle der weiblichen Sexualsteroide synthetisiert werden [1–3]. Wie aus Fig. 3 zu ersehen ist, kann die Synthese der Eiweißproteine an- und abgestellt werden. Primäre Stimulierung von Hühnchen mit Östradiol (E_2) führt zur Differenzierung der Schleimhaut des Eileiters in die spezifischen Eileiterzellen, in denen die Synthese der Eiweißproteine Ovalbumin, Conalbumin, Ovomucoid und Lysozym erfolgt. Entzieht man diesen Tieren Östradiol, so wird die Synthese der Eiweißproteine unterbrochen, die Zellen bleiben jedoch differenziert. Gibt man wiederum Östradiol, in der sogenannten sekundären Stimulierung, so wird die Synthese der Eiweißproteine wieder aufgenommen.

Die weiblichen Sexualsteroide führen zur Erhöhung der Konzentration der Eiweißprotein-mRNAs

Wie kommt es unter der Östrogenwirkung zur selektiven Erhöhung der Synthese der Eiweißproteine? Wird vermehrt mRNA für diese Proteine bereitgestellt oder vorhandene mRNA effizienter abgelesen? Erfolgt die Kontrolle also während der Translation oder auf Stufen vor der Translation? Um die Rolle der Konzentration der mRNA während der Hormon-induzierten Synthese zu erfassen, haben wir den Gehalt der mRNA für die Proteine Ovalbumin, Conalbumin, Ovomucoid und Lysozym im Verlaufe der Induktion und Deinduktion durch Östradiol bestimmt. Die mRNAs für die Eiweißproteine wurden durch spezifische Immunadsorption der die Eiweißprotein-synthetisierenden Polysomen isoliert. Mit Hilfe der Reversen Transkriptase haben wir zu diesen mRNAs komplementäre DNA (cDNA) synthetisiert und diese cDNAs zur Konzentrationsbestimmung in Titrationsexperimenten benutzt [4–6]. Tabelle 1 zeigt eine zusammenfassende Messung der mRNA-Konzentrationen in Eileiterzellen des Legehuhns und von Hormon-

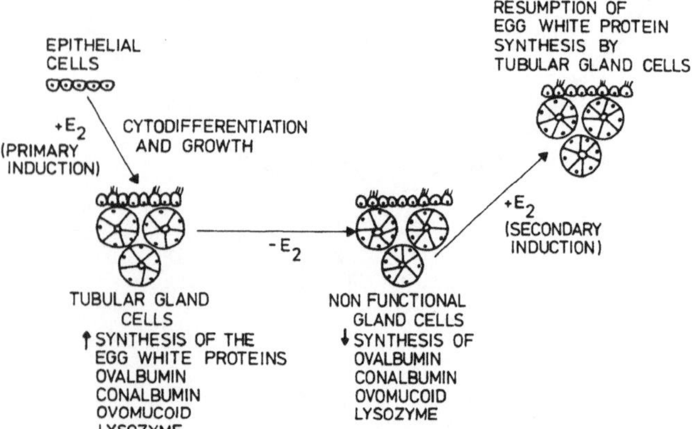

Fig. 3. Wirkung von Östradiol auf die Synthese der Eiweißproteine

Tabelle 1. Eiweißprotein-mRNA-Gehalt in Oviduktzellen von Hormon-entzogenen Tieren und vom Legehuhn. Die Zahl der mRNA-Moleküle für Ovalbumin, Ovomucoid, Conalbumin und Lysozym wurden in Eileiterzellen von nicht-induzierten Tieren und vom Legehuhn durch Titration mit radioaktiver komplementärer DNA bestimmt

Eileiter von	Zahl der mRNA-Moleküle/Eileiterzelle			
	Ovalbumin	Conalbumin	Ovomucoid	Lysozym
Hormon-entzogenen Hühnchen	7	26	8	7
Legehuhn	77000	11000	27000	29000

entzogenen Tieren, d.h. wir vergleichen den voll-induzierten mit dem nicht-induzierten Zustand. Während im nicht-induzierten Zustand nur wenige Kopien in der Eileiterzelle gefunden werden, ist die Zahl der mRNA-Moleküle vieltausendfach erhöht nach Gaben der weiblichen Sexualsteroide bzw. im reifen Organ des Legehuhns. Bezieht man die Konzentration der mRNA auf die relative Syntheserate der entsprechenden Proteine in vivo, so läßt sich zeigen, daß die mRNA-Konzentration direkt proportional der relativen Syntheserate ist, d.h. der geschwindigkeitsbestimmende Schritt in der Umprogrammierung der Proteinsynthese nach Östradiolgabe ist die mRNA-Konzentration. Veränderung der Translationseffizienz findet statt.

Die erhöhte mRNA-Produktion kommt durch erhöhte Syntheserate und verminderte Abbaurate zustande

Wie wird diese dramatische Erhöhung der mRNA-Konzentration in der Zielzelle der Steroide erreicht? Die erhöhte mRNA-Produktion kann einmal bedingt sein durch eine erhöhte Syntheserate der mRNA oder durch eine herabgesetzte Rate des Abbaus der funktionellen mRNA. Tatsächlich macht die Oviduktzelle von beiden Möglichkeiten Gebrauch.
Um Veränderungen der Stabilität und der Synthese der mRNA zu erfassen, haben wir die Stabilität der mRNA in vivo sowie die Synthese dieser RNA-Sequenzen in einem zellfreien System untersucht. Um die Stabilität der Eiweißprotein-mRNA zu bestimmen, wurde die mRNA-Konzentration nach akutem Entzug des Hormons verfolgt. Wir konnten zeigen, daß die mRNAs für die Eiweißproteine wesentlich schneller abgebaut werden als Nichteiweißprotein-kodierende mRNA und schneller, als von der Halbwertszeit der Ovalbumin-mRNA im Legehuhn, d.h. im voll induzierten Zustand, zu erwarten wäre. Diese Ergebnisse zeigen, daß Östradiol selektiv die Stabilität der Eiweißprotein-mRNA verändert [6, 7]. Um hormonbedingte Veränderungen der Transkription zu erfassen, haben wir die Synthese der Eiweißprotein-mRNA in einem zellfreien System untersucht. Im nicht-induzierten Zustand, d.h. im Eileiter von Hormon-entzogenen Tieren, ist die Synthese von Ovalbumin- und Lysozym-mRNA-Sequenzen nicht nachweisbar. Einige Stunden nach Gabe von Östradiol ist die Synthese von Ovalbumin- und von Lysozym-mRNA-Sequenzen etwa hundertfach erhöht und befindet sich auf dem gleichen Niveau wie im isolierten Zellkern vom Legehuhn. Aus diesen und vielen ähnlichen Experimenten haben wir geschlossen, daß die Transkriptionsrate der Eiweißprotein-Gene spezifisch durch Östradiol erhöht wird [8, 9]. Ähnliche Experimente sind auch von anderen Arbeitsgruppen berich-

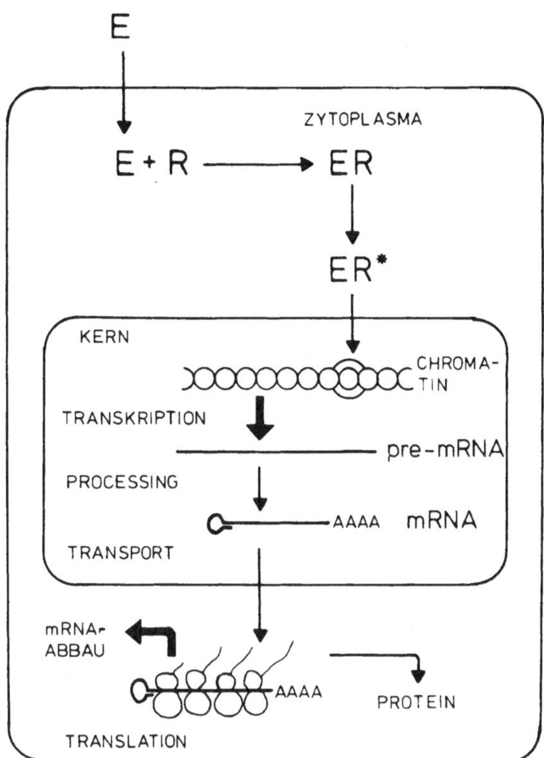

Fig. 4. Schema des Wirkungsmechanismus von Steroidhormonen. Die stark ausgezogenen Pfeile repräsentieren Schritte, die durch Östradiol beeinflußt werden. *E* Östradiol, *R* Rezeptor. Östradiol gelangt ins Cytoplasma und verbindet sich hier mit dem Rezeptorprotein (*ER*). Nach allosterischer Umwandlung des Hormon-Rezeptorkomplexes (*ER⁺*) wandert der Hormon-Rezeptorkomplex in den Zellkern. Im Zellkern wird die Transkription spezifischer Gene aktiviert. Die vermehrt synthetisierte mRNA dient im Cytoplasma als Matrize für die Synthese spezifischer Proteine. Im Falle des Oviduktsystems wird sowohl die Transkription als auch der Abbau der mRNA durch Östradiol kontrolliert

tet worden [10]. Anhand Figur 4 sollen diese Ergebnisse zusammengefaßt werden. Die Steroid-kontrollierten Schritte in der Expression der Eiweißprotein-Gene sind durch dicke Pfeile gekennzeichnet. Sowohl Änderung der Stabilität der mRNA wie auch die Aktivierung der Transkriptionsrate werden benutzt, um die Konzentration dieser mRNAs im Cytoplasma der Zielzelle dramatisch zu erhöhen.

Struktur des Lysozym-Gens

Vermutlich wird die koordinierte Regulation der Eiweißprotein-Gene zumindest teilweise durch die Struktur der Gene bestimmt. Um die Genfunktion auf der molekularen Ebene verstehen zu können, ist es notwendig, die Struktur dieser Gene aufzuklären. Wie haben deshalb zwei der Eiweißprotein-Gene isoliert und ihre Struktur im Detail analysiert. Bis vor kurzem war es äußerst schwierig, ja sogar unmöglich, die Organisation eines Gens einer tierischen Zelle im Detail zu analysieren. Dies ist verständlich, denn ein

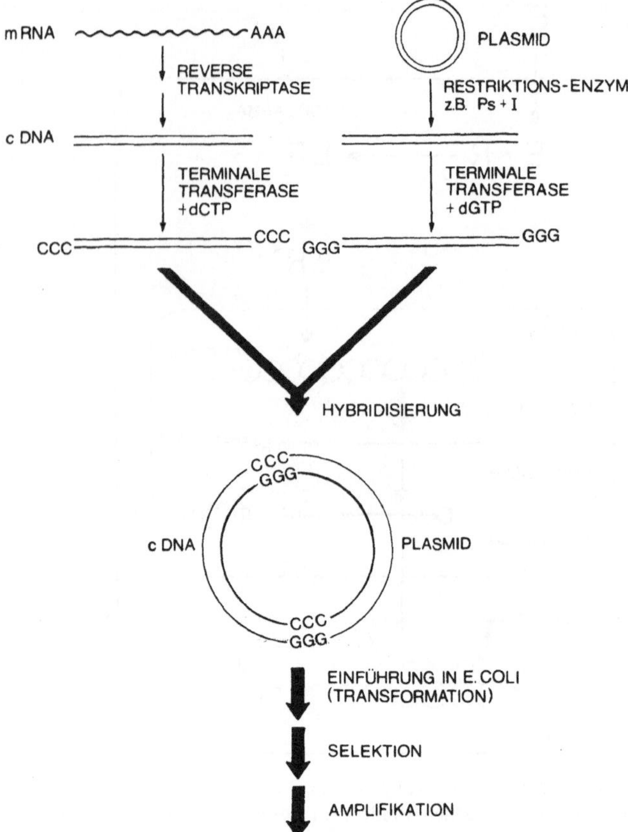

Fig. 5. Schema zur Klonierung eukaryontischer mRNA. Die mRNA wird mit der Reversen Transkriptase in cDNA umgeschrieben und mit Poly(dC) an den Enden verlängert. Plasmid-DNA wird mit einem Restriktionsenzym linearisiert und mit Poly(dG) verlängert. Nach Hybridisierung wird die DNA in Zellen von *E. coli* eingeführt (Transformation)

Gen einer menschlichen Zelle macht nur etwa ein Millionstel der zellulären DNA aus. Die Methode der Neukombination von DNA hat jedoch hier in den letzten Jahren zu einem Durchbruch geführt. Es ist jetzt möglich, Gene zu isolieren und ihre Nukleotidsequenz aufzuklären. Durch die Entdeckung der Restriktionsenzyme ist es möglich, DNA an einer spezifischen Stelle zu zerschneiden. Die durch das gleiche Enzym erhaltenen Spaltprodukte können wieder miteinander verknüpft, ligiert, werden, auch wenn sie von verschiedenen Organismen abstammen. So wird es möglich, Hybrid-DNA im Reagenzglas zu erzeugen. Ist ein Partner der Ligation ein sogenanntes Vektormolekül, z.B. ein Plasmid, wird die Klonierung und Amplifikation des DNA-Fragments möglich. Ein Plasmid ist ein relativ kleines DNA-Molekül, das sich unabhängig von der DNA des Bakterien-Chromosoms vermehrt. Die Plasmid-DNA dient gleichfalls als Vehikel, die eingesetzte Fremd-DNA in Bakterien einzuführen. Eine Bakterienzelle nimmt in der Regel nur ein DNA-Molekül auf und wird somit nur ein spezifisches DNA-Fragment enthalten. Aus der Nachkommenschaft dieser einen Zelle, dem Klon,

kann die eingeführte Fremd-DNA in großen Mengen gewonnen werden.

Mit Figur 5 soll kurz die Klonierung tierischer mRNA erläutert werden. Ausgehend von dem Genprodukt, der mRNA, wird eine doppelsträngige cDNA-Kopie mit Hilfe der Reversen Transkriptase hergestellt. Die DNA wird am 3′-Ende mit Poly(dC) verlängert. Plasmid-DNA wurde mit einem geeigneten Restriktionsenzym, in diesem Falle PstI, aufgeschnitten und mit Poly(dG) verlängert. Diese einzelsträngigen Enden erlauben Assoziation durch Hybridisierung aufgrund der Komplementärität von Poly(dC) und Poly(dG). Die zirkuläre DNA wird in *E. coli* eingeführt, wobei eine *E. coli*-Zelle in der Regel jeweils nur ein Molekül aufnimmt (Transformation). Zellen, die DNA aufgenommen haben, werden aufgrund der Antibiotika-Resistenz, die im Plasmid kodiert ist, selektioniert. Mengen eines Gens können so in homogener Form isoliert werden. Auf diese Weise haben wir die mRNA für die Eiweißproteine Lysozym und Ovomucoid isoliert [11, 12]. Die erhaltenen Klone wurden eindeutig identifiziert durch Bestimmung der DNA-Sequenz. Die gefundene DNA-Sequenz entsprach der bereits bekannten Aminosäuren-Sequenz.

Die klonierte Lysozym-cDNA wurde benutzt, um die Struktur des Lysozym-Gens in der zellulären DNA zu analysieren und das Gen aus einer Gen-Bank zu isolieren [13, 14]. Eine solche Gen-Bank oder Gen-Bibliothek wird in der folgenden Weise hergestellt: Die chromosomale DNA des Huhns wird in überlappende Fragmente gespalten und insgesamt kloniert. Unter den Hunderttausenden von individuellen Rekombinanten müssen diejenigen aufgesucht werden, die eine spezifische DNA, z.B. die Lysozym-mRNA-Sequenz, enthalten. Eine entsprechende Fahndung nach dem chromosomalen Lysozym-Gen führte zur Isolierung von sieben Lysozym-Genrekombinanten aus 800 000 individuellen Klonen der DNA-Bibliothek. Die erhaltenen Lysozym-Klone wurden im einzelnen charakterisiert. Dabei fanden wir, daß das Lysozym-Strukturgen, die mRNA-Sequenz, von DNA-Sequenzen unterbrochen ist, die nicht für Protein kodieren. Solche Unterbrechungen der mRNA-Sequenz sind in vielen zellulären und viralen Genen beobachtet worden. Man bezeichnet diese intervenierende DNA innerhalb eines Struktur-Gens als Intron, die die mRNA-Sequenz bildenden DNA-Blöcke als Exons. Um die Organisation der Lysozymprotein-kodierenden Sequenz zu bestimmen, haben wir elektronenmikroskopische Analysen von Hybriden der mRNA mit der klonierten DNA durchgeführt (Fig. 6). Wenn im Gen Sequenzen vorhanden sind, die nicht komplementär zur mRNA sind, also Intron-Sequenzen darstellen, sollten diese DNA-Abschnitte einzelsträngig

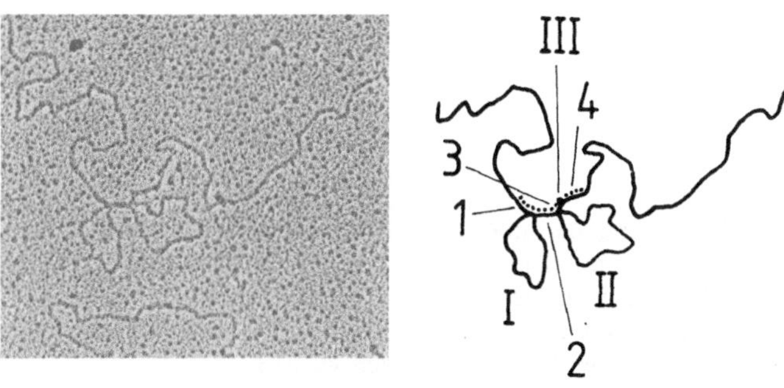

Fig. 6. Elektronenmikroskopische Analyse von Hybridmolekülen der Lysozym-mRNA mit klonierter Lysozym-DNA. In der Nachzeichnung ist die mRNA durch die punktierte Linie, die DNA durch die ausgezogene Linie wiedergegeben. Die arabischen Zahlen entsprechen Exonbereichen, die römischen Ziffern den intervenierenden Sequenzen

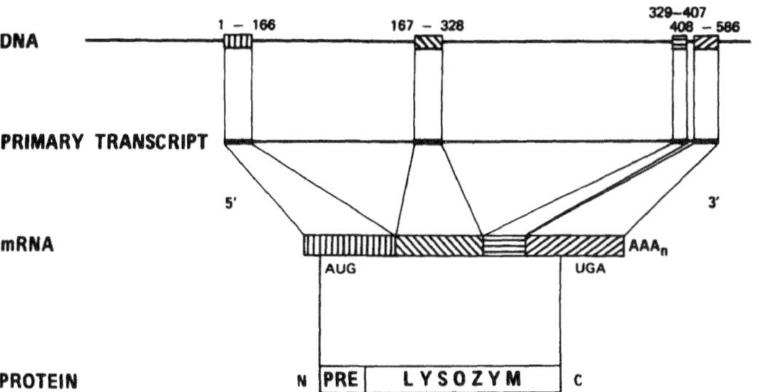

Fig. 7. Struktur und Expression des Lysozym-Gens. Die schraffierten Blöcke stellen für Protein kodierende DNA-Sequenzen dar. Die Zahlen bezeichnen die entsprechenden Nukleotide in der mRNA-Sequenz. Der DNA-Abschnitt zwischen den Exon-Blöcken stellt Intron-Sequenzen dar. Die gesamte DNA-Region — Introns und Exons — wird transkribiert in das primäre Transkript. Durch „Splicing" entsteht hieraus die mRNA. Die Beziehung zwischen dem primären Transkript und der mRNA ist durch die verbindenden Linien gekennzeichnet. AUG und UGA entsprechen dem Start bzw. Stopsignal des Lysozyms, das als Prälysozym synthetisiert wird

bleiben und als Schleifen aus dem Hybridmolekül herausragen. Figur 6 zeigt eine elektronenmikroskopische Aufnahme von Hybridmolekülen der Lysozym-mRNA mit dem klonierten Lysozym-Gen. In der Nachzeichnung ist die mRNA als gestrichelte Linie, die DNA als durchgezogene Linie dargestellt. Die doppelsträngige Hybridregion ist durch herausragende Schleifen einzelsträngiger DNA unterbrochen. Diese Organisation des Lysozym-Gens wurde durch DNA-Sequenzanalyse der Exon-Intron-Grenzen des Gens bestätigt und führt zu der Beschreibung des Lysozym-Gens in Fig. 7. Die Beziehungen der mRNA zur Sequenz der DNA sind durch die verbindenden Linien gekennzeichnet. Die mRNA-Sequenz von insgesamt 586 Nukleotiden ist dreimal durch intervenierende DNA unterbrochen. Die Introns stellen also Sequenzen dar, die nicht in der mRNA erscheinen.

Die Gesamtlänge des zellulären Gens besteht aus etwa 4000 Nukleotiden, d.h. sechsmal mehr DNA, als für die Kodierung des Lysozymproteins notwendig ist. Was ist die mögliche Bedeutung der Struktur eukaryotischer Gene aus Exons und Introns? Von Gilbert wurde vorgeschlagen, daß gespaltene Gene durch Rekombination von zunächst unabhängigen DNA-Abschnitten entstanden sind. Eine solche Entstehungsweise sollte sich dann an Struktur und Funktion der einzelnen Abschnitte des Proteins ablesen lassen. Es ließe sich also voraussagen, daß Exons für strukturelle und funktionelle Domänen eines Proteins kodieren. Da die drei-dimensionale Struktur und die Funktion des Lysozyms gut untersucht sind, haben wir versucht, eine solche Korrelation von Genstruktur und Struktur- und Funktionsdomänen des Proteins herzustellen. Wir konnten zeigen, daß die von Exons kodierten Proteinabschnitte strukturelle Untereinheiten des Proteins sind, die spezifische Funktionen in der Katalyse haben [15]. Eine solche Entsprechung der Genstruktur mit der Struktur und der Funktion von Abschnitten eines Proteins ist auch an anderen Beispielen gezeigt worden, z.B. den Genen für Immunglobuline.

Biogenese der Lysozym-mRNA

Daß viele eukaryotische Gene in Stücken in der DNA vorliegen, wirft die Frage auf, wie aus diesen gespaltenen Genen eine funktionelle mRNA gebildet wird. Die RNA-Polymerase transkribiert die gesamte Region, Exons und Introns, in ein RNA-Molekül, das die Strukturgen-Sequenzen und die intervenierenden Sequenzen enthält (s. Fig. 7: primäres Transkript). Aus diesem primären Transkript werden die intervenierenden Sequenzen herausgeschnitten. Dieser noch nicht im einzelnen geklärte Prozeß wird als „Splicing" bezeichnet. Anhand Fig. 8 soll dieser Vorgang schematisch erläutert werden. Sequenzen, die in der mRNA enthalten sind, sind durch große Buchstaben des Alphabets, die intervenierenden Sequenzen durch kleine Buchstaben repräsentiert. Das primäre Transkript enthält Sequenzen, die Intron- und Exon-Sequenzen entsprechen. Es ist verständlich, daß das Splicing sehr präzise sein muß, da ein Fehler um ein Nukleotid den Leserahmen der mRNA verändern könnte. Um den Mechanismus der Biogenese reifer mRNA verstehen zu lernen, haben wir Lysozym-spezifische Kern-RNA vom Eileiter untersucht. Uns interessierte vor allem, in welcher Reihenfolge die intervenierenden Sequenzen herausgeschnitten werden. Wir haben daher wiederum Hybride von Kern-RNA mit klonierter DNA im Elektronenmikroskop untersucht. Figur 9 zeigt die Moleküle, die wir beobachtet haben: Hybride mit zwei Schleifen, die den intervenie-

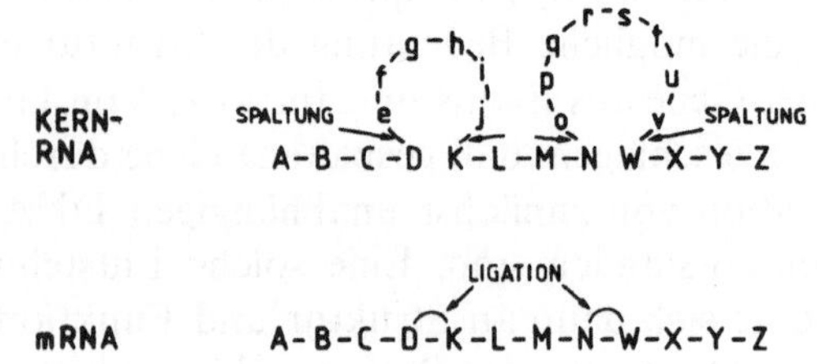

Fig. 8. Bildung der mRNA. DNA-Sequenzen sind schematisch wiedergegeben durch große Buchstaben (Exon-Bereiche) und kleine Buchstaben (Intron-Bereiche). Die Kern-RNA ist ein kontinuierliches Transkript, aus dem während des „Splicing" die intervenierenden Sequenzen herausgeschnitten werden

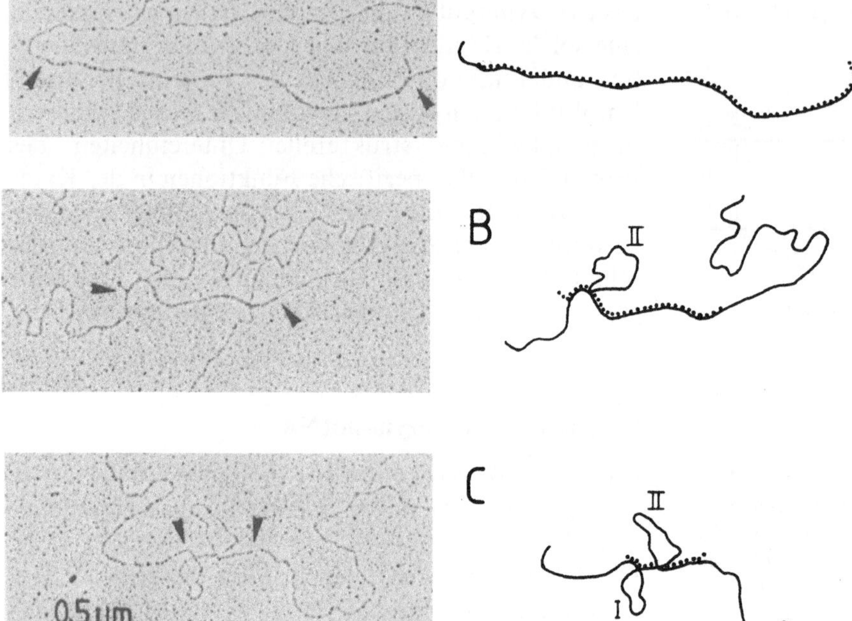

Fig. 9. Elektronenmikroskopische Analyse von Hybriden der Kern-RNA aus Oviduktzellen mit klonierter Lysozym-DNA. Die punktierte Linie repräsentiert RNA, die durchgezogene Linie DNA. Die Hybridstrukturen kommen durch Hybridisierung mit dem Primärtranskript (A), mit einem Zwischenprodukt (B) und der reifen mRNA (C) zustande

renden Sequenzen entsprechen, wurden in 50% aller untersuchten Moleküle beobachtet. Diese Strukturen dürften durch mRNA bedingt sein. Das Hybridmolekül im mittleren Teil der Abbildung hat eine Schleife, die der großen intervenierenden Sequenz entspricht. Das Molekül im oberen Abschnitt der Figur ist ein Hybrid von etwa 4000 Nukleotiden; dies entspricht dem primären Transkript. Wir haben keine mRNA-Moleküle beobachtet, bei denen die kleinere intervenierende Sequenz zuerst ausgeschnitten wird. Diese und andere Experimente haben erlaubt, einen „Pathway" für die Entstehung der Lysozym-mRNA zu definieren.

Gibt es „Kontrollsequenzen" im Bereich der Eiweißprotein-Gene?

Die Eiweißprotein-Gene, die für Ovalbumin, Conalbumin, Ovomucoid und Lysozym kodieren, werden koordiniert auf der Stufe der Transkription durch Steroide reguliert. Es ist daher zu vermuten, daß ein Vergleich der DNA-Sequenz am 5′-Ende der Gene, der möglichen Kontrollregion, Hinweise geben wird, auf welche Weise Steroide die Aktivität dieser Gene regulieren. Die koordinierte Regulation könnte durch eine allen Genen gemeinsame Kontrollsequenz vermittelt werden. Um solche Kontrollsequenzen zu identifizieren, haben wir die DNA-Sequenz am 5′-Ende des Lysozym-Gens analysiert und sie mit den entsprechenden Sequenzen des Conalbumin- und Ovalbumin-Gens [16, 17] verglichen. 140 Nukleotide vor dem Start der mRNA wurde ein kurzer DNA-Abschnitt gefunden, der den drei Genen gemeinsam ist. Ob es sich hierbei um eine Kontrollregion handelt, muß die weitere Analyse zeigen. Mit der Aufklärung der Struktur von Steroid-kontrollierten Genen sind jedoch die Voraussetzungen geschaffen, um die molekularen Mechanismen zu analysieren, die der Steroid-kontrollierten Expression von Genen zugrundeliegen.

Der Autor dankt allen Kollegen aus der Arbeitsgruppe für ihre Beiträge zu den in dieser Arbeit beschriebenen Experimenten.

1. Palmiter, R.D.: Cell *4*, 189 (1975)
2. Rosen, J., O'Malley, B.W., in: Biochemical Action of Hormones, Vol. 3, p. 271 (ed. G. Litwack). New York: Academic Press 1975
3. Schimke, R.T., McKnight, G.S., Shapiro, D.J., in: ibid., p. 245
4. Hynes, N.E., et al.: Cell *11*, 923 (1977)
5. Groner, B., et al.: J. Biol. Chem. *252*, 6666 (1977)
6. Hynes, N.E., et al.: Biochemistry *18*, 616 (1979)
7. Palmiter, R.D., Carey, N.H.: Proc. Nat. Acad. Sci. USA *71*, 2357 (1974)
8. Nguyen-Huu, M.C., et al.: ibid. *75*, 686 (1978)
9. Schütz, G., et al.: Cold Spring Harbor Symp. Quant. Biol. *42*, 617 (1978)
10. Swaneck, G.E., et al.: Proc. Nat. Acad. Sci. USA *76*, 1049 (1979)
11. Sippel, A.E., et al.: Nucl. Acids Res. *5*, 3275 (1978)
12. Lindenmaier, W., et al.: ibid. *7*, 1221 (1979)
13. Nguyen-Huu, M.C., et al.: Proc. Nat. Acad. Sci. USA *76*, 76 (1979)
14. Lindenmaier, W., et al.: ibid. *76*, 6196 (1979)
15. Jung, A., et al.: ibid. *77*, 5759 (1980)
16. Cochet, M., et al.: Nature, 879 (1979)
17. Benoist, C., et al.: Nucl. Acids Res. *8*, 127 (1979)

Eingegangen am 10. Dezember 1980

Morphogene Substanzen aus *Hydra*

H. Chica Schaller* und Heinz Bodenmüller

Max-Planck-Institut für Medizinische Forschung und Zoophysiologisches Institut der Universität,
D-6900 Heidelberg

We use hydra as a model system to understand how growth and differentiation and, as a consequence of this, pattern formation are controlled at the molecular level. We have found that four substances control head and foot formation in hydra: an activator and an inhibitor of head formation and an activator and an inhibitor of foot formation. The two activators are peptides with molecular weights around 1000 daltons, the inhibitors are smaller in molecular weight (< 500), have an overall positive charge and do not contain peptide bonds. In normal animals all four substances are present and most likely produced by nerve cells. We hope to understand how these substances act and interact to create the spatial and temporal pattern of growth and differentiation typical for hydra.

Wir benutzen *Hydra* als Modellsystem, um zu verstehen, wie Wachstum und Differenzierung molekular gesteuert werden. Vor allem interessiert die Frage, warum eine bestimmte Struktur, z.B. ein Kopf oder ein Schwanz, an einer ganz bestimmten Stelle und zu einem ganz bestimmten Zeitpunkt in der Embryonalentwicklung gebildet werden. Wir wollen herausfinden, auf welchen molekularen Mechanismen diese Festlegung auf ein bestimmtes Programm basiert und welche Substanzen dabei eine Rolle spielen.
Hydra eignet sich als Modellsystem für eine solche Fragestellung, weil sie im Tierreich auf einer sehr niedrigen Organisationsstufe angesiedelt ist, nämlich zwischen Schwämmen, die noch keine definierte Form haben, und Würmern, die schon relativ kompliziert aufgebaut sind. *Hydra* hat eine sehr einfache Form mit einem Kopf (Mund mit Fangarmen) an einem Ende und einem klebrigen Fuß am anderen Ende

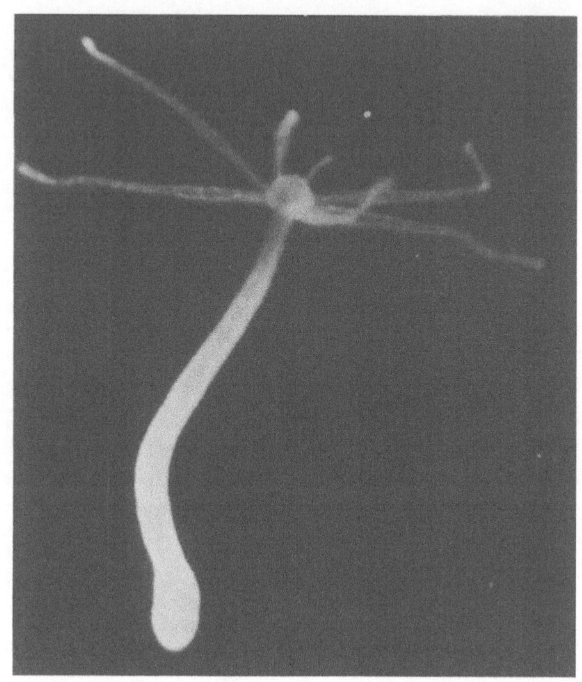

Fig. 1. *Hydra attenuata*

einer zylindrischen Bauchregion (Fig. 1). *Hydra* ist einfach aufgebaut, sie besteht nur aus zwei Zellschichten, Ektoderm und Entoderm, und aus wenigen Zelltypen. Ein großer Vorteil für den Experimentator ist, daß das System beliebig manipulierbar ist, daß man jedes Teil regenerieren und transplantieren kann, daß man eine *Hydra* sogar in einzelne Zellen zerlegen und wieder zum vollständigen Tier reaggregieren und regenerieren lassen kann. Die beiden Enden von *Hydra* fungieren als Organisationszentren, der Kopf als Zentrum für die Induktion und Inhibition der Kopfbildung und der Fuß als Zentrum für die Induktion und Inhibition der Fußbildung. Wir konnten zeigen, daß vier Substanzen für diese Induktion und Inhibition des Kopfes oder Fußes verantwortlich sind. Im folgenden werden Reinigung und chemische Eigen-

---

* Vortrag anläßlich der 111. Versammlung der Gesellschaft Deutscher Naturforscher und Ärzte, Hamburg, 21.–25. September 1980

 Verhandlungen der Gesellschaft Deutscher Naturforscher und Ärzte 1980 © by Springer-Verlag 1981

schaften dieser vier Substanzen aus *Hydra* beschrieben. Außerdem wird diskutiert, wie diese Substanzen auf Zellebene wirken, damit in einem Fall ein Kopf mit den dafür spezifischen Zelltypen und Strukturen programmiert wird und im anderen Fall ein Fuß.

Reinigung und chemische Eigenschaften

Um eine morphogenetisch aktive Substanz isolieren und charakterisieren zu können, braucht man einen Test, der biologisch relevant und quantitativ auswertbar sein muß. Wir haben für alle vier Substanzen solche Tests entwickelt (zusammengefaßt in [8]). Am einfachsten läßt sich die Wirkungsweise solcher Substanzen als Beschleunigung (Aktivation) oder als Verzögerung (Inhibition) der Regeneration der entsprechenden Struktur verfolgen. Als Beispiel wird in Fig. 2 der Test für den Fußinhibitor beschrieben [9]. In Fig. 2a wird gezeigt, daß steigende Konzentrationen des Fußinhibitors zu einer immer stärkeren Verzögerung, oder bei höheren Konzentrationen (nicht gezeigt) zu einer totalen Inhibition der Fußregeneration führen. Aus vielen solchen Einzeltests lassen sich Dosis-Wirkungskurven ableiten (Fig. 2b), die eine quantitative Abschätzung der Konzentration des Fußinhibitors z.B. in einem Stück Gewebe oder in einer gereinigten Fraktion erlauben. Mit Hilfe solcher Tests haben wir alle vier Substanzen weitgehend gereinigt (zusammengefaßt in [3]). Der Kopfaktivator ist nach üblichen Kriterien (HPLC) chemisch rein (10^7-fache Anreicherung), die anderen drei Faktoren sind noch nicht rein (10^4- bis 10^5fache Anreicherung), aber sie sind frei von Kontamination miteinander. Die biologische Aktivität der beiden Aktivatoren wird durch Proteasen und durch saure Hydrolyse ($6\,N$ HCl, 110 °C, 24 h) zerstört, die Inhibitoren überleben eine solche Mißhandlung. Unter Neutralbedingungen (pH 7,4) bleiben die beiden Aktivatoren auf Anionenaustauschern hängen, d.h. beide Moleküle haben einen sauren Charakter, während die beiden Inhibitoren basisch zu sein scheinen. Der Kopfaktivator hat ein Molekulargewicht von ungefähr 1 300 Dalton, der Fußaktivator zwischen 500 und 1 000 Dalton und die beiden Inhibitoren um oder unter 500 Dalton. Die wesentlichen Eigenschaften der vier Faktoren sind in Tabelle 1 zusammengefaßt. Dabei fällt auf, daß es eine Parallelität in Eigenschaften der Aktivatoren und der Inhibitoren gibt: Die Aktivatoren habe ein höheres Molekulargewicht und sind saure Peptide, während die Inhibitoren kleinere Moleküle mit basischem Charakter sind. Wir glauben, daß diese Parallelität biologisch relevant ist und z.B. dafür verantwortlich sein könnte, daß die Induktion lokal begrenzt ist (kurze Reichweite der Aktivatoren), die Inhibition aber über einen größeren Bereich wirksam ist (lange Reichweite der Inhibitoren).

Aus Reinheitsgrad und Molekulargewicht kann man abschätzen, bei welcher Konzentration die vier Substanzen wirksam sind. Nach dem jetzigen Stand der Reinheit wirken die beiden Fußfaktoren und der Kopfinhibitor ab einer Konzentration von unter $10^{-8}\,M$, der Kopfaktivator unter $10^{-13}\,M$. Da der Kopfaktivator die einzige reine Substanz ist, nehmen wir an, daß auch die anderen drei bei noch niedrigerer Konzentration wirksam sind. Daraus kann man schließen, daß wir sehr spezifisch wirksame Substanzen angereichert haben, die in Hormon- oder unter Hormonkonzentration wirksam sind. Dies bedeutet aber auch,

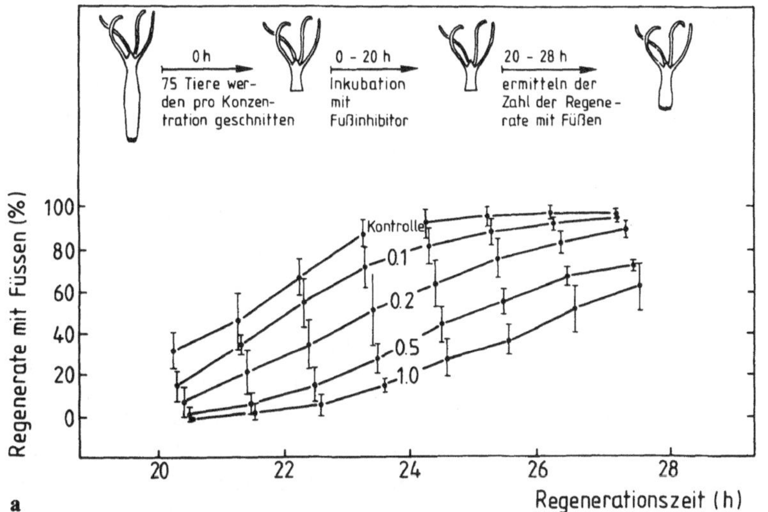

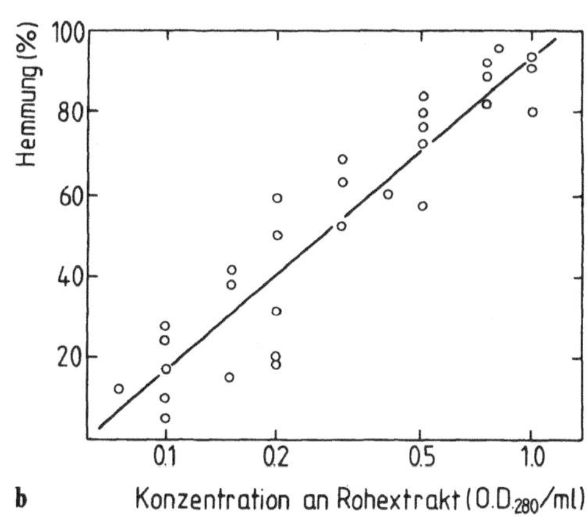

Fig. 2. Test auf Fußinhibitor. a) Steigende Konzentrationen von Fußinhibitor, angegeben in O.D.$_{280}$/ml, führen zu einer stärkeren Retardierung oder Inhibition der Fußregeneration. b) Dosis-Wirkungskurve für den Fußinhibitor, angegeben als Inhibition (in %) pro eingesetzte Menge Fußinhibitor in O.D.$_{280}$/ml

Tabelle 1. Eigenschaften der vier morphogenen Substanzen aus *Hydra*

Morphogen	Molekulargewicht [Dalton]	Eigenschaften		Reinigung (x-fach)	Aktive Konzentration [M]	Gradient
Kopfaktivator	1 300	sauer	Peptid	10^7	10^{-13}	
Kopfinhibitor	< 500	basisch	Nicht-Peptid	10^4	10^{-8}	
Fußaktivator	500–1000	sauer	Petid	10^5	10^{-8}	
Fußinhibitor	< 500	basisch	Nicht-Peptid	10^4	10^{-8}	

daß eine *Hydra* jeweils sehr wenig von der entsprechenden Substanz braucht und enthält. Für die praktische Reinigung heißt das, daß erstens viele andere Moleküle weggereinigt werden müssen (nur eines von 10^7 Proteinmolekülen ist Kopfaktivator) und daß man eine Riesenmenge Ausgangsmaterial braucht. So enthält eine *Hydra* z.B. nur 10^{-13} g Kopfaktivator oder 10^{-16} Mol. Für die Peptidanalyse unter Anwendung von Mikromethoden hätte man gerne wenigstens 10 Nanomol (10^{-8} Mol) des entsprechenden Peptids. Daraus folgt, daß man wenigstens 10^8 Hydren oder 100 kg Hydren als Ausgangsmaterial benützen müßte. Da Hydren unter normalen finanziellen Bedingungen nicht in so großen Mengen zu züchten sind, stellt man am Ende eines solchen Forschungsprojekts fest, daß man das falsche Objekt gewählt hat. Glücklicherweise ist die Natur konservativ. Wir haben gefunden, daß nahe Verwandte von *Hydra*, z.B. Seeanemonen, die als Individuen 10^4 mal größer sind als Hydren und im Meer in großen Mengen vorhanden sind, alle vier Substanzen in ähnlichen Konzentrationen wie *Hydra* enthalten. Mittlerweile haben wir 200 kg Seeanemonen (*Anthopleura elegantissima*) aufgearbeitet und bisher daraus rein den Kopfaktivator isoliert. Der Kopfaktivator aus *Anthopleura* enthält folgende Aminosäuren: Gly (2), Glu (1), Ile (1), Leu (1), Lys (1), Phe (1), Pro (2), Ser (1) und Val (1). Das aminoterminale Ende ist sowohl für einen chemischen als auch enzymatischen Abbau blockiert. Das Carboxyl-Ende ist offen und hat die sehr hydrophobe Sequenz Val, Ile, Leu, Phe.

Speicherung in Nervenzellen

Alle vier Substanzen liegen in *Hydra* als Gradienten vor, die Kopffaktoren mit einem Maximum in der Kopfregion und die Fußfaktoren mit einem Maximum in der Fußregion. Da im Tier nur die Nervenzellen und kein anderer Zelltyp mit dieser Verteilung korreliert ist, könnte man argumentieren, daß die Nervenzellen die vier Substanzen enthalten. Um dies zu beweisen, haben wir Nervenzellen isoliert und gezeigt, daß die vier Substanzen nur mit diesem Zelltyp und keinem anderen angereichert werden können (zusammengefaßt in [3]).

Innerhalb der Nervenzellen liegen alle vier Substanzen strukturgebunden vor (zusammengefaßt in [7]). Dies wurde bisher am schönsten für den Kopfaktivator gezeigt, der zusammen mit einer Struktur isoliert werden konnte, die in allen Kriterien neurosekretorischen Granula gleicht (Dichte 1,09; S-Wert 800; Durchmesser 1200 Å). Aus einer solchen isolierten Struktur kann der Kopfaktivator z.B. durch osmotischen Schock freigesetzt werden. Diese Freisetzung ist quantitativ und irreversibel. Der Vorteil eines solchen Systems der Speicherung liegt darin, daß die Freisetzung reguliert werden kann, daß bei Bedarf größere Mengen freigesetzt werden können, wie sie z.B. für die Induktion des Kopfes oder des Fußes benötigt werden.

Biologische Wirkungsweise

Wie schon vorher beschrieben wirken alle vier Substanzen in sehr niedriger Konzentration ($< 10^{-8}$ M), und sie wirken spezifisch. Dies bedeutet, daß bei dieser niedrigen Konzentration die Kopffaktoren nur die Kopfbildung und die Fußfaktoren nur die Fußbildung beeinflussen [8]. Bei der Regeneration von Kopf und Fuß konnten wir zeigen, daß die Freisetzung der beiden Aktivatoren in vivo spezifisch und zur richtigen Zeit stattfindet. So wird z.B. der Kopfaktivator nur dann freigesetzt, wenn ein Kopf und nicht wenn ein Fuß regenerieren soll [5]. Diese Freisetzung geschieht in den ersten 8 Stunden nach Schneiden. Verhindert man sie, z.B. durch Zugabe von gereinigtem Kopfinhibitor, wird die Regeneration des Kopfes retardiert oder total blockiert.

Der schönste Beweis, daß der Kopfaktivator für die Induktion des Kopfes verantwortlich ist, resultiert aus folgendem Versuch [4]: Man kann Hydren in Einzelzellen zerlegen und diese Zellen, z.B. durch Zentrifugation, zur Reaggregation bringen. Das reaggregierte Gebilde ist zunächst formlos, d.h. Köpfe und Tentakel erscheinen überall (Fig. 3). Erst sekundär und im Laufe von 8–14 Tagen entstehen aus einem solchen

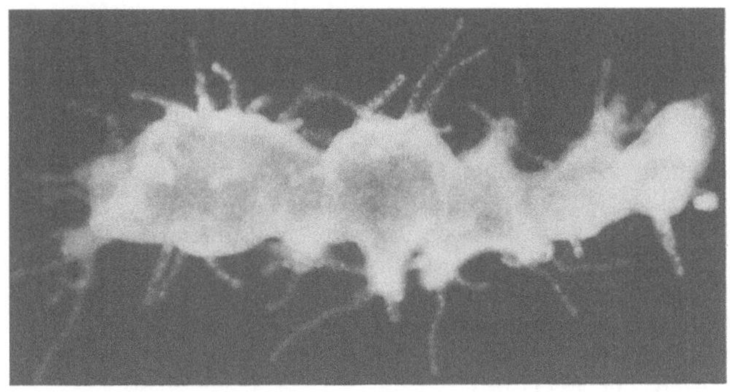

Fig. 3. Reaggregierte Zellen von Hydren führen zu einem disorganisierten Gebilde mit vielen Köpfen und Tentakeln

disorganisierten Gebilde wieder normale Hydren [2]. Man kann die Normalisierung steuern, indem man an einem Ende z.B. Zellen aus der Kopfregion zumischt. Diese Zellen bewirken dann, daß Tentakel vorwiegend an diesem Ende herauswachsen. Diese Steuerung der Kopfbildung durch Kopfzellen kann durch Inkubation in Kopfaktivator imitiert werden. (Fig. 4). Inkubiert man Zellen aus der Gastralregion für 4 h in Kopfaktivator (A) und kombiniert sie mit Zellen aus der gleichen Region, die nie Kopfaktivator gesehen haben (G), dann entstehen Tentakel und Köpfe vorwiegend dort, wo die mit Kopfaktivator behandelten Zellen angesiedelt sind. Dieser Versuch zeigt zweierlei: (1) Eine relativ kurze Inkubation in Kopfaktivator (4 h) genügt, Kopfstrukturen zu induzieren. (2) Dies führt sekundär dazu, daß in benachbarten Regionen langfristig die Bildung einer gleichen Struktur verhindert wird.

Auf Zellebene bewirkt die Anwesenheit der Aktivatoren, daß die Umprogrammierung in die jeweilige Richtung stattfindet, daß der Kopfaktivator zu kopfspezifischen Wachstums- und Differenzierungsprozessen führt und der Fußaktivator zu fußspezifischen. Bisher konnten wir zeigen, daß der Kopfaktivator zwei solche Wirkungen auf Zellebene hat: (1) Einerseits wirkt er als Wachstumsfaktor oder als Mitogen, d.h. er bewirkt, daß Zellen aus ihrer Ruhephase heraustreten und sich teilen. Diese Wachstumsstimulierung sollte kopfspezifisch sein. Genauere Untersuchungen darüber stehen noch aus. (2) Der Kopfaktivator wirkt als Differenzierungsfaktor, d.h. er beeinflußt die Determination von Zellen. So konnten wir zeigen, daß in Anwesenheit von Kopfaktivator z.B. interstitielle Stammzellen zu Nervenzellen differenzieren, was kopfspezifisch wäre, statt zu Nematozyten, was ihrer Lokalisation in der Bauchregion entspräche (zusammengefaßt in [6]). Wie der Kopfaktivator auf andere Differenzierungsvorgänge, z.B. der Epithelzellen in Richtung auf Kopf- oder Fußepithelzellen, wirkt, ist offen. Ebenso wissen wir bisher sehr wenig, wie die Fußfaktoren auf Zellebene wirken.

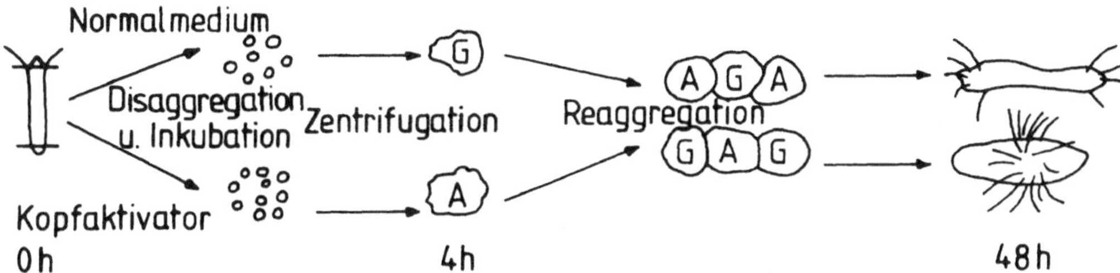

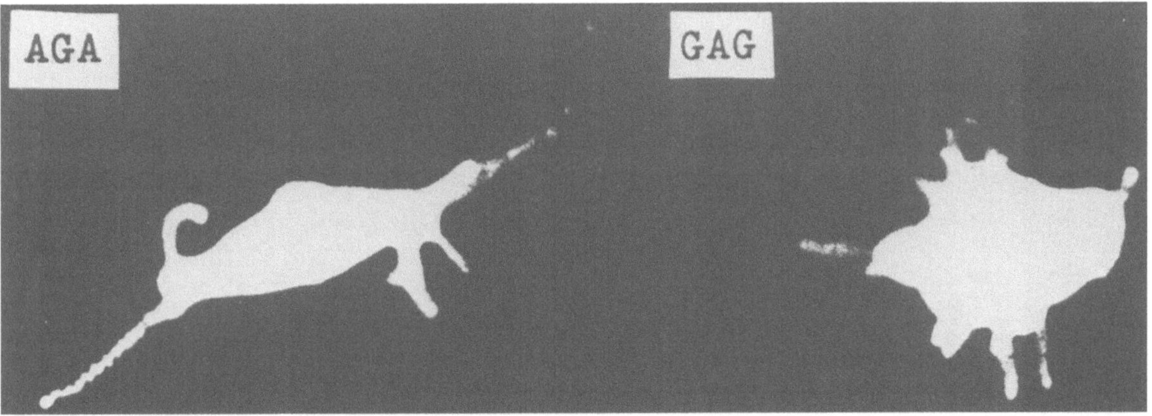

Fig. 4. Einfluß des Kopfaktivators auf die Induktion von Köpfen im Reaggregationsversuch

Kopfaktivator in Säugetieren

Eine der von uns untersuchten Substanzen, der Kopfaktivator, kommt im Gehirn und im intestinalen
Trakt von Säugetieren vor (Ratte, Schwein, Rind,
Mensch). Im Gehirn haben wir eine besonders hohe
Konzentration im Hypothalamus gefunden (zusammengefaßt in [1, 7]). Dieser Kopfaktivator aus Säugetieren unterscheidet sich weder chemisch noch in seiner biologischen Wirkungsweise vom Kopfaktivator
aus *Hydra*. Aminosäure-Zusammensetzung und Sequenz sind mit keinem bisher bekannten Neuropeptid
identisch. Es ist deshalb unklar, welche Funktion dieser „Kopfaktivator" in Säugetieren hat.

1. Bodenmüller, H., Schaller, H.C., Darai, G.: Neurosci. Lett. *16*,
   71 (1980)
2. Gierer, A., et al.: Nature New Biol. *239*, 98 (1972)
3. Grimmelikhuijzen, C.J.C., Schaller, H.C.: Trends Biochem. Sci.
   4, 265 (1979)
4. Schaller, H.C.: Cell Differ. *4*, 265 (1975)
5. Schaller, H.C.: W. Roux' Arch. *180*, 287 (1976)
6. Schaller, H.C., in: Molecular Control of Proliferation und Differentiation, p. 231 (J. Papaconstantinou, W.J. Rutter, eds.). New
   York: Academic Press 1978
7. Schaller, H.C.: Trends Neurosci. *1*, 120 (1979)
8. Schaller, H.C., Schmidt, T., Grimmelikhuijzen, C.J.P.: W. Roux'
   Arch. *186*, 139 (1979)
9. Schmidt, T., Schaller, H.C.: Cell Differ. *5*, 151 (1976)

Eingegangen am 10. Oktober 1980

Geschlechtsbestimmung und Geschlechtsdifferenzierung

Ulrich Drews*
Anatomisches Institut der Universität, D-7400 Tübingen

Sex determination in mammals proceeds like a cascade from the level of the sex chromosomes to the gonads, to the genital ducts, and finally to the expression of the male or female phenotype. At the level of the genital ducts male sex organs are induced by testosterone. Its action depends on an intact cytoplasmic androgen receptor protein. The testicular feminization mutation (*Tfm*) leads to loss of hormone binding capacity. Individuals with testes but female external phenotype develop. In the mouse the interaction of androgen insensitive *Tfm* cells with normal cells can be studied in mosaic individuals composed of both cell types, and in organ culture by recombination of *Tfm* and normal tissues. The experiments show that under the action of testosterone the normal cells express male differentiated cellular functions, whereas the *Tfm* cells differentiate in female direction. In respect to proliferation and expression of male or female organ structures, however, both cell types communicate via local factors. Thus, instead of irregular malformations intersex organs develop.

Der Sinn der Sexualität in der Natur besteht darin, die genetische Information einer Spezies in den Strängen der DNS immer wieder neu zu rekombinieren. Dadurch werden die Möglichkeiten einer Entwicklung durch Selektion vervielfacht. Eine zweite wesentliche Funktion der Sexualität ist die Abgrenzung der Spezies gegeneinander. Durch spezifische Ausbildung der Chromosomen, der Sexualorgane und des Paarungsverhaltens wird gewährleistet, daß eine Rekombination des Genmaterials nur innerhalb einer Spezies möglich ist. Da diese Abgrenzungen nicht reversibel sind, wird die Evolution zu einem einmaligen geschichtlichen Prozeß.

* Vortrag anläßlich der 111. Versammlung der Gesellschaft Deutscher Naturforscher und Ärzte, Hamburg, 21.–25. September 1980

Rekombination der Gene

Bereits bei den Bakterien findet sich ein Sexualfaktor, der sich von einem Bakteriophagen herleitet. Das Bakterium stellt die Infektionswerkzeuge eines Parasiten in den Dienst der eigenen Vermehrung. Die DNS-Sequenz, die für einen Stachel an der Zelloberfläche kodiert, mit der andere Bakterienzellen angestochen werden können, wird in das Ringchromosom des Bakteriums eingebaut und dazu benutzt, nach Replikation der eigenen DNS den neu entstandenen DNS-Strang in eine andere Bakterienzelle zu injizieren. Hier kommt es zur Rekombination der beiden DNS-Stränge. Ein Austausch von langen DNS-Sequenzen kann stattfinden, und die beste Kombination kann sich im folgenden Selektionsprozeß durchsetzen.

Im Lebenszyklus einer einzelligen Hefe ist die Rekombination der DNS bereits organisiert. Die Hefezellen leben mit einem einfachen Chromosomensatz. Ausgelöst durch die äußeren Lebensumstände fusionieren die Einzelzellen miteinander, und es entstehen diploide Zellen, die jedes Chromosom zweimal besitzen. Diese einander zugehörigen homologen Chromosomen paaren sich. Es erfolgt der Genaustausch. Anschließend entstehen durch die Reifeteilungen wieder 4 haploide Zellen, die sich zu Sporen umwandeln.

Der Begriff der Keimbahn

Bei höheren Lebewesen ist dieser Lebenszyklus den Keimzellen vorbehalten (Fig. 1). Die übrigen Zellen nehmen an der Fortplanzung der Erbmasse durch die Generation hindurch nicht mehr teil. Die frühzeitige Aussonderung der Urkeimzellen von den übrigen Zellen eines Individuums und ihr Eigenleben in den Gonaden wird durch den Begriff der Keimbahn erfaßt. Aus dieser Sicht ist das Individuum eine vergängliche Hülle und ein vorübergehender Aufenthaltsort für die Keimzellen als eigentliche Träger der genetischen Substanz der Spezies. Die Ausbildung von

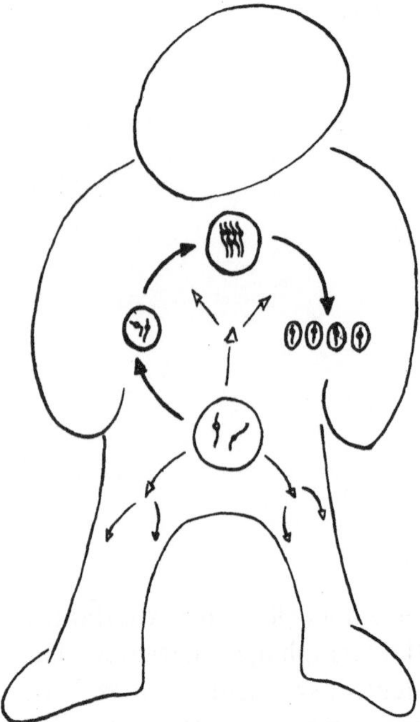

Fig. 1. Bereits in der frühen Embryonalentwicklung sondern sich die Keimzellen von den übrigen Zellen des Körpers ab (Keimbahn). Sie übertragen die genetische Information einer Spezies durch die Generation. Der weibliche und männliche Organismus ist für sie nur Hülle und Aufenthaltsort

zwei Geschlechtern entsteht aus der Notwendigkeit, der Eizelle vor der Fusion möglichst viele Nahrungs- und Informationsstoffe für den neuzubildenden Organismus mitzugeben.

Entwicklung der Geschlechtschromosomen

Die Entscheidung, ob eine Eizelle oder ein Spermium entsteht, wird in den Gonaden getroffen. Die Ausbildung der Gonade als Hoden oder als Ovar entscheidet also darüber, ob weibliche oder männliche Keimzellen gebildet werden und ob ein Organismus sich in weibliche oder männliche Richtung entwickelt. Diese Entscheidung wird auf den unteren Stufen der Evolution durch Umwelteinflüsse und später durch Steroidhormone getroffen. Sie wird im weiteren Verlauf der Evolution fest in den Chromosomen verankert. Ein zunächst gleiches Chromosomenpaar entwickelt sich zu einem ungleichen Paar, zu einem großen X-Chromosom und zu einem kleinen Y-Chromosom. Das große X-Chromosom trägt noch 5–10% der gesamten Erbsubstanz. Das Y-Chromosom enthält nur die Information für die Entwicklung eines Hodens.
Nach der bereits klassischen Formulierung von Jost [1] vollzieht sich die Differenzierung des Geschlechts beim Säuger in drei Schritten. Unabhängig vom XY- oder XX-Karyotyp entwickeln sich zunächst indifferente Anlagen. Das Y-Chromosom induziert dann in der indifferenten Gonaden-Anlage die Entwicklung

zum Hoden. Der Hoden bildet Testosteron und einen Hemmfaktor für die Müllerschen Gänge. Das Testosteron induziert die Umwandlung der bisexuellen Anlage des Genitaltraktes zum männlichen Phänotyp und die männliche Prägung des Gehirns. Die weibliche Entwicklung läuft konstitutiv ab, d.h. ohne spezifische Induktoren. Ohne Y-Chromosomen entwickelt sich ein Ovar. Ohne Testosteron werden aus den indifferenten Anlagen weibliche Organe.

Die Bedeutung des HY-Antigens

Innerhalb dieses klaren Systems geht es nun um die Aufklärung der molekularen Zwischenglieder in der Induktionskette. Eines davon ist das HY-Antigen. Das HY-Antigen bezeichnet eine antigene Gruppe auf der Zellmembran von männlichen Zellen, deren Expression auf die Anwesenheit des Y-Chromosoms zurückgeht. Wachtel, Ohno, Koo und Boyse [2] haben die Hypothese aufgestellt, daß das Y-Chromosom über das HY-Antigen die Entwicklung des Hodens induziert. Sie haben damit das HY-Antigen in den Mittelpunkt des Interesses gerückt und eine Reihe von Experimenten angeregt, die die Beziehung zwischen der immunologisch nachweisbaren Determinante und der spezifischen Aggregation und Induktion von Hodensträngen aufzeigen. Da hier eine definierte Zelldeterminante als Organisator für eine Organentwicklung angegeben wird, ist die Hypothese für das Verständnis der Embryonalentwicklung überhaupt äußerst interessant. Sie wird daher entsprechend kontrovers diskutiert. Eine entgültige Beurteilung wird erst möglich sein, wenn monoklonale Antikörper in ausreichender Menge für das Testsystem zur Verfügung stehen.

Das Anti-Müller-Hormon (AMH)

Die indifferente Anlage des Genitaltraktes besteht aus einem männlichen und einem weiblichen Ausführungsgang, dem Wolffschen und dem Müllerschen Gang, die sich von den Ausführungsgängen primitiver Nierensysteme herleiten. Wenn ein Hoden entstanden ist, produziert er mit seinen Zwischenzellen Testosteron, das die Erhaltung und Differenzierung des Wolffschen Ganges zum Samenleiter bewirkt. In den Anlagen der Hodenkanälchen wird ein embryonaler Faktor produziert, ein Glykoprotein, das von Nathalie Josso [3] charakterisiert und als Anti-Müller-Hormon (AMH) bezeichnet wurde. Es führt zur Rückbildung des Müllerschen Ganges. Wenn sich kein Hoden ausbildet, muß der Wolffsche Gang sich zurückbilden, da die erhaltende Wirkung des Testosterons fehlt. Es entsteht auch kein Anti-Müller-Hormon. Der Müller-Gang bleibt erhalten und entwickelt sich zu Uterus

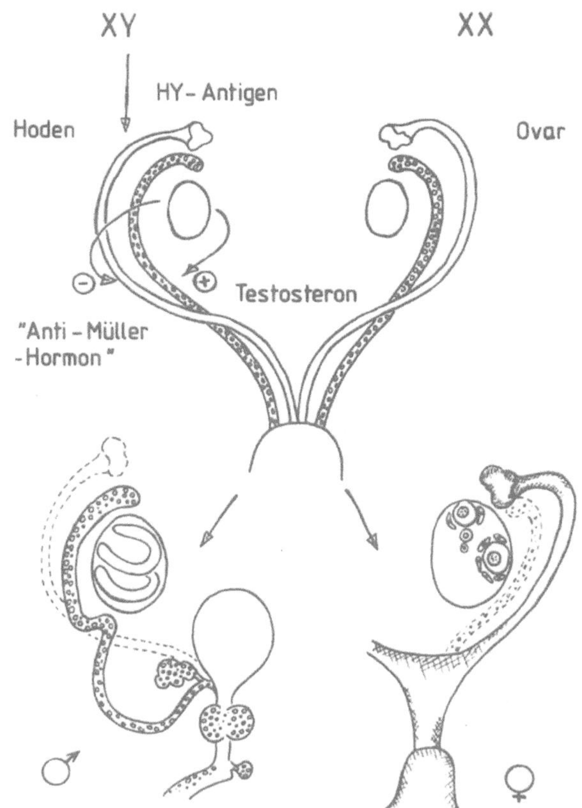

Fig. 2. Schematische Darstellung der Entwicklung des Genitaltraktes beim Säuger. Das Y-Chromosom induziert − möglicherweise über das HY-Antigen − die Entwicklung eines Hodens. Er bringt mit dem „Anti-Müller-Hormon" den weiblichen Ausführungsgang (Müller-Gang) zur Rückbildung und mit dem Testosteron den männlichen Ausbildungsgang zur Entfaltung. Ohne Y-Chromosom und ohne Hoden läuft konstitutiv die weibliche Entwicklung ab

und Tube (Fig. 2). Der Hemmfaktor für die Müllerschen Gänge wird aus den Hodenkanälchen von Rinderfeten isoliert. Er wird dort noch eine Zeitlang nach der Geburt produziert, obwohl die Empfindlichkeit der Müllerschen Gänge auf den Faktor bereits lange vor der Geburt verschwindet.

Testikuläre Feminisierung und „Sex reversed"-Faktor

Die Entwicklung des Genitaltraktes soll am Beispiel der *Tfm*-Mutation und des *Sxr*-Faktors erläutert werden, mit denen wir seit einigen Jahren arbeiten. Das Syndrom der testikulären Feminisierung tritt beim Menschen und bei der Maus in ähnlicher Weise auf. Die Patienten besitzen X/Y-Geschlechtschromosomen. Das Y induziert einen Hoden, der Testosteron produziert. Wegen des Androgenrezeptordefektes kann das Testosteron jedoch nicht wirksam werden. Die Wolffschen Gänge gehen zugrunde. Es werden keine männlichen Sexualorgane induziert. Das Anti-

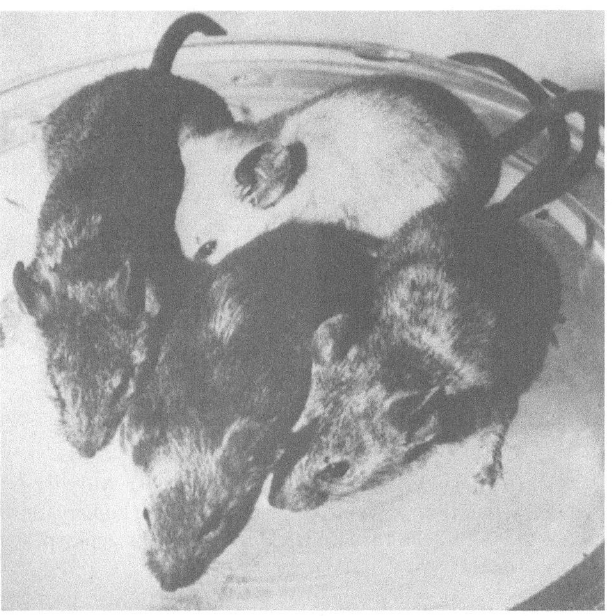

Fig. 3. Die *Tfm*-Mutation wird in unserer Mäusekolonie in Koppelung mit der ebenfalls X-gebundenen Fellfarbe *Blotchy* geführt. Oben ein testikulär feminisiertes Tier ($X^{Tfm\ Blo}$/Y). Rechts das heterozygote Überträgerweibchen ($X^{Tfm\ Blo}$/X^+). Aufgrund der X-Inaktivierung erscheint die Fellfarbe *Blotchy* in einem Fleckmuster

Müller-Hormon des Hodens führt zur Rückbildung der Müllerschen Gänge. Der testikulär feminisierte Organismus zeigt äußerlich ein vollkommen weibliches Erscheinungsbild. Außer den Hoden sind jedoch keine inneren Geschlechtsorgane angelegt. Wir führen die Mutation bei der Maus gekoppelt an die Fellfarbe *Blotchy*. Durch die auf demselben X-Chromosom übertragene Fellfarbe können wir die befallenen Tiere von echten Weibchen unterscheiden (Fig. 3). Die *Tfm*-Mutation führt also zur Entwicklung eines weiblichen Organismus mit einem XY-Chromosomensatz. Der „Sex reversed"-Faktor (*Sxr*) bewirkt genau das Gegenteil. Er wird autosomal vererbt und führt zur Entwicklung von XX-Männchen. Wahrscheinlich handelt es sich um eine Translokation von einem Y-Bruchstück auf ein anderes Chromosom.

Herstellung von Intersexen bei der Maus

Durch die Kombination beider Mutationen lassen sich Intersexe erzeugen. Wir wandeln die weiblichen Überträger der *Tfm*-Mutation (X^{Tfm}/X^+) durch Einkreuzen des *Sxr*-Faktors in Männchen um (X^{Tfm}/X^+-*Sxr*). Diese XX-Männchen tragen auf dem einen X-Chromosom die *Tfm*-Mutation und auf dem anderen X-Chromosom ein normales Gen für das Androgenrezeptorprotein. Aufgrund des autosomal vererbten *Sxr*-Faktors entwickeln sich während der Embryonalzeit Hoden. Sie produzieren Testosteron, das jedoch

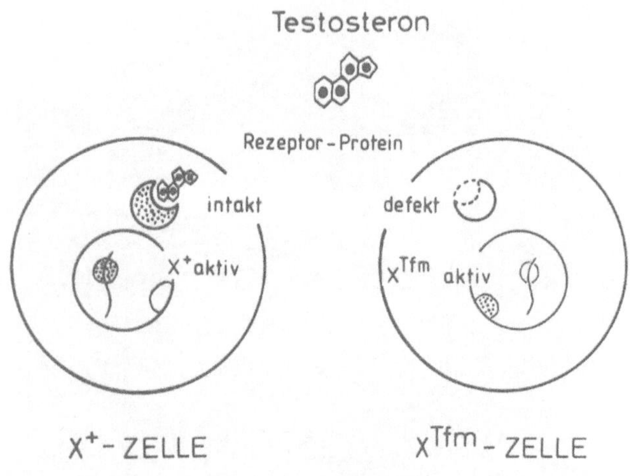

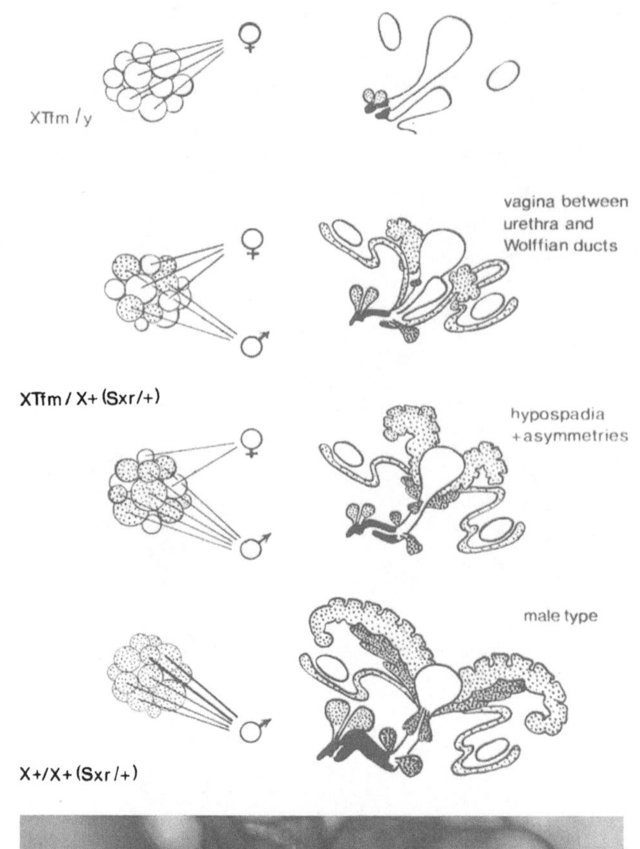

Fig. 4. Darstellung der beiden Zelltypen, die in den Mosaiktieren durch die X-Inaktivierung entstehen. Die X^+-Zelle kodiert für ein intaktes, die X^{Tfm}-Zelle für ein defektes Androgenrezeptorprotein im Zytoplasma

nur in einem Teil der Zellen wirksam werden kann. Aufgrund der zufälligen X-Inaktivierung trägt nämlich ein Teil der Zellen dieser Tiere den Androgenrezeptordefekt, der andere jedoch nicht. Die beiden Zelltypen, die X^{Tfm}- und die X^+-Zelle, aus denen die Mosaiktiere entstehen, sind in Fig. 4 schematisch dargestellt. Die X^+-Zellen versuchen, sich unter der Wirkung des Testosterons zu männlichen Zellen zu entwickeln. Die X^{Tfm}-Zellen können auf Testosteron nicht reagieren und versuchen, die weibliche Entwicklungsrichtung einzuschlagen. Die gegenseitige Beeinflussung der beiden Zelltypen führt zur Ausbildung von vielen Kompromissen in einem intersexuellen Genitale (Fig. 5a). Die mehr männliche oder mehr weibliche Ausprägung des Genitaltraktes wird von dem Verhältnis der beiden Zelltypen zueinander bestimmt. Im Nebenhoden der Mosaiktiere sind beide Zellen direkt sichtbar. Die normalen Zellen differenzieren sich unter der Wirkung des Testosterons, die defekten Zellen bleiben undifferenziert. Entlang des Genitaltraktes entstehen weibliche Organe wie die Vagina und männliche Organe wie Samenblasen und Prostata. An der Bildung der männlichen Sexualorgane können auch *Tfm*-Zellen teilnehmen, die sich dann jedoch innerhalb dieser Organe in weibliche oder indifferente Richtung differenzieren. Bei der Ausbildung des äußeren Genitales äußert sich das Mosaik in einer rein quantitativen, jedoch symmetrischen Form. Es entstehen fließende Übergänge zwischen dem weiblichen und dem männlichen Genitale (Fig. 5b). Die Wirkung des Mosaiks entspricht hier der Wirkung des Antitestosterons Cyproteronacetat, wie sie von Neumann [4] beschrieben wurde, oder einem Testosteron-Mangel während der Schwangerschaft.

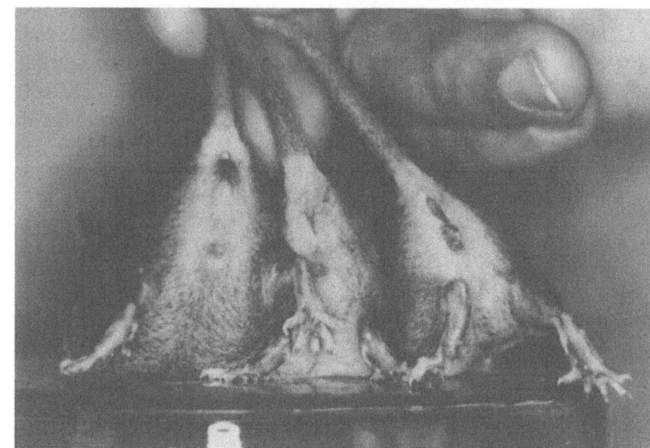

Fig. 5. a) In den Mosaiktieren entwickelt sich ein intersexueller Genitaltrakt, dessen Ausprägung in mehr weibliche oder mehr männliche Richtung vom Verhältnis der X^{Tfm}- und der X^+-Zellen abhängt. b) Das äußere Genitale der Mosaiktiere (Mitte) ist ein Kompromiß zwischen dem männlichen (links) und weiblichen (rechts) Phänotyp

Interaktion von Testosteron-unempfindlichen mit normalen Zellen

Wir untersuchen an den Mosaiktieren die gegenseitige Beeinflussung der beiden Zelltypen in der Entwicklung [5]. Wir stellen die Frage: Welche Wirkungen des Testosterons können von den empfindlichen X^+-Zellen an die unempfindlichen X^{Tfm}-Zellen vermittelt werden?

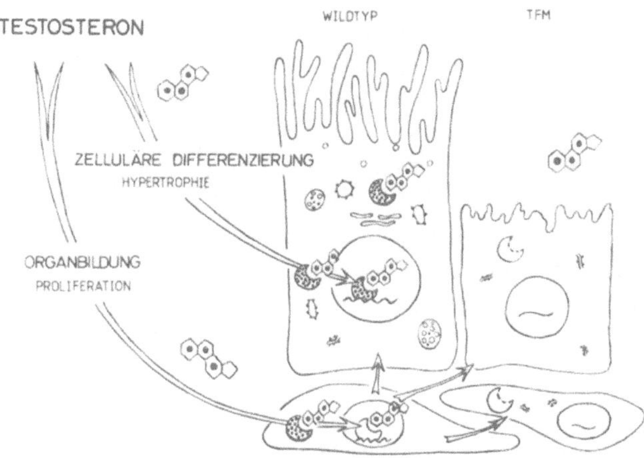

Fig. 6. Schematische Darstellung der Vermittlung eines Teiles der Testosteron-Wirkungen an die *Tfm*-Zellen über das Bindegewebe. Die kleinen Pfeile deuten embryonale Induktionsstoffe und Gewebshormone an, die sekundär in beiden Zelltypen wirksam werden können

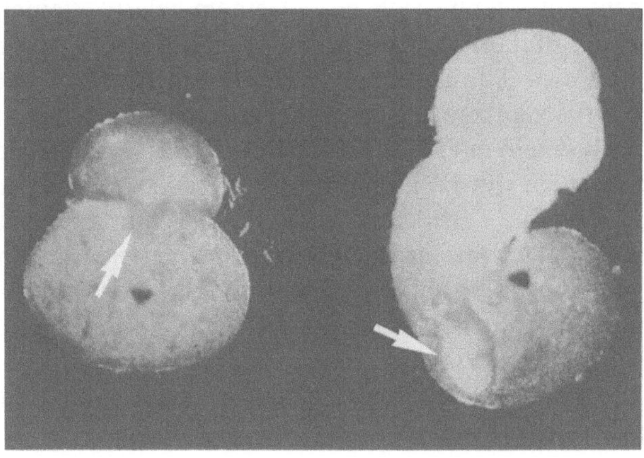

Fig. 7. Wachstum einer Epithel-Mesenchym-Rekombination in der Organkultur. Nach 7 Tagen Kultur mit Testosteron hat sich in diesem Fall aus der kleinen, von oben in das Mesenchym ragenden Knospe (Pfeil) eine Haaranlage mit Talgdrüse entwickelt

Im normalen Nebenhoden wird die Zellteilung durch Testosteron angeregt. Ein Maß für die Anregung ist die Zahl der Zellen, die nach einem derartigen Stimulus radioaktives Thymidin in die DNS einbauen. Die Stimulation der Mosaiktiere führt zu einer gleich hohen Einbaurate in den normalen und den *Tfm*-Zellen des Nebenhodens. Daraus schließen wir, daß der Testosteron-Reiz, der zur Proliferation führt, den defekten *Tfm*-Zellen vermittelt wird. Nach Kastration bildet sich die Größe und die Zellhöhe des Nebenhodens zurück, die Organstruktur bleibt jedoch erhalten. Kastriert man dagegen ein Mosaiktier, so kommt es zu einem massiven lokalen Zelluntergang, an dem sich beide Zelltypen beteiligen. Nach dem morphologischen Bild scheint dieser Zelluntergang vom Bindegewebe auszugehen. Wir schließen daraus, daß die den Wolffschen Gang und später den Nebenhoden erhaltende Wirkung des Testosterons über die Bindegewebszellen vermittelt wird (Fig. 6).

Rückbildung der Milchdrüsenanlage im männlichen Mausembryo

Diese Hypothese haben wir durch Rekombination von Epithel und Bindegewebe in der Organkultur überprüft. Als Beispiel einer Testosteron-abhängigen Rückbildung haben wir den Untergang der Milchdrüsenanlage im männlichen Embryo untersucht. Wir haben die Epithel- und die Mesenchym-Komponente der Knospe von normalen und von *Tfm*-Embryonen gegeneinander ausgetauscht. In der Organkultur zeigte sich, daß die zerstörende Wirkung des Testosterons auf die Epithelknospe über das Mesenchym vermittelt wird. Die Arbeitsgruppe von Kratochwil [6] hat die Milchdrüsenanlage der Maus noch sehr

viel detaillierter untersucht und u.a. parallel die gleichen Versuche mit dem gleichen Ergebnis durchgeführt.

Wachstumsstimulation in der Präputialdrüse

Ein entsprechendes Experiment haben wir mit der Anlage der Präputialdrüse ausgeführt. Die Präputialdrüse ist eine Talgdrüse im Bereich des Präputiums der Maus, die bei beiden Geschlechtern angelegt wird, jedoch unter der Wirkung des Testosterons beim Männchen eine enorme Größe erreicht. Es handelt sich also um ein Beispiel für reines Größenwachstum unter der Wirkung von Testosteron. Bei diesem Expe-

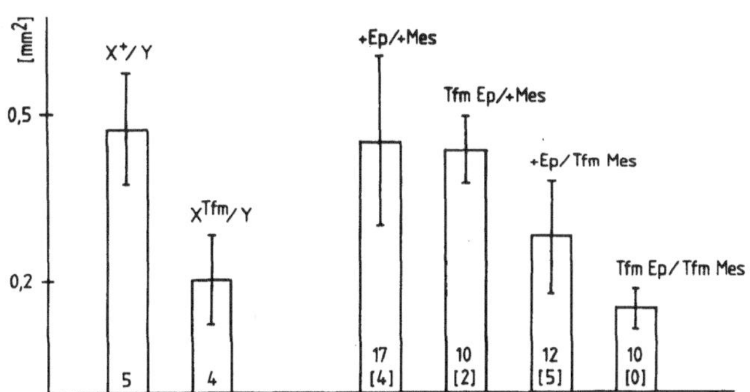

Fig. 8. Größe der Organkulturen nach 7 Tagen unter dem Einfluß von Testosteron. Links nicht rekombinierte Kontrollen, rechts die vier möglichen Rekombinationen zwischen Androgen-empfindlichem Epithel (+Ep) und Mesenchym (+Mes) sowie zwischen Androgen-unempfindlichem Epithel (*Tfm* Ep) und Mesenchym (*Tfm* Mes). Die Anwesenheit von Androgen-empfindlichem Mesenchym reicht aus, um eine normale Stimulation des Wachstums zu erhalten. Die negative Aussage des Experimentes ist nicht so klar, da Rekombinationen mit normalem Epithel besser wachsen als reine *Tfm*-Explantate

riment entwickelte sich nur in einem relativ kleinen Teil der Rekombinationen eine Drüse (Fig. 7). Wir führen dies darauf zurück, daß die Haarknospe mit der Drüsenanlage genau in der gleichen Position in das Mesenchym eingesteckt werden muß, aus der sie entnommen wurde. Dies ist experimentell sehr schwer möglich. Die Größenmessung der Explantate zeigt unabhängig vom Drüsenwachstum einen deutlichen Wachstumsunterschied. Aus den in Fig. 8 dargestellten Daten geht hervor, daß durch eine normale Mesenchym-Komponente eine Androgen-unempfindliche Epithelanlage zu normalem Wachstum gebracht werden kann.

Schlußbemerkung

In der Entwicklung der Sexualorgane wird die Entscheidung männlich oder weiblich wie in einer Kaskade jeweils erneut gefällt auf der Ebene der Chromosomen, auf der Ebene der Gonaden, bei der Ausprägung des Genitales und schließlich bei der Fixierung von männlichen und weiblichen Verhaltensmustern.

Zellen mit einem Testosteron-Rezeptordefekt sind irreversibel weiblich. In einem männlichen Organismus, der aus solchen defekten und aus normalen Zellen wie ein Mosaik zusammengesetzt ist, entstehen unter der Wirkung des Testosterons Zwitterorgane. Die Interaktion der beiden Zelltypen zeigt, daß in der Entwicklung der Organsysteme der Säuger ebenfalls lokale Faktoren wie bei der einfachen *Hydra* die Entstehung der Formen bestimmen.

1. Jost, A., in: Hermaphroditism, Genital Anomalies and Related Endocrine Disorders (Jones, H.W. Jr., Scott, W.W., eds.). Baltimore: Williams and Wilkins 1971
2. Wachtel, St.S., et al.: Nature *257*, 235 (1975)
3. Josso, N.: Endrocrinology *93*, 829 (1973)
4. Neumann, F., et al.: Rec. Progr. Horm. Res. *26*, 337 (1970)
5. Drews, U., in: Genetic Mosaics and Chimeras in Mammals, p. 183 (Russell, L.B., ed.). New York: Plenum Press 1978
6. Kratochwil, K., Schwartz, P.: Proc. Nat. Acad. Sci. USA *73*, 4041 (1976)

Eingegangen am 24. November 1980

Archaebakterien und Phylogenie der Organismen

Otto Kandler*

Botanisches Institut der Universität, D-8000 München

The determination of the sequence similarity of the ribosomal 16S RNA of many bacteria and a few higher organisms has shown that the methanogenic, halophilic, and acido-thermophilic organisms are phylogenetically separated from the kingdoms of the Eubacteria and Eukaryotes thus representing a third kingdom called "Archaebacteria". Many biochemical and molecular biological features support this conclusion.

Im Herbst 1977 erregten Pressemeldungen über die Entdeckung von „Urbakterien" und eines „dritten Weges" der Entwicklung des Lebens Aufsehen. Sie gingen auf eine Pressekonferenz in den USA zurück, bei der Prof. Carl Woese (Urbana, USA) neue Vorstellungen über die Evolution der Organismen vortrug, die auf den Untersuchungen der Ähnlichkeit der ribosomalen 16S RNS beruhen. Eine zentrale Stellung nahm dabei die Erkenntnis ein, daß die von ihm als „Archaebakterien" bezeichnete Bakteriengruppe eine eigenständige Entwicklungsreihe darstellt, die von der der übrigen, der sogenannten klassischen Bakterien (Eubakterien) phylogenetisch ebenso weit entfernt ist wie von der der „höheren" Organismen (Eukaryonten) [1, 2].

Was sind Archaebakterien?

Die Archaebakterien umfassen einige schon längere Zeit bekannte Bakteriengruppen, die unter extremen Bedingungen leben, wie sie auch in frühen Entwicklungszuständen der Erdoberfläche geherrscht haben könnten. Die formenreichste Gruppe stellen die chemoautotrophen, strikt anaeroben Methanbakterien

dar, die die Energie zur CO_2-Assimilation aus der Reduktion des CO_2 zu Methan (1) beziehen [3].

$$CO_2 + 4\,H_2 \rightarrow CH_4 + 2\,H_2O;$$
$$G^{0\prime} = -31,3 \text{ kcal/mol} \qquad (1)$$

Die Methanbildung kann man auch als Vorläufer der Atmung in einer primitiven, reduzierenden und CO_2-haltigen Atmosphäre auffassen, wobei der Wasserstoff nicht wie bei der Zellatmung aus der Dehydrierung eines Substrates, sondern aus der Atmosphäre stammt und nicht freier, sondern der im CO_2 gebundene Sauerstoff als Akzeptor dient.

Die Methanbakterien weisen alle auch bei den klassischen Bakterien bekannten Grundformen wie Kokken, Stäbchen und Spirillen auf und werden heute in vier Familien mit sieben Gattungen gegliedert [4–6]. Sie finden sich überall dort, wo sich unter Sauerstoffausschluß CO_2 und H_2 ansammeln, wie in Sümpfen und Sedimenten der Gewässer, und sind für die Bildung von Sumpfgas bzw. Erdgas verantwortlich. Sie sind auch eine wesentliche Komponente der Flora des Pansens der Wiederkäuer, und wir nützen sie in den Faultürmen unserer Abwasserreinigungsanlagen zur Stabilisierung des Klärschlammes unter gleichzeitiger Bildung von „Biogas" (rd. 70% Methan + rd. 30% CO_2). Als Produzenten von Biogas aus landwirtschaftlichen Abfällen finden sie heute, wie schon im 2. Weltkrieg und in den ersten Folgejahren, ein erhöhtes biotechnologisches Interesse.

Die aeroben Halobakterien leben heterotroph in den gesättigten Salzlösungen der Salzseen und werden entsprechend ihrer Morphologie in die beiden Familien Halobacteriaceae und Halococcaceae gegliedert. Physiologisch sind sie u.a. durch ihre starken Ionenpumpen (Salztoleranz!) ausgezeichnet. *Halobacterium halobium* besitzt als weitere Besonderheit einen im Organismenreich einmaligen Mechanismus zu photosynthetischem Energiegewinn. Es kann mit Hilfe der Purpurmembran, die ein dem Sehpurpur der höheren

* Vortrag anläßlich der 111. Versammlung der Gesellschaft Deutscher Naturforscher und Ärzte, Hamburg 21.–25. September 1980

Tiere ähnliches Rhodopsin enthält, Lichtenergie in ATP festlegen [7].

Die thermo-acidophilen, Kokken-förmigen Vertreter der Gattung *Sulfolobus*, von denen bisher drei Arten beschrieben wurden [10], leben chemo-autotroph in heißen (70–85 °C) Sulfataren. Sie beziehen die Energie zur CO_2-Assimilation aus der Oxydation von H_2S oder Schwefel zu H_2SO_4, wobei das Wasser bis pH 1,0 angesäuert wird [8–10].

Das ebenfalls thermo-acidophile, unregelmäßig Kokken-förmige *Thermoplasma acidophilum* ähnelt morphologisch den Mykoplasmen und wurde bisher nur in brennenden Kohleabraumhalden bei Temperaturen von 55–65 °C und einem pH von 1,5–3,5 gefunden [8]. Es kann bisher nur in organischen Medien mit Zusatz von Hefeextrakt kultiviert werden, während die natürliche Nahrungsquelle noch unbekannt ist.

Das Reich der Archaebakterien weist demnach trotz der geringen Zahl bisher bekannter Vertreter ein nahezu ebenso breites Spektrum an physiologischen Leistungen auf wie das große Reich der Eubakterien: von Heterotrophie bis zu verschiedenen Mechanismen der Chemoautotrophie, von anaerober bis strikt aerober Lebensweise, und selbst der Gewinn von Lichtenergie ist wenigstens in einem Falle in origineller Weise gelöst.

Strukturähnlichkeit der 16S rRNS und Phylogenie

Ausgehend von der Erkenntnis, daß die Variationen der Bausteinsequenzen der nur durch *ein* Gen kodierten Biopolymeren eine Aufzeichnung der Phylogenie darstellen, hat der Vergleich von Aminosäuresequenzen homologer Proteine in den letzten Jahren zur Aufstellung von Teilstammbäumen geführt [11]. Die Homologisierung der Proteinsequenzen ist aber bei phylogenetisch sehr weit entfernten Organismen schwierig, da die wegen des starken Selektionsdruckes ohnehin recht „progressiven" Proteine auch durch Kettenverschmelzungen, Deletionen etc. zusätzliche Veränderungen erfahren. Demgegenüber erwiesen sich die verschiedenen Formen der ribosomalen RNS (Tabelle 1) als wesentlich konservativer und lassen sich daher eindeutiger homologisieren. Allerdings besitzen die 18S und 28S rRNS der Eukaryonten gegenüber der 16S bzw. 23S der Prokaryonten zusätzliche Abschnitte, sind aber im übrigen mit dieser homolog. Woese u. Mitarb. [12, 13] wandten sich zunächst der mit 1600 Nukleotiden gegenüber der 5S rRNS mit nur 120 Nukleotiden erheblich informationsreicheren 16S zu. Sie weist eine sehr günstige Mischung konservativer und progressiver Abschnitte auf, so daß sowohl sehr frühe als auch spätere Ereignisse im Verlauf der Phylogenie erfaßt werden können. Da die Sequenzierung einer so großen RNS aus einer Vielzahl von

Tabelle 1. Übersicht über die verschiedenen Arten ribosomaler RNS

Herkunft der Ribosomen	Art der RNS	Molgewicht	Anzahl der Nukleotide
Prokaryonten und	5S	4×10^4	120
Chloroplasten bzw.	16S	$0,56 \times 10^6$	1600
Mitochondrien der	23S	$1,1 \times 10^6$	3300
Eukaryonten			
Cytoplasma der	5(5,8)S	4×10^4	120
Eukaryonten	18S	$0,7 \times 10^6$	2000
	28S	$1,3 -1,7 \times 10^6$	3700–5000

Organismen sehr lange Zeit erfordert, wurde zunächst folgendes abgekürztes Verfahren angewandt: Die in vivo mit ^{32}P markierte 16S rRNS wurde mit Ribonuklease T1 nach jedem Guanidin-Rest gespalten, und die resultierenden Oligonukleotide mit mehr als 6 Nukleotiden wurden nach elektrophoretischer und chromatographischer Trennung identifiziert und katalogisiert. Als Maß der Ähnlichkeit zweier Organismen wurde dann der S_{AB}-Wert (2) ermittelt [13].

$$S_{AB} = \frac{\begin{array}{c}\text{Summe der Nukleotide} \\ \text{der A} + \text{B gemeinsamen Oligomeren}\end{array}}{\begin{array}{c}\text{Summe der Nukleotide} \\ \text{aller Oligomeren von A} + \text{B}\end{array}} \qquad (2)$$

Demnach bedeutet $S_{AB} = 1,0$ Identität und $S_{AB} < 0,02$ völlige Unähnlichkeit. Die durch die S_{AB}-Werte ausgedrückten Ähnlichkeitsbeziehungen zwischen den Organismen lassen sich in Form von Dendrogrammen darstellen [12]. Sie sind zur Veranschaulichung der sich daraus ergebenden Konsequenzen für unser Bild von der Phylogenie in Fig. 1 unter starker Vereinfachung in eine Stammbaumdarstellung umgeformt. Dies ist allerdings nur mit Einschränkungen möglich, da die Beziehung zwischen dem S_{AB}-Wert und den Veränderungen der jeweils zugrunde liegenden 16S rRNS-Gesamtsequenzen (nur 30% des Nukleotidbestandes gehen in den S_{AB} ein) noch unbekannt ist. Außerdem ist nicht sicher, ob die Sequenzänderungen in allen Entwicklungslinien wirklich gleich schnell verlaufen, wenn dies auch in der Regel der Fall zu sein scheint [12]. Trotzdem dürfte die Darstellung eine gute Annäherung an den tatsächlichen Verlauf der Evolution wiedergeben.

Der Stammbaum weist nicht die bisher übliche Anordnung auf, wonach sich aus einem basalen Reich der Prokaryonten das der Eukaryonten entwickelt, sondern zeigt eine gleich tiefe, bis auf einen S_{AB} von 0,1 hinabreichende Kluft zwischen den von Woese als „Ur-Reiche" bezeichneten drei Gruppen, den Eubakterien, Archaebakterien und Eukaryonten. Im Falle der Eukaryonten (bisher nur drei Vertreter untersucht) wurde die der 16S rRNS der Prokaryonten

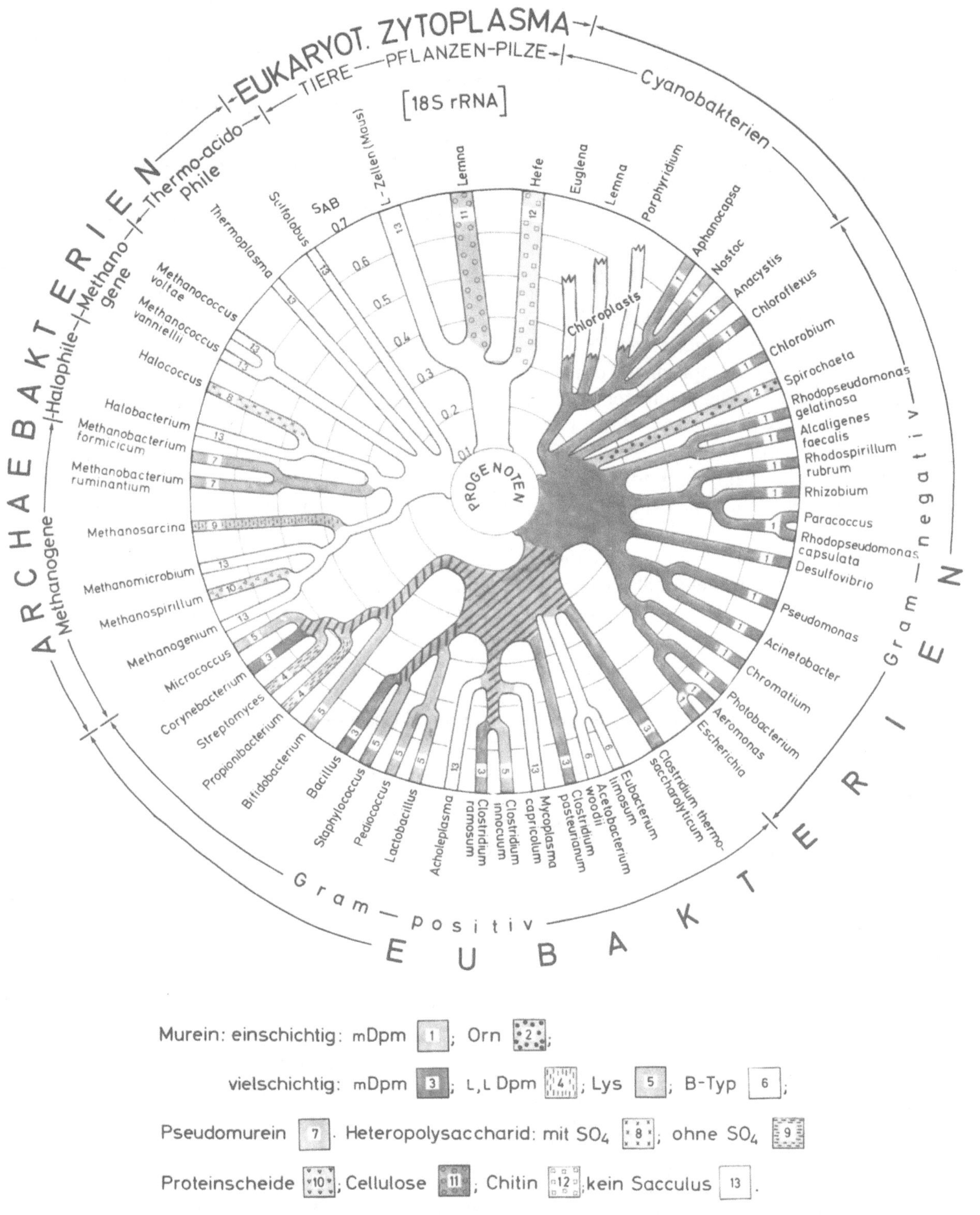

Fig. 1. Darstellung der wahrscheinlichen Verwandtschaftsbeziehungen der Organismen aufgrund der Ähnlichkeit der 16S rRNS (S_{AB}-Werte) unter Berücksichtigung der Zellwandzusammensetzung. Zur Charakterisierung der wichtigsten Murein-Chemotypen ist jeweils die Diaminosäure der Peptid-Untereinheit des Mureins angegeben. Die Streifung zeigt an, daß in den betreffenden Bereichen die genetische Information sowohl für den Lysin- als auch für den m-Dpm-Typ vorhanden ist. Für die Abzweigung von *Mycoplasma* und *Acholeplasma* von den Clostridien wurde gegenüber den primären Daten ein um 0,1 erhöhter S_{AB}-Wert verwendet (Begründung siehe [19])

homologe 18S RNS der Ribosomen des Cytoplasmas untersucht, so daß der dargestellte Ast nicht für die Eukaryonten als Ganzes, sondern eigentlich nur für deren Organellen-freie Cytoplasma-Komponente steht. Tatsächlich weist die allerdings noch unvollständig analysierte 16S rRNS der Mitochondrien eine nähere Verwandtschaft zur 16S rRNS von photosynthetischen Eubakterien auf (in Fig. 1 nicht eingezeichnet), und die 16S rRNS der Chloroplasten ist näher mit der 16S rRNS der prokaryontischen Blaualgen (Cyanobakterien) verwandt als mit der 18S rRNS der Ribosomen des Cytoplasmas der Eukaryonten, zu der sich ein S_{AB} von nur 0,1 ergibt. Dieser Befund bestätigt die Hypothese der Entstehung der Mitochondrien und Chloroplasten durch Endosymbiose von Prokaryonten mit einer Ur-Form der Cytoplasma-Komponente der rezenten Eukaryonten. Demnach stellen die Eukaryonten phylogenetische Chimären dar. Die Herkunft des Gesamtgenbestandes der Eukaryonten bleibt eine äußerst interessante, aber immer noch offene Frage, auf die hier nicht näher eingegangen werden soll.

Die hypothetischen gemeinsamen Vorfahren der drei Reiche werden von Woese als „Progenoten" bezeichnet [14]. Sie besaßen wohl schon alle Grundbausteine und biochemische Mechanismen, die den Vertretern der drei Reiche gemeinsam sind, aber es fehlten ihnen noch alle Differenzierungen, durch die sich die Reiche heute unterscheiden. Insbesondere waren wohl die sehr komplexen Mechanismen zur fehlerarmen Übersetzung des Genotyps in den Phänotyp nur in sehr einfacher und unvollkommener Form vorhanden.

Für die Vorfahren der Chloroplasten der Grünalgen und höheren Pflanzen ist anzunehmen, daß sie aus der Verwandtschaft der erst vor wenigen Jahren entdeckten prokaryontischen Algengattung *Prochloron* [15] entsprangen, da diese wie die Grünalgen Chlorophyll *a* und *b* besitzt, während die Chloroplasten der Rotalgen wohl auf Blaualgen (Cyanobakterien) zurückgehen, wofür der gemeinsame Gehalt an Phycobilinen und das Fehlen von Chlorophyll *b* spricht. In Übereinstimmung damit zeigt das Diagramm in Fig. 1 auch einen relativ hohen S_{AB}-Wert zwischen der 16S rRNS des Chloroplasten von *Porphyridium* (Rotalge) und den Blaualgen, während die Abzweigungen für die Chloroplasten von *Euglena* und *Lemna* erheblich tiefer ($S_{AB}=0,28$) ansetzen. Es ist zu vermuten, daß sich an der Basis der prokaryontischen, zur oxygenen Photosynthese befähigten Algen eine Aufspaltung in mehrere Äste vollzogen hat, von denen uns heute nur der formenreiche Ast der Blaualgen und der bisher nur durch einen einzigen Vertreter bekannte Ast von *Prochloron* bekannt sind. Die gemeinsamen Vorfahren der prokaryontischen Algen besaßen wohl nur Chlorophyll *a*, und erst im Laufe der Herausdifferen-

zierung verschiedener Stämme prokaryontischer Algen wurden unterschiedliche Begleitpigmente entwikkelt, die durch mehrfache Endosymbiose-Ereignisse in verschiedene Linien von Eukaryonten gelangten und so zu der unterschiedlichen Pigmentausstattung der heutigen Algenstämme führten. Leider steht die Analyse der 16S rRNS von *Prochloron* noch aus, so daß diese Vorstellungen noch nicht durch S_{AB}-Werte belegt werden können.

Niedere S_{AB}-Werte von 0,2–0,3, die frühe Aufspaltungen anzeigen, zeichnen auch den übrigen Bereich der Eubakterien sowie das Reich der Archaebakterien aus, während die Aufgliederung des eukaryontischen Astes erst bei einem S_{AB} von 0,3 einsetzt. Dies könnte natürlich auch durch die zu geringe Zahl an Daten vorgetäuscht sein, aber auch das neuerdings von Hori und Osawa [16] auf der Basis des Sequenzvergleiches der 5S rRNS einer relativ großen Zahl von Eu- und Prokaryonten aufgestellte Verwandtschaftsdendrogramm zeigt, daß die Verzweigung innerhalb der Eukaryonten später erfolgte als die Trennung der Äste der Gram-positiven und Gram-negativen Eubakterien. Die 5S rRNS Daten stimmen auch in den übrigen Details mit den Ergebnissen der 16S rRNS-Untersuchungen sehr gut überein, soweit die gleichen bzw. ähnliche Organismen untersucht wurden. Allerdings ist das Bild wegen des geringen Informationsgehaltes der 5S rRNS (nur 120 Nukleotide) und deren ausgeprägtem konservativem Verhalten sehr viel weniger detailliert. Von den Archaebakterien ist leider nur *Halobacterium* vertreten, dessen Abzweigung auch hier zwischen der der Eubakterien und der Eukaryonten liegt.

Auch die auf Aminosäuresequenzen beruhenden Stammbäume [11] ergeben in vergleichbaren Bereichen z.B. für die photosynthetischen Purpurbakterien [17] ähnliche Verwandtschaftsbeziehungen wie die S_{AB}-Werte.

Darüber hinaus sind in den letzten Jahren eine Reihe von tiefgreifenden biochemischen Unterschieden zwischen den drei Organismenreichen bekannt geworden, die die Annahme einer unabhängigen Entwicklung der drei Linien, insbesondere auch die der Archaebakterien, stützen.

Biochemische Unterschiede zwischen den drei Organismenreichen

Zellwandzusammensetzung

Das Vorkommen einer mechanisch stabilen Zellwand aus spezifischen Polymeren bei den Pflanzen (Cellulose) und Pilzen (Chitin) bzw. deren Fehlen bei den tierischen Zellen ist ein seit langem bekanntes Charakteristikum dieser Organismen. Seit etwa 20 Jahren

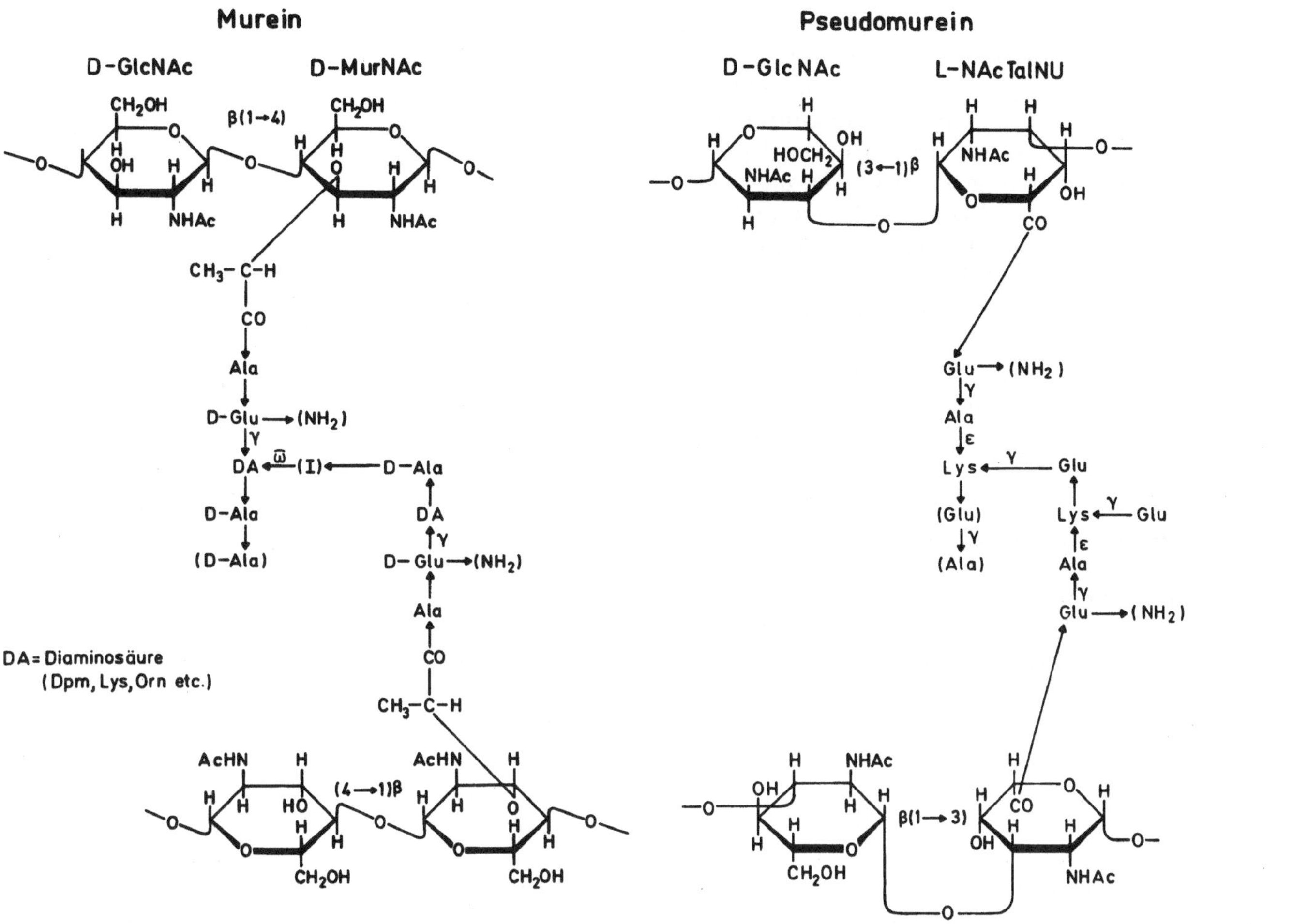

Fig. 2. Ausschnitt aus den Primärstrukturen des Mureins und des Pseudomureins. GlcNAc: N-Acetylglucosamin, MurNAc: N-Acetylmuraminsäure, NAcTalNU: N-Acetyltalosaminuronsäure, I: Interpeptidbrücke (die in Klammern gesetzten Verbindungen sind nicht in allen Fällen vorhanden)

ist auch das Vorkommen eines für die Bakterien typischen Zellwandpolymers, des Peptidoglycans oder Mureins (Fig. 2), bekannt, das durch das Vorkommen von Muraminsäure in der Glycan-Komponente und von D-Aminosäuren in den Peptid-Untereinheiten charakterisiert ist [18]. Lediglich die Mykoplasmen erwiesen sich als zellwandlos und wurden daher von einigen Autoren als eigener Stamm angesehen. Aufgrund der 16S rRNS-Daten erweisen sie sich aber als frühe Abkömmlinge aus dem Bereich der Clostridien [19], die die Fähigkeit zur Ausbildung von Murein verloren haben, und nicht als primär zellwandlose Organismen.

Figur 1 veranschaulicht, daß die „Erfindung" des Mureins ganz am Anfang der Entwicklung der Eubakterien aus den Progenoten stand, denn alle Äste der Eubakterien enthalten Murein. Allerdings erfolgte sehr früh eine Aufspaltung in zwei unterschiedliche Organisationsformen des Murein-sacculus. Einerseits wurde ein sehr dünner, vielfach nur aus einer monomolekularen Schicht bestehender Sacculus ausgebildet, der, zusammen mit einer äußeren Membran die Zellwand der Gram-negativen Bakterien und der Cyanobakterien bildet, andererseits ein dicker Sacculus, der, vielfach mit Einlagerungen von Polysacchariden oder Teichonsäuren ausgestattet, die Zellwand der Gram-positiven Bakterien darstellt. Während sich im Bereich der Gram-negativen nur wenige Variationen des Murein-Chemotyps durchsetzen konnten, finden sich bei den Gram-positiven mehr als hundert Abwandlungen des Grundtyps [18], von denen nur einige der wichtigsten in Fig. 1 berücksichtigt sind.

Ganz anders liegen die Verhältnisse bei den Archaebakterien. Weder die Methanbakterien noch andere Vertreter der Archaebakterien enthalten Murein [6, 20, 21] und sind daher auch gegen Antibiotika resistent, die gegen die Synthese des Mureins gerichtet sind [22].

Bei der Gram-positiven Gattung *Methanobacterium* wurde ein neuartiges Zellwandpolymer entdeckt, das wie Murein ebenfalls relativ kurze Glycan-Stränge besitzt, die durch kurze Peptide quervernetzt sind; aber anstelle von Muraminsäure kommt im Glycan die bis dahin unbekannte L-Talosaminuronsäure [23] vor, und die Peptide enthalten ausschließlich L-, aber keine D-Aminosäuren [24]. Außerdem ist die Aminosäure-Sequenz von der des Mureins verschieden, und das Glycan ist nicht β 1–4, sondern β 1–3 verknüpft (Fig. 2). Das neue Polymer ist eine neue Art von Peptidoglycan, das Pseudomurein genannt wurde, um einerseits die strukturelle Ähnlichkeit mit Murein, andererseits aber auch den unterschiedlichen Aufbau dieses Polymers auszudrücken [6]. Es ist schwer vorstellbar, daß das Pseudomurein durch schrittweise Mutation und Selektion aus Murein hervorgegangen ist. Es muß vielmehr als eine Eigenentwicklung auf der Basis der von den Progenoten ererbten gemeinsamen Grundelemente (Aminosäuren, Zucker, Bindungstypen etc.) aufgefaßt werden.

Auch die Vertreter der ebenfalls Gram-positiven Gattung *Methanosarcina* besitzen einen dicken Zellwand-Sacculus, der aber nicht aus Pseudomurein, sondern aus einem Heteropolysaccharid (Uronsäuren, Galaktosamin, Neutralzucker) besteht, dessen Struktur noch nicht genauer analysiert ist [6, 20].

Bei den Vertretern der Gram-negativen Gattung *Methanospirillum* wird die äußere Hülle von einem vermutlich fibrillär gebauten Protein gebildet, das drei bis fünf Zellen einschließt und demnach eine Scheide darstellt. Die Einzelzellen weisen dagegen keine mechanisch stabilen Sacculi auf [6, 20].

Auch die anderen Gram-negativen Gattungen der Methanbakterien wie *Methanococcus*, *Methanogenium* und *Methanomicrobium* besitzen keine festen Zellwand-Sacculi, sondern nur eine aus Glykoprotein-Untereinheiten zusammengesetzte Hülle [6], die sich unter dem Einfluß von Detergentien sehr leicht auflöst. Morphologisch ähnliche Hüllen kommen auch bei Eubakterien zusätzlich zur festen Zellwand vor, bestehen aber hier nur aus Protein ohne Glykosid-Komponenten. Glykoproteine waren bisher nur von Eukaryonten bekannt. Ihr Vorkommen bei den Archaebakterien weist auf einen weiteren Unterschied gegenüber den Eubakterien, aber auf Gemeinsamkeiten mit Eukaryonten hin.

Auch bei den halophilen Bakterien hat jede der beiden Familien ihre eigene Zellhülle entwickelt. So besitzen die Halobakterien zwar keine feste Zellwand, weisen aber eine äußere Hülle aus Glykoprotein-Untereinheiten auf, während die Halokokken einen dicken Zellwand-Sacculus aus Heteropolysaccharid besitzen, das aber im Gegensatz zu dem von *Methanosarcina* neben Galaktosamin und Neutralzucker die bisher bei keinem anderen Organismus gefundene Gulosaminuronsäure enthält und hochgradig sulfatisiert ist [25, 26]. Von den beiden verbleibenden Ästen der Archaebakterien besitzt *Sulfolobus* wie *Methanococcus* eine Glykoprotein-Hülle, und *Thermoplasma* ist völlig ohne Zellhülle, weist aber in seiner Cytoplasmamembran

Tabelle 2. Übersicht über die Zellwandstrukturen bei Archaebakterien ($+$: vorhanden, $-$: fehlend)

Organismus	Sacculus	Proteinhülle	Polymer
Methanobacterium	$+$	$-$	Pseudomurein
Methanobrevibacter	$+$	$-$	Pseudomurein
Methanosarcina	$+$	$-$	Heteropolysaccharid
Methanococcus	$-$	$+$	Glykoprotein
Methanogenium	$-$	$+$	Glykoprotein
Methanomicrobium	$-$	$+$	Glykoprotein
Methanospirillum	$-$	$+$ (Scheide)	fibrilläres Protein
Halobacterium	$-$	$-$	Glykoprotein
Halococcus	$+$	$-$	sulfatisiertes Heteropolysaccharid
Sulfolobus	$-$	$+$	Glykoprotein
Thermoplasma	$-$	$-$	keines

Glykoprotein auf [27]. Eine Übersicht über die Vielfalt der Zellhüllen bei den Archaebakterien gibt Tabelle 2.

Zusammenfassend kann man feststellen, daß die ursprünglichen Formen der Archaebakterien im Gegensatz zu denen der Eubakterien wohl keine Zellwand besaßen, sondern daß erst im Laufe der weiteren Evolution in den einzelnen Ästen mit Ausnahme des Astes von *Thermoplasma* unabhängig voneinander unterschiedliche Zellwandpolymere entwickelt wurden. Ähnlich verhielten sich auch die Eukaryonten, bei denen innerhalb des Bereiches der Pflanzen, Algen und Pilze spezifische Zellwandpolymere entwickelt wurden, während der Ast der Tiere zellwandfrei blieb. Die verschiedenen Algenklassen gingen dabei recht unterschiedliche Wege, denn sie weisen mit Ausnahme der Grünalgen nicht Zellulose, sondern verschiedene Heteropolysaccharide auf, deren Struktur auch heute noch nicht völlig aufgeklärt ist.

Lipide

Ein besonders klares chemisches Merkmal zur Unterscheidung der Archaebakterien von allen übrigen Organismen bilden die Lipide, die nicht wie bei den Eubakterien und Eukaryonten aus Fettsäureestern des Glycerins, sondern vorwiegend aus Glycerinäthern mit C_{20}- und C_{40}-Isoprenoidalkylketten bzw. aus freien C_{20}-, C_{25}- und C_{30}-Isoprenoid-Kohlenwasserstoffen bestehen [28, 29, 3]. Da auch in sehr alten Sedimenten und im Erdöl Kohlenwasserstoffe ähnlicher Kettenlänge vorkommen, wird vermutet, daß sie von Archaebakterien stammen, die in den betreffenden Erdperioden eine Massenentwicklung aufgewiesen haben müßten [29].

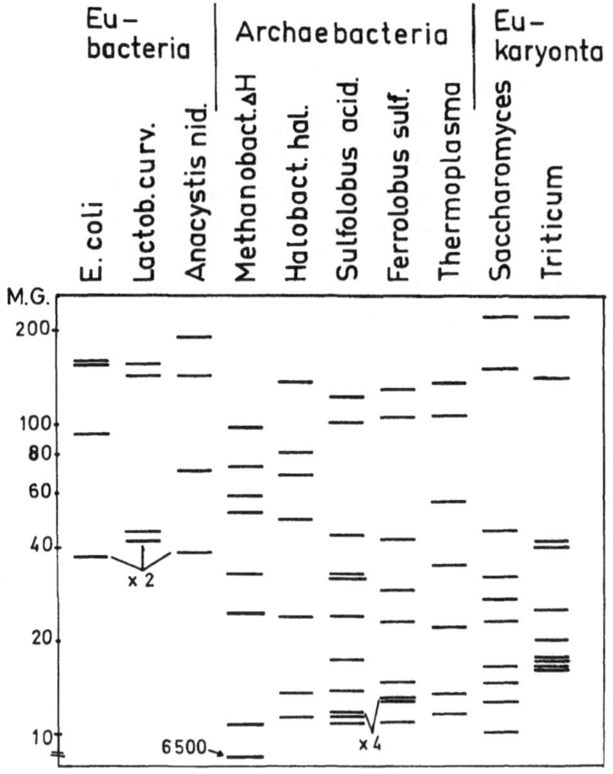

Fig. 3. Vergleich des Untereinheiten-Musters von Vertretern der drei Organismenreiche (elektrophoretische Auftrennung im Polyacrylamid-Gel mit SDS-Zusatz [30–33])

DNS-abhängige RNS-Polymerase

Nach Woese [2] sollten die heute sehr perfekten Mechanismen zur Übersetzung des Genotyps in den Phänotyp bei den Progenoten nur in sehr unvollständiger Form vorhanden gewesen und erst bei der Ausdifferenzierung der drei Reiche vervollständigt worden sein. Demzufolge wäre zu erwarten, daß wesentliche Schlüsselenzyme der Gen-Expression bei den drei Reichen unterschiedlich aufgebaut sind. Tatsächlich ist die Struktur der DNS-abhängigen RNS-Polymerase der Archaebakterien deutlich von der der Eubakterien und Eukaryonten verschieden, wie kürzlich gezeigt werden konnte [30–33].
Während alle bisher untersuchten RNS-Polymerasen verschiedenster Eubakterien aus vier Untereinheiten und dem Initiierungsfaktor σ bestehen und sich nur hinsichtlich der Molekulargewichte der Untereinheiten voneinander unterscheiden, bestehen die RNS-Polymerasen der Archaebakterien aus acht bis zehn verschiedenen Untereinheiten, weisen keinen σ-Faktor auf und sind nicht wie die der Eubakterien gegen Rifampicin und Streptolydigin empfindlich (Fig. 3). Hinsichtlich der Vielfalt der Untereinheiten könnte man diese Polymerasen eher mit denen der Eukaryonten vergleichen, die ebenfalls aus zahlreichen Untereinheiten bestehen. Sie sind aber im Gegensatz zu

diesen nicht mit Amanitin hemmbar. Erst eingehendere Untersuchungen über die Primärstruktur und den Mechanismus des Zusammenwirkens der Untereinheiten werden zeigen, ob die äußere Ähnlichkeit des Untereinheitenmusters tatsächlich eine nähere Verwandtschaft der Archaebakterien mit den Eukaryonten anzeigt oder nur zufällig ist.

Postskriptale Modifikationsmuster der RNS

Die ribosomale und die transfer-RNS sind nicht nur durch die Nukleotid-Sequenzen, sondern auch durch die Muster der postskriptalen Nukleotid-Modifizierungen charakterisiert. Schon die Häufigkeit der Modifizierungen ist bei Archaebakterien und Eukaryonten erheblich größer als bei den Eubakterien. Besonders ausgeprägt sind aber die qualitativen Unterschiede sowohl bei der 16S rRNS [34] als auch bei der t-RNS [35]. So fehlt z.B. bei der t-RNS der Archaebakterien das für die der beiden anderen Reiche typische Ribothymidin, und dementsprechend ist die sogenannte gemeinsame Armsequenz der t-RNS (GT CG) bei den Archaebakterien durch variierende Sequenzen, z.B. GΨΨĊG oder GÚΨĊĠ(Ċ, Ġ, Ú sind modifizierte Nukleotide), ersetzt.

Ribosomale Proteine

Auch die Proteine der Ribosomen verhalten sich relativ konservativ und eignen sich daher für phylogenetische Studien [36]. Während ihre Zahl (50–54) bei Halobakterien und Methanbakterien mit der bei Eubakterien praktisch identisch ist, zeigt die elektrophoretische Trennung deutliche qualitative Unterschiede. Die Proteine der Methanbakterien sind im Mittel deutlich und die der Halobakterien erheblich saurer als die der Eubakterien [37]. Ein eingehender immunologischer Vergleich der ribosomalen Proteine von sieben Methanbakterien mit denen anderer Archaebakterien und denen von Eubakterien und Hefen zeigte, daß sich innerhalb der Methanbakterien Kreuzreaktionen ergeben, deren quantitative Auswertung zu den gleichen Verwandtschaftsbeziehungen führt, wie sie sich auch aus der Ähnlichkeit der 16S rRNS ergaben. Dagegen war mit Vertretern der Halobakterien, Sulfoloben, Eubakterien oder mit Hefe keine Kreuzreaktion zu erzielen [38]. Eine bemerkenswerte Ähnlichkeit wurde zwischen den Aminosäure-Sequenzen des ribosomalen „A"-Proteins der Halobakterien und der Eukaryonten gefunden, während sich zu dem der Eubakterien keine spezifische Verwandtschaft zeigen ließ [38]. Andererseits erwies sich die Sequenz des A-Proteins der Ribosomen von *Halobacterium* als weitgehend identisch mit der der cytoplasmatischen Ribosomen der Eukaryonten [39], was wiederum zeigt, daß Eukaryonten einige Gene mit Archaebakterien gemeinsam haben.

Stoffwechsel und Cofaktoren

Wenn auch die Erforschung des Stoffwechsels der Archaebakterien erst am Anfang steht, so sind auch hier schon charakteristische Eigenentwicklungen offensichtlich. So sind an der Methanbildung zwei Cofaktoren beteiligt, die in keiner anderen Organismengruppe auftreten, nämlich das Coenzym M, eine Mercaptoäthanolsulfonsäure, die an der Bindung des CO_2 beteiligt ist [40], und Faktor 420, ein intensiv grün fluoreszierendes Derivat des 5-Deazoflavins, das als 2-Elektronen-Überträger dient [41]. Die primäre Fixierung des CO_2 bei der CO_2-Assimilation erfolgt nicht wie bei den Eubakterien und Eukaryonten entsprechend dem Calvin-Cyclus an Ribulosediphosphat, sondern mit Hilfe eines im Einzelnen noch nicht geklärten Carbonsäurecyclus [42, 43], wobei wahrscheinlich Acetyl-CoA als CO_2-Akzeptor dient und Pyruvat ein frühes Zwischenprodukt ist. Auch die CO_2-Fixierung mit Hilfe der Schwefel-Oxydation bei *Sulfolobus* erfolgt nicht über den Calvin-Cyclus. Hier ist aber das erste faßbare Produkt nicht eine C_3-, sondern eine C_4-Verbindung, vermutlich Oxalessigsäure, wie aus dem sehr raschen Auftreten von markierter Äpfelsäure und von Asparaginsäure nach $^{14}CO_2$-Fixierung zu schließen ist [44]. Zusammen mit dem schon früher erwähnten Energiegewinn aus Licht mit Hilfe von Rhodopsin bei den Halobakterien zeigen diese Befunde, daß die Grundlagen der autotrophen Lebensweise bei den Eu- und Archaebakterien offenbar unabhängig voneinander entwickelt wurden.

S_{AB}-Skala und erdgeschichtliches Alter

Alle bisher besprochenen Merkmalskomplexe zeigen, daß die durch die S_{AB}-Werte aufgezeigte Gliederung des Organismenreiches nicht nur auf der Phylogenie eines einzelnen Gens beruht, sondern durch viele Merkmalskomplexe bestätigt wird, die jeweils auf zahlreichen, verschiedenen Genen beruhen.

Es ergibt sich nunmehr die Frage, ob die S_{AB}-Skala mit der erdgeschichtlichen Zeitskala korreliert werden kann. Bis vor wenigen Jahren hatte man angenommen, daß das Leben vielleicht vor einer oder höchstens zwei Milliarden Jahren entstanden ist. Seit kurzem liegen aber eine Reihe von Mikrofossilien vor, die zwischen drei und vier Milliarden Jahre alt sind [45, 46]. Leider können diese Fossilien nicht zuverlässig identifiziert und rezenten Organismenreichen zugeordnet werden. Sie geben daher keinen Anhaltspunkt für eine zeitliche Eichung der S_{AB}-Skala. Man kann aber eine annäherungsweise Eichung durchführen, wenn man charakteristische Stoffwechselleistungen der Organismen mit neueren palaeochemischen Daten synchronisiert (Fig. 4). Die unterste Grenze der Skala ist offensichtlich durch den Zeitpunkt der Entstehung unseres Planeten vor etwa 4,5 Milliarden Jahren gegeben. Die ältesten Zeugen photosynthetischer O_2-Entwicklung waren längere Zeit fossile Algenriffe, sog. Stromatolithen, mit einem Alter von rd. drei Milliarden Jahren. Neuerdings stellen die gebänderten Eisenerze der grönländischen Isua-Serie die früheste derartige Zeitmarke dar. Ihr Alter wird mit 3,8 Milliarden Jahren angesetzt [47]. Der darin enthaltene Kohlenstoff weist bereits den gleichen Diskriminierungsgrad des ^{13}C-Gehaltes auf, wie er noch heute bei der Photosynthese und anderen autotrophen CO_2-Fixierungen gefunden wird [48]. Da diese Eisenerze bereits Schichten von oxydiertem Eisen enthalten, obwohl zur Zeit der Ablagerung die Atmosphäre nach allgemeiner Ansicht noch reduzierend und völlig Sauerstoff-frei war, muß angenommen werden, daß im Meer bereits Organismen vorhanden waren, die photosynthetisch Sauerstoff produzierten. Dieser wurde aber sofort von dem im Meer gelösten H_2S und den reduzierten Metallsalzen, insbesondere Fe^{2+}, abgefangen, so daß sich neben Sulfaten auch oxydierte Eisenablagerungen bilden konnten, das Meer aber de facto O_2-frei blieb. Beide Befunde, ^{13}C-Diskriminierung und Anwesenheit von Fe^{3+}, sprechen für die Existenz oxygener Photosynthese schon vor 3,8 Milliarden Jahren. Die Abspaltung der prokaryontischen Algen (Cyanobakterien, *Prochloron*) mit oxygener von den Entwicklungslinien der Eubakterien mit anoxygener Photosynthese (*Chlorobium, Chloroflexis*, Purpurbakterien) bei einem S_{AB}-Wert von rd. 0,18 muß also vor diesem Zeitpunkt erfolgt sein und damit mindestens rd. 4 Milliarden Jahre zurückliegen. Entsprechend muß die getrennte Entwicklung der drei Organismenreiche mit einem S_{AB}-Wert von rd. 0,1 noch erheblich vor der 4-Milliardenmarke eingesetzt haben.

Eine zweite Zeitmarke ist durch die Bestimmung der Diskriminierung des schweren Schwefelisotops gegeben. Während in den biogenen Sulfiden der Isua-Serie noch keine ^{34}S-Diskriminierung nachweisbar ist, weisen sie in den 2,2 Milliarden Jahre alten kanadischen Gesteinen bereits einen ähnlichen $\delta\,^{34}S$-Wert auf wie in den späteren Zeiten [49].

Man muß annehmen, daß die Sulfatreduktion zu diesem Zeitpunkt entwickelt wurde. Die Abzweigung der Entwicklungslinien von *Desulfovibrio desulfuricans* aus dem Bereich der anoxygenen photosynthetisierenden Bakterien ist daher vor rd. drei Milliarden Jahren anzusetzen.

Das für die weitere Entfaltung des Lebens wichtigste Ereignis ist das Auftreten von Sauerstoff in der Atmo-

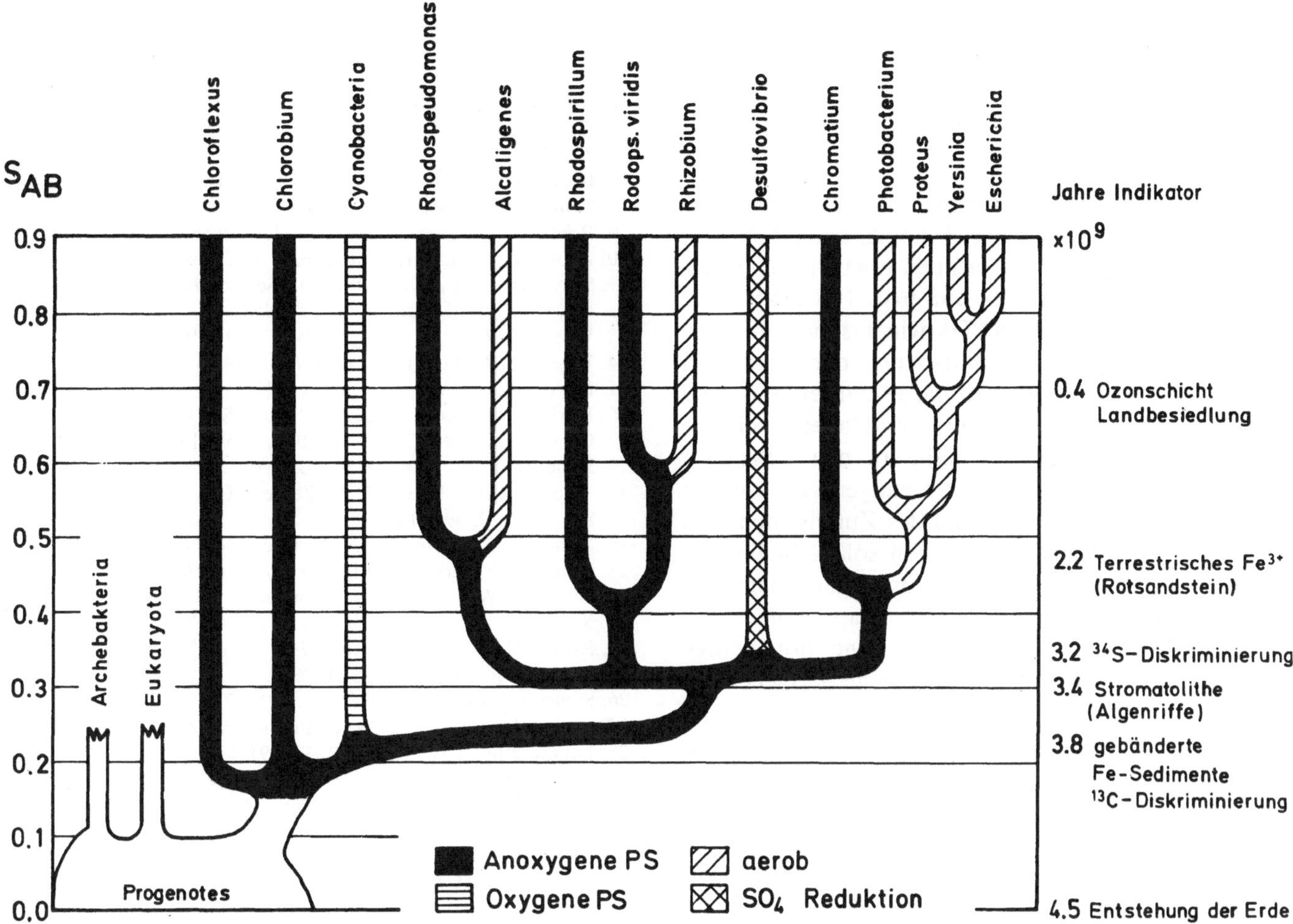

Fig. 4. Korrelierung palaeochemischer Daten mit der Aufspaltung der Eubakterien in verschiedene Entwicklungslinien auf der Basis von S_{AB}-Werten (PS = Photosynthese)

sphäre. Es wird markiert durch das erste Vorkommen terrestrisch abgelagerter roter Sandsteine. Sie können nur entstanden sein, nachdem die im Meer gelösten reduzierten Metallsalze so weitgehend oxydiert waren, daß der photosynthetisch gebildete Sauerstoff nicht mehr sofort abgefangen wurde, sondern im Wasser frei diffundieren und teilweise in die Atmosphäre entweichen konnte. Das auf der Erdoberfläche freiliegende reduzierte Eisen wurde nun oxydiert und führte zur Bildung roter Sande. Mit der Anreicherung freien Sauerstoffs war auch die Voraussetzung für die Entstehung eines oxydativen Stoffwechsels der Organismen gegeben, der bekanntlich ein Vielfaches der Energie liefert, wie sie durch Vergärung der gleichen Substratmenge verfügbar würde. Wie Figur 4 vereinfacht zeigt, sind aus den Stämmen der anoxygenen photosynthetischen Purpurbakterien auf ähnlichem S_{Ab}-Niveau mehrere Linien oxydativer Gram-negativer Bakterien entstanden, so daß man die Untergrenze dieses Niveaus mit dem Auftreten freien Sauerstoffs synchronisieren kann. Zunächst war die Sauerstoffkonzentration in der Atmosphäre allerdings noch zu ge-

ring, um einen Ozongürtel entstehen zu lassen, der die harte UV-Strahlung nennenswert absorbiert hätte. Das neue Biotop, Landoberfläche, konnte daher für das Leben erst erschlossen werden, als die O₂-Konzentration etwa 2% erreichte und eine abschirmende Ozonschicht entstand. Ein Ereignis, das vor etwa 400 Millionen Jahren (Silur) angesetzt werden kann und dem eine erneute starke Verästelung der Entwicklungslinien aufgrund der neuen Selektionsbedingungen entspricht, wie in Fig. 4 für die Enterobakterien angedeutet. Enterobakterien sind bekanntlich Bewohner von inneren und äußeren Oberflächen von Tieren und daher nach allgemeiner Auffassung das Ergebnis einer erdgeschichtlich jungen Co-Evolution mit höheren Organismen. Eine vollständige Darstellung aller heute verfügbaren S_{AB}-Werte, die hier zu viel Raum beanspruchen würde, zeigt diese dramatische Zunahme der Verzweigungen im Bereich der S_{AB}-Werte über 0,7, den man mit der Landbesiedlung synchronisieren darf, nicht nur im Gram-negativen, sondern besonders ausgeprägt auch im Gram-positiven Ast. Dessen Verästelung nimmt im Bereich der Bazillen,

215

Mikrokokken, *Arthrobacter* und anderer strikt aerober Formen bei diesen hohen S_{AB}-Werten drastisch zu.

Schlußbemerkung

Die hier versuchte Zusammenschau der Ergebnisse verschiedenster Forschungsrichtungen unter besonderer Berücksichtigung der Befunde über die Sequenzähnlichkeit der ribosomalen 16S bzw. 18S RNS führt zu einem Bild, das die seit Darwin fast unverändert gebliebene überblickbare Zeitspanne der Evolution von knapp einer halben Milliarde Jahren um eine Zehnerpotenz erweitert. Damit wird aber auch die Entstehung des Lebens bis nahe an den Zeitpunkt der Entstehung der Erde selbst herangerückt, und für das lange Zeit so betonte Spiel des Zufalls, dem das Leben seine Entstehung verdanken sollte, bleibt nur noch wenig Zeit. Dagegen gewinnen die chemisch-physikalisch fundierten Hypothesen an Raum, wonach die Entstehung des Lebens eine notwendige Folge der damals an der Erdoberfläche herrschenden Bedingungen war [50].

Für die biologische Forschung im weiten Sinne bedeutet dieses neue, noch unvollständige und sicher auch korrekturbedürftige Bild der Evolution eine Herausforderung in vielfacher Hinsicht. Nicht nur die klassischen Fragen nach der Entstehung des Lebens und der Natur des gemeinsamen Vorläufers aller Organismen erhalten neue Impulse, sondern auch neuartige Fragen erwachsen aus diesem Bild, wie die nach dem Beitrag der beiden prokaryontischen Reiche zur Entstehung der phylogenetischen Chimäre „Eukaryont", nach der Existenz weiterer Vertreter der Archaebakterien, der Rolle der Archaebakterien im Stoffhaushalt früher Zustände der Erdoberfläche usw. Mit der Erkenntnis der phylogenetischen Eigenständigkeit der Archaebakterien ist gewissermaßen ein neuer biologischer Kontinent aufgetaucht, den es nun ganz allgemein zu vermessen und zu erforschen gilt. Schon die kurze Zeit der bisherigen Beschäftigung mit diesem neuen Kontinent hat neue Naturstoffe und Stoffwechselmechanismen zu Tage gefördert, und Unterschiede in der Genom-Organisation (histonartige Proteine [51]) und der Gen-Expression zeichnen sich ab. Es wäre verwunderlich, wenn sich bei der weiteren Erforschung neben der Befriedigung unserer Neugier und unseres Wissensdranges nicht auch sehr nützliche, praktisch verwertbare Stoffe oder auch neue Methoden der Gen-Übertragung und Biotechnologie ergeben würden.

1. Woese, C.R., Fox, G.E.: Proc. Nat. Acad. Sci. USA *74*, 5088 (1977)
2. Woese, C.R., Magrum, L.J., Fox, G.E.: J. Mol. Evol. *11*, 245 (1978)
3. Thauer, R.K., Fuchs, G.: Naturwissenschaften *66*, 89 (1979)
4. Zeikus, G.: Bacteriol. Rev. *41*, 514 (1977)
5. Balch, W.E., et al.: Microbiol. Rev. *43*, 260 (1979)
6. Kandler, O.: Naturwissenschaften *66*, 95 (1979)
7. Oesterheld, D., Stoekenius, W.: Proc. Nat. Acad. Sci. USA *70*, 2853 (1973)
8. Brock, T.D.: Thermophilic Microorganisms and Life at High Temperatures. Berlin-Heidelberg-New York: Springer 1978
9. Brierly, C.L., Brierly, J.A.: Can. J. Microbiol. *19*, 183 (1973)
10. Zillig, W., et al.: Arch. Microbiol. *125*, 259 (1980)
11. Schwartz, R.M., Dayhoff, M.O.: Science *199*, 395 (1978)
12. Fox, G.E., et al.: ibid. *209*, 457 (1980)
13. Woese, C.R., et al.: J. Mol. Evol. *7*, 197 (1976)
14. Woese, C.R., Fox, G.E.: ibid. *10*, 1 (1977)
15. Lewin, R.A.: Nature *261*, 697 (1976)
16. Hori, H., Osawa, S.: Proc. Nat. Acad. Sci. USA *76*, 381 (1979)
17. Gibson, J., et al.: Curr. Microbiol. *3*, 59 (1979)
18. Schleifer, K.H., Kandler, O.: Bacteriol. Rev. *36*, 407 (1972)
19. Woese, C.R., Maniloff, J., Zablen, L.B.: Proc. Nat. Acad. Sci. USA *77*, 494 (1980)
20. Kandler, O., Hippe, H.: Arch. Microbiol. *113*, 57 (1977)
21. Kandler, O., König, H.: ibid. *118*, 141 (1978)
22. Hammes, W.P., Winter, J., Kandler, O.: ibid. *123*, 275 (1979)
23. König, H., Kandler, O.: ibid. 123, 295 (1979)
24. König, H., Kandler, O.: ibid. *121*, 271 (1979)
25. Reistadt, R.: ibid. *102*, 71 (1975)
26. Steber, J., Schleifer, K.H.: ibid. *105*, 173 (1975)
27. Young, L.L., Haug, A.: Biochim. Biophys. Acta *556*, 265 (1979)
28. Langworthy, T.A.: ibid. *487*, 37 (1977)
29. Tornabene, T.G., et al.: J. Mol. Evol. *13*, 73 (1979)
30. Zillig, W., Stetter, K.O., Tobien, M.: Eur. J. Biochem. *91*, 193 (1978)
31. Zillig, W., et al., in: Enzyme Regulation and Mechanism of Action (eds. P. Mildner, B. Ries). Oxford–New York: Pergamon Press 1980
32. Sturm, S.: Zbl. Bakt., I. Abt. Orig. *C1*, 12 (1980)
33. Stetter, K.O., Winter, J., Hartlieb, R.: ibid. *C1*, 201 (1980)
34. Fox, G.E., et al.: Proc. Nat. Acad. Sci. USA *74*, 4537 (1977)
35. Gupta, R., Woese, C.R.: Curr. Microbiol. (im Druck)
36. Hori, H., Higo, K., Osawa, S., in: Molecular Evolution and Polymorphism. Proc. Sec. Taniguchi Int. Symp. on Biophysics (M. Kimura, ed.), p. 240. Mishima 1977
37. Douglas, C., Achatz, F., Böck, A.: Zbl. Bakt., I. Abt. Orig. *C1*, 1 (1980)
38. Schmid, G., Böck, A.: Arch. Microbiol. (im Druck)
39. Matheson, A.T., et al., in: Ribosomes: Structure, Function, and Genetics, p. 297 (G. Chamblis et al., eds.). Baltimore: Univ. Park Press 1980
40. Taylor, C.D., et al.: J. Bacteriol. *120*,974 (1974)
41. Eirich, L.D., Vogels, G.D., Wolfe, R.S.: Biochemistry *17*, 4583 (1978)
42. Daniels, L., Zeikus, J.G.: J. Bacteriol. *136*, 75 (1978)
43. Fuchs, E., Stupprich, E.: Arch. Microbiol. *127*, 267 (1980)
44. Kandler, O., Stetter, K.O.: Zbl. Bakt., I. Abt. Orig. (im Druck)
45. Pflug, H.D.: Naturwissenschaften *65*, 611 (1978)
46. Pflug, H.D., Jaeschke-Boyer, H., Sattler, E.L.: Microscop. Acta *82*, 255 (1979)
47. Allart, J.H., in: The Early History of the Earth, p. 177. New York: Wiley 1976
48. Schidlowski, M., et al.: Geochim. Cosmochim. Acta *43*, 189 (1979)
49. Monster, J., et al.: ibid. *43*, 405 (1979)
50. Fox, S.W.: Naturwissenschaften *67*, 576 (1980)
51. Searcy, D.G., Stein D.B.: Biochim. Biophys. Acta *609*, 180 (1980)

Eingegangen am 17. November 1980

Licht und Entwicklung –
das Phytochromsystem der Pflanzen

H. Mohr*

Biologisches Institut II der Universität, D-7800 Freiburg i. Br.

In photosynthetic green plants light is the decisive environmental factor. The terrestrial green plant is organized almost ideally in a way so as to absorb and process light quanta. The genetic adaptation to the factor, light, has taken place in the course of the genetic evolution (phylogeny) of terrestrial plants. However, light also affects the individual development (ontogeny) profoundly insofar as the genes which control normal development of a higher plant can only express themselves fully in the presence of light. Thus, the development of a higher plant ("photomorphogenesis") is characterized by the obligatory interaction between genes and environment (light). The mechanisms of "transduction of light signals", i.e. the biophysical and molecular events during photomorphogenesis, are described in the present article.

Photomorphogenese

Die Photosynthese der grünen Pflanzen, die Umwandlung von Lichtenergie in chemische Energie, ist die Grundlage allen Lebens. Für die zur Photosynthese befähigte Pflanze ist das Licht somit der entscheidende Umweltfaktor. Die grüne Pflanze ist demgemäß an den Lichtfaktor angepaßt. „Anpassung" bedeutet, daß die Pflanzen strukturell und funktionell nahezu ideal darauf eingerichtet sind, Lichtquanten aufzunehmen und zu verarbeiten.

Für den Entwicklungsbiologen stellt sich die Frage, über welche Regelmechanismen sich die Anpassung der Pflanzen an den Lichtfaktor vollzieht.

Die *genetische* Anpassung der höheren Pflanzen an den Lichtfaktor erfolgte während der Evolution der Landpflanzen (in den letzten 400 Millionen Jahren).

Bei der Individualentwicklung (Ontogenie) einer Pflanze wird die auf den Lichtfaktor abgestimmte Entwicklung durch das Erbgut der Pflanze bestimmt. Darüber hinaus aber – und dies ist ein Spezifikum der pflanzlichen Entwicklung – greift auch der Lichtfaktor in das Entwicklungsgeschehen maßgebend ein. Die Gene, welche die normale Entwicklung einer Pflanze steuern, können sich nur im Licht voll exprimieren. Die Entwicklung der höheren Pflanzen – „Photomorphogenese" genannt – ist also durch eine *obligatorische* Wechselwirkung von Erbgut und Umwelt gekennzeichnet. Die molekularen Vorgänge bei der Photomorphogenese sind der kausalen Erforschung leichter zugänglich als die Wechselbeziehungen zwischen Erbgut und Umwelt bei der Entwicklung von Tier und Mensch [1].

Die Erscheinung, daß ein Umweltfaktor darüber entscheidet, welche Entwicklungsstrategie von einem Organismus eingeschlagen wird, läßt sich während der Keimlingsentwicklung (erste Stadien nach der Samenkeimung) besonders gut beobachten (Fig. 1). Im Licht kommt es zur Photomorphogenese: Der Keimling investiert die in den Kotyledonen gespeicherten Reservestoffe vorrangig im Aufbau des Photosyntheseapparats, einschließlich Expansion der Blätter, Differenzierung der Leitgewebe im Achsensystem, Bildung von Chloroplasten im Mesophyll. Fehlt der Lichtfaktor, z.B. bei der Samenkeimung unter der Erdoberfläche, so verfolgt der Keimling eine andere Entwicklungsstrategie („Skotomorphogenese"), die darauf abzielt, den begrenzten Vorrat an Speicherstoffen (Protein, Fett) bevorzugt im *Längen*wachstum des Keimlings zu investieren. Auf diese Weise ist die Chance am größten, daß die Spitze des Keimlings, welche die Blattanlagen enthält, vom Dunkeln ins Licht gelangt, bevor der Vorrat an Speicherstoffen erschöpft ist.

Die biophysikalischen und molekularen Vorgänge beim Übergang von einer Entwicklungsstrategie (Skotomorphogenese) in die andere (Photomorphogenese) sind Gegenstand intensiver Forschung [3]. Die

---

* Vortrag anläßlich der 111. Versammlung der Gesellschaft Deutscher Naturforscher und Ärzte, Hamburg, 21.–25. September 1980

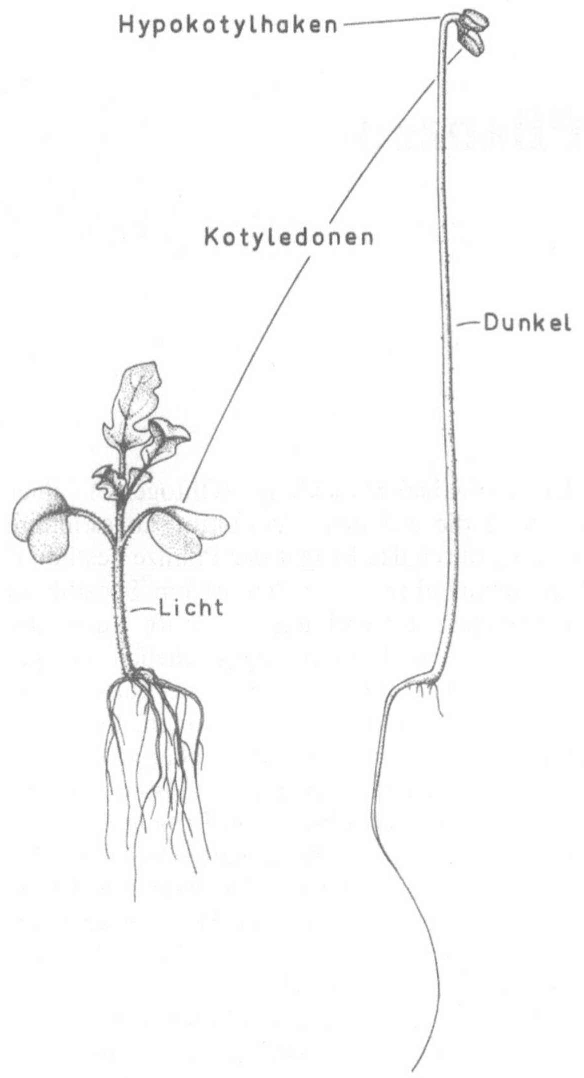

Fig. 1. Zwei Keimpflanzen vom weißen Senf (*Sinapis alba*). Die Keimlinge sind genetisch weitgehend identisch. Die Unterschiede sind auf den Lichtfaktor zurückzuführen. Die Abbildung betont den Punkt, daß das Licht die Keimblätter (Kotyledonen) dazu veranlaßt, sich aus kompakten Speicherorganen (rechts) in photosynthetisch hochaktive Laubblätter umzuwandeln (links). Die Phototransformation der Kotyledonen erfolgt ohne weitere Zellteilungen (nach [2])

Lichtsignale werden von einem photochromen Chromoprotein, dem Sensorpigment Phytochrom, aufgenommen. Die Verarbeitung der Lichtsignale führt rasch zu Änderungen der Gen-Expression, die sich auf dem Niveau der RNA-, Protein- und Endprodukt-Synthese verfolgen lassen [4, 5].

Phytochrom

Die Pflanzen besitzen zwei Sensorpigmente, das Phytochrom und den Blau/UV-Photorezeptor („Cryptochrom"). Da bei der Photomorphogenese der höhe-

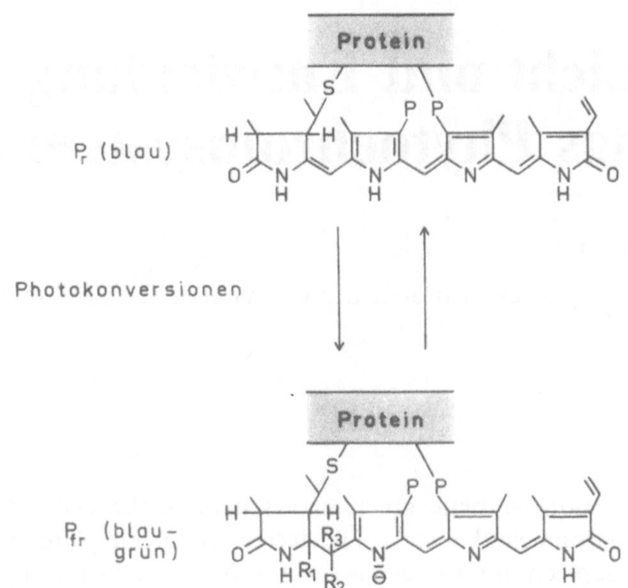

Fig. 2. Die Struktur des Phytochroms. Das Strukturbild des photochromen Chromoproteins betont die Struktur der chromophoren Gruppe (ein offenkettiges Tetrapyrrol) und die Bindung des Chromophors an das Protein. –S–: Thioätherbindung; –P: Propionsäure-Seitenketten (nach [7])

ren Pflanzen das Phytochrom im Vordergrund steht, ist eine Beschränkung auf dieses Sensorpigment gerechtfertigt [6].

Phytochrom ist ein photochromes Pigment, d.h. es besteht aus zwei Formen (P_r und P_{fr}), die durch Licht ineinander übergeführt werden (Fig. 2). Phytochrom ändert also seine Absorptionseigenschaften bei Belichtung. Im hellroten Licht z.B. erscheint eine im Reagenzglas gehaltene Molekülpopulation grünlich, im dunkelroten Licht ist die Eigenfarbe der Moleküle blau. Im Dunkeln bildet eine Keimpflanze nur P_r. Dieses P_r wird von der Zelle nicht erkannt. Erst wenn das P_r Licht absorbiert, geht es in die physiologisch aktive Form P_{fr} über. Das Effektormolekül P_{fr} hat eine beschränkte Lebensdauer, z.B. beträgt die Halbwertszeit einer P_{fr}-Population in den Kotyledonen des Senfkeimlings (s. Fig. 1) lediglich 45 min (bei 25 °C). Biochemisch ist das Phytochrom ein Chromoprotein (Fig. 2): Ein offenkettiges Tetrapyrrol, die chromophore Gruppe, ist kovalent an ein Protein vom Molekulargewicht 120000 gebunden.

Das aus den beiden Formen P_r und P_{fr} bestehende Phytochrom-*System* ist durch eine Reihe von Systemeigenschaften ausgezeichnet, zum Beispiel durch die Ausbildung eines Photogleichgewichts.

Beide Phytochromformen, P_r und P_{fr}, absorbieren Licht zwischen 300 und 800 nm. P_r hat seinen Absorptionsgipfel im hellroten Spektralbereich bei 665 nm, P_{fr} im dunkelroten Spektralbereich um 725 nm. Die Absorptionsspektren der beiden Phytochromformen

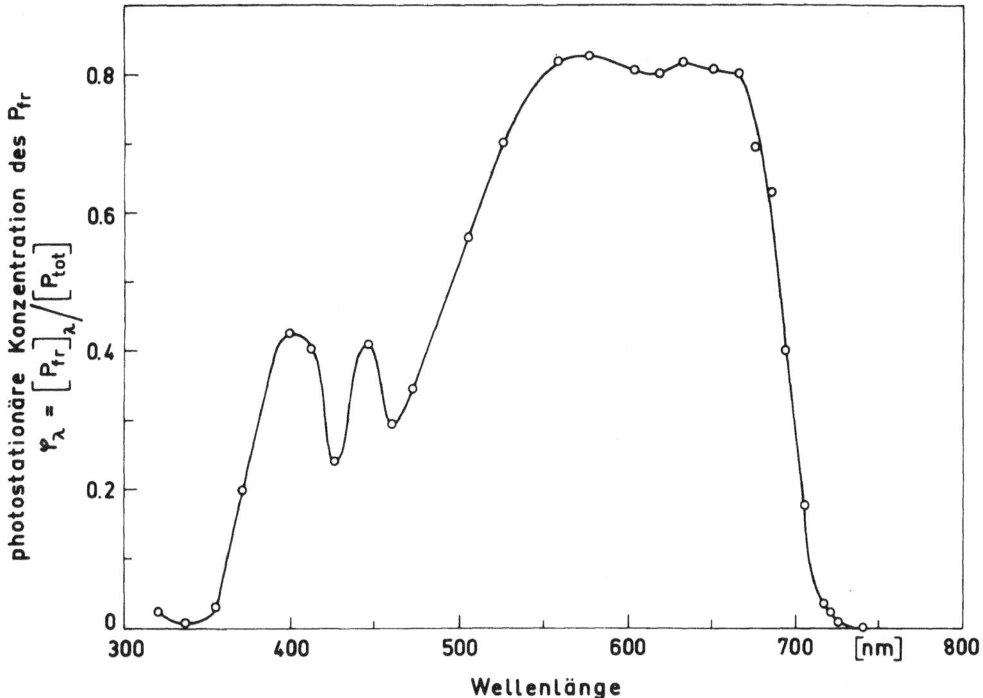

Fig. 3. Der im Photogleichgewicht vorhandene Bruchteil an P_{fr} als Funktion der Wellenlänge. Das Bezugssystem ist Gesamtphytochrom, $[P_{tot}]$. Es handelt sich um in-vivo-Messungen, durchgeführt mit dem apikalen Hypokotylbereich von *Sinapis alba* (s. Fig. 1) bei 25 °C. Als Randbedingung wird davon ausgegangen, daß im Hellrot (660 nm) ein Photogleichgewicht mit 80% P_{fr} vorliegt (Daten von Hartmann und Spruit aus [8])

Tabelle 1. Operationales Kriterium für die Funktion von Phytochrom bei einer durch Lichtpulse induzierten physiologischen Reaktion

Lichtbehandlung	Ausmaß der Reaktion
Hellrotpuls (660 nm)[a]	a
Dunkelrotpuls (725 nm)[b]	b
Hellrotpuls + Dunkelrotpuls	b
Hellrotpuls + Dunkelrotpuls + Hellrotpuls	a
Hellrotpuls + Dunkelrotpuls + Hellrotpuls + Dunkelrotpuls	b

[a] $\varphi_{HR} = 0,8$ [b] $\varphi_{DR} \approx 0,02$

überlappen sich im ganzen sichtbaren Spektralbereich. Dies bedeutet, daß bei jeder Belichtung sowohl die Photokonversion $P_r \rightarrow P_{fr}$ als auch die Photokonversion $P_{fr} \rightarrow P_r$ angetrieben wird, allerdings (abgesehen vom isosbestischen Punkt) verschieden stark. Daraus ergibt sich, daß sich bei jeder Belichtung (mit genügend hohem Lichtfluß) ein für die Lichtqualität (bei monochromatischem Licht für die Wellenlänge) charakteristisches Photogleichgewicht

$$\varphi_\lambda = \frac{[P_{fr}]_\lambda}{[P_r] + [P_{fr}]} = \frac{[P_{fr}]_\lambda}{[P_{tot}]}$$

einstellt. Diese Systemeigenschaft macht es möglich, die relative Konzentration aktiven Phytochroms mit

Hilfe geeigneter Photometer auch in vivo zu messen, obgleich das Phytochrom nur in sehr geringen Mengen in den Zellen vorliegt (Fig. 3). Auf der raschen Ausbildung eines Photogleichgewichts (bei genügend hohem Lichtfluß) beruht auch das „Operationale Kriterium" für die Funktion von Phytochrom als Sensorpigment bei einer Photoregulation (Tabelle 1).

Wir beschränken uns in diesem Aufsatz auf den Mechanismus der Lichtsignaltransduktion bei der Verabreichung von Lichtpulsen, z.B. jeweils 5 min Licht. Die über Phytochrom ausgelöste Anthocyan-Synthese in den Kotyledonen des Senfkeimlings (s. Fig. 1) möge als ein Beispiel dafür dienen, wie präzis unter diesen Bedingungen das „Operationale Kriterium" zu verifizieren ist (Fig. 4).

Wo in der Pflanzenzelle befindet sich das Phytochrom und wie kann das Phytochrom in die Zellfunktionen steuernd eingreifen? Derzeit beschreibt das in Fig. 5 anschaulich gemachte Modell die Meßdaten zum Phytochromsystem am besten. Dieses quantitative Modell berücksichtigt nicht nur die Photochromie des Phytochroms, sondern auch die Bildung von P_r, die Bindung von P_{fr} an „Rezeptoren", die Destruktion von P_{fr} (und P_r) und die Ankopplung des Phytochromsystems an die zu steuernden Zellfunktionen.

Die wichtigsten Aussagen des Modells lauten: Die Bildung von P_r erfolgt im Cytosol nach einem Reaktionsgeschehen 0. Ordnung. ^0k_s und die Reaktionskonstanten der Destruktion (k_D^r und k_D^{fr}) sind lichtun-

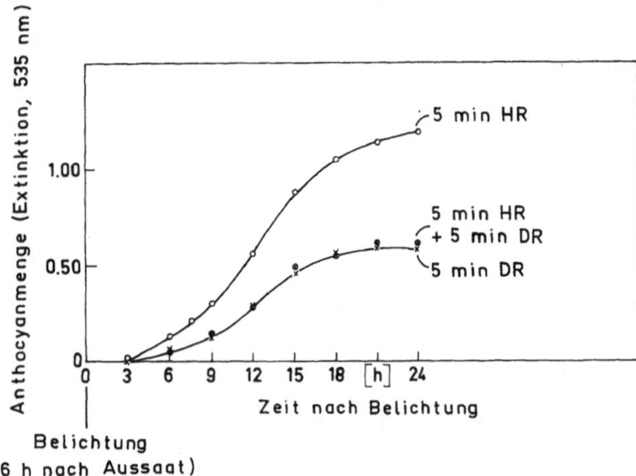

Fig. 4. Die Kinetik der Anthocyan-Akkumulation im Senfkeimling nach ein oder zwei kurzen Belichtungen (jeweils 5 min) mit Hellrot, Dunkelrot oder Hellrot, unmittelbar gefolgt von Dunkelrot. Belichtet wurde zum Zeitpunkt 0 (d.h. 36 h nach Aussaat). Man erkennt, daß die Anthocyan-Bildung sehr empfindlich auf kleine P_{fr}-Gehalte reagiert: Dunkelrot wirkt bereits halb so stark wie Hellrot (nach [9])

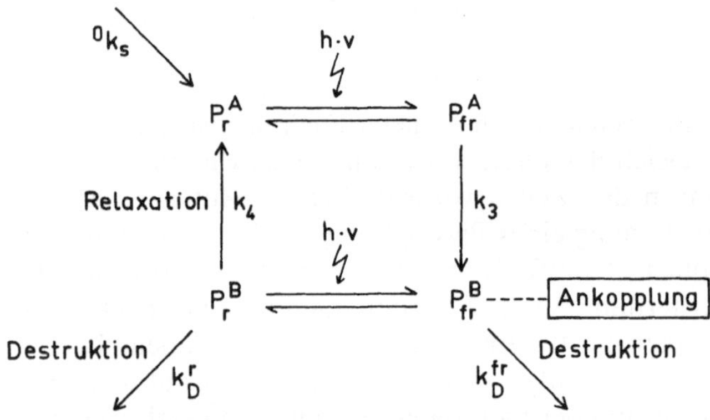

Fig. 5. Ein Modell des Phytochromsystems, das die Bindung des Phytochroms an „Rezeptoren" und die Destruktion des gebundenen Phytochroms berücksichtigt. Das Modell basiert auf spektralphotometrischen Daten und auf den Resultaten von Bindungsstudien. P_r^A und P_{fr}^A: freies Phytochrom, keine Destruktion; P_r^B und P_{fr}^B: gebundenes Phytochrom, Destruktion. Die sehr rasch erfolgende Bindung geht ausschließlich vom P_{fr}^A aus. Wird P_{fr}^B nach P_r^B revertiert, so geht die Destruktion solange weiter, bis sich das P_r^B aus der Bindung gelöst hat (Relaxation). Diese Relaxation erfolgt relativ langsam, $\tau_{1/2} \approx 50$ min bei 25 °C (nach [10])

abhängig. Sehr wahrscheinlich sind auch k_3 und k_4 lichtunabhängig; das Licht käme also nur bei der reversiblen Photokonversion, $P_r \leftrightarrow P_{fr}$, ins Spiel. Die Destruktion erfolgt nur von der gebundenen Form aus. Lediglich P_{fr}^B ist als „Effektor" anzusehen, d.h. das ursprüngliche Lichtsignal verläßt das Phytochromsystem nur von P_{fr}^B aus. Anders ausgedrückt: Die Ankopplung des Phytochromsystems an Zellfunktionen erfolgt über P_{fr}^B.

Die Anthocyan-Synthese als Modellsystem der Photomorphogenese

Die vom Phytochrom aufgenommenen Lichtreize können zahlreiche Wirkungen (=physiologische Reaktionen) hervorbringen, die insgesamt das Phänomen der Photomorphogenese, im Gegensatz zur Skotomorphogenese, ausmachen (s. Fig. 1). Man spricht deshalb von einer „multiplen Wirkung" des Phytochroms. Bei der physiologischen Analyse der Phytochromwirkung muß man sich natürlich für bestimmte, gut meßbare Wirkungen entscheiden. Als besonders günstig haben sich jene auffälligen Lichtwirkungen erwiesen, die auf die Bildung stabiler Farbstoffe, z.B. Anthocyan, Chlorophyll, Betalain, zurückzuführen sind. Die Analyse der Phytochromwirkung hat sich neuerdings auf diese „biochemischen Modellsysteme der Photomorphogenese" konzentriert.

Im Vordergrund stand zunächst die durch Licht induzierbare Anthocyan-Synthese. Am Beispiel dieser Phytochromwirkung läßt sich die in der modernen Entwicklungsphysiologie angestrebte „Reduktion" besonders gut illustrieren (s. Fig. 1): Eine Keimpflanze ist für das *molekulare* Studium der Photomorphogenese zu komplex. Wir benützen deshalb lediglich die Anthocyan-bildenden Kotyledonen. Innerhalb der Kotyledonen synthetisieren nur die Epidermiszellen das Anthocyan. Die mit Speicherstoffen (Protein und Fett) gefüllten Kotyledonen betrachten wir gewissermaßen als Trägersubstanz und Nährmedium für die uns vorrangig interessierende Epidermis. Innerhalb der Epidermiszellen ist die Anthocyan-bildende Zellfunktion für den Grundstoffwechsel unwesentlich. Ob Anthocyan gebildet wird oder nicht, ist für das Leben der *Zelle* irrelevant. Die Bildung von Anthocyan gehört also nicht zu den Basisleistungen einer Zelle; vielmehr ist, vom Standpunkt der Zelle aus gesehen, die Bildung von Anthocyan ein „Luxus". Luxusfunktionen der Zelle (hierzu gehören die Biogenesen aller Massenpigmente) haben in der klassischen Genetik bereits eine herausragende Rolle gespielt, da man die beteiligten Gene beliebig manipulieren kann, ohne den Grundstoffwechsel der Pflanze zu tangieren. Analog benützt die Entwicklungsphysiologie die Luxusfunktionen: Die Zellen sind gewissermaßen die Träger der Luxusfunktionen, mit denen man beliebig experimentieren kann, ohne den Grundstoffwechsel und die Basisleistungen der Zelle zu überfordern.

Physiologische Experimente zur Transduktion des Lichtsignals bei der Anthocyan-Synthese

1. Die Verifizierung des operationalen Kriteriums für die Funktion des Phytochroms als Sensorpigment der

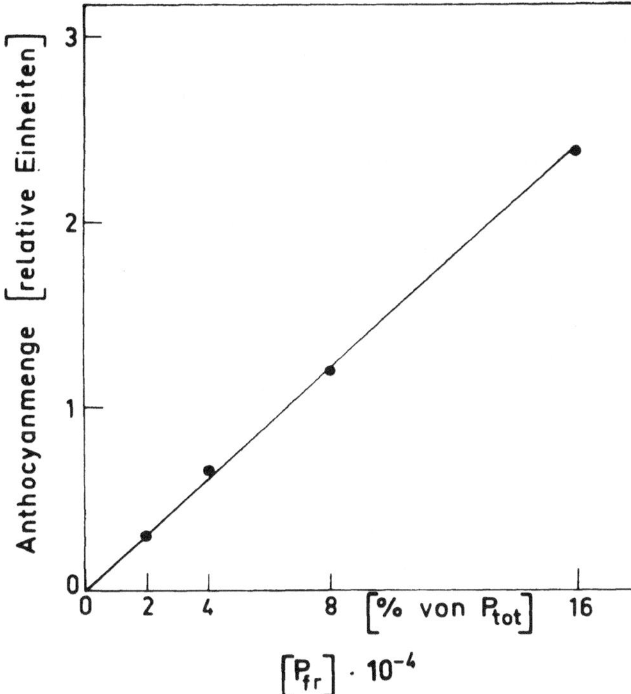

Fig. 6. Die $[P_{fr}]$-Effekt-Kurve für die durch Licht ausgelöste Anthocyan-Akkumulation des Senfkeimlings in der Nähe des Nullpunktes. Die minimalen P_{fr}-Mengen wurden durch Lichtblitze bei sehr geringem Photonenfluß eingestellt. Die Belichtung erfolgte 36 h nach Aussaat, die Extraktion des Anthocyans 24 h später (nach [11])

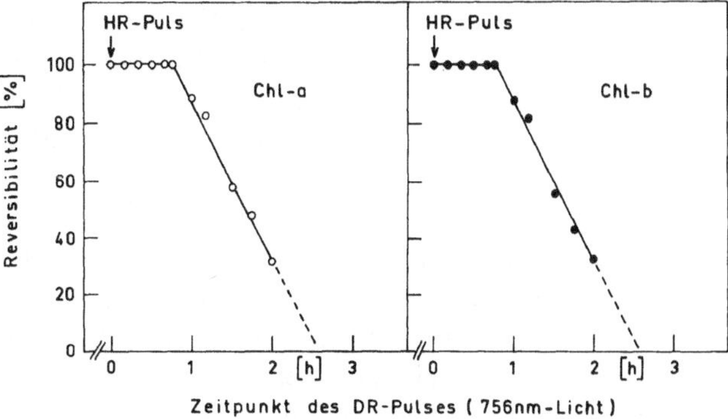

Fig. 7. Lichtwirkung (über Phytochrom) auf die „Kapazität" des zum Protochlorophyll führenden Biosynthesewegs und damit auf die Bildungsgeschwindigkeit von Chlorophyll (s. Fig. 11). Objekt: Primärblatt von *Sorghum vulgare*. Zum Zeitpunkt 0 (48 h nach Aussaat) wurde ein saturierender Hellrotpuls (1 min, $\varphi_{HR}=0,8$) gegeben. Nach den angegebenen Dunkelintervallen (Abszisse) wurde ein saturierender Dunkelrotpuls (3 min 756-nm-Licht, $\varphi_{756}<0,01$) verabreicht. Der Effekt der Pulsbelichtungen auf die „Kapazität" des Chlorophyll-Biosynthesewegs wurde 12 h später geprüft. Man sieht, daß die völlige Revertierbarkeit der Hellrotwirkung etwa 40 min lang bestehen bleibt. Dies wird so interpretiert, daß etwa 40 min vergehen, bevor das P_{fr}^{B} an die Chlorophyll-bildende Zellfunktion koppeln kann (nach [13])

Anthocyan-Synthese wurde bereits behandelt (s. Fig. 4).

2. Die $[P_{fr}]$-Effekt-Beziehung ist in Nullpunktnähe linear (Fig. 6). Formal gesehen ist die Signalwandlung also denkbar einfach. Es gilt $[A]=a\cdot[P_{fr}]$, wobei $[P_{fr}]$ die durch den Lichtpuls eingestellte P_{fr}-Menge bedeutet und $[A]$ die Menge an Anthocyan, die aufgrund von $[P_{fr}]$ entsteht.

3. Die Zeitfunktion der Anthocyan-Bildung folgt einer Gaußschen Summenkurve (s. Fig. 4). Sie ist linear, wenn man die Ordinate nach dem Gaußschen Integral teilt. Dieses Resultat deutet ebenfalls darauf hin, daß die Anthocyan-bildende Zellfunktion so einfach wie irgend möglich arbeitet.

4. Die Geschwindigkeit, mit der das Signal von P_{fr}^{B} (s. Fig. 5) auf die Anthocyan-bildende Zellfunktion übertragen wird (anders ausgedrückt, die Geschwindigkeit, mit der P_{fr}^{B} an die Anthocyan-bildende Zellfunktion ankoppelt), kann im Reversionsexperiment (s. Fig. 4) gemessen werden. Man bestimmt, wie lange die Wirkung eines Hellrotpulses ($\varphi_{HR}=0,8$) durch einen saturierenden Puls mit langwelligem Dunkelrot (756-nm-Licht) rückgängig gemacht werden kann ($\varphi_{756}<0,01$). Entsprechende Experimente zeigten, daß das P_{fr}^{B} erst nach etwa einer Stunde an die Zellfunktion ankoppelt, während etwa 2 h vergehen, ehe die ersten Anthocyan-Moleküle meßbar werden [12].

Bei anderen Zellfunktionen findet man ähnliche Ankopplungskinetiken. Bei der Wirkung des Phytochroms auf die Chlorophyll-bildende Zellfunktion (s. Fig. 11) dauert es beispielsweise 45 min, bis eine Ankopplung (operational, ein Verlust an Revertierbarkeit) meßbar wird (Fig. 7).

5. Kann das Phytochrom *stets* an die Anthocyanbildende Zellfunktion ankoppeln? Anders ausgedrückt, ist die Zellfunktion stets „kompetent" für P_{fr}^{B}?

Tabelle 2. Anthocyan-Bildung und die Bildung dreier Enzyme in den Kotyledonen des Senfkeimlings (s. Fig. 1) werden bezüglich der Startpunkte und der Zeitpunkte der Kompetenzentstehung (=Kompetenzpunkte) verglichen (nach [14])

Enzym[a]	Startpunkt[b] [h]	Kompetenzpunkt[c] [h]
Anthocyan	27	26
PAL	27	26
Carboxylase	42	15
GR	48	18

[a] PAL: Phenylalaninammoniumlyase (EC 4.3.1.5), Carboxylase: Ribulosebisphosphatcarboxylase (EC 4.1.1.39), GR: Glutathionreduktase (EC 1.6.4.1).

[b] Der Punkt auf der Zeitachse (Stunden nach Aussaat, 25 °C), an dem eine Phytochromwirkung auf die Zellfunktion feststellbar ist.

[c] Der Punkt auf der Zeitachse, bis zu dem der induktive Effekt von Hellrot-Dauerlicht (ab der Aussaat gegeben) durch einen saturierenden Lichtpuls mit 756-nm-Licht voll revertierbar ist.

Die experimentelle Antwort ist „nein"! Obgleich die Zellfunktion einen frühen „Startpunkt" aufweist (im Vergleich zu anderen Zellfunktionen), liegt der Zeitpunkt, an dem die Kompetenz erreicht wird, relativ spät (Tabelle 2).

Die beiden Zeitpunkte (Startpunkt, Kompetenzpunkt) sind durch Belichtung *nicht* zu beeinflussen. Wir stoßen hier auf den Befund, daß sowohl das räumliche als auch das zeitliche Kompetenzmuster für P_{fr}^B durch Licht nicht zu beeinflussen sind. Wie immer man die Pflanze von der Aussaat an belichtet, stets werden nur die Epidermiszellen der Kotyledonen Anthocyan bilden und stets wird das P_{fr}^B erst etwa 26 h nach der Aussaat (25 °C) an in die Anthocyanbildende Zellfunktion ankoppeln können, obgleich „aktives" P_{fr}^B von der Aussaat an in den Senfkotyledonen gebildet werden kann und die Kompetenzpunkte anderer Zellfunktionen viel früher liegen. Die Entstehung des räumlichen und des zeitlichen Kompetenzmusters für P_{fr}^B ist also unabhängig von Phytochrom [14].

Der molekulare Mechanismus der Transduktion des Lichtsignals bei der Anthocyan-Synthese

Es ist sehr wahrscheinlich, daß die Induktion der Anthocyan-Synthese durch Licht auf eine differentielle Enzym-Induktion durch Phytochrom zurückzuführen ist (Fig. 8). Das Schlüsselenzym des Flavonoid-Biogenesewegs, die Phenylalaninammoniumlyase (PAL), wurde besonders intensiv studiert. Die Induktion dieses Enzyms durch Licht ist mit der Induktion von Anthocyan durch Licht eng korreliert (s. Tabelle 2). Die vielen Befunde, die zu dem Schema der Fig. 8 beigetragen haben, seien durch zwei Datensätze repräsentiert: (1) Fig. 9 zeigt den Anstieg der PAL in den Kotyledonen des Senfkeimlings unter dem Einfluß von Phytochrom. Mit Hilfe einer Dichtenmarkierung des Enzyms (mit Deuterium über D_2O) konnte bewiesen werden, daß der Anstieg der Enzymaktivität

$$\frac{dPAL}{dt} = {}^0k_s - [PAL] \cdot {}^1k_d$$

auf einer de-novo-Synthese des Enzyms beruht und daß die Phytochromwirkung ausschließlich über eine Steigerung der Syntheserate (^0k_s) erfolgt (und nicht etwa über eine verminderte Destruktion, also über eine Erniedrigung von ^1k_d) [4]. Hahlbrock, Schröder et al. haben mit einem besonders geeigneten System (Zellsuspensionskulturen aus Petersilie, *Petroselinum hortense*) das lichtinduzierte Auftreten der mRNA$_{PAL}$ studiert. Figur 10 zeigt die Grundbefunde: Die Syntheserate der PAL wird durch die Menge an mRNA$_{PAL}$ limitiert. Die mRNA$_{PAL}$ wird durch Licht (Phytochrom) verfügbar gemacht.

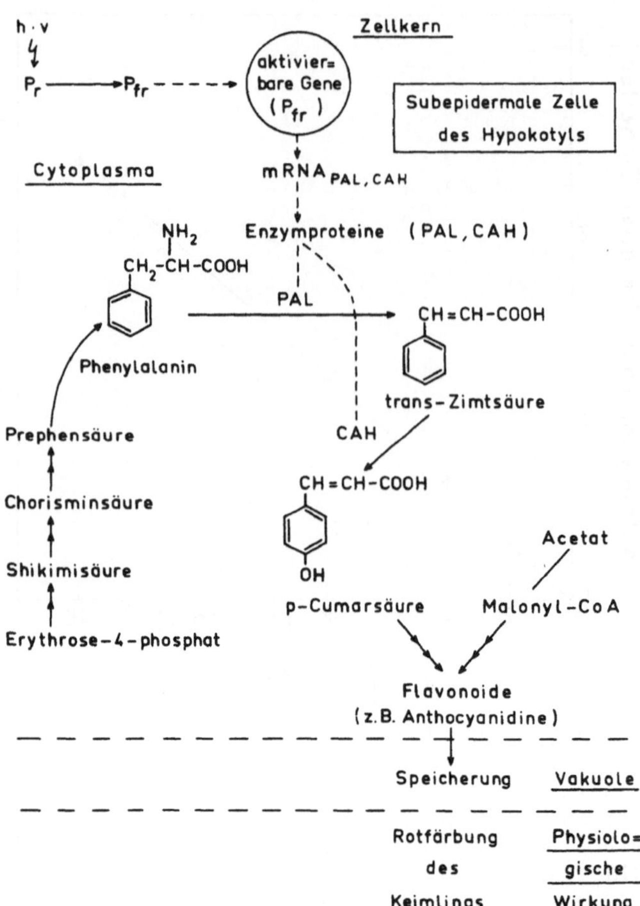

Fig. 8. Dieses Schema soll die Bedeutung des Enzyms Phenylalaninammoniumlyase (PAL) hervorheben, das als Schlüsselenzym des Phenylpropan-Stoffwechsels aufgefaßt werden kann. Die Biosynthesebahnen, die von der trans-Zimtsäure ausgehen, führen u.a. zur Bildung von Anthocyan. Auch das Enzym trans-Zimtsäure-4-hydroxylase (CAH), das die Bildung von p-Cumarsäure aus trans-Zimtsäure katalysiert, kann über Phytochrom induziert werden (nach [15])

Es ist sehr wahrscheinlich, daß das Phytochrom ausschließlich auf der Ebene der Transkription wirkt. Dies wäre, mit wenigen, groben Strichen gezeichnet, eine Skizze der Einsichten, die uns das Studium relativ einfacher („linearer") biochemischer Modellsysteme der Photomorphogenese gebracht hat. Die weitere Frage war, ob man in das diffizile Gesamtgeschehen der Photomorphogenese (s. Fig. 1), das Integration und Koordination zwischen Teilsystemen einschließt, ebenfalls mit Hilfe biochemischer Modellsysteme würde eindringen können.

Das Problem der Integration

Die Wirkung des Lichts auf die Bildung und Akkumulation von Chlorophyll (Chl) in den Plastiden der höheren Pflanzen (z.B. Senf, *Sinapis alba,* oder Gerste, *Hordeum vulgare*) kann als Beispiel dienen, wenn es um die Frage geht, wie die verschiedenen Reaktions-

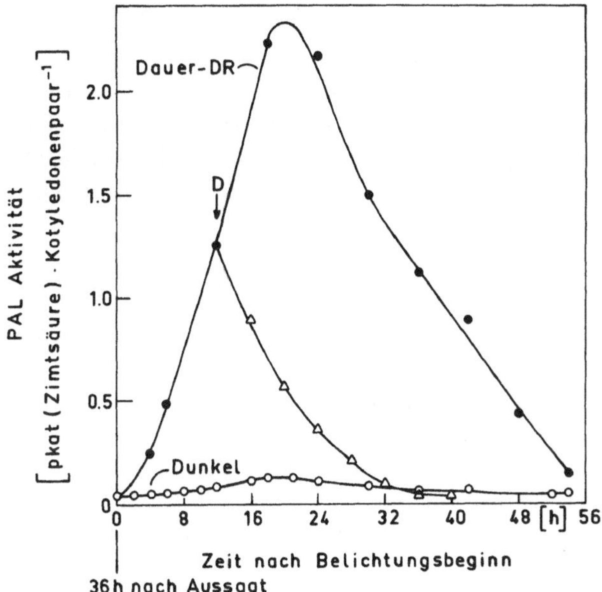

Fig. 9. Die Entwicklung des Enzyms Phenylalaninammoniumlyase (PAL) in den Kotyledonen des Senfkeimlings im Dunkeln (○) und unter dem Einfluß von Phytochrom (operational, Dauer-Dunkelrot; ●). Zusätzlich ist eine Abschaltkinetik (Licht → Dunkel-Kinetik) eingetragen (D). Damit meint man solche Kinetiken des Enzympegels, die man beobachtet, wenn man das Licht abschaltet und mit nachfolgenden 5 min 756-nm-Licht das P_{fr} weitgehend aus dem System eliminiert ($\varphi_{756} < 0{,}1\%$). Die Abschaltkinetik nach 12 h Dunkelrot zeigt unmittelbar, daß das Effektormolekül P_{fr} beständig gebraucht wird, um einen Anstieg des PAL-Pegels zu gewährleisten. Die Abnahme des PAL-Pegels im Dauerlicht nach 20 h ist darauf zurückzuführen, daß die Syntheseintensität selbst in Gegenwart des Effektormoleküls allmählich nachläßt (nach [16])

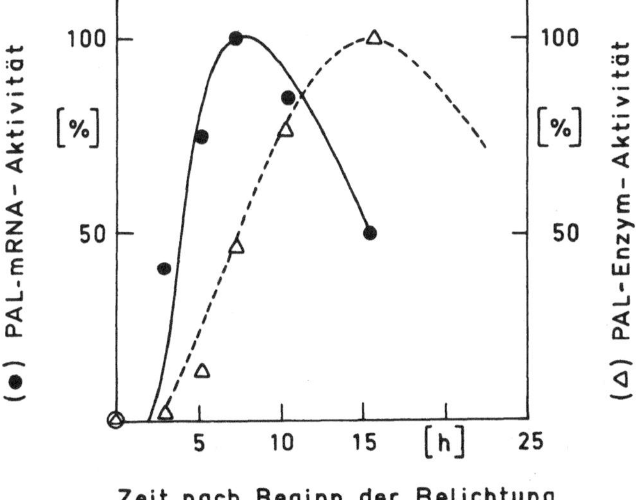

Fig. 10. Licht-induzierte Änderungen der PAL-mRNA-Aktivität in den Petersilie-Zellkulturen. Dunkel angezogene Kulturen wurden zum Zeitpunkt Null in Licht übergeführt. Zu den angegebenen Zeiten wurden Zellproben entnommen und auf PAL-Enzymaktivität (△) und PAL-mRNA-Gehalt (●) untersucht (maximale Werte = 100%). Die durchgezogene Linie wurde aus der Änderung der Enzymaktivität berechnet und beschreibt die Geschwindigkeit, mit der aktives Enzym gebildet wird (nach [17])

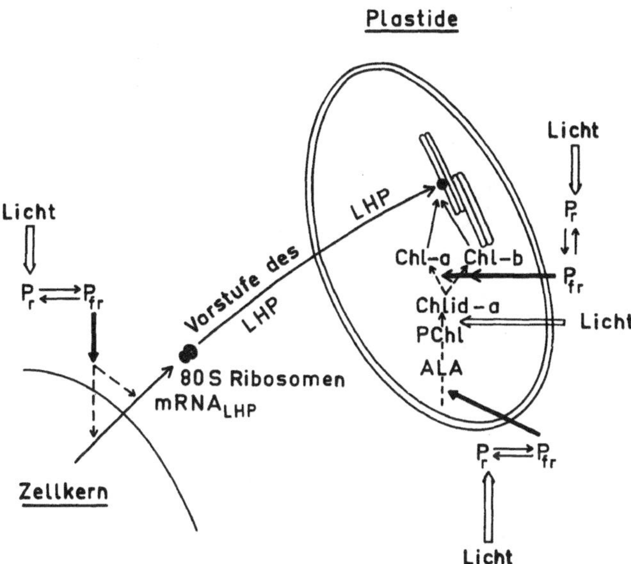

Fig. 11. Schema (zur Illustration) der Lichtwirkungen auf die Bildung von Chlorophyll a und b (Chl-a, Chl-b) und auf die Synthese des Apoproteins (LHP) des „Light-Harvesting-Chlorophyll a/b-Proteins" (LHCP). ALA: 5-Aminolävulinat; PChl: Protochlorophyll(id); Chlid-a: Chlorophyllid a (ergänzt nach [18])

abläufe, die P_{fr} auslöst, zu einem „vernünftigen" Ganzen integriert werden (Fig. 11).

Ohne Licht bilden die höheren Pflanzen kein Chlorophyll. Dies hängt damit zusammen, daß in die Chl-Biosynthesebahn ein lichtabhängiger Schritt eingeschaltet ist, die PChl → Chlid-a-Photokonversion (s. Fig. 11). Dies ist aber nicht die einzige Lichtwirkung auf diese entscheidend wichtige Biosynthese. Vielmehr bestimmt das Phytochrom die „Kapazität" (s. Fig. 7), und es dirigiert den Fluß des Chlid-a in die beiden Kanäle, die zum Chl-a und -b führen. Auch der Einbau der Pigmente in die photosynthetische Membran wird durch P_{fr} gesteuert. Ein erheblicher Teil des Chl kommt in der photosynthetischen Membran in Form des *Light Harvesting Protein*-Chl a,b-Komplexes vor. Während der lichtinduzierten Plastidogenese beobachtet man einen massiven Einbau dieses Chl-bindenden Proteins in die Thylakoid-Membran.

Das Gen für das LHP-Apoprotein liegt im Genom. Das Apoprotein wird an den 80S-Ribosomen des Cytoplasmas gebildet. Die mRNA für das Apoprotein wird durch Phytochrom bereit gestellt. Das Protein gelangt unter Verkürzung der Polypeptidkette in das Plastiden-Kompartiment und vereinigt sich mit den Chl-a,b-Molekülen. Besonders wichtig ist der Befund von Apel und Kloppstech [19], daß das Apoprotein nur dann zum Bestandteil der Photosynthese-Membran wird, wenn Chl-Bildung stattfindet. Wenn man beispielsweise mit einem 15 s Hellrotpuls einen hohen Pegel an P_{fr} ohne nennenswerte Chl-Bildung einstellt, so wird zwar die mRNA für das LHP gebildet und im Polysomenverband translatiert; es kommt aber

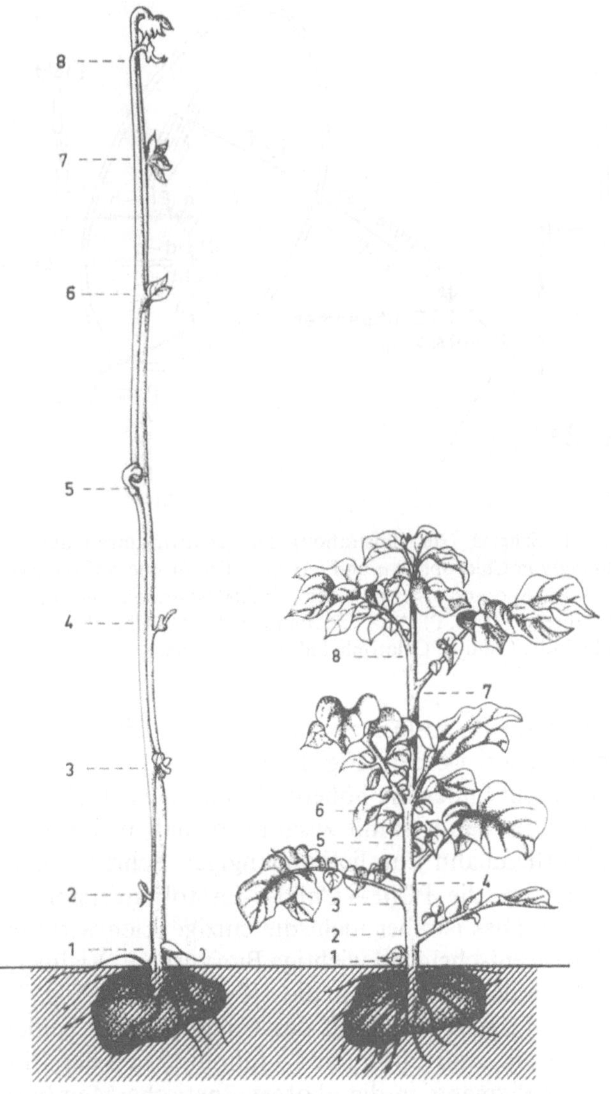

Fig. 12. Die beiden Kartoffelpflanzen (*Solanum tuberosum*) sind genetisch identisch. Links: Eine etiolierte Dunkelpflanze (Skotomorphogenese); rechts: die normale Lichtpflanze (Photomorphogenese). Der Vergleich der beiden Pflanzen zeigt, daß trotz der verschiedenen Entwicklungsstrategien das *Muster* der Blattanlagen (pattern specification) bei beiden Pflanzen gleich ist. Die Entwicklung der Blattanlagen zu Blättern (pattern realization) erfolgt hingegen nur im Licht

nicht zu einer Anhäufung des fertigen Apoproteins. Offenbar ist unter diesen Umständen (in Abwesenheit von Chl) das neu synthetisierte LHP-Apoprotein einem raschen Abbau unterworfen. Während also die *Synthese* des Apoproteins durch Phytochrom reguliert wird, kann die *Integration* in die Thylakoid-Membran nur in Gegenwart von Chlorophyll vonstatten gehen.

Figur 11 soll eine erste Vorstellung davon geben, wie fein die Regulationsprozesse miteinander verzahnt sind, die der Pflanze den reibungslosen Übergang von der Skoto- zur Photomorphogenese und damit eine

rasche und *optimale* Anpassung an den Lichtfaktor erlauben, sobald Licht verfügbar wird.

Figur 11 soll aber auch illustrieren, daß das Licht lediglich *auslösend* in ein vorprogrammiertes Geschehen eingreift, auch dort, wo ohne den Lichtreiz überhaupt nichts passiert, wie z.B. bei der Anthocyan- und der Chl-Synthese.

Anlage und Realisierung von Entwicklungsmustern

Der Lichtreiz ist ein Signal, das in ein vorgegebenes latentes Entwicklungsmuster eingreift und es realisiert [14]. Die *Anlage* des Entwicklungsmusters (pattern specification) ist auch in jenen Fällen unabhängig vom Licht, in denen die *Realisierung* des Musters (pattern realization) nur mit Hilfe von Licht erfolgen kann. Pattern specification erweist sich auch bei der Pflanze als lichtunabhängig (Fig. 12).

Die Studien zur Phytochromwirkung haben uns tiefe Einblicke auf der Stufe der „pattern realization" gebracht. Wir sind aber bisher auf der Stufe der „pattern specification" durch die Analyse von Lichtreizreaktionsketten nur insofern weiter gekommen als wir die Probleme weit besser formulieren können, als dies früher möglich war. Die richtige Formulierung der Probleme ist allerdings in den Naturwissenschaften der erste, in der Regel entscheidende Schritt für ihre Lösung.

Mit Unterstützung der Deutschen Forschungsgemeinschaft (SFB 46).

1. Mohr, H., in: Freiburger Vorlesungen zur Biologie des Menschen, S. 130. Heidelberg: Quelle und Meyer 1979
2. Mohr, H.: Lectures on Photomorphogenesis. Berlin-Heidelberg-New York: Springer 1972
3. Smith, H. (ed.): Light and Plant Development. London: Butterworths 1976
4. Schopfer, P.: Ann. Rev. Plant Physiol. *28*, 223 (1977)
5. Mohr, H., in: Cell Compartmentation and Metabolic Channeling, p. 399 (Nover, L., Lynen, F., Mothes, K., eds.). Amsterdam: Elsevier 1980
6. Rüdiger, W., in: Structure and Bonding, Vol. 40, p. 101 (Dunitz, J.D., et al., eds.). Berlin-Heidelberg-New York: Springer 1980
7. Klein, E., Grombein, S., Rüdiger, W.: Hoppe-Seyler's Z. Physiol. Chem. *358*, 1077 (1977)
8. Hanke, J., Hartmann, K.M., Mohr, H.: Planta *86*, 235 (1969)
9. Lange, H., Shropshire, W., Mohr, H.: Plant Physiol. *47*, 649 (1971)
10. Jabben, M.: Planta *149*, 91 (1980)
11. Drumm, H., Mohr, H.: Photochem. Photobiol. *20*, 151 (1974)
12. Schmidt, R.: Persönl. Mitt.
13. Sawhney, S., et al.: Photochem. Photobiol. *32*, 787 (1980)
14. Mohr, H.: Bot. Mag. Tokyo Spec. Issue *1*, 199 (1978)
15. Mohr, H., Sitte, P.: Molekulare Grundlagen der Entwicklung. München: BLV 1971
16. Tong, W.F.: Dissertation Univ. Freiburg i.Br. 1975
17. Schröder, J.: Biol. in uns. Zeit *8*, 147 (1978)
18. Apel, K.: Eur. J. Biochem. *97*, 183 (1979)
19. Apel, K., Kloppstech, K.: Planta *150*, 426 (1980)

Eingegangen am 10. Oktober 1980